口腔冠桥学

主　编　马轩祥

副主编　辛海涛

编　者（以姓氏汉语拼音为序）

陈永进　丁弘仁　顾　斌　韩　勇

黄　辉　李明勇　马轩祥　宋应亮

孙艳燕　王　辉　吴　张　辛海涛

蔚庆玲　袁　林　张　恒　张　翼

张春宝

人民卫生出版社

图书在版编目（CIP）数据

口腔冠桥学/马轩祥主编. —北京：人民卫生出版社，2012.8

ISBN 978-7-117-15907-4

Ⅰ.①口… Ⅱ.①马… Ⅲ.①牙体-修复术 Ⅳ.①R781.05

中国版本图书馆CIP数据核字（2012）第114948号

门户网：www.pmph.com	出版物查询、网上书店
卫人网：www.ipmph.com	护士、医师、药师、中医师、卫生资格考试培训

口腔冠桥学

主　　编： 马轩祥
出版发行： 人民卫生出版社（中继线 010-59780011）
地　　址： 北京市朝阳区潘家园南里19号
邮　　编： 100021
E - mail： pmph @ pmph.com
购书热线： 010-67605754　010-65264830
010-59787586　010-59787592
印　　刷： 三河市宏达印刷有限公司
经　　销： 新华书店
开　　本： 889×1194　1/16　**印张：** 39　**插页：** 2
字　　数： 1236千字
版　　次： 2012年8月第1版　2012年8月第1版第1次印刷
标准书号： ISBN 978-7-117-15907-4/R·15908
定　　价： 140.00元
打击盗版举报电话：010-59787491　E-mail：WQ @ pmph.com
（凡属印装质量问题请与本社销售中心联系退换）

主编简介

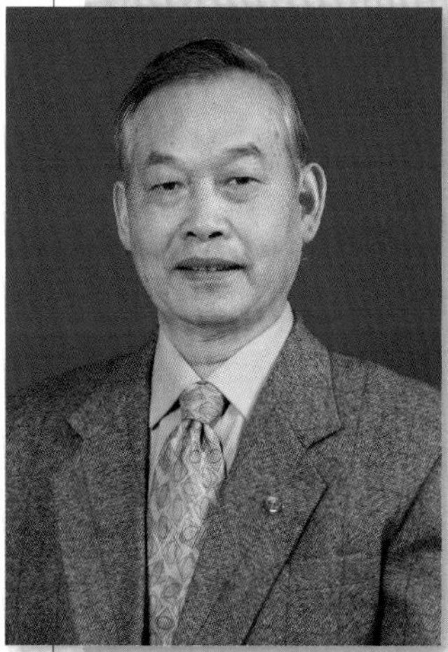

马轩祥　国际牙医学院院士，我国著名口腔修复学教授，博士生导师，曾经担任第二届中华口腔医学会副会长，第一届中华医学会口腔修复学会专业委员会主任委员，第八届全军口腔医学会主任委员，曾任第四军医大学口腔医学院院长、修复科主任，荣获中央保健局优秀个人，总后勤部优秀教师，承担国家自然科学基金及省级、全军科研课题六项。获全军科技成果一等奖及国家级、省级科技成果奖1~3等奖8项，担任全国口腔修复学第五版主编，主编、参编专著8部，任十多家国内外著名院校荣誉教授、顾问，担任中华口腔医学年鉴和10多种专业杂志荣誉主编、副主编、特邀编委和编委，在国内外发表学术论文80余篇。近五十年来，一直从事口腔医学的大量临床、教学、科研工作，培养各类研究生20名。在固定修复、种植修复、咬合重建及美学修复中，积累了大量疑难病例和会诊、处置经验。为人耿直，不赶时髦，主张厚积薄发，长于深思，遇事有个人见解。本书是总结近10年来积累的部分病例，希望与口腔届人士分享。

前　言

自20世纪末以来，神秘的东方大地开始融进蓝色文明。这片曾经神秘的大地开始不再神秘，外部世界对中国百姓而言也并不像以前那样陌生。部分先富起来的人、先放眼看到外部世界的人，先改变健康观念的人，先注重口颌面部文明的人，在“牙防新长征”的感召下，在各类新闻媒体的影响下，在口腔同行的宣教下，率先树立起了爱牙的意识。加上他们的经济实力，可谓我国部分地区已经到了“小康的生活”应该有“小康的牙”相配套的时候了。

然而值得注意的一种情况是：第三次口腔流行病的调查显示，中国13亿人口中龋病、牙周病、牙列缺损、缺失的发病率恐怕也居世界前列，许许多多急需给予口腔卫生基本保健的患者未有条件满足其需求，应该给予起码质量标准的修复治疗；另一种情况是，长期以来直至今日，我国的口腔修复质量参差不齐，许多回顾性资料显示，修复治疗质量令人担忧，相当大比例的修复体未有达标。其原因是多方面的，相关的管理体系未完善，相关的知识传播渠道没有畅通，相关的观念未有及时建立，相关的教育体制正在建立。其中，教育体制改革开始与国外靠近，教科书开始改变旧的面貌，出版界正在配合专业人士改变专业参考书滞后的状况。而目前显然口腔医学中口腔修复学的队伍数量、质量都无法与经济发展同步。

富裕起来的部分人并不都认为花钱接受高品位的贵合金烤瓷牙、全瓷牙是值得投资的事。执业的部分牙医并不都能够提供那些高质量的修复治疗。

因为历史的车轮有其惯性，目前社会上包括口腔医学的服务项目在内，还有许多的不近人意。但是目标是各行各业都面临与市场经济相适应，口腔修复学也是如此，21世纪许多事都会面对一个难堪的选择，但是任何复杂的事物只要用计算机处理模式——零进位方式处理就会变得简单：要么适应变化，要么出局。在这两种极端中有个灰色过渡，即保持积极求变的态度，主动与世界大环境接轨，面对境外来的同行竞争才会从容应对，共享“患者资源”，被纳入患者和保险公司的选择范围，顺潮流而生存、发展。

正是基于上述时代背景，作为从事口腔修复学工作多年的人的责任感，不能无视同行和患者关于“注重口腔修复整体质量”的呼吁。本书试图在国内半个世纪前一本《口腔冠桥学》和前几版《口腔修复学》教科书的基础上，参考国际上正使用的本专业参考书，编写出这本《口腔冠桥学》，愿为弥补我国冠桥修复与国际的差距助一臂之力。

有人说,“教育与科研不断发展,生物学创新性的发展影响到口腔修复学的实践,牙周病学、正畸学、活动义齿学与固定义齿学的关系变化,可为患者提供更为广泛的服务。口腔医学随着与传统方法大相径庭的微细固位技术的出现已经进入一个新的纪元。”的确许多新方法、新工艺、新材料日新月异,极大地吸引着从业人士和广大患者。同时对牙科教育也带来一个挑战,以确定纵向临床研究和修复学所认可理论的基础研究的界限。

本书在结构上力图做到新、全、专、深、系统而实用。

就口腔修复学里冠桥修复的方方面面尽量涵盖进来,共设立五十三章,从基础到临床,相互联系又尽量独立,本着实用的原则,方便读者查阅;在内容取舍上,体现全,试图适当拓展与冠桥修复相关的知识与技能;在深度上,争取伸展有度,保持学术上不同观点和风格的自由度与教科书有别,以利开阔视野;在侧重点的把握上,希望体现以临床技术操作为主,增加本书的实用性;在表达形式上,适当增加插图的分量,以增加直观性;在对待新知识的取舍上,力图把近年新出现的理论、观念、材料、工艺尽可能地吸收进来,有助于牙医接受或改进传统方法的新观念。

本书特点或强调:重视对患者实施全面的系统化、程序化治疗;术前创造修复条件,优化设计基础;以技术操作为主线的实用性;修复体的精品意识与具体操作;医患双方享受治疗;向患者提供菜单式方案,尊重患者的权益;动态设计与全程服务意识;防范与法规化行医;全程体现预防观念等。因而这本书的读者对象是从事口腔医学、特别是口腔修复学的学生、教师、研究生及各个层面的临床工作人员。希望既可作为教科书使用,又可作为继续教育、资格考试的辅导教材使用。

参加本书编写的是在临床工作一线的、既具有实际临床经验又具备外文基础,思想观念新、文字能力强的高能力、高学历、高学位、接受新知识新观念能力强的口腔修复学专门人才。正是他们的执着和辛勤劳作,才使得本人多年的夙愿得以实现。感谢他们为本书作出的贡献。本书编写时,得益于许多参考书的作者和许多绘制插图的艺术家,也感谢许多本专业参考书的科学家、教育学家、临床医学家和杂志编辑,感谢修复体制作者,他们的贡献和友善的帮助得以使本书具有较为丰富的资料。

感谢国内外同道的关心和帮助。

感谢家人给予充分理解和全力支持。

感谢读者对本书给予关注和赐教。

十年磨一剑,本书的推出,利用积累十多年的临床资料,20年的写作经验,40余年的执业体会,借助方方面面包括出版界这个大平台,得以实现夙愿。最后录墨子的话以共同勉之,“君子既学之,患其不博,既博之,患其不习也,既习之,患其不知也,既知之,患其不能行也,既能行之,患其能让也。君子之学,至此五者而已矣”。希望以敬业、精业的精神读它,以批判的角度审视它;希望它对长学制、研究生、从事临床的工作者有所裨益,对您读后有所帮助。

马轩祥

2012年元旦

目　录

第一部分　基　础　篇

第二部分　冠修复体篇

第三部分 桥修复体篇

第四部分 特殊治疗篇

第五部分 相关粘固材料篇

第六部分 辅助技能篇

第一部分

基 础 篇

第一章

绪　论

用于牙体缺损的各类人造冠修复(artificial crown)、牙列缺损的部分固定义齿修复(fixed partial denture)、固定桥(fixed bridge)、局部和全牙列的咬合重建(occlusal reconstruction,occlusal rehabilitation)以及牙冠的美容性治疗(esthetics)等都属于固定修复的治疗范围。

单个人造冠修复能完全恢复功能并获得良好的美观和发音效果。固定义齿修复缺牙患者感觉舒适咀嚼能力优良,能维持牙列的完整和恢复或改善口腔功能,增进患者健康,患者自我感觉良好。患者不可摘的咬合重建修复体矫正了患者异常的殆关系、殆曲线、垂直距离和超、覆殆关系,改善了颞下颌关节和口腔周围肌群的协调与功能。

固定义齿也用来作为颞下颌关节及颌面部神经肌肉系统紊乱长期矫正的治疗手段或辅助治疗。相反,如果固定修复治疗不当也会造成口颌系统的不协调和损伤。

第一节　固定修复基本术语

冠修复体(crown restoration):是一种全部或部分覆盖临床牙冠,靠粘结剂固定的修复形式。冠修复应该在功能重建的同时恢复受损牙冠的形态外形并且保护余留牙体组织。全冠修复体覆盖整个临床牙冠,制作全冠的材料有金合金,其他耐腐蚀金属,金瓷熔覆,全瓷材料,树脂金属结合及树脂材料。部分冠修复体只覆盖部分临床牙冠。

冠内修复体(intracoronal restoration):局限于临床牙冠解剖外形之内的修复体称为冠内修复体。通常包括嵌体类的修复体。

嵌体(inlay):是一种嵌入牙体内部,用以恢复牙体缺损的形态和功能的修复体。通常用来修复单个牙冠邻殆或龈部轻中度缺损的修复体。按照制作材料有金合金嵌体和瓷嵌体(图 1-1)。

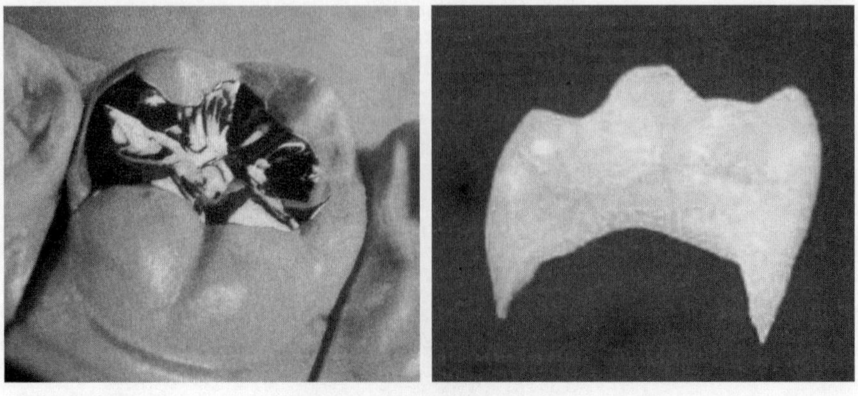

图 1-1　金合金嵌体与瓷嵌体

高嵌体(onlay):是嵌体的一种类型,由 MOD 嵌体衍变而来的修复范围扩展至整个咬合面的嵌体(图 1-2)。用来修复近中 - 𬌗面 - 远中严重缺损的后牙。

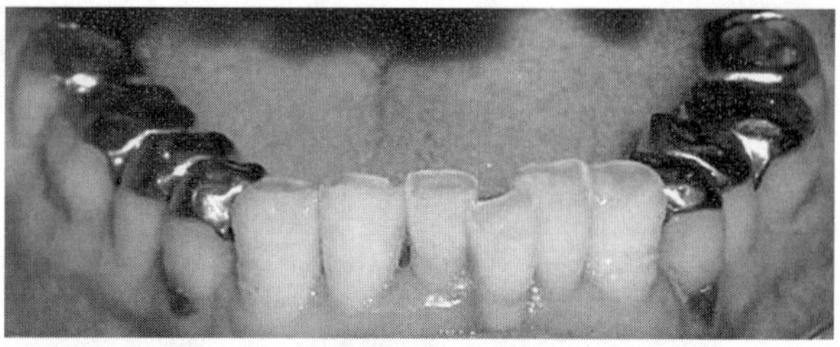

图 1-2 高嵌体

部分冠(partial crown,partial veneer crown):是覆盖于部分牙冠表面的固定修复体,是嵌体和 3/4 冠等类修复体的总称(图 1-3)。

导线冠(guide line crown):是覆盖牙冠导线以上的修复体(图 1-4)。

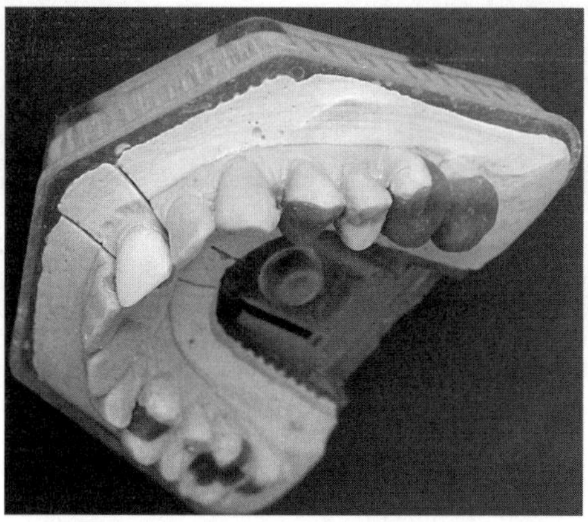

图 1-3 各类部分冠(模型上蜡型)

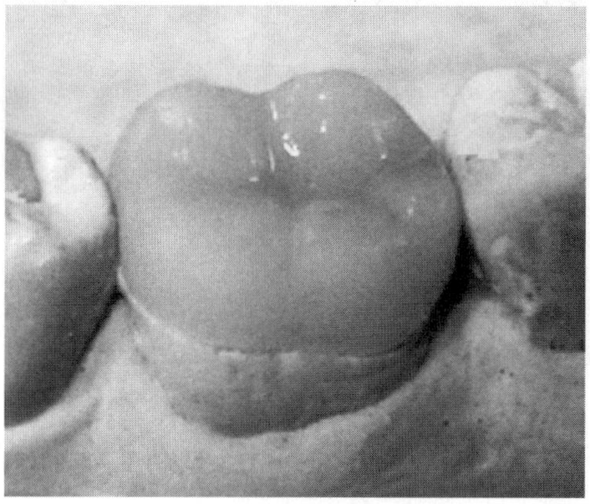

图 1-4 导线冠

3/4 冠(three quarter crown):是以铸造金属制作的覆盖前牙切、邻舌面,或覆盖后牙𬌗面及邻、舌面的部分冠修复体(图 1-5)。

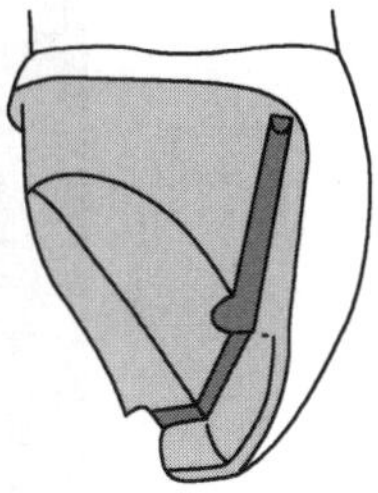

图 1-5 前牙 3/4 冠

4/5 冠(four fifth crown):是覆盖前磨牙𬌗面及邻、舌面的 3/4 冠修复体(图 1-6)。

7/8 冠(seven eighth crown):是覆盖上颌磨牙𬌗面及邻、舌面和远中颊尖和远中颊面的修复体(图 1-7)。

上述修复体由于边界线长,以及临床和美观问题,现在很少应用。

全冠(full crown):是全部覆盖牙冠表面的修复体,可以是单冠,也可能是连在一起的联冠(图 1-8)。

桩冠(post crown or dowel crown):是利用固位桩插入根管内以获得固位的一种全冠修复体(图 1-9)。

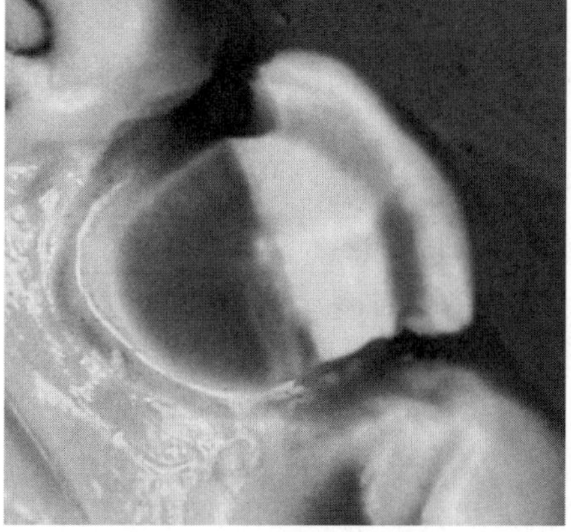

图 1-6 前磨牙 4/5 冠

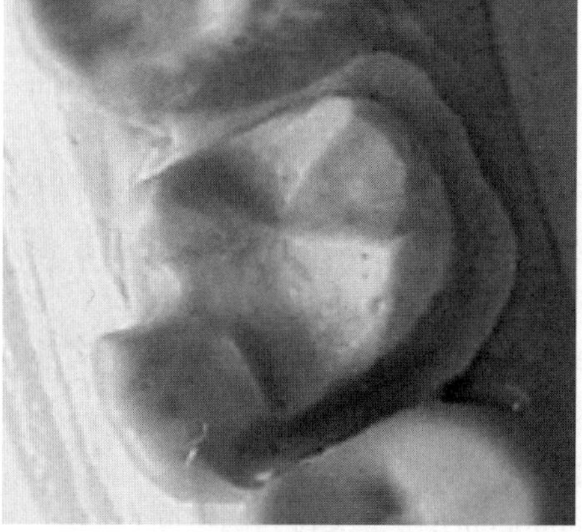

图 1-7 磨牙 7/8 冠

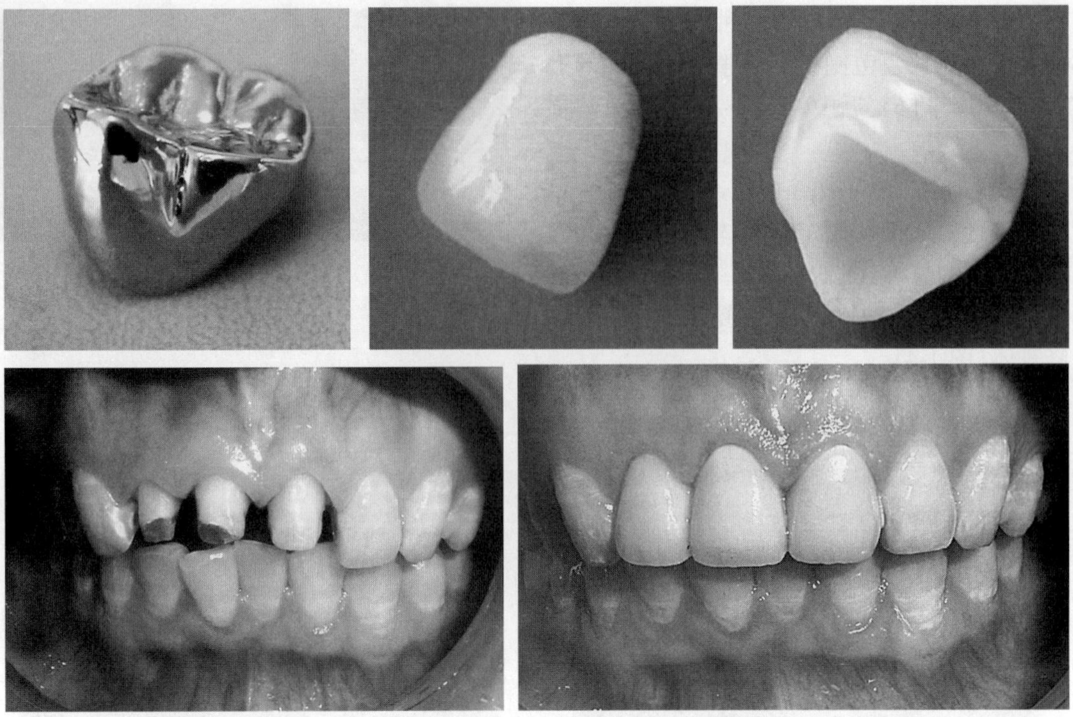

图 1-8
上左图：金属全冠；上中图：金属烤瓷全冠；上右图：全瓷冠；下图：金属烤瓷联冠

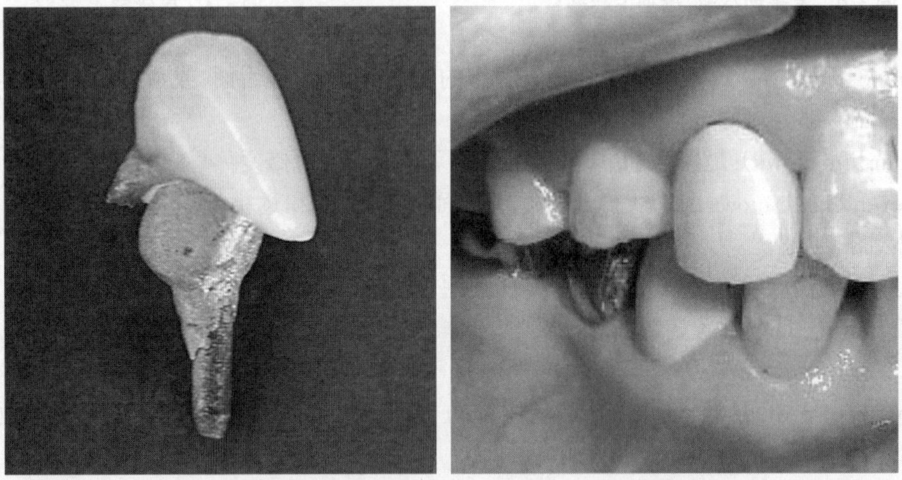

图 1-9 传统铸造桩冠(13 铸造根管桩 - 金属烤瓷冠)

桩核冠(post and core crown)：即在根管内插入人造桩并在根面形成核结构，然后以全冠修复的修复体(图 1-10)。

瓷贴面(ceramic laminate)：即用适合的树脂将薄层牙科陶瓷或铸瓷粘结在牙冠的唇颊面。是用来改善前牙美观的一种修复方式，近十年应用有了很大的普及(图 1-11)。

固定局部义齿(fixed partial denture)：是指永久固定在余留牙上，修复一个或多个缺牙的修复形式，也称为固定桥(图 1-12)。在最近的 ADA 保险条款中，“桥”一词被广泛使用，固定局部义齿却没被提及，在国内大家习惯用“固定桥”一词。

桥体(pontic)：是固定桥的替代缺失牙的部分，即连接基牙上固位体的人工牙。

基牙(abutment)：用于支持和固定固位体的天然牙或植入的人工牙。

固位体(retainer)：与桥体相连、粘固在预备好的基牙上起固位、传力作用的部分。

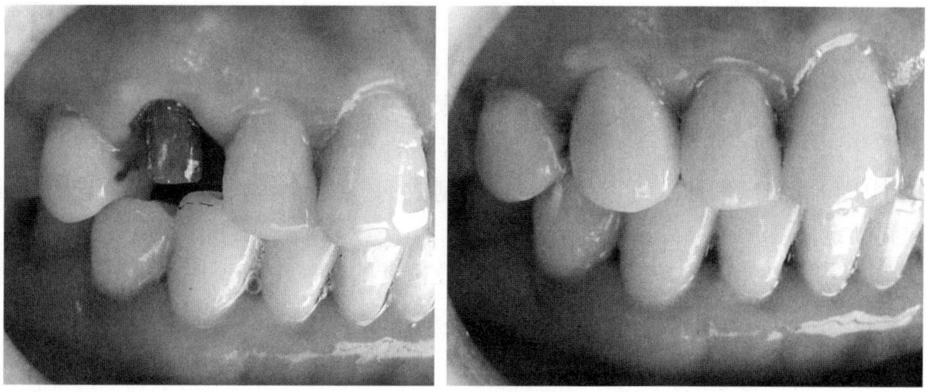

图 1-10 桩核冠

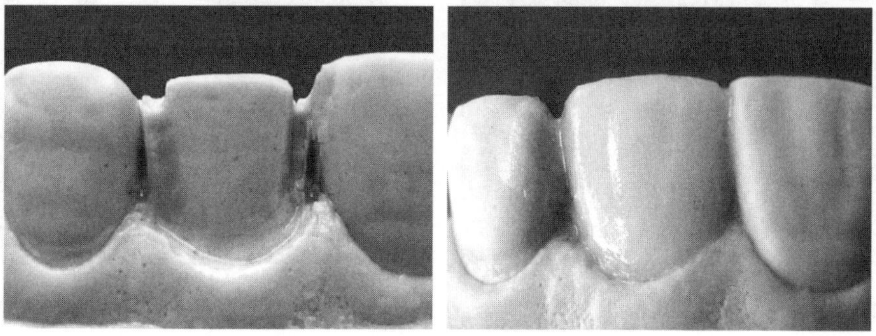

图 1-11 瓷贴面

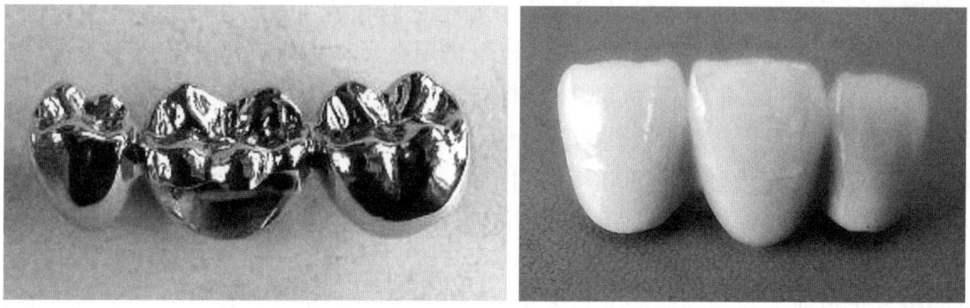

图 1-12

左图：后牙金属固定桥；右图：前牙金属烤瓷固定桥

连接体（connector）：连接桥体与固位体的部分。

固定 - 活动义齿（fixed-removable denture）：又称固定 - 活动桥（fixed-removable combined bridge）或固定可摘修复体（fixed-removable prostheses）。指具有一个或多个活动连接体的固定义齿。桥体与固位体之间的连接可以是刚性（如焊接结合或一体）铸造也可以是非刚性（如精密附着体或应力中断）。

修复体龈边缘（gingival margin）：指修复体止于龈缘处的边界线。

肩台（shoulder）：指在基牙或患牙上预备的安放修复体或固位体边缘的专门空间位置。

第二节 固定修复的历史

（一）早期历史

几个世纪以来，人们不断地损坏和装饰自己的牙齿。牙在巫术中扮演很重要的角色。本文的描述并不能完全涵盖义齿的历史，这方面的文献瀚如烟海。“从盘古开天地到有史可查，人们因为虚荣、时尚、慷慨或神秘宗教等原因，不断地伤及自身”。审美的品位的确深奥。

固定义齿和活动义齿的发展历史基本是并驾齐驱，现有的文献很难将它们区分开来。

最久远的假牙属于固定义齿范畴。早期文明遗留下的是人造牙或其他人的自然牙经过修整用类似绷带的东西捆绑就位。固定假牙的可以是各种材料制成的丝线、金银丝、金带或相连的金属环，它们或多或少都能起到固定作用(图 1-13,14)。

在赛伊达(古西顿，公元前 300—400 年)出土的最古老的墓穴中发现保存完好的腓尼基人的假牙，由金线将六个下颌牙绑在一起，其中两个切牙是桥体，桥体是去掉牙根的自然牙通过贯穿其中的金线固定起来。该样品保存在法国巴黎卢浮宫。

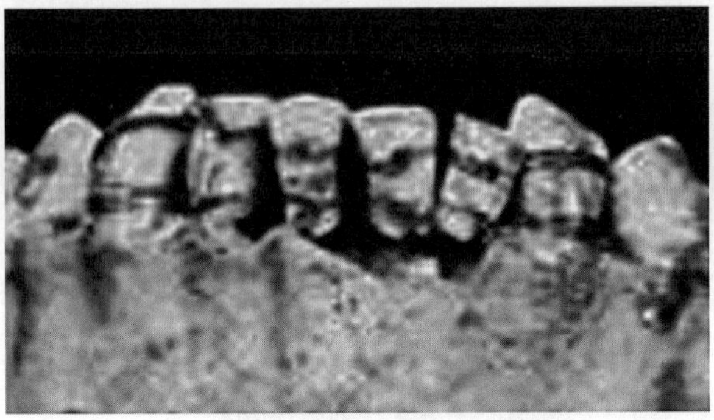

图 1-13 腓尼基人的固定假牙

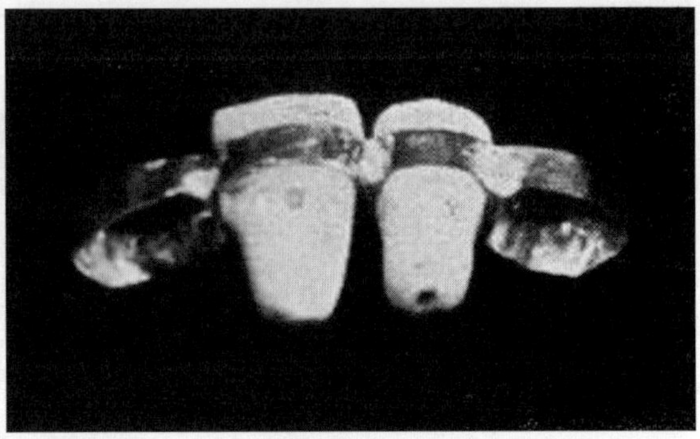

图 1-14 利用金带环制作的固定桥

在埃及博物馆中并没有关于古埃及人假牙的任何遗骸，因此最先制作固定假牙的可能是腓尼基人而不是埃及人。

古时候的镶牙师不仅要找到缺牙的替代品而且要把它们和邻牙固定在一起。很早以前人们就知道把薄弱牙与相邻的强壮牙捆绑。经过不断改进，至今仍用在牙科临床。这种治疗手段最早出现在公元前 6 世纪。伊特鲁里亚人的墓葬地(意大利中西部古国)，现保存在比利时根特大学。

公元前 500 年发现的假牙大都由柔软的黄金包绕自然牙和人造牙制成。其中最有趣也是最早的现存样品是伊特鲁里亚人制作于公元前 500 年的固定桥。它由七个金环焊接在一起，其中五个环包绕上颌自然牙，一个环固定左侧第二前磨牙，另一个环将两个人造中切牙铆成一体。假牙是由一个牛牙雕刻而成。

很有可能伊特鲁里亚人将制作假牙的技术传入罗马。Brown 在意大利考察了伊特鲁里亚人和罗马人的假牙，发现大部分是活动假牙，少数是永久固定假牙。早在西塞罗时代前，罗马人就知道如何制作假牙。

Brown 认为公元 12 世纪制作假牙的技术被传入印度，在此之前，古印度人不知假牙为何物。Modi 不同意此观点。

法国外科医生 Guy de Chauliac 在其所著 *Chirurgia Magna* 中建议，如果某人缺牙，应该用别人的牙或牛骨假牙替代并用绷带固定。

Marco Polo 提到 16 世纪末期中国东南部的男人女人用金箔包裹牙。文献并没有说明这么做是为了修复缺牙还是单纯为了美观。

在 16 世纪的西班牙，人们用骨或象牙雕刻成形后结扎在自然牙上。但不会制作全口或半口假牙。雕刻假牙的材料有一片骨头或象牙或河马和海象的牙。

在意大利的一个墓穴中发现了人造牙冠或牙套。Brown 认为第一个制作牙套的牙医是 C.Mouton，大约在 1740 年。他采用“*calottes d' or*”修复损坏的前后牙，甚至用原有的牙釉质恢复自然牙形态。在 17 世纪和 19 世纪，本时期的大作家都在他们的著作中提及假牙。弗朗西斯·培根 1627 年在一部著作中提到“自然牙丧失后可以用人造牙重建”。

塞缪尔·佩皮斯在1660年3月11日的日记中记载道:“我的妻子重做了新牙,她美极了”。他可能说的是上前牙固定局部义齿。

乔纳森·史威夫特1730年的译本“美丽少女就寝”:现在,她巧妙地吐出口里的东西,那个东西原本撑满她凹陷的双颊,她解开丝线,一套牙完整地展现在面前。

完全由木头雕刻的局部义齿有可能早在17世纪中叶就在日本使用了。后来他们又用木片和象牙或大理石制成全口牙。

Kerr和Rogers认为在中国用铜丝或肠线固定象牙或骨头制成假牙的技术已经应用多年,然后才被传入欧洲。

许多文献描述了在东印度群岛的人们使用的修复体,它们与罗马和犹太人的修复体很相似。17、18世纪为了美观,在修复体中使用了黄金和颜料,除此之外并没有特别的技术进步。东印度首先用黄金和其他金属制作假牙,这一点似乎没有异议。也没有具体证据表明金属牙直到19世纪中叶才开始在欧洲和美洲使用。简而言之,直至Pierre Fouchard出现前,没有能超越古伊特鲁里亚人的假牙制作技术。

Pierre Fouchard被认为是现代牙科修复学之父。也许还有许多牙医也能享此殊荣,但他们没有著作留世。他的著作*Le Chirurgien Dentiste*表明他已经取得很多进步。他在巴黎开业。在固定修复领域,他无疑相当活跃,他用自己的方法修复一个牙甚至整口牙。他称之为“tenos”,实质是用销钉或驱轴旋入牙根来固定修复体;他可能是第一个将固定桥与牙根连接的人。Brown提到,美国牙外科协会曾因为John Allen发明“金属球状物”而授予他一枚奖章。修复体是用卡环和弹簧固定在自然牙上,获1845年11月16日美国专利。

(二) 19世纪

直到1850年,冠和固定局部义齿制作还只是处于粗糙拙劣的状态。从那时开始,该领域的现代工艺方法开始萌芽发展并带动整个牙科修复领域。在18世纪末期法国人奠定的基础上,19世纪的修复领域的工艺者又加以发扬光大。

19世纪中期修复冠部缺损的最常用的方法被称为“钉冠”。是以木质钉连接人造牙并嵌入牙根内固定。将木钉插入牙根,口腔中的潮湿使木钉膨胀从而获得足够的固位力。此方法经常导致牙根折裂。

1828年F.Maury在其法语著作“牙科技术概论”中首先介绍了用固定桥修复缺牙的现代方法,1843年被翻译成英文。

随后的关于固定义齿发展的重要事件如下:

1805年J.B.Gariot(法国)首先引入牙科𬌗架,只能铰链运动。

1840年Daniel T. Evan(费城),专利𬌗架,可以进行前伸和侧方运动。

1856年氯氧化锌粘固剂被广泛使用。

1856年W.A.Divinelle提出方法,被誉为“现代固定桥的先锋”。将固定在牙根,其上连接人造牙。

1857年John Thom(英格兰)获得一项关于可互换的牙面的专利,与Steele牙面相似,但领先后者专利达46年。

1858年W.G.A.Bonwill(费城)从他的三角假设发展出一种𬌗架。他设想双侧髁突到切点的距离平均为4英寸。

1866年F.H.Balkwell(英格兰)发明的𬌗架能向下运动,髁突能侧方移动。

1871年B.J.Bing发明一种人造瓷牙,瓷牙两侧各伸出一白金杆,此杆用来固定在相邻自然牙的补料里。

1873年J.B.Beers为凹陷牙尖包金冠(金壳冠)申请专利。

1878年A.E.Matteson介绍开面冠。

1886年低熔瓷被烧结在金表面。

1889年C.H.Land(底特律)介绍全瓷甲冠。他也将高熔瓷烧结在白金上制成嵌体。

1896年William E.Walker、Pass Christian研究了下颌运动,制成模仿下颌运动的可调式𬌗架,并记录个体的髁道斜度。

1898 年 N.S.Jenkins（德国）发明一种经久美观的低熔瓷。

1900 年高熔瓷广泛使用。直到全瓷冠被广泛接受，高熔瓷的应用才减少。

这个时期的牙医并没有意识到基牙牙根末端的病理改变，为了获得置于根管内的桩钉的更大机械固位力，他们不惜将基牙失活。其实，把一个完全健康的牙的牙冠截掉，代之以瓷罩面桩冠作为固定桥的固位体是当时通行的方法。如下技术在当时执业者中很流行：后牙固位体绝大部分是金壳冠或类似桩钉的修复体；瓷罩面桩冠被用做前牙固位体；固定桥桥体是被焊接在瓷面上的凹陷𬌗面；其余的外形是用 22 克拉焊料金恢复。所用材料有：瓷、金箔铂箔、金铂线、金焊以及各种类型的桩钉。这些材料加上各种各样工艺制作了那个时期的固定局部义齿。

（三）20 世纪

1901 年 Carl Christensen 设计一种保持髁道位置关系的口内方法。

1906 年 Carmichael 介绍了黄金部分冠，由嵌入刻在牙面上的沟槽的金属钉和表面抛光的金箔组成，两部分焊接在一起增加强度。

1907 年 William H.Taggart 用失蜡法铸造金铸件。这一古老方法的应用彻底改变了修复体制作技术。它使得固定修复体能制作的很精致。

1910 年 铸造技术广泛使用。它很容易制作 3/4 冠用做前牙固位体或用在唇颊面不宜显露金属的牙。技术上讲，此方法制作的 3/4 冠是 Carmichael 冠的精细化。这种修复体主要由明尼苏达大学固定义齿部的 E.T.Tinker 发明的。最近主要的变化是消除了肩台取而代之是斜面边缘。

1910 年 Forrest.H.Orton 发明了用于后牙的双带环铸造金冠。在此领域他有许多技术上的进步。

这个时期的美国牙医，制作的许多修复体都没有从生物学观点出发。复杂的冠固位体支持任何跨度的桥体被用在损坏的牙根和看似没有希望的病例。

William Hunter 公开谴责美国牙医的做法。“不良修复导致的口腔脓血症诱发或加重了贫血、胃炎、心脏实质损害、肾病的慢性风湿感染”。黄金补料、金帽、金桥、金冠、固定桥被使用在病灶牙上或病牙周围，形成了众多脓血症病例，这在整个医疗界绝无仅有。

对此，业界反应迅速。在业内压力下，走向另一个极端，在相当长的时期内，固定修复臭名昭著。

1914 年 7 月 7 日 Alden J.Bush 在纽约宣读了一篇关于固定桥修复的论文，由此引发的讨论反映了当时对固定修复的看法，相当有趣。纽约的 H.W.Gillett 说：“我认为固定桥的时代已经过去，我相信再有十年就看不到它的应用了。大学也应该停止教授该知识，它的名声已经彻底坏了”。发表于 1916 年的论文“固定桥的正确构建和卫生防护”也阐述了相似的观点。牙科专家也在声讨固定桥。他们明确主张停止使用固定桥。纽约的 R.Ottolengui “我衷心希望不久的将来患者的口腔里不再有固定桥，人们也不用再受商业利益驱动制造专门清洁固定桥的刷子”。1919 年明尼苏达大学的 Forrest H.Orton 将为什么会在固定领域出现如此多错误的原因合理地呈现出来。他是第一个试图改革此项治疗的人。他致力于研究固定修复体的𬌗面和解剖形态。

Karl Knoche 也宣布了固定桥的复兴，他 1918 年指出，冠和固定桥对维持器官和患者牙的正常功能至关重要。Bunting1920 年在“牙科文献回顾”中提到 Mauk，此人认为，Hunter 针对固定义齿的严厉批评是不公平的，因为他是从疗效最差的病例而不是从最好的或平均疗效水平的病例得出结论。同样在 1919 年，Mauk 列举了固定义齿治疗的基本原则：有支持作用的解剖元素的生理状况；对修复体有足够的支持力；保护软组织——正确的解剖形态；𬌗关系正常咬合正常。

1920 年以后，人们的态度有了明确的改变。但是这些改变是建立在优良的制作工艺和对机械细节的注意的基础上。生物学观点还没有融入机械装置中。1936 年 Selberg 指出，修复体必须满足如下要求：保护，舒适，美观，耐用和实用。必须避免局部刺激和创伤𬌗。在 20 世纪后 50 年，从生物力学方面看，修复领域取得了巨大进步。

1880—1890 年，Miller、Black、Williams 从更加科学的角度推进了牙科的发展。当时很多牙医认为这些尝试不可行。很遗憾，直到今天仍然有一些人持同样的观点。另一方面，生物学观点已经渗透到教学和专业中。口腔细菌病理学以及口腔感染和系统性疾病之间可能的联系等方面的研究使牙科科学和艺术获得新生和希望。生物学观点占据了主导地位。牙科医生应该在提供健康服务上负有更大的责任。美观是固定修复的初衷，但决不应该是其结果。今天固定义齿修复已成为重要的治疗手段。

1928 年牙科新纪元。R.L.Coleman 著作《牙科材料的物理特性》第一次科学地研究了牙科材料的物理学性质。

1932—1933 年 C.H.Scheu 发明了利用吸湿膨胀补偿铸件收缩的技术。他也发现不同金合金存在不同的收缩率。

1935—1940 年通过科学数据为铸造嵌体提供精确适合性。真空调拌包埋嵌体使得吸湿膨胀技术更加完善。

1933—1950 年 H.Spiro 用水溶胶制取嵌体、冠、固定桥的印模。Sears、Thompson、Paffenbarger 和 Skinner、Cooper 等随后的研究产生了我们今天使用的冠和固定桥水溶胶间接印模技术。早在 1936 年合成树脂就用做总义齿的基托。直至 1940 年合成树脂在美国使用，尤其是用在冠和固定局部义齿。同年，W.E.Wilson 报道了铸造塑料嵌体和冠的技术。随后 5 年，H.Vernon、L.W.Harris 等研究了合成树脂在牙科中的应用。

1951—1964 年硅橡胶印模材料引入牙科，开发了碳化物钻头，超高速机头。E.Granger 和 C.Stuart 发明了 B.b.McCollum 型粭架，Hanau 发明咬合检查装置。基于新合金和瓷的瓷熔覆金属技术重登舞台。辅以金刚砂和碳化物钻头的高速切割技术也被引入和发展。

1965—1970 年钉固位被改进应用。铸造金合金晶体的改进。开发高温耐火代型材料。开发铝瓷，使用氧化铝晶体。开发真空烧结陶瓷和烤瓷炉。粭装置和技术的发展。更多的工程技术原理被用在牙科修复。

(四) 中国口腔修复学的历史

我国是一个历史悠久的文明国家，对人类文明有许多重要贡献。中国口腔医学如同中国传统医学一样，对人类健康有着称颂的贡献。砷机剂的牙髓治疗（公元 2—3 世纪）、汞合金的充填龋齿（公元 659 年）、牙刷的使用（公元 950 年）、牙再植的制作被誉为四大贡献（10 世纪）。西汉张仲景撰写了我国第一本口腔医学专著《口齿论》，公元 610 年隋代巢元方著《牙诸病候》，在口腔修复方面，我国古代也有令世人瞩目的成就。从宋代诗人陆游（公元 1125—1213 年）所写的"一年老一年"和"岁晚幽兴"为题的两首诗和注释中写到："残年欲逐追期硕，追数朋俦死已迟；卜冢制棺输我快，染发种齿笑人痴"。楼钥（1137—1213 年）所著的"玫瑰集"中《赠种牙陈安上》一文有："陈生术妙天下，凡齿之有疾者，易之一新，才一举手，便使之人终生保遍贝之美"的记载。这说明，我国宋代就有了专门从事以补坠齿为生的专门镶牙从业人员了。我国口腔修复技术的发展状况，还可从马可·波罗（1254—1324 年）到我国西南各省的游记中得到佐证："这个省的男人和女人，都有用金箔包牙的风俗，并且依照牙的形状包镶得十分巧妙，并还能保持与牙间的一致性"。Kerr.J.G. 和 Rogers.L.W 1877 年在介绍中国口腔医学时写到："在该技术被介绍到欧洲之前的时代里，中国人早就用象牙和兽骨雕刻成牙，以铜丝或羊肠线结扎于真牙上修复缺失牙"。上述这些记载均说明我国口腔镶牙技术在当时即达到相当高的水平。

中国近代牙科的起步较晚，并经历了一个缓慢的发展过程。清光绪年间太医院设牙科诊室（1898），此间民间也开展了牙科医疗服务，街头出现了个体牙医。关元昌（1833—1911）、徐善亭（1853—1911）被称为中国最早开设牙医诊所的近代牙医（图 1-15）。

我国现代口腔医学教育开始于 1917 年华西协和大学牙科，林则博士为第一任院长（图 1-16），开始按照现代教育模式培养中国高级牙科人才。1934 年法国人在上海开办震旦牙科学校，1935 年在南京创办了我国自己的第一所高等牙医学校中央大学牙科专科学校，1939 年哈尔滨医科大学设立了牙科学部，1944 年北京大学设立了牙科学系。这些学校为我国现代牙科培养了骨干人才。在引进国外教学模式和教材的同时，19 世纪 50 年代，我国学者陆续出版了《全口义齿学》（1955）、《冠桥学》（1954）等专著和《口矫形学》（1959）配套教材。

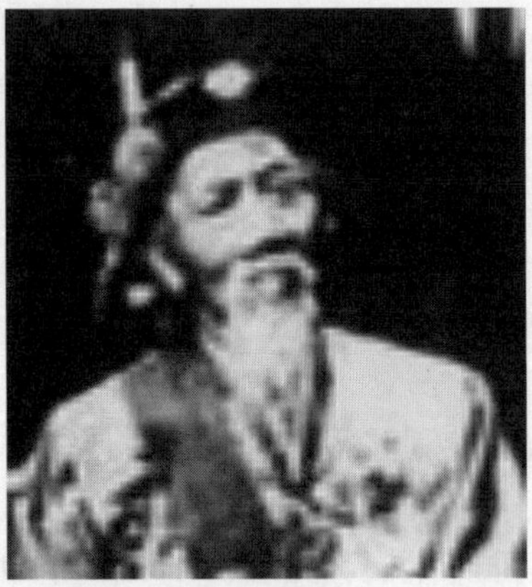

图 1-15 中国最早开设牙医诊所的中国近代牙医——关元昌

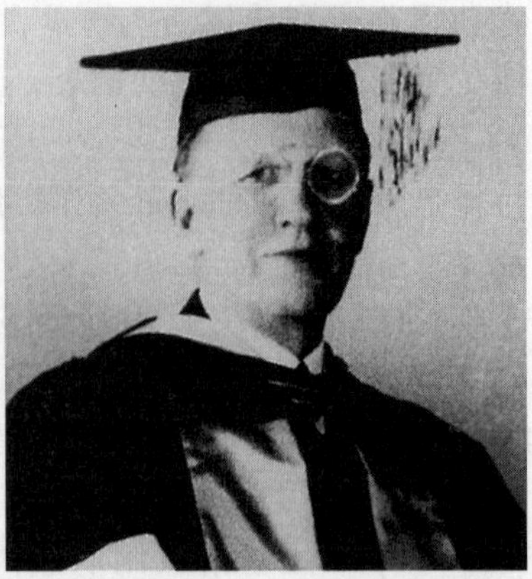

图 1-16 中国现代牙医创建者——AW 林则
Askey W.Lindesay, DDS. FACD. Founder of the Dental Faculty WCUU

(五)口腔修复学界 90 余年重大学术 / 学会活动大事概要

1910 年加拿大林则博士(Dr. Ashley W. Lindsay)来华西协和大学创办现代口腔医疗和现代医学教育，被称为中国现代口腔医学教育之父。

1911 年，俄籍法国人冯·阿尔诺里德创办哈尔滨私立第一牙科专科学校。

1914 年，同仁医院牙科专科学校成立，3 年制。

1917 年，华西协和大学设立牙科系，学制 6 年，林则博士任系主任。

1923 年，中国人司徒博创办私立齿科医学专门学校。

1928 年，林恩德尔创办哈尔滨第二牙科专科学校，学制 2.5 年。

1932 年，法国牙医学博士 Le Goear 来上海筹建震旦大学牙医学系。1935 年招生，学制 4 年。

1935 年，在南京建立国立牙医专科学校，学制 4 年，黄子濂教授任系主任。

1938 年，陈华教授任国立中央大学牙症医院院长，并主持该校牙科教育工作。

1938 年，哈尔滨医科大学齿学部成立，学制 3 年，由日本福岛参策担任院长。

1940 年，谢晋勋组建南京军医学校牙医学系，学制 4 年。

1943 年，北京大学医学院齿学系成立，学制 4 年。

1950 年，成立国家高等学校教材编审委员会，统一了口腔医学名词。

1951 年，中华医学会口腔科学分会成立，朱希涛教授任主任委员。

1953 年，中华口腔科杂志创刊，毛燮均、宋儒耀教授任总编。

1954 年，卫生部颁发口腔医学专业教学计划，由基础医学、临床医学和口腔专业医学三部分组成。

1954 年，朱希涛主编《冠桥学》。

1955 年，欧阳官主编《全口义齿学》。

1956 年，卫生部颁布口腔医学教学大纲，规定了口腔医学生的课程、内容和学习要求。

1957 年，卫生部召开口腔专业教材会议，确定编写口腔矫形学统一教材。

1959 年，毛燮均教授主编中国第一部统编专业教材《口腔矫形学》。

1960 年，人民卫生出版社出版包括口腔矫形学在内的全国第一套口腔高等院校教材。

1963 年，在成都召开全国第一次口腔医学学术会议。

1965 年，四川医学院大型现代口腔医院落成。

1978 年，在西安由陈华教授等组织召开第二次全国口腔医学学术会议。

1979 年，在成都由陈安玉教授等组织召开成都第一届国际口腔生物材料学术交流会。

1980 年，出版全国第二版统编教材《口腔修复学》，朱希涛教授任主编。

1980 年，出版全国《口腔矫形学》教材，人民卫生出版社出版，四川医学院主编。

1983 年，在西安召开了第一次全国口腔修复学组学术交流会，徐君伍教授任主任委员。

1983 年，在镇江召开全国第三版统编教材口腔修复学编写会议，徐君伍教授任主编。

1984 年，在南京召开第三次全国口腔医学学术会议。

1987 年，第四军医大学由陈青教授带队组团到瑞典学习钛种植体技术。

1987 年，在西安由徐君伍教授组织召开全国第一次口腔修复复合树脂技术学术会。

1988 年，在贵阳召开第四次全国口腔医学学术会议。中华医学会口腔科分会共成立了 14 个口腔医学专业学组。

1989 年，在大连召开全国口腔修复学组第二届学术交流会。

1990 年，在庐山由徐君伍教授组织召开第二次全国口腔修复复合树脂美容修复学术会。

1991 年，在中国上海举办我国第一次吸引大批国外口腔器材厂商参展的口腔设备器材展览会暨口腔学术研讨会。

1992 年，在北京召开第五次全国口腔医学学术会议，同期举办卫生部主办的口腔器材展览会。

1994 年，在西安由郭天文教授组织召开西安第一届国际口腔医学美学学术交流会。

1996 年，在北京召开中华口腔医学会（CSA）成立大会暨第六次全国口腔医学学术会议，张震康教授当选为第一任会长，邱蔚六教授、王大章教授、樊明文教授、吕春堂教授当选为副会长，从事口腔修复学的朱希涛教授为荣誉会长，徐君伍教授为 CSA 顾问。

1996 年，成立国际口腔修复医师学会亚洲分会（ICPAC），中国口腔修复学组作为发起国参与成立并成为集体会员。

1996 年，在中国广州举办大型口腔设备器材展览会。

1997 年，在上海成立中华口腔医学会下属的第一个二级专业委员会——口腔修复学科专业委员会（CPS）暨第三次全国修复学学术会议，马轩祥教授当选为第一届主任委员。

1998 年，在苏州由马轩祥教授等组织召开全国烤瓷问题与对策学术交流会，会中，与贺利氏上海齿科有限公司代表戴金凤研究开展“第一届贺利氏杯全国优秀义齿展评活动”事宜。

1998 年，在日本横须贺召开 ICPAC 第二届年会，马轩祥教授率团参会，当选为中国代表。

1998 年，中华口腔医学会修复工艺学专业委员会成立，吴景轮任主任委员。

1999 年，在成都由马轩祥教授组织召开复杂局部可摘义齿研讨会，中华医学会修复技术专业委员会、贺利氏上海齿科有限公司组织全国第一届贺利氏杯义齿展评活动。

1999 年，在开封召开全国第四版统编教材口腔修复学编写会，徐君伍教授任主编。

2000 年，在大连由马轩祥教授组织召开全国精密附着体学术交流会，并在会上提出迎接我国“精品修复时代”。

2000 年，在韩国汉城召开亚洲口腔修复医师学会（AAP），马轩祥教授率团参会，当选为国际交流委员会执行理事。同年马轩祥教授当选为全军口腔医学会会长。

2000 年，在郑州由中华口腔医学会口腔修复专业委员会、修复技术专业委员会和贺利氏上海齿科有限公司开展第一届全国贺利氏杯义齿展评决赛。

2000 年，教育部组织高等院校面向 21 世纪教材，口腔修复学（第一版），徐君伍教授任主编。

2001 年，在武汉召开全国第七届口腔学术交流会，张震康教授当选为中华口腔医学会第二任会长，从事口腔修复学的马轩祥教授当选为副会长。

2001 年，AAP 第二次年会，巢永烈教授率团参会，当选为该学会的副会长。

2001 年 10 月在中国成都举办中国西部地区口腔设备器材展览会暨口腔学术研讨会。至此全国的口腔设备器材展览基本上形成固定格局，即每年分别在上海、北京、广州和西部各举办定期的展览会。

2002 年，在成都召开第四届全国口腔修复学术会议并进行口腔修复专业委员会换届改选，巢永烈教授当选为第二届主任委员。

2002 年，在上海召开全国第五版规划教材会议，口腔修复学教材第五版由马轩祥任主编。次年 12 月由人民卫生出版社出版。

2003 年，在南京由巢永烈教授组织召开全国口腔修复学全口义齿学研讨会。

2004 年，在上海由巢永烈教授组织召开附着体义齿学术研讨会，同期举行第三届贺利氏杯义齿决赛。

2005 年，在新疆乌鲁木齐市由巢永烈教授组织召开残根残冠的保存修复学术研讨会。

2006 年，在深圳由中华口腔医学会首次在我国组织世界 FDI 大会，同期举行中华口腔医学会修复学科专业委员会第三届换届会。王兴教授当选为 CSA 会长，冯海兰教授任口腔修复学科专业委员会第三届主任委员。

2007 年，在北京由冯海兰教授组织召开口腔修复学学术会。

2008 年，由第四军医大学赵铱民教授任第六版《口腔修复学》教材主编。

2009 年，在山东由冯海兰教授组织召开口腔修复学学术交流会。

2010 年，在中国上海举行中华口腔医学会学术会暨修复学科专业委员会第四届换届会，张富强教授任口腔修复学科专业委员会第四届主任委员。

（六）我国口腔修复学的发展轨迹

从牙医人数可以反映我国口腔医学的艰难状况。在 1949 年，中国基本上能连续招生的牙医学高等教育机构仅有五家（加上私立和先后开办、停办的牙科专科学校有 9 家），每家招生量仅从 1 人到十几人不等。截至 1949 年，华西协和大学口腔系共毕业 153 人，这一年，全中国共有牙医的数量仅为 645 人。

1949 年以后，经过卫生部专业的调整和全体口腔医学工作者的共同努力，在口腔修复学的教学、医疗、科学研究、行业管理、社会宣教、国家交流等方面开始稳定地向前发展，经历了一个艰辛的历程。半个世纪以来得到了很大的发展。近 20 多年来，经过全体修复学工作者的努力，在基础理论、临床技术、修复材料、修复体制作工艺和器材设备等方面，进一步缩小了与国外先进国家的差距。

近几年，随着我国经济快速发展，医疗体制的改革，医学模式的转变，许多新的观念的引入，同时加强了口腔防病常识的义务宣传，国民爱牙意识的增强，许多患者投资健康的理念转变，对修复体质量、美观要求的提升，这些社会需求增加促使了口腔修复学的快速发展，促使口腔修复临床新技术、新材料、新知识的应用逐步实现与国外接轨。

值得一提的是随着国民经济的发展，医疗改革的不断深入，民营口腔医疗队伍异军突起，有了飞快地发展，医疗质量也在不断地提升，正在成为广大群众口腔医疗保健的骨干力量之一。

口腔修复学的另一支队伍即义齿加工行业的快速发展，为口腔修复学实现“精品修复”的必要条件。近年来注重义齿质量、注重信誉，注重服务正在形成时尚及发展主流。这些可喜变化都为口腔修复学的深入发展提供了支撑。相信在全国同仁们的努力下不远的将来会展示出我国口腔修复学的美好明天。

（马轩祥　丁弘仁）

参 考 文 献

1. Stanley D. Tylman.Theroy and practice of crown and fixed partial prosthodontics (bridge).6th ed.Saint Louis: The C. Mosby Company, 1970: 1-12
2. 冯海兰，王嘉德 . 口腔医学导论 . 北京：北京医科大学出版社，2002：1-25
3. 周大成. 中国口腔医学史考 . 北京：人民卫生出版社，1996：1-25
4. 李刚. 中国口腔医学史（年表）. 天津：天津科学技术出版社，1989：1-36
5. 齐小秋 . 第三次全国口腔健康流行病学调查报告 . 北京：人民卫生出版社，2008：10-45
6. 卫生部统计信息中心，中华口腔医学会 . 中国口腔医学实用信息 . 北京：人民军医出版社，2005：1-39
7. 栾文民. 艾滋病的口腔表征及口腔医护人员的防护 . 北京：人民卫生出版社，1999：130-139
8. 王翰章. 口腔基础医学 . 成都：四川大学出版社，2002：1-3

9. 李刚．临床口腔预防医学．西安：世界图书出版社，2000：1-24
10. 马轩祥．口腔修复学．第5版．北京：人民卫生出版社，2003：1-12
11. 第四军医大学口腔医学院. 口腔医学导论．西安：第四军医大学口腔医学院，2010：1-46
12. 胡冰，刘怡，王松灵. 从细胞到器官——牙组织工程任重而道远．上海口腔医学，2005，14(2)：99

第二章

冠桥修复的基础

第一节　力学术语

1. 力(force)　力是指任何物体保持或改变位置或使物体变形的作用，也就是一个物体对另一个物体的作用。

2. 生物力学(biomechanics)　生物力学是一门由生物学、医学、工程力学、物理学、信息学和数学相结合而专门研究生物体的力学(对力或运动的响应)现象的科学。它体现了现代科学技术的发展已成为严密的综合体系，具有各学科彼此渗透、相互交叉而又紧密联系的特点。

3. 应力(stress)　当材料受外力时材料内部对外力的反应。应力的大小用公式表示为：

应力(δ)＝作用力(F)/材料单位面积(A)，单位为 Pa。

4. 应变(strain)　当材料受外力时引起的变形。应变的大小用公式表示为：

应变(ε)＝变化长度(ΔL)/初始长度(L)。

材料在一定应力的作用下所产生的变形之间存在一定的关系(图 2-1)，当材料应力达到一定程度时，应变随着应力的增加不再增加(图 2-1B 点处)，继续发生应力的增加，即在 C 处开始发生永久变形。

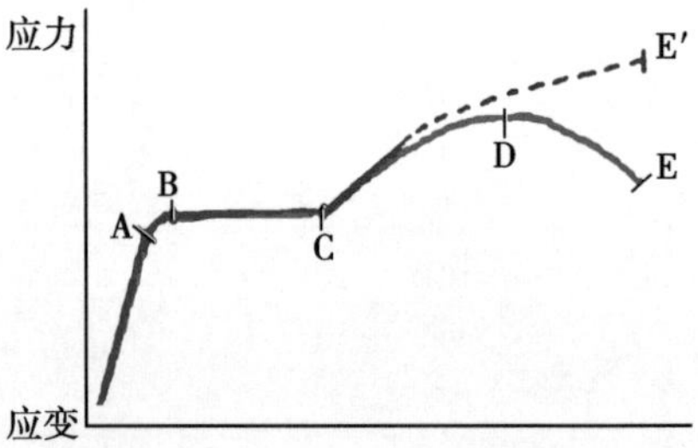

图 2-1　应力 - 应变曲线示意图
当材料应力达到一定程度时(C 点)即发生永久变形

5. 应力 / 张应力(tensile stress)　当材料受到拉伸时的内部应力。用公式表示为：

张应力(T)= 比例常数 E×(试件最终变形长度 L– 试件原来长度 L_0/ 试件原来长度 L_0)。适合带状试件。

6. 压应力 / 压缩应力(pressure stress)　当材料受到压缩时的内部应力。公式表示为：

压缩应力(σd)= 破坏时负荷(P)/ 试件原横切面积(F)。

7. 剪应力(shear stress)　当材料受到切向作用力时，相互平行的部分发生滑动时的内部应力。

8. 抗拉强度 / 抗张强度(tensile strength)　试件受到轴向牵张负荷，当其被破坏时的应力值。用公式表示为：

抗张强度(σt)= 最大破坏负荷(P)/ 试件宽度(b)×试件厚度(d)。或，抗张强度(σt)=2× 最大破坏负荷(P)/π× 直径(D)× 厚度(T)

9. 压缩强度 / 抗压强度(compressive strength)　试件受到压缩负荷，当其被破坏时的应力值。用公式表示为：

压缩强度(σd)= 最大破坏负荷(P)× 试件横切面积(F)

10. 弯曲强度 / 挠曲强度(bending strength)　将试件置于两个支点上，在两支点间施加负荷，当试件断裂时的强度。公式表示为：

弯曲强度（σt）=1.5×破坏时的负荷（P）×两指点间的跨度（L）×试件宽度（b）×试件厚度$(d)^2$

11. 硬度（hardness） 材料受到其他硬物压入时的抗变形的能力。公式表示为：

布氏硬度（HB）=2×负荷（P）/π×钢球直径（D）-［D-（D^2-压痕直径 $d^2)^{1/2}$］。

常见的硬度指标有：

(1) 布氏硬度（Briuellhardness，BHN）或HB，其测量压头为钢球，用测量压痕的直径来计算硬度值。

(2) 洛氏硬度（Rockwell hardness，RHN），其测量压头为金刚石圆锥和钢球，用测量压痕的深度来计算硬度值。

(3) 维氏硬度（Vickens hardness，VHN），其测量压头为金刚石四方锥，用测量压痕的面积来计算硬度值。

(4) 努氏硬度（Knoop hardness，KHN），其测量压头为长方形四棱锥，用测量压痕的面积来计算硬度值。

12. 冲击强度（impact strength） 材料在高速度动力冲击下的韧性或抵抗能力。冲击强度的计算公式如下：

冲击强度＝冲断试件所消耗的功（A）/时间宽度（b）×试件厚度（d）

A＝摆锤重量（w）×摆锤长度（t）×（cos β−cosα）

其中β为冲击后仰角，α为冲击前仰角。

13. 比例极限（proportional limit） 当材料受到外力时，应力与应变能保持直线比例关系时的最大应力值。

14. 弹性模量E（modulus of elasticity） 在比例极限内，应力和应变之比。以公式表示：弹性模量（E）=应力（δ）/应变（ε）

15. 泊松比μ（Poisson proportion） 泊松比当杆受到拉伸时，杆在轴向伸长的同时还产生侧向的收缩，亦即当杆的长度伸长时，其宽度变小。在弹性范围内，侧向应变与纵向应变之比值为一常数，此常数称为泊松比。公式表示为：μ=侧向应变/轴向应变。

16. 延/展性（ductility and malleability） 延性是材料在拉力作用下不折断而经受恒久变形的能力。展性是材料在压力作用下不折断而经受恒久变形的能力。两者又可用伸长率表示，其计算公式见下方。

17. 延伸率或伸长率（elongation percentage） 延伸率或伸长率（δ）=［（断裂后长度 L_2-原始长度 L_0）/原始长度 L_0］×100%。

18. 蠕变（creepage） 具有晶体结构的物质在持续应力作用下产生恒久变形的性质。经常用于描写蜡和汞合金随着时间的延长而发生的变形。

19. 流变（flow） 用于描述稠的或黏性的非晶体结构的物质如热塑性材料流动物质的应力、应变和时间的关系。

20. 热膨胀系数α（coefficient of thermal expansion） 当温度每升高1℃时，每1cm长的物质伸长的cm数。公式表示为：

热膨胀系数（α）=〔相应温度下试件长度变化ΔL/时间原来温度下的长度L×ΔL〕×1℃

21. 润湿性（wetting） 用于描述液体或糊剂在固体表面上的分散能力。它代表表面渗透能力，与表面能有关，通常以接触角θ表示。

22. 粘着力（adhesion） 两种材料的表面附着力为粘着力。试件在外力作用下破坏时单位面积承受的负荷，通常以Pa、kPa、MPa（或 kg/mm^2）表示。

23. 内聚力（cohesion） 同种材料间的结合力为附着力。在口腔修复学通常用于描述粘结原理或全口义齿的吸附固位力。

24. 韧性（toughness） 用于描述材料断裂破坏前的所需的能量大小。韧性意味着缺乏脆性，如橡胶的韧性远大于瓷材料的韧性。

25. 断裂韧性（rupture toughness） 指材料抵抗裂纹扩展的能力，有两个重要参数：以 K_{IC} 表示，在断裂力学场分析法时使用；以 G_{IC} 表示，在 Griffith 能量分析法时使用。有报告指出，牙本质的临界断裂应力比牙釉质大 1.4~4 倍。

26. 弹性（elasticity） 物体加载后产生变形，卸载后恢复其原来状态的能力称为弹性。卸载后完全恢复原来状态的称为完全弹性，如果部分地恢复其原来状态的称为部分弹性。

27. 屈服强度或屈服极限（yield strength） 物体承受负荷时，当负荷不再增加而材料继续发生变形的现象称为"屈服"，此时的负荷称为屈服强度。

28. 铸造性能（castability） 用于描述在铸造工艺过程中形成铸件的金属或可铸材料的流动性。如铸造性能好的金合金，其铸造的成功率（铸件的完整率）高。

29. 形变（deformation） 在外力作用下材料发生的变形。通常有三种形变：即弹性变形（elasticity deformation）（当外力解除后变形消失）、塑性变形（moulding deformation）（当外力解除后变形不能完全消失，而有残留变形的存在）和断裂（rupture）[材料在大量塑性变形后的断裂称为塑性断裂（moulding rupture）；材料不经过塑性变形即发生的断裂称为脆性断裂（brittleness rupture）]。在口腔修复学里用于描述工作模、蜡型、义齿或铸件在加工过程中的尺寸变化，出现不希望的误差。

30. 刚性（rigidity） 用于大致描述材料抗变形或具备完全弹性的能力。

31. 粗糙度（roughness） 用于描述物体表面性质和形貌特征，如粗糙度大者，表面积大、润湿性好、反光性和平滑性差。可用粗度仪定性、定量地测量。

32. 光洁度（smooth） 用于描述物体表面的平滑性，在口腔修复学里代表义齿表面抛光的质量。与粗糙度相反，光洁性好的表面反光好，异物感小、耐腐蚀、自洁作用强。

33. 热运动（thermal motion） 使两种物质的分子在一定温度条件下发生相对运动的现象。当温度变化时，两个物体间由于热运动会产生应力、微漏甚至断裂。

34. 约束（restriction）和约束反力（restrictive passive force） 对非自由体的位移起限制作用的周围物体在力学上称为约束。约束作用于非自由体的力称为约束反力，又称被动力。约束反力的大小随物体受力情况而定，并与受力大小成正变关系。

35. 摩擦力（friction） 是两个相互接触而又相对运动的物体间所产生的作用力。未发生相对滑动的摩擦力称为静摩擦力（static friction）。以公式表达为：F_{max}= 静摩擦系数 f× 接触面的法向反力 N。静摩擦系数的大小与两接触物体的材料以及表面情况有关，而一般与接触面积的大小无关。

36. 粘结力（bonding strength，adhesive force） 粘结（adhesion or bonding）是指两种不同质的物体接近并紧密结合在一起时，两者分子间相互吸引力称为粘结力。即粘结剂与被粘结物体界面上分子间的结合力。粘固剂是修复体与预备后的患牙之间的密封剂，粘固剂的微突（tag）一面进入修复体表面不规则的微小孔隙中，另一面进入不规则的牙釉质表面或牙本质小管内，而达到粘固作用，这是一种机械的结合或相互锁合，有防止与戴入道相反方向脱位的作用。粘固剂在修复体的固位中，起着重要的固位作用。

37. 吸附力（adsorption） 吸附力是指两种物体分子之间相互的吸引力，包括附着力（adhesion）和内聚力（cohesion）的作用。附着力是指不同分子之间的吸引力。内聚力是指同分子之间的吸引力。

38. 固位（retention） 是指口腔修复体在行使功能时，能抵御各种作用力而不发生移位和脱落的能力。使人造冠、固定桥获得固位的主要固位力有约束反力、摩擦力和粘着力。

39. 摩擦角和制锁现象 摩擦角是研究滑动摩擦问题的另一个重要物理量。当外力推动两个接触在一起的静止物体时，从开始加很小的推力至加大到使物体开始滑动之前，此两物质间存在的摩擦力是由小到大的，直至物体开始滑动前的霎时达到最大静摩擦力(F_{max})。因此，静摩擦力存在从 F_0~F_{max} 的范围。

物体所受的法向反力 N 和静滑动摩擦力 F 的合力（全反力）R 与法线间存在一夹角。当摩擦力从 F_0 增大到 F_{max} 时，全反力 Rm 与 N 间的夹角 θm 也达到最大程度。此夹角即为摩擦角。

40. 殆力（occlusal force，bite force）与最大殆力（top bite force） 上下牙咬合时，牙体牙周组织承受的力，又称咀嚼压力。最大殆力即牙周组织的最大耐受力。殆力的大小与牙周组织的耐受阈有关。牙的最大殆力一般为 50~70kg。

41. 咀嚼力(mastication force)与咀嚼用力　指咀嚼肌肉所能发挥的最大力,又称咀嚼肌力。其大小与咀嚼肌的横断面积成正比。根据一侧咀嚼肌的横断面积计算,理论上一般可达到 180kg。咀嚼食物所需的𬌗力为咀嚼用力,一般为 3~30kg。

第二节　人造冠桥的固位原理及临床应用

一、固位原理

修复体在患牙上粘固后永久地保持其位置,与患牙成为一个整体,不发生和患牙间的任何相对运动。但临床观察到一些修复体常因固位体不良发生脱落,有些则没有脱落仅表现为松动,如不作及时处理,松动的修复体还会因继发龋变造成牙体进一步的损害。这些固位问题引起的失败现象是不容忽视的。研究固位的基本原理,观察其影响因素,寻找增加固位的措施,合理设计和制作修复体,对提高修复体治疗质量有重要意义。

修复体固位力的大小主要是由机械摩擦力、约束力以及化学性粘结力所决定的。

(一) 摩擦力

摩擦力(frictional force)是两个相互接触而又相对运动的物体间所产生的作用力。物体在滑动过程中产生的摩擦力叫做滑动摩擦力。当外力不大,两个相互接触的物体有相对滑动趋势时所产生的摩擦力称为静摩擦力。

滑动摩擦力的大小对修复体无临床意义,因为任何修复体一旦发生松动和移位就应宣布失败,需拆除重新处理。而静摩擦力的大小对修复体的固位有重要临床意义。

当物体受的外力大到一定值时,处于即将滑动而尚未滑动的临界状态,此时的静摩擦力达到最大值,简称最大摩擦力,以 F_{max} 表示。最大摩擦力的方向与相对滑动趋势相反,大小与两物体间的正压力 N 的大小成正比,用公式表达为:

$$F_{max}=fN$$

这就是静摩擦定律,其中 f 为摩擦系数,其大小与两个接触物体材料及表面情况有关,而与接触面积的大小无关。

从微观上看,两个物体表面接触,实质是只有部分小凸起间的接触,大部分面积并未直接接触。这是因为物体表面达不到理论上的光滑,即使是精密加工的光滑面也有许多微小凸起,当两个物体接触面受压时,这些接触的小凸起局部压强很高,材料发生塑性变形并彼此粘连。当接触的物体滑动时必须拉开许多这样的粘连点,最大静摩擦力可以认为是拉这些粘连点时的阻力。这种表面粘连的物理本质是分子凝聚力的作用。

当物体表面比较粗糙时,阻碍滑动的因素转化为表面凹凸不平的相互机械啮合。这种啮合是弹塑性的,啮合的程度取决于接触面的压强。近代摩擦理论认为,表面啮合作用和分子凝聚力作用是干摩擦力的两个主要物理原因。利用摩擦力的原理,在选用修复材料和修复过程中,注意增加修复体与牙体或粘固材料间的摩擦力,从而增加修复体的固位。

1. 摩擦力的利用

(1) 摩擦力的大小与两个物体接触面所受正压力成正比,两个接触面越紧密,接触点的压强越大,摩擦力也越大。所以人造冠与预备后的患牙表面紧密接触,这是产生摩擦力的先决条件。

(2) 两接触物体表面适当的粗糙度有助于增加摩擦力。因此,除研制和使用摩擦系数大的修复材料外,应适当增加牙体表面和修复体粘固面的粗糙度。

2. 摩擦角和自锁现象的利用

(1) 自锁现象:在研究滑动摩擦问题时,存在一个摩擦角和自锁现象(图 2-2)。

图 2-2 中物体所受的法向反力(与正压力相反的力)N 和摩擦力 F 的合力 R 与法线间存在一夹角,当摩擦力 F 达到最大值时的这一夹角为摩擦角 θm。当作用在物体上主动力 T 与正压力 P 的合力 S 与

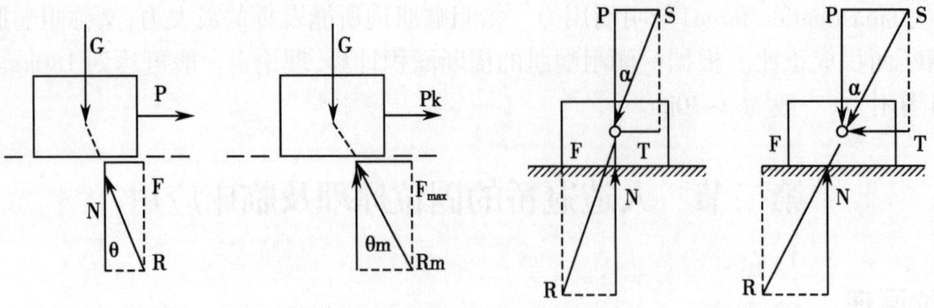

图 2-2 摩擦角及自锁现象示意图(引自徐君伍,1987)

G:重力,θm:自锁角,N:法向反力,Pk:主动力,P:外力,R:N、F 的合力,F_{max} 最大摩擦力,S:主动力合力,T:产生滑动的分力,Rm:全反力,F:滑动摩擦力,α:S 与法向力夹角

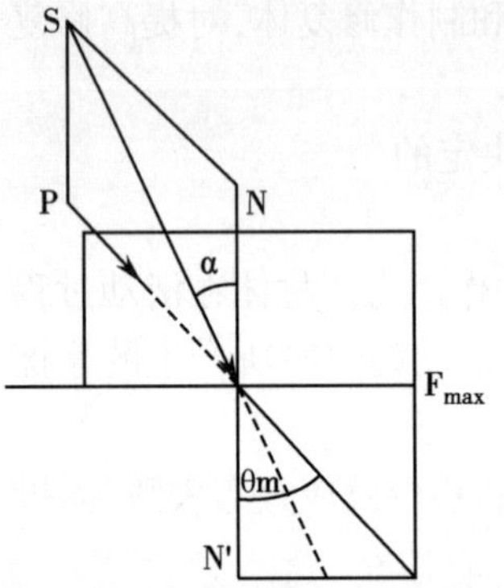

图 2-3 自锁形成条件示意图(引自徐君伍,1987)

P:外力,S:主动力合力,F_{max}:最大摩擦力,N:法向反力,α:S 与法向力夹角

法线夹角 α ≤ θm 时,主动力无论多大,物体总能保持静止,此现象称为自锁。

(2) 自锁现象的利用:根据自锁现象的规律可知,若作用于物体的各力的方向(不包括物体本身的重力)是与物体接触面切线平行的,只有当外力 ≤ F_{max} 时才能使 α ≤ θm,如果外力 > F_{max},则外力必须与摩擦力间形成一定角度,才能满足 α ≤ θm 发生自锁现象的条件(图 2-3)。

为利用自锁现象保持被固定物体的稳定,设计出矩形螺纹或角度小的螺纹钉来体现自锁作用。对于残根、残冠或牙折的修复,利用螺纹钉或非平行钉来增加充填料或修复体的稳定性。

(二) 约束力

物体位移时受到一定条件限制的现象称为约束。约束加给被约束物体的力称为约束力。约束力是通过约束与被约束物体之间的相互接触而产生的,这种接触力的特征与接触面的物理性质和约束的结构形式有关。若约束本身是一刚体,约束与被约束是刚性接触,称之为刚性约束。这时约束力的特征与接触面的几何形状和物理性质(如光滑程度等)有关。各类人造冠修复体与患牙密合时才有刚性约束。

为了增加修复体的固位力,常将患牙预备成一定的几何形状,限制修复体的运动方向。如设计沟、洞等辅助固位形,增大修复体对牙体的刚性约束力。

以上讨论是以纯力学角度讨论平面间的摩擦力,而修复体与预牙体预备面的接触不是一个简单平面式的接触。而且修复体受力也是多方向的,既有牙体轴壁方向的脱位,也有因某个牙尖斜面受力引起的旋转脱位。因此在探讨固位原理时,还不应忽略阻挡作用在修复固位方面的应用。如图 2-4 所示,斜线部分起到对抗人造冠舌面旋转移位的作用。

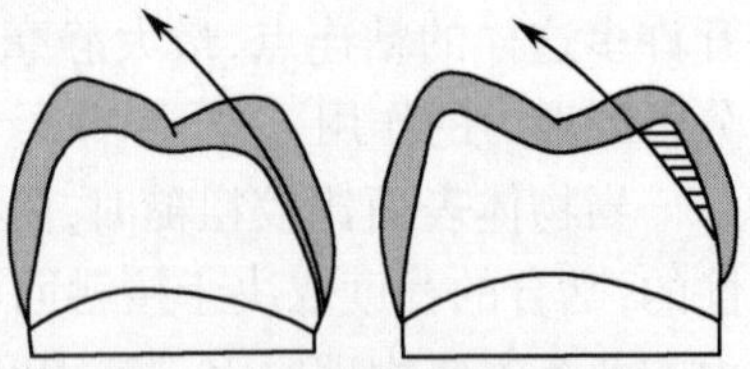

图 2-4 阻挡作用与固位

左图:轴壁会聚角过大,修复体无法抗旋转;右图:轴壁正常会聚角,修复体旋转时斜线部分起到稳定作用

(三) 粘结力或粘固力

粘结力(adhesion)是指粘结剂与被粘结物体界面上分子间的结合力。粘结与粘固的实际含义相同,但长期习惯上把它们分开使用。

粘固(cementing)一般指用无机亲水性粘固料(如磷酸锌,玻璃离子,聚强酸锌粘固粉等)把固定修复体粘固到预备的牙体上。

粘结(bonding)则是指用有机疏水性树脂作为粘结剂把固定修复体或修复材料粘结在预备的牙体上。

粘结力和粘固力是关系到修复体固位的重要因素,同时粘固剂对边缘封闭也起重要作用。随着粘固材料的改进,许多新型粘结强度高的无机和高分子树脂材料代替传统粘固剂,在常规修复体的粘结,特别是固位不良的残冠残根修复中起着越来越重要的作用。

1. 粘结力的形成　粘结力的产生是由于分子间结合键的键力、吸附力及分子引力，另外还有机械嵌合力。扫描电镜观察结果发现牙釉质、牙本质经清洗酸蚀后，表面出现蜂窝状微孔，金属修复体粘固面（组织面）经表面喷砂，电解蚀刻、粗化等处理后，形成许多细小凹陷，这些微孔或凹陷被粘结剂或粘固剂材料所充满，待其结固后，在牙体与修复体之间形成渗入突（tag），起到机械性锁合作用，对修复体的移位起到制动作用。

实验证明了这种界面上的断裂往往呈混合型（图 2-5）即部分断裂发生在粘结材料内部即内聚力（相同分子间引力）破坏，因而粘结力大大增强（图 2-6），可达到或接近粘结材料自身的机械强度的水平。

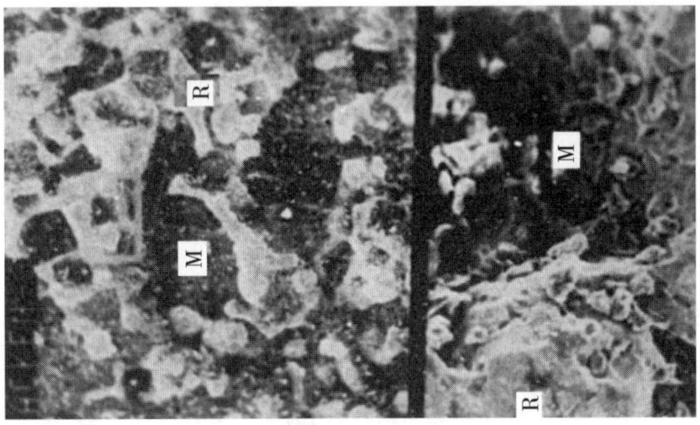

图 2-5　金属 - 树脂断面（SEM）
M：断裂发生在金属界面；R：断裂发生在树脂

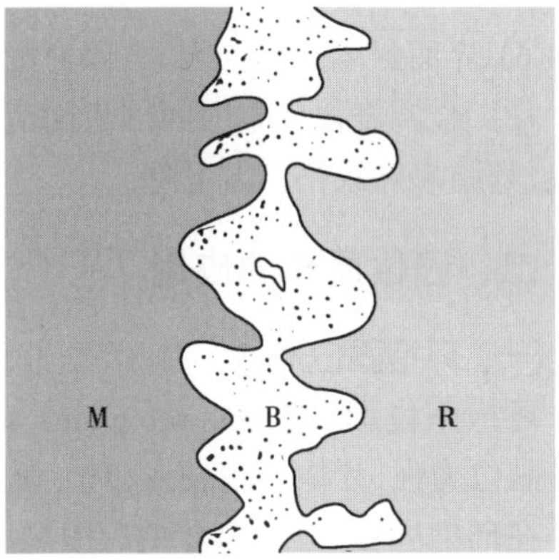

图 2-6　粘结力的机械嵌合作用（示意图）
M：牙体或金属基底；B：粘结（固）剂；R：修复体

2. 粘结力的影响因素　粘结力的大小与使用的粘结材料、粘结面积的大小、被粘结面的表面状况、粘结过程中的技术操作等密切相关。

（1）粘结强度与材料种类：树脂类粘结剂对牙釉质、牙本质及金属表面的粘结力明显大于无机盐类的粘固剂者。因为树脂材料自身有较好的物理性能，如表 2-1 所示。

表 2-1　粘结、粘固材料物理性能及粘结性能比较

	无机盐类粘固材料	树脂类粘结材料
抗压强度（psi）	7111.7~22 757.3	11 000~34 000
抗张强度（psi）	440~1000	3400~5000
剪切粘结强度（对牙本质）（psi）	826.4	1836.2~2985.5

因此，在固位力不足的情况下宜选用树脂类粘结剂作为粘固材料。

（2）粘结面积：因为修复体的粘结固位力 = 粘结强度 × 粘结面积，所以在材料及粘结方法一定时，应尽量扩大粘结面积，如争取冠的殆龈距离等。

（3）被粘结面的状况：修复体粘固之前应对牙体表面作清洁处理，去除水分、油污、残屑，彻底干燥，必要时用酸蚀处理。修复体的组织面即粘固面也应作酸蚀、超声清洁处理，必要时作喷砂及粗化特殊处理，以增加粘结剂与金属表面的结合强度（表 2-2）。

表 2-2　牙面及金属表面处理的粘结效果

	粘结强度（psi）			
	不作酸蚀处理	酸蚀处理		粗化处理
		干燥	不干燥	
牙釉质（与 EB 复合树脂）	136.5	2836.1	1096.6	2507.6
Ni-Cr 合金（与 Em 釉质粘结剂）	2183.3	3476.2		5373.6

粘结面适当的粗糙度有利于粘结强度，但必须粗度大小规则、均匀适当，否则影响粘结剂与被粘结面的有效接触而使粘结强度下降。P. Moon 和马轩祥等人的实验证明粗糙粒度以 0.1~0.25mm 为宜。

(4) 技术操作因素：①粘结剂的调和比例对材料自身强度及粘结强度有显著影响，调拌时应严格按照技术说明，调拌过稀会降低材料自身强度及粘结强度。②被膜厚度，ADA 规定粘固材料的被膜厚度小于 30μm，但如调和时粉液比过大，粘固操作不及时，或没有加压粘结，可能引起被膜增厚，咬合增高，而且会引起粘结面的强度下降，因为粘固材料的结合强度与厚度成反比。

(5) 应力因素：因材料中颗粒性填料外形及界面外形尖锐不规则、加压粘结持续到粘结材料结固引起应力冻结等因素，均可引起界面应力增加，应力作用会加速界面老化，使粘结力不持久，导致粘结过早失败。

(6) 界面封闭与腐蚀因素：因修复体边缘不密合，水分从边缘渗漏，使结合面吸水解除吸附而使粘结力下降。金属修复体粘固面因表面清洁不良或应力作用，或封闭不良加上化学物质的作用，可产生腐蚀现象，其结果导致粘结力下降。

二、固位原理的应用

(一) 环抱固位形

环抱固位形(encircle retention)是冠修复最基本的固位形式。其特点是固位力强，牙体切割表浅，对牙髓影响小，提供的粘结面积大。

在环抱固位形中，患牙的𬌗龈高度、轴壁的平行度或聚合度、修复体与牙面的密合度是影响其固位力的重要因素(图 2-7)。

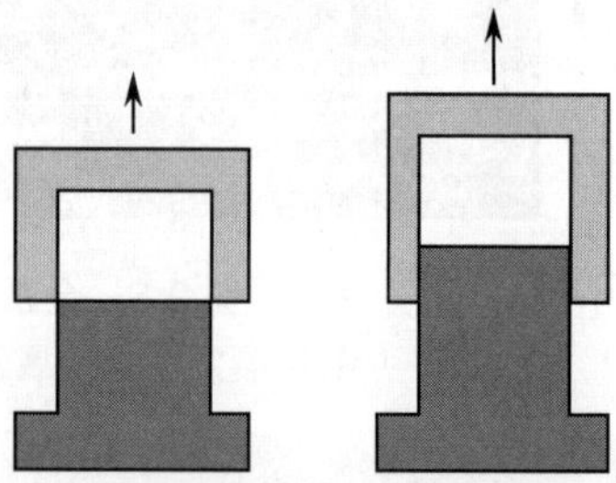

图 2-7　𬌗龈高度与环抱固位力

左图：𬌗龈距低，修复体环抱小；右图：𬌗龈距高，修复体环抱大

1. 𬌗龈高度　𬌗龈高度大者，不但提供的固位面积大，修复体对牙体的约束力大，抗轴向脱位力相应加强，而且增加了摩擦力及对抗侧向旋转力的作用。𬌗龈高度过低者，如果铸造全冠轴壁不够密合或者是锤造冠等修复体𬌗面的一侧受力时，以一侧冠边缘为支点旋转，因对侧无牙体组织阻挡而容易脱位。这种情况多见于冠𬌗龈距短的磨牙，而前磨牙和前牙较少发生，这和旋转半径大小有关(图 2-8)。

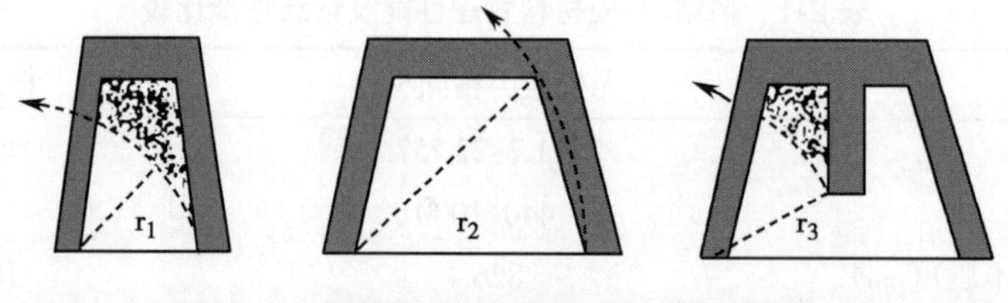

图 2-8　旋转脱位的转动半径与阻挡作用

左图：旋转半径 r_1 小，抗旋转作用大；中图：未加固位沟旋转半径 r_2 大于 r_1，抗脱位力不足；右图：增加辅助固位沟后，r_3 小于 r_2，抗旋转作用增强

图 2-8 黑点部分代表牙体的阻挡区，在同样𬌗龈高度和轴壁聚合角的情况下，转动半径小者阻挡作用大，这就是临床上磨牙全冠修复体脱落比前磨牙常见的原因。在这种情况下若要减小旋转半径，如增加颈部肩台，减小轴壁聚合角，增加辅助固位沟、洞，尽可能保存牙尖、𬌗缘嵴等，可增加冠修复体抗旋转脱位力。

2. 轴壁平行度　轴壁相互平行可增加修复体对牙体的约束力和摩擦力，有利于冠固位。但临床上为了使冠容易就位，常常在轴壁预备出 2°~5° 的𬌗向聚合角。但这种𬌗向会聚越大，固位力越差，Jorgensen(1955)曾研究过两者之间的关系(图 2-9)。从图 2-9 中可看到聚合角超过 5° 时，固位力急剧下降。这是因为聚合角度增大后，摩擦力、约束力、粘结面积及阻挡作用均明显下降。

3. 修复体的密合度　修复体与牙体表面紧密接触是产生摩擦力的先决条件，修复体粘固面与牙体组织越密合，固位力越好。在整个修复过程中，任何技术操作都应注意保证修复体与牙体间的高度密合。

粘固后即粘固剂的被膜厚度越小，代表修复体与被粘结的牙体组织越密合，产生的固位力越强（参考修复体的粘固）。

（二）钉洞固位形

钉洞固位或针道固位（pin holes retention）形是深入牙体内的一种较好的固位形式。其特点是牙体磨除少，固位力较强，应用灵活，常和其他固位形合用。常用的固位钉按使用方式分为两种：即粘固式固位钉、螺纹式固位钉。粘固式固位钉用于铸造冠、嵌体等修复体的辅助固位以及桩冠的固位。螺纹式固位钉是以特殊开丝钻预备钉孔，再将螺丝钉旋入，如自攻螺纹钉等，常用于残冠、残根作核结构的加强或切角缺损修复的加固等。也可用楔入式固位钉，以卡环丝弯成U形，嵌入牙冠断缝两侧的钉洞中，用以固定牙折的断片（图2-10）。

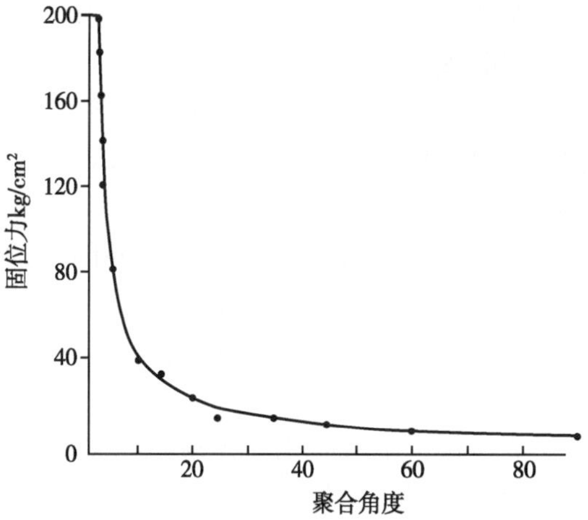

图2-9 固位力与轴壁聚合角度的关系图（参考Jorgensen，1955）

对上述固位钉的钉洞预备有如下要求：

1. 深度 钉固位力的大小主要取决于钉洞的深度。作为辅助固位钉的钉洞，深度应穿过釉牙本质界到达牙本质内，一般为2mm，根据需要，死髓牙的钉洞可适当加深。

2. 直径 辅助固位钉的直径一般为1mm左右，常用700号裂钻制备钉洞。

3. 位置分布 钉洞的位置一般置于避开髓房角或易损伤牙髓的部位。前牙的舌面窝近舌隆突处及舌面切嵴与近远中边缘嵴交界处，数目通常为1~3个。后牙则置于牙尖间的沟窝处，一般设计2~4个钉洞。

4. 钉洞的方向 为保证修复体的顺利就位，钉洞之间应相互平行，并与修复体的就位道一致。多个钉洞预备时，其轴壁稍向切端、𬌗面敞开，以便于修复体就位。为保证洞与洞之间的平行，除利用手机头部的钉洞平行器外，术者有意识训练目测能力，凭目测判断也是可行的。

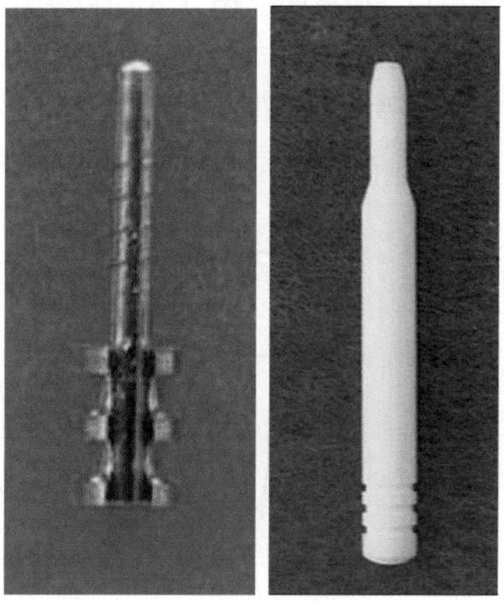

图2-10 固位钉的类型

（三）沟固位形

沟固位形（groove retention）是凹入牙体表面的半圆形固位形式，它有一侧不被牙体组织包围，常作为3/4冠的邻轴沟。它具有较强的抗水平移位及抗𬌗向脱位的作用。其优点是牙体磨除少，切割表浅，可根据需要改变沟的方向和长度。对沟固位形的预备要求如下：

1. 深度 固位沟一般深度为1mm，用细金刚砂车针刚刚磨切陷入牙体表面为宜，并且逐渐向颈部变浅，防止损伤牙髓。

2. 长度 沟长有利于固位，但受解剖条件的限制，牙冠短、修复体固位形差者，可适当延长。一般其长度不应超过邻面的片切面。

3. 方向 两条以上的沟预备应相互平行，而且应和修复体就位道一致。

4. 外形 沟的外形为近似的半圆形，防止在沟缘形成锐缘而造成釉质折裂，沟缘也不能形成浅凹而影响固位（图2-11）。特别是舌侧壁应清晰才能起到抗舌向脱位的作用。沟的止端主要有两种类型，即有肩台式、无肩台式。前者固位力强但易损伤牙髓，适用牙冠短者，后

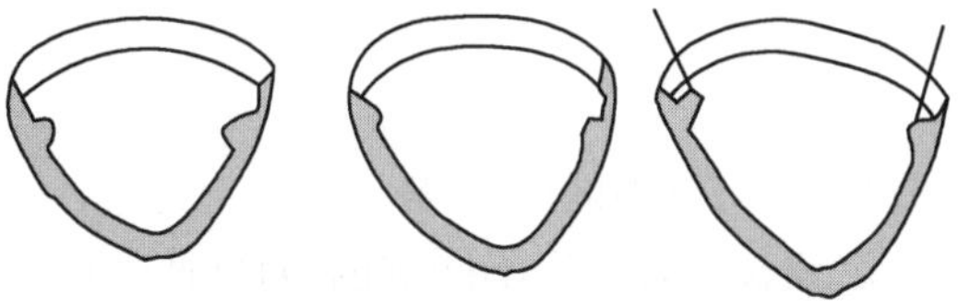

图2-11 沟固位形的外形及位置

左图：邻轴沟正确位置及形态；中图：沟缘过浅；右图：唇侧壁过浅容易牙折

者不易损伤牙髓，固位力稍差一些，适用于牙冠较长者。

(四) 洞固位形

洞固位形(cavity)又称箱状固位形(box form)，是陷入牙体表面外形规则的洞。常见于患牙龋洞的修复。为增加固位，常将龋变牙体组织清除后预备成一定的形状。其固位力主要取决于洞的深度和形状。洞形预备的基本要求如下：

1. 深度　这是洞形固位的主要因素，洞深应该在2mm以上。洞越深，固位力越强，但如果洞太深，缺损范围一般也较大，余留牙体组织的抗力形相应较差。在作洞固形预备时，避免形成薄壁、弱尖。如果缺损已经形成这些情况，应采取保护措施，尤其是死髓牙，更应注意抗力形和预防性保护措施。

2. 洞壁　洞形所有轴壁应与就位道一致，相互平行，不存在倒凹。为了就位方便，轴壁可向洞口敞开约2°~5°，点、线角要清楚。

3. 洞底要承受咀嚼压力　为了修复体的稳固和牙体受力更合理，应将洞底预备成平面，特别是洞形较浅者。如缺损深度不一，可将洞底预备不同水平的平面。洞形深者则不必强调底平，以防损伤牙髓(图2-12)。

4. 鸠尾固位形(dovetail retention form)　鸠尾固位形用于邻面或邻𬌗面牙体缺损时，防止修复体水平脱位。鸠尾的形状、大小应根据缺损情况而定。要求它既要起到防止修复水平移位作用，又不影响余留牙体组织的抗力形。在𬌗面发育沟处适当扩展，尽量保留牙尖的三角嵴，自然形成鸠尾状洞形。其峡部小于鸠尾末端处，宽度一般为𬌗面宽度的1/2左右。峡部狭窄修复体容易折断，过宽则易引起牙折(图2-13)。

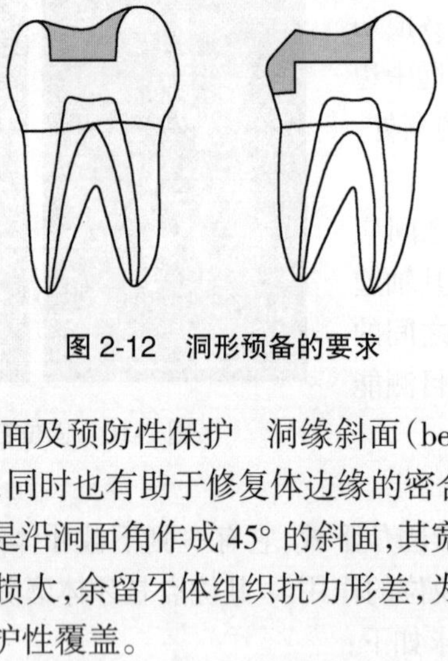

图2-12　洞形预备的要求

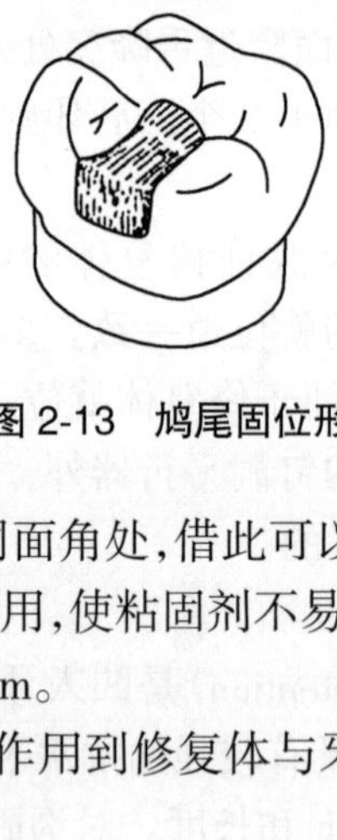

图2-13　鸠尾固位形

5. 洞缘斜面及预防性保护　洞缘斜面(bevel)用于箱状洞面角处，借此可以避免形成无基釉，防止洞缘釉质折裂，同时也有助于修复体边缘的密合和界面封闭作用，使粘固剂不易被唾液所溶解。洞缘斜面的预备一般是沿洞面角作成45°的斜面，其宽度一般为1.5mm。

如牙冠缺损大，余留牙体组织抗力形差，为避免𬌗力直接作用到修复体与牙体的界面上，修复体𬌗面应尽量作保护性覆盖。

第三节　色彩学基础

一、色彩学的基础

(一) 色彩的本质

色彩(color)是一个光的现象(如红、绿、黄、褐)和视觉的概念，以区分不同的物体。

1. 光与色的本质　光是以其波长和振幅来表达的，光在一定波长下表现出不同颜色，如可见光范围内波长为380~390nm时为紫色，波长为510~550nm时为绿色，波长为700~780nm时为红色等。颜色可分为基础色(又称三原色)和混合色，任何两种基础色相混合构成混合色：绿、紫、橘黄，在颜色轮相对的两种颜色称为互补色，互补色等量混合可以形成中性色即灰色(图2-14)。

2. 色彩依赖三个因素 即观察者(observer)、物体(object)和光源(light source)。每个因素都是可变的,任何一个因素的改变都会影响被观察物体色彩的改变。

3. 观察者 许多人属于一定类型的色盲(color-blindness),对一定色彩的可接受性,一个调查证明男性中约9.8%存在色弱(color vision deficiency),女性为0.1%,而且红绿色弱(red-green deficiency)人数低于黄色光谱区的色弱人数。

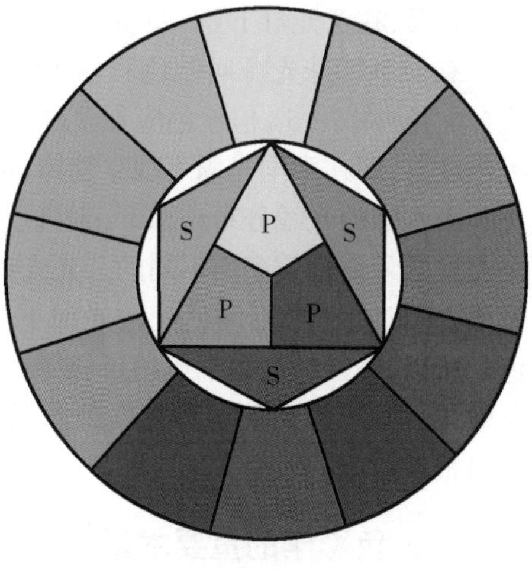

图2-14 颜色轮与互补色
(引自陈吉华等)

(二) 视觉与颜色的关系

人类对色彩的感知是通过眼底视细胞中视紫红质实现的。视网膜上视锥细胞含有三种对红、绿、蓝光谱敏感的视色素、光线刺激后引起不同的敏感视细胞的兴奋,产生不同色觉。由该生理活动可知,当人眼接受不同光线、或处于视神经不同功能状态(细胞功能不全、色盲),兴奋程度等会影响色彩感知准确性。

1. 视敏感与视疲劳 人类对色彩的第一次注视往往在头几秒钟内感知最准确而灵敏,一直注视时,敏感性下降。当开始工作时,神经功能状态良好,对色彩感知好,身体疲劳时感知敏感性差。另外女性对色彩的敏感性优于男性。视力好者优于视力差者,色盲、色弱患者不能正确感知色彩。

(1) 颜色饱和度的影响:不同的色相有不同的饱和度。明度增加会引起饱和度增加,而饱和度达到最高时,不同波长会有不同明度。如果实际明度值超过了该色相饱和度最大时应有的明度值,该颜色就会变成肉眼不可见的颜色。

(2) 面积对颜色的影响:颜色相同的物体,大者较小者显得明亮鲜艳。

2. 补色与颜色适应 由于视细胞化学活动的特点,人类对颜色感知时会对一直注视的色彩产生适应,而突然把视线移到中间色(灰色)背景上,会产生补色感觉,如凝视红色物体一段时间后,再看灰色背景时会产生(红色的补色)绿色效应。

(1) 同色异谱现象:对于特定标准观察者和特定照明体,具有不同光谱分布而有相同的颜色。由于无患牙与修复材料间存在理化性质的差异,光谱也不尽相同,要使修复体与天然牙的颜色在不同光线条件下匹配是十分困难的,再加上色彩的感知由不同医生记录,瓷冠制作中色彩再现受不同技师及其照明条件的影响,所以即使用同一块比色板,同一套颜料,完全重复色彩再现,并与患者牙色匹配是受个体生理、客观环境条件影响的,因此,要求同一工作单元或工作组之间长期的相互习惯、适应、校正建立稳定的协作关系,减少色彩再现的误差。

(2) 色差强调现象:因颜色对比而引起的色差比实际色差的感知更强烈。例如把亮的与暗的放在一起对比,比单独存在时对比,亮者更亮,暗者更暗,红绿色对互补色放在一起,红花更红,绿叶更绿。天然牙以红色牙龈为背景,黄牙会产生一定绿的印象,人类感知波长590nm光(指黄色)的能力强,所以尤其应注意带黄色基调的牙冠颜色的匹配准确性。

3. 物体的颜色 被看到物体的颜色因其对光部分地或全部地吸收、反射和散射而变化,因此,同一物体的不同部分因为受墙壁、橱柜等光线的散射、反射而有不同表象。所以,比色室内的颜色应为自然色,避免放置颜色厚重的家具。

4. 光源 光源(light source)对色彩的影响是肯定的。通常口腔诊室里有三种光源:自然光、白炽灯和荧光灯。电磁光谱可视部分的波谱为380~750nm,每种光源将会对产生颜色的光有不同的影响。

自然的阳光光线中午很少受大气层的干扰,而早晚时分较短的光谱的蓝光和绿光被散射,而红光、橙光色光线能够穿透大气层而未被散射,所以天空呈现红黄色。

人工光源在颜色分布上不等,白炽灯光是红-黄光线占优势,缺少蓝光,致使红黄色增强,而蓝色减弱。相反，在荧光灯下蓝-绿光较强，红光较弱。

有一个特殊光源叫做色彩修正光，发射的色光较均匀，适合配色（图 2-15），但比色应在多种光源下进行以克服异光源色度差，即在不同光源下观察物体，可表现出不同的颜色。在一个特殊的光线分布光源下，来自于烤瓷修复体表面和一个完整的牙体釉质表面不同的分光光谱可产生同样的颜色。然而，它们在一个不同色光的光源下可以表现出不同的颜色。所以，在三种光源下比色可获得在自然光线下完美的颜色效果，但是，也可能患者在办公室或家里不同环境里可表现出很差的配色效果。

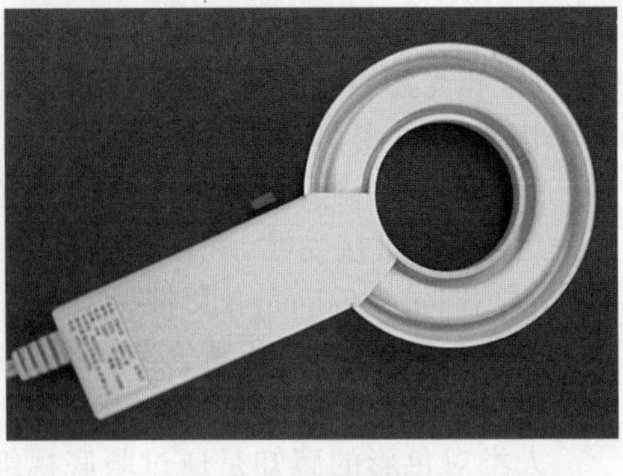

图 2-15 标准光源

二、色彩学的重要术语

为了学术和工作交流的方便，修复医师、技师应熟悉下面的术语及其定义。

1. 色彩学有三个重要的名词　色相（hue）即颜色间彼此区分的名字，如红、蓝、黄等。色度（chroma）即一个颜色的饱和度，亮度或强度，如红、品红同属于红色，但红的明度高，而品红的明度低。明度(value)即亮度，是一个颜色的明暗程度。在比色配色中明度最为重要，如不能与色标完全一致，应选择一个明度较高的，因为较容易通过染色再配成低明度，而不可能把低明度染成高明度。

2. 比色的相关影响因素　烤瓷修复中应考虑一些相关的影响因素，它包括：颜色（color）与比色板（shade guide），透明度（translucency），外形轮廓（contour），表面质地（surface texture）与光泽（luster），医—技合作和材料、工艺校正等。

(1) 颜色与比色板：比色板又称色标，是用烤瓷材料制作的供选择修复体基本色的色标。常用的商品色标往往只有十余个或二十余个，无法完全对应于每个人、每个牙的所有色彩范围，更无法反映出牙的质地和特色。另外，传统的比色标制作时无金属基底，瓷层也比烤瓷修复体要厚得多，制作色标的瓷与烤瓷修复的瓷也不同，常常是用高温瓷加上着色剂制作比色标。因而临床比色仅仅为确定患牙的基本颜色，而不可能完全满足每个人的比色的需要。

(2) 透明度：为了成功地复制出自然牙的烤瓷修复，应注意不同的透明度。透明度关系到明度。透明度增加，明度降低。透明度的量、位置和性质因个体和年龄而异。年轻患者常常表现为切端透明度大，其牙釉质几乎是透明的。使用若干年后切端磨损，并且透明度也降低。随着每天的咀嚼和刷牙而牙釉质层变薄，牙本质主要支配着色调。总之，通常年长者牙的明度较低，年轻者的饱和度高。不同透明度的类型提示烤瓷修复体铸瓷时牙本质瓷、釉质瓷的厚度和范围。

(3) 轮廓：因为色彩的可见光谱范围很狭窄，修复体的外形和轮廓在美学中起到重要作用，所以外形的调整同调色一样重要。色彩可能不完全逼真，但可通过外形补偿。对侧牙可以提供牙冠恰当的轮廓、外展隙形状和唇面细微特征的重要信息。

(4) 表面质地与光泽：牙或修复体表面轮廓通过反光的量和反光的方向影响美观。为了与牙列相和谐，牙冠的表面轮廓的光反光模式（reflectance pattern）必须被设计成与相邻天然牙类似。典型的是年轻人唇面存在点、嵴、线、发育圆突等大量外形特征。随着天天的磨损年长者牙冠表面变得较光滑，形成高度抛光面。告知牙冠表面轮廓的量和质是很困难的，也有人建议使用消毒过的拔除牙或用比色板作参考。

(5) 合作与材料色泽校正：实现修复体自然外观的关键之一，是修复医师和技师的团队协作一致，烤瓷制作人常常不参加比色，修复牙医师应把详细的信息告诉给技师。同一个工作小组内部应该就比色的记录和烤瓷结果经常核对并不断校正；另外对使用瓷粉品牌和质量应保持相对恒定，仔细把握色泽结果与材料和烤瓷工艺间的微细变化。

(6) 比色结果的传递：包括准确记录患者的年龄、性别、色泽图解，送交诊断和工作模型以及患者的照片。传统的比色板也可协助口腔技师对色泽特征和表面轮廓的确定。

三、色彩的选择

(一) 色彩学与选色(shade selection)

色彩的选择即比色或选色。为了向患者提供美观的修复体,牙医既要具备选色的艺术美感,又应具有色彩科学的基础。

1. 选色者的个体差异　比色要受到客观存在的个体差异的影响。许多人都有对一定色彩不能感知的某种类型的色盲。有文献报道,色弱在男性高于女性,最近研究发现,男性 9.3% 有色弱,女性为 0% (Wasson W,1992)。有人测试了 670 个牙医(男 635,女 35),其中 65 位男士(9.8%)和 1 位女士(0.1%)确定为色弱,而且红绿色弱者主要表现正在可见光的黄色光谱区(Moser JB,1985)。对于男性牙医而言,要清楚认识到,假如自己有色弱,要请有经验的助手比色为好。

2. 选色的环境　通常,人们所看到的物体的颜色,实际上是通过了物体对光的吸收、反射、透过或部分反射落在它上面光的能量后的表现,即所产生颜色的量(quality of color)的变化。而且,同一个物体不同的部分存在这个现象的不同的量的变化。对物体的感知要受到工作室墙壁对光的散射、反射的影响,因而要求墙壁的颜色应为中型色,而且比色房间内的橱柜、家具应避免浓重的颜色。

3. 选色与光源的关系　使用的光源对颜色的感知有特定的影响。在牙科诊室常有的光源有三种:自然光、白炽光和荧光(图 2-16)。电磁波谱的可视部分为 380~750nm。每一种光源将会产生一个发出光的不同颜色。

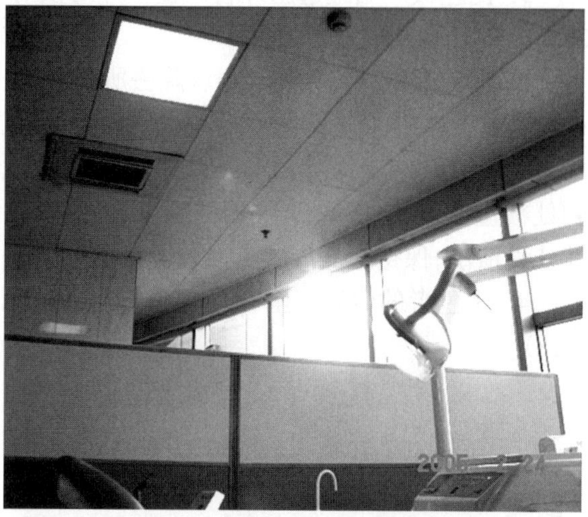

图 2-16　诊室三种光源(天花板照明灯,太阳光,椅位照明灯)

自然光本身变化很大,中午,阳光穿透大气层较薄,表现为蓝色,早上和傍晚颜色分布不均,较短的蓝光和绿光被大气层散射,而较长的光谱的红光和橙色光没有被包绕地球的大气层散射,结果天空表现为红色和橙色。

人工光源也缺少对颜色的一致性分布作用。白炽光发出的光以红 - 黄光占优势,而缺少蓝光。这种光会加强红光和黄光,减弱蓝光。相反,在冷光源荧光灯下,其蓝 - 绿光能量较强,红光较弱,会有加强蓝光、减弱红光的作用。

有一种特殊的颜色矫正光源,可以发射使颜色更均匀分布的光。最初的选色可采用矫正光源,但是,任何色都不应该在一种光源下比色以克服“同分异构”现象(metamerism)(Sproull RC,1974)。同分异构现象是指同一物体在不同的光源下表现不同的颜色。在有特殊颜色分配作用的光源下观察,来自于瓷修复体表面的和完整牙体的牙釉质表面的牙色可能相似,然而,在不同颜色分配作用的光源下也可表现为不同的颜色。所以,最好选择一个在三种光源下都认可的颜色,而不是仅仅在一个接近日光的光源下,譬如在患者的办公室或家里都是不错的配色。

(二) 天然牙冠的色彩特点

人类牙冠的颜色随着人种、区域、性别、年龄、牙位甚至牙冠的不同部位而呈现不同的色泽,据 Clark 统计,天然牙冠可测量出的不同颜色高达 800 个。了解其人类天然牙的色泽变化规律,有助于色彩的选择。

1. 年龄与色泽　牙冠的颜色随着年龄的增长和磨耗增加,明度降低,彩度增加,切端透明度减小,老年人的牙冠变得昏暗。

2. 性别与色泽　由于牙冠的解剖因素,通常女性的牙冠明度比男性略大,而彩度偏低,切端透明度较大。

3. 牙位与色泽　前牙中份的明度、切端透明度高于后牙;上颌前牙的彩度、明度大于下颌牙;上颌中切牙明度大于侧切牙，其次是尖牙；上颌尖牙的彩度大于切牙；中切牙的色相大于侧切牙、尖牙。

4. 牙冠部位与色泽　牙冠的中份明度最大，切端的透明度最大，颈部的彩度最大，外展隙处的明度最小，切端的彩度最低，颈部的透明度最低。

5. 牙髓活性与色泽　活髓牙的明度、透明度大于死髓牙，而后者的彩度、色相大于前者。随着死髓牙牙体内的有机物的分解，牙冠呈褐黄色、灰色或灰绿色。

6. 变色牙与色泽　氟斑牙的明度增加，透明度降低，彩度不均匀（条纹状氟斑），色相增加。四环素染色牙其色相呈灰绿色，透明度、明度均不同程度地降低。

7. 牙冠背景与色泽　肤色深者、口腔小着显得牙冠的明度大，唇膏的色泽对牙冠的色泽有一定的影响，如红色唇膏加大牙冠的红色色相，另外，也会随着唇膏颜色的深浅而影响牙冠的明度等。

（三）比色的程序

必须遵守经过实践证明过的如下比色程序。不能保证每次都能获得完美的比色结果，但可以从根源上避免许多错误，有助于烤瓷比色的标准化。

1. 比色板　当地选用牙科烤瓷技师用惯的比色板。用与瓷粉厂商推荐的或专门配套的比色板（图2-17）。对比色板要进行消毒。

2. 患者准备　比色前让患者除去所有影响比色的面部装饰品，如大的耳环，眼镜，特别要擦除唇膏、口红、胭脂等。

3. 牙面准备　牙体预备不但是牙体组织脱水，还会因磨切破坏牙釉质的外形，金属和牙体组织碎屑到处覆盖在口腔内，均会干扰比色。以慢速手机装橡皮杯，涂预防性摩擦糊剂，清洁牙面色素及粘染物，并认真清洗，保持牙面清洁。

4. 比色者的位置　坐在患者右侧，比色者眼与患者口腔处于等高水平并位于光源与患者之间（图2-18）。

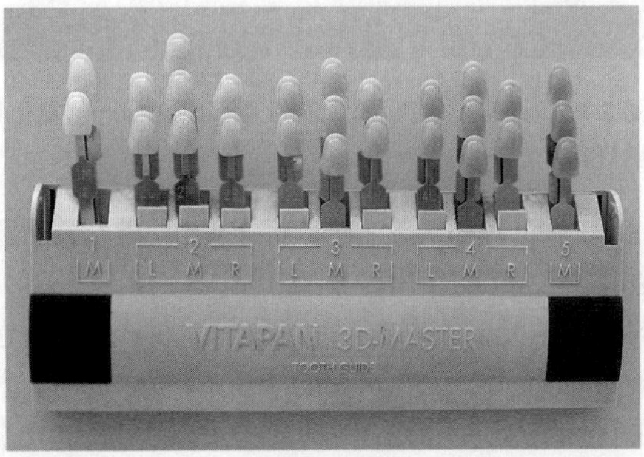

图 2-17　3D 比色板与瓷系列配套使用

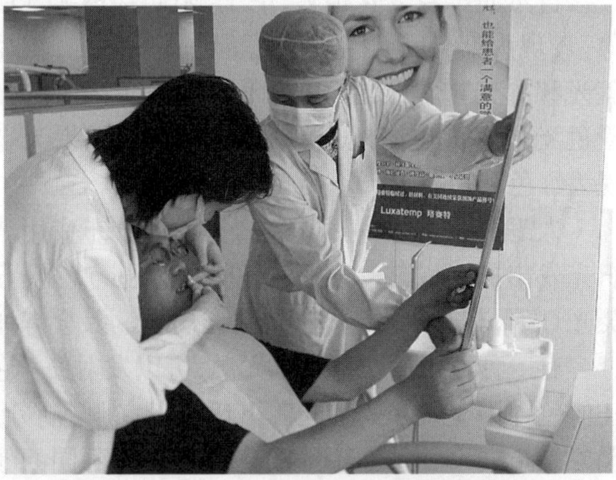

图 2-18　比色者的位置及镜面距离

5. 视觉疲劳　因为视锥细胞容易疲劳，采取瞬间比色，眼睛扫视时间不超过5秒，或再短的时间（Yamamoto M 1985，Sorensen JA 1987）。凝视时间越长，视觉区分色彩的能力越低，视锥细胞变得对观察的色彩的补色（complement of the observed color）敏感。因为蓝色疲劳（blue fatique）积累黄色敏感性，牙医应该扫视一下蓝色物体如墙壁、窗帘、卡片等，借以使视觉得到休息。

6. 比色顺序　选色应按照色相（hue）、色度（chroma）和明度（value）的顺序进行。迅速审视整个比色板，用排除法排除最不适宜的色标，把确定最接近的少数色标湿水后再比色。

（1）确定色相：瓷粉生产厂商提供的传统比色板通常是以 A、B、C、D 四种色调排列，即以白、黄、灰、棕四种基本牙色分为四组。每组中又有 4 或 2 个不同彩度级别的比色片。

（2）确定彩度：在入选的比色片种类中，把另外三片取下，再比较彩度最接近的两个，再比较两者中最为一致的比色片。

若患牙无对侧同名牙可作为比色参照，可按下述规律比色：①上中切牙的彩度接近于侧切牙、前磨牙；②尖牙彩度比中切牙高一级；③下切牙彩度比上中切牙低一级。

(3) 确定明度及部位：明度对 PFM 全冠更为重要，它涉及半透明度。因瓷层过薄，遮色瓷外露，往往造成明度过高而呈现牙冠"死白"色。有些瓷粉色系列产品配有不透明瓷片、牙本质瓷片、牙釉质瓷片，借以确定明度配色。就整个牙冠而言，半透明度确定之后还应确定切缘或冠切 1/3 处的特有透明度，以增加自然外观。

(4) 确定特性色及其部位：牙冠自动端至牙颈部的颜色制作成单一色就缺乏修复体的逼真感，自然牙冠不同部位往往有规律性的变化。此外，还有非规律性的特殊色彩变化。高水平的 PFM 全冠往往在特性选色上显示其"精微"，因此应分区比色。常用的标记方法有九区记录法和六区记录法（图 2-19），必要时还可把"氟斑"、"隐裂"、釉质内色斑绘图标记在修复卡上，供义齿制作者参考。

7. 比色方法　扫视比色，为保证比色视觉的敏锐性，采取瞬间扫视法比色。假如很难确定两个色标，可以将两个色标放在比色牙的两侧去比较。假如还不能满意，可在色标的牙龈部分加用牙龈色背景色进行比较（图 2-20）。

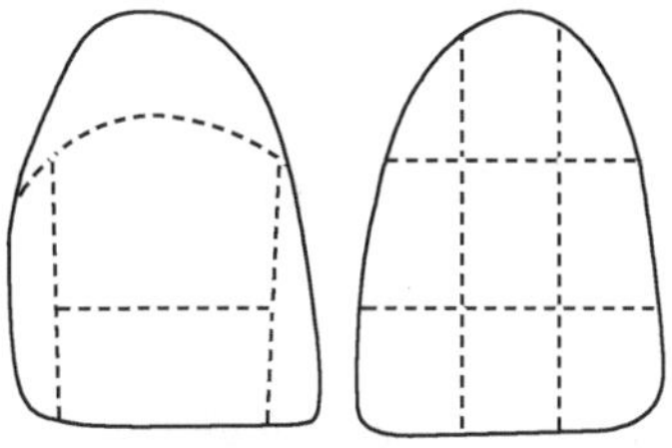

图 2-19　分区比色

左图：六区比色记录；右图：九区比色记录

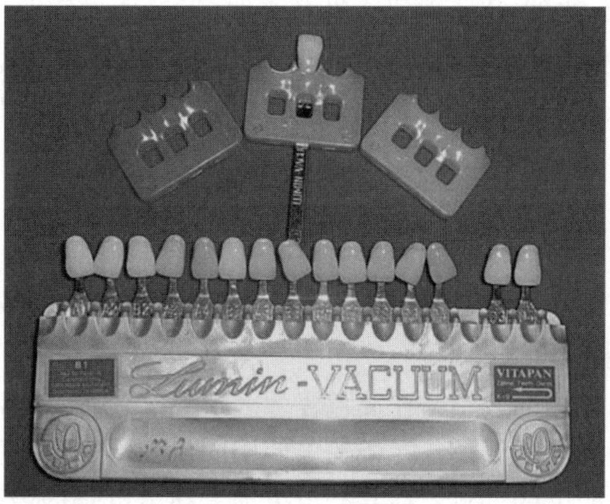

图 2-20　比色板及龈色比色背景

8. 比色部位　色标的颈部常存在许多非固有的着色剂，除去色标颈部装饰性色，但是从装饰观念倾向于要比出龈 1/3 到 1/2 部分的色别。切端比色，比色标的切端要与被比色牙的切端相一致。

9. 光源　开始要用色彩矫正光（color-corrected light）以 90 或更大的色彩重现指数（color rendering index）比色。然后以最后的其他光源重复比色，以减少同分异构现象。因为明度是颜色最为重要的尺度，当为烤瓷选色时试图半闭着双眼去观察比色板。尽管这会降低区别颜色的能力，但它增加了判别明度的能力。按照明度安排色标能够有利于为牙的相对的明暗度选色。

10. 透明度　仔细检查并确定牙的透明度的类型，并记录任何独特的特征，如微裂纹、钙化不足等。用牙周探针或毫米尺测量确定牙表面特征的位置和范围。在瓷层内实现色彩、透明度和特征的效果，要比瓷层烧结后以简单地外表的染色要更自然逼真（life-like）。

11. 比色记录　在患者的义齿加工单上画图，不但记录不同部位的色彩，更要记录色彩的相关特征，以便尽可能地将色彩信息完全传送给义齿加工者。如有可能，将患者的照片连同工作模一起送到义齿加工技术室。必要时应在比色及试戴暂时冠时听取患者的意见。

12. 牙冠比色记录与信息传递　正确色彩的再现有赖于准确无误的记录与比色结果的有效传递。修复卡上除有色彩的比色选项外，还有必要的文字描绘和图示。必要时还应有研究模上的标记，上釉前的牙本质瓷分区描记。

为达到比色标准确无误，临床与技术室应统一系列标准，统一色标，统一描绘语言。使用计算机比色系统时，应在开始阶段就对临床比色指示和技术室制作实现之间的误差校正。特殊情况下，有条件的单位还可请 PFM 制作者直接观察患者牙列面部及咬合情况。另外,对患者口周环境、工作环境色、患者对颜色要求的主观愿望与评判能力做到心中有数,以便在选色、校正时做出相应修饰。

(四) 比色的工作条件

1. 色彩感知—再现过程中的工作人员牙医与牙技师、材料所制者均应有色彩学系统知识和必要培训与协调,定期相互校正色彩感知误差。

2. 诊室中作烤瓷比色的环境应经过认真设计。在白色自然光情况下或模拟日光光线照明条件最好。比色工作环境里,墙壁、隔板、窗帘等,以灰色基调为好。至少,四周不应有反光物或五颜六色的物品。

3. 建立科学实用的比色板,如采用同一结构,同一种材料的修复材料制作比色板。不同金 - 瓷系列产品配有各自专用的比色板,防止同色异谱现象。

4. 患者体位与医生视角,患者口腔应与医生视线同高,比色者用中心视线观察比色板与牙冠。比色者位于患者与光源之间。

5. 比色时机与方向　比色者在精神饱满,视觉敏锐时,快速作比色板与患者牙冠的扫视,不宜凝视。比色在上午 9 时以后至 11 时,下午 1 时至 4 时为宜,以少云晴天自然光线由北向南采光较好。因早晚会有黄色光线、无云晴天含蓝色光线、正午含绿色光线干扰。

为减少上述自然条件干扰比色,近年来有人提出以计算机比色仪在严格设定的特定条件下比色,对比色环节定性加定量比色显得更为精确,技术室及材料生产也与之配套可能是今后发展方向。

四、颜色的调整

在 PFM 全冠比色、制作过程中常用瓷粉种类有限,需要作颜色调整,以便使瓷修复体更逼真。调整时应掌握如下概念。

1. 色相的调整　在黄色瓷牙上加上红色,可形成橘黄色而明度不变。

2. 彩度的调整　在瓷粉上使用同色染料,可在几乎不改变明度前提下使彩度增加。

3. 明度的调整　在基础色里加入补色可降低瓷冠的明度,而无法增加基础色的明度。

4. 明度与色相的调整　向基础色里加入补色降低明度,向基础色里加入其他色如黄色瓷冠上加入紫色红,可得到明度低的橘黄牙。

5. 明度与彩度的调整　在基础色中加入补色可同时降低明度与彩度。若在不降低彩度前提下降低明度,则可同时以基础色和补色来实现,如橘黄色牙加入橘黄色和蓝色,则形成灰色化。

6. 透明度的修饰　增加切端透明度靠在舌侧用染蓝色染料,可起到微调作用。减弱透明度可用加白色染料的方法实现。但这些修饰方法仅限于微细调整,过度加染就会引起颜色改变。

第四节　金属腐蚀问题

金属构件的修复体占修复体的大部分,含金属的修复体在口腔特殊的服役环境里要经受应力、温度、湿度、化学、生物等多种环境因素的影响。因而,对口腔金属材料的标准往往要高于普通工业材料。即使口腔专用合金在经历口腔环境一段时间后,也会出现诸如氧化变色、失泽(tarnish)、断裂等现象。究其原因往往和金属的腐蚀有直接或间接的联系。

一、腐蚀的机制和过程

腐蚀(corrosion)是由于材料和它所处的环境发生反应而使材料和材料的性质发生恶化的现象。腐蚀对材料的影响表现为色泽的改变和材料结构、性能的改变(图 2-21)。

从热力学观点分析,绝大多数金属都具有与周围介质发生作用而转入氧化(离子)状态的倾向。即使在牙用合金中抗腐蚀性能好的金合金、金属钛,也有研究证明仍然出现腐蚀现象。

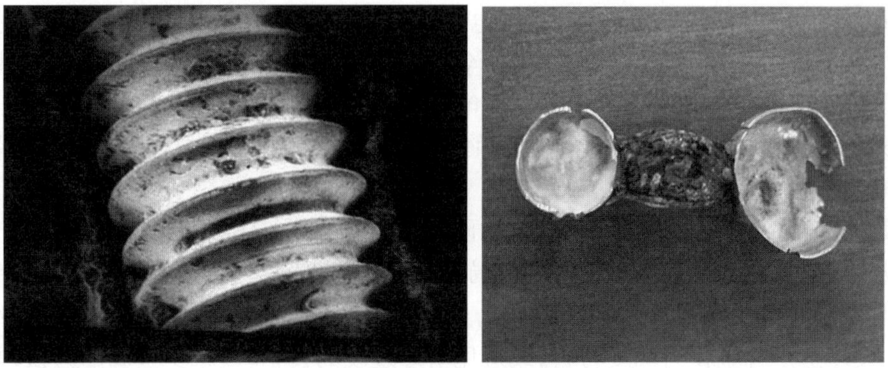

图 2-21　金属腐蚀现象

金属比它的氧化物具有更高的自由能，因而，金属会有回归到它的氧化物状态的倾向，如自然界里的铁常是以氧化铁的形式存在。显然，能量上的差异是产生腐蚀反应的推动力，而放出能量的过程便是腐蚀的过程。伴随着腐蚀过程，腐蚀体系的自由能减少，因此，它是个容易发生的自发过程。

金属腐蚀的特点是：①腐蚀先从材料表面开始，继而向金属材料内部发展，使金属的性质和组成发生改变；②金属材料的表面状态对腐蚀过程有显著的影响。

金属材料在腐蚀体系中的行为与其化学成分、金相结构、力学性能有关。同时腐蚀介质也对腐蚀过程有重要影响。口腔环境中的唾液及其所含的无机盐、水分，加上食物残渣、温度变化的效应、酸碱度的改变和机械、应力的作用等因素，构成一个容易造成金属腐蚀的环境。

二、腐蚀的分类

根据金属被腐蚀破坏的特点，大体上可将腐蚀分为两大类，即全面腐蚀和局部腐蚀。口腔修复体的腐蚀常表现为局部腐蚀。根据腐蚀发生的部位、形态、成因又可有如下类型：

1. 小孔腐蚀（pitting corrosion，或点状腐蚀）　为金属表面小坑状腐蚀。表现：经过数月或更长时间的诱导期，随机在金属面某些特定的活性点上露出小蚀坑。发生腐蚀原因：与钝化膜的破坏（如表面划痕、铸造缺陷等）、内部有硫化物夹杂、晶界上有碳化物沉积等有关，并受金属 / 合金的性质、表面状态及介质的性质、温度和 pH 值等因素的影响。当钝化膜在介质中的溶解和修复处于动态平衡因为有活性离子（如氯离子）被破坏时，溶解占优势，钝化膜中的阳离子结合氯离子生成可溶性氯化物，形成孔蚀核，并向周围和深层发展。自钝化能力强的金属发生点蚀的敏感性高。常见的电蚀现象如钛及钛合金在口腔内发生的点蚀。提高金属的铸造和抛光质量，消除破坏钝化膜的动态平衡的因素是预防金属修复体措施。

2. 缝隙腐蚀（crevice corrosion）　为金属与金属间或金属与其他材料间特别小的缝隙内的局部腐蚀。表现：普遍发生于金属修复体或金属 - 非金属结合的修复体，腐蚀发生后可引起修复体变色、失泽或断裂。发生腐蚀的原因：在 0.025~0.1mm 范围内的微小缝隙内的介质处于滞流状态，由于发生电化学反应，生成金属氧化物。无论是正电性的金、银或是带负电性的铝和钛以及各类牙用合金都会发生缝隙腐蚀。自钝化能力强的金属或合金发生缝隙腐蚀的敏感性高。避免含金属修复体的本身的小缝隙或结构缝隙，提高铸件质量、加强界面的密封性是预防缝隙腐蚀的有效办法。

3. 晶间腐蚀（crystal lattice corrosion）　是一种由金属本身组织电化学不均匀性引起的晶体间出现的腐蚀。表现：修复体外观可能看不出明显的变化，但其机械性能大大降低，随着修复体在口腔的时间延长，出现变形、界面密封破坏甚至金属部件（如卡环、桥体、连接体）断裂。形成原因：由于金属本身的组织结构问题，或者铸造过程晶间结构异常，或者合金热处理不当，金属本体组织改变，晶界活性增大，晶粒与晶界存在一定的电位差，发生电化学反应而引起。严格控制铸造工艺，保证合金冷却过程或热处理时的条件，形成合理的合金晶间结构，可减少晶间腐蚀。

4. 电偶腐蚀（electric mate corrosion） 不同电位的金属相互接触，发生的电化学腐蚀引起的局部腐蚀。表现：不同合金存在于同一修复体或两类合金相连接处发生变色、失泽或断裂。原因：异种金属在同一介质中接触，由于腐蚀电位不等而出现电偶电流流动，是电位较低的减数加速溶解，出现接触处的局部腐蚀。修复体设计时，选用同一种合金制作修复体，或相邻的金属修复体采用同一品牌的牙用合金制作，是防止电偶腐蚀的有效措施。

5. 磨损腐蚀（grinding corrosion） 因介质（如硬度大的合金修复体、粗糙食物等）相对于金属或合金的速度加大或出现反复相对运动的磨损造成的局部腐蚀。表现：受到磨损的合金表面粗糙，失泽、外形改变等。原因：合金受到磨损处的氧化膜被破坏，进而发生电化学反应所致。选用与牙体组织或对殆牙存在的修复体硬度适当合金作为修复材料，或避免嗜好过硬的食物，以减少金属的磨损，并尽量保持口腔的清洁和少食含氯、硫离子的食品等。

6. 疲劳腐蚀（fatigue corrosion） 为金属材料在循环应力或脉冲应力和腐蚀介质的联合作用下所发生的腐蚀。表现：在发生疲劳腐蚀处可看到金属微裂纹、失泽甚至断裂。其原因是疲劳应力的作用下，金属的组织结构发生变化，加上介质的作用，特别是容易引起孔蚀的介质里更易发生腐蚀现象。工业上用渗氮的方法进行表面硬化处理。口腔修复体的疲劳现象常常发生，采用优选刚性好的金属，合理设计修复体外形防止连接体处应力集中，减轻殆力等措施均可减少疲劳腐蚀的机会。

7. 应力腐蚀（stress corrosion） 金属材料在拉应力和特定介质的作用下产生合金结构某些显微路径的阳极性溶解。发生应力腐蚀的合金开始出现微观上的裂纹，裂纹往往是沿着拉应力的垂直方向上出现，随着应力腐蚀的持续作用而逐渐扩展，甚至形成树枝状的裂纹。当裂纹达到一定程度，构件开始断裂。应力腐蚀现象在修复体上存在，许多固定修复体的断裂常常是由此引起。因而，避免固定桥的应力集中，提高铸件的质量是最好的预防办法。

8. 细菌性腐蚀（bacterium corrosion） 在微生物及其他因素的联合作用下发生的腐蚀。细菌单独作用产生腐蚀的可能较少，但修复体在口腔多种菌群存在的条件下，加上上述各类腐蚀的条件，会使金属修复体失泽、冠边缘氧化物生成，引起龈组织染色，同时由于微生物的分泌物和酶的作用，加上电化学作用，破坏金属与牙体间的封闭作用，引起继发龋。预防细菌腐蚀的办法是：合理设计修复体的颈缘形态，减少冠边缘浮出量，减少暴露金属与口腔环境，保持口腔卫生等措施，可能有助于细菌腐蚀。

总之，金属的腐蚀现象普遍存在，口腔金属修复体的口腔环境和循环应力的作用，尤其会引起各类腐蚀的发生。改进金属合金的抗腐蚀性能，如选用金合金；提高金属表面的耐腐蚀性，如表面采用金沉积；改善修复体组织面，如瓷层覆盖金属桥体的龈底；提高金属铸件的质量，如严格遵守铸造技术规范，合理处理铸件；减少不利的口腔介质，如进食含硫、氯离子的食物后及时漱口；避免过重的殆力或应力集中等，以降低金属修复体腐蚀，延长其使用年限。

三、口腔修复体抗腐蚀措施

（一）保持口腔卫生

1. 进食后及时漱口 许多腐蚀都和口腔的特殊环境的介质有关。电化学腐蚀、细菌性腐蚀都与不良的口腔卫生环境密切相关。而最常见的含卤素的食物如咸蛋、皮蛋及泡菜等，进食后如不及时漱口，可能会很快引起合金的腐蚀，特别是含银元素的合金。而含 F^- 的食物很容易造成钛金属的腐蚀。

2. 定期洁治 如不定期进行口腔洁治，菌斑的附着，牙结石积聚，都会引起菌群失调。特别是龈缘处，龈缘炎往往加速生物性代谢产物的生成，形成对金属的腐蚀作用。

（二）选择耐腐蚀金属

1. 尽量选择贵金属 因为含贵金属元素成分多的合金，如金合金、金钯合金、金铂合金等，其耐腐蚀性能强。

2. 尽量选用容易生成氧化膜的金属 金属钛在自然界中会自动生成致密、牢固的氧化膜（TiO_2），起到阻挡氧或 Cl^- 的侵蚀。

3. 选用质地致密、结晶相好的牙科品牌合金　这类合金往往经过了长时间的研制和临床考验。品牌好的非贵金属合金(如德国的冠桥 VMK 烤瓷合金,及 DeguDent、Hereaus 等品牌合金),厂商实力雄厚,其产品质量得到严格的保证,而且质量稳定。

(三) 控制金属件的铸造质量

1. 铸造设备　铸造工艺对合金的结晶相影响很大,即使耐腐蚀性能优良的合金,如在铸造过程中不能保证其工艺流程要求,铸件合金的显微结构照样会很不耐腐蚀。各种相关的设备材料均应能保证合金的使用要求。

2. 技术管理与工艺稳定性　铸件的质量尤其应置于质量管理与监控体系下。技术队伍素质和水准是确保铸件各种性能的重要内容。

(四) 金属表面处理

1. 铸件的抛光面　应通过严格的抛光处理达到高度光洁,以提高耐腐蚀能力。

2. 非贵金属烤瓷冠桥的金属边缘　可以采用金泥处理,或全瓷冠边缘提高冠边缘的抗腐蚀性能。

3. 金属的钝化处理　如金属表面做氮钝化可显著提高其耐腐蚀性。

(五) 金属表面覆盖

1. 金属桥体的组织面　可以用瓷层覆盖,减少与口腔内唾液接触的机会。

2. 镀膜处理　必要时,对金属修复体做镀膜处理,如在非贵金属表面镀一层金膜以提高其耐腐蚀性。

第五节　金属材料的安全性

目前,在口腔修复中对合金选用的安全问题值得重视,应从下面几个方面考虑:

一、对合金的种类及物理性能的选择

修复中使用的铸造合金材料有许多种,应该根据修复体的设计和用途合理选择合金材料。非贵金属分为软质冠合金,强度较高的固定桥合金,以及铸造支架合金。贵金属合金分为四型,即Ⅰ型合金,用于金属全冠修复,Ⅱ型合金,用于短桥修复,Ⅲ型合金,用于跨度不太大的固定桥修复,Ⅳ型合金,用于局部可摘义齿的铸造支架及长固定桥。在临床上或义齿加工中,如果错误选择、使用了合金的类型,要么硬度偏低,造成桥体折断、冠边缘变形引起瓷裂,要么造成对殆牙磨损等问题。因此,在设计时应根据修复体的大小、桥跨度的长短、承受咬合力的大小、对殆牙的情况等进行合金的选择,并在义齿加工单上注明材料的选择。

二、合金的使用因素与断裂、瓷裂的关系

在制作金属修复体特别是长桥的蜡型时,应当严格按照材料的使用要求确定各部分的厚度,如桥体及连接体处,适当加厚以增强修复体的抗挠曲能力,也有助于防止瓷裂。特别是义齿加工单位应防止为减少贵合金的成本而减少金属基底或桥体的厚度。正确的做法是按照修复体承受的咬合力大小,根据实际需要完成蜡型制作,跨度大长、咬合力大的冠、特别是长桥、曲度大的弯桥,在不妨碍美观的前提下,适当加大基底和桥体的厚度。

三、金属过敏、致癌问题

近来的口腔修复临床实践证明亚洲人群也对金属镍过敏。含镍元素的金属合金当铬含量超过 20% 时,在口腔中能保持稳定,耐腐蚀性较高。镍铬合金中铬含量低于 20% 时,在口腔中不稳定。此时合金极易受到腐蚀,镍离子不断析出,人体吸收后部分人群对镍存在过敏现象,而且有修复体戴入后造成牙龈变黑等问题。尤其是含铬不足 20% 的含镍的非贵金属烤瓷合金,存在上述危害。欧美为解决含镍金属的过敏问题,研制出专用于烤瓷修复的钴铬合金,它在患者口内不会出现合金变色现

象，具有广泛的适应证范围。加工方便，不含有害元素且价格合理的钴铬合金，已成为非贵金属烤瓷修复的首选。

为安全起见，即使是使用含铬超过 20% 的含镍烤瓷合金，也应该认真询问病史，防止修复后的镍过敏问题。为降低修复风险，最好的办法是使用不含镍元素的钴铬合金，或者贵金属合金。

金属铍 Beryllium（Be）具有高度致敏性，铍的尘埃和气体还具有高度致癌性，牙科技师可能患铍中毒症，技工室打磨中的细小颗粒容易积聚在肺、骨组织。有资料表明，接触金属 Be 的技工室工作人员的肺癌是普通人的 4 倍。尽管在合金中加入铍可加强其铸造过程中的流动性，在铸造后 Be 富集在铸件表面，铸件的光洁度好而受技师欢迎。而且老的牙用合金 ISO 标准中含铍控制在 0.2% 以内，但周期系第Ⅱ族主族元素，原子序数 4，原子量仅为 9.012182，由于铍元素比较轻，即使合金中所含铍的质量百分比很小，但在体积上百分比非常大，铍元素容易析出。为此，有的非贵金属合金说明中已经标明合金中不含铍。目前，含铍的合金在有些国家已经禁止使用。

为医疗安全起见，应仔细把好材料质量关，拒绝使用含铍的金属合金制作义齿。

四、合金的加工条件与规范

修复体合金件的加工规范问题会严重影响修复体的质量。突出的问题表现在钛烤瓷和钛合金的使用上。

（一）钛烤瓷中钛基底的制作

由于钛金属本身的活泼、表面易氧化的特性，在铸造、抛光等一系列的加工中必须按照其技术规范进行。如必须使用牙科专用钛合金，用按照规定相匹配的包埋料包埋蜡型，使用惰性气体保护、高离心力、高压力的专门钛铸造机，并采用规定的抛光工艺和抛光剂。而且要定期检查铸件的质量，修正铸造参数，保证避免或减少铸件内的气泡率等，确保铸件的质量。

（二）钛烤瓷合金问题

钛烤瓷合金的研制者希望用加入钛元素改善铸造钛金属的性能，目前仍然处于研究中，需要特定的包埋料和相应工艺，需要临床加以验证。如果是使用含钛仅占 4%~6% 的镍基合金，会造成几方面的问题：镍金属元素的过敏问题；钛合金烤瓷的质量问题以及由于医患认同差异引发的医疗纠纷等问题。

纯钛和钛合金具有出色的生物相容性和耐腐蚀性。但由于钛元素在高温下极易氧化，需要专门的设备和材料配合，加工也要求苛刻。现在有义齿制作所使用的钛合金烤瓷，并不是真正意义上的钛烤瓷，也不是真正意义上的钛合金烤瓷，其含钛量仅为 4%~6%，不能称为真正的钛合金，其本质只是含少量钛的镍基合金。

患者容易把所谓钛合金烤瓷误认为钛烤瓷，临床医师也容易把含钛镍基合金当作真正意义上的钛合金烤瓷。因此，由钛合金引发的医疗纠纷应引起足够重视。

第六节 断裂问题

金属或金瓷修复体实际上属于工业上的机械构件，它在服役环境中遇到的问题，诸如咬合力、咬合运动中承受的挠曲、冲击、振动类似工科动力学研究的范畴，加之口腔潮湿、温度变化、生物学因素等，在金属冠桥的固位体、连接体，在金瓷修复体的金瓷界面、金瓷结合部、连接体等处的振动，疲劳、断裂现象常常成为修复后的并发症。

一、牙与修复体的振动

单个自然牙由牙周纤维悬吊在牙槽骨内，必然有其振动（图 2-22），而且这种振动往往是消极的因素，它可能造成金属或瓷层的疲劳、产生裂纹（图 2-23），进而发生断裂。根据李明勇等人的研究，以上颌中

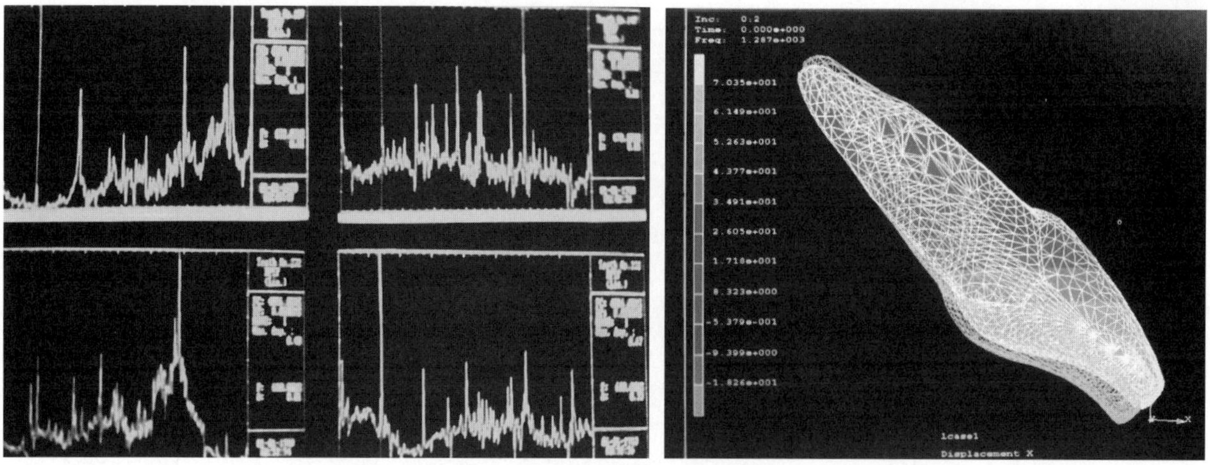

图 2-22　健康成人恒牙的固有频率

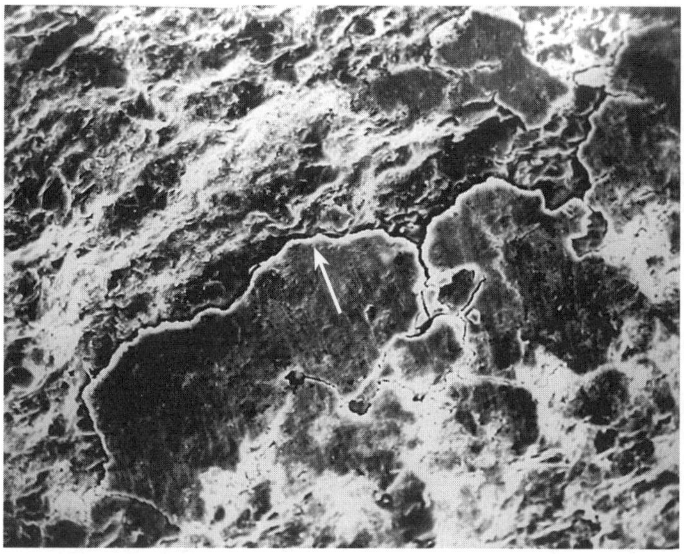

图 2-23　扫描电子显微镜下金属烤瓷修复体包绕晶粒的裂隙

切牙为例,牙体在垂直牙体长轴、唇舌向、长轴旋转以及近远中向的振动轴向上有其固有振动频率,分别约为:879.65 Hz、1286.76 Hz、1827.21 Hz、2087.59Hz(表 2-3)。

二、对抗修复体断裂的措施

1. 加强修复体的强度,包括冠基底材料的厚度,桥体的宽度和厚度。
2. 加强连接体的厚度,对抗挠曲变形。
3. 减少额外的振动,如控制好咬合接触点的位置、防止出现非轴向振动。
4. 控制咬合接触的时间,避免引起顺序接触现象。
5. 加强基牙的支持,如适当增加基牙数目,改善基牙长轴方向。
6. 尽量建立理想的固定桥的𬌗面曲度,防止出现𬌗面大曲度的固定桥,如适当磨改伸长的对𬌗牙。
7. 积极治疗牙周病,改善牙列的状况,减少振动频率和邻牙异常力传导。
8. 使用高强度的冠桥材料,特别是选择抗挠曲强的长桥的金属材料,如使用规范的Ⅲ型金合金。

（马轩祥　宋应亮　李明勇）

表 2-3　国人成年男、女性牙列中各牙的振动固有频率值

牙位	男　性(x±s)					女　性(x±s)				
	例数	1阶	2阶	3阶	4阶	例数	1阶	2阶	3阶	4阶
$\underline{1}$	31	672.8±58.8	1080.3±93.6	1490.6±213.7	1835.7±250.9	18	699.1±25.7	1186.2±85.5	1595.4±150.1	1969.6±233.4
$\underline{2}$	31	695.2±60.3	1129.5±85.9	1518.0±134.0	1889.4±222.3	16	711.5±57.9	1192.9±83.6	1638.1±157.7	1970.9±224.8
$\underline{3}$	32	676.1±63.8	1094.8±86.4	1503.5±148.1	1894.3±200.6	17	700.0±70.7	1188.5±89.0	1612.8±127.7	1972.0±230.6
$\underline{4}$	31	673.0±57.2	1075.6±82.1	1484.5±140.2	1804.5±220.5	17	684.2±62.0	1135.5±82.0	1586.4±145.1	1916.5±208.4
$\underline{5}$	29	665.7±67.1	1071.7±80.7	1474.8±167.8	1827.7±167.4	17	680.0±58.2	1134.1±77.9	1545.9±132.5	1915.3±174.9
$\underline{6}$	27	697.5±69.4	1113.2±90.3	1515.6±144.9	1928.3±222.2	17	717.6±62.2	1208.9±87.8	1603.8±151.9	2017.4±206.2
$\underline{7}$	31	688.5±65.9	1106.5±68.2	1505.3±148.0	1856.7±247.4	18	710.7±59.9	1179.1±83.4	1591.1±171.0	1936.2±251.1
$\overline{1}$	31	707.1±48.7	1197.7±71.4	1540.9±182.8	1931.2±272.4	15	736.0±61.4	1273.1±79.1	1628.7±167.3	2025.3±249.5
$\overline{2}$	32	717.8±65.0	1182.6±27.2	1553.3±146.5	1922.2±227.5	17	743.1±71.0	1247.4±76.7	1635.5±151.3	2028.6±242.0
$\overline{3}$	31	647.7±59.6	1096.6±83.7	1510.7±142.1	1901.9±203.8	17	706.1±59.7	1174.0±79.8	1606.2±137.3	1991.3±216.6
$\overline{4}$	29	668.7±44.6	1082.5±74.1	1472.3±134.8	1806.6±227.0	15	685.3±48.8	1131.7±85.5	1589.3±142.8	1907.5±219.8
$\overline{5}$	30	666.4±64.2	1072.8±79.0	1469.1±163.6	1805.2±176.5	17	685.2±56.4	1143.1±67.2	1549.2±129.4	1915.3±178.0
$\overline{6}$	25	693.5±59.6	1113.3±91.1	1508.8±136.3	1869.9±199.5	17	717.7±62.5	1207.1±90.1	1607.6±156.4	1988.7±187.5
$\overline{7}$	29	686.9±59.9	1105.0±69.1	1505.9±141.8	1890.9±235.9	18	700.0±58.6	1181.8±84.5	1606.2±161.0	1950.4±247.0

参考文献

1. 铁摩辛柯．材料力学．胡人礼，译．北京：科学出版社，1978：2-44
2. 马轩祥．口腔医学实用技术口腔修复学．沈阳：辽宁科学技术出版社，1999
3. 张富强．口腔修复基础与临床．上海：上海科学技术文献出版社，2004：165-176
4. 陈志红，刘丽，毛英杰．表面镀金技术对镍铬合金电化学腐蚀性能的影响．中华口腔医学杂志，2007，42(2)：118-121
5. 陈蕾，刘长虹．含钛医学合金烤瓷冠修复对龈沟细菌的影响．广东牙病防治，2007，15(6)：261-262
6. 王彬，阳蕾，曾文海．两种金属基底材料烤瓷冠对牙龈组织影响的临床比较．广东牙病防治，2007，15(7)：317-318
7. 李明勇．牙与固定修复体的动力学研究——振动分析和疲劳测试．西安：第四军医大学，2001：38-62
8. Robert G. Craig，John M. Powers．牙科修复材料学．第 11 版．赵信义，易超，译．西安：世界图书出版公司，2002：43-69
9. 赵云风．现代固定修复学．北京：人民军医出版社，2007：203-208
10. Claude R. Ruffenacht. Fundamentals of Esthetics. Chicago：Quintessence Co，Inc.，1992：33-221

第三章

𬌗学基础与修复

咬合(articulation)并不单指上下牙间的相交接触,而是指牙、牙周膜、颞下颌关节以及与之相关的神经肌肉系统的各部分之间的相互不可分割的关系。冠桥修复的目的在于修复牙体缺损、缺失,恢复牙列的完整性和口腔功能,其每一种治疗都要涉及牙的咬合。在治疗中不仅要注意到静态状态下的咬合接触,而且还要注意动态状态下的牙接触情况。

咬合是否正常与口腔功能和口颌系统的健康密切相关,是口腔医学的一项重要内容,经久耐用的各种修复体也有赖于保持和谐的咬合关系。然而,由于咬合病(occlusal disease)症状对于缺乏训练者来说常难以发现,或难于正确评估其意义,在进行口腔修复治疗时,咬合问题常被忽略,最终导致修复治疗的失败。因此,口腔科医生、特别是口腔修复医生应当对咬合的生理病理特点有非常明确的认识,正确建立修复体的咬合关系,处理已经存在的咬合异常,预防医源性疾病的发生。

𬌗学(occlusion)是一门以咬合研究为中心的口颌系统的生理、病理学。它是以咬合功能为中心,研究咬合的生理、病理特点及其与相关组织结构关系的科学。𬌗学的内容涉及基础研究与临床治疗,因而它关系到正常功能和疾病两个方面。具体体现在以下领域:咬合、颞下颌关节(TMJ)、颌面肌肉的解剖、生理和病理;口颌系统功能正常、异常的表现;咬合的生理与病理;咬合检查的手段;病理𬌗的诊治以及对口颌系统的作用;𬌗学在口腔临床医学的应用等。因此,𬌗学实际上是以研究内容为中心的多学科交叉的学科。𬌗学的有关原则被广泛应用于包括口腔修复、口腔正畸、牙体、牙周、颌面外科等多个口腔临床学科,成为口腔临床医学的基础之一,𬌗学的内容已经成为口腔各学科高水平医务工作者认识、处理口腔疾病不可缺少的理论。口腔医学工作者应当通过学习𬌗学,建立口颌系统的整体概念,在冠桥修复过程中,注意保持修复体与口颌系统相关结构的协调性,以恢复、改善患者的口颌系统功能。

第一节 𬌗与颌位

一、𬌗

𬌗即静态的咬合,是指上、下颌牙列间的接触关系。通常,𬌗用于描述上下牙的静态接触关系,咬合则常作为动词描述上、下牙列的开、闭运动或上下牙列的分、合过程。

(一) 有关𬌗的概念

1. 牙尖交错𬌗(intercuspal occlusion,ICO) 指上下颌牙牙尖交错达到最广泛且密切接触时的咬合关系。以前曾将此𬌗关系称为正中𬌗(centric occlusion,CO),意在上下颌达到该种咬合关系时,下颌相对于颅骨,位于正中,而无左右、上下、前后的偏斜。实际上,当上下颌牙达到最广泛且密切接触时下颌可能在正中,也可能不在正中,因此,用ICO代替CO的称谓更科学。

2. 生理𬌗(physiological occlusion) 未引起咬合病的症状和征象、口颌系统功能正常的咬合,即使存在咬合异常因素。

3. 正常𬌗(normal occlusion)　某一地区的人们普遍具有的咬合形态，属该地区的正常𬌗。

4. 最适𬌗(optimal occlusion)　指非错𬌗、生理𬌗，既符合口腔功能的需要，又合乎美观要求。

5. 错𬌗(malocclusion)　牙位异常，或颌间关系异常导致咬合关系错乱的咬合。可为生理𬌗，也可为病理𬌗。

6. 平衡𬌗(balanced occlusion)　下颌前伸时上下颌后牙接触或侧向咬合运动时非工作侧上下颌牙接触；在自然牙列中属一种𬌗干扰。

7. 病理𬌗(pathological occlusion)　有咬合异常因素的存在并已引起口颌系统功能紊乱甚至病变的咬合。

8. 创伤𬌗(traumatic occlusion)　可以引起口颌系统功能紊乱乃至组织病变的咬合；是否属于创伤𬌗，关键在于它是否对口颌系统产生创伤，而不在它的咬合形式。

9. 治疗𬌗(therapeutic occlusion)　咬合治疗所预期达到的最高标准。要求个体所需适应的异常𬌗因素最小；对组织引起的变化最小。以个体结构为标准，建立咬合与口颌系统各部均相协调的一种咬合关系。

10. 高𬌗(supracontact)　牙弓𬌗面上某些局部高出𬌗面的咬合接触。高𬌗多为继发性，如修复体出现的高𬌗。

11. 𬌗分离(disclusion)　在下颌的咬合运动中，由于一部分牙的𬌗导斜度较大，而使另一部分牙分离的现象。𬌗分离可避免𬌗干扰，是自然牙列的𬌗学原则。

12. 𬌗干扰(occlusal interference)　影响颌骨肌在下颌运动中发挥正常功能的异常咬合因素。如平衡𬌗，后退接触𬌗(retruded contact occlusion，RCO)滑动至ICO过程中的单侧牙接触。

13. 正中止接触(centric stops)　下颌闭合至ICO时下颌无滑动而直接停在牙尖交错位。

14. 顶式接触(tripod contact)　在ICO接触关系中，一个牙的𬌗面窝与对𬌗牙的支持尖的3个三角嵴同时接触，形成三角式的接触关系。

15. 早接触(premature contact)　下颌从姿势位闭合到上下牙发生接触，如果只有少数牙甚至个别牙接触，而不是牙尖交错广泛的密切接触，这种个别牙的接触称早接触。

(二) 𬌗接触的形式

牙的整体排列对其功能的发挥具有非常重要的意义，这一问题也经历了多年的分析和讨论，双侧平衡𬌗，单侧平衡𬌗及交互保护𬌗是目前公认的三种概念，以用于描述下颌功能位或运动位时牙接触的形式。

1. 双侧平衡𬌗　双侧平衡𬌗是以von Spee和Monson的研究工作为基础提出的。这一概念被广泛地用于修复学中，用以说明在下颌所有运动位置中牙均应最大限度的广泛接触。在全口义齿的制作方面，这一概念特别用于描述义齿非工作侧也应接触以防止义齿的撬动。而后，这一概念也用于自然牙列的全口𬌗重建，意在将加载于个别牙的压力分担给尽可能多的牙。然而，我们逐渐发现要达到这一结果非常困难，因为，随着下颌多方位的运动，为达到多个牙的接触就引起了个别牙的过度磨损。

2. 单侧平衡𬌗　这一概念是由Schuyler以及其他从事非工作侧牙列自然接触破坏性研究的人员提出的。他们认为在自然牙列中尽可能多的牙弓双侧平衡并非十分必要，而最佳的状态是非工作侧牙均完全不接触。单侧平衡𬌗被广泛接受并应用于牙体病的治疗中。

单侧平衡𬌗提倡在侧方运动过程中工作侧的牙应全部接触，非工作侧的牙均不接触。工作侧的牙在所有运动过程中承担所有𬌗力。非工作侧牙列的不接触，可有效地防止𬌗干扰时产生的具有破坏性的侧向力对牙的影响。这样也可以防止上颌颊尖及下颌舌尖的过度磨损，这一理论最明显的优势就是能保持咬合的稳定性。

3. 交互保护𬌗　又称为尖牙保护𬌗，这一概念是由D'Amico、Stallard、Stuart、Lucia等人提出的。他们观察到，在下颌运动过程中，牙的排列形式使在往复运动中前牙的接触有效防止工作侧和非工作侧的后牙的接触，这种咬合的分离形式被称作𬌗分离。依据这一咬合理论，在下颌的各种运动位置中前牙将承担所有的负荷而后牙则完全分离，理想的结果就是防止磨损的产生。

牙尖交错𬌗时髁突位于最佳位置，所有后牙接触而且所受力沿其长轴传导，前牙轻微接触或略微开𬌗(大约 25μm)，轻度的侧向力就能导致前牙接触。在下颌运动过程中前牙保护后牙，而在牙尖交错𬌗时后牙保护前牙，这就是所谓的交互保护。这种咬合形式以其简易的结构和更好的耐受性而被广泛的接受。

然而，要重建这种交互保护性咬合，前牙具有健康的牙周状况显得尤为重要。当颌骨前部骨缺损或者尖牙缺失时更适合作单侧平衡𬌗。工作侧增加的后牙接触可分担前牙的过度𬌗力。交互保护性咬合是否可行也受制于对侧牙列的畸形关系，如在安氏Ⅱ类或Ⅲ类关系中，下颌运动不能依靠前牙的诱导。交互保护性咬合也不能用于反𬌗的咬合重建，因为在下颌运动中工作侧上下牙颊尖相互干扰。

二、颌位

(一) 牙尖交错位(intercuspal position, ICP)

ICP 习惯称为正中𬌗位。ICP 随 ICO 的变化而变化，牙的严重磨损、异常咬合等均可导致 ICP 异常；严重的咀嚼肌功能紊乱也可影响 ICP。ICP 的变化可引起髁突在 TMJ 内的位置和正常运动，以及咀嚼肌的功能，导致颞下颌关节紊乱病(temporomandibular disorders, TMD)。因此，修复治疗成功的关键之一就是建立正确的 ICP。

(二) 下颌姿势位(mandibular postural position, MPP)

当人直立或坐正，两眼平视前方，头部直立，既不前倾也不后仰，使头颈前后肌的紧张度保持平衡，此时，下颌所处的位置，称 MPP，与 ICP 之间有一定间隙，称𬌗间隙，正常值 1~4mm。该位置曾被称为下颌休息位，认为下颌在此位时颌面肌处于休息状态，但国内外许多肌电研究结果证实，下颌在此位时，升颌肌电活动并非为息止状态，而是保持一定的张力活动，只有当下颌下降至𬌗间隙达 8mm 时，升颌肌电活动达到最小，因此，MPP 的称谓更为科学。如果口颌系统肌功能紊乱，特别是升颌肌肌紧张或肌痉挛，将使 MPP 改变，出现𬌗间隙减小，MPP 相对于 ICP 的位置改变等。

(三) 正中关系与下颌后退接触位

在铰链开口度的范围内，髁突均处于其生理性最后位。因此，将此范围内下颌相对于上颌的关系均称之为正中关系(centric relation, CR)，下颌后退接触位(retruded contact position, RCP)是 CR 的最上位。此时，上下颌的咬合关系称之为正中关系𬌗(centric relation occlusion, CRO)，表现为后牙牙尖斜面部分接触，前牙不接触。

修复治疗的目的是在后牙创建一种能稳定下颌位置的𬌗关系，而避免形成导致下颌偏斜的关系，修复后的𬌗关系应与髁突的最佳位置协调。髁突在关节窝中的位置已被讨论了许多年，曾被用做𬌗架上模时的可重复参考位。

要理解正中关系的意义，必须先了解 TMJ 的解剖，关节窝的顶部骨质薄弱而不适合承力，而关节窝前部的关节结节后斜面覆盖以厚的皮质骨，能够承力。关节盘呈双凹形，中央区缺乏神经血管且质韧。一些来自翼外肌上头的肌纤维附着于其前部。关节盘附着于髁突的中央及外侧区，而且在行使功能时可以介于髁突与关节结节之间。髁突并非球形，而是不规则的椭圆形。这种形状有利于向 TMJ 分散应力，而并非集中于小的区域。

曾经出现过许多引导下颌骨到达“理想”位置的方法。较早的正中关系概念包括髁突最后位。通过颏点引导，有时髁突被强行达到最后位、最上位及正中位，然而，当髁突后退时，其位置可能不再位于关节盘的中央，而可能位于富含血管神经的盘后区组织。当 TMJ 韧带的水平纤维过度受牵张而不能继续维持髁突位于更靠前的生理位置时，这种情况就可能发生。因而该位置现在常被认为是不正常的强迫位置，并非生理位置，对 TMJ 可能造成不必要的应力。此情况下，发生盘前移位，患者张闭口时常可观察到弹响。

更新的概念则基于肌肉骨骼结构的关系描述了一种生理性位置。它不是强迫位置，而是依靠双侧法轻柔的引导或使自然的肌力将髁突维持在一个生理的无应力位置。

三、𬌗与颌位的相互关系

咀嚼食物是咬合的主要功能，它不仅与牙有关，而且在咀嚼运动中，TMJ 像一个活动轴，颌骨肌收缩产生动力，牙、TMJ、颌骨肌三者在中枢神经系统的调节下，按照一定的方式进行协调的功能活动。分布在牙(包括牙周)、颌骨肌以及 TMJ 区域的感受器，感受有关的刺激，包括表面感觉(如触压觉、痛觉等)和深感觉(如本体觉等)，通过一定的传导路传入中枢神经系统，然后传出相应的指令，调节肌肉收缩强度和收缩类型(等张和等长收缩)，产生相应的力或运动。

另一方面，咬合、TMJ、颌骨肌三者之间还可以有直接作用。例如，肌肉收缩力可以同时作用于牙和 TMJ，产生咬合力和关节内压力；构成咬合的下牙列和 TMJ 的髁突都位于下颌骨上，当上下牙的咬合关系发生变化、不同程度地影响了下颌骨相对于上颌骨的位置时，髁突相对于关节窝的位置也会发生相应的变化。同样当髁突因某种原因发生位置变化时，最常见的是骨折移位，咬合关系也将发生相应的变化。总之，𬌗与颌位协调一致，颌骨肌功能协调，髁突位置正常，口颌系统功能正常。反之，就有可能出现口颌系统功能紊乱。

第二节　口颌系统各结构的相互关系

口颌系统为一功能整体，牙咀嚼食物，必须是在咬合的情况下，并有下颌骨的运动、颌面肌的收缩动力，同时也有 TMJ 的参与，所有这一系列生理功能的整合，又都是在中枢神经系统的统一支配下完成的。

一、咬合与颞下颌关节的关系

TMJ 是人体唯一的联动关节，其主要功能之一即为支持以咬碎食物为目的的咀嚼运动，而咀嚼运动主要受咬合的引导，因此咬合与 TMJ 的形态及功能关系十分密切。

TMJ 在出生时的形态与将来成年后的形态有较大的差异，TMJ 生长发育的时间，相对滞后于咬合，至 12 岁左右恒牙𬌗建立之后才基本发育完成，其形态与咬合的建立有明确的关系。TMJ 骨关节表面覆盖的是纤维软骨，具有较强的改建能力，是其适应咬合变化而进行功能改建的组织学基础。

ICO 确定 ICP，ICP 包含着髁突位置的内容。因此，下颌骨前端下牙列相对于上颌骨前端上牙列的关系确定后，下颌骨后端髁突相对于上颌骨后方颅底关节窝的位置便也被确定下来。任何咬合改变导致 ICP 改变，便可导致髁突位置发生变化。反之，TMJ 异常，如髁突过度生长，髁部骨折、肿瘤等，下颌形态异常或畸形，均可导致上下牙列咬合不吻合。

咬合具有巨大的个体差异，并且终身不断地变化，如牙萌出、磨耗等增龄性变化，脱落、修复，以及牙颌矫治、正颌外科等治疗性变化。组织适应能力较强的 TMJ，其生长、发育和改建受咬合关系的影响和制约。咬合的变化程度、TMJ 内有关组织的改建能力，是二者之间功能是否协调的重要前提。

二、咬合与颌骨肌的关系

下颌处于 ICP 时，颌骨肌长度被确定，升颌肌在该处作等长收缩的肌纤维长度被确定。当某颌骨肌(升颌肌常见)出现痉挛等异常收缩时，下颌便被动地定在由该肌肉所确定的颌位关系上，此时的咬合常常不能紧密接触，出现咬合错位。

来自咬合的感觉信号，包括牙周组织内触压觉、本体觉及痛觉等感受器，以及牙髓内的神经末梢感受器等，通过中枢神经系统，反馈调节颌骨肌的收缩活动。一般认为，颌骨肌具有较强的适应或代偿能力，当咬合有异常时，颌骨肌的收缩活动将进行相应调整，以满足该咬合关系下咀嚼食物的需要。可见这一功能活动的基础即咬合对颌骨肌的神经反馈调节作用。这种反馈调节活动将增加肌肉的功能负荷，并且是一种持续存在的具有一定强度的刺激，长期作用的结果是颌骨肌阈值降低，易于疲劳，在诱发因素作用下会出现功能紊乱。

三、颞下颌关节与颌骨肌的关系

颌骨肌和 TMJ 都是口颌系统运动的主要组成部分。当上下颌骨间的三维位置关系确定后,颌骨肌的肌纤维长度便基本确定。在颌骨肌收缩产生升、降下颌等功能运动时,TMJ 将进行相应的运动,而 TMJ 功能障碍时,对肌肉的收缩活动也会产生明显的影响。例如翼外肌的收缩,与关节盘及髁突的运动有着密切的关系,而翼外肌上下头收缩活动不协调,曾被认为与 TMJ 盘前移位有关。同样,当因某种原因导致 TMJ 退行性改变,关节盘变形时,翼外肌的收缩活动将受到来自运动障碍的关节局部组织的反馈调节,可伴有局部疼痛(尤其是运动痛)、关节弹响以及下颌运动受限等症状。TMJ 异常,如髁突过度生长,髁颈部骨折、肿瘤等,下颌形态异常或畸形,均可导致肌肉异常收缩,并可以导致上下牙列呈不吻合咬合。

四、咀嚼系统与中枢神经系统的关系

咀嚼系统最主要的功能活动为咀嚼运动,而咀嚼运动过程中,咀嚼肌、TMJ 和咬合(包括牙体、牙周组织在内)等各组织结构之间,存在着密切的功能协调关系。下颌生理性位置的维持、下颌协调的运动功能,都包含着重要的神经反馈活动。因此,咀嚼系统与中枢神经系统的关系非常密切,其中最为重要的是三叉神经系统的活动,有关内容已成为现代口腔医学研究的重要内容。

因此,现代𬌗学中对𬌗的理解应该是:𬌗不仅仅包含牙列的咬合关系,而且包含了牙列、牙周、TMJ 以及神经肌肉结构等口颌系统多结构的综合性关系。1992 年王惠芸教授以下列框图形式概括了咬合、TMJ、颌骨肌与中枢神经系统的关系。

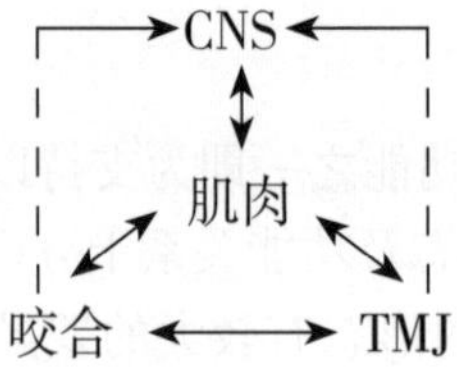

第三节　下颌运动及其决定因素

下颌运动是人体运动最为频繁、形式最复杂的运动,它包括开闭、前伸后退、左右侧方三个基本类型,以及介于这三个基本运动之间的许多综合运动。由于下颌是一个不规则物体,运动极为复杂,我们常选择一些点作为观察其运动的标志点,如切点和髁突点(髁点)。其中,切点运动相对简单,比较容易记录,而髁点运动不易观察,而且记录准确性不及切点运动。

一、切点运动

下颌运动多为三维方向的运动,通常,将下颌中切牙的近中切点作为标志点来描述下颌在三维方向的运动,并且,为了便于分析和理解,将下颌运动投射到三个垂直平面即矢状面、水平面和冠状面来描述其边缘运动和功能运动。近年来,已发展出多种下颌运动轨迹描记技术,用于切点运动轨迹的描记,如 K6-1 型下颌运动轨迹描记仪(图 3-1)。

下颌边缘运动指以 ICP 为基点,以下颌中切牙的近中切点作为标志点,下颌向各个方向可能做的最大范围的运动,它代表了口颌系统各部分的功能潜力,是保护和维持其功能正常的必要条件。其中,在矢状面上描记出的一个闭合图形称为 Posselt 运动轨迹(图 3-2),从该图可以明确几个基本颌位的相互关系,并可揭示下颌运动的正常或异常状态,在口颌系统功能的检查和诊断中具有重要意义。

下颌功能运动可认为是自由运动,其范围在边缘运动范围之内,包括咀嚼、吞咽、言语、表情等功能活动时的下颌运动。

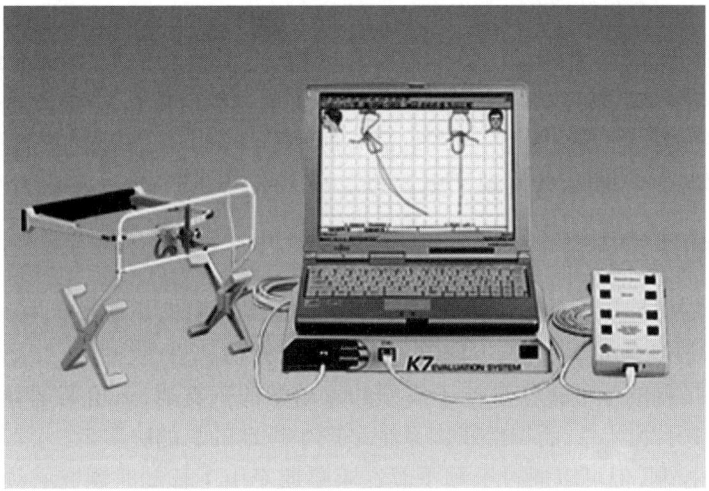

图 3-1 K6-1 型下颌运动轨迹描记仪

二、髁突运动

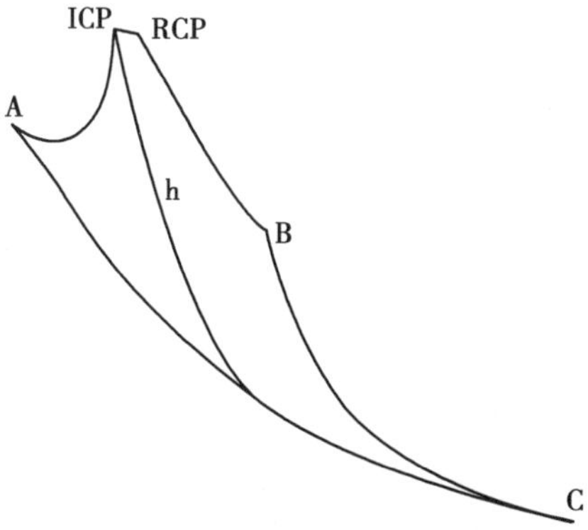

图 3-2 Posselt 运动轨迹

TMJ 是一个可自由运动的关节，它是一个真正的滑液关节，关节盘将关节腔分割为上下两部分。关节盘是致密的纤维组织，双面凹形而没有血管，只在周边有神经分布。中央最薄，前后端较厚。ICP 时，髁突前外侧面、关节盘的中央部分以及关节结节相对应面发生相互接触。轻微张口和闭合运动会改变负载的部位。所以，这个滑液关节允许下颌运动兼有滑动和转动的特征。

髁突运动可分为三个轴向的运动：水平轴：当位于正中关系的下颌绕通过双侧髁突的横贯水平轴作纯粹的转动开闭口运动时，位于矢状面的该运动便发生。垂直轴：当下颌做侧向运动时，该运动发生于垂直面。该转动的中心是穿过工作侧髁突的垂线。矢状轴：当下颌向一侧运动时，对侧髁突前移并同时下移，前面观时，该髁突绕过对侧髁突的矢状轴作弧形的向下运动。

众多的下颌运动都由上述的一种或多种轴向运动组合形成。单纯铰链运动发生于关节下腔，髁突旋转 10°~13°，使前牙分离 20~25cm；以此现象为基础，McCollum 于 20 世纪 20 年代早期提出了“终末铰链轴理论”。Kohno 证实了横贯水平轴（transverse horizontal axis）的存在，并称之为“运动轴”。如果下颌继续向下运动，在关节的上腔内也发生滑动。这样，随着髁突继续转动并前下方移动时，转动轴移到下颌孔区域。

当下颌向前滑动至前牙达到尖对尖关系时，称为前伸殆。理想的情况是：下颌前部以前牙的接触引导其运动，而后牙完全开殆。前导是下前牙与上前牙舌面形态间的动态关系。前牙对后牙具有保护功能，在非正中运动时，由于牙周本体感受器及杠杆系统从而可以减弱作用在前牙上的力。

如果患者的后牙早失，那么前导受力过大。后牙咬合稳固性的丧失最终会超过生理耐受，表现为：

(1) 牙松动伴有骨质丧失。

(2) 肌肉疼痛。

(3) TMJ 负荷过大。

(4) 咀嚼效率降低。

侧向运动时，下颌移向的一方形成工作侧，另一侧则称为非工作侧。例如，若下颌移向左侧，则左侧为工作侧，右侧为非工作侧。这类运动中，非工作侧髁突弧形移向前方及近中，同时，工作侧髁突侧向移并通常会轻度后移。下颌的这种整体向工作侧移动的现象最早是由 Bennett 描述，被称为 Bennett 运动。水平面中非工作侧运动轨迹、下颌侧向位移及矢状面形成的角称为 Bennett 角。研究表明，86%的髁突存在瞬间或早期的侧向位移。为了确定这个早期侧向位移，Lundeen 利用机械仪器测知其中央向约 1.0mm，最大为 3.0mm。Hobo 等利用电子装置测得瞬间侧向位移平均值为 0.4mm，最高为 2.6mm。

继瞬间侧向位移之后，下颌存在一个渐进性移动即进展性侧向位移，其发生率与非工作侧髁突的前移相关。也曾一度被称为"进展性侧移"或"Bennett 侧移"。Lundeen 发现进展性侧移的方向或 Bennett 角存在轻度变异，平均 7.5°。Hobo 等发现了更大的变异，波动于 1.5°~36°，平均为 12.8°。

三、下颌运动的决定因素

髁突运动及前牙的引导等相关解剖因素决定下颌的运动，例如，下颌侧向移动与髁突倾斜度、关节盘的弹性以及牙尖的高度、位置、沟窝的方向之间关系十分密切。

两侧髁突及相互接触的牙可比作悬挂于头颅的三角架的三支腿，三角架运动的决定因素包括后方的左右髁突及前方的上下颌牙弓，而神经肌肉系统是产生运动的总的决定者。

牙医对 TMJ 无法控制，但可以通过干预下颌在咀嚼肌牵引下移动时髁突必须走行的路线影响下颌及牙的运动。测量和复制这些髁突的运动便是应用殆架的基础。

1. 前牙引导性　牙引导下颌作多种方式运动。后牙可提供下颌闭合时的垂直终点，也可引导下颌到达 ICP，但此时的髁突不一定位于关节窝的最佳位置。在下颌的侧殆及前伸殆运动中，前牙（主要是尖牙）起引导作用。前牙的如下特性决定了其适合做引导：

(1) 拥有最长而坚固的牙根。

(2) 支点的距离长，减少了承力（Ⅲ类杠杆）。

(3) 本体感受阈及相应的反射活动减少了承力。

在下颌前伸运动的过程中，下前牙从 ICP 沿着上前牙舌窝的形态向前下方运动到达上下切牙切缘相对的位置的运动轨迹，称为前伸切牙运动轨迹。由前伸切牙轨迹和水平参考面的夹角称为前伸切牙轨迹倾角，一般在 50°~70°之间。通常认为髁突的倾角与前牙的引导相互独立，而有实验证据证明两者相互关联，或者说相互影响。在健康的咬合中，前牙引导比髁突运动轨迹在矢状面上大约陡 5°~10°，这样一来当下颌作前伸运动的时候，因为前牙引导的存在，上下颌后牙出现开殆。同样的现象也会出现在下颌的侧方运动。

在垂直向和水平向的殆运中，前牙的引导性决定了后牙的殆面形态。前牙垂直向殆运越大，后牙的牙尖可能越高，反之亦然。前牙水平向殆运越大，后牙的牙尖一定越低，反之亦然。增加前牙引导性以补偿髁突引导性不足的可能的方法就是增加牙尖高度。如果髁突前移倾角过小，需要降低后牙的牙尖，我们可以延长前牙牙尖高度以增加前牙引导性来达到以上目的。在可能的情况下我们增高牙尖高度以增加前牙的引导性以避免目前为达到侧方运动颌位的完善而降低牙尖高度这一现象的产生。

2. 髁突引导性　髁突引导性的诸多方面影响了后牙殆面形态，其中以髁突前移倾斜轨迹和下颌水平移动最为重要。

下颌前伸运动时髁突运动轨迹可陡可平，因人而异；它与水平参考面（约为下颌中切牙切缘上方 43mm）的夹角平均为 30.4°。髁突运动轨迹夹角越小，牙尖的高度一定会越短；而髁突前伸位移夹角越大，后牙牙尖高度可能会越长。

下颌初期的侧方运动中髁突是简单的侧方运动。如果初期的侧方运动越大，牙尖的高度则可能越短；而当髁突直线运动越小，牙尖高度可能越高。

髁突的运动轨迹特别是侧方运动轨迹可影响沟窝尖嵴的方向，这种影响可以从下颌磨牙及前磨牙的殆面形态与对应的上颌牙舌尖形态观察到。在工作侧，下颌牙的运动轨迹为舌向，而非工作侧轨迹呈远颊方向。越靠近髁突工作侧的牙，其工作侧和非工作侧运动路径夹角越小，反之亦然。侧向转动运动增大时，该角度将更大。

通过正畸移动牙、修复前牙舌面或后牙殆面、平衡或选磨造成殆关系不协调的任何牙，牙科医生可以直接控制牙这一因素。依靠上述方法，ICP 及前导可被改变，可向好坏两方面发展。

牙距离决定因素越近，就越易被其影响。距离前牙区近的牙受切导的影响要大于受 TMJ 的影响；后牙同时受切导和 TMJ 的影响。

通过分布到牙周膜、肌肉及 TMJ 的本体觉神经纤维，神经肌系统控制着下颌骨的位置及运动路线。通过反射，在各种情况下都会使运动朝最接近生理状况进行。牙科医生能够间接地控制该决定因素，对牙所施的操作可通过神经肌系统的反应体现出来。

修复牙科的任务之一便是使牙与 TMJ 相协调。这会使 TMJ 和牙的应力降至最小，并使神经肌系统只需最小的力就可实现下颌的运动。当牙与 TMJ 及下颌运动不协调时，我们就说存在干扰了。

第四节 正常咬合及病理性咬合与殆干扰

一、正常咬合及病理性咬合

“正常殆”(normal occlusion)不仅包括正中殆位，而且还包括下颌功能运动的全过程，因此，咬合的重要性是显而易见的。然而，恢复咬合技术要求，特别是治疗非典型性咬合关系的限制因素，还没有引起殆学研究或临床工作者的足够重视。

正中殆位，或最广泛的牙尖交错位，是咀嚼周期的终点，也是口颌系统稳固的功能位置。它不在边缘运动轨迹上。它应该得到保持和加强而不能丧失或产生一个新的位置。

正中关系是一个边缘位置，是一个最末端的铰链位。它是一个临床概念而不是生物体。组织学上表现为下颌转动运动的水平轴，有利于记录颌间距离。上下牙牙尖广泛、交错接触，同时髁突位于正中关系并不是每一位需要咬合治疗的患者所必需的。当牙医引导下颌后退时，这种简单的铰链转动发生在正中关系。功能性的颏运动表明，这种颌骨的铰链轴型运动在咀嚼或其他功能运动中还没有被观察过。在正中殆位变为副功能位或丧失时(如全口口颌重建或全口义齿修复中)牙医就会用到正中关系。常常建议咬合设计应允许下颌骨自由运动，不是将下颌骨锁定在最末端的铰链位上。

在双手操作下取得髁突的前上位比颏点引导下获得的最后位更符合生理。一个可重复的髁突位置非常重要，更容易获准确的颌位关系。

临床上医生可将下颌位置记录或转移到殆架上。这个过程，连同一个正中关系殆间记录，允许患者的义齿制作可利用殆架进行咬合分析。在制作固定义齿或可摘义齿时，末端位置的准确转移可补偿垂直距离的微小改变。

牙与 TMJ 间关系协调者的比例仅略高于 10%。这个数据是基于正中殆时下颌骨处于最后位的概念。而如果基于关节盘介于髁突与关节窝时髁突位于最上前位的概念，这个结论可能会不同。然而在大部分人中，最大牙尖交错位会导致下颌骨偏离最佳位置。

在没有症状时，咬合可被认为是生理性的或正常的。因此咬合正常者拥有神经肌系统的反应功能，使下颌骨运动时避免早接触。这会引导下颌骨到达最大牙尖交错位时髁突位于次最佳位。结果引起邻近肌肉张力亢进或 TMJ 损伤，但往往处于人的生理适应力之内因而不会造成不适。

患者的适应力受到作用于中枢神经系统的心理压力及情感紧张的影响。通过阈值的降低，发生频繁的下颌超功能性活动如紧咬牙或夜磨牙，从而使咬合变为病理性。简单的肌肉张力亢进可能会引起肌肉疲劳或痉挛，并可伴发慢性头痛、局部肌肉疼痛或 TMJ 功能异常。病理性殆可能会表现为物理性创伤或破坏。咬合面的重度磨损面、折断的牙尖及牙的松动都是咬合不协调的后果。虽然还没有殆创伤引发原发性牙周损伤的证据，但存在殆创伤时局部因素引起的牙周破坏更为严重。

殆创伤及感情压力引发的习惯方式可能会得到发展。夜磨牙及紧咬牙，这些能使对应磨牙反复摩擦的习惯能够产生更严重的牙破坏及肌肉失常。

当患有病理性咬合的患者的急性不适症状缓解后，必须要制订出可以预防复发的殆调整的计划。在对无症状的患者进行殆修复时，必须要予以重视。牙科医生千万不要制造出医源性病理性殆。

在放置修复体时，牙医一定要尽自己所能创造出患者口腔情况所允许的最佳咬合。最佳咬合需要患者的适应是最小的。此类咬合的标准正如 Okeson 所述(Okeson 标准，Okeson’s standard)：

(1) 闭合时,髁突位于关节窝的最上前方且隔着关节盘与关节窝的后斜坡相邻。后牙严密而牢固地接触,而前牙轻触。

(2) 咬合力沿牙长轴。

(3) 下颌骨侧𬌗时,工作侧(尖牙优先)的接触使非工作侧牙立即脱离接触。

(4) 前伸𬌗时,前牙的接触会使后牙脱离接触。

(5) 站立时,后牙的接触较前牙重。

二、𬌗干扰

𬌗干扰是指使下颌骨闭合到ICO时发生偏斜或阻碍牙尖交错位ICP与其他位置的平稳转换的不期望的𬌗接触。𬌗干扰分四型:

(1) 中央型

(2) 工作侧型

(3) 非工作侧型

(4) 突出型

中央型𬌗干扰,指当髁突位于关节窝内最佳位置而下颌骨闭合时发生的早接触。它会导致下颌骨向后、前及(或)侧向偏移。

工作侧𬌗干扰,是指下颌骨移向的一侧的上下颌骨间后牙发生早接触。若这种接触严重至前牙无法咬合,𬌗干扰便产生。

非工作侧𬌗干扰,是指下颌骨侧𬌗时对侧的上下颌间后牙发生早接触。非工作侧𬌗干扰具有特殊的破坏性。下颌骨杠杆作用的改变、牙长轴之外的分力及对正常肌功能的干扰便是危害咀嚼肌的原因。

突出型𬌗干扰,是指发生于下颌后牙近中面及上颌后牙远中面之间的早接触。牙与肌肉的近距离及偏斜的分力使下颌前伸时相应后牙间的接触具有潜在的危害,并干扰患者正确的咬切功能。

第五节 𬌗学与口腔修复

𬌗学与口腔修复学的密切关系不言而喻,口腔修复体对神经肌肉复合体的影响也是显而易见的,因此,患者的𬌗型、颌位关系、颌间距离和咀嚼方式应该受到口腔修复医师的重视。

即使精细制作的修复体,如果没有恰当的咬合设计、精心的咬合调整,特别是患者使用修复体后的复诊和及时、认真地调整咬合,避免咬合病,修复仍然有失败的可能。如果早期注意到各种临床症状,进行合理的设计与制作,并及时随访,就会延长绝大多数患者余留牙的寿命,避免出现修复的失败或并发症。

一、牙体、牙列缺损和牙列缺失对口颌系统的影响

牙体、牙列缺损和牙列缺失后,口腔和头面部随之而来就会有许多变化,对口颌系统包括牙体本身、牙周组织、咀嚼肌、TMJ、口腔软组织及面容等产生不良影响。因此,了解这些变化对口腔功能的影响,有助于进行修复体的设计、制作与修复后维护,最大限度地、合理恢复患者丧失的功能。

(一) 牙体缺损和牙列缺损的影响

1. 缺损累及牙本质层或牙髓可出现牙髓刺激症状甚至牙髓炎、坏死及尖周病变等。

2. 缺损发生在邻面会破坏正常邻接关系,造成食物嵌塞,引起局部牙周组织炎症。

3. 自然牙列的每一个牙,都有它的最佳位置,由于紧密的邻接和咬合关系,并与颞下颌关节的结构相制约,颌面肌功能相适应,使每一个牙的位置得以保持相对恒定,牙列、咬合也不会发生突然的变化。大面积牙体缺损、缺牙如果经久不予修复,便可发生邻牙倾斜、移位、对𬌗牙伸长、咬合接触点的分布发生变化,影响正常的咬合关系,形成创伤咬合,并对颞下颌关节、牙周组织、颌面肌造成损害。

4. 缺牙、大范围及严重的𬌗面缺损不但影响到咀嚼效率,而且会形成偏侧咀嚼习惯。

5. 缺损的牙体组织的尖锐边缘可擦伤舌及口腔黏膜；前牙缺损可直接影响到美观、发音；全牙列残冠残根会降低垂直距离，影响到患者面容及心理状态，并且常成为病灶而影响全身健康。

6. 缺牙后，特别是缺失磨牙后，余牙的磨耗加速，前牙接触，磨耗更快，咬合垂直距离迅速降低，髁突在关节凹的位置向后移动，使 TMJ 的功能发生紊乱；牙的磨耗加速，咬合垂直距离缩短，髁突位置后移，附着在颌骨上的诸肌，其肌纤维的长度与方向均有改变，其功能即随之而变。

7. ICP 异常，ICO 是确定 ICP 的因素，因此 ICP 正常的基础，必须是 ICO 正常。缺牙后久不修复，可导致邻牙的移位和倾斜，以及对𬌗牙的伸长，使 ICO 发生变化，ICP 亦随之而变，髁突后移位，颌面肌纤维收缩的方向和强度将随之而变，从而发生肌功能紊乱和颞下颌关节受损。

（二）牙列缺失后的组织变化及对口颌系统功能的影响

1. 牙列缺失后的组织变化 牙列缺失后，颌骨失去了咀嚼运动的刺激，咀嚼肌得不到正常的锻炼，久之会使口腔颌面部骨组织和软组织以及颞下颌关节引起失用性的组织改建。

(1) 骨组织的改变：当牙缺失后，牙槽突得不到咀嚼对其的正常生理刺激，逐渐吸收、萎缩而形成牙槽嵴，并且，随着牙槽嵴的吸收，上下颌骨逐渐失去原有形状和大小。牙槽嵴吸收的速度与缺牙原因、时间、骨质致密度有关。

牙周病引起牙列缺失的原因是根周骨组织持续破坏导致牙松动、脱落，因此，牙周病所致的牙列缺失在初期牙槽骨吸收就很明显；由于龋病、根尖周病引起的牙拔除，往往根据疾病持续时间长短、拔牙难易程度不同，造成缺牙局部的牙槽嵴萎缩程度不同。

缺牙后的前两个月，骨吸收最快；3~5 个月吸收速度减慢；5 个月后吸收很少；1 年后相对稳定。但是，剩余牙槽嵴的吸收将终生持续，一般稳定在每年约 0.5mm 的水平。

上颌骨外侧板较内侧板骨质疏松，而下颌骨内侧板骨质较外侧板疏松，因此，上颌牙槽嵴吸收的方向呈向上向内，外侧骨板较内侧骨板吸收多，使上颌骨的外形逐渐缩小；下颌牙槽嵴则是与上颌相反，呈向下前和向外方向吸收，使下牙弓逐渐变大。上下颌牙槽骨吸收特点的不同，使上下颌牙弓的大小、宽窄失去了原来的协调性，给全口义齿人工牙的排列带来困难。

影响牙槽嵴吸收的因素还有很多，如全身健康状况良好者吸收的慢而少，全身健康状况差者吸收的快而多；及时修复缺牙者，由于牙槽骨得到一定功能刺激，其骨质吸收相对于未及时修复者少；修复效果亦影响到骨质吸收，如义齿戴入后受力不均，局部受力过大，会加速牙槽骨的吸收。全身的骨质代谢状况也会影响到牙槽嵴吸收。

(2) 软组织的改变：天然牙列的存在保持了面下 1/3 的高度，维护了面部的正常比例，牙列缺失后失去咬合的支持，下颌位置上升，面下 1/3 变短。牙槽嵴的不断吸收使附着于颌骨周围的唇颊系带与牙槽嵴顶的距离变短，唇颊沟及舌沟间隙变浅，口腔前庭与口腔本部无明显界限。

由于没有牙列的支持，唇颊部向内凹陷，上唇丰满度丧失，面部皱褶增加，鼻唇沟加深，口角下陷，面容明显呈衰老状，咀嚼肌失用性萎缩会加剧这一变化。

舌体因失去了牙列对其的限制而伸展扩大，如久不作全口义齿修复，可导致舌形改变和功能的异常。有些患者在牙列缺失后口腔黏膜变薄变平，失去正常的湿润和光泽，且敏感性增强，易导致疼痛和压伤。

2. 牙列缺失对口颌系统功能的影响

(1) 髁突在关节凹内的恒定位置是靠上下颌牙的咬合关系来维持的，牙列缺失，使颞下颌关节失去了正常定位的支柱，髁突位置异常，翼外肌（下头）的功能负荷增大，久之，可导致颞下颌关节局部疼痛、弹响等。

(2) 口内无牙，咀嚼运动的方式逐渐变化，患者下颌习惯向前向上，试图用上下前端牙槽嵴将食物咬住、压断，所以全口无牙患者习惯下颌前伸。

(3) 牙列缺失使咀嚼功能几乎丧失，导致胃液分泌减少，胃肠蠕动减慢，胃肠功能紊乱，影响人体对营养物质的吸收。

(4) 牙是发音的辅助器官，牙与舌、唇颊肌相互配合，控制气流，使能发出不同的声音。汉语拼音中

D、T、F、V、Z、C、S 的发音与牙的关系最为密切，前牙的舌面和切缘是舌运动位置的主要标志，如果牙缺失，舌就失去了定位标志，气流经过的路线中就少了一道控制的关口，发音就不准确。

(5) 由于牙列缺失带来的功能障碍和面容变化，常常造成患者的心理负担，比如不愿说话，减少外出，精神抑郁、焦虑等。

二、天然牙与固定义齿的区别

人造牙的咬合不同于天然牙的咬合，固定义齿殆重建的设计与方式也与可摘义齿不一样，当固定义齿与可摘义齿同时存在以及进行由骨融合种植体支持的固定义齿修复时，应注意其不同。

(一) 天然牙

健康天然的正中殆(牙尖交错殆)的特征是前后所有牙同时均匀接触。正中殆与牙闭合的末端位(正中关系)是不同的。通常讲，正中殆接触是牙尖 - 边缘嵴的关系。

前伸殆时，前牙接触而后牙不接触。侧方殆时，工作侧尖牙接触而后牙不接触(尖牙保护殆)，或工作侧后牙成组接触(组牙功能殆)。对于同一患者，常常既有尖牙保护殆又有组牙功能殆。

侧方殆时，非工作侧牙接触应该避免，它能影响患者的咀嚼功能。非工作侧牙接触与天然牙的牙周病有关。

(二) 固定义齿修复

固定义齿的咬合与天然牙不同，当绝大多数殆面是由固定义齿恢复时，患者原先的正中殆位也就不存在了。所以，需要恢复一个可重复的位置，即达到正中殆与正中关系一致。在牙闭合的末端位，对不利于人造冠的异常接触都应选择性的磨改。恢复的正中殆是与正中关系一致，前后所有牙同时均匀接触，无咬合干扰。

正中殆接触的部位由医生根据患者的口颌状况来定。通常认为，尖窝殆有利于牙的稳固和增加机械便利，减少食物嵌塞。适当地减小殆面有助于将力控制在牙根所能承受的范围内，也能减少非工作侧牙的接触的机会。

前伸殆时，前牙接触而后牙不接触。侧方殆时，工作侧可以是尖牙保护殆，也可以是组牙功能殆。当尖牙不能承受整个非正中载荷，或者尖牙牙槽骨中度吸收或者曾作过根尖切除术时，应选择组牙功能殆。侧方殆时，应避免非工作侧牙接触。

三、修复治疗的程序

(一) 口颌系统功能的检查与治疗

检查项目包括：有无张口运动异常如张口受限、张口偏斜或偏摆等；TMJ 弹响、疼痛；颌面肌疼痛、压痛等。如果存在上述任何症状者均应先进行治疗，在口颌功能恢复正常后进行修复治疗。

磨牙症的发生与颌面肌功能亢进有密切关系，它对口颌系统的破坏性很大，同时，影响修复治疗的效果。因此，对于缺牙又存在磨牙症的患者，必须首先治疗磨牙症，然后修复缺牙。

(二) 咬合的检查

1. 咬合检查的内容　咬合检查是口腔检查的重要组成部分，除了检查缺牙及修复情况外，还要注意以下情况：咬合的对称性和类型，如前牙是否有深覆殆、深覆盖、对刃殆、反殆、开殆等，后牙是否有反殆、锁殆、对刃殆等；邻牙的倾斜及对殆牙伸长的情况；Spee 曲线是否正常；咬合接触部位：侧向咬合接触部位，前伸咬合接触部位，后退咬合接触部位，以及正中咬合接触部位等。

了解患者牙的磨耗情况可以辅助判断是否存在磨牙症及紧咬牙情况，临床上应注意观察。关于磨耗的分级有许多方法，比较简便易行的是 Carlsson 提出的分级方法：

0 度：釉质上没有可见的磨耗小面，殆面及切端形态完好。

1 度：釉质上出现明显的磨耗小面。

2 度：磨耗累及牙本质。

3 度：牙本质暴露区超过 $2mm^2$，基本失去正常殆面或切端形态，牙冠高度降低。

4度:继发性牙本质暴露。

部分牙列缺失的修复,其咬合的恢复应参照自然牙列的咬合标准,因此,需要检查患者是否存在殆干扰,包括前伸殆干扰、侧向殆干扰以及后退殆干扰。

2. 咬合检查方法

(1) 临床检查:咬合纸是最常用、最普遍的临床咬合检查方法。可以通过牙面着色情况,判定咬合接触的部位、范围及咬合力的大小。咬合力不同,咬合纸在牙上形成染色程度也不同,在咬合较重的部位,其周围往往形成着色晕。

咬合蜡片通过观察咬合后蜡片的透光程度,检查有无咬合接触高点。咬合线是检测有无平衡殆接触的有效方法,观察对刃咬合时上下后牙之间是否能通过咬合线或是否能将咬合纸咬紧来确认后牙是否有接触。

临床上口内检查咬合,只能观察到唇、颊面咬合接触情况,为更全面观察咬合接触情况,可以取研究模检查,这样不仅可以观察到唇、颊、舌面等各个角度的咬合接触情况,而且对后牙接触的观察更加全面、准确、客观。

在临床上认真询问患者判断是否咬合均衡接触非常重要,因为人的牙可以辨别0.02mm的咬合高度变化,而目前检测手段很难达到这一精度。

(2) 仪器检测:尽管近年来各种用于口颌系统功能检查的特殊仪器设备不断问世,但至今为止,尚没有哪种检测手段被公认为可用以明确诊断咬合。

T-Scan咬合检测仪:20世纪90年代才逐渐被广泛应用的一种咬合电子检查设备,由美国Tekscan公司研制,它包括控制器(handle),传感器薄膜(sensor),通过与计算机相连接用软件控制实现数据传输。很薄的传感器薄膜上有马蹄形的感应区,由多组特殊导线组成,置于牙列咬合面上咬合,受试者咬合落在此范围内时,软件窗口中就会动态地给出整个过程各个位置力的变化记录,包括咬合接触点的位置,力的大小,显示模式包括二维、三维图形,同时还具有一定的辅助分析功能,国外很多学者运用此系统进行了不同情况下的咬合接触分析。

光咬合分析:这是一种光学检查方法,用特殊材料制成的光咬合片,经咬合后会发生一定的变形,其透光性质将发生相应改变,在偏振光镜下观察,可以看到因形变产生的折光率变化而呈现出的不同颜色的区域,根据一定的换算关系可以推算出不同颜色区域所承受咬合力的大小。

计算机咬合印记图像分析:采用硅橡胶印模料记录不同咬合接触关系,在一定的光学系统下观察咬合印记处透光情况,通过透光程度比较,判定咬合接触的特征——部位、范围、密合程度等。通常采用计算机图像分析系统进行识别、判定和系统分析。

咬合音图仪:这是一种根据叩齿音特征分析咬合接触情况的电子设备。其特点是通过两个拾音装置,将受试者用力叩齿时在双侧颧弓处产生的声音记录下来,根据音波的幅度、频率、时程、双侧对称性等特征,分析咬合接触情况。

牙的排列有其自然规律,上、下颌牙列的殆曲线均是连贯和协调的,以利于下颌运动中上下牙弓殆面的自由滑动而无创伤。因此,对于检查出的异常咬合情况应根据不同情况进行牙列及咬合的调整,如调磨伸长牙、减小牙倾斜度,以调整殆曲线,尽可能使牙列殆面比较协调,以利于下颌运动,减少创伤;去除殆干扰和异常咬合接触,以减轻或去除牙体和牙周的异常受力。这样,为下一步的修复治疗打下良好的基础,使修复后的咬合达到符合口颌系统生理的要求。

临床治愈常常作为一种咬合治疗方法是否有效的证据,由于对于原因和结果之间关系的模糊认识,常常忽视了患者的生物特性。实际上,咀嚼系统中的许多成分之间存在复杂的相互作用,其中某一成分的变化会影响到整个系统,咬合治疗应建立在对影响形式和功能的所有因素有一个全面认识的基础之上。临床治愈不能代替科学证据。

(三) 咬合板的应用

伴有牙列重度磨损、咬合垂直距离明显降低的患者,适合做咬合重建。有些咬合重建属不可逆性治疗,咬合加高建立在最适颌位上是咬合重建成功的基础和关键。传统观点认为:咬合加高时新建的ICP

应与 CR 一致，即 ICO 必须建立在正中关系位上。随着𬌗学理论的发展，已认识到肌位与牙位不一致是 TMD 的重要原因，即牙尖交错位必须与肌接触位一致，才能保证颅颌系统的健康。依据肌位咬合板的理论，用肌位咬合板所确定的治疗位，即位于肌力闭合道终点上，在戴咬合板过程中如出现咬合印迹的变化，再调整咬合接触直至咬合印迹不再变化，颌位调整是肌位变化的结果，这种调整始终保证咬合板的颌位建立在肌力闭合道终点上，在此位，颅颌功能恢复、各部关系协调，是咬合重建的最适颌位。

运用肌位咬合板，结合临床、TMJ X 线摄片、MKG、肌电检查等综合手段，可找到适合患者个体的生理性颌位。通过观察戴肌位咬合板后的反应，可以预测咬合重建治疗的效果，也使患者能够适应重新建立的颌位。根据肌位咬合板确定的 ICP 上𬌗架，转移颌关系，进行咬合重建，确保了所建颌位符合口颌系生理以及咬合重建的成功。

(四) 修复设计中应注意的原则

1. 𬌗与颌位是𬌗学的中心，𬌗与颌位协调一致是口腔修复学必须重视的生物学目标。在正常的颌位修复其咬合，从而恢复口颌系统的正常功能是口腔修复学与𬌗学结合的焦点。

2. 患者的咀嚼方式应该受到重视。对于一位侧方𬌗运动范围较大的患者，应避免产生影响运动的咬合，因为修复体对神经肌肉复合体的影响是非常明显的。

3. 只有保存了𬌗间距离、保护牙周组织健康的修复体才能达到和谐的咬合。𬌗架仅仅是将患者的上下颌模型用于研究以及进行早期咬合治疗的仪器，因此，了解𬌗架的受限条件及其对患者治疗的影响是十分必要的。

4. 咬合的实质是以个体为中心，牙科医生应该知道它的正常范围，认清每一种咬合治疗方法的适用范围。

5. 个体的耐受性，它常常随着患者个体具体的咬合情况而变化，是一个有一定宽度的适应范围，在此范围内各种咬合治疗可实现成功治愈。

总之，咬合治疗的理论基础是指保存、恢复和维持一种正常的功能状态，在可适应的范围内保持𬌗面形态和神经肌肉功能间的协调。超越了患者的适应能力常常导致异常的功能。以下两个重要因素可指导咬合治疗：修复体的设计应在患者的功能耐受范围内；具体的咬合治疗应该因人而异，注意随访，及时调整。

（陈永进）

参 考 文 献

1. W. F .P. Malone，D.A. Koth.Tylman's Theory and Practice of Fixed Prosthodontics. Eighth Edition. America：Inc. St.Louis，1994：301-324

2. Herbert T. Shillingburg，Sumiya Hobo，Lowell D. Whitsett，et al.Fundamentals of Fixed prosthodontics.Third Editio. Chicago：Quintessence Publishing Co.，1997：11-23

3. 易新竹. 𬌗学. 北京：人民卫生出版社，2003

4. 王惠芸. 𬌗学. 北京：人民卫生出版社，1990：58-128

5. 陈一怀，王惠芸，马轩祥. 正常牙尖交错位咬合接触的计算机图像分析. 实用口腔医学杂志，2000，16(5)：398

6. 陈一怀，王惠芸，马轩祥. 正常𬌗肌接触位，下颌后退接触位咬合接触的计算机图像分析. 实用口腔医学杂志，2000，16(6)：472

7. 陈一怀，王惠芸，马轩祥. 深覆𬌗牙尖交错位咬合接触的计算机图像分析. 实用口腔医学杂志，2000，16(6)：477

8. 马轩祥. 口腔修复学. 第 5 版. 北京：人民卫生出版社，2003：453-467

第四章

美学基础与临床

一、美学原理——黄金分割

黄金分割是通用的美学原理，广泛存在于自然界，普遍应用于建筑、绘画、艺术造型的处理。对于讲究形态与色彩美的口腔修复学而言，更是需要借鉴和遵循这些重要的美学原则。

1. 形态学的美学体现　1/1.618 是个有趣的恒定值(0.618)。“黄金均数”(golden mean)、“黄金分割”(golden section)、“黄金长方形”(golden rectangle)、“黄金比例”(golden proportion)、“分割比例”(divine proportion)等不同提法都是被用于描述“0.618”这个“美学比例”。自古代以来这个比例就被赞誉为视觉美的标准。在 1876 年 Fechner 发现长方形的物体有 75.6% 的采用了宽度 / 长度为 0.57~0.67 的比例，35% 选择了比例为 0.62，因而它被称为最悦目的视觉(the most pleasing visually)的“黄金长方形”。在公元前 5 世纪建造的雅典帕台农神庙，其建筑尺寸也正好符合黄金长方形比例(Levin EI，1985)，如图 4-1 所示。自然界里还有许许多多美观现象都与“黄金分割比例”一致(图 4-2)。这些规律似乎与人类的解剖特点和审美情趣有关。

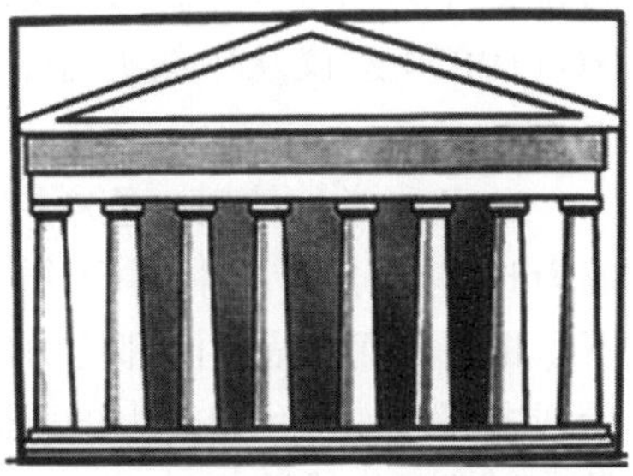

图 4-1　雅典帕台农神庙建筑尺寸与黄金长方形比例

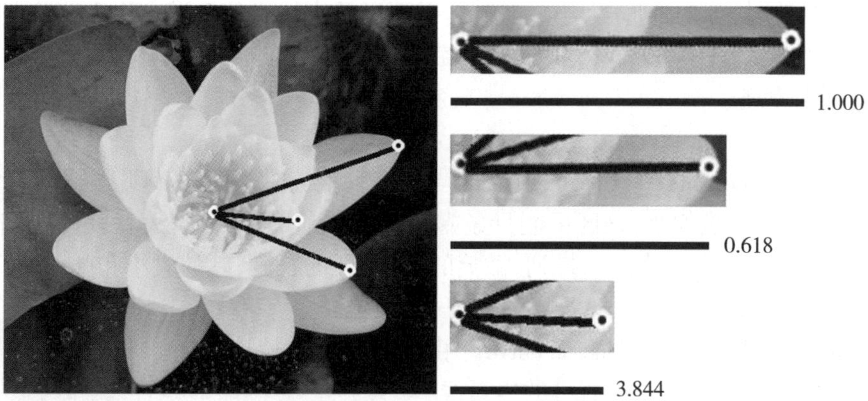

图 4-2　自然界里美学现象与美学规律

然而，同样的规律也表现在数字排列上。ϕ 是被称为 Fibonacci 级数的系列数，每一个数是前两个数的和，即：0，1，1，2，3，5，8，13，21，34，55，89……($n_1 + n_2 = n_3$)。数列中任何一个数与前一个数的平均比例是 1.618 或 ϕ(如 34/21=1.6190)。相反，任何一个数与后一个数之比平均为 1.618 的倒数，即 0.618(如 21/34=0.6176)。当数字在系列数里越逐渐变大，其比例越接近 1.618。更有趣的是，该数列的规律在自然界出现于向日葵左旋或右旋相互重叠的等角花瓣上，其顺时针和逆时针旋转常常是相邻的数列中21和34。Huntley HE(1970)指出类似于Fibonacci数列还可见于松塔(5,8)和菠萝(8,13)。该数列还可见于叶序或植物茎干上叶子的分布，而且最常见的花的花瓣也可见到该数列。数列表现出与生长的模式有关，成为形态学上的一个潜在的因素(Ricketts RM,1981)，见图4-3。

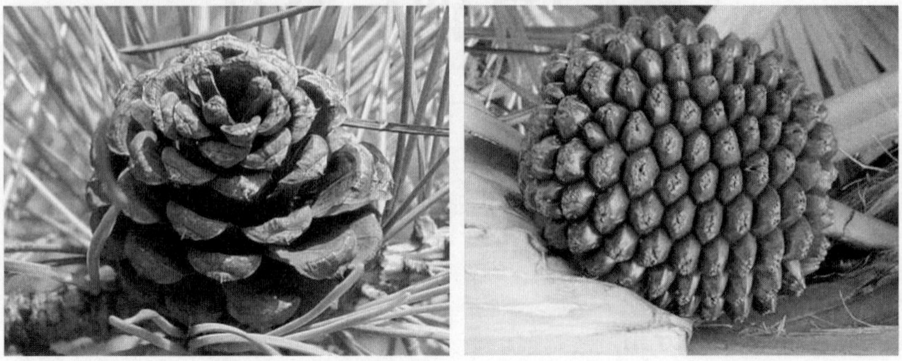

图4-3 松塔、菠萝体现出的美学现象

在人类形体美里是否也存在同样的规律呢，显然美学比例也时常出现于人体绘和面部以及牙的排列中。作为牙列的组成的规则，由前向后按照黄金分割的比例(0.618)逐渐减小。Heyman HO(1987)建议从中线开始，由近中向远中，每个牙要比近中邻接的前一个牙减小的比例是稍小于40%。

2. 色彩学的体现 色彩的变化上似乎也存在黄金分割原理，如花瓣的颜色过渡。追求自然美已经成为时尚，自然牙列中，由于每个牙因所处的位置、解剖学结构如牙釉质、牙本质厚度等因素，使其色泽不尽相同。而牙冠不同部位的色泽也由于结构上的差异而表现出色度、明度、饱和度的细微差别。如果牙列中邻牙的颜色出现大的跳跃，牙冠的不同部位的色泽因为充填材料的颜色而与牙体组织反差大会带来不和谐的感觉。

二、固定修复中牙的排列

自然牙列的分析和美学观念的发展已经用到修复体的人工牙的排列上。集中在令人赏心悦目的外观，特别是当患者微笑时，牙的外形、大小、切迹、殆平面以及中线必须和谐。许多这些美学的原理可以用在固定修复的“外观区”(Richter WA,1972)，口腔“常露区”(high visibility)的区域需要修复体或牙重新放置以模仿牙的外观美。

外观区：

1. 外观区(appearance zone) 又称可视区，即当一个人微笑时，外露的区域。该区一般显露到上颌前牙和前磨牙。有些人口裂偏小，该区可能只显露上颌第一前磨牙，口裂大者，可显露上颌第一磨牙。个体间有差异，这取决于牙弓的大小与排列，微笑的宽度，牙的长度，唇的大小和弛张度，以及个人的习惯与爱好。

2. 笑线(smile line)或切缘弧线(incisal curve) 由上前牙的切嵴连线构成，并平行于下唇弓的内弧线，并与瞳孔连线平行，与面中线垂直(图4-4)。80%的年轻的被测量者暴露出整个前牙的长度。Tjan AHL(1984)测量女性上唇下缘暴露出中切牙的长度是男性的两倍(女性为3.4mm，男性为1.9mm)。通常男性的笑线低，约为女性的1/2.4。

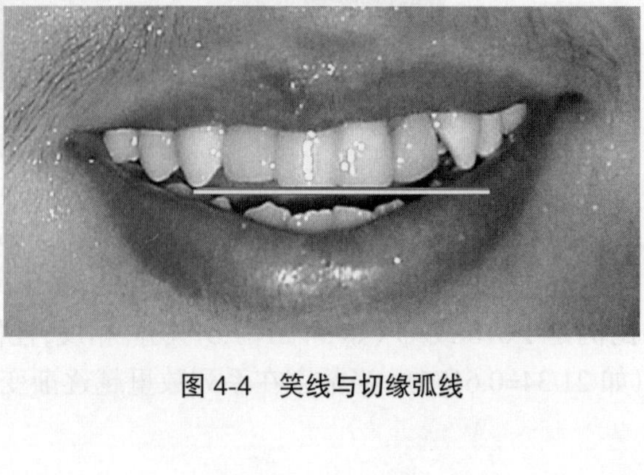

图4-4 笑线与切缘弧线

3. 长度 应当考虑到前牙还有殆引导和发音的

功能,假如上颌中切牙的长度正确,让患者发字母“F”音,其切缘应对着下唇红唇缘即“干湿线”(wet-dry line),如图 4-5 所示。当发汉语“S”音时,下颌前牙排列应按照切缘与上颌前牙接触,并位于上前牙切缘下、后各 1.0mm 处(图 4-6)。

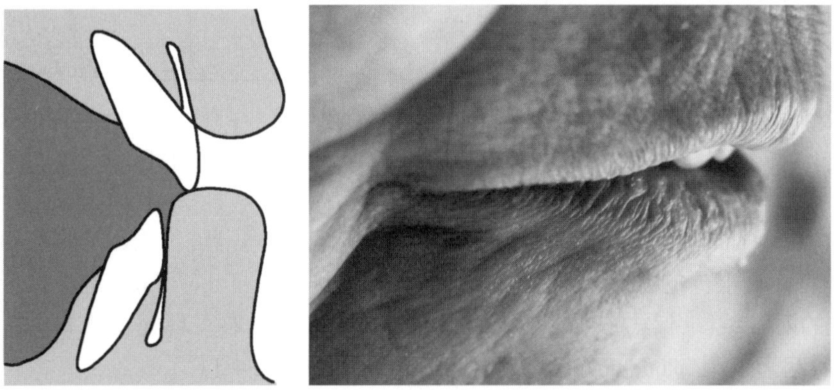

图 4-5　发“F”音时,上颌切缘位于下唇干湿线上

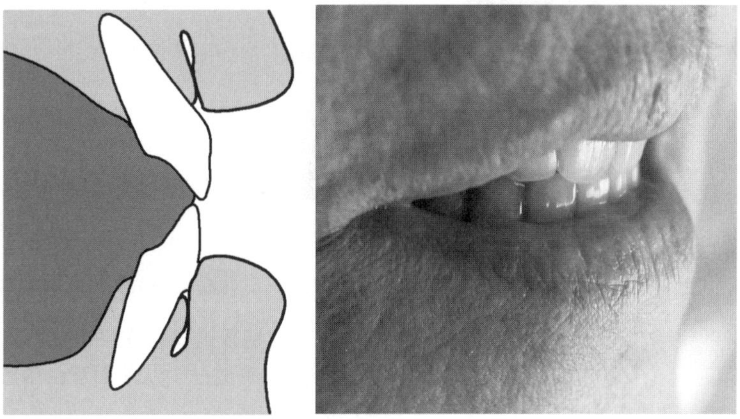

图 4-6　发“S”音时,下唇与下颌切牙缘的正确位置

年龄在 30 岁以下的年轻人下颌中切牙很少看见,男女之间的差别正好与上颌牙相反,分别是 1.2mm 和 0.5mm。一部分人表现为牙磨损随着时间而增加,上颌中切牙暴露越来越少(图 4-7)。

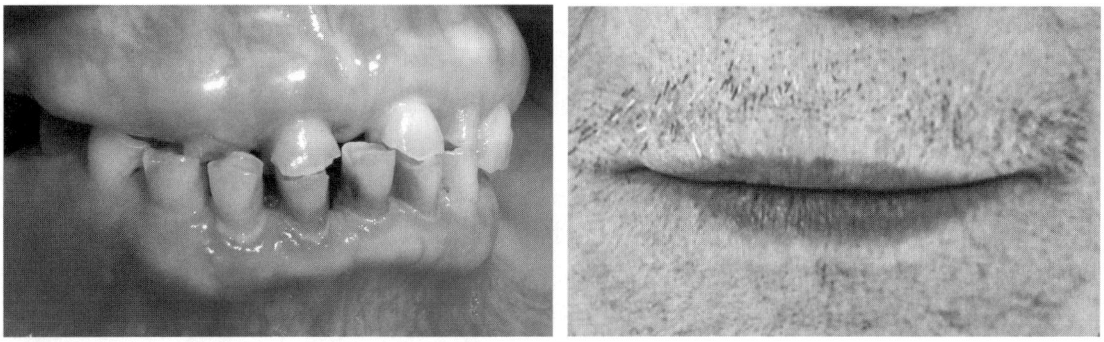

图 4-7　牙磨损后的上下唇松弛,口型扁平

4. 倾斜　正常殆的模型测量发现,牙的长轴切端部分比近颈部更向近中(图 4-8)。同样,上颌尖牙、前磨牙和磨牙的殆面部分向舌侧倾斜(图 4-9)。当发汉语“F”音时,上颌中切牙切缘应位于唇湿线上(见图 4-5)。

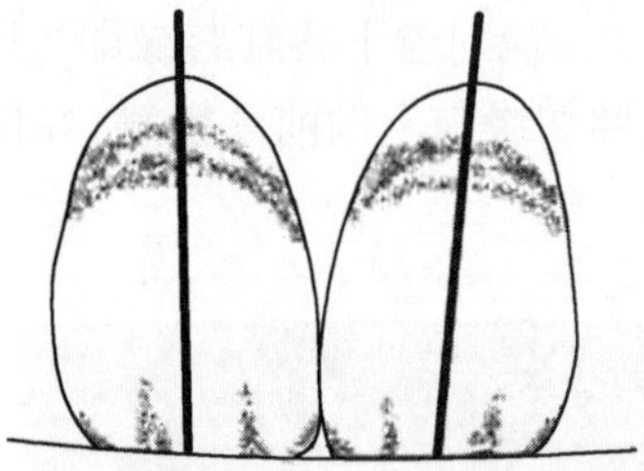

图 4-8 上颌牙长轴切端部分比颈部更向近中

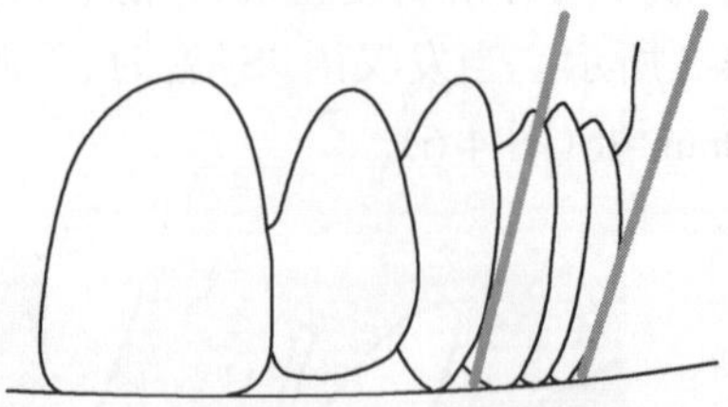

图 4-9 上颌尖牙、前磨牙和磨牙的殆面部分向舌侧倾斜

5. 面中线 位于面部正中的面中线(midline)与瞳孔连线垂直，是“微笑的焦点”(focal point of the smile)。完全对称是很少的，如果非要折中，微笑中线(midline of the smile)是鼻柱或人中的中线(图4-10)，是两侧牙的对称线。牙医、技师常以中切牙的位置与排列来实现完全水平面上对称(horizontal symmetry)，但会看起来单调(monotonous)，并且有人工牙的外观(图 4-11)。

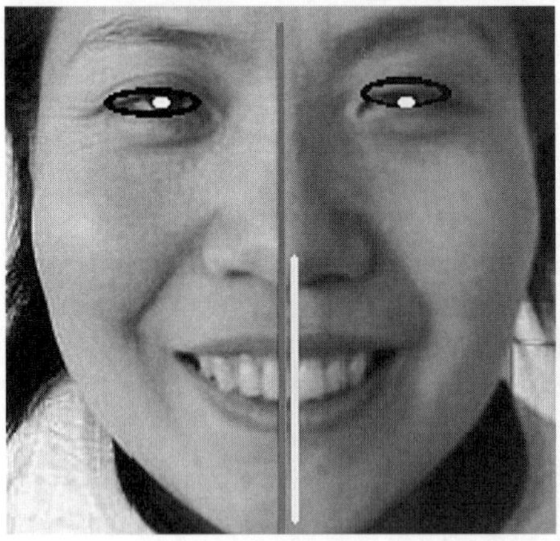

图 4-10 微笑中线

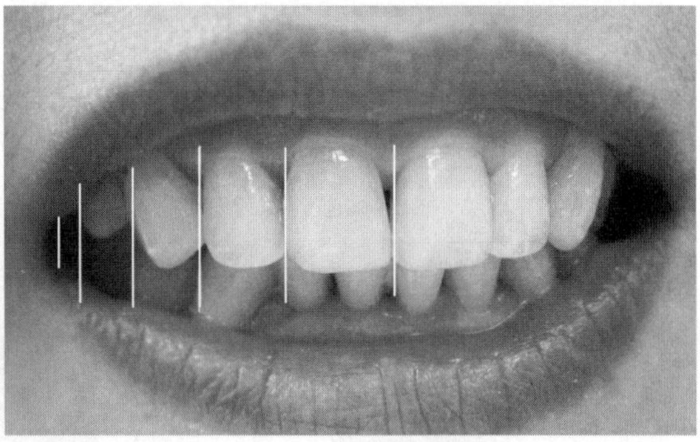

图 4-11 中切牙被安排在笑中线两侧，在前牙中最宽，侧切牙最窄，形成一个从前面观由中线向远中逐渐变小的外观

6. 牙弓弧度与外观效果 比较理想的前牙排列效果，应是形成一个从前面观由中线向远中逐渐变小的外观，体现黄金分割的比例。

7. 外展隙 上颌中切牙切嵴与尖牙牙尖处于水平线上同一个曲线上，侧切牙切缘离上述线平均1.0mm。从中切牙近中开始，前牙的邻接连续地靠向龈端，直到尖牙的远中均如此。当接触区的位置进一步靠向龈端时，切外展隙也逐渐变大，产生一个更动感的和年轻的微笑。而且，伴随着年龄增加的磨损，切外展隙变小。

8. 自然美 左右同名牙形态呈镜面反射形象，会产生辐射对称(radiating symmetry)的效果，但在自然人群所占比例不大。若以两侧稍有变化的方法排牙，会产生更自然的外观(图 4-12)。牙医比患者更倾向于不规则，而且更喜欢较长的切牙。然而，建立不对称的、自然美的概念应得到患者理解和接受。许多患者往往喜欢又齐又白的牙，因此常常需要加以沟通和引导，才能实现排牙的自然美。

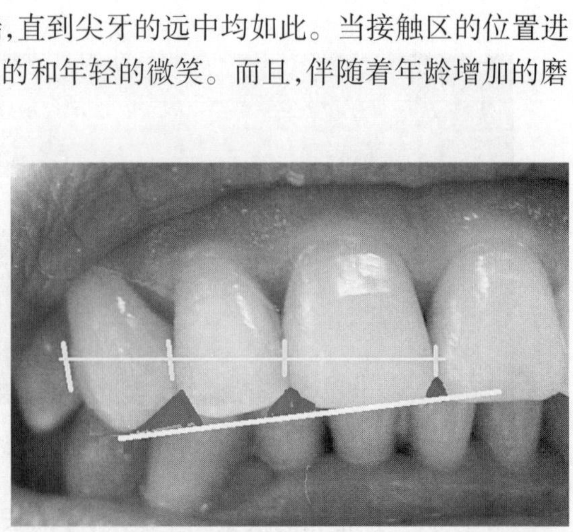

图 4-12 上颌切外展隙逐渐变大，产生一个更动感的和年轻的微笑

应当注意的是，牙列因为疾病、外伤失去了原来的位置，或者为了美观进行明显地改变新牙的位置，以及患者在离开诊室之后，受到朋友和家人的影响而改变

主意等情况，应首先通过试戴暂时修复确定最后的修复方案。

理想的牙列自然美往往因文化、不同年龄段的人和性别而变化。并且牙医的审美观并不一定得到患者的认可。公认的美应该是看不见金属，即使唇收缩时也看不见金属、甚至在强光下也不存在暗影，色泽与邻牙一致。这就需要在修复体制作前，明确患者的口腔状况和因人而异的习惯等因素。

观察美观效果应在自然光线下的大环境中进行，要试着与患者讨论所有可能的美观问题。避免在椅位上让患者手拿镜子做决定。另外，牙医有责任事先告诉患者接受烤瓷修复带来的不足，如牙体组织磨除多，增加折裂的风险，磨损对殆牙快等弊病，确保患者知情的前提下同意接受烤瓷修复。

三、视错觉原理及应用

视觉(visual perception)实质上是眼对下列因素的反应：①光(light)；②运动(movement)；③轮廓(outline form)；④表面形状(surface form)；⑤颜色(color)。

视幻觉(optical illusion)是视觉的一种，是对上述客观因素的主观差错(错觉)反映。人类眼睛的这个视觉误差经常存在，它受到被观察环境、光线、线条、色彩等许多因素的影响，经常用来装饰、修饰建筑、服饰、家具，更被用于制作艺术品，达到视觉的艺术效果。也常被用于牙冠外形的控制，以达到美学效果。

(一) 视觉反应因素

1. 眼睛对光线敏感性(sensitive to light)　但容易对连续的光线刺激产生疲劳。在不同的光线下客观物体可以表现为不同的轮廓、形象、色彩，同样条件下的被观察物体以不同的观察时间，也会产生不同的主观印象。如瞬间扫视和持续注视会有两样的视觉反应。

2. 运动物体的视觉效果　为第二个重要因素，如每分钟看到12张连续的形状各异的电影胶片，即可产生动作感。这对口腔修复的关系不大。

3. 轮廓反应　眼睛对轮廓非常敏感。人们和容易对剪影(silhouette)留下记忆(图4-13)。确实，我们都有观察剪纸艺人剪出黑色艺术剪纸的经历并留下深刻印象。该原理也被用于军事当局，以不同飞机、军舰的剪纸模型训练飞行员和观察人员。近时期以来，该原理也开始被牙科重视，因为不同牙的外形，其色彩相对而言是白色，牙龈组织是红色，口腔背景及邻面是深色，有时还有色素污染等，前牙切端实际上处于一个剪纸一样的背景上。

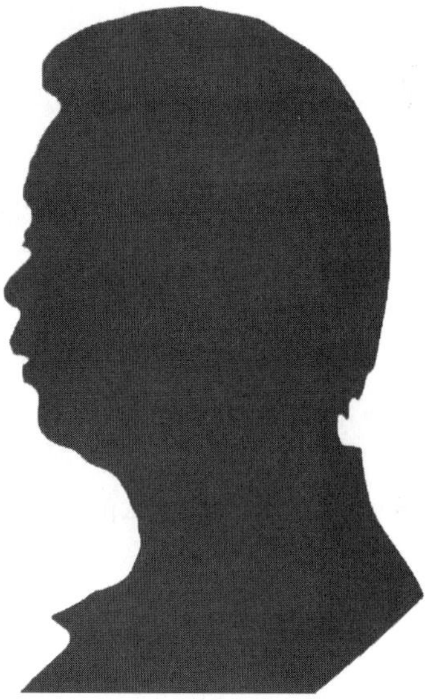

图4-13　剪纸肖像利用的轮廓效果

4. 眼睛对牙体表面外形敏感性的特点　对静态物体的敏感性通常较低，而对瞬间变化视觉敏锐性较高。当牙的外形被修饰和对光发生反射时就会被感觉到。控制光反射是个最有用的方法，特别是利用牙釉质这个优良的光反射表面。

5. 眼睛对色彩的疲劳　是个容易被忽视的因素，特别是对牙体上特定的、细微的颜色变化。这在选色、配色时尤其要认识到它的重要性，避免眼睛对色的刺激产生疲劳。对色彩的瞬间印象是非常精确的，在5秒内对比色标和牙体的颜色远比持续数十秒以上要好得多。这不仅仅是因为眼睛对刺激的敏感，而且是对假象的易感性。人们常常熟悉魔术家利用手上技巧产生的骗人假象，但是很少知道线和角度的变化产生的视觉假象。

(二) 视错觉的基本规律及其应用

由于人类的眼球的构造特点，大脑接受的光学冲动会产生与物体本来面目相差的视觉假象，即产生视错觉(optical illusion)或假象(misconception)。掌握和利用视幻觉是修复学工作者的必备技能。

可利用视错觉的规律：

方圆产生的不同长宽错觉(图4-14)。

垂直线强调高度感；延伸其长度视觉(图4-15)。

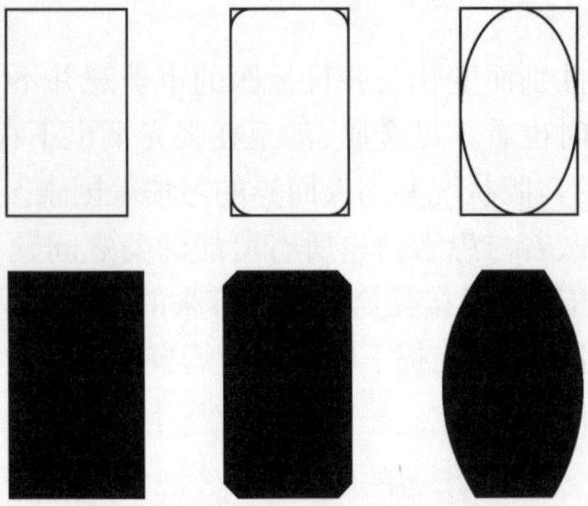

图 4-14　方圆产生的不同长宽错觉

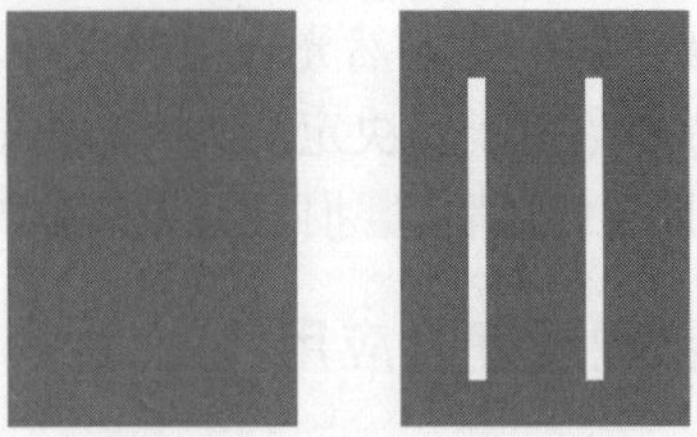

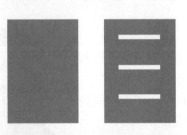

图 4-15　垂直线强调高度感；延伸其长度视觉

水平线强调宽度感；延伸其宽度视觉（图 4-16）。

斜线强调倾向性；延伸其放大视觉（图 4-17）。

图 4-16　水平线强调宽度感；延伸其宽度视觉

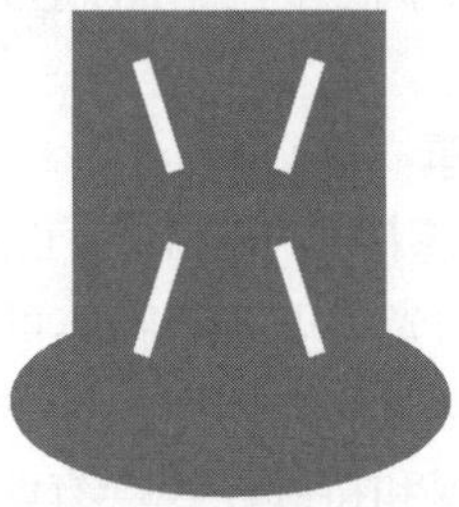

图 4-17　斜线强调倾向性；延伸已放大的视觉

端线外形影响总体的轮廓；夸张放大性与趋小性（图 4-18）。

深背景放大主体的轮廓（图 4-19）；浅背景缩小主体的轮廓（较深色物体显得外形较小，浅色物体显得外形较大）。

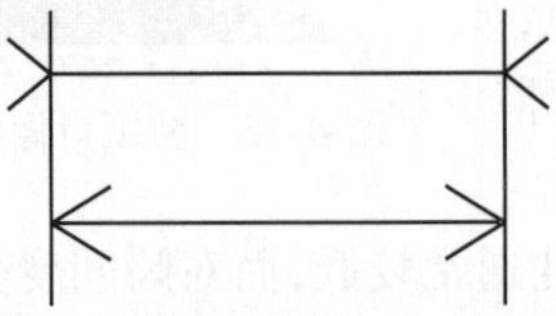

图 4-18　边界线影响总体的轮廓；两条等长的上线显得夸张扩大性与缩小性

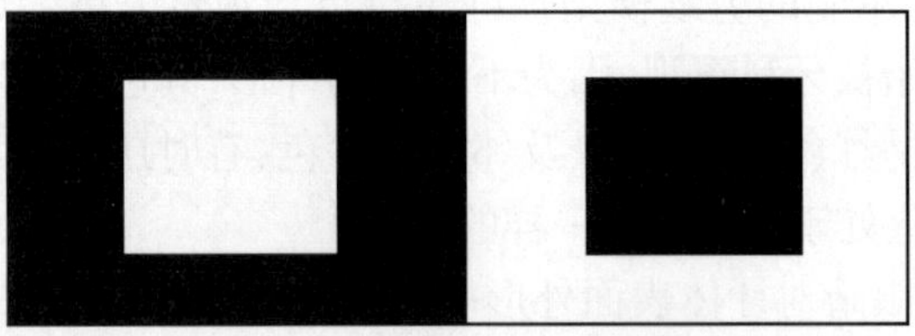

图 4-19　背景造成的错觉

左图：深背景放大主体的轮廓；右图：浅背景缩小主体的轮廓

对比线条产生的视觉（图 4-20）。

色彩可影响物体形态大小（图 4-21）。

总之，在修复中可充分利用美学基本原理，提高自然美的修复效果（图 4-22，23）。

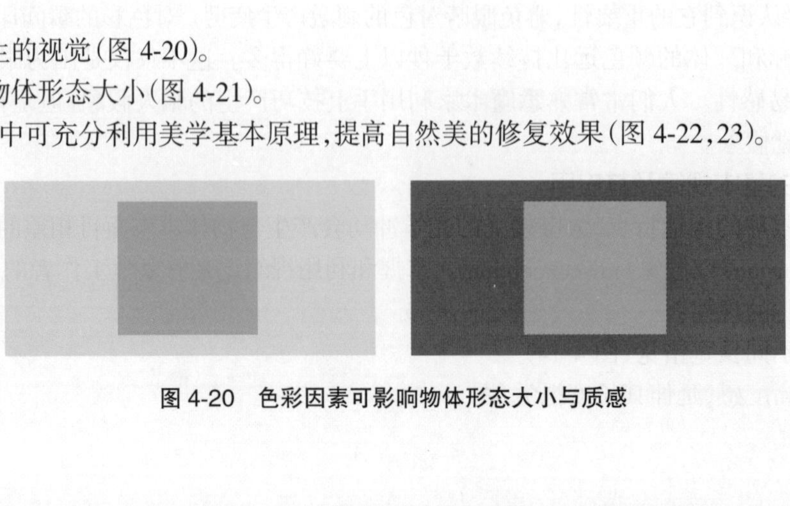

图 4-20　色彩因素可影响物体形态大小与质感

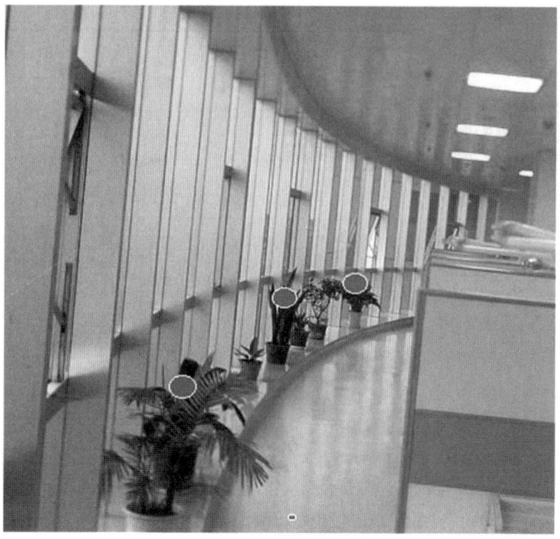

图 4-21　对比线条产生的视觉假象

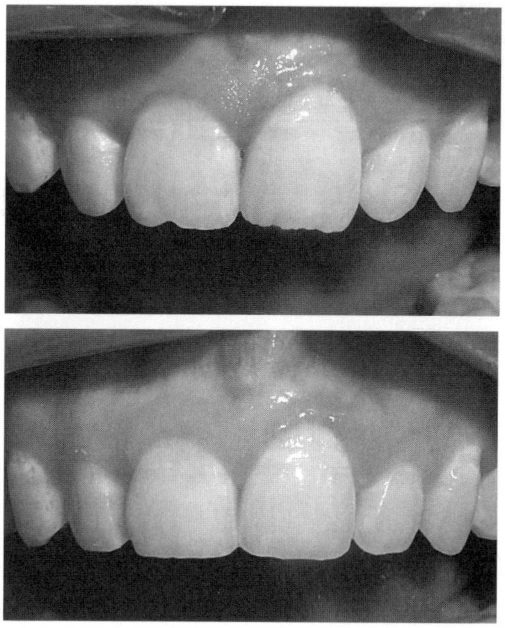

图 4-22　改变上颌切牙外形及切缘弧线使之显得自然

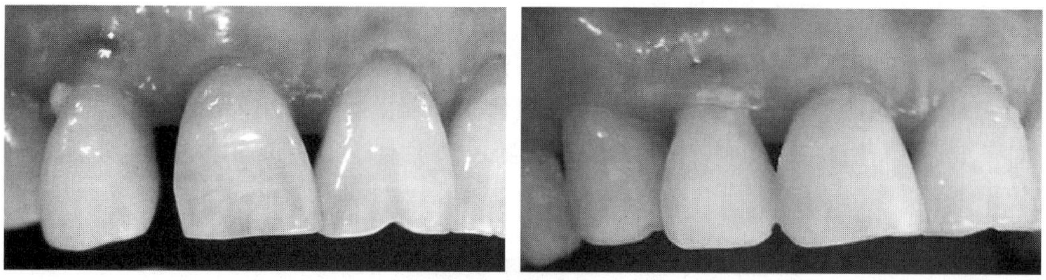

图 4-23
左图：上颌前牙牙冠改形修复前；右图：改形后并以复合树脂消除小间隙

（马轩祥）

参 考 文 献

1. 孙少宣．口腔医学美学. 合肥：安徽科学技术出版社，1994：1-12，88-215
2. Herbert T. Shillingburg，Sumiya Hobo，Lowell D. Whitsett，et al.Fundamentals of Fixed prosthodontics.Third Editio. Chicago：Quintessence Publishing Co.，1997：419-430
3. Claude R. Ruffenacht. Fundamentals of Esthetics. Chicago：Quintessence Co，Inc.，1992：11-134
4. Stanley D Tylman.Theory and practice of crown and fixed partial prosthodontics（bridge），6th ed.Saint Louis：The C V Mosby Co，1970：542-545
5. 徐君伍．口腔修复理论与临床．北京：人民卫生出版社，1999：686-688
6. Josef Schmidseder. 美容牙科学彩色图谱．章魁华，译．北京：中国医药科技出版社，2003：1-6
7. 王欣，王鑫．色彩构成. 武汉：湖北美术出版社，2005：18-21
8. Stephen J Chu，Alessandro Devigus，Adam mieleszko. 口腔美学比色. 郭航，刘峰，译. 北京：人民军医出版社，2008：1-48
9. 施长溪．临床美容牙科. 彩色图谱. 西安：第四军医大学出版社，2010：1-7
10. 王欣，王鑫．色彩构成. 武汉：湖北美术出版社，2005：1-57
11. Josef Schmidseder. 美容牙科彩色图谱. 章魁华，李盛琳，陈永，等译. 北京：中国医药科技出版社，2003：7-16

第五章

冠、桥修复前的准备

高品位的修复，应体现出精良与完美。但是，临床相当多的病例是在不理想的条件下开始修复的，因而，常常出现不尽如人意的、有缺陷的修复结果。因此，近年来，越来越多的修复医师倾向于把修复前的基础治疗做扎实，使修复治疗建立在高的起点上，以实现高精品位的修复目标。

修复前的治疗除了进行完善的牙体、牙髓治疗外，对影响排牙、外形、支持、固位、美观、边缘设计等软硬组织，有必要会同牙周科、正畸科、颌面外科的医师进行必要的协同处理。

一、牙龈外形改造——牙龈成形术

因牙周炎、牙结石和外伤等原因形成的牙龈形态异常，如牙龈缘楔形、锯齿形、龈缘弧形不对称以及龈边缘肥厚等（图 5-1），既影响修复的美观效果，又会因冠边缘的自结作用差而发生菌斑积聚等修复后并发症。对于上述牙行冠桥修复，应首先考虑进行牙龈成形手术（gingivoplasty）的优化处理，才能获得满意的修复效果。

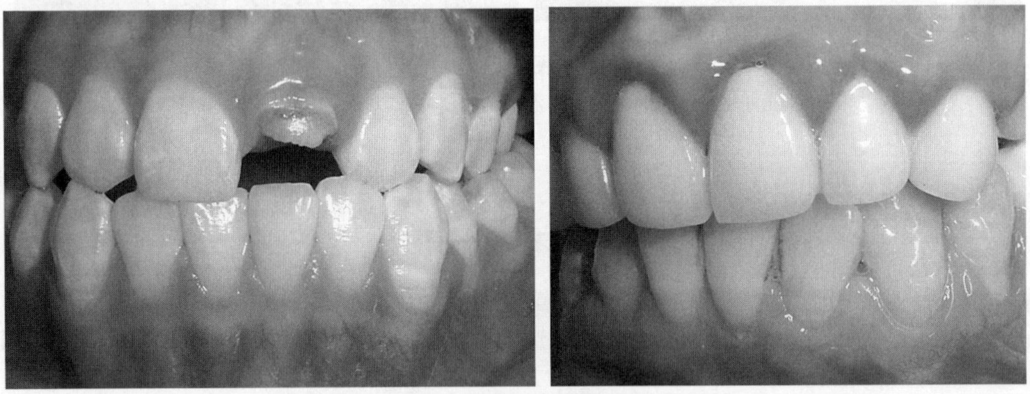

图 5-1　牙龈形态异常

左图：牙龈不对称；右图：龈缘肿胀、充血

1. 适应证　牙龈的形态异常，如不规则的退缩或增生；龈缘的位置与邻牙不协调；龈缘的弧形异常，如龈裂、龈缘突起；龈乳头形态不规则，如退缩、悬垂等。

2. 非适应证　急性炎症期；重度牙龈退缩（应考虑其他手术治疗）；牙槽骨形态明显异常（应考虑牙槽手术矫正）；非手术适应证患者。

3. 治疗程序及具体手术方法　参见牙周病学。首先拍摄患牙 X 线片，必要时用数字化牙片加牙周探针检测病变区的范围，协助确定手术方法和范围。

(1) 测量待修整牙龈的厚度、盲袋深度、龈缘突起、待修整的尺寸与对侧同名牙的龈缘弧形修整的宽度和走向等。

(2) 进行常规术前口腔洁治、术区清洗、消毒、麻醉等准备。

(3) 或用斧形刀以 30° 的角度将过度肥厚的牙龈缘切成较薄的斜面(图 5-2)。

(4) 或用弯头小剪刀将过度肥厚的牙龈缘剪成较薄的斜面,必要时再以手术刀仔细修整(图 5-3 上图左)。

(5) 或用消毒的砂轮修整牙龈或龈乳突外形(图 5-3 上图右)。

(6) 或用高频电刀修整不规则、不对称的龈缘(图 5-3 下图)。

(7) 必要时进行止血,常规放牙周塞治剂。

手术施行者应为具备资格的专业医师或专科医师。

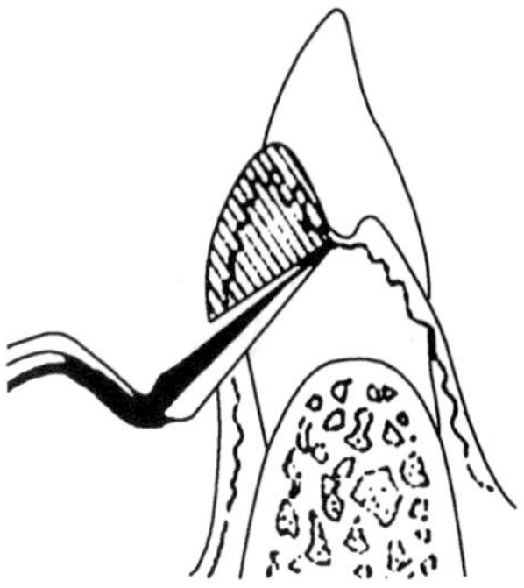

图 5-2　牙龈切除术

4. 修复设计　修复时机应在牙龈手术后 1 周后,待牙龈组织完全愈合,龈缘平整光滑,达到预期目的后开始牙体预备。前牙龈切时,应预留出正常的龈沟深度。牙体预备时,将冠边缘设计在龈沟内 0.5mm 处。如无法满足此要求,可以设计成全瓷龈边缘。

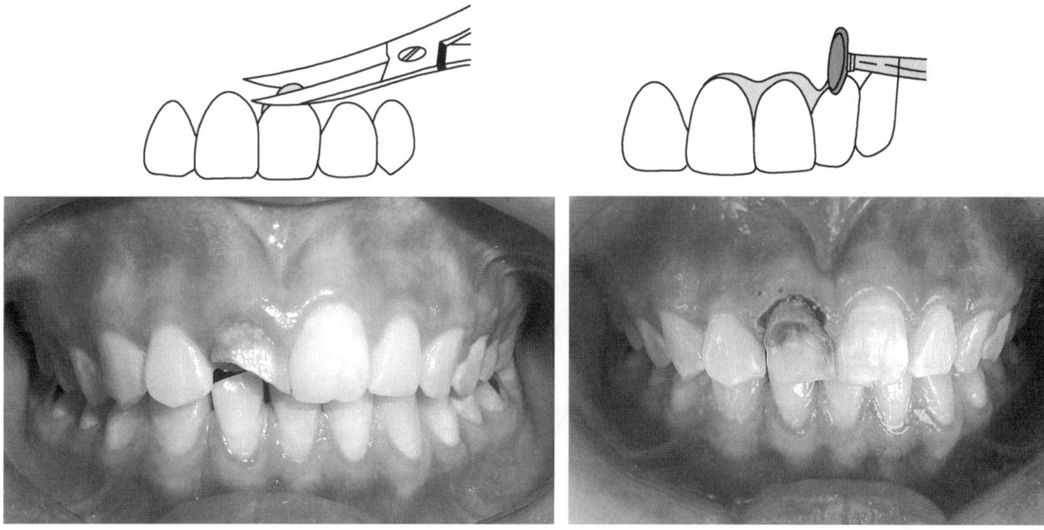

图 5-3　牙龈缘修整的不同方法

上左图:修剪法;上右图:磨改法;下图:电切法前后

二、牙龈外形改造——牙冠延长术

牙冠延长术(crown lengthening procedure)在有些情况下,或者更确切地说是进行盲袋消除,以恢复牙冠正常的龈沟;或者待修复牙的临床牙冠偏短,为了美观,暴露更长一些的牙冠。无论何种情况,应当进行相应的测量,决定切除牙龈的量和新建立的龈缘的外形。

1. 适应证

(1) 龋损延伸至龈下,形成病理性牙周袋。

(2) 牙体斜折,断片至龈下,需要暴露之,以加强冠修复体的自结作用。

(3) 牙龈附丽被破坏,形成盲袋,出现溢脓、肿胀等临床症状。

(4) 牙龈增生,造成与对侧同名牙牙龈不对称,或形成了盲袋。

(5) 待修复前牙的临床牙冠短于对侧同名牙,可用龈切法纠正者。

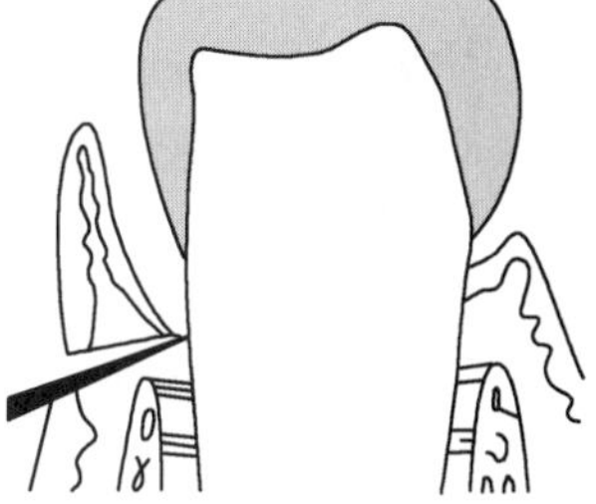

图 5-4　牙冠延长术(切除牙周的盲袋)

2. 非适应证　急性炎症期;牙周袋已经超过牙根的 1/3,龈切术后效果不理想者;严重松动牙无保留价值者。牙龈与对侧同名牙不对称的发育尚没完成的儿童、少年;非手术适应证患者。

3. 治疗程序及手术方法(图 5-4)　首先拍摄患牙 X 线片,必要时用数字化牙片加牙周探针检测病变区的范围,协助确定手术方法和范围。

术前准备同牙龈成形术。

以牙周探针探测不同部位龈袋的深度，并用注射针头蘸亚甲蓝作出标记。

对于尚有一定的龈附丽，可在龈沟底做龈切。

如龈切是为了龈沟不深的临床牙冠过短矫正，可适当去除少许支持骨。

对于龈袋不太深且附丽龈宽度不够者，可做根向翻瓣复位术并同时做牙槽嵴修整降低。

必要时进行止血，常规放牙周塞治剂。

需要注意的是要与牙体治疗和冠临时性修复相配合。伤口愈合并达到预期目的后进行永久性修复。

手术施行者应为具备资格的专业医师或专科医师。

4. 修复设计　修复时机应在牙龈手术后1周后，待牙龈组织完全愈合，龈缘平整光滑，达到预期目的后开始牙体预备。前牙龈切时，应预留出正常的龈沟深度。牙体预备时，应参考对侧同名牙的颈缘位置，尽量做到对称。将冠边缘设计在龈沟内0.5mm或平齐龈缘处。

三、牙龈外形改造——牙龈退缩矫正术

牙龈退缩矫正术（gingival shrink or cowering）又可称为膜龈手术（mucogingival surgery）。牙龈退缩可以引起牙根暴露、牙龈附丽（生物学宽度）变窄或丧失，易发生牙周炎，也影响修复体的美观。

1. 适应证

(1) 牙龈退缩、牙根外露伴牙本质过敏，食物嵌塞。

(2) 龈附丽高度不足或丧失，有牙周炎加重倾向者。

(3) 牙周袋超过膜龈联合者。

(4) 有根面龋，影响冠修复体边缘设计和修复体美观者。

2. 非适应证　基本同牙冠延长术者，另外对于严重牙龈退缩超过膜龈联合伴有邻牙间隙牙周组织丧失者，手术效果往往不佳。

3. 治疗程序及手术方法　首先拍摄患牙X线片，必要时用数字化牙片加牙周探针检测病变区的范围，协助确定手术方法和范围。

可选择如下手术：

龈瓣侧向移位术（laterally position flap surgery）

双乳头龈瓣转移术（double papilla flap surgery）

自体游离龈瓣转移术（free gingival autografts）

具体手术方法，参加有关专业参考书。

手术施行者应为具备资格的专业医师或专科医师。

需要注意的是，来要求修复的初诊患者，应经过严格仔细的检查，经专业医师或有资格的专业人士会诊，审慎决定是否手术或手术方案。各项检查记录、口腔照相等资料应保存完善。对于手术后的治疗效果和修复效果一并评估，并征得患者理解和同意，在签署同意书后方可按照计划进行系统的治疗。

4. 修复设计　见本章二。

四、牙龈外形改造——牙龈切除术

牙龈切除术（gingivectomy）又称龈切术，旨在切除病理性牙周袋，中、轻度骨上袋或增生的牙龈组织，以及对各种原因造成的不良龈缘形态进行修整的手术治疗方法。

1. 适应证

(1) 因各种原因形成的病理性牙周袋。

(2) 龋损延伸至龈缘下，妨碍修复的龈边缘健康。

(3) 中、轻度骨上袋或增生的牙龈组织。

(4) 牙龈增生肥大，形成了盲袋，且用一般方法难于治愈者。

(5) 慢性牙周脓肿。

(6) 待修复前牙的临床牙冠短于对侧同名牙,可用龈切法纠正者。

(7) 龈瘤。

2. 非适应证　基本同牙冠延长术,牙周袋超过膜龈联合,牙槽骨缺损和畸形,需要做骨修整术者。

3. 治疗程序及手术方法　首先拍摄患牙X线片,必要时用数字化牙片加牙周探针检测病变区的范围,协助确定手术方法和范围。

可用常规牙龈手术方法。龈切除手术范围小者,可用高频电刀切除。具体方法和注意事项参见有关章节和牙周病学。

手术施行者应为具备资格的专业医师或专科医师。

4. 修复设计　同牙龈成形术。

五、磨牙根分叉病牙保存修复前的手术治疗——截根术

磨牙根分叉部的病变关系到修复体的边缘质量,为磨牙设计人造冠修复体时,可采取切除病变的一个根——截根术;暴露根分叉处,是下颌磨牙成为各自独立的两半——牙体分离术;以及切除磨牙无法保留的一半——半切术,以便保存修复患牙牙体的一部分,改善修复条件。

截根术(root amputation)又称根切术(root resection),如多根牙的某一个根患了难于治愈的根分叉病变,牙周炎,明显的根吸收,根折或龋损严重时,可以考虑将患根单独切除,保留剩余的牙体组织。

1. 适应证

(1) 多根牙严重的根分叉病变,久治不愈,或反复发作,一个近颊根或远颊根病变严重,借切术以便使根分叉处的病变得以治愈者。

(2) 多根牙的一个牙根根折,其他牙根完好。

(3) 多根牙的一个牙根有明显的根吸收,其他牙根完好。

(4) 多根牙的个别牙根严重的牙周病变,或严重的杯状骨吸收。

(5) 根切术后保留的牙体组织能进行有效的牙髓、牙体治疗,具备足够的抗力形、固位形者。

2. 非适应证

(1) 患牙处于急性炎症期。

(2) 患牙其他牙根也有严重的根吸收、根周骨吸收、严重的炎症,个别根切后,患牙难于获得支持、固位,或自身难于保存者。

(3) 广泛的根分叉处的病变,根切后预后不良者慎采用根切术。

(4) 非一般手术适应证的患者。

3. 治疗程序及手术方法　首先拍摄患牙X线片,必要时用数字化牙片加牙周探针检测病变区的范围,协助确定手术方法和范围。术前应完成完善的根管治疗,并做缜密的根管树脂或汞合金充填。根管治疗1~2周后,保留的牙根无任何尖周病变时再考虑手术。

手术方法及注意事项参见牙周病学等有关参考书。

手术施行者应为具备资格的专业医师或专科医师。

4. 修复设计　修复时机应在手术后1周后,待伤口完全愈合,龈缘平整光滑,达到预期目的后开始牙体预备。

牙体预备时,应尽量保存牙体组织,减小轴壁聚合度,减小颊舌径和𬌗面接触面积,适当减轻根切侧的咬合接触力量,增加𬌗面排溢沟,适当扩大冠的邻面接触面积。

如根切后的患牙支持、固位条件不足,如邻牙需要修复时,还可考虑与邻牙一起设计成联冠。原则上不宜单独作为长桥一端的基牙使用。

六、牙根分叉病牙保存修复前的手术治疗——牙体分离术

磨牙牙体分离术(root separation)又称磨牙分根术,是为了治疗根分叉处的病变,将下颌磨牙从颊舌向上切开分成近远中两个部分,形成两个类似的前磨牙,以暴露出根分叉部,改善治疗条件和有效控制

髓室底的病变。

1. 适应证

(1) 难以治疗的或久治不愈的下颌根分叉处病变。

(2) 根分叉处有一定的牙槽骨吸收，近远中根及根周状况尚好，能够保存者。

(3) 分根前已经进行了完善的牙髓治疗，分根后可以利用牙根进行冠修复或作为覆盖基牙使用者。

2. 非适应证 同根切术者。

3. 治疗程序和手术方法 首先拍摄患牙X线片，必要时用数字化牙片加牙周探针检测病变区的范围，协助确定手术方法和范围。术前应完成完善的根管治疗，并做缜密的根管树脂或汞合金充填。根管治疗1~2周后，两个牙根无任何尖周病变时再考虑手术。

手术方法及注意事项参见牙周病学等有关参考书。

手术施行者应为具备资格的专业医师或专科医师。

4. 修复设计 修复时机应在手术1周后，待伤口完全愈合，龈缘平整光滑，达到预期目的后开始牙体预备。

可设计成两个单独的前磨牙或两个前磨牙联冠。牙体预备时，应保证两个根之间应有的修复间隙。应减小颊修复体的舌径和𬌗面接触面积，适当扩大冠的邻面接触面积。要特别注意修复体的相当于根分叉处的自洁作用，防止邻间隙过小。如患牙支持、固位条件不足，可设计成联冠，但龈底应高度抛光。

如根周条件好，可考虑作为固定桥的基牙使用。

七、根分叉病牙保存修复前的手术治疗——磨牙半切术

半切术(tooth hemisection)主要是指下颌磨牙半切(mandibular molar hemisection)，为了将双根牙的一个患有严重根周病变的牙根连同该根上部牙冠的一部分切除，保留尚健康的另外一半，然后进行冠或桥修复。

1. 适应证

(1) 下颌磨牙根分叉处的病变难于用常规方法治愈，一个牙根的炎症或缺损严重，另一个基本正常，能够进行完善的根管治疗，而且根周有足够的牙槽骨支持。

(2) 半切术后的余留牙能够满足自身及修复体基本的固位、支持条件。

2. 非适应证 患牙处于急性炎症期；或没有进行完善的根管治疗者；半切术后，保留的牙体组织预后不良，进行性根尖周病变；剩余牙体组织不能满足修复条件者。

3. 治疗程序及手术方法 应首先拍摄患牙X线片，必要时用数字化牙片加牙周探针检测病变区的范围，协助确定手术方法和范围(图5-5)。术前应完成完善的根管治疗，并做缜密的根管树脂或汞合金充填。根管治疗1~2周后，两个牙根无任何尖周病变时再考虑手术。

具体手术方法参见牙周病学等参考书。

4. 修复设计 修复时机应在手术1周后，待伤口完全愈合，龈缘平整光滑，达到预期目的后开始牙体预备。

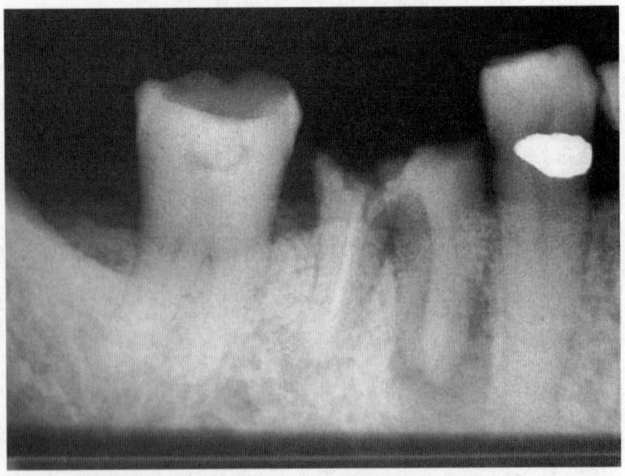

图5-5 磨牙半切术前的X线牙片

可设计成两个单独的前磨牙或两个前磨牙联冠。牙体预备时，应保证两个根之间应有的修复间隙。应减小颊修复体的舌径和𬌗面接触面积，适当扩大冠的邻面接触面积。要特别注意修复体的相当于根分叉处的自洁作用，防止邻间隙过小。如患牙支持、固位条件不足，可设计成联冠，但龈底应高度抛光。

如根周条件好，可考虑作为固定桥的基牙使用。

八、修复前外科手术矫正牙槽嵴畸形

缺牙区牙槽骨存在的突起性畸形（骨嵴、骨尖）、凹陷性畸形（拔牙后牙槽窝久未愈合的凹陷、个别缺牙已久，牙槽嵴严重吸收）、均匀性畸形（拔牙时间已久的牙槽嵴吸收多，近期拔牙的牙槽嵴吸收少，造成牙槽嵴弓形不匀称、表面凹凸不均匀）等各种情况引起排牙困难，桥体与患牙应有形态严重不和谐，与对侧同名牙不对称，或影响桥体轴壁的正常突度和自洁。

覆盖缺牙区牙槽嵴的软组织瘢痕、条索状软组织，影响印模的准确性和桥体龈底的外形和自洁作用。

上述情况应进行牙槽骨相应的手术后，再行修复以获得满意的效果。

1. 适应证

(1) 牙槽突修整术（alveoloplasty），适合于牙槽嵴上的骨突、骨尖、局部过大的倒凹。

(2) 软组织增生修整术（excision of hyperplastic soft tissues），用于老年人牙槽嵴顶条索状口腔黏膜组织或拔牙后的瘢痕。

上述方法使桥体的外形得到优化，改善了自洁和美观。

(3) 牙槽嵴重建或牙槽嵴加高术（alveolar crest reconstruction or alveolar augmentation），较大范围的牙槽骨重建适用于外伤、颌骨肿瘤切除，牙槽嵴完全吸收、伴严重的牙槽骨吸收。局部颌骨重建适用于个别牙缺失后的严重骨吸收。手术矫正后，改善桥体与黏膜组织的接触关系，并有利于修复体轴壁形态合理设计。

(4) 桥体龈凹成形术（pontic gumplastica），用于前牙固定桥桥体的美观处理。通常在丰满的缺牙区牙槽嵴上形成浅凹，类似于弹头状凹陷（pontic bellet-shaped）以便桥体的龈底与牙槽嵴的关系显得更自然（图 5-6）。

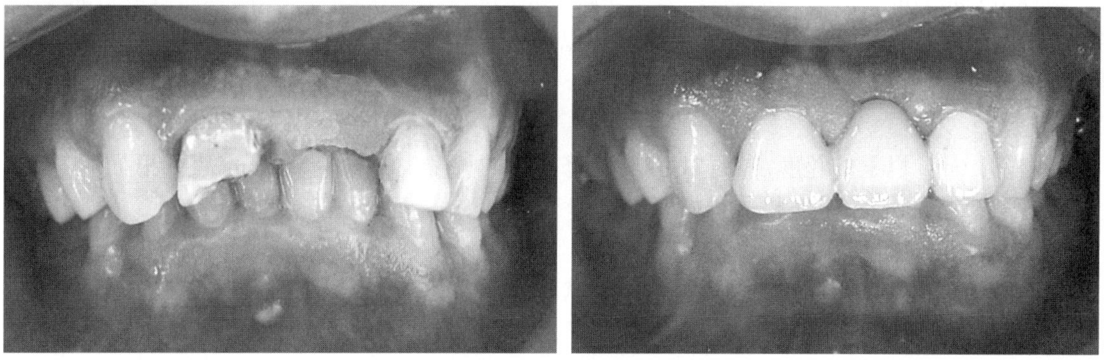

图 5-6　桥体龈凹成形术后的前后效果

2. 非适应证　非一般手术适应证如严重的高血压、心血管病、糖尿病、骨质疏松症的患者；进行性骨吸收和急性炎症；无力承受手术的患者。

3. 治疗程序及手术方法　仔细检查口腔情况，判断颌骨和牙槽嵴畸形程度、病程和原因，拟定修复方案，初步拟订颌骨或牙槽嵴手术方案，定出颌骨加高的量或骨嵴、骨突的位置、范围。必要时拍照颌骨全景片，还可以测定骨密度值，协助判断骨质质量。

具体手术方法和注意事项见颌面外科学及相关专著。

修复注意事项：手术前应有明确的修复方案，根据修复要求准确控制牙槽骨的休整量；大范围的颌骨修整或植骨、骨诱导加高牙槽嵴，应在手术 3 个月以后复查 X 线片，待骨痂形成才可以进行修复治疗。

手术施行者应为具备资格的专业医师或专科医师。

九、自体牙移植术

自体牙移植术（autotransplantation of tooth）是指利用患者自身拔除的阻生牙、埋伏牙或错位牙异位植入颌骨，修复牙列前部的缺损或改善固定桥基牙设计。

1. 适应证

(1) 年龄在 13~22 岁的青少年，其牙根尚未完全发育完成者。

(2) 患者个别牙缺失，同一颌骨上有需要正畸拔牙、阻生牙拔牙、埋伏牙拔牙的同类牙，可提供自体牙移植的牙源。

(3) 身体健康，受牙区颌骨、黏膜正常，有合适的植牙区空间（近远中径、㬰龈径合适）。

(4) 供牙本身牙体形态正常、完整，牙体、牙髓正常。

2. 非适应证 供牙本身不健康，或形态异常；无足够的植牙空间和健康的受牙区；牙根发育尚未形成根长的 1/2；患者有一般手术禁忌证或无法承受手术者。

3. 治疗程序和手术方法 仔细检查口腔情况，拍摄牙列及颌骨的全景 X 线片，必要时拍摄数字化牙片，手工结合计算机准确测量受牙区和供牙牙体的近远中径、切龈、㬰龈距离。必要时可对受牙区的邻牙做适当磨改，受牙区的近远中径等于或略微小于供牙的近远中径。如供牙的㬰龈径过大，可在拔牙前适当磨改，或根据其实际长度准备受牙床的深度，使植入的牙体满足植牙排列的要求。

具体手术方法和注意事项见颌面外科学及相关专著。

修复注意事项：手术前应与患者认真交谈，征得患者及家长的认同；牙量测量准确；严格把握适应证；作好术后口腔护理，控制感染；牙植入术后及时用结扎丝或树脂粘结剂固定供牙于邻牙上，至少应固定 3 个月；根据与邻牙、对㬰牙的关系，认真及时地调㬰；定期随访观察，配合口腔清洁和使用局部预防性消炎措施。

手术施行者应为具备资格的专业医师或专科医师。

十、牙根导萌

导萌（artificial eruption）又称助萌，以人工正畸矫正力将迟萌出的埋伏牙、龋损所致或折断在龈缘下的残根牵引到预定位置。牙折线常常发生于牙龈以内，为了与邻牙或对侧同名牙对称，残根常常需要在导萌后，再进行修复，以获得美观效果。

1. 适应证

(1) 残根有 6mm 以上的长度，根面如为斜折，修平后的长度也不得少于 6mm，且牙根具备正常外形，根面在龈缘下不超 4mm，能满足桩或钉的固位。

(2) 残根有正常的牙周支持。

(3) 残根经过完善的根管治疗，没有根尖周症状。

2. 非适应证 牙根畸形、过短、过细、弯曲等无法为桩钉提供足够的固位者；牙根纵折或斜折，折裂线超过龈缘下 4mm 以上者；患有严重的牙周炎、骨吸收、牙槽骨骨质吸收者；没有经过完善的根冠治疗者；患者无法承受该治疗以及不能配合治疗的其他生理、心理和精神性疾病者。

3. 治疗程序和方法

(1) 拍摄患牙的 X 线片，测量残根的长度和根径，判断根面位置及牙周情况；检查患牙的邻牙、对㬰牙及牙列情况，拟订修复体的类型、固位设计要求；制订整个根管治疗、正畸导萌、修复的系统计划；取研究模、拍照患者的牙列、正面像，记录相关资料。

(2) 导萌方法，后牙可采取局部固定矫治器，用改良的 T 形曲，把弓丝锁槽置于患牙或支抗种植牙的颊侧，借助弓丝的矫治力伸长第一磨牙、压低第二磨牙（图 5-7）。前牙可采取局部固定矫治器或唇弓加橡皮筋牵引。待根管治疗完毕，根管内植入螺纹桩，根面铸造一个环状结构（牵引环），将加力丝或橡皮筋挂在牵引环上（图 5-8）。具体导萌技术操作参见口腔正畸学及有关参考书。

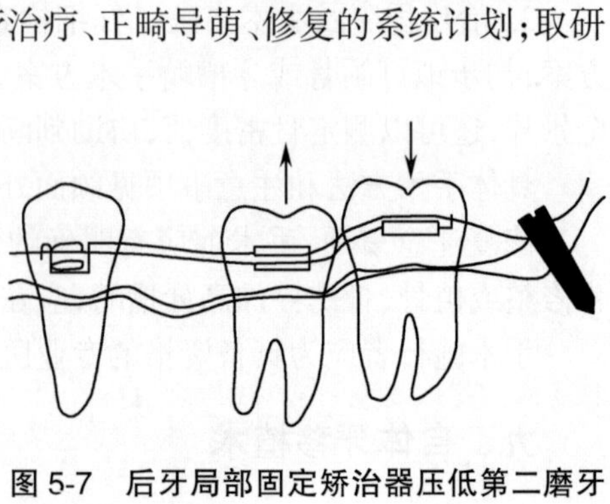

图 5-7 后牙局部固定矫治器压低第二磨牙与导萌第一磨牙

4. 治疗周期及注意事项

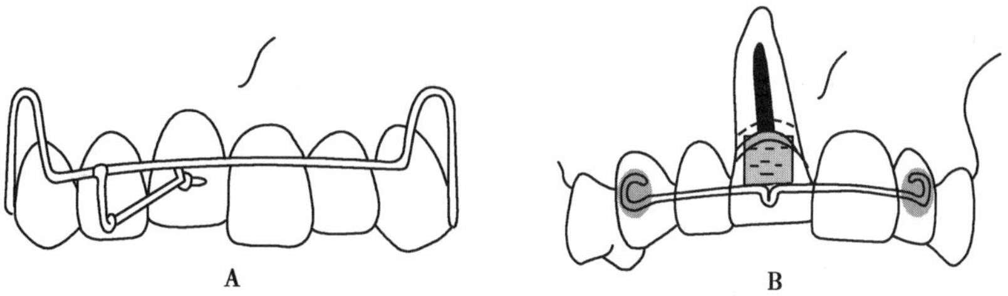

图 5-8　前牙局部固定矫治器导萌

A. 别针簧导萌；B. 橡皮筋牵引导萌

（1）如残根位置不深，可以高频电刀环切牙龈，暴露根面，5~7 天后，行根管治疗。

（2）非感染根管通常可一次完成根冠治疗；感染根管板有根尖周炎症，应在完全控制根周炎症 1~2 周后进行根内桩植入。

（3）导萌矫治时间，由根牵引的距离而定，青少年患者，可以按照 2~3mm/ 月计算，通常牵引时间需要数月，而固定保持时间为 6 个月。

注意牵引时间不得过快，避免因牵引力过大、过快引起牙根被拔出；或根周牙槽骨重建滞后，导致牙根松动；综合治疗计划应周密，防止出现导萌后的牙修复治疗失败；为防止导萌牙过早受力引起骨吸收，可做暂时性修复，减少殆力，待患者根周正常或到了永久性修复年龄时，再改为永久修复体。

十一、基牙倾斜角度矫正

固定桥基牙长轴倾斜临床上常常遇到，特别是当基牙倾斜超过 25° 的病例，可带来基牙一侧受力过大、咬合疼痛、自洁、继发龋等许多并发症。这在长期缺失牙未修复的病例，尤其是下颌磨牙更为常见。另外，下颌第三磨牙的利用常常会遇到基牙长轴问题。正畸学的发展，局部固定矫治器的应用，为改善倾斜基牙的受力提供了有力的手段，借此，可以大大改善固定桥的设计和修复质量，减少倾斜牙的牙体磨切量，扩大了倾斜牙的适应证。

1. 适应证

（1）拟作为基牙的倾斜牙长轴倾斜影响其受力，或长轴超过 25°。

（2）患牙牙体、牙周符合基牙条件。

（3）患者有接受矫治的身体、心理和经济条件。

2. 非适应证　患牙牙周炎症、骨质明显吸收、骨质疏松、牙根过短、明显弯曲、根径过细、融合根，牙冠畸形等不适合作为基牙或接受正畸矫治者；患者的生理、心理、精神或经济条件无法承受正畸治疗或修复治疗者。

3. 治疗程序及方法　仔细检查口腔情况，拍摄牙列及颌骨的全景 X 线片，必要时拍摄数字化牙片，手工结合计算机准确测量患牙的长轴倾斜角度。必要时可改变投射角度，以判断准确的倾斜角。但采用患牙牙冠向远中移位时，其殆面应做适当磨改。如相邻的第三磨牙不需要保留，可在开始矫治前拔牙。

后牙可采取局部固定矫治器，用改良的 T 形曲，把弓丝锁槽置于患牙及支抗牙的颊侧，借助弓丝的矫治力伸长患牙（图 5-9）。前牙可采取局部固定矫治器或唇弓加橡皮筋牵引。待根管治疗完毕，根管内植入螺纹桩，根面铸造一个环状结构（牵引环），将加力丝或橡皮筋挂在牵引环上。

具体手术方法和注意事项详见颌面外科学及相关专著。

修复注意事项：同牙根导萌术。手术前应与患者认真交谈，征得患者及家长的认同；牙长轴倾斜角度的测量应准确；严格把握适应证；作好术后口腔护理；完成矫治后使用冠内或冠外保持器至少 6 个月；根据与邻牙、对殆牙的关系，认真及时地

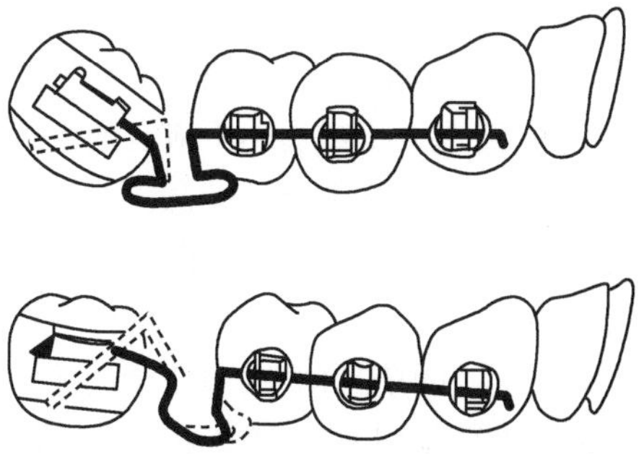

图 5-9　局部固定矫治器矫正倾斜基牙

上图：矫治前；下图：矫正后基牙

调𬌗;定期随访观察,配合口腔清洁和使用局部预防性消炎措施。

十二、基牙位置的优化移动

后牙第二、三磨牙缺失,局部可摘义齿的修复效果往往不理想,设计以近中两个基牙支持的单段固定桥,受力不合理,而且患者常常不愿意磨切第一磨牙和第二前磨牙。近年来,正畸局部固定矫治器的广泛应用,第一、三磨牙缺失,移动第二磨牙向近中,而不做固定桥修复。或第二、三磨牙缺失,移动第一磨牙向远中,使单端固定桥改为双端固定桥,都成为临床设计的选择方案(图 5-10,11)。

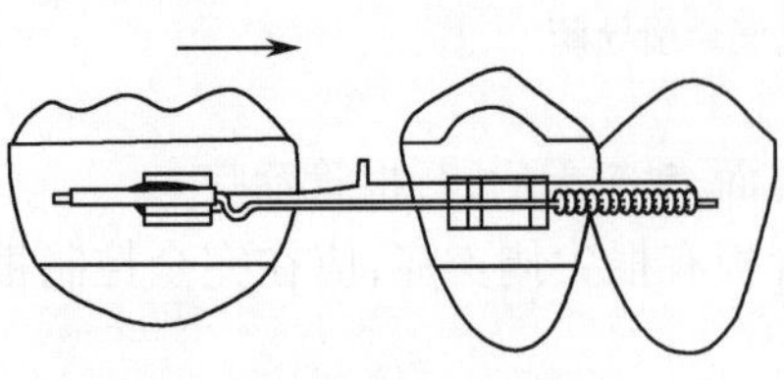

图 5-10 正畸局部固定矫治器移动第二磨牙向近中作为第一磨牙

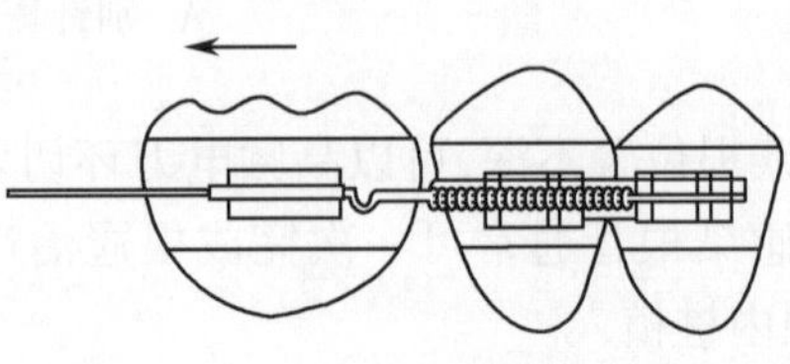

图 5-11 正畸局部固定矫治器移动第一磨牙向远中作为远基牙

考虑的要点如下:

(1) 待移动牙的发育已基本完成,牙体基本正常,牙体牙周健康。

(2) 患者为青少年,颌骨、牙周状况良好,有满意的支抗牙。

(3) 愿意并能够承受正畸治疗。

(4) 移动牙作为基牙使用,应在移动到位并保持 6 个月以后,检查其牙体牙周属于正常后,才可开始固定桥修复。

(5) 牙移位时,如遇到𬌗干扰,随时调𬌗排除阻力。

(6) 如移动第二磨牙向远中,设计⑤ 6 ⑦固定桥,可根据对𬌗牙的𬌗关系,控制好移动距离。或为了减轻基牙的负荷,只移动一个前磨牙的距离,设计成⑤ 5 ⑹固定桥。

具体正畸技术操作参见正畸学。

需要注意的是,严格掌握适应证,与患者充分讨论,在患者充分认可风险前提下才开始治疗。牙位移动速度不宜太快,磨牙移动后骨重建较单根牙慢,需要保持的时间相对较长。固定桥设计时,尽量减轻𬌗力,必要时先采用过渡性冠桥修复,观察半年或更长时间后,再更换成永久性修复体。密切观察牙周变化,定期随访,控制好口腔卫生。

十三、间隙大小的正畸处理

因遗传、发育畸形、牙周病等原因形成的前牙大小间隙,常常是冠桥修复面对的难题。诚然,个别牙与邻牙间存在 1mm 左右的小间隙,或缺牙间隙比对侧同名牙大 1~2mm,可以利用人工牙或固位体的近远中径分配,或利用前面讨论过的视幻觉原理处理修复体,一般情况下大部分病例可以得到满意的效果。但是,在多个前牙存在小间隙切牙量远小于骨量,或缺牙间隙远大于或远小于应有的近远中径时,动用常规修复手段也往往难于满意。此时,应考虑到正畸方法合并间隙,或扩大间隙的办法,实现和谐对称美学效果。

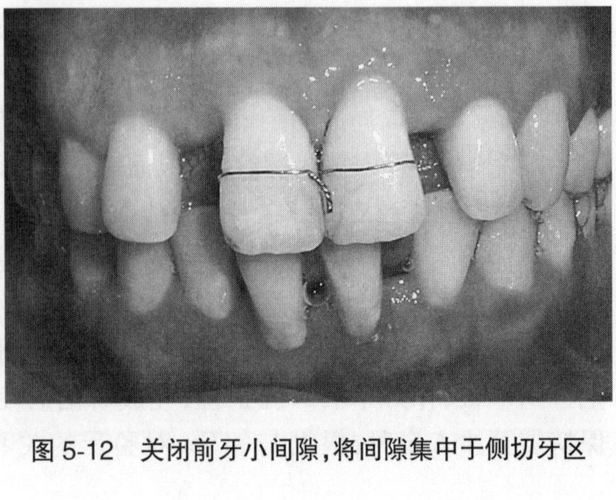

图 5-12 关闭前牙小间隙,将间隙集中于侧切牙区

(1) 关闭前牙间隙:适用于前牙多个小间隙,取研究模,进行牙量和间隙总量的测量,必要时做排牙实验。在尽量保持中线不偏的前提下,将间隙关闭,后牙也可向前移动,将整个牙列重新排列;如果患者年

龄较大，或伴有前磨牙区有牙体缺损或个别牙缺，可将各个间隙集中于尖牙或前磨牙区，根据缺隙大小再作固定桥设计(图 5-12)。

(2) 间隙再分配：适用于前牙多个近远中间隙，而且间隙有大有小(甚或个别牙间无间隙)。当一侧间隙的利用困难，利用改变牙冠的近远中径、利用视幻觉手段使每个待修复的牙分配合适间隙后，再进行修复。如果达不到目的，可利用正畸方法先集中间隙，然后再进行修复，以做到修复体的近远中径和谐(图 5-13，14)。

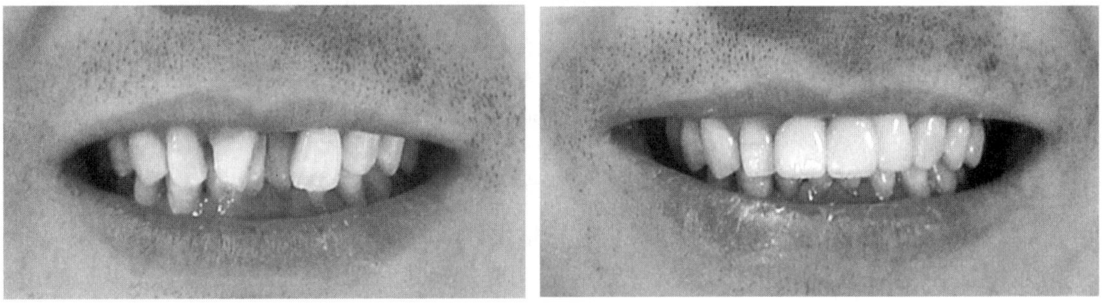

图 5-13　修复间隙重新分配再进行修复

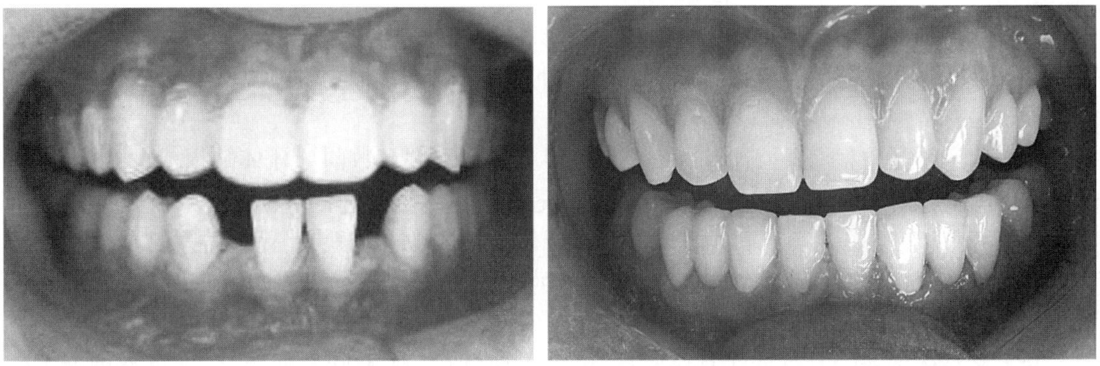

图 5-14　正畸方法将不均匀的间隙重新分配，使每个待修复的牙拥有合适间隙后，再进行修复

需要注意的是：掌握好适应证，前牙过小牙或存在牙体缺损，需要修复时，如能够用修复体平分间隙的方法，一般不轻易采用正畸治疗手段。间隙关闭或分配矫治后，移动的牙用保持器直到牙周和骨密度正常后方可进行修复。

十四、前牙异常殆的修复性矫正

修复前牙列中因全部或局部牙的垂直向或殆面左右倾斜角度造成的纵殆曲线和横殆曲线异常，妨碍下颌运动者，需要考虑殆曲线的矫正，以获得最佳的修复效果和水准。

全牙列的垂直向问题对修复体的使用效果影响较大，单凭口腔修复医师的修复设计往往难于完全矫正这些问题。如开殆、深覆殆、纵殆曲线反向、牙错位引起的锁殆，以及牙长轴颊舌向倾斜角度或殆面磨损所致的横殆曲线过小甚至反横殆曲线者，应与正畸科医师协商，确定修复前的系统治疗方案。

局部或个别牙造成的纵殆或横殆曲线问题，可采用拔牙、殆面磨改、做修复体降低或升高殆面，改变殆面倾斜角度等方法，改善殆曲线。

修复前要考虑的要点如下：

1. 前牙反殆矫正的适应证及修复处理方法　前牙中轻度反殆，垂直向反覆盖、反超殆在 3mm 以内的成年人，不宜或不愿意接受正畸治疗者，在牙周基本健康的前提下，可考虑做修复性治疗(图 5-15)。

治疗前，常规取研究模，拍摄 X 线牙片，经正畸科会诊后，仔细制订治疗方案。必要时先进行模型试

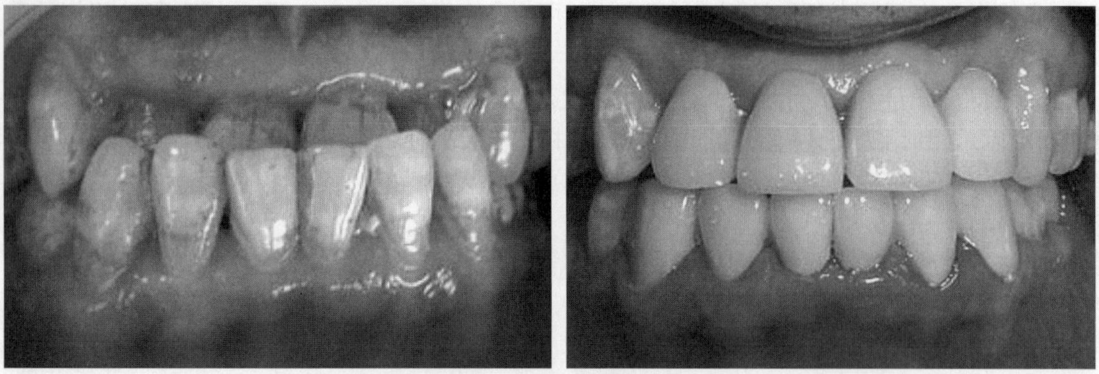

图 5-15 前牙反𬌗的修复矫正

作，以软蜡试排上前牙，或戴用活动义齿咬合板，患者对修复效果认可后，再进行正式冠桥修复。对于单纯前牙反𬌗，为了增加支持力，通常设计成联冠，并尽量设计成浅覆𬌗、浅覆盖。

进行冠桥预备时，常规局部麻醉下，预备出修复间隙。上颌前牙唇侧肩台可适当减少宽度，并在制作时适当加厚修复体的唇侧瓷层厚度，通过减小牙冠的唇舌向倾斜角度，适当减少牙冠的长度，以免造成唇侧食物滞留。

2. 前牙开𬌗矫正的适应证及修复处理方法

(1) 前牙开𬌗，垂直向超过 4mm 以上者，单靠修复体消除较为困难，特别是骨性开𬌗者。单纯性开𬌗可以通过正畸矫治。骨性开𬌗较严重时，需要通过外科 - 正畸联合治疗，保持期结束后，再进行牙体、牙列缺损的修复。

(2) 单纯前牙小开𬌗（垂直性开𬌗 2mm 左右），伴上颌或下颌多数前牙牙体缺损或少数牙缺失，可以在修复的同时，通过减小前牙长轴唇舌向角度、延长冠修复体的长度进行矫正。

(3) 前牙开𬌗超过 3mm，伴上下颌前牙都存在牙体缺损或数个牙缺失，可以在全部前牙烤瓷冠修复的同时，通过减小牙的唇舌向倾斜角度，适当延长冠的长度、减小上下颌覆𬌗量进行矫正。

3. 前牙深覆𬌗的矫正及修复处理方法

(1) 首先区分深覆𬌗的是骨性或是单纯性，前者需要外科 - 正畸联合矫治，后者可分别做正畸矫治或修复处理。

(2) 严重的前后牙深覆𬌗，年龄不大者，如条件许可，建议做正畸矫治。

(3) 严重的前后牙深覆𬌗，年龄大者，伴颞下颌关节症状者，仔细检查口颌系统的客观症状，拍摄正侧位 X 线片，取研究模型，请口腔颞下颌关节专科医师会诊，根据综合分析的结果，试做过渡性𬌗板，试戴 3~6 个月，彻底纠正颞下颌关节症状后，再做咬合重建。

如果是老年单纯的前牙深覆𬌗，下颌切断咬在上颌腭黏膜上，可针对牙列缺损的情况考虑在局部可摘义齿或固定桥修复时，适当磨短伸长的下前牙。

(4) 内倾性深覆𬌗伴重度𬌗磨损（图 5-16），经过上述诊断、治疗过程后，如存在牙体、牙列缺损，进行

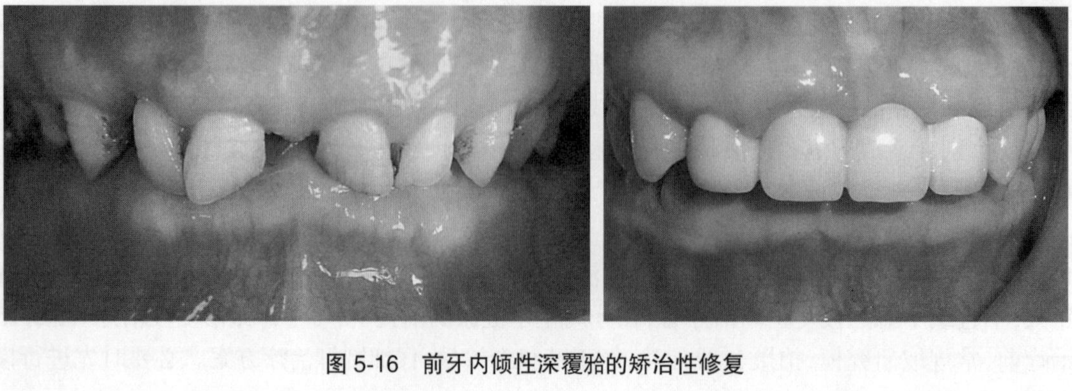

图 5-16 前牙内倾性深覆𬌗的矫治性修复

相应的冠桥修复时，采取加高咬合、改变牙长轴倾斜角度，适当减小牙冠长度等纠正深覆䫔。

⑸ 横䫔曲线反向的矫治，横䫔曲线应为向下的弧形，因牙列中前后牙面磨损不均，可使横䫔曲线呈向下的弧形（图5-17）。严重者可影响颞下颌关节和下颌运动。视牙体、牙列缺损情况，采取䫔面磨改、冠、桥修复，重建䫔面正常形态。

⑹ 个别牙锁䫔，因个别牙颊舌向错位、个别牙缺失长期不修复致对䫔牙伸长等原因所致。处理办法视具体情况采取：

牙拔除：在个别完全离开牙列的错位牙，拔除后不影响牙列的排列或患牙存在严重的牙体、牙髓、牙周疾患时；伸长牙伴严重的牙体、牙髓、牙周疾患时。

截冠：个别伸长的后牙，牙髓已经失活或伴有严重的牙体缺损，可进行牙髓治疗后磨改䫔面，严重伸长者截冠，余留的牙体进行冠修复。

正畸治疗：错位牙不严重，牙周、牙体状况良好的青少年患者，具备条件者可考虑局部固定矫治，以免除拔牙、固定桥修复之苦。

⑺ 纵䫔曲线反向的处理，难度较大，与深覆䫔的矫治类似。参见正畸学有关章节。

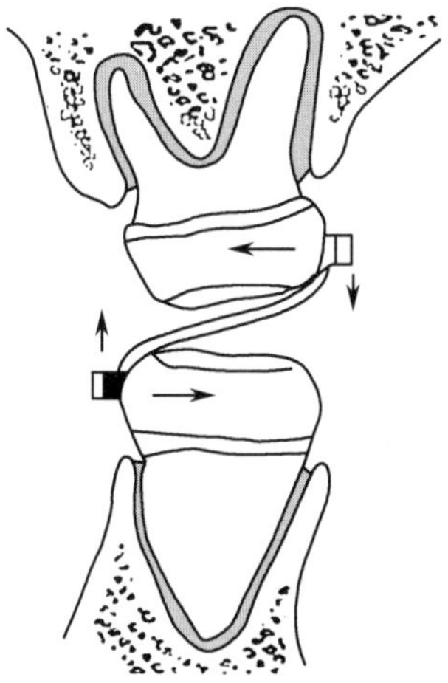

图5-17　反向横䫔曲线的矫治

以上具体技术操作参见相关专业参考书和本书有关章节。

十五、颞下颌关节系统的前期辅助治疗与防护性修复

冠桥修复前，特别是烤瓷修复、全瓷修复、烤瓷贴面和弱基牙固定桥等，充分认识患者业已存在的口颌系统疾病，如颞下颌关节病、夜磨牙症、错䫔、偏咬合习惯、个人嗜好（如偏食硬性食物等），职业性需要（如铜管乐器吹奏者等）或职业性干扰因素是十分必要的。

因为前牙修复时没有发现上述病情或特殊需要，修复后诱发关节疾病；或把已经有的症状与修复体联系在一起，发生医患纠纷的案例不时出现；因为夜磨牙症造成烤瓷折裂的并发症也并不罕见。详细问诊、口颌系统的系统检查、睿智地询问病史、及时发现存在的有关修复的疾病，是指导修复设计必不可少的前提。其中，颞下颌关节系统的前期治疗尤其应受到重视。

初诊病历中咬合、关节问题应作为口腔修复检查的必需项目。阴阳性体征均应记录下来。必要时，请颞下颌关节病的专家会诊，进行系统性的调䫔、咬合治疗。如控制夜磨牙症，矫正错䫔畸形，纠正偏咬合习惯，改变有害饮食习惯，冠修复体设计时照顾特殊专业需求，如前牙小开䫔，配软质䫔垫等。

值得一提的是，随着体育运动的加强，职业性护䫔性修复，如拳击手的䫔护板，冲撞性强的体育运动员的软性牙护托均应作为预防牙折、牙䫔损伤的必要口腔医学服务项目（图5-18）。

其制作方法是：取印模，制作䫔托蜡型，包埋，填塞软质硅橡胶，热处理，修剪磨光边缘，消毒试戴。

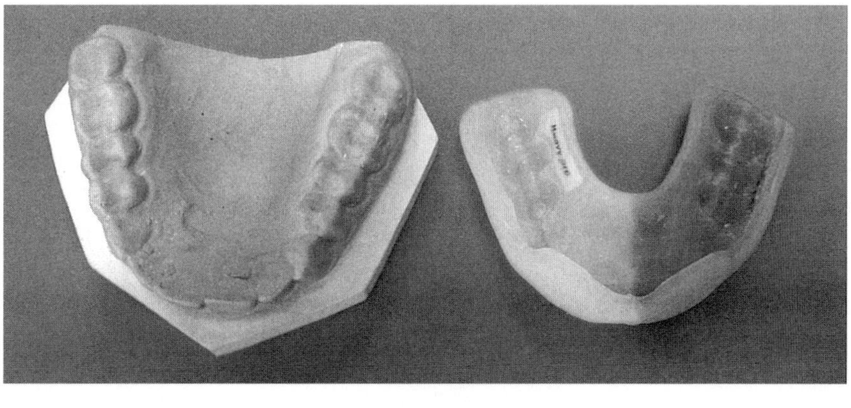

图5-18　运动员保护性䫔托

根据承受外力的大小，上下殆牙间可有 2~3mm 的缓冲层，以保护牙体免受损伤。

治疗性殆板、殆垫等有关适应证、技术细节和注意事项参见有关章节和专业参考书。

（马轩祥 辛海涛）

参 考 文 献

1. 王翰章．中华口腔科学．北京：人民卫生出版社，2001：1199-1201
2. 马轩祥．口腔修复学．第 5 版．北京：人民卫生出版社，2003：22-26
3. 郑麟蕃，张震康，俞光岩．实用口腔科学．第 2 版．北京：人民卫生出版社，2000：582-629
4. 赵云风. 现代固定修复学．北京：人民军医出版社，2007：35-48
5. Herbert T. Shillingburg，Sumiya Hobo，Lowell D. Whitsett，et al.Fundamentals of Fixed prosthodontics.Third Editio. Chicago：Quintessence Publishing Co.，1997：73-83
6. F.P.Malone，D.A. Koth.Tylman' s Theory and Practice of Fixed Prosthodontics. 8th ed. America：Inc. St.Louis，1994：1-24
7. 林珠，段银钟，丁寅．口腔正畸治疗学．西安：世界图书出版公司，1997：384-441
8. Garfford J. Broussard. 轻度错殆的矫治——活动与固定矫治器的结合使用．彭琬，叶湘玉，译. 西安：陕西科学技术出版社，1991：1-122
9. 施长溪．临床美容牙科学彩色图谱．西安：第四军医大学出版社，2010：1-56

第六章

龋损的处理

一、龋相关的基本概念

龋(caries)是发生在牙体上的一个“着色、变软、成洞的系列症状”,习惯称为龋病、龋齿。龋的病因很多,通常认为:①龋坏源于细菌感染牙体硬组织,在无菌的动物模型中,龋坏不会发生。②大量致龋菌定植在牙表面,形成菌斑,这些细菌产酸,使牙釉质、牙本质及牙骨质脱矿,剩余的有机质溶解,从而产生龋坏。③龋病致病菌需要在一定的环境下才会致龋,如电化学腐蚀、生物学因素以及化学 - 生物共同作用的联因等。

(一) 基本分类

1. 三种基本类型　根据致龋菌的种类、发生部位和发病年龄,可将龋损分为三种类型(图 6-1):①窝沟龋(pit and fissure caries),主要发生于新萌出的牙,源于嗜酸性乳酸菌;②光滑面(釉面)龋(enamel caries),多源于具有破坏性的变形链球菌,该种龋坏,主要出现在青少年的牙上,此时的牙釉质和牙本质未发育成熟(图 6-2),易于被渗透;③牙骨质龋(cemental caries),源于放线菌,多发生于大于五十岁的老年患者。

变形链球菌(streptococcus mutants)可将蔗糖代谢成右旋糖酐,属于可吸附细菌,因而能在光滑的牙面形成菌斑。乳酸菌(lactobacillus)不属于可吸附性细菌,它主要侵袭牙体的窝沟点隙及修复体不密合的边缘等部位。新萌出的牙的窝沟表面附着有可生物降解的糖蛋白,乳酸菌可在此生长存活。随着年龄增长,窝沟内的这些物质吸收唾液中的巯基逐渐变硬,呈现棕褐色的龋坏(图 6-2)。

2. 静止龋和活性龋　龋坏也可根据病变状态分为静止龋(arrested caries)和活性龋(active caries)。

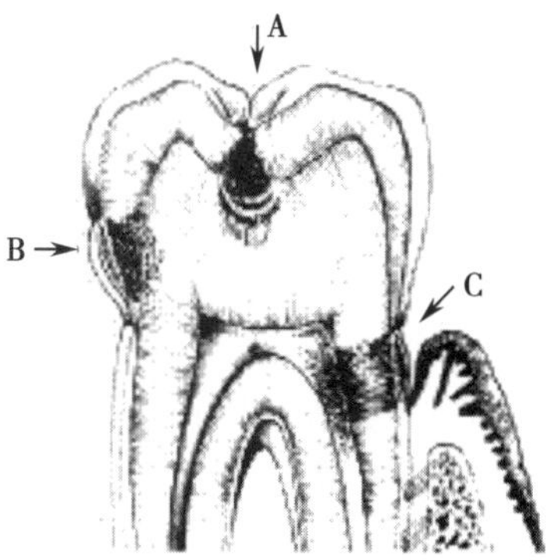

图 6-1　三种类型的龋坏(引自 Maury Massler et al 1993)

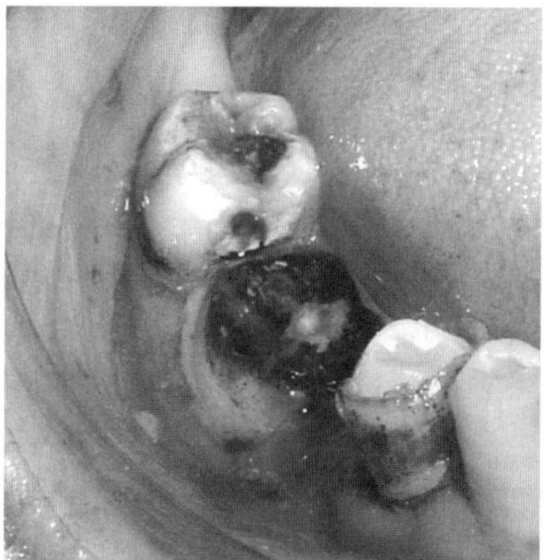
图 6-2　牙釉质和牙本质被龋坏色素渗透

在临床上可以根据龋坏表面的色泽、质地以及患者的疼痛反应鉴别。活性龋的表面柔软、干酪质并且易碎，呈现浅棕色，有较明显的探痛和冷刺激痛(图 6-3)。静止性龋的表面坚韧，呈较深的棕褐色或黑色(图 6-4)，无明显的探痛和冷刺激痛。活性龋常出现于儿童，进展迅速；静止性龋发展缓慢，多发生于 40 岁以上成年人。有时，表面静止，而深层龋坏在发展(图 6-5)。

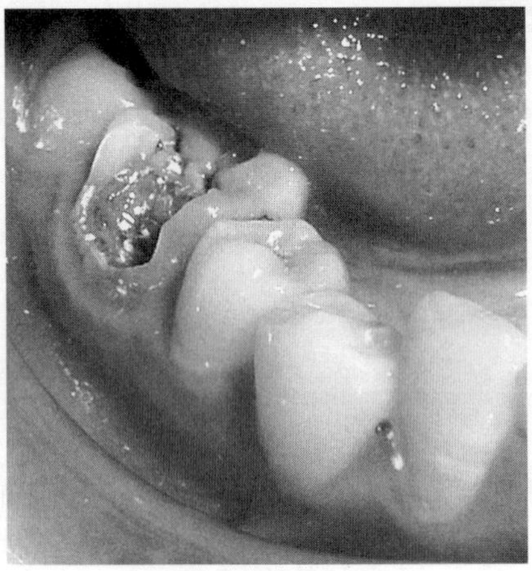

图 6-3 活性龋

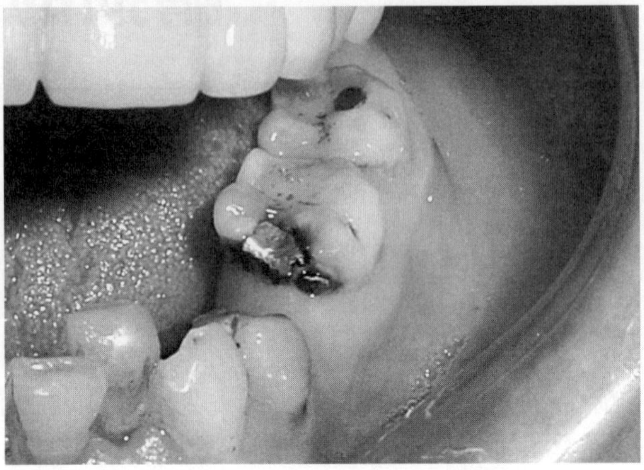

图 6-4 静止龋

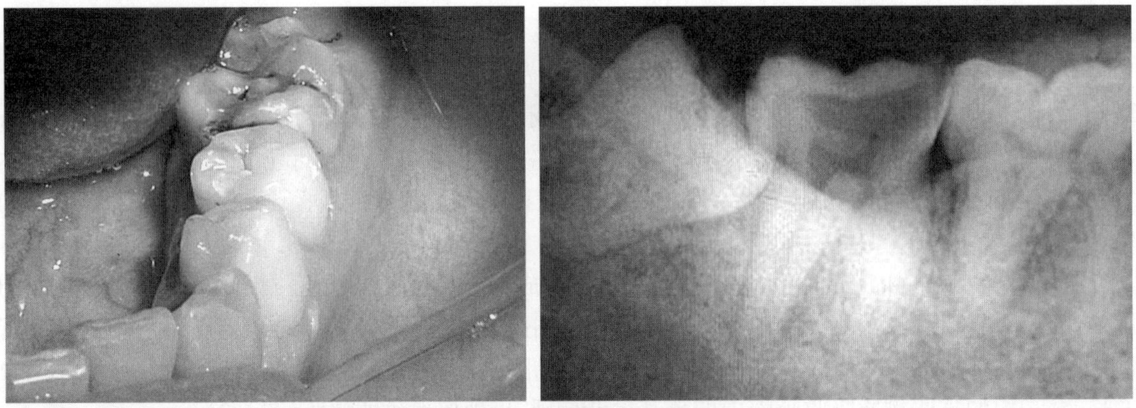

图 6-5
左图：表面为坚硬的静止龋；右图：釉牙本质界为不断发展的活性龋 X 线牙片

(二) 龋病与年龄

在人类的任何年龄段，口腔中都存在变形链球菌。这种破坏性强的细菌对青少年的牙有很强的侵蚀性。随着年龄增长这种破坏作用逐渐减弱并终止，这可能是由于牙釉质和牙本质抵抗力逐渐增强所致，牙釉质吸收更多氟变得更加致密，在 35 岁以后很少出现釉面龋。

老年龋病有其特殊性。口腔菌群同咽部、肠道及皮肤菌群一样，随年龄增长而变化。口腔干燥会使口腔真菌数量增多。正常情况下，O 型粘性放线菌(O.viscose)在老年人口腔中常见。粘性放线菌存在于丝状乳头中，呈没有黏性的白色物质，这层物质可以用软牙刷或干纱布擦掉。一些具有清洁功能的食物如硬面包、新鲜蔬菜等也可将其除去。还有人建议老年人使用刮舌器械去除白色的黏稠覆盖物。坚持早晚两次做舌部清洁，以预防放线菌的增殖，形成有害的物质。这些物质粘到暴露的牙骨质表面，十分易于进入龈沟，在其中生长，从而形成菌斑。在菌斑下，牙骨质的龋损形成并逐渐向牙本质发展，呈现深棕色龋坏，表现为牙体各个部位的龋损(图 6-6~12)。

白色念珠菌(Monilia albicans)容易侵袭 70 岁以上老年人的口腔，而放线菌失去优势地位。念珠菌

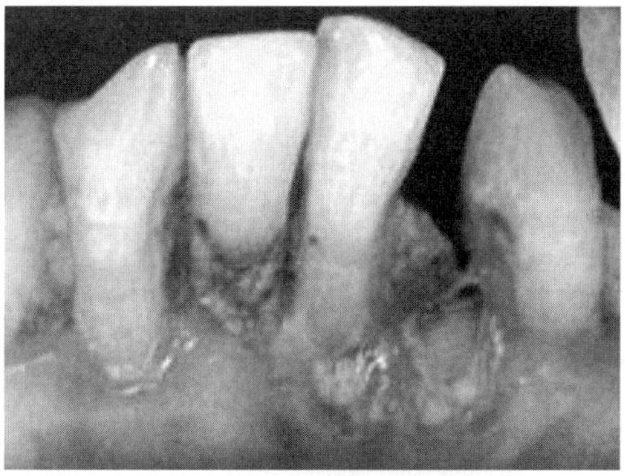

图 6-6　牙骨质龋

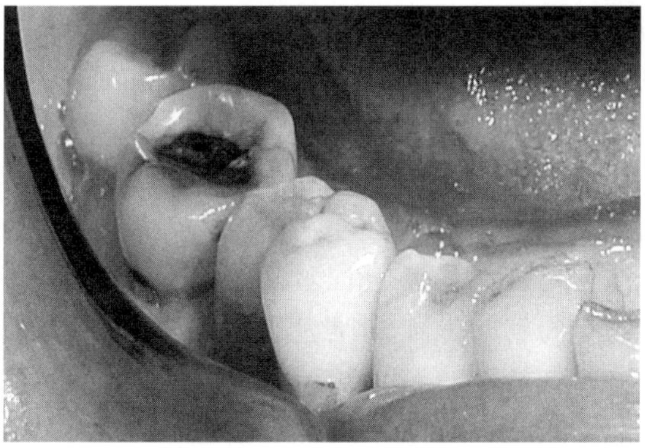

图 6-7　咬合面龋

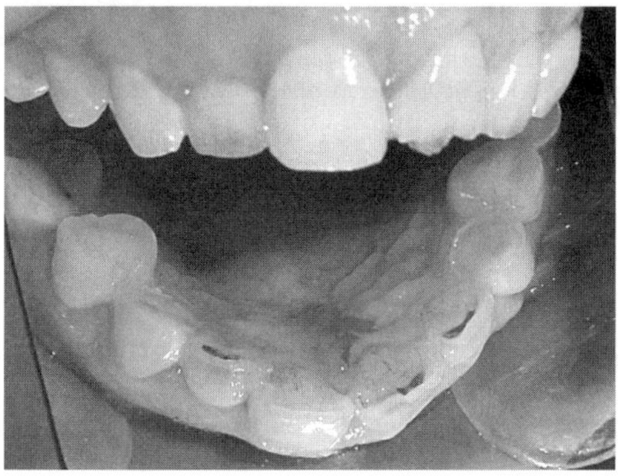

图 6-8　切端龋

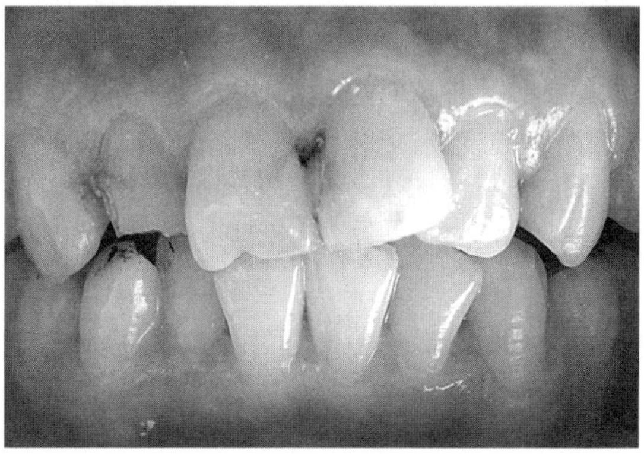

图 6-9　邻面龋

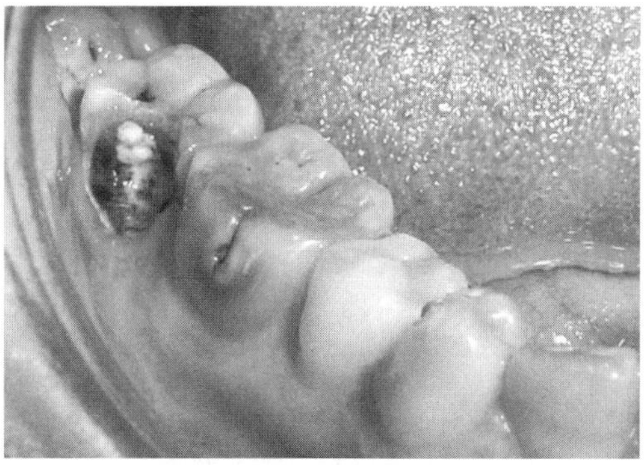

图 6-10　颊面点隙龋

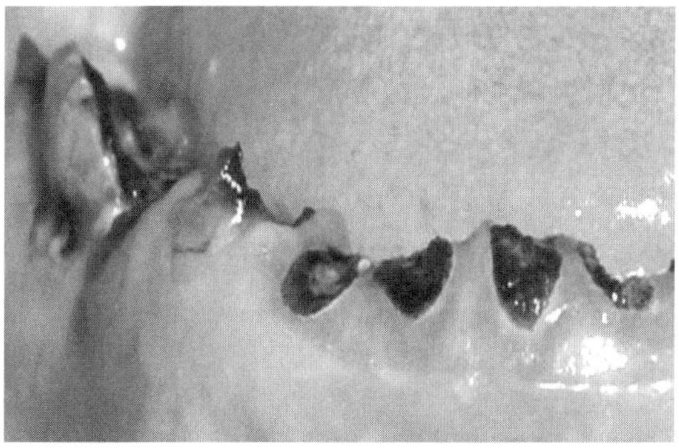

图 6-11　根面龋

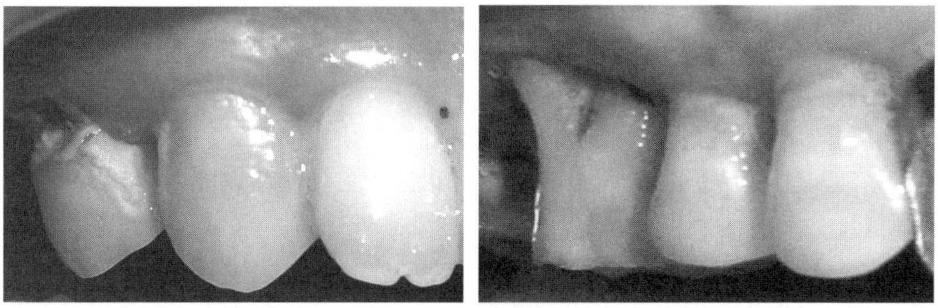

图 6-12　颈部龋与根分叉龋

容易生长在潮湿、不流动的地方，如义齿下面。它们形成一个白色、干酪样的菌落，引起下面黏膜组织发炎、变红并疼痛。

（三）机体反应

1. 口腔环境　在变形链球菌形成的菌斑下，龋损往往容易向深层发展。龋损区的颜色一般较浅，X线片显示龋损呈模糊的透光条纹，发展进程多较缓慢。但对于一些口腔干燥、牙体组织脆弱的患者，牙骨质龋可能发展迅速，破坏性强（图6-13）。

2. 牙体表面的抗龋能力　牙釉质和牙骨质抵抗致龋菌的能力有赖于细胞的组分和其矿化程度。牙釉质具有矿化程度很高的表面（15~50μm），这层表面对口腔环境中的酸等物质有很强的抵抗力，牙本质依赖牙本质小管的逐渐矿化及牙髓细胞产生修复性牙本质。

牙本质和牙釉质对龋坏的抵抗作用表现为活性龋发展的停止，逐渐变硬变韧，成为静止龋。这种矿化过程已通过组织学标本、物理研究及化学分析所证实。

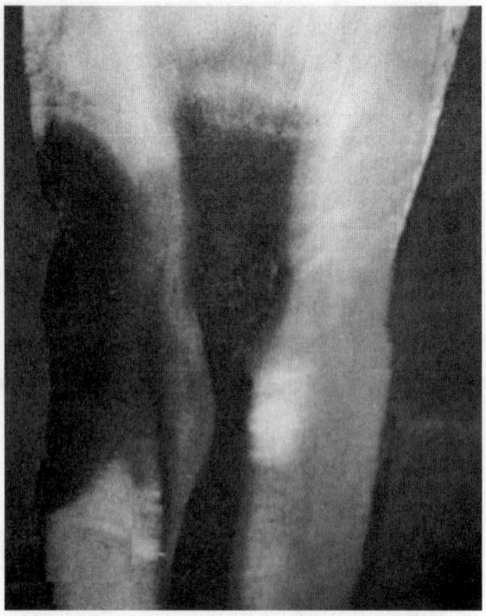

图 6-13　牙髓形成修复性牙本质(引自 Maury Massler et al 1993)

二、龋病处理

对于患龋的牙首先应全面评价其损坏状况，然后选择处理方案。概括起来可能有以下几种处理方式：①保留牙髓，利用辅助固位方式完成充填；②牙髓治疗完成后修复；③拔除无法保存的患牙后行义齿修复。

决定对残冠保存修复时，根据遗留的牙本质的条件，可以选用洞形固位、沟固位和钉固位等辅助固位方式中的一种或几种。在钉固位中，除了选用自攻自断的小螺纹钉外，也可选用直径较大的表面光滑钉和螺纹钉加强固位。此外，可常规使用粘结剂，以最大限度地恢复残冠的功能。

对龋病的处理，应当强调系统检查，全面制订治疗计划。当多个牙受累时，首先处理龋坏最严重的牙，可根据患者的主、客观症状，结合患牙的位置和口腔科医生的经验而定。如第一磨牙和尖牙在牙弓中所处的重要地位，应当首先予以处理。通常，在进行固定修复前，应当修复龋坏的基牙。对于不严重的缺损，通常采用银汞合金充填；对于严重缺损的牙体，宜采用酸蚀 - 树脂充填。

龋病处理包括以下几个方面：去除感染的龋坏组织；保护牙髓；填充缺损；修复治疗，重建牙体缺损。

（一）去除感染的龋坏组织

1. 尽量避免露髓　当龋坏时并非所有脱矿牙本质都被感染，接近牙髓的牙本质感染的几率少；除非出现急性牙髓炎、牙髓不可逆转的感染，应当尽量避免露髓。大量临床实践证明，在去除深部龋坏时，应当尽量使用橡皮障。

2. 无菌条件下近髓去龋　根据保存活髓和牙体组织的原则，在去除深部龋坏前，洞的外形已经基本形成。此时，当去龋可能露髓时，应当保证在无菌条件下操作。

3. 去龋的方法　主要有两种方法，即涡轮机去龋和刮匙去龋。若选择涡轮机装上适当大小的球钻去龋时，容易切割过度，应注意保留牙尖下的牙体组织。特别注意保存近髓处虽然软化、但未受到感染的牙本质，因为该处在封闭后龋坏不会进一步发展。但是釉牙本质界的龋坏一定要完全去除干净，此处的龋将不断发展，即使涉及牙尖下的组织时也不例外。如果因为去龋使牙尖抗力形降低时，可采用固位钉加强，然后进行冠修复。

（二）保护牙髓

在保证去净感染的龋坏组织的前提下，应尽量争取保存活髓。牙髓细胞可以形成修复性牙本质，正常情况下，在8~12周时，就能形成足够厚的修复性牙本质。

当近髓时，通常采用氢氧化钙垫底来刺激成牙本质细胞的活性，将盖髓剂置于穿髓点后，经过光固化或化学固化，形成一层保护层。虽然性能良好的盖髓剂很重要，但事实上垫底的效果更加依赖于口腔医生的经验和牙髓自己的修复能力。

（三）填充缺损

对于牙体严重缺损的牙体治疗，固然使用的器材、材料、技术很重要，然而，更需要强调医生的临床经验、灵巧性和创造性。与一般的填充要求不同，因接近牙近髓的严重缺损缺少洞壁的固位力，需要护髓处理和采用其他辅助固位方式。主要方式有：制作水平固位槽，加用牙本质固位钉，利用银汞钉固位，采用粘结技术树脂充填等，最后完成充填。

1. 固位钉（retentive pins） 自 1958 年 Markley 采用固位钉为银汞提供固位力以来，该方法已经被广泛采用。目前主要有三种固位钉：粘固钉、摩擦固位钉、螺纹钉。许多研究表明，螺纹钉效果最好。其基本方法是：首先在牙本质中预备一个深约 2mm 钉道，然后置入直径略微大一点的螺纹钉（不锈钢钉或钛钉），长约 4mm，留在外面的部分可以为银汞提供固位力。为方便实际操作，在螺纹钉上设计了自断点，柄部设计成直角形态，这样可以更快、更方便地完成操作。

2. 牙本质水平槽（dentinal horizontal slots）和牙本质洞（dentinal chamber） 这两种方法都是在牙本质中制作倒凹，为银汞提供固位力。实验室研究和临床调查表明，在牙本质中制作水平槽为银汞提供的固位力与钉固位的方法相比无显著差异，而牙本质洞也有同样的固位效果。在临床上，当牙体组织缺损较多时，这两种方法常常代替固位钉应用。

3. 辅助固位沟（grooves） 一些水平或垂直的固位沟可为修复体提供各种方向的辅助固位力。

（四）龋齿处理过程

Maury massler 等人介绍的下颌第一磨牙深龋的经典处理方法如下。

1. 确定窝洞的外形轮廓。
2. 用 6~8 号的慢速球钻去除龋坏组织。
3. 用挖匙检查去龋后剩余牙本质的质地，找到残余的龋坏组织。
4. 用小球钻去除釉牙本质界等处的残存龋坏组织。
5. 在近髓处用氢氧化钙垫底。
6. 修整轴壁和髓壁。
7. 修整龈壁，完成外形制备。

牙本质钉钉道的位置：通常建在釉牙本质界至髓腔边缘的中点处，方向与最近的牙外表面平行。在使用固位钉之前，要注意以下几点：①患牙的解剖；②牙髓的生物活性；③拍 X 线牙片；④将患牙与其 X 线片进行比较。

当患牙牙本质较少时，采取下述第 8~10 步：

8. 用 0.5mm 的球钻从釉牙本质界向牙髓量两个球钻的距离。
9. 用 0.5mm 的球钻在第二个位置做定位点，深约半个球钻，为麻花钻做引导。
10. 此时釉牙本质界与钉道的外缘间有 0.5mm 的间隙。

当牙本质较多时采取第 11~13 步：

11. 从釉牙本质界向髓腔表面量取三个 0.5mm 球钻直径的位置，有时因位置不够，需要钻磨轴壁，在轴壁上产生一个浅凹。
12. 在此处做定位点，深约半个球钻，为麻花钻做引导。
13. 釉牙本质界与钉道的外缘间有 1mm 的间隙。对下颌第一磨牙而言，远中舌尖是一个放置钉道理想的位置，因为这里通常没有牙髓组织。

辅助固位沟的制作：安全制备水平或垂直辅助固位沟的方法如下。

14. 将 0.5mm 的球钻放置于釉牙本质界，向牙表面或髓腔移动一个球钻的距离，制备与釉牙本质界平行的固位沟，深约半个球钻。
15. 水平或垂直固位沟与牙本质钉、水平槽及银汞钉一起使用，达到辅助固位的作用。

牙本质钉钉道的预备：第16~18步介绍钉道的预备过程。以低速手机确保使用自身攻纹钉的安全，特别应当注意维持手机的转速，防止速度过低或过高。在制备钉道或植入螺纹钉时，如果手机转速过低，常造成麻花钻或螺纹钉卡壳，而重新启动将容易造成麻花钻和螺纹钉折断；而手机速度过高时，产热过多，钉道尺寸过大，甚至在边缘产生裂纹、造成固位钉打滑，损失钉道的固位力。

16. 将麻花钻安装于慢机中，在定位点的上方启动，方向与最近的牙冠外表面平行，转速约750~1000r/min，然后控制机头的稳定，从定位点开始预备钉道。

17. 麻花钻进入固定深度的1/2时，维持原转速从钉道中取出，将钉道清理干净再次进入钉道。

18. 麻花钻进入固定深度时，仍沿原路径以原转速退出，麻花钻使用10~12次后应丢弃以防折断。

固位钉的置入，第19~21步为自身攻纹钉的置入过程。

19. 将自身攻纹钉插入慢机中，在钉道上方启动机头，转速约750~1000r/min，轻轻接触钉道入口，沿钉道将螺纹钉旋入。

20. 使用涡轮机上0.5mm的球钻很容易将螺纹钉截成需要的长度。

21. 用配套的扳手可轻易调整固位钉角度。目前许多公司都生产不锈钢或者钛材料制作的自攻自断型螺纹钉。

22. 对于牙体组织充足者，也可以使用直径较大的钛螺纹钉加强固位力。

第23~25步介绍了龈壁或者髓壁上水平槽的制作过程。

23. 在牙本质上，用0.5mm的球钻找到距釉牙本质界两个球钻直径距离的位置，当没有牙釉质时从牙外表面开始测量。

24. 用直径0.5mm的球钻由此点开始平行于釉牙本质界制作宽约0.5mm水平槽，达到需要的长度。

25. 改用倒锥钻修整水平槽，完成预备。

处理完成后的残冠，每个固位钉都配有两个垂直固位沟和一个水平固位沟，使用了水平槽取代了固位钉，也配有两个垂直固位沟和一个水平固位沟。

第26~27步为牙本质洞的预备过程。

26. 用直径0.5mm的球钻找到距釉牙本质界两个或三个球钻直径距离的位置，用裂钻预备约2mm深的孔，方向平行于牙冠外表面，一般来说，每缺失一个牙尖应预备一个孔洞，各孔洞间彼此不平行，以达到较好的固位效果。

27. 用裂钻将孔洞入口处修整为斜坡，完成预备。

在牙冠轴壁外形重建过程中需要使用成形片。

28. 剪切一段不锈钢成形片塑形，或选用大小合适的成形片。

29. 保证成形片与邻牙紧密接触，在邻间隙放置楔子。

30. 用银汞修复残冠。完成充填后，刻形，完成的牙形态，最后抛光。

（五）根管治疗

关于选择根管治疗的适应证和操作方法参见牙体牙髓病学。需要强调的是：①涉及龋损严重，需要进行根管治疗时，应遵循正规、严格的程序，确保治疗质量；②根管治疗前应确定下一步修复方案，然后对根管口用哪种充填方式；③一般在非感染根管治疗1周，或感染根管治疗后2周左右，通过X线牙片检查，证实无根尖症状时，再按照修复要求进行修复预备；④如果采用根管桩固位，建议做根管治疗时，做扩大根管和清除根管内感染组织等预备；⑤修复前常规拍摄X线牙片，没有主观、客观症状后再进行牙体预备和修复（图6-14，15）。

（六）牙体填充材料

传统上常常选用氧化锌作为龋坏充填的垫底材料，但这种材料的抗压强度较低，而且经过长时间后性能不稳定。近年来，玻璃以其优秀的性能作为临时充填材料及垫底材料使用。它有缓慢的释放氟离子的功能，虽然有一定的刺激性，但比较其综合性能还是优秀的垫底材料。在后牙采用氢氧化

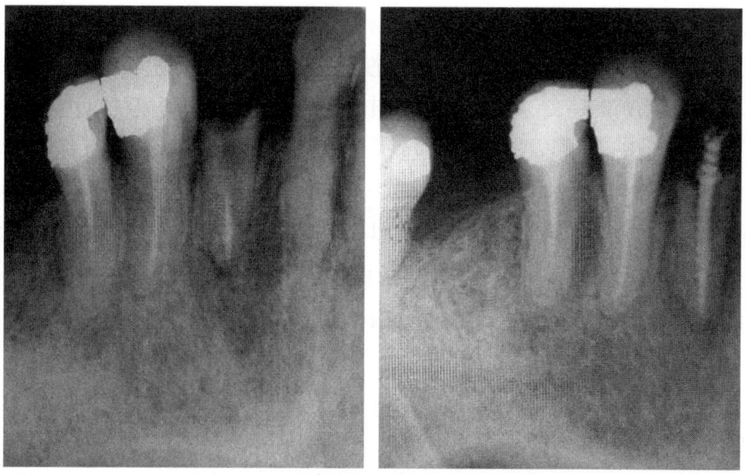

图 6-14　X 线牙片监控治疗质量

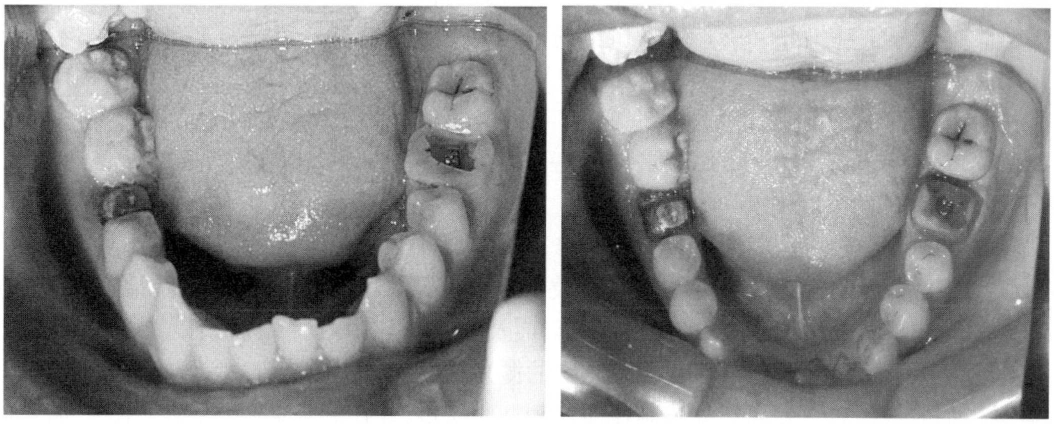

图 6-15　残根的桩核加固，然后再做冠修复的牙体预备

钙盖髓、玻璃离子垫底后，再用银汞充填。该方法比用氧化锌垫底好，而玻璃离子的收缩亦小于氧化锌。

银汞充填完成时会出现一些微渗漏，在银汞的固化膨胀过程中会逐渐密封。在洞的边缘使用洞衬剂会预防渗漏。当前的研究表明，这个方法十分有效。

终止龋损、避免继发龋的关键是正确区分龋坏组织，并将感染的龋坏作为病变组织予以去除。研究表明，只有将龋坏去除干净后，细菌的增殖才会停止。因而，临床医生应当明确龋坏处理的原则，睿智地、恰当地判断和去除龋坏组织，避免在诊疗过程中受到主观因素的影响，才能确保牙体治疗的效果。

三、龋病预防

1. 饮水加氟　水中的氟元素能预防龋齿已经为许多国家的实践所证明。研究表明：饮用水中的氟浓度在 0.7~1.2ppm 的范围内时，不会发生氟中毒或牙变色，可以降低龋齿发生率 70% 左右（Ast，D.B.1962）。这是一种简便而有效的适合大面积人群防龋的方法，收到了显著的效果。

2. 牙膏加氟　几乎所有的牙膏厂商都推出了含氟的牙膏，利用每天的刷牙，氟离子的渗透，可在一定程度上预防龋齿的发生。

3. 口腔内的防龋处理　氟能降低龋患率，但它不能消灭这种疾病。这是因为氟主要预防光滑面的龋，虽然窝沟仅占牙冠表面积的 12.5%，但龋坏发生率占 50%，这方面的问题促进了窝沟封闭剂的发展。

(1) 窝沟封闭：早期的研究证实，用黏度较低的树脂封闭窝沟将有效降低龋坏发生率。窝沟封闭剂的成功与否取决于密封作用的可靠性。当树脂性能较差时，唾液中的微生物易于渗入窝沟，常常造成龋坏。虽然过去十年酸蚀粘结技术得到了长足的发展，但窝沟封闭剂效果仍然存在争议。另一方面，具有氟缓释功能的玻璃离子也引起了学者的注意，常常被当作封闭剂使用，取得较好的效果。

(2) 饮食：氟和窝沟封闭剂并不能预防所有的龋坏，由于青年人平时爱吃甜食，而许多中学并不开展口腔健康教育，当大量的发酵食物持续在口腔中存在时，致龋菌将突破这些屏障，很容易造成龋坏。只有结合饮食控制，才能有效地控制青少年的龋坏。由于成年人是固定修复的主要人群，对其龋失补率应当给予重点关注。

(3) 预防根面龋：对于老年人而言，舌的卫生是控制真菌生长的主要方法，一旦在早餐前发现舌表面为一层厚厚的白色黏稠物质覆盖时，应当及时清除。去除牙表面的菌斑后，在局部的牙釉质、牙骨质及牙本质表面使用氟化亚锡可促进再矿化，一般推荐使用浓度 4% 的氟化亚锡。与牙釉质和牙本质相比，牙骨质吸收氟的速度最快，浓度最高。

(4) 控制厌氧菌：由于真菌是厌氧菌，容易在较深的龈袋中生长，因而，应当积极去除龈袋，这样一来，牙骨质暴露于唾液中，由于唾液和食物的清洁作用，很容易使龋坏转为静止，牙骨质得到再矿化。

(5) 防龋展望：近年来，随着免疫学的进展，有了利用在日常食品如牛奶、土豆的基因中加入防龋功能的基团的研究，初步展示出可喜的苗头。有朝一日，人们通过日常进食含有防龋效能的食品，就可有效防龋，最终攻克人类的第四大疾病。

4. 修复时的龋病处理　为确保冠桥的长期修复质量，对修复前或修复过程中的龋损应遵循力争保存活髓、减少破坏健康牙体组织、有效控制感染，改善牙周状况的严格、认真的原则做相应治疗。在牙体预备过程中发现的龋洞或出现的充填材料的脱落，应及时充填(图 6-16)。为使充填物光滑并增加牙体组织的防龋能力，可用抛光杯蘸抛光剂做牙体组织的抛光(图 6-17)。

5. 修复后的龋病预防　提高修复体制作质量和粘固质量，并作到定期随访，及时监控，防止修复后继发龋、根尖周病变等的发生。同时对患者做修复后义齿使用和口腔维护的宣传，调动医患双方的积极性，共同防止龋病的发生。

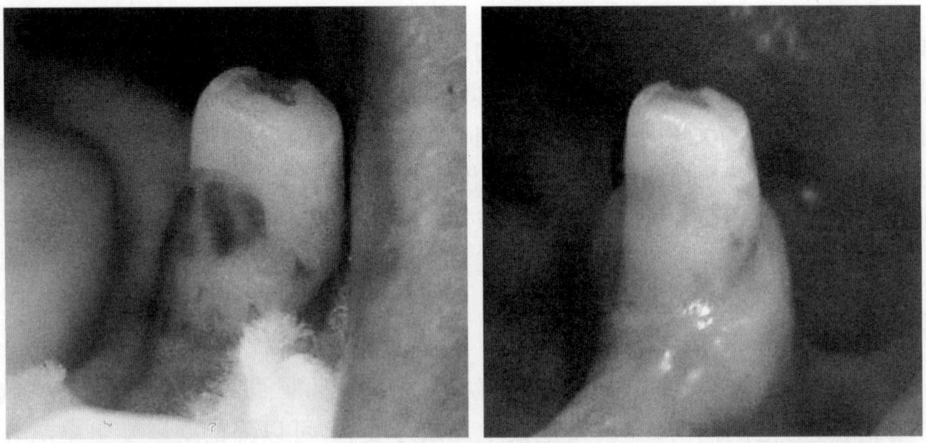

图 6-16　颈部龋充填

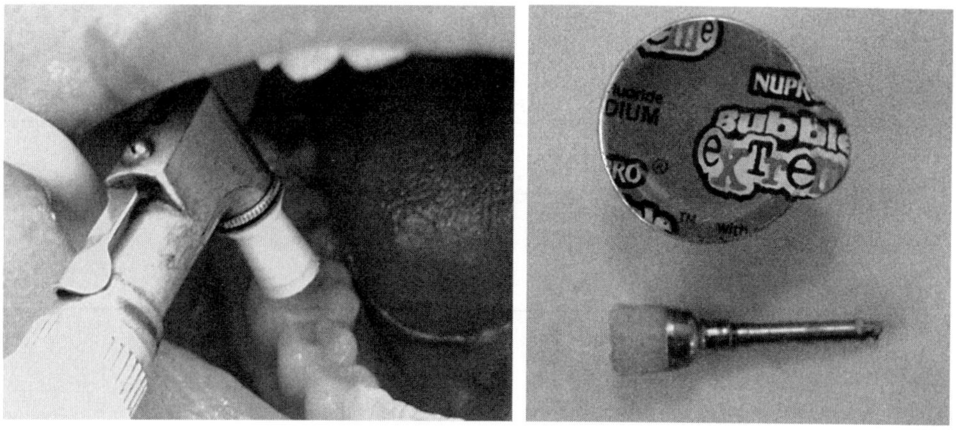

图 6-17 充填物抛光

（顾 斌 马轩祥）

参考文献

1. Miller WA., Massler, Maury.Permeability and staining of active and arrested lesions in dentine.Br.Dent.J, 1962, 112:187
2. Malone WFP, Manning JL. Caries control, Illinois. State Dent.J, 1967, 36:724
3. Malone WFP, Balaty, Jerry. The rubber dam dilemma, Ill. State Dent.J, 1968, 37:138
4. Moffa, Joseph P, et al. Pins-a comparison of their retentive properties.J.A.D.A, 1969, 78:529-535
5. Going RE, Massler M. Influence of cavity liners under amalgam restorations on penetration of radioactive isotopes, J.Prosth, Dent, 1961, 11:298
6. Ast DB.Effectiveness of water fluridation.J.A.D.A, 1962, 65:581
7. 樊明文. 口腔内科学 . 第 2 版, 北京：人民卫生出版社, 2004:1-16, 238-248
8. Herbert T. Shillingburg, Sumiya Hobo, Lowell D. Whitsett, et al.Fundamentals of Fixed prosthodontics.Third Editio. Chicago: Quintessence Publishing Co., 1997:181-210
9. Malone WFP, Koth DA. Tylman' s Theory and Practice of Fixed Prosthodontics. 8th ed. America: Inc. St.Louis, 1994:25-48
10. 肖明振. 口腔医学实用技术 . 口腔内科学. 沈阳：辽宁科学技术出版社, 1999:36-39, 91-92
11. 史俊南. 现代口腔内科学 . 北京：高等教育出版社, 2000:85-128

第七章

固定修复的牙周条件

在各类口腔修复治疗过程中，应尽力维护患者牙周的健康的观念越来越受到牙医的关注。随着口腔科学的发展，人们现已能有效地修复残根，但对于牙周炎患者的修复质量，修复过程中如何避免对牙周的继发损害，进而改善牙周的健康等问题，还未得到应有的重视。因而，修复前的牙周评价、牙周损害的预防工作显得尤为重要。

一、牙周病

(一) 结合上皮

修复前，判断牙和牙周支持组织的外观对于理解牙周病变很有帮助(图 7-1)。龈边缘与牙的正常关系除了正常的位置关系外，还包括结合上皮(junctional epithelium)、纤维附着(fibral attachment)等。

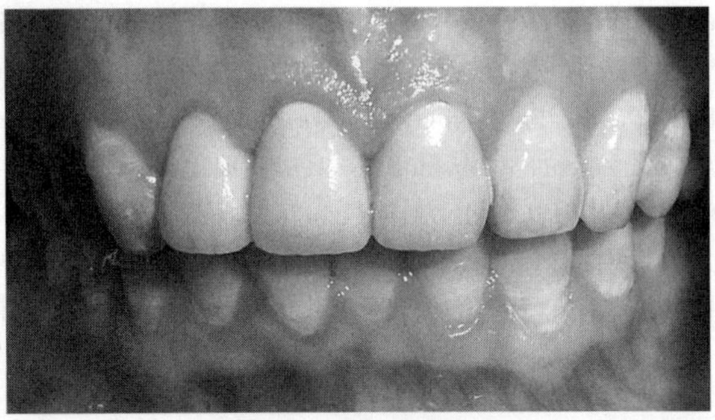

图 7-1 正常牙龈外观

临床上测得的正常龈沟深度约为 0.5~2mm，上皮附着宽度为 1mm，而结缔组织附着宽度 1mm。因而，牙槽嵴距龈沟底部的宽度，即生物学宽度约 2mm。当牙周健康时，不能见到龈沟液，但牙周病变时将造成龈沟液的显著增加。

1. 牙周韧带　牙周韧带(periodontal ligament)由成束的胶原纤维构成，胶原纤维连接牙骨质和牙槽嵴。并随各种疾病和𬌗力的变异而呈现不断的变化。健康的牙周韧带宽度约为 0.25 ± 0.1mm，在边缘和根尖区最宽，在中 1/3 最窄。

牙龈炎(gingivitis)和牙周炎(periodontitis)是牙周疾病的两种主要形式。当使用牙周探针进行测量时，理解了牙与牙槽突之间的连接方式，对于测量结果会有更清晰的认识。

牙龈炎——指牙龈上出现的炎症。镜下观察，龈炎发生时，炎症细胞浸润，基底层肿胀，龈纤维分解，龈沟上皮增殖。

牙周炎——指牙龈及较深的牙周组织发生的炎症，临床表现为牙周袋的形成和骨缺损。一般认为，牙周炎是由于忽视了龈炎所造成的。主要是由于外源激惹因素所造成，而其他一些因素也往往成为病因：如全身系统疾病、内分泌紊乱、营养缺乏、牙周肿瘤等。

2. 牙周病的微生物因素　有研究证明，至少有五种细菌是牙周病的明确致病菌。在牙周病发生时，与微生物的数量相比，微生物的类型是影响病程的最主要原因。但在牙周病发生时，多种微生物参与病变，并不表现出某种细菌的特异性。而牙周病的病程呈周期性变化，不断由活动变为静止，并非持续发展。临床上，可以从微生物的角度来评价牙周袋的健康与否，评价口腔卫生情况，但是不能用以评价牙周病活动与否。

1984 年，Socransky、Tanner 和 Goodson 研究了牙周袋深度超过 5mm 的包括进行性的和静止不同位点的微生物，比较了不同患者牙周袋中的微生物，结果并未发现特异性。这表明，在牙周病向进行性转变时，并不一定有微生物的变化。

（二）早期龈边缘损害

对于还没有临床表现的牙周病变初期组织学变化，不可能对怀疑病变的龈乳头做病理诊断。所以，临床诊断仍是最主要的手段。而且早期诊断对于牙周病的治疗具有决定意义。患者常常忽视龈炎所带来的问题，当口腔医生发现患者的邻间乳头出现红肿易出血的症状时，应及时告知患者，经过积极的治疗或宣教，症状得到控制后，患者往往不再忽视牙龈出血肿胀。

许多研究已证实菌斑与牙周疾病有着必然的联系。菌斑引起牙周病的过程如下：开始，仅仅在正常的牙体表面形成一层菌斑，进而菌斑矿化变为结石，微生物附着于其表面，激发炎症反应，牙龈出现红肿。炎症逐渐向牙槽骨扩散，形成牙周病变。

龈炎初期，中性粒细胞浸润龈沟上皮，抗原侵入结缔组织，如菌斑没有及时清除，它所引起的急性炎症可能转为慢性，肥大细胞、浆细胞、淋巴细胞等单核细胞浸润，并通过超敏反应破坏深部的结缔组织，形成牙周病。而其他的一些因素，如糖尿病、内分泌疾病、营养性疾病等都将加重牙周疾病的发展。尤其是在当今社会，精神、心理的压力——应激反应（stress reaction）不可避免，Selye 的研究证实了应激对牙周疾病的作用。

（三）牙周损伤晚期

一旦慢性炎症形成，淋巴细胞将浸润深层结缔组织并造成骨吸收，牙槽突逐渐低平（图 7-2）。如果此时伴有咬合创伤，将加重牙周病变及骨缺损程度，造成牙的松动及脱落。由于牙周韧带的排列特点，它可以吸收长轴方向的作用力。正常情况下，在咀嚼过程中，牙只是短暂的接触，这并不能对支持组织造成创伤，牙周创伤不会是咀嚼造成的。

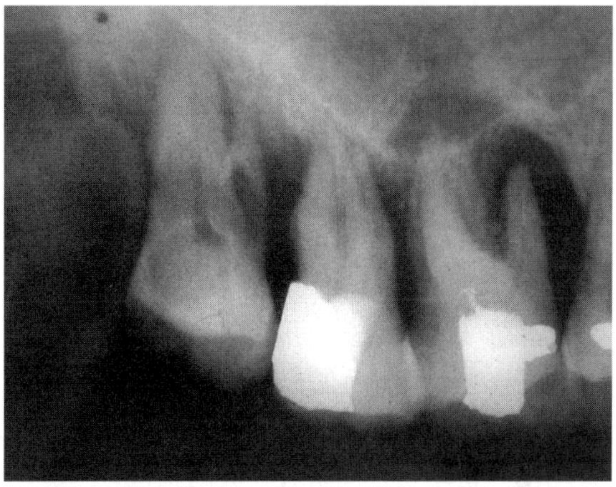
图 7-2　慢性炎症骨吸收的结果，牙槽突逐渐丧失

咬合创伤（occlusal traumatism）指由于牙运动过程中产生的造成病理性损伤的力量。

原发的咬合创伤（primary occlusal trauma）指强大的𬌗力造成的牙周膜的病理性破坏。

继发的咬合创伤（secondary occlusal trauma）指当牙周病变时，正常的𬌗力将对脆弱的牙周造成损害，这种创伤会造成牙槽骨的萎缩，而紧咬牙、夜磨牙、咬手指等将加重咬合创伤，其中夜磨牙的影响最大。对此的错误认识是：①“如果进行正确的咬合调整将会终止夜磨牙”；②单纯将夜磨牙归结于精神紧张。而正确的治疗夜磨牙应是从正确的调𬌗和缓解患者的精神紧张入手，这两者缺一不可。

（四）牙周袋

牙周袋（periodontal pocket）是病态的牙周附着，它也可能由于龈组织的增生。由于缺少结缔组织的附着或正常的牙槽骨支持，结合上皮向根尖方向位移。临床上诊断的牙周袋一般超过 3~4mm。这种情况下，患者无法自行用牙刷清洁，菌斑附于结合上皮上，继续发展形成牙周病变。

二、检查

（一）视诊

视诊（visual examination）在牙周病的检查中对于尽早发现龈炎很重要。一定要仔细检查牙龈的颜色、质地及形态。可以使用一个合适的光源，投照病变区和正常区，依靠这种对比，容易发现早期的变化。

（二）附着龈

为维护牙龈的健康，是否有必要保留附着龈（attached gingiva）的宽度一直存在争议。有人认为附着龈的宽度对维护牙周健康没有作用。而一项历时 6 年的临床研究表明，当菌斑不能得到有效的控制时，附着龈将持续退缩，学者认为，这种退缩将有助于防止牙周病变的进一步发展。

冠边缘容易刺激牙龈、造成菌斑滞留。因而在修复过程中应当保护附着龈。角化上皮常常被保留，但这将造成牙周病变的发展。必须认识到，角化上皮的 1mm 代表龈沟，1mm 代表结合上皮，只有大于 2mm 的角质层是与结缔组织附着的。

(三) 探诊

有各种牙周探针利于探诊(probing)(图 7-3)，牙周探针较薄，其上有毫米刻度，在检查中，探针测量是最为繁琐的检查，但不能因为其简单而忽视。在检查中，应当测量牙周围的六个区及根分叉。当患者的口腔卫生差时，常常无法精确测量，因而应当首先洁治(图 7-4)。同时，应当检查出血及渗出情况，通常，探查出血源于龈沟上皮的糜烂，当探查骨缺损情况以确定是否需要手术时应当给予局麻。另外也有专用于根分叉区的牙周探针。

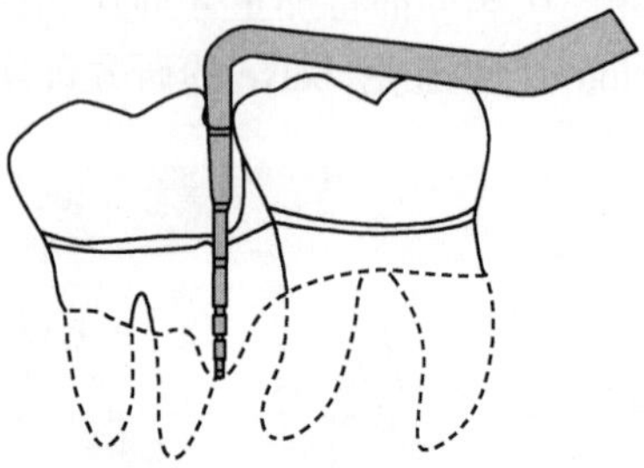

图 7-3 探针检查

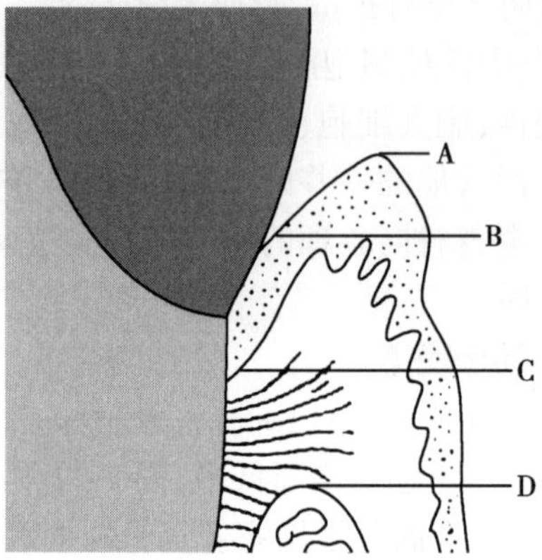

图 7-4 牙颈部的解剖结构示意图

A. 龈嵴顶；B. 龈沟底；C. 上皮附着；D. 牙槽嵴；A~B 龈沟深度；B~C 龈上皮附丽；C~D 结缔组织附着；B~D 生物学宽度

(四) 松动度

松动度(mobility)易于检查，一般分为三度，一度代表早期松动，三度代表牙向各个方向松动并有垂直动度。松动是牙周附着丧失的指征，X 线片上显示膜腔增宽，膜腔增宽可能源于咬合创伤、正畸治疗，也可能是由于牙周病及修复治疗过程中基牙所承受的力量过大。在此强调，松动的牙并不意味着丧失，所有的牙都可能松动一度，但不需要牙周夹板治疗就可以长期维持这种状态。但是大多数患牙周病的牙需要牙周夹板固定来获得支持。

(五) 牙片

在牙周病的诊断治疗过程牙片(radiograph)十分重要。每一张照片应当具有可比性，便于对临床提供参考。在观察照片时，应当注意以下几点：牙槽嵴的吸收情况、骨板厚度的完整性、水平骨吸收、垂直骨吸收、骨小梁的密度以及冠根比。照片可显示牙周围的骨量(图 7-5)，这对决定患牙的预后十分重要，

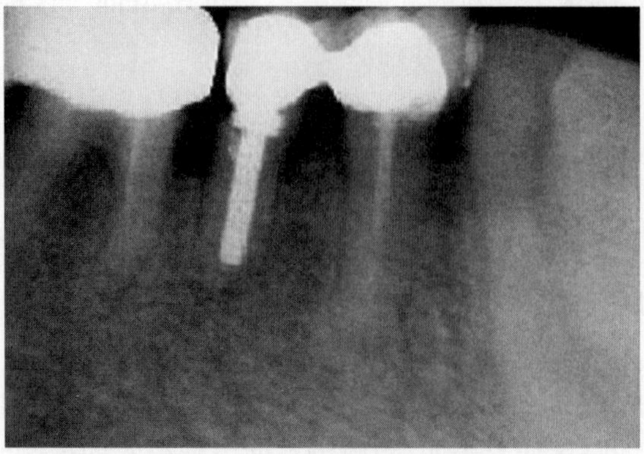

图 7-5 牙槽嵴的吸收情况

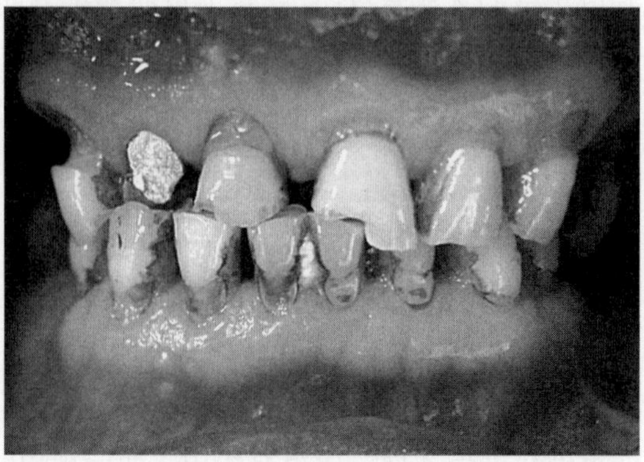

图 7-6 夜磨牙与𬌗面磨损

但有的牙由于呈现短的锥形根，虽然骨缺失很少，但松动的很明显。而另一些牙周围的牙槽骨虽有 1/2 缺失，但无明显松动。

（六）生活习惯

在牙周病诊断中，要考虑患者的生活习惯（habits），首先是夜磨牙（图 7-6）。夜磨牙的诊断主要靠检查咬合面的磨耗及 X 线片中膜腔增宽情况。有时，咬合面的磨耗并不重，但全口多数牙松动，而有些患者咀嚼方式不恰当将造成磨耗的加重，这对磨牙的诊断增加了困难。

三、治疗计划

（一）治疗方案与目标

口腔医生应对患者解释清楚牙周病的病情，通过科普读物使患者对牙周病有正确的认识，在检查诊断完成后，应和患者讨论确定治疗方案。

Goldman 和 Cohen 概括的治疗目标是：

（1）去除牙周袋和消除炎症。

（2）建立生理外形，具有自洁作用：①薄的波浪形的龈边缘；②外形正常的龈乳头，食物可以从邻间隙顺利排出（手术治疗后的龈乳头常常失去正常的外形）；③与牙和牙槽骨衔接紧密的附着龈；④牙龈有足够的高度，利于食物运动。

（3）修整牙冠外形，防止牙龈受损。

（4）根除不良咬合习惯。

（5）稳固牙，促进牙周健康。

（6）患者配合后续预防性治疗。

（二）口腔准备

1. 菌斑控制　牙周病患者的口腔常表现为牙菌斑附着，牙龈红肿、退缩（图 7-7）。首先应当教导患者配合维护口腔的健康，患者应对菌斑的危害有充分的认识。O'Leary 的菌斑控制记录方法可以使患者直观地看到菌斑的清除效果。通常，牙周病患者在治疗前的菌斑有 80%~90%，而经过洁治后的菌斑只有 10%~20%。

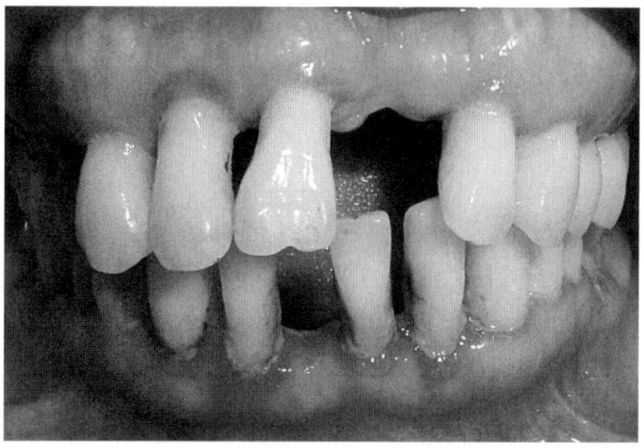

图 7-7　牙周炎患者口腔情况

2. 口腔组织准备　为了恢复牙龈的健康，先进行根面刮治，清除龈附着上方的刺激物，使根面光滑便于清理并可以消除组织的肿胀，便于进行手术治疗（图 7-8）。在洁治完成后，应当进行下列工作：①拔除没有希望的牙；②充填龋坏的牙；③评价患牙的牙髓状况，坏死的牙髓可能影响牙周治疗效果；④对于一些特定的患者可以开始正畸治疗；⑤调整咬合；⑥制作𬌗垫，防止夜磨牙；⑦重新评估牙周状况。使用牙周探针记录牙周袋的深度，决定手术治疗的必要性。如在菌斑控制初期患者即不配合治疗，那么应当避免手术，考虑其他保守治疗的方案。如果患者配合治疗，那么应当继续手术治疗。

四、手术治疗

（一）总体原则

手术治疗的主要目的是消除牙周袋和建立正常的生理外形，如果届时不能达到这个目的，就得使用手术的方法。此时应选用适当的手术方法：如龈切术（gingivectomy）、膜龈手术（mucogingival procedure）及黏骨膜 - 骨成形术（mucoperiosteal flap entry with osseous recontouring）等。

（二）手术方法

为了一个牙的保存修复而常常尽力挽救一部分牙体组织时，需要进行复杂的牙周治疗。

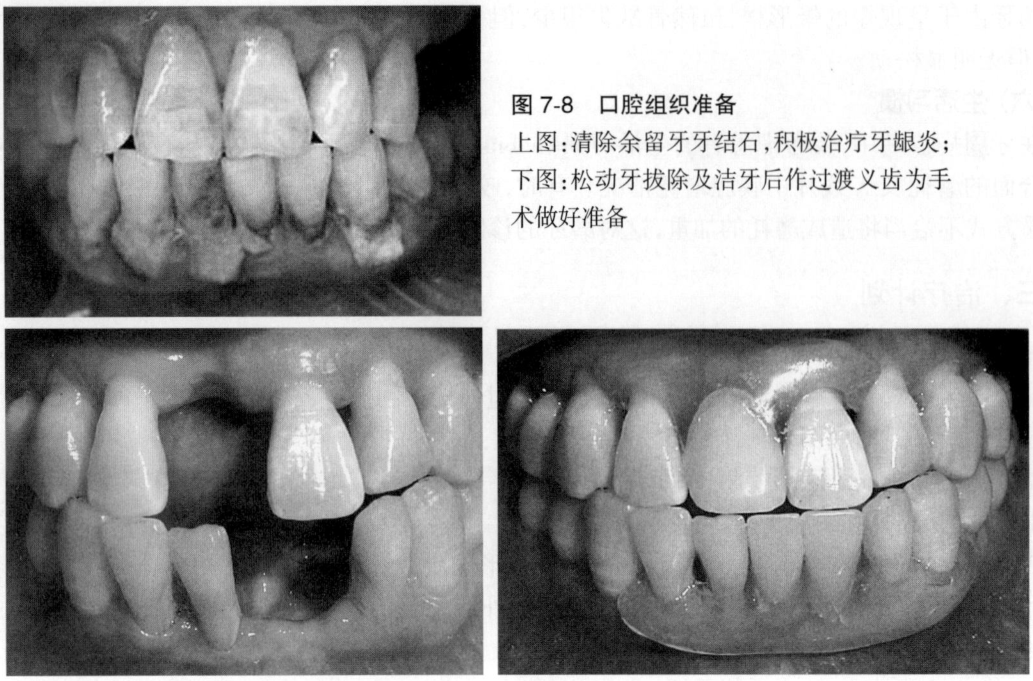

图 7-8 口腔组织准备
上图：清除余留牙牙结石，积极治疗牙龈炎；
下图：松动牙拔除及洁牙后作过渡义齿为手术做好准备

1. 为了保留一个牙根，下颌磨牙可以进行半切术（hemisection）。

2. 上颌磨牙可以做根切术（root resection），切除远颊根或近颊根，然后与邻牙固定在一起进行修复。

3. 骨移植（bone transplantation）。这些方法主要用于一些特定选择的需要保留患牙的病例。许多情况下，如果保留后修复的效果并不肯定，甚至会影响修复效果，最好拔除。

（三）术后工作

1. 在手术治疗完成后，应当对所有的牙表面进行一次最后的刮治并进行抛光，利于患者口腔卫生的维持。

2. 调 ，清除术后的 干扰。

3. 进行脱敏治疗，术后患者往往根面敏感，50% 的敏感是由于细菌聚集，患者往往由于敏感而放弃刷牙。最好的方法是使用 8% 的含氟磷酸钙溶液涂抹根面，如果各种脱敏方法治疗无效，可以考虑牙髓失活治疗。

4. 根据修复治疗的要求重新评估病情，结合患者的刷牙情况进行调整修复方案，然后开始进行修复治疗。

五、固定修复中的牙周问题

（一）咬合与牙周膜的反应

1. 固定桥基牙上所增加的负荷视牙周膜而定　牙周膜的这种适应能力因人而异，如男性的牙周膜承载潜力大于女性；即使对同一人，这种能力也随年龄、生理、病理的变化而有差异。 力对牙周膜的影响取决于 力的大小、方向、持续时间以及频率。在一定范围内，负荷增大会使牙周膜产生有利的改变，牙周韧带变密、变厚，牙槽骨密度增加。

2. 牙周韧带的排列方向与承受 力的方向有关　通常情况下，牙周韧带按一定的顺序排列，主要缓冲牙长轴方向传导的力量。而水平性的侧向 力主要作用于平衡尖上，当超到一定程度时，会对牙周膜产生损害。

3. 旋转力　会对牙周膜会产生压缩和拉伸的作用，这是危害性最大 力。 力的作用时间和频率影响牙槽骨的反应，持续作用力造成骨吸收，而间断作用力刺激骨形成。间期很短的周期作用力同持续作用力一样能造成骨吸收。当 力超过牙周膜的适应能力时，组织受损。

(二) 咬合创伤

1. 咬合创伤 殆力造成牙周损伤称为咬合创伤。单纯咬合创伤不会影响牙龈或造成骨吸收。水平骨吸收是由炎症造成的,当咬合创伤伴随有炎症时,将促使炎症进入牙周膜腔,形成明显的牙周袋。因此,咬合创伤与炎症共存时,联合破坏作用才造成骨吸收。例如:当游离端可摘义齿不适合时,基牙受到的扭力与牙龈的炎症共同作用,常常会造成骨吸收。当长轴方向的殆力增加时,牙周韧带压缩变形,根尖区的牙槽骨出现吸收。扭曲旋转的力量产生拉力和压力,造成拉力侧的骨增生和压力侧的骨吸收。

咬合创伤可能是殆力增大所致,也可能是牙周组织抵抗力降低所致,或两者同时作用。错殆不一定会造成咬合创伤,正常殆也可能有咬合创伤。

殆力增大所致的创伤常见于夜磨牙、紧咬牙等功能紊乱的运动。而修复中的咬合高点、义齿支托设计不当造成的基牙或对殆牙受力过大、正畸治疗中移动的牙位置不当受力过大都属于这类创伤。

牙周抵抗力降低时,正常的咀嚼力也将造成咬合创伤,但白天的咀嚼次数很少,夜间吞咽时的咬合很轻,都不易造成咬合创伤,最常见的还是夜磨牙等扭力造成的创伤和固定及可摘义齿制作中违反生物力学原则造成的基牙损伤。

2. 咬合创伤类型 可分为损伤、修复和牙周膜形态的改变三个类型或阶段。当殆力很大时,牙周膜受损,如果此时牙所受的力量减小或消失,牙周组织将产生修复和重建。如果是慢性的咬合创伤,牙周组织会发生一些变化,缓冲所受到的殆力,牙槽骨出现垂直吸收,牙周膜腔增宽,牙松动,但没有牙周袋形成。

3. 牙周病发展过程中的咬合创伤 所有的牙周组织都受到殆力作用的影响,无论牙周健康与否,殆力都是牙周组织所处环境的一项重要因素。牙周韧带的炎症和殆力影响相辅相成,殆力影响着牙周膜对炎症的反应,是牙周病的重要影响因素。

如果将牙周组织分为炎症刺激区和殆力炎症共同破坏区两部分就更容易理解殆力的作用:炎症刺激区位于边缘龈和龈乳头,这是由菌斑、细菌、牙石、食物残渣等局部刺激所造成的,是龈炎和牙周袋起始的部位。

实验证实,咬合创伤不会造成龈炎和牙周袋,也就是说,当修复过程中出现咬合高点、RPD 支托设计不当及正畸治疗中移动牙时产生的咬合创伤都不会造成牙周袋,咬合创伤只影响牙周支持组织,边缘龈血供十分丰富,即使殆力造成牙周膜血管的损伤,龈缘也不会受到影响。只要炎症局限于龈缘,就不会受到殆力的影响。当龈缘的炎症进入牙周支持组织时,就进入了炎症殆力共同破坏区。此区主要指牙周支持组织:牙槽骨、牙周韧带和牙骨质。

起初,在不伴有咬合创伤的情况下,炎症沿着抵抗力最弱的部位发展,发展速度取决于穿通纤维的排列状况,沿着血管周围的腔隙进入牙槽嵴。咬合创伤通过两种方式改变炎症周围的组织环境:①改变穿通纤维和牙槽嵴顶纤维的排列,炎症可以直接进入牙周膜。②过大的殆力造成牙周韧带损伤和骨吸收,加重炎症所造成的损害(图 7-9)。与炎症共同作用,咬合创伤造成明显的垂直骨吸收、缺损和牙松动。

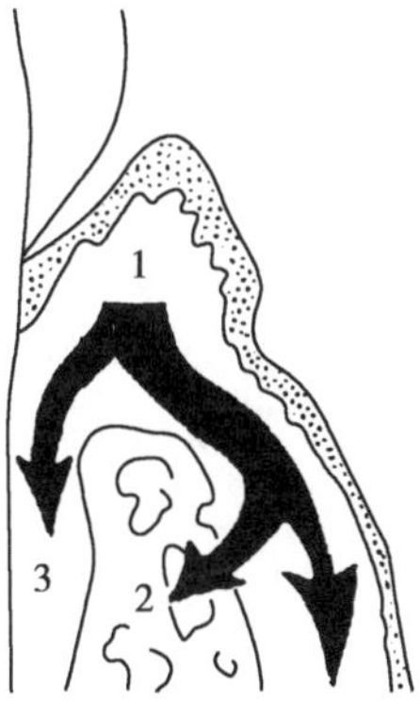

图 7-9 牙周炎的病理性发展示意图(参考 Zigmund C Porter et al 1993)

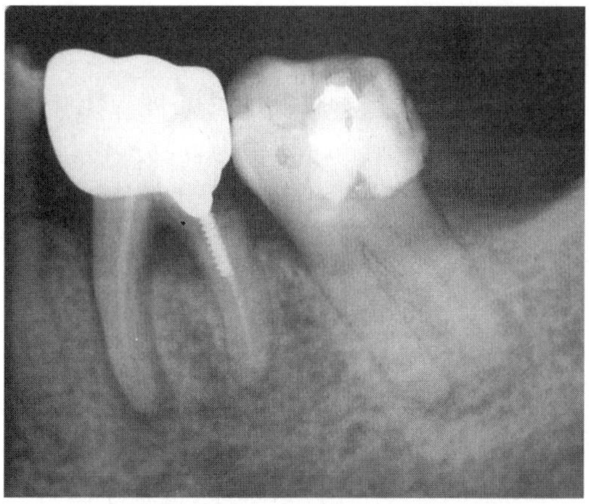

图 7-10 咬合损伤的放射线牙片表现

对于这种联合作用，牙周组织产生相应的反应。当炎症不明显、牙的抵抗力较强时，常常没有牙周袋的形成。如果咬合创伤很严重而炎症不明显时，没有牙周袋形成，但牙周膜腔增宽，牙槽骨垂直吸收，牙松动明显。图 7-10 显示了根分叉区的骨吸收，此处最容易因咬合创伤而出现骨损伤。

(三) 修复体龈边缘的位置

1. 龈上位　若不考虑美观和防止龈下龋坏，最好将冠边缘置于龈上。如果牙周治疗已经完成，而牙龈已退缩，冠边缘应置于釉牙骨质界。即使龈组织没有退缩，冠边缘也应离开软组织。

2. 龈下位　若将冠边缘置于龈下，应当位于龈沟底部，此处指在不施加压力的条件下，将牙周探针插入龈沟，所能到达的位置，这样龈纤维可以支撑牙龈和冠边缘。

3. 杜绝龈缘位　无论修复体的边缘多精确，冠边缘也不置于龈缘。通过显微镜观察，冠边缘是十分粗糙，细菌极易在此定殖，由于龈缘处的菌斑较多，冠边缘容易产生龋坏。即使没有龋坏，菌斑也容易在这个没有自洁作用的重要的部位造成牙周疾病(图 7-11)。

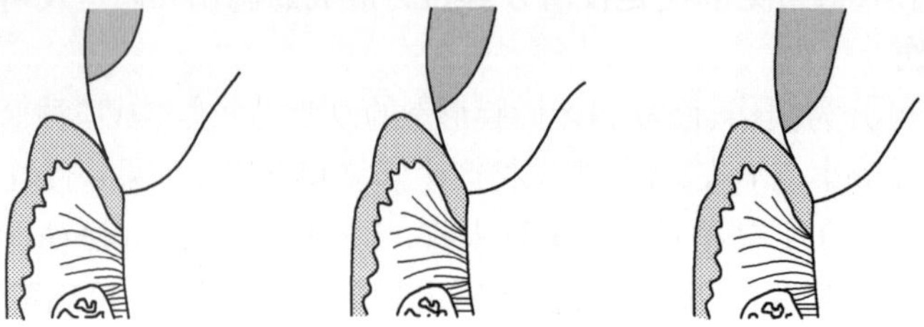

图 7-11　冠边缘的三个位置

左图：龈上；中图：平龈；右图：龈沟 1/2

4. 冠边缘不侵害生物学宽度　任何情况下冠边缘不应超过结合上皮，如侵害生物学宽度(biologic width)，将导致结合上皮向根尖移动，龈沟加深，形成牙周袋(图 7-12)。

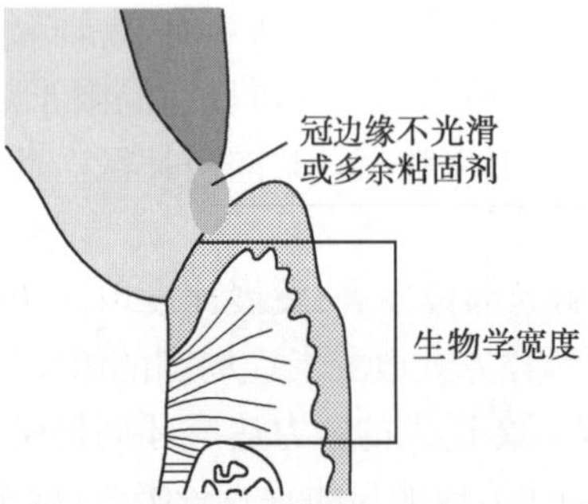

图 7-12　冠边缘侵害生物学宽度

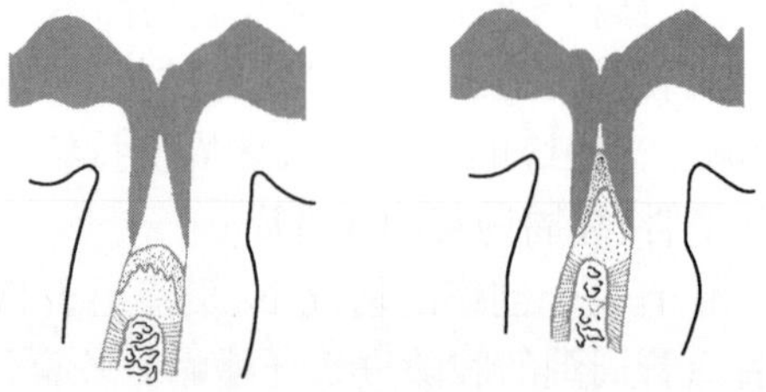

图 7-13　固定桥的龈间隙

左图：龈间隙过大，形成“黑三角”或食物水平性滞留；右图：龈间隙合适，龈乳突充满间隙

(四) 适合的楔状隙与牙周组织

牙之间以邻面接触，接触点下方的空间称为楔状隙。正常情况下，楔状隙中有龈乳头(图 7-13)。楔状隙对牙龈有保护作用，在咀嚼过程中为食物提供排溢通道，缓解殆力。促使食物对牙龈起到按摩所用。

修复体的邻面十分重要，决定了对牙龈健康十分重要的楔状隙的状况，在牙周病的患者，龈乳头都已退缩，修复体的邻面重建的新的楔状隙应靠近退缩的龈乳头。从接触点起，冠的邻面从各个方向逐渐收缩。如果冠的邻接区过宽或颈部收缩不够，龈乳头将受到压迫。形成明显的缺隙，滞留食物残渣，导致牙龈发炎。而如果邻接过窄时，楔状隙过大，食物直接冲击牙龈，失去了对牙龈的保护作用。

(五) 桥体的设计与牙周组织

桥体的设计和制作一直都富有争议，有着许多的理论和观点，但是缺少足够的研究。桥体直接改变了牙列的功能和所处的环境，连接了基牙，覆盖了缺牙牙槽嵴，在固定修复中起着十分重要的作用，决不能仅将其作为一个机械组件。它在卫生的前提下重建了缺失牙的功能，满足了美观的需要，具有很好的舒适性和生物相容性(参见固定桥桥体设计)。

六、牙周夹板

把两个以上的牙连接在一起作为固定松牙的装置都可称为牙周夹板(splinting)。它在修复治疗中有着重要的作用。牙周夹板可分为临时性和永久性两种,临时牙周夹板最终不一定要变为永久性的牙周夹板。

(一) 牙周夹板的作用与设计

1. 牙周夹板的作用　①固定松动牙,避免牙周受到损伤;②保护牙周支持差的牙,分散𬌗力;③防止自然牙移位(图 7-14)。

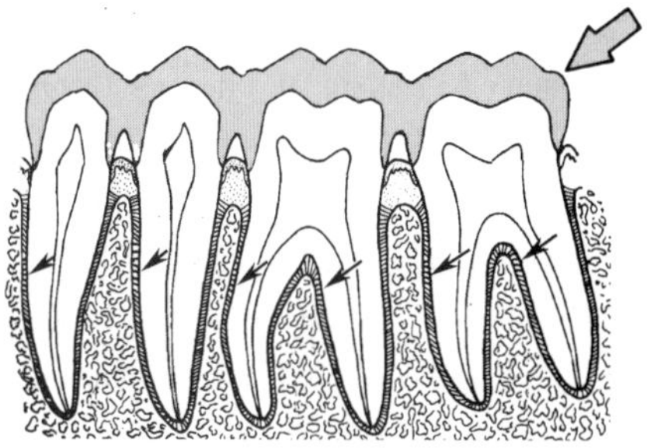

图 7-14　牙周夹板的受力传递

2. 设计　牙周夹板的跨度范围,即夹板包含牙的数量与下列因素有关:牙松动的数量、程度,松动的方向,松动牙的位置,剩余牙槽骨量,对𬌗牙的状况,需要重建的功能以及美观要求等。一般而言,防止近远中方向的松动比控制颊舌向的松动容易得多。当一个牙出现颊舌向松动时,一般使用两个的稳固的邻牙来固定。牙松动越明显,牙松动的数量越多,牙周夹板需要稳定的牙也就越多。

如果牙周夹板在固定松动牙的同时还需要修复缺失牙,如固定桥的远中基牙松动时,通常把松牙的邻牙或在近中端基牙的邻牙作为增加的基牙,并注意修复体的𬌗面与下颌运动协调一致。

当一个或多个有咬合功能紊乱(如夜磨牙等)的松动牙没有明显的牙槽骨吸收时,很少采用牙周夹板,只需要调整咬合即可恢复松动牙的稳定。如果不调整咬合,仅仅制作牙周夹板来解决咬合功能紊乱的问题,那么整个夹板会不稳定。换言之,当咬合创伤造成牙松动时,决不能仅靠牙周夹板来解决问题。

牙周夹板将改变𬌗力的方向,跨牙弓的夹板增加了稳定性,改变近远中和颊舌向的力量方向,使用最少的骨支持即可达到治疗目的。当牙固定在一起时,一个牙所受的力量将分散到牙周夹板的所有牙上面。一个牙在某一方向上对𬌗力的承受能力很弱时,在另一方向上可能很强,牙周夹板将多个牙的承受能力联系在一起发挥作用,能够有效增加牙的抵抗力。另外,牙周夹板也有防止牙过度萌出和移位的作用。

当牙的松动度增加时,应当采用牙周夹板固定松动牙,或至少防止松动度的增加。不能任由松动持续发展,但若牙松动度先增大后又稳固时,这反映了健康牙周组织对功能变化的一种适应,则无需治疗。

基牙的选择,在选择基牙前,要考虑很多因素。首先是冠根比,它直接影响了牙的稳定,冠根比是由临床牙根(有牙槽骨包围的牙根)的长度决定的。临床根长可能由于发育、正畸移动、骨丧失等因素造成缩短。

若要调整冠根比,可以采用两种方法调节:制作全冠或嵌体。当牙尖斜度过于陡峭或咬合面过宽时,侧向咬合力会增加。

(二) 不同牙周夹板的选择

1. 金属丝结扎牙周夹板　如金属结扎丝,是一种传统的方法,目前该方法较少使用。制作方法是先将直径 0.3~0.4mm 的金属丝在患牙及基牙上做“8”字形结扎,再以自凝丙烯酸树脂覆盖,塑形、抛光。优点是简便易行,但操作技术难度大,难于保证夹板的自洁。

2. 可摘夹板　包括连续卡环的 RPD 和 Hawley 保持器。比较常用,价格低廉,在模型上制作,因而占椅位时间相对少,修理容易,患者容易清洁。其设计原则及制作方法如局部可摘义齿。

3. 粘结修复固定夹板　不断出现的直接修复树脂材料的应用,使牙周夹板的制作越来越简易。复合树脂强度很高,光固化树脂可以很好地控制形态。临时夹板可以由复合材料单独完成或与结扎丝一起使用共同完成。永久性夹板也可由树脂粘结的方法制作粘结桥。

4. 塑料暂时桥夹板　某些牙周病患者打算在牙周治疗完成后行固定桥修复,可先采用塑料制作桥的方法作为暂时桥夹板。在牙周治疗之前,基牙已预备完成,采用热凝塑料制作暂时桥,担负起牙周夹板的作用。在完成牙周治疗后再完成修复。

5. 固定式夹板 牙列内有少数缺失牙或牙体缺损,伴有少数牙松动,或牙列基本完整,部分牙有轻、中度松动,可考虑做固定式牙周夹板。在修复缺损牙、缺失牙的同时,把固位体扩大到整个缺损区及松动牙,利用固定修复的固位体将松动牙固定。其优点是修复体质量高,固定效果好,舒适,易清洁。其设计原则及制作方法参见固定桥有关内容。

(顾斌 马轩祥)

参考文献

1. Malono WFP, Koth DL.Tylman's Theory and Practice of Fixed Prosthodontics. Eighth Edition, St.Louis: Ishiyaku EuroAmerica, Inc, 1993: 49-70
2. 马轩祥. 口腔修复学. 第 5 版. 北京:人民卫生出版社, 2003: 480-496
3. 徐均伍. 口腔修复学. 第 3 版. 北京:人民卫生出版社, 1996: 379-385
4. Hirschfeld L. The nuse of wire and silk ligatures.J.A.D.A, 1950, 41: 647
5. Wolf L, Bakedash B, Bandt C.Microbial interpretation of plaque relative of the diagnosisand treatment of periodontal disease. J. Periodontol, 1985, 56: 281-284
6. 王翰章, 陈思亚, 陈慧美, 等. 中华口腔科学(下卷). 北京:人民卫生出版社, 2001: 1881-1882
7. 郑麟蕃, 张震康, 俞光岩. 实用口腔科学. 第 2 版, 北京:人民卫生出版社, 2000: 639-652

第八章

牙体缺损的修复设计

牙体缺损的保存治疗(treatment for tooth defect)可以采取充填或以人造冠修复。具体到每一位患者，采用哪种修复方法是首先要考虑的问题。使用铸造金属、陶瓷、烤瓷修复时，需要大量磨削牙体组织，然后以修复材料制作的修复体所替代。成功地应用这些修复体是基于深思熟虑的治疗计划，包括选择合适的修复材料和修复设计以满足患者的需要。在相当长的一段时间，修复医师侧重于修复体的品格 / 档次和效率，甚至当今社会一部分人盲目追求效益，但应强调患者的需要高于牙医的利益 / 便利或愿望。牙医学院院士的誓词告诉我们，应让患者的付出与医疗服务相当，修复体应物有所值。这在制订个别牙的修复计划时，这些观点尤其应考虑在内。

在多数情况下的前牙牙体缺损应首先考虑选用复合树脂粘结修复，单个后牙牙体缺损应首先考虑选用银汞合金充填。但在综合考虑下列因素，如果不能满足要求时再考虑以部分冠、烤瓷冠、全瓷冠或铸造全冠来取代之：

1. 牙体组织的破坏范围和程度　如果牙体组织遭受表浅而又广泛的结构破坏，需要从修复体中获得支持力和保护时，铸造冠或瓷冠要优于银汞合金或复合树脂。如局部的龋洞，可借助汞合金充填恢复牙体完整性。如前牙局部龋损，可以用复合树脂充填。

2. 美观　在可视区的牙体缺损，或患者的美观要求高，同时要求磁共振影响小者，瓷修复应是首选。如牙体组织有足够的粘结面积，可以考虑瓷贴面。如前牙牙体唇舌径大，咬合力不大，患者配合好者，以全瓷冠修复金属较好。金属烤瓷冠可用于单个前牙或后牙，或部分固定义齿的固位体。

3. 固位力情况　牙体缺损的程度决定了能为修复体提供固位力的大小。当采用常规的充填治疗难于满足牙体组织的抗力形和固位形时，如存在薄壁弱尖的牙冠龋损，就应该考虑以修复体的形式进行保护修复。测试结果表明全冠具有最大的固位力(图 8-1)，当然，对于单个冠修复的固位力，其重要性不像部分固定义齿修复那样高。但对于牙冠短、缺损大的患牙和作为固定桥基牙而言，应加慎重考虑其固位力。

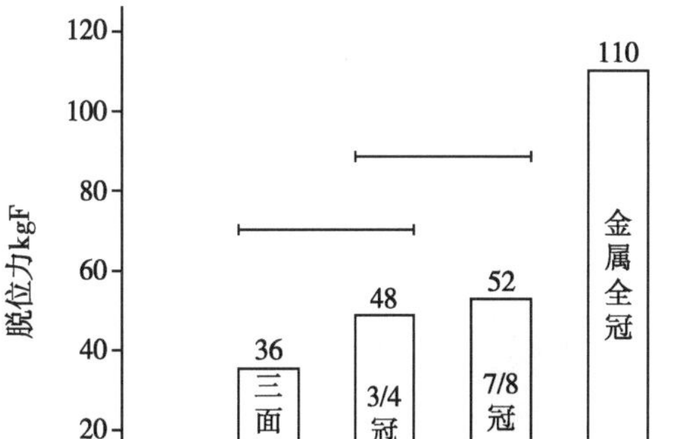

图 8-1　4 种冠的抗脱位力的比较(参考 Shillingburg HT 1997)

4. 菌斑的控制情况　各类冠修复都需要保持良好的菌斑控制才能保证其成功率。过去，许多修复医师忽视从口腔环境的角度考虑修复设计，牙被准备冠修复仅仅只基于牙冠破坏程度的考虑，造成一些不必要的修复失败。如果口内存在大面积菌斑、脱钙和龋坏存在，则任何种类的冠修复都应慎重。

另外，还必须考虑患者是否保持足够的口腔卫生。患者需被告知采取牙刷、牙线和规律饮食等一系列方法以控制和减少导致龋坏疾患发生的可能。可以建议先用钉固位加银汞的方法暂时修复，直到牙破坏得到控制。这样也给患者一定的时间去学会良好的口腔自我保健。同样也使得牙医有时间强化患者的要求，评价患者的愿望和合作的能力。若这些要求都达到了，才能开始考虑金属、瓷或金瓷修复。因为这些修复形式仅仅用于修补龋坏造成的损害，而不能治疗或控制龋病。

5. 牙髓治疗情况 接近牙髓的局部深龋，可以考虑双层垫底，再进行充填。死髓牙牙体组织脆弱，宜采用酸蚀复合树脂技术完成充填，再进行全冠修复。对于残根、残冠的修复，可借助螺纹桩核技术，进行桩核冠修复。没有完善的根管治疗的感染根管或穿髓未经牙髓处理，不得进行修复。

6. 患者支付修复费用的能力 这是所有治疗均应考虑的因素，必须有人为治疗付账。付账的渠道可以是不同的机构或系统、保险公司和（或）患者本人。若机构或保险公司付账，需要问明该付账机构或公司关于修复方面的承诺。无论是何人为治疗付账，应事先介绍各种修复治疗的建议，由患者自己根据可能，量力做出决定。一个有责任心的牙医遵从道德伦理。一方面，你不能以为患者治疗而先入为主地选择“最佳方案”，另一方面，你也应该考虑到患者的情况，提出相应的修改方案而不会对患者造成压力。

一、冠内修复

冠内修复体（intracoronal restoration）是一类嵌入牙冠内的修复体的总称。根据恢复牙体缺损的方法不同，有在口腔外制作的修复体（prosthesis）（如嵌体）和直接充填的充填性修复物（filling restoration）之分。另外根据所采用的修复材料的不同，可分为如下类型。

（一）玻璃离子充填性修复

范围小的和固位预备量小的小缺损可以用这种材料修复。特别适用于因磨损或磨耗造成的Ⅴ类洞或楔状缺损。也可用于后牙的邻面小缺损，使用“隧道式”预备可以保持边缘嵴的完整。

老年牙病和牙周病患者的根面龋可以使用玻璃离子（glass ionomer）修复。当然，也可以通过其他可接受的冠修复或便利的修复方式来达到咬合接触，但是，当缺损偏向根的情况下，往往需要破坏大量的牙体组织。用高速手机注意防止预备过度或固位形不良，不能为银汞充填提供足够的固位。玻璃离子充填法简便易行，而且可以释放氟离子，因而可用于协助控制猖獗龋的临时性修复。

（二）复合树脂直接成形

这种材料可用于前牙、前磨牙的小到中等程度的缺损的修复（图 8-2）。它可以用于经酸蚀处理后的切角的修复，因而可以对Ⅳ类洞进行充填修复或直接冠成形修复。

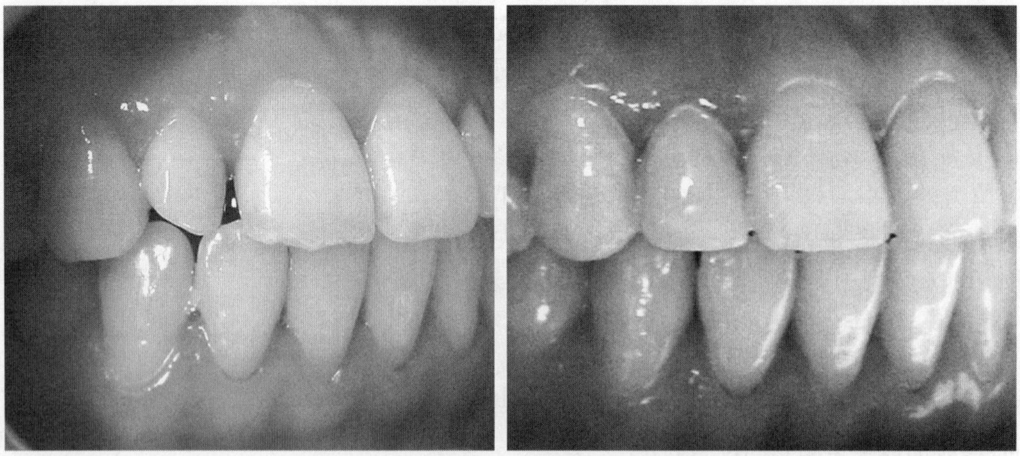

图 8-2 复合树脂用于侧切牙缺损的修复

复合树脂已用于后牙的修复存在某些不足：它没有足够的抗磨损能力以抵御咬合磨损；复合树脂的聚合收缩产生的裂隙很容易导致失败。因而，有人主张它应严格地限制于第一前磨牙的小的𬌗面、近中𬌗面修复。

对抗收缩和裂隙的方式是复合树脂嵌体的制作。可以在牙科诊室使用快速结固石膏制备工作模，然后完成复合树脂嵌体，或送到技工室完成，然后粘固。这样的嵌体会有更高的强度，而且嵌体自身的收缩小，又可以粘固剂补偿复合树脂的体积收缩。它适合于修复较大体积缺损。近年来，为解决基牙预备后牙体上的缺损，还研制出了对牙髓刺激性小的复合树脂（如 Ionosit baseliner），直接充填基牙上因充填料脱落形成的缺损或新发现基牙预备面上的龋洞。

（三）简单银汞充填

长期以来，没有钉或其他形式的辅助固位装置的简单银汞充填，已经成为对美观要求不高的部位的、小到中等程度的、一面到三面缺损的标准的修复。近年来对于汞合金的使用出现一些争议甚至是激烈的批评。但每年仍有超过 1 亿或更多的简单银汞充填物用于患者（Osborne J W，1991）。超过一半的牙冠组织被保留时用它进行充填。

为修复小的龋坏所进行牙的预备量近年来逐渐减少，这是由于“扩展性预防”的观念日趋势微。这种变化由于小器械的应用和强度大银汞的发展而愈加明显。虽然如此，即便是小的银汞修复的预备也会明显减弱牙的结构完整性。

（四）复杂银汞充填

有钉或其他辅助固位装置的大的银汞充填，可用于中等到严重程度（如不到一半牙冠组织保留）的缺损的修复。

由于经济条件限制或较差的口腔卫生而不能进行冠修复时，银汞可以作为最终修复物。可以用于牙髓治疗的前磨牙和磨牙的修复。在这种情况下，性能优良的银汞被用于替代或覆盖牙尖，以提供可咬合接触。比较理想的情况下，在钉固位银汞充填物上完成能够全冠修复，银汞合金起到核或基础修复体（foundation restoration）的作用。

（五）金属嵌体

对于小到中等程度的牙体缺损，在美观要求不高的部位，可以使用金属嵌体的形式修复（图 8-3）。由于通常使用软的金合金，因此，若以粘结方式粘固，金属嵌体基底面可以用能被酸蚀处理的合金制作，或进行喷砂处理，以提高粘结强度。预备的峡部应适当窄些，以减少周围牙体组织发生牙折的风险。前磨牙应当有一个完整的边缘嵴以保持结构的完整性，有助于减少冠折。

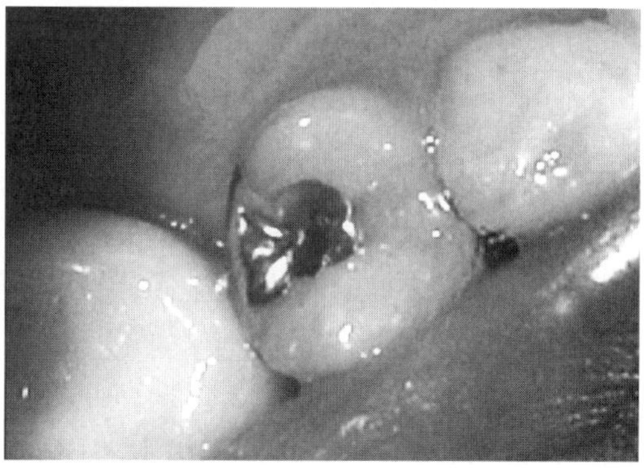

图 8-3　金属嵌体用于修复磨牙

在磨牙，牙结构的更多的体积使得可以应用 MOD 形式的嵌体。由于这种修复方式只能替代缺失的牙结构而不能保护余留的牙体结构，它的适应证与银汞充填相似。由于这种形式的修复需要磨除大量牙体组织而不适合用于小龋坏。

（六）瓷嵌体

小到中等程度缺损可使用这种修复。瓷的美观性能使得它用于对美观要求高的部位或对美观要求高的患者的后牙（图 8-4）。修复时，前磨牙应有一个完整的边缘嵴，MOD 的瓷嵌体可用于磨牙。这种修复体可以酸蚀以提高粘结力，因此，通过粘结可以稳定牙尖结构的完整性。但相对较多的牙预备量使得它在小龋坏治疗中的应用受限。

（七）近远中䝼高嵌体

牙冠中等或严重缺损，但保留了颊面和舌面完整的前磨牙和磨牙可以考虑此类修复（图 8-5）。适用于具有较宽的峡部、缺失了至少一个牙尖的磨牙。若一个前磨牙边缘嵴条件不宜做金属铸造修复，高嵌体应包括咬合覆盖以保护余留牙体组织。这种修复体覆盖整个咬合面并可以保护牙尖，是较为理想的冠内修复体。近远中䝼高嵌体（MOD 嵌体）因为没有足够的固位力，不宜作为固定部分义齿的固位体。

通常使用金合金，但也可以使用铸造玻璃或其他形式的陶瓷。瓷 MOD 嵌体往往因为没有足够的咬合厚度而容易折裂，所以一定要慎用。

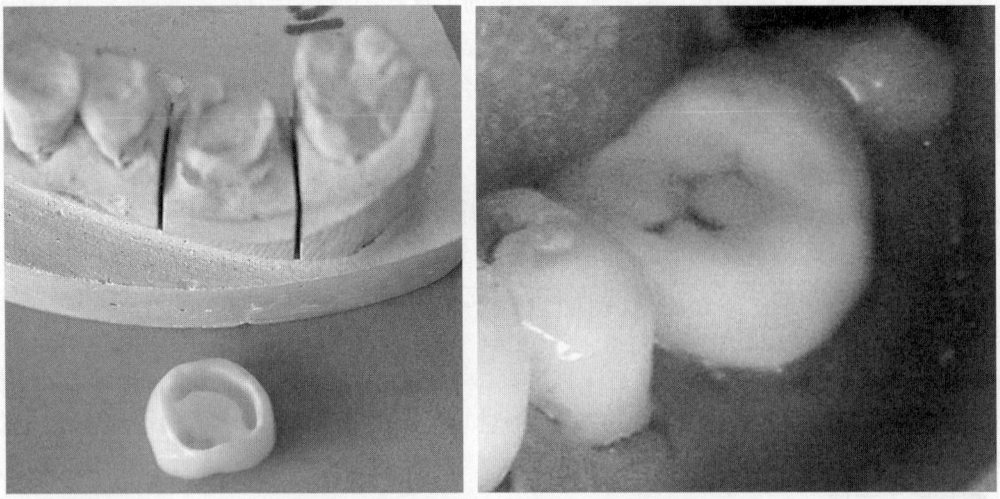

图 8-4 瓷嵌体被用于修复后牙以增加美观

二、冠外修复

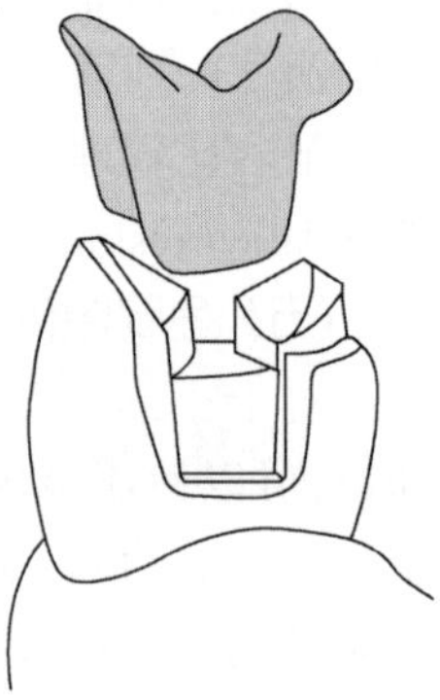

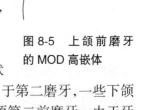

图 8-5 上颌前磨牙的 MOD 高嵌体

若余留牙冠组织不足以为修复体提供固位力，则应使用冠外修复体或冠进行修复。还可用于牙轴结构过多缺失的部位，或需要修改外形以调整咬合或增进美观作用。

(一) 部分冠

这是一种一个或更多轴面不被包盖的冠修复。因此可以用于余留冠结构超过一半的、一个或更多轴面完整的牙。它可以提供中等固位力，也可被当作短跨度部分固定义齿的固位体。如果牙的破坏不是很大，部分罩面冠扩展性预备很小，仔细制作完成边缘，可以满足上颌牙弓的中等美观要求。

(二) 金属全冠

传统的金属全冠可以修复多个轴面被破坏的牙(图 8-6)。它可以提供各种状况下可能的最大固位力，但仅用于无过多美观要求的情况。这就限制了其多用于第二磨牙，一些下颌第一磨牙和少数情况下的下颌第二前磨牙。由于牙结构预备量较瓷修复体的少，并且在制作程序中最简单，这种修复体可以作为单个牙(磨牙)修复或后牙部分固定义齿的设计形式。

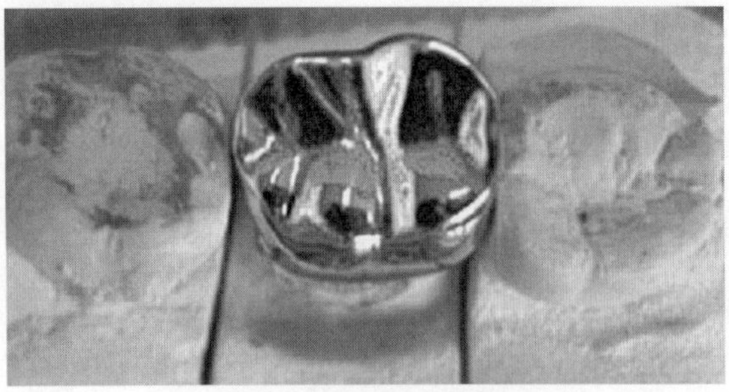

图 8-6 磨牙的金属全冠修复

(三) 金属烤瓷冠

这种冠也可以修复多个轴面被破坏的牙或残根的桩核全冠修复(图 8-7)。它可以提供足够的固位力，同时可以满足高度的美观要求，用做部分固定义齿的固位体。

(四) 全瓷冠

当完全覆盖牙冠表面和最大美观都必须满足时，选择该类修复体(图 8-8)。全瓷冠的抗折裂能力不如金属烤瓷冠，因而必须严格限制于会产生低到中等程度应力的情况。虽然铸造玻璃陶瓷可以用于修复后牙，但通常用于切牙的修复。预备这种形式的修复需要对前磨牙和磨牙进行大量的预备。

(五) 瓷贴面

由于全瓷和金属烤瓷冠需要磨除大量的牙体组织，因此更小的磨除量是问题的焦点。瓷贴面可以

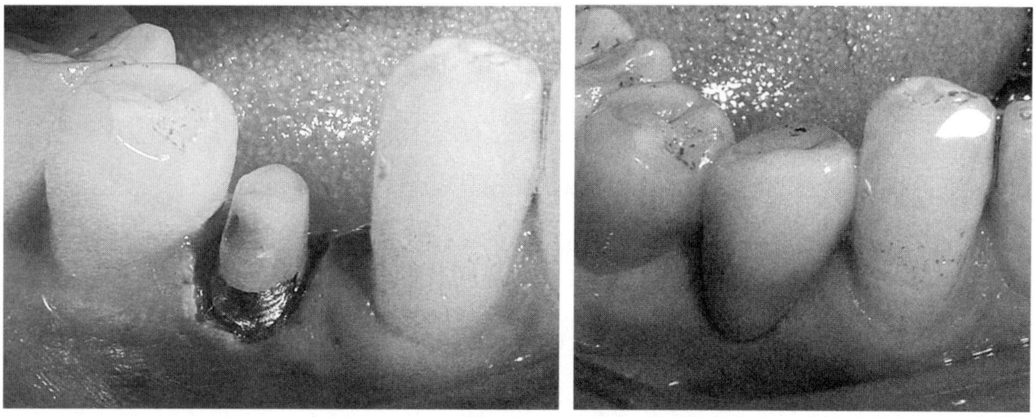

图 8-7　下颌前磨牙的金属桩核烤瓷全冠

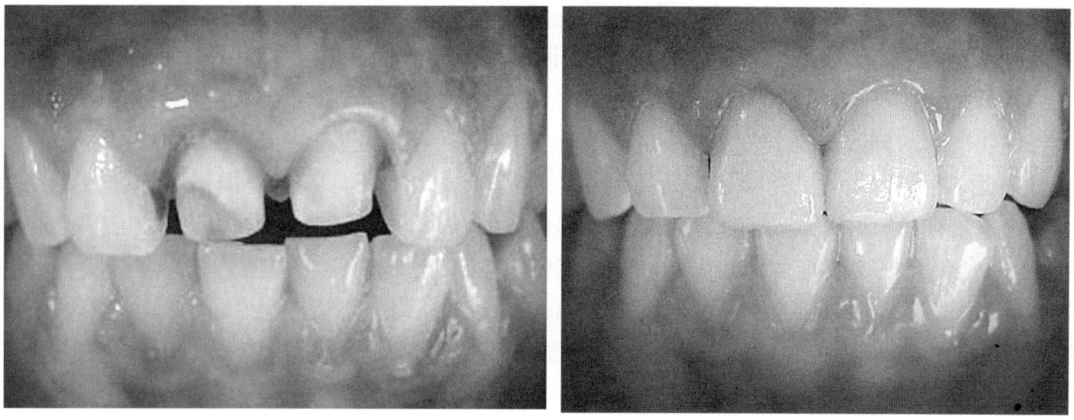

图 8-8　上颌中切牙的全瓷冠修复

为沾污严重的完整切牙或缺损局限于唇面的牙提供不错的美观效果(图 8-9)。这种修复体也可以修复中等程度的牙尖碎裂和邻面小缺损。贴面的使用需要小的牙预备量,因此作为冠的改良形式吸引了患者和牙医的注意。

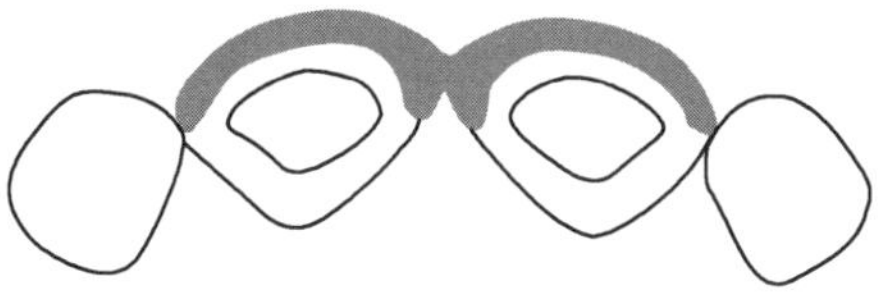

图 8-9　上颌中切牙的瓷贴面示意图

三、修复体使用寿命比较

1. 单个牙修复体的特征和特性　表 8-1 描述了 12 种单个牙修复体的特征和特性。

表 8-1　单个牙修复体的特性

修复体	缺损大小	寿命等级	固定基牙	活动基牙	美观	固位	保护牙	替代牙尖	咬合恢复	切端修复	唇侧修复	牙髓
冠内修复												
玻璃离子	小	5	不	不	中	—	不	不	差	差	V类	不
复合树脂	小 - 中	4	不	不	好	—	不	不	差	中	V类	不
简单充填	小 - 中	1	不	可	差 - 中[1]	—	不	不	I类	不	V类	不
复杂充填	大	3	不	可	差 - 中[1]	—	部分	可	中	不	所有[2]	可
金属嵌体	中	2	不	可	差 - 中[1]	小	不[4]	不	I类	差	V类	不
瓷嵌体	中	3	不	不	好	小	不[4]	不	I类	中	V类	不
MOD 嵌体	中 - 大	1	不	可	差 - 中[1]	中	可	可	好	不	不	可

续表

修复体	缺损大小	寿命等级	固定基牙	活动基牙	美观	固位	保护牙	替代牙尖	咬合恢复	切端修复	唇侧修复	牙髓
冠外修复												
部分罩面冠	大	1	可	可	差-中[1]	中	可	可	好	差	3/4;邻 1/2[2]	可
全金属冠	大	1	可	可	差	好	可	可	好	差	所有[2]	可
金属烤瓷冠	大	2	可	可	好	好	可	可	好	好	所有	可
全瓷冠	大	3	不	不	好	好	可	可[5]	中	好	所有	可
瓷贴面	小	3	不	不	好	中	不	不[6]	差	好	所有	不

注：表中 1- 取决于牙位置、修复部位（近中或远中）和患者要求，2- 结构上可以，但不美观，3- 可以接受的治疗，若牙尖为银汞被覆，4- 酸蚀粘结情况下可以为连接部位提供保护，5- 与核或基础修复联合，6- 但可以替代切角

2. 修复体寿命 “假牙能用多长时间？”此问题常被患者提问，虽然问题很简单而自然，但很难用一句话准确回答。我们不可能准确预计每一件定制的修复体在恶劣的生物环境中服役的时间限度，因为个人的条件千差万别，除了生理的、材料的、工艺的、设计的等不同因素会影响使用寿命外，还包括患者自身合理使用与对修复体的爱护程度。

尽管如此，还是应对每一类修复体的使用年限有一个大致的估计。这方面的临床研究结果差异很大。作为一般规律，铸造冠在口内的时间长于银汞合金的，后者又长于复合树脂的。

(1) 银汞合金充填物的寿命：Maryniuk 对 676 名患者的 5 个研究结论表明银汞修复 5.5~11.5 年的失败率为 50%，因此推断寿命在 10~14 年之间。Meeuwissen 等报道在丹麦军队患者中银汞修复的 10 年存留率在 58%。Arthur 等报道在美国军队患者中银汞修复的 10 年存留率在 83%。Qvist 等发现有 50% 的丹麦患者的银汞修复在 7.0 年失败。Christensen 估计银汞具有 4 年寿命，在一个研究中，银汞修复无论大小和类型 10 年的存留率高达 72%。Smales 的一个研究中报道简单充填 15 年存留率为 72.8%。

571 个固定修复患者的调查中显示：简单银汞充填有 11.2 年的平均寿命，复杂银汞充填 6.1 年。不同的调查结果存在较大差异，一组 125 例复杂充填 15 年的存留率为 76%，而另一组 171 例复杂充填 11.5 年的存留率则为 50%。

(2) 复合树脂修复的寿命：有家牙医学校报道 10 年存留率为 55.9%。另一个报道，对普通患者进行调查，描述复合树脂的寿命很短，6.1 年的失败率 50%。

(3) 玻璃离子水门汀充填物的寿命：Mount 发现 1283 例玻璃离子修复 7 年全成功率高达 93%，波动在 2%~36% 之间，主要取决于龋洞的类型和水门汀的品牌。在这个研究中，仅有 2 个牙医对患者进行评估，并且并不是所有的修复都纳入 7 年研究中。对更长的时间和更多的患者进行评估才能更为准确。

(4) 冠修复体的寿命：Schwartz 等研究了 791 例失败修复，报道全冠寿命 10.3 年、3/4 冠 11.4 年、前牙全瓷冠 8.5 年。所有固定修复体的平均寿命 10.3 年。Walton 和助手研究了 424 例修复体，发现全冠使用长达 7.1 年，部分罩面冠 14.3 年，金属烤瓷冠 6.3 年，嵌体和高嵌体 11.2 年，瓷全冠 8.2 年。

Christensen 的调查估计冠的寿命在 21~22 年之间。这种估计是基于 Maryniuk 和 Kaplan 的调查：金属烤瓷冠 12.7 年，全金冠 14.7 年。Kerschbaum 检查德国的保险记录，发现 8 年后仍有 91.5% 的金冠留在口中。Leempoel 对 40 名丹麦牙医诊所的回顾显示全冠和金属烤瓷冠分别有 98% 和 95.3% 的 10 年存留率。

修复牙医被调查对修复体预期寿命的估计只是推断，基于一些修复体的较多的经验和另一些修复体的较少的经验。自然，修复体的使用寿命除了与修复体的种类和医方的技术水平有关外，还与治疗方案、牙体预备量、修复时机等因素密切相关。设计方案的安全度越高，使用寿命越长；牙体预备量越大，牙潜在的危险就越多；修复时机越及时，当然修复效果越好，而且治疗方面的花费越少。据 Cohen 测算，若当患者 22 岁时口内置入冠修复体，费用是 425 美元，若患者到达平均年龄 75 岁时，花费在这个冠上以及更替冠修复体的花费要达到 12 000 美元。同时，这也说明各类冠修复体在有效服役后需要更换，决

非终生性修复。

（李明勇　马轩祥）

参考文献

1. Maryniuk GA.In search of treatment longevity —A 30-year perspective. J AM Dent Assoc, 1984, 109:739
2. Mount GJ.Longevity of glass ionomer cements.J Prosthet Dent, 1986, 55:682
3. Walton JN, Gardenr FM.A survey of crown and fixed partial denture faiures: length of service and reasons for replacement.J Prosthet Dent, 1986, 56:416
4. Herbert T. Shillingburg, Sumiya Hobo, Lowell D. Whitsett, et al.Fundamentals of Fixed prosthodontics.Third Editio. Chicago: Quintessence Publishing Co., 1997:73-82
5. Malone FP, Koth DA. Tylman's Theory and Practice of Fixed Prosthodontics. 8th ed.St.Louis: Ishiyaku EuroAmerica, Inc., 1994: 1-24, 145-193
6. 马轩祥 . 口腔修复学 . 第 5 版 . 北京:人民卫生出版社,2003:79-136
7. 赵云风. 现代固定修复学 . 北京:人民军医出版社,2007:45-197
8. 王翰章 . 中华口腔科学 . 北京:人民卫生出版社,2001:2421-2422

第九章

唾液的控制(除湿)

液体的控制(fluid control)是指在牙科操作中对操作部位环境中液体(唾液或手机喷出的冷却水)进行控制,以便使手术操作视野清晰,让患者安全、舒适。它包括排除唾液及手机冷却液,隔离、干燥手术区,或以药物减少患者唾液分泌等处理。

暴露肩台包括龈缘收缩和手术法显露牙龈肩台。龈缘收缩(gingival retraction)常称排龈或龈组织收缩,属于软组织管理(soft tissue management)。为了使操作部位能够视野清楚、取印模准确,必须将涉及被修复牙周围龈组织做收缩处理,在牙体预备和修复体粘固时均需要把龈组织排开。有时为了获得长久的良好修复效果,需要对缺牙区或牙周龈组织修整外形等处理。

口腔液体控制和牙龈肩台暴露均是涉及固定修复质量和安全的重要临床技术环节。

一、口腔内液体的控制

控制、排除唾液的程度依据所要进行的操作不同而有不同要求。牙体预备时,需要排除由于手机喷射的大量水流,并控制舌以避免意外损伤。取模或修复体粘固时,需要更高干燥程度。图 9-1 展示了几种常用的真空吸引器(vacuum ejector),有一些还兼具吸引和隔离功能。

(一) 强力真空吸引

强力真空吸引(high-volume vacuum)尤其适用于牙体预备阶段,当有助手协助时更有效。对于有经验的助手而言,当牙医使用口镜保护舌时,吸引器可以用来牵引唇颊(图 9-2)。在取模和粘固时,则不宜使用吸引器。

(二) 吸唾器

在某些情况下,牙医可以用简单的吸唾器(saliva ejector)独立完成口腔操作。如用于上颌牙弓,

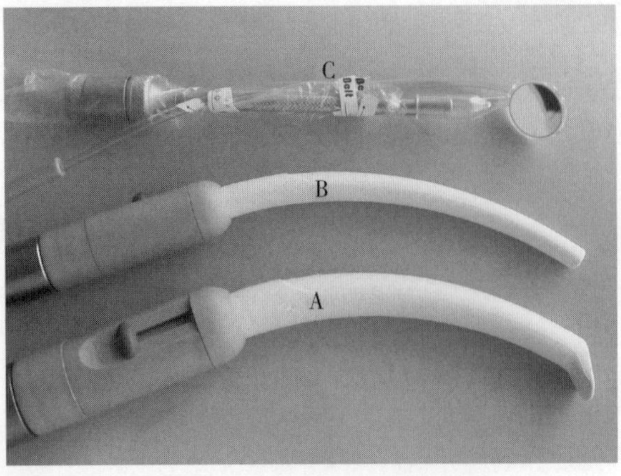

图 9-1 三种常用的真空吸引器
A. 吸尘管;B. 吸唾管;C. 吸唾口镜

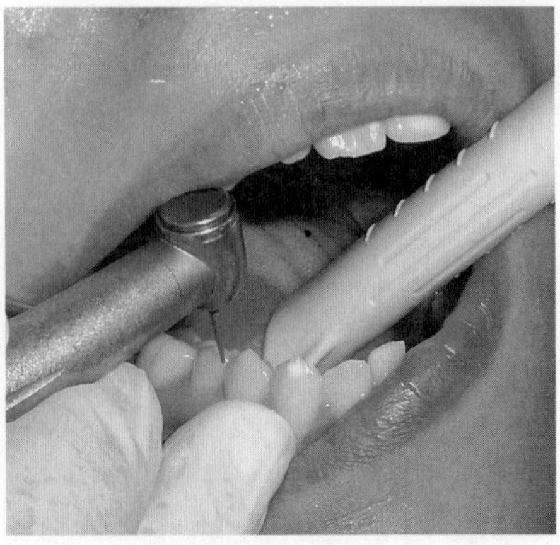

图 9-2 真空管可以兼做颊或舌牵开器

常用吸引器作为吸唾和隔离的辅助手段。吸唾器应放置在与操作象限相对的另一侧,患者的头偏向吸唾器一边。当取模或粘固时,使用吸唾器同时在需隔离上颌牙的颊侧前庭沟放置棉球,能起到良好的效果。下颌牙隔湿时,在牙的颊舌侧均放置棉球。此方法对舌控制和去除流体往往不够理想。

(三) 多功能吸唾器

多功能吸唾器(svedopter)为带有舌牵拉装置的金属吸唾器,适用于下颌牙的唾液隔离。使用该装置,牙体预备时不需要棉球,只用口镜牵拉唇颊即可。当取模或粘固时,为有效隔离唾液,建议使用多功能吸唾器,并在隔离区的颊舌侧放置棉球。患者取坐姿近乎直立时,使用效果最好。此时,水和其他流体聚集于患者口底,从口底被吸走。如果患者处于仰卧位,流体在达到吸引器水平时,已经充满口腔后部和喉部,使患者感到不适。

多功能吸唾器适用于单人操作,但缺点是下颌牙舌侧视野受限。另外,此装置是金属制成,如果操作中太用力,容易擦伤口底软组织。一般选择中号,型号过大会割伤上腭或刺激咽反射。

多功能吸唾器的前部置于切牙区,软管放在患者上臂下。一般牙科诊所吸唾器软管都是连在可移动的手推车上,这样放置可以使患者便于控制软管(图 9-3)。

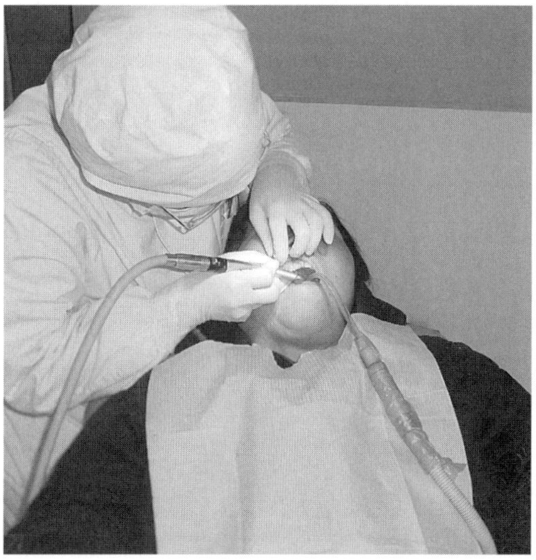

图 9-3　吸唾器的连接管置于患者手臂下防止被干扰

(四) 橡皮障

橡皮障(rubber dam),为保证手术区有效隔离口腔液体,防止污染或修复体坠入口腔而使用的橡皮薄膜。是在牙体修复中隔离唾液的有效的措施。当去除旧的修复体或去除龋坏牙体组织,并有可能暴露牙髓时,最好使用橡皮障。在制作根管钉固位的银汞或树脂核,使用橡皮障能保证唾液隔离和良好视野。对于牙体治疗已久或疗效不确定的牙,在钉核预备、基牙预备和粘固时使用橡皮障隔离以提高疗效(图 9-4~8)。

橡皮障使用方便,可以用在嵌体和高嵌体的牙体预备、取模和粘固中。使用弹性印模材时,橡皮障表面应涂润滑剂,不要使用橡皮障夹(clamp),并且不要使用聚乙烯基硅氧烷印模材料,因为橡皮障能阻止其聚合。

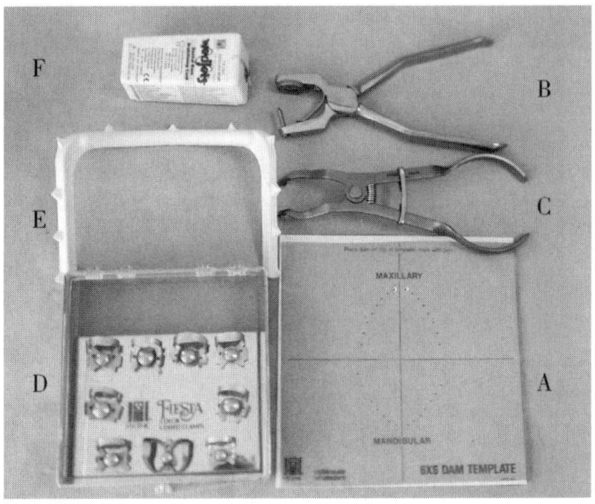

图 9-4　橡皮障成套器材

A. 橡皮障;B. 打孔钳;C. 橡皮障夹钳;D. 橡皮障夹;E. 橡皮障支撑架;F. 固定胶线

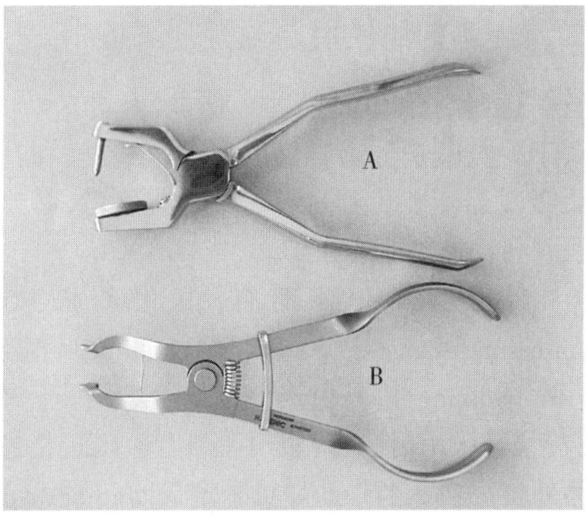

图 9-5　打孔钳与橡皮障夹钳

A. 打孔钳;B. 橡皮障夹钳

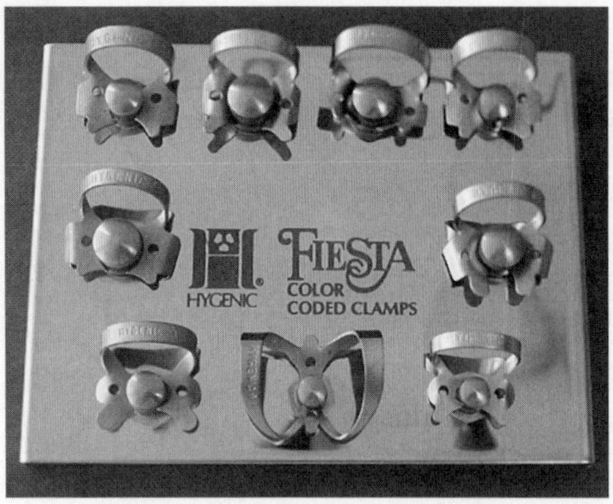

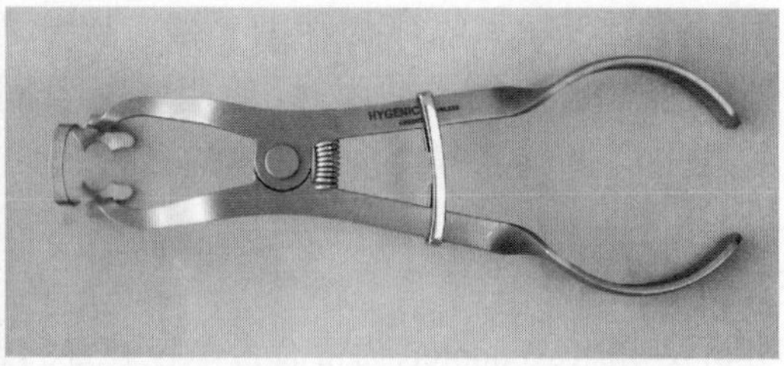

图 9-6 橡皮障夹(左),橡皮障钳张开橡皮障夹(右)

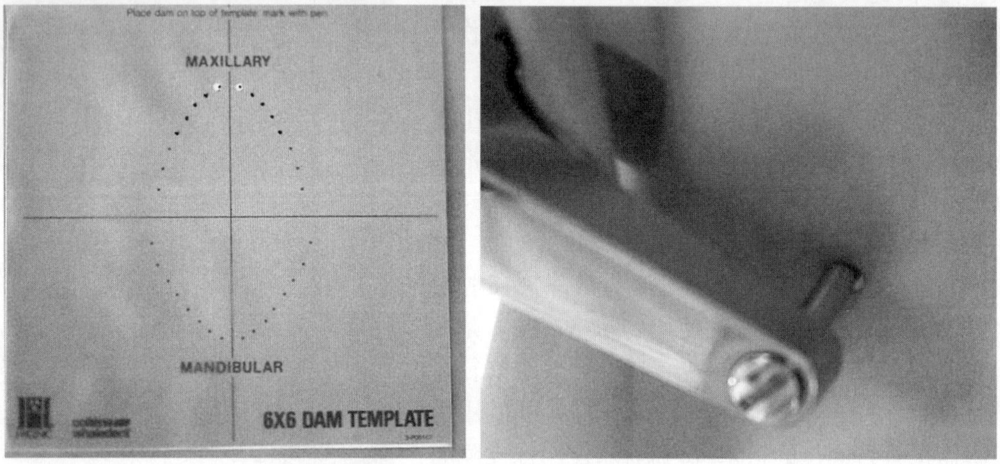

图 9-7 橡皮障定点与打孔

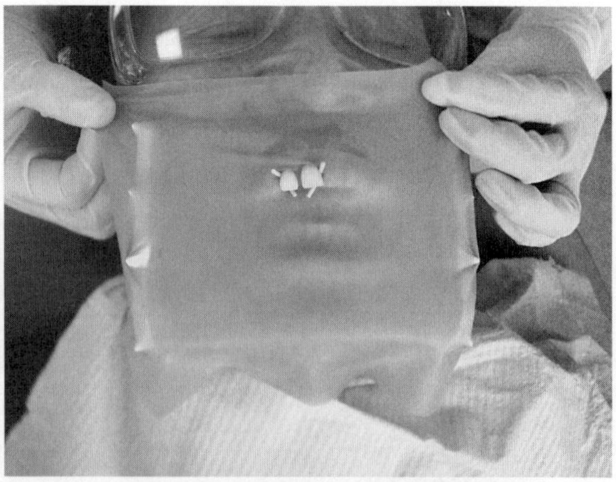

图 9-8 橡皮障安放位置与固定

有人认为橡皮障能用于所有修复体的牙体预备、取模和粘固,特别是高嵌体在粘固前要进行咬合调整时。但也有人不主张将橡皮障用于全冠或部分冠。

二、止涎剂的使用

(一) 止涎剂及适应证

对于少数唾液分泌旺盛的患者,在取模和粘固时使用吸唾器不能达到足够的干燥程度者,必要时可采取以药物控制唾液分泌。

可以使用的止涎剂有:溴化乙胺太林(methantheline bromide)又称苯辛(banthine)和普鲁苯辛(pro-banthine)等。由于它们是一类作用于胃肠道、尿道和胆道平滑肌的胃肠道抗胆碱能药物,会出现口腔干燥,服用时味苦,服用后患者会出现倦怠和视觉模糊,一次大剂量应用会导致膀胱不适等副作用。另外抗高血压药物盐酸可乐定(clonidine hydrochloride)也有止涎剂作用,但对正在接受其他抗高血压治疗的患者应该慎用。

(二) 禁忌证

对此类药物过敏、青光眼、哮喘、胃肠道或尿道阻塞性疾病和充血性心力衰竭。哺乳期妇女禁用。

此类药物与抗组胺药、安定药、镇静止痛药同用药效增强。与皮质类固醇同用可增加眼压。

（三）用法及注意事项

通常让患者在就诊前1小时服用50mg苯辛或15mg普鲁苯辛，在口腔预备时可以有效控制唾液分泌。如果患者对此剂量效果不理想时，需剂量加倍。口腔内注射普鲁苯辛2~6mg的溶液，药效5~10分钟后出现，可维持1.5小时。1.5小时后再补加注射2~3mg普鲁苯辛可延长效果。

盐酸可乐定也是一种效果良好的止涎剂。Wilson研究表明，0.2mg盐酸可乐定与50mg苯辛的止涎效果相当。但是也有口干、倦怠等副作用。在就诊前1小时服用0.2mg盐酸可乐定，因为容易倦怠，如果患者驾驶，需有人陪以防止意外。

三、除湿、干燥

为了保证手术区的干燥，需要在吸除液体、消毒后，做手术区的隔离、除湿。常用除湿的方法有：棉卷除湿，专用棉条除湿（图9-9），空气干燥等。为了稳定棉卷，还可以利用牙科夹夹住患牙，以棉卷置于牙科夹下，起到隔离唾液、干燥、除湿的作用（图9-10），然后以热空气彻底干燥。

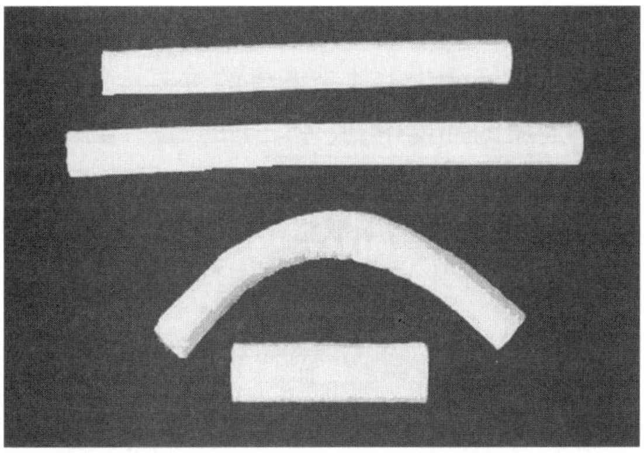

图9-9 除湿的棉条、棉卷

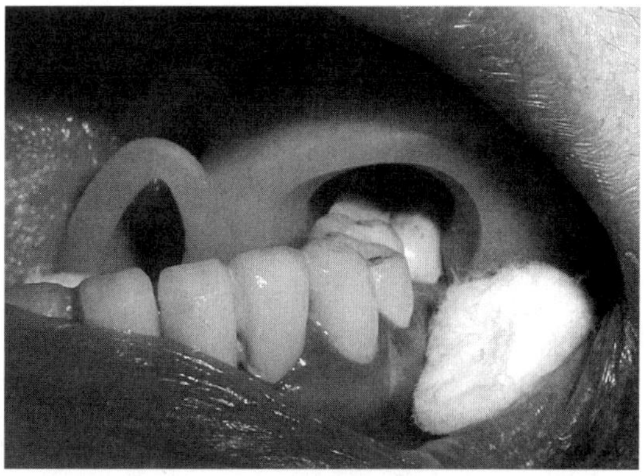

图9-10 牙科夹与棉卷除湿

（丁弘仁 马轩祥）

参考文献

1. Herbert T. Shillingburg, Sumiya Hobo, Lowell D. Whitsett, et al. Fundamentals of Fixed prosthodontics. Third Editio. Chicago: Quintessence Publishing Co., 1997: 257-279
2. 马轩祥．口腔修复学．第5版．北京：人民卫生出版社，2003：104
3. Grundy J R, Jones J G. A Colour Atlas of Clinical Oprative Dentistry Crowns & Bridges. 2nd ed. Wolfe Publishing Ltd, Brook House, 1992: 124-125
4. 刘峰．口腔美学修复临床实战．北京：人民卫生出版社，2007：235-244
5. 赵云风．现代固定修复学．北京：人民军医出版社，2007：136
6. 王翰章．中华口腔科学．北京：人民卫生出版社，2001：3151-3152
7. Pauline C Anderson, Alice E. Pendleton. The Dental Assistant. 7th ed. Chicago: Thomson Learning Inc., 2001: 291-310

第十章

固定修复的牙龈组织准备

固定修复的牙龈组织准备或组织管理（tissue management），是指与固定修复相关的牙龈组织的修复前准备，包括暴露龈肩台（排龈或龈收缩）（gingival retraction）、“组织扩张（tissue dilation）”与组织退缩（tissue retraction）、旋转刮除术（rotary curettage）、电外科牙龈成形（electrosurgery gingivoplasty）等。它是影响精确复制龈下边缘的重要因素。牙医必须认识到从诊断到修复体粘固作为整体来考虑的重要性，并创造条件保证修复前、后的牙龈组织健康，使冠修复体的边缘处于健康的环境中，或牙龈下的冠边缘有利于保证周围组织的健康。

为此，对于发炎的、多余的组织应做系统的牙周治疗。对于深的龈沟采取组织扩张、牙龈组织收缩。对于牙龈增生、过深的牙周袋等做电外科成形。然后，印模制取，在牙体预备应制作合理的暂时修复体（图 10-1）。

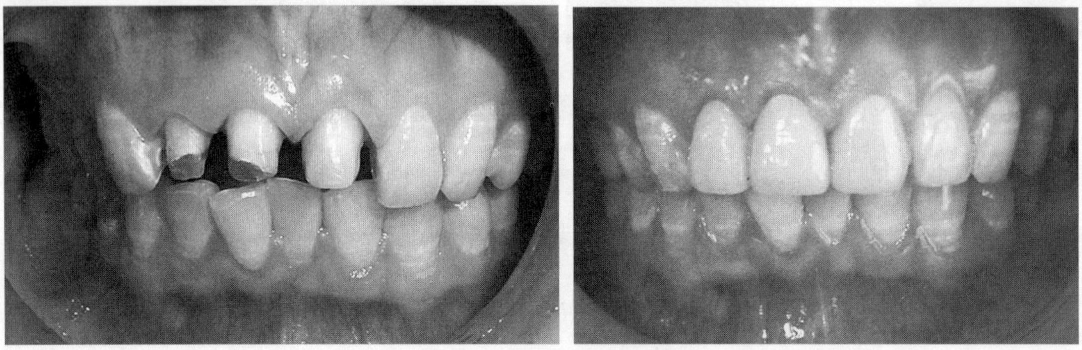

图 10-1　暂时修复体就位前（左图）、后（右图）的牙龈组织健康

暴露龈肩台即暴露完成线（finish line exposure），泛指在牙体预备或取印模时将冠边缘线即肩台（shoulder）暴露出来，以便保护牙龈或保证制备精确印模。

修复体冠边缘密合程度对继发龋和牙龈激惹至关重要。因此，取印模时应精确复制出牙体预备出的肩台，才能保证修复体边缘的精确性。如果肩台与游离龈边缘平齐或在游离龈缘以下，不易精确制取印模，此时，应采取措施暴露肩台。另外，在取印模时有效控制龈沟液，尤其是使用亲水性印模材料时。否则，存留液体将会影响印模在肩台等关键部位的精确性。

暴露肩台的方法有：机械法、化学机械法和手术法，手术法又分为旋转刮除术（rotary curettage）和电刀外科成形术（electrosurgery）。

一、机械法排龈

采用机械法排龈有两种方法，牙线压迫法和铜管法。

1. 无药牙线法　随着弹性印模料的使用，普通棉线也可以排开牙龈（图 10-2），暴露肩台。但是单纯使用压力排龈不能控制龈沟出血，因而效果不理想。一组研究表明，大约一半用单纯的棉线排龈后制取的印模不符合印模的要求。如果棉线是干燥的，效果更差。

有时，还可借助橡皮障来暴露肩台。一般用在同一牙区的几个基牙，或肩台在龈下不太深。如果齿科夹的弓部和翼部与成品托盘不相配，可以使用改良托盘。如前所述，此时，不要使用聚乙烯基硅氧烷印模材料，因为橡皮障能阻止其聚合。

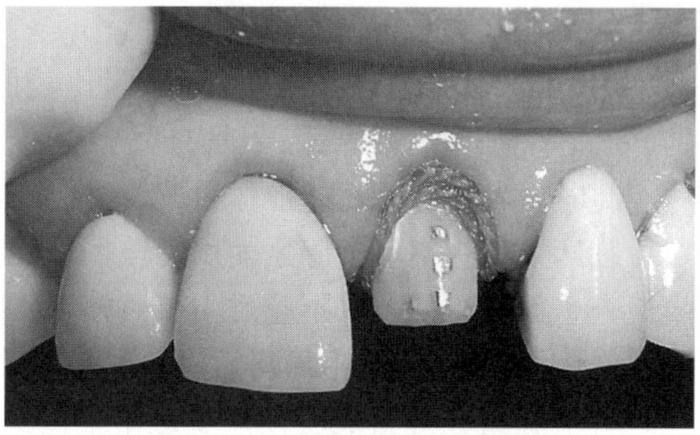

图 10-2 无药牙线压迫法排龈

2. 铜管法 欧美国家在历史上曾经使用取印模铜管（copper band）进行机械法排龈（displace gingiva）。铜管在承载印模料的同时也排开了牙龈缘，可以精确地获得预备体肩台。

取成品的印模铜管，修整边缘使其与肩台和游离龈缘外形一致。在铜管中放入印模料，沿预备后牙体的就位道方向仔细就位，排开牙龈。使用的印模料有硅橡胶印模料和常用的水胶体弹性印模料。灌注代型的材料常用人造石，历史上也有人喜欢用电镀金属，或银汞合金。

使用铜管会对龈组织切端造成损伤。但熟练掌握该技术后，造成牙龈损伤很少，而且牙龈退缩却甚微，在健康成人只有0.1mm，人群平均为0.3mm。铜管法尤其适用于同时多个基牙预备后取模。基牙越多，印模取全的几率越小。铜管法可以替代为了制取一两个预备基牙而必须取整个牙弓印模。但现在随着技术及材料的改进，已不用此方法。

二、化学 - 机械法（含药物缩龈线）排龈

比较单纯使用机械法排龈而言，机械压力与化学作用结合排龈，可以在排龈的同时控制龈沟液的渗出。

1. 对缩龈（gingival retraction）材料的要求

(1) 良好的排龈止血效果。

(2) 对牙龈不造成不可恢复的损伤。

(3) 对全身系统没影响。

2. 肾上腺素缩龈药物的使用 肾上腺素能使局部血管收缩起到止血作用，也可以用于暂时性牙龈收缩。消旋肾上腺素（racemic epinephrine）一直都是最常用的缩龈剂。一项调查表明20世纪80年代最常使用的排龈方法是用浸湿消旋肾上腺素的棉线（临床使用比例占55%~89%），其次是收敛剂（29%~33%），电外科（2%~11%），混合使用或不用者占7%~18%。

有动物实验的研究表明，肾上腺素造成的轻微损害可以在6~10天内愈合。人体研究表明与硫酸铝钾和氯化铝相比，肾上腺素棉线造成的牙龈炎症没有显著加剧。

关于使用肾上腺素作为缩龈剂仍存在争议，其应用正在减少。肾上腺素会升高血压，增加心率。但是，一些调查表明，在完整的龈沟中放置肾上腺素棉线，造成的生理改变很小。如果牙龈有严重损伤或使用肾上腺素浸湿的棉球，会引起心率加快血压升高。这种情况下应使用不含肾上腺素的止血剂。

3. 注意事项

(1) 对于患有心血管疾病、高血压、糖尿病、甲亢以及肾上腺素高敏的患者，必须使用不含肾上腺素的缩龈剂。

(2) 正在服用蛇根木复合物、神经节阻滞剂、肾上腺素强化药物的患者禁用肾上腺素。

(3) 正在服用治疗抑郁症的单胺氧化酶抑制剂的患者也不能使用肾上腺素。

(4) 即使没有上述禁忌证的患者也可能出现“肾上腺素综合征”（心动过速、呼吸急促、血压升高、焦虑、术后情绪低落）。肾上腺素的吸收量与血管床暴露程度、接触时间、缩龈线中药物含量有关。2.5cm长标准缩龈线在龈沟放置5~15分钟，肾上腺素丧失量（吸收量）为71μg，比注射4安瓿（ampoule）含1∶100 000浓度肾上腺素的局麻药稍低。此量约为健康人群最大耐受量200μg的1/3，是心脏病患者推

荐用量 40μg 的两倍。

(5) 虽然有报道肾上腺素的吸收量比较低，但在以下情况下患者仍可以从缩龈线中吸收大剂量的药物，如：多个基牙需要缩龈；虽只有一个基牙，但在临床示教时的多次取模；同时使用含肾上腺素的局麻药。此时患者很容易超过推荐的最大耐受量。

临床上忽视对肾上腺素使用的监控现象很普遍。Donvan 报道，只有 3% 的牙医记录患者的脉搏，常规检查患者血压的牙医不超过 10%。接受常规心血管评价的患者更少。因此，即使是健康人，在牙科领域常规使用肾上腺素，也值得讨论和引起足够警惕。

肾上腺素在牙科成功使用了近半个世纪，要完全摈弃不用也很困难。在其他缩龈剂效果不佳时可以使用肾上腺素，但对象必须是没有心血管病史的健康人。

4. 缩龈药物的比较　氯化铝、硫酸铝钾、硫酸铝、硫酸铁也可以用做缩龈剂。学者从缩龈效果、止血效果、组织刺激三方面对多种缩龈剂进行了比较(表 10-1)。

表 10-1　龈收缩线配方表

制造商	$AlCl_3$	$Al_2K(SO_4)_2$	$Al_2(SO_4)_3$	$Fe_2(SO_4)_3$	肾上腺素	联合使用	纯线
1	—	T*	—	—	T	T 肾 +Al	T
2	T&W	—	—	—	T&W	—	T&W
3	—	—	W	—	W	—	—
4	—	—	T&W	—	T&W	肾 + 苯酚磺酸锌 T&W	T&W
5	T&W	—	—	—	—	—	—
6	—	T&W	—	—	4% 肾 T&W	4% 肾 +AlT&W	—
7	—	—	—	W	—	—	W
8	W	T&W	—	—	T	W&T	W&T

* T 卷线(twisted)　W 多股绞线(braided or knitted)

取模前使用含铝和含肾上腺素缩龈线排龈后龈沟宽度无明显差异(分别是 0.49mm 和 0.51mm)。Weir 和 Williams 对 120 个牙的体内研究表明含硫酸铝和含肾上腺素缩龈线对出血控制无明显差别。Shaw 的以狗为对象的研究表明使用 0.033% 稀释氯化铝时龈缘无炎症，而使用 60% 高浓度硫酸铝牙龈产生严重炎症和坏死。另一人体研究表明使用含铝，含氯化铝，含肾上腺素缩龈线对产生牙龈炎症无差别。

用做鼻眼减充血剂的常用药是一类很有前景的缩龈剂。0.25% 的盐酸脱氢含肾上腺素排龈效果与肾上腺素和铝盐相仿，0.05% 羟甲唑啉盐酸盐和 0.05% 四氢唑啉盐酸盐比肾上腺素效果好 57%。辅助应用抗菌树脂可以间接控制牙龈出血。 牙体预备前 2 周，配戴暂时修复体的 3 周期间和修复体粘固后 2 周给予 0.12% 葡萄糖酸洗必泰，可以控制菌斑、出血和牙龈炎症。

三、化学软膏排龈

使用纯化学方法排龈是临床操作者希望的方法，利用含有龈收缩剂的药膏放进龈沟内或利用注射器注入龈沟内达到收缩牙龈的目的。这种方法方便，有防止过度排龈的功能。操作时，将排龈膏以棉签蘸适量排龈糊剂放入牙体预备完成的完成线及龈沟内，数分钟后即可看到药物对牙龈的收缩。若利用注射器，可将内含排龈糊剂的安瓿装入注射器(图 10-3)，轻压推杆，将排龈糊剂注入龈沟内，数分钟后即可取印模。需要注意的是防止成品排龈膏过期及防止交叉感染。

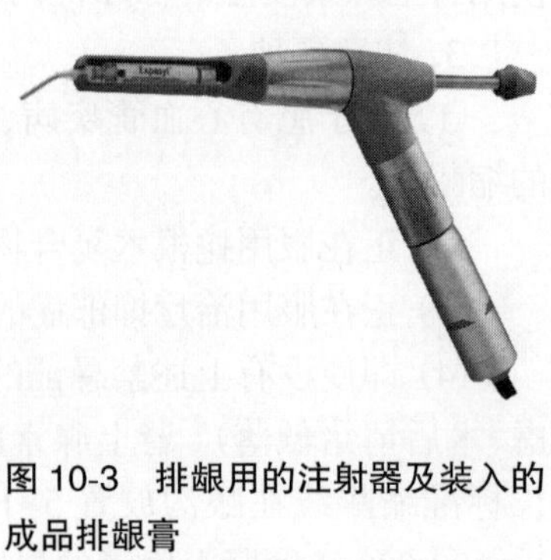

图 10-3　排龈用的注射器及装入的成品排龈膏

四、排龈器材及排龈方法

(一) 除湿

为了使龈线更好地收缩游离牙龈,应彻底冲洗龈沟,并以成品的专用棉卷吸除龈沟内的液体,并适当加压,推开游离龈缘(图 10-4)。

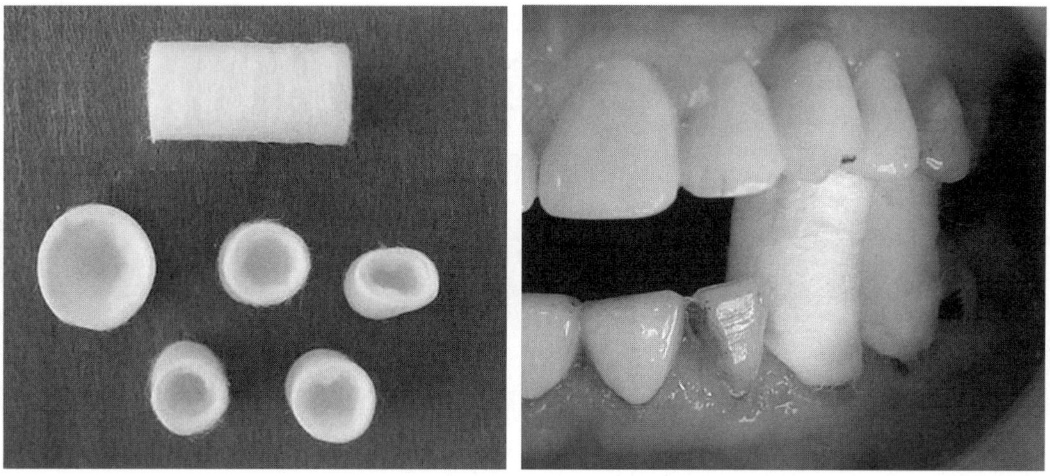

图 10-4
左图:排龈棉卷;右图:棉卷 + 牙线排龈

(二) 成品牙线的使用

排龈应在除湿、干燥环境下操作。吸唾器放在患者的口角,基牙所在牙区用棉球隔湿。建议根据需要选择专用的缩龈线(图 10-5),有粗细两种直径。用消毒的镊子将缩龈线从瓶中抽出,按照牙体颈部大小剪下大约 2~4cm 长的一段。如果使用的是缠绕线,用两手示指拇指捏住线两端拧紧。如果使用辫状线则不需要再拧紧,线端以外以剪刀剪去。注意不要用手指接触除线端以外的其他部分,因为乳胶手套接触过的缩龈线会影响聚乙烯硅橡胶印模料聚合,最终影响肩台印模的精确。

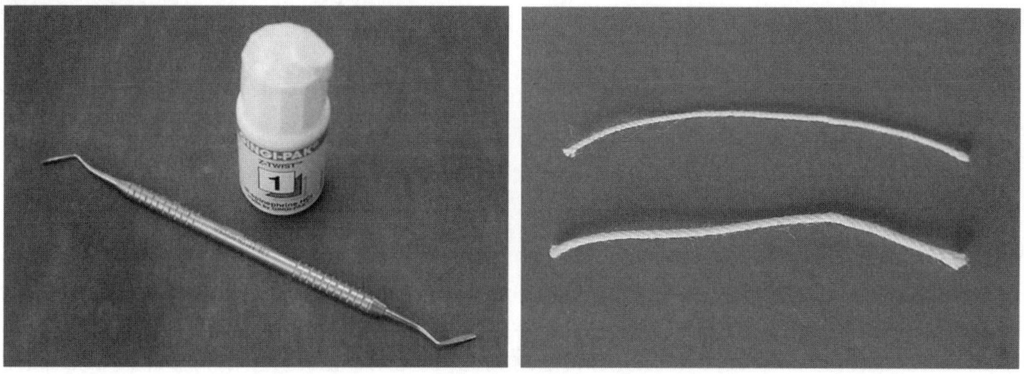

图 10-5
左图:专用缩龈线、排龈器;右图:不同直径的排龈线

(三) 棉线加缩龈药物

1. 准备排龈线　将排龈棉线在 25% 氯化铝缓冲溶液浸湿。与氯化铝相比,含肾上腺素或硫酸铝的缩龈线效果好两倍,但对患有心血管病的患者应谨慎。如果龈沟有轻微出血,可以使用止血剂止血。在口内放置棉卷或纱条既保持口腔干燥,也让患者感到舒适。

2. 压入排龈线　用牙科镊将龈线环绕牙颈一周,压龈器械(如 Fischeer packing)将近中邻接处的线轻轻压入牙和牙龈之间(图 10-6)。压入近中龈沟后再循序压入远中。从近中舌角到远中舌角完成舌侧龈线就位(图 10-7)。器械的尖端略向已压入的方向倾斜,如果偏离已压入方向,排龈线会溢出脱位(图 10-8)。

从龈沟中取出时缩龈线应保持湿润,太干容易损伤上皮结合。将线形成 U 状套在预备的基牙上,以拇指和示指捏住线两端,轻轻向根向用力(图 10-9)。

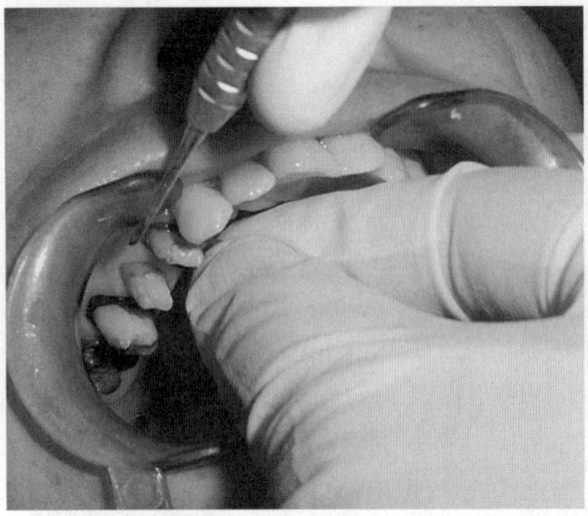

图 10-6 从牙齿近中面开始将缩龈线推入龈沟,另一端绕过牙齿远中以牙科镊或拇指示指捏住两端

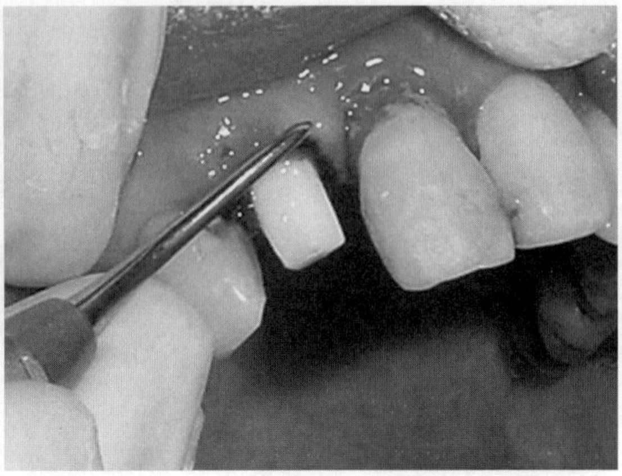

图 10-7 从牙齿近中面开始将缩龈线推入龈沟

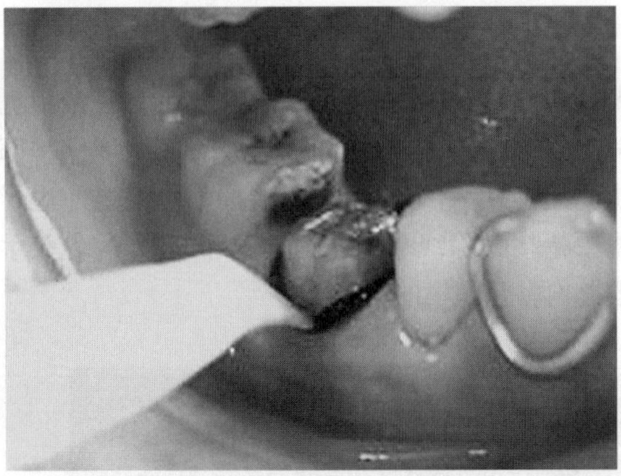

图 10-8

压缩龈线入龈下时,器械压入方向应稍指向已压入的部位,可用弧形头的树脂压龈器从 45°方向向龈沟压入排龈线,防止排龈线弹出

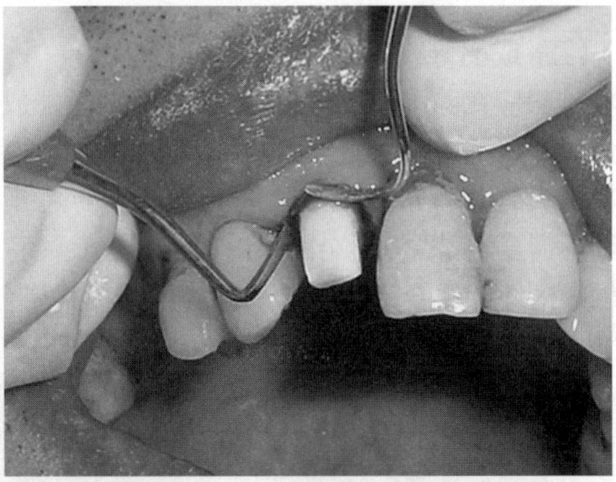

图 10-9

必要时用两把器械,一把压入,另一把用来固定已压入的缩龈线

3. 排龈线压入龈沟 如果龈沟较浅或肩台边缘外形不规则,应该用左手持 GREGG4-5 固定住已压入位的线,右手继续压入排龈线,将线轻向根方压入,直到感觉到肩台,尖端微微偏向牙,排龈器从 45°方向压迫龈线到龈沟内(图 10-10)。

如果器械完全朝根向,排龈线会被挤到牙龈一边而滚出龈沟。如果线接触到龈沟中特别坚韧的地方,不要太用力。而要持续保持轻柔的力。如果仍然回弹,说明应该换用较细或较柔软的排龈棉线。

4. 剪断 在尽量接近牙龈乳头处剪断排龈线伸出的部分(图 10-11)。继续在唇颊面压入排龈线,在近中邻接处重叠,邻接处可以容纳更多体积的龈线。如果重叠在较紧的唇或舌面,在交叉处的根端会留有空隙,取模时此处肩台不清晰。

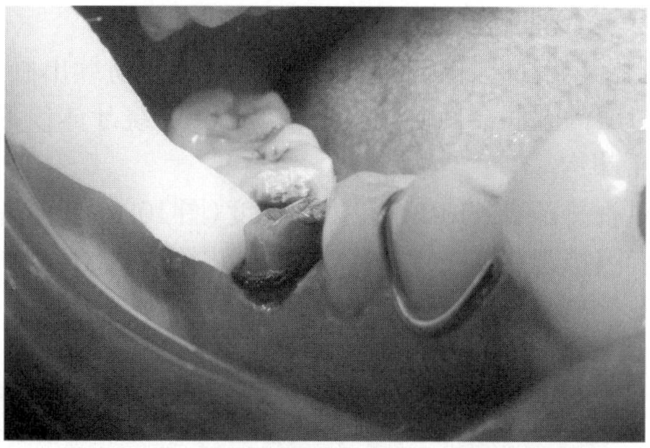

图 10-10　压入器保持与牙体长轴 45° 排龈线压入龈沟

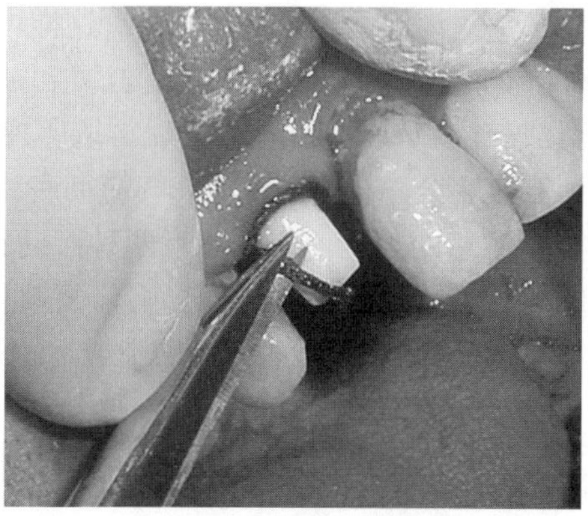

图 10-11　剪去多余的排龈线

在末端留 2mm 或 3mm 的线头，方便去除缩龈线(图 10-12)。龈线在龈沟内半露，既不损伤结合上皮，又使牙龈收缩，排龈后可见完成线清晰(图 10-13)。

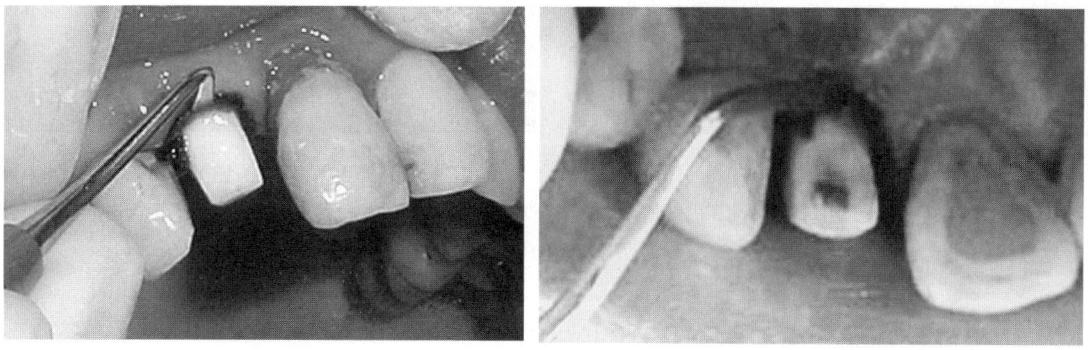

图 10-12

左图：压入远中端直到与近中端重合；右图：器械用力方向指向已压入的部位

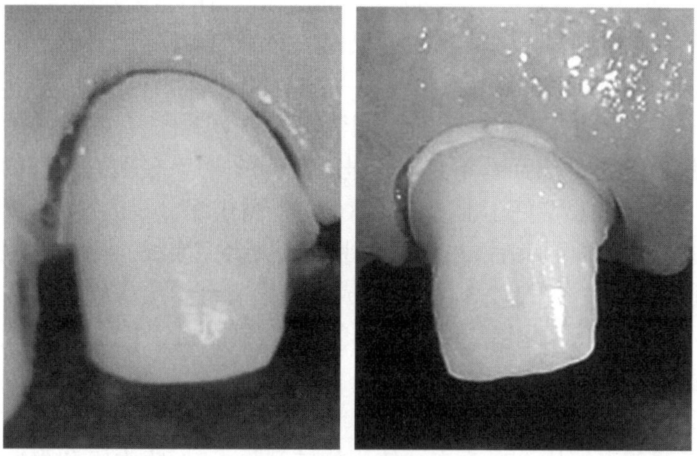

图 10-13　牙线法排龈

左图：正确排龈后可见龈沟内牙线半露，不损伤结合上皮；右图：基牙上清晰的完成线

5. 保持　3 分钟后慢慢去除棉线。用汽水枪轻轻吹干。如果遇到牙龈出血，可使用硫酸三铁，将编织线浸入其溶液，然后置于龈沟，3 分钟后取出。用注射器抽 10ml 收敛剂，安上注射器头。用纤维制注

射器头摩擦龈沟组织直至流血停止。这样可以去除多余的凝血块。

6. 清理龈沟取印模　只有龈沟清洁并吹干时才开始注入印模料取印模。如果出现持续出血,可以用电凝或硫酸三铁冲洗止血,然后再取印模。保持龈沟湿润会使血凝块更容易去掉。绕牙体预备体周转直到流血完全停止。用水流和气流彻底冲洗吹干龈沟。

需要注意的是当前应该注意两种倾向:即不重视排龈(图 10-14)和排龈过度(图 10-15)。前者影响冠边缘取印模、模型质量,进而影响修复效果;后者因排龈线或技术操作,损伤上皮附着或结合上皮,使生物学宽度受损,修复后表现牙龈炎或牙龈退缩,影响修复体戴牙后效果。

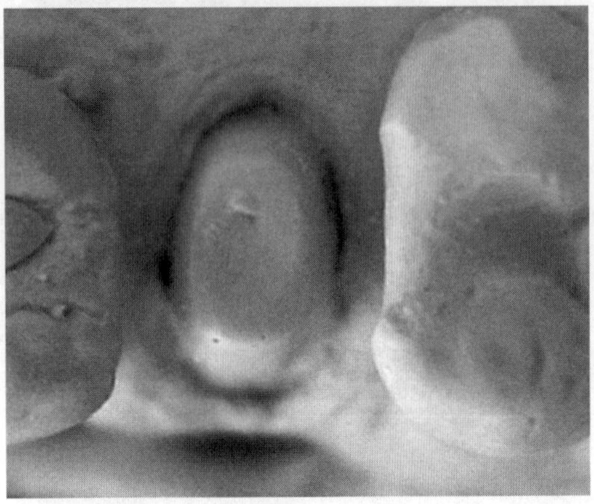

图 10-14
一种错误倾向:不正确牙体预备及不正确排龈,模型上冠边缘的完成线模糊

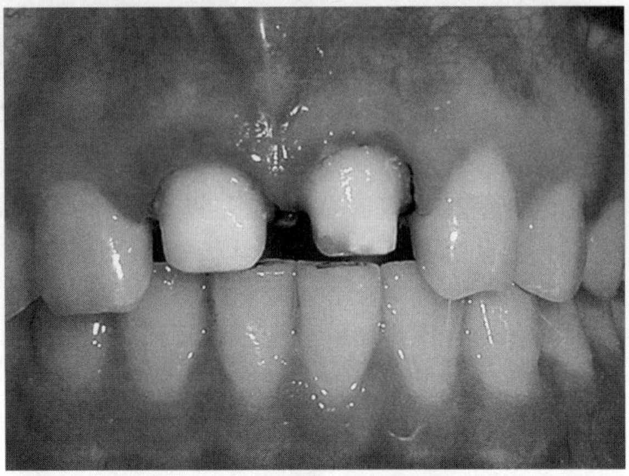

图 10-15
另一种错误倾向:排龈过度,牙龈线完全陷入龈沟,破坏生物学宽度

五、龈沟旋转刮除术暴露肩台

旋转刮除术(rotary curettage)是在牙体上预备斜面肩台的同时去除少量龈沟上皮组织,制备出正常龈沟外形的"龈成形(gingettage)"。该手术常用于修复体边缘在龈下的病例。

与牙周刮除术相比,二者应用的基本原理不同。牙周刮除术目的是去除龈沟病变组织,以利上皮重新形成并愈合。而用旋转刮除术则为了暴露出龈沟仅仅去除龈沟上皮组织,不会对软组织造成明显的创伤。旋转刮除术适用于健康无炎症的龈组织。

旋转刮除术选择由三个指标决定:探诊无出血,龈沟深度小于 3mm,存在足够的角化龈上皮。可将牙周探针插入龈沟来判断,如果牙龈表面看不到探针进入龈沟的隆起,说明有足够的角化组织。临床证明,厚的腭侧组织对旋转刮除术的反应好于上颌前牙唇侧的菲薄组织。

用平头金刚砂车针进行牙轴面预备后,在龈顶水平形成肩台完成线。用 150~180 粒度的鱼雷状金刚砂车针向根方延伸中止线,至龈沟 1/2~2/3 深度,形成一斜面肩台。预备肩台和刮除邻近牙龈时要保证充足的喷水流。龈沟内放置浸满氯化铝或明矾的排龈线,控制出血。3~5 分钟后取出龈线,用水彻底冲洗龈沟。本技术尤其适合用可逆水胶体取模。

有学者研究了旋转刮除术的效果和创伤愈合状况,并与传统方法进行了比较。结果表明,用旋转刮除术和使用缩龈线排龈后牙龈高度均没有改变。使用旋转刮除术时,龈沟底和附着上皮可见明显的破坏,导致龈沟加深。但是许多病例常常是改变很小而并不具有临床意义。

Tupac 和 Neacy 发现旋转刮除术和使用缩龈线之间没有显著的组织学差异。Ingraham 等报道牙体预备和取模后的不同时间间隔,旋转刮除术、压力填充排龈、电切术三种处理的愈合稍有差异。但所有的处理在三周后都会完全愈合。

在用金刚砂车针预备龈沟壁时触觉不灵敏,会导致龈沟加深。如果操作不正确,该技术有可能破坏牙周组织。因此,该技术要求操作者具有丰富的经验。

六、高频电刀龈成形技术

高频电刀龈成形技术又称电外科(electrosurgery),指采用高频电流穿过人体组织升高组织内温度进行切割人体软组织的一类手术方法。高频电流穿过软组织不会造成疼痛或肌肉痉挛,相反因局部高温会形成切割效果,而且还具有手术中很少出血的优点。牙科的电外科常常被用于牙龈成形手术、牙龈肩台的暴露和冠延长术。在临床常用的高频电刀分为高频发生器、工作头和地线,工作头有八种不同形状,可根据需要选用(图 10-16,17)。

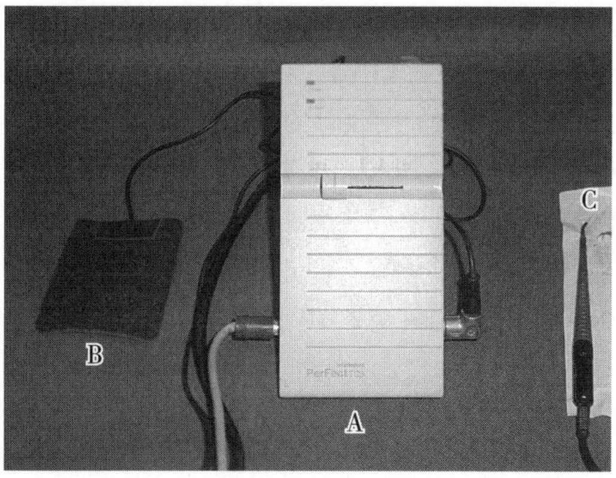

图 10-16
专用高频电刀,(A)控制主机,(B)地线,(C)工作头

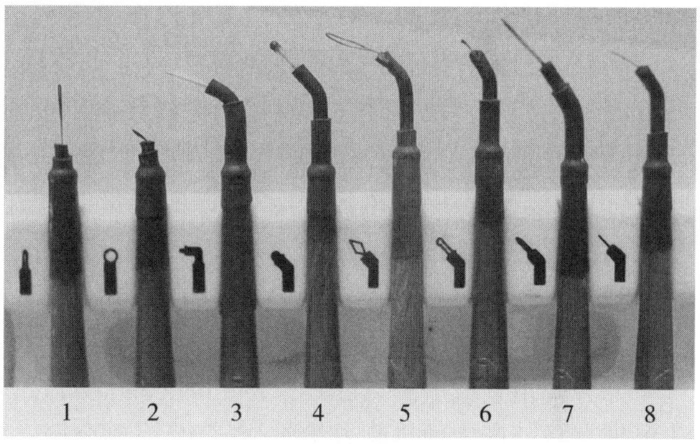

图 10-17
8 种高频电刀外形:电极 1:直形,2:短圆头,3:塑料保护杆尖形,4:塑料保护杆圆头,5:大菱形,6:短圈方形,7:长针形,8:短针形

为固定修复制取印模的过程中,完整清晰地暴露牙龈边缘是条重要的要求。传统机械组织扩张法具有组织创伤、费时的缺点而限制了它的应用。机械 - 化学法用排龈线可以减少创伤,但由于排龈线去除后组织迅速恢复到初始位置,因而会导致一个薄层的印模材料的出现。若在印模材料中出现一个薄层,由于在相应的区域内没有足够的材料,单个代型的边缘会出现变形。

牙科高频电刀龈成形技术可以为组织扩张提供快速、有效的方法,同时在相应的区域内有足够的材料充填。它不会导致明显的组织收缩,合理的术后用药也不会使患者产生不适感。

按照要求预备出连续、均匀而清晰的龈下边缘,显然在多数情况下难以做到。为保证龈边缘预备质量,要准备 2% 碘酒棉签,表面麻醉膏,排龈线、龈缩药物、橡皮环、楔子等器材。使用该技术可较充分地暴露出肩台,改善了龈缘外形以及制取精确印模的问题得到了解决。

(一) 适应证与禁忌证

1. 适应证　①单排缩龈线处理牙龈不可行或效果不好者;②个别牙龈由于修复体的悬突或龋洞本身造成的局部炎症和肉芽增生者;③冠边缘线接近上皮附着,不可能收缩牙龈获得足够的印模空间者,同时兼具止血作用(图 10-18)。

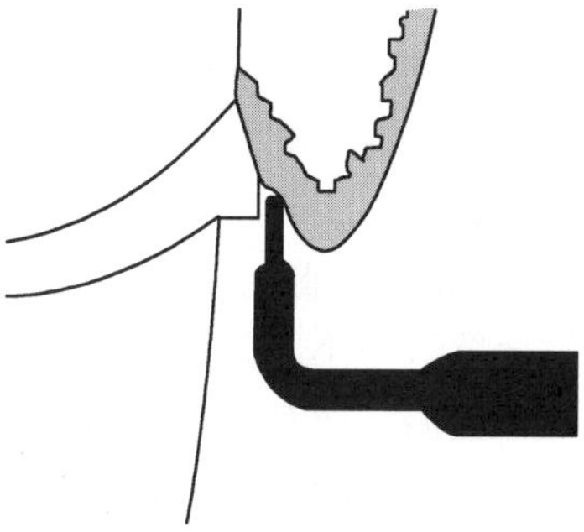

图 10-18　高频工作头 1,3,7,8 用来扩大龈沟并控制出血

2. 禁忌证　高频电刀不能用于装有心脏起搏器的患者。起搏器发出搏动信号造成心搏徐缓时起搏器发出同步起搏信号维持心脏跳动。外来的电磁波会干扰起搏器的感知功能。起搏器错误地将干扰信号当作内部心肌脉冲,起搏器会关闭而危及患者的生命。虽然最近开发的起搏器具有屏蔽功能,可以减小外来电磁波干扰的危险性,但佩戴起搏器的患者仍是电外科的禁忌证。

3. 创伤问题　高频电刀技术可以造成组织损伤。如果使用不当,会造成医源性损害。Kalkwarf 等报道在成年男性健康牙龈,完全调正滤波电流造成的创伤 48 小时内形成上皮桥,72 小时可初步达到临床疼愈。在对27名病例的双盲研究中，Aremband和Wade证明用解剖刀和电外科进行的龈切除术的组织愈合没有差别。只要严格控制电外科中各变量，一般不会影响伤口愈合。

高频电刀最常用来切除增生越过预备中止线的炎症组织。有时操作后组织反应严重，因此术前应仔细询问，对于装有心脏起搏器的患者应禁止使用；对于发炎组织应用该技术应特别小心，应避免操作部位接近骨组织以及产生烧灼产物，因为骨组织对热很敏感，否则会影响创伤愈合。

（二）工作原理

一套高频电刀器械包括高频振荡器、工作端子（切割电极）和调控装置。它采用真空管或晶体管来传送频率至少1.0MHz（每秒10^6周期）的高频电流，产生热量的原理与微波炉加热食物和理疗中的透热疗法加热肌肉组织类似。故电外科又被称作手术透热疗法。

高频电刀操作通过控制组织破坏达到手术效果。从很小的切割电极发出电流，在组织接触点形成高电流密度和温度快速升高。直接与电极接触的邻近细胞由于温度升高而被破坏。电流集中于突出的点或急弯处，切割电极正是利用这个特性设计的，以提高切割效率。电极和与患者接触的地线形成电流回路，由于接触面积大，电流密度小，即使同量的电流通过也不会在组织中产生热。切割电极保持冷却状态，它有别于电极是热的电烙术。

根据不同型号机器或机器设置不同，高频电刀可以使用不同类型的电流。在示波器上不同类型电流的波形也不同，其组织反应也不同。

部分调正衰减电流（partially rectified，damped current）即半波调整，它的波形在每个周期的第二个半波出现衰减。产生的热侧方渗漏，深部组织愈合慢。衰减效应产生良好的凝固止血效果，但组织损伤大愈合慢。

扩大龈沟较好的电流是全调正电流（fully rectified current）即全波调整，它可产生持续的能量流。切割属性好并可止血。

全调正滤波电流（fully rectified，filtered current）是持续波形，切割性能良好。被连续波电流切割的组织在愈合开始时，它优于调整波电流，产生的组织损伤也小。但一项组织学研究发现2周后滤波电流的创伤愈合并不是显著优于非滤波全波调整电流。

因为在创口壁上形成的组织凝块很少，滤波电流可以形成一期愈合。在口腔修复中无论去除龈沟内壁或是改善牙龈外形，都不需要强调一期愈合。对这些病例，需要止血，有一些组织凝块反而有好处。

（三）电流和电极的选择

现在通常的暴露龈下肩台是电针割法。选择适宜的电极主要依据牙和它在牙弓的位置（图10-19）。这些过程可以在患者感到舒适并在相对不出血的环境中进行。工作电极必须保持干净并无炭化。在实施组织扩张中，炭化的电极有拖拽、撕裂组织导致出血的可能。若使用直头、改良头或连续曲电极，在每次使用后均需要清洁电极。

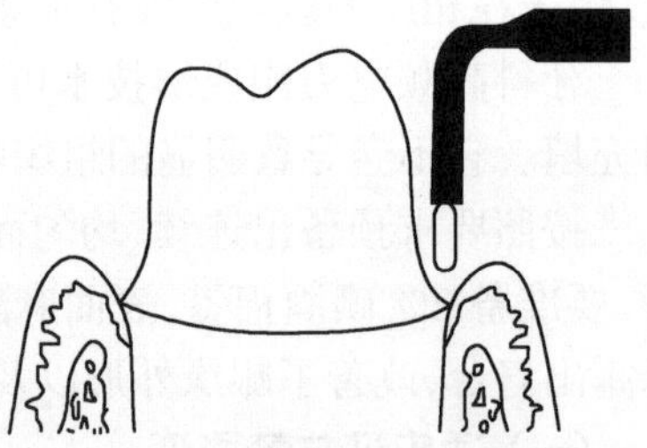

图10-19 用高频工作头龈切示意图

以高频工作头2置于0.3~0.5mm的龈沟内

去除组织的深度取决于组织的形态和生物学宽度。在为铸造冠预备的印模和代型上，龈沟必须有0.3~0.5mm在龈缘下。当使用连续曲电极，由于电极的形状，通常会留有一小部分组织在龈沟下。这些组织可以被直头、改良头电极去除。改良头电极可被调节到适宜的长度。在前磨牙的预备中使用连续曲形电极电刀。沟的制备应是无压力的，若需要更为精细地修整组织外形，需要至少5秒时间以散热。

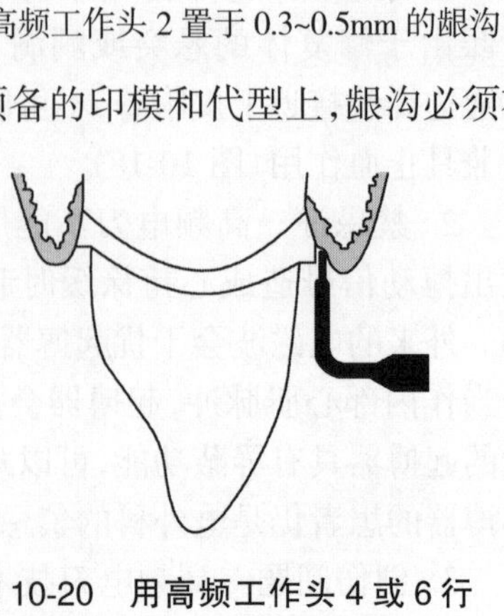

图10-20 用高频工作头4或6行唇颊侧组织扩张的示意图

1. Posner电极 工作尖在绝缘区外伸展了1.5mm的AP1 1/2电极，电刀的绝缘部位可直接放在牙上，去除龈沟上皮（图10-20）。这将提供精确的、一致的1.5mm深度的切口。如果需要较少的深度，可将工作尖部分去除以达到所需的深度如0.5mm、0.75mm、

1.0mm。

2. 电极尖 改良头或直线头电极非常普遍。所需边缘的牙预备完成后，边缘止于软组织上。改良头的直线头被调整到所需龈下深度，然后牙被节段性地不断重复环绕。首先是舌侧龈沟，然后唇侧龈沟，然后是近中和远中面被确定。这样可以防止积聚在组织中。对于大多数牙医而言，环绕牙颈部的切割仅分几次切割是不太可能完成的。若使用直线电极或改良电极，特别是当工作电极末端被置于与牙长轴平行时，操作者会发现电极过细则不能制备足够的沟槽空间来容纳印模材料。调整工作电极至15°~20°，将电极末端穿过组织直到其余的对着牙，则一个楔形组织会被去除。如发生出血，可使用同一电极在电凝电流下即可进行止血。

另一种方法是使用1∶1的过氧化物和水来控制微量出血。即在干燥局部后，用等量的过氧化物和水混合液将新开辟龈沟内的碎片清除，同时达到止血效果。

在前牙区牙龈非常薄弱，工作电极的角度要调整到与牙的长轴接近平行。再分节段将上皮沟被切除，取印模前放置排龈线以退缩牙龈。

牙科印模材料应伸展到龈缘下0.3~0.5mm以保证修复体边缘的精确性。电刀切除牙龈的带状组织可以为弹性印模材料提供充足的空间。

完成终印模后，放置没药酊剂和安息香胶在手术区和预备的牙面上，有助于组织愈合，5~7天龈下沟就已经形成了。

总之，成功的电刀外科手术法的关键因素是：足够的麻醉、适宜的电流选择、在应用电极之间一次休息5秒钟，以及保持龈切的外形、待组织愈合后保持生理宽度等。

（四）扩大龈沟

对于造成龈沟过浅、过窄的肥厚牙龈可采取扩大龈沟（gingival sulcus enlargement）的方法，以保证冠边缘印模的准确性。术前要仔细估计附着龈的宽度。电外科电极是手术切割器械，并不能用于修补缺损的牙龈。如果未附着的牙槽黏膜距离游离龈边缘太近，必须实施牙周手术如龈瓣移植，以获得足够宽的健康附着组织。

为了保证龈缘印模清晰度而扩大龈沟时，应选用小而直或J形电极。使用时电极丝平行牙长轴，去除龈沟的内表面。如果电极从此方向切割牙龈高度会损失大约0.1mm。如果电极与牙长轴成角度可能导致龈高度丧失太多。对于附着龈菲薄和唇侧牙龈与骨结合紧密的牙，丧失龈高度的可能性更大，最常见于上颌前牙特别是尖牙。如果美观要求高，更应避免出现任何牙龈退缩。

手术方法是：启动开关之前先制定好电极的手术路径，将电极置于要手术的牙上，掌握好深度和摆好角度，踩下脚闸，开始切割。循序从颊侧、近中、舌侧、远中完成切割，速度不小于7mm/s。如果某处需要重切，至少等8~10秒后再进行，这样会减少产热。每次切割完，都要清洁电极上炭化的残存组织。然后用过氧化氢棉球清洁龈沟。如果在取模前在龈沟内松松地放置缩龈线，会收到更好的效果。

（五）去除缺牙区袖口

去除缺牙区袖口（removal edentulous cuff）在拔牙后邻近的牙间乳头残留所形成的袖口，对桥体的设计与自洁，保证连接体体积与强度都具有临床意义。因而，在制作桥体前，要仔细检查缺牙区牙槽嵴，如果有影响桥体的袖口存在，需要用高频电刀工作头5、7或8去除。有人对牙龈塑形患者的双侧对比研究中发现，电外科和常规手术在伤口愈合上没有差别。用大环状电极来切除袖口，电极越大，所需的能量也越高。其基本手术方法如前述。

（六）冠延长术

冠延长术（crown lengthening）是采用电切法切除牙龈组织而延长临床牙冠的长度。如果牙周附着龈宽度足够，使用菱形工作头或直行工作头视情况做分次完成龈切除（图10-21）。其方法是：通常做两次高频电刀切割，在第一次切割基础上，二次切割形成斜面。这样形成的牙周组织外形易于清洁。斜面必须在附着龈上形成。如果手术造成较大面积创口，需要使用牙周塞治剂。

在延长的牙冠上进行修复，其固位更好，冠边缘也更容易清洁。如果附着龈宽度太小，必须进行龈瓣移植或改作其他修复设计。

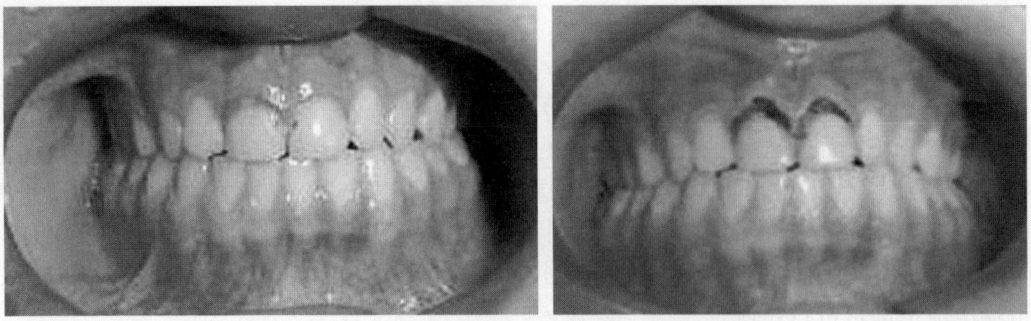

图 10-21 高频电刀 5,7,8 号做短冠的分次牙龈修整
左图:修整前;右图:龈修整后待修复

(七) 高频电刀技术注意事项

1. 接地通过地线形成回路 以中性板或电极接地,让患者形成电流的回路。为了确保安全,不要忽视这一步骤。将地线连接到牙科椅的做法并不保险。因为电流趋向于通过电阻最低的通路,如患者接触到牙科椅金属部件时会造成灼伤。稳妥的方法是将金属网状接地线压于患者背部或臀下(勿置于口袋内),这是高频电刀使用中最重要的安全因素。尤其要注意切割电极应完全就位于高频电刀的手柄上,调整号频率及强度后再启动脚动开关。手持切割电极要稳,勿接触非切割部位以免造成不必要的创伤。更不得让高频工作头接触金属(如口镜柄等),因接触任何裸露于手柄卡口之外的金属可能对患者产生意外创伤。

2. 防止燃烧 电刀使用时会产生电火花,存在易燃介质时高频电刀不能使用。使用局部麻醉药如聚乙烷和其他易燃气雾剂时应避免做高频电刀。因为口腔和鼻咽腔会存在富氧环境而遇到危险。曾经有因使用高频电刀和含氧化氮和氧的麻醉剂共用时引起明火的报道。如果口腔环境非常干燥而且聚集氧气,这时高频电刀的电极与金属修复体接触迸发的火花可以引燃口内的干燥棉球。因此,应确保口内棉球是湿润的。

3. 无痛操作 手术范围较大时的电刀外科需要先行局部麻醉或表面麻醉,以避免出现疼痛。

4. 防止不良气味 用棉签在上唇红唇缘放少许芳香剂如薄荷香精以遮盖电外科操作中散发的不良气味。将大功率吸唾管置于电极附近,吸走切割散发出的不良味道。

5. 正确的外科操作 要求术前正确设计,确定切割范围和量,另外,切割电极压力轻,动作灵巧、快捷。施压力的大小与用毛笔画线而保持鬃毛不弯曲的力相同。电极是被引导穿过组织而不是推压。操作中需用酒精海绵经常擦拭电极,去除上面黏着的组织块。正确的电外科操作可以归结为以下三点:正确的能量设置;电极穿过组织要快捷;两次切割要有数秒的时间间隔。

6. 为防止热量侧方扩散引起损伤 电极的移动速度不小于 7mm/s。如果需要按照原部位大范围重新切割,两次切割时间间隔不少于 8~10 秒。这会降低热量累积,有利创口愈合。应按照生产商的推荐预设电流刻度盘,如有必要再行调整。电极通过组织时应无阻力,不应拖扯或烧焦组织。如果电极头拖扯组织并黏着组织碎块,说明设置值太低。相反如果组织烧焦或变色或者出现电火花,说明设置太高。但经验证明设置值稍高些较好。湿润的组织最好切割。如果组织过于干燥,稍喷水润湿后再切割。但如果水太多,又会增加阻力而降低切割效率。

7. 避免接触金属 如用金属吸引器,则激活的工作电极瞬间接触金属会产生电凝。同样也应工作电极避免接触口镜等导电器材。

(李明勇 丁弘仁)

参 考 文 献

1. Tupac RG, Neacy K.A comparision of cord gingival displacement with the gingitage technique. J Prosthet Dent, 1981, 46:509
2. Brady WF. Periodontal and restorative considerations in rotary curettage.J Am Dent Assoc, 1982, 105:231

3. Ingraham R, Sochat R, Hansing FJ.Rotary gingival curettage -A technique for tooth preparation and management of gingival sulcus for impression taking. Int J Periodont Rest Dent, 1981, 1 (4): 9
4. Herbert T. Shillingburg, Sumiya Hobo, Lowell D. Whitsett, et al.Fundamentals of Fixed prosthodontics.3rd ed. Chicago: Quintessence Publishing Co., 1997: 257-280
5. 马轩祥 . 口腔修复学 . 第 5 版 . 北京:人民卫生出版社, 2003: 104
6. Grundy J R, Jones J G. A Colour Atlas of Clinical Oprative Dentistry Crowns & Bridges.2nd ed.Wolfe Publishing Ltd, Brook House, 1992: 124-125
7. 刘峰. 口腔美学修复临床实战 . 北京:人民卫生出版社, 2007: 235-244

第十一章

牙体预备总则

牙体预备(tooth preparation)又称牙体磨切(tooth grinding)或牙体硬组织降低(tooth hard tissue reduction,简称降低 reduction),是为了以修复体恢复牙体正常外形所做的牙体硬组织形状的机械性磨切准备。它是借制作修复体以达到治疗牙体、牙周病或牙体硬组织损伤的各个环节中重要的技术步骤,牙体预备的主要内容是按照设计要求磨切牙体硬组织,为修复体的制作材料和美观要求提供足够的空间,为修复体的固位与稳定制备合适的外形。牙体预备的好坏直接涉及修复体的结构强度、美观、耐久性和治疗效果。

一、牙体预备的原则

(一) 保存牙体组织

表面的牙釉质和牙本质是宝贵而无法再生的硬组织。在修复缺损的牙体组织时,应当尽量保存剩余的健康牙体组织,以保证修复体的固位形与抗力。不能为了操作方便或使用高速车针时因疏忽而过度切割牙体组织。

当然,为了为修复体提供足够的固位形和修复空间,应当适当磨切部分牙体组织。例如,当预备制作 MOD 高嵌体时,𬌗面应当磨切 1.5~2.0mm 的牙体组织,借𬌗面的金属可保护牙体组织避免牙折。但这些切割的程度应为满足修复需要为原则的适度切割。而且随着粘结技术的发展,微创观念的确立,现在不要求底平、壁直的洞形预备原则,因而使过去认为需要切割的健康牙体组织得以保留。

(二) 满足修复体的固位与稳定

固位(retention)是防止修复体沿戴入方向及牙体长轴脱落的力。稳定(stability)即修复体戴入后受到咀嚼力时,其抗旋转、抗水平移位的能力。

一件修复体完成后,应当固定在基牙的健康、坚固的牙体组织上。在口腔潮湿、温度变化、应力和生物学作用的特殊环境中,牙体表面固位所产生的机械性固位力与粘结剂的粘结力共同保证修复体固位,而且,基牙的外形显得更加重要。

修复体的固位即在基牙上保持能力,主要由牙体表面与修复体平行或近似平行的外表面及内表面的摩擦力和制锁作用来获得。冠外、冠内修复体依靠上述力来保证其固位与稳定(图 11-1,2)。

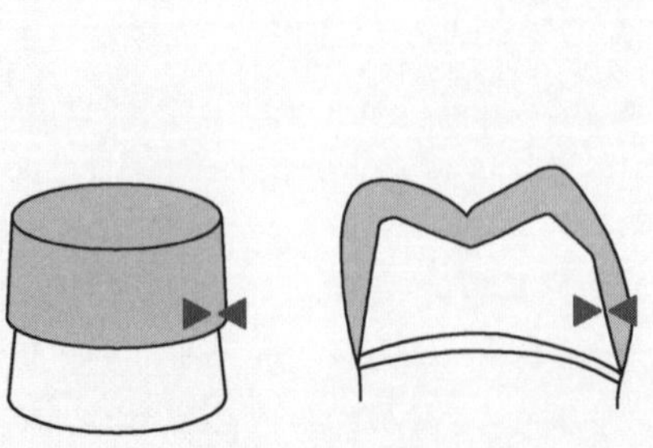

图 11-1 冠外固位体借助帽状物与牙体间的摩擦力和自锁作用提供固位力

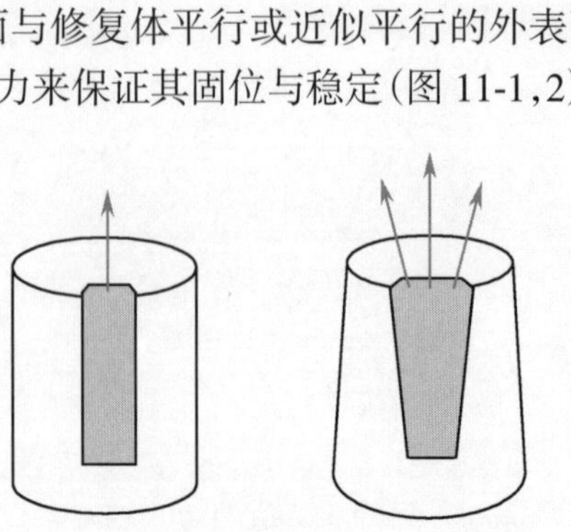

图 11-2 冠内修复体利用对抗内表面与牙体间的摩擦力和自锁作用产生固位力

1. 合适的轴壁锥度 锥度(taper)是牙体表面轴壁聚合度和牙体预备的内表面外展角的统称。聚合度(convergence angle,或称聚合角)是冠外修复体基牙两侧轴壁与牙体长轴的夹角之和或两轴面延长线形成的夹角。外展角(divergence angle)是冠内修复体在牙体内表面轴壁间延长线的夹角(图 11-3)。

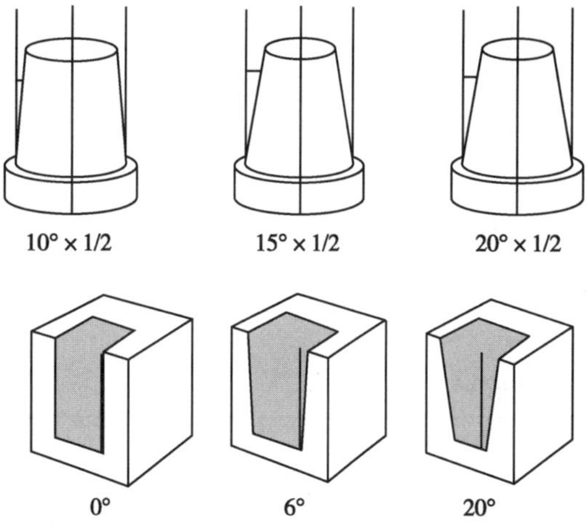

图 11-3 聚合角与外展角

上图:冠外修复体内聚角,每一侧为内聚角的 1/2;下图:冠内修复体外展角,分别为 0°,6°,20°

金属或瓷修复体在制作完成后要在基牙上试戴,基牙的轴壁常常预备出一定的聚合度才能保证修复体的顺利戴入。如冠外修复体两相对的外轴壁应当内聚,而冠内修复体相对的内壁应当外敞。通常牙体预备时,带锥度的车针沿着修复体戴入的方向磨切牙体,会形成所磨切的轴壁与牙长轴有 2°~3° 的倾斜,即相对的两个轴壁呈 6° 的聚合角。

关于聚合角度的掌握,有下述几种情形:①轴壁平行,特别是固位不良的短冠,最好相对的两个轴壁平行以增大固位。②轴壁大的聚合度(大于 8°),特别是临床牙冠长、相连的固位体较多。以便于操作中观察,防止形成轴壁上的倒凹,也可适当弥补因修复过程中的变形造成的就位困难,保证粘固过程中的就位程度。③轴壁中等聚合度,多数情况下,采用 4°~6° 聚合度,既兼顾到修复体顺利戴入,具备一定视野,又保证其固位力。带有锥度的车针、包括抛光肩台车针通常即有此聚合度,通常做牙体预备时只需将车针长轴与牙体长轴平行即可,不需刻意增加聚合度。

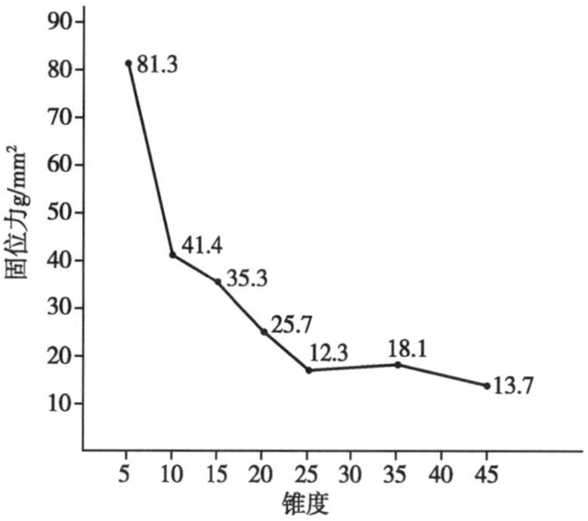

图 11-4 聚合角与固位力(引自 Jorgensen)

Jorgensen 和 Kaufman 等证实了聚合角度越大,其固位力越低(图 11-4)。有的学者主张以 2.5°~6.5° 的聚合角最为适当。然而临床实际调查表明,牙体预备时的实际聚合角比理想角度大很多。有一些报道显示,临床上预备牙的近远中聚合角约为 12.8°~19.2°,颊舌侧为 22.5°~23.0°,平均聚合角为 16.5°~22.8°。前牙烤瓷冠基牙的聚合角约为 9.2°,前磨牙的聚合角较小,为 17.3°,磨牙的聚合角约为 22.2°~27.3°。实际工作代型上轴面平均聚合角超过 20°。而即使熟练修复医师预备出的聚合角仅比上述平均值低 20% 左右,平均值约为 14.3°~19.9°。

为了确保临床上操作方便,修复体能够就位顺利,固位力适当,一般情况下轴壁的聚合角平均控制在 12° 左右。如果单纯为了戴入方便,刻意磨出的聚合角往往会导致角度过大,基牙固位力不足。临床上,作为可接受的平均标准,在前牙平均聚合角度可为 10°,而磨牙可根据情况,如临床牙冠过长、跨度较大的桥基牙,其轴壁聚合角可适当大到 22°(表 11-1)。可借助图 11-5 训练目测能力以提高临床操作者对角度的敏感性。

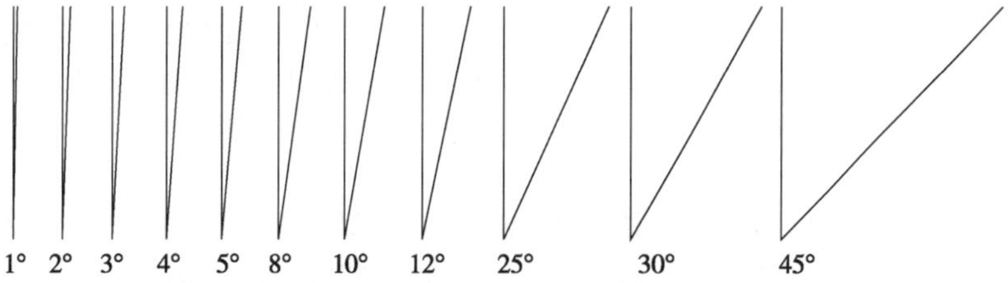

图 11-5 聚合角的目测训练图

表 11-1 牙体预备锥度(单位:°)

牙弓	近远中	颊舌向	总体	牙弓	近远中	颊舌向	总体
上颌				下颌			
前牙 *	10	10	10	前牙 *	10	10	10
前磨牙 *	14	14	14	前磨牙 *	16	12	14
磨牙 *	17	21	19	磨牙 *	24	20	22
峡部 **	—	—	7	峡部 **	—	—	12
箱形 **	—	—	7	箱形 **	—	—	12

* 聚合角, ** 外展角

此外,还应认识到,修复体与基牙之间靠机械制锁力之外,还存在一定的粘结力来固位。基牙的表面积越大,固位力越强。基牙面积大者,其固位力高于小的基牙。如固位力不足,还可通过增加固位洞及固位沟增加表面积。当然,这些方法的主要作用是限制修复体的自由运动。

基于国人牙体偏小、牙冠偏短的状况,在临床工作中,对于上述标准应当审慎、从严掌握,否则将会造成许多修复体固位不良。而实际上国内也存在着工作模型上聚合角偏大的倾向。建议长冠的聚合度以 6°~8°、短冠一般以 4° 左右为宜,对于特短的冠应以 0°~2° 的聚合角为宜。

总之,轴壁聚合度的选择标准应当是个范围,根据不同患者牙体解剖形态和固位力的实际需要而灵活掌握。防止出现两种倾向,即:①轴壁聚合度过大,试冠、试桥时取出修复体无任何固位力;②轴壁聚合度过小,固位力过大,戴入、取出冠桥时十分困难。

2. 减小脱位自由度 修复体脱位自由度(freedom of displacement)是修复体脱离预备后的牙体表面的难易程度。

修复体的脱位自由度与其固位和稳定性密切相关。自由度由脱位方向、基牙的轴壁高度、聚合度、冠边缘的直径即旋转半径(如增加辅助固位沟,减少了旋转半径)等因素决定。如修复体只有一个脱位方向、轴壁聚合度小、㕮龈距高、增加了辅助固位沟者,其固位力大(图 11-6 右图)。反之,由于修复体可从许多方向脱位,固位力差(图 11-6 左图)。

限制修复体水平或垂直方向上的自由运动,可增加修复体的稳定性。在轴壁中固位沟的深度、形状性影响很大。如图 11-7 左图所示,当沟的形状呈 V 形,或沟较浅时,它所提供的抗力较小。V 形固位沟只有矩形固位沟固位力的 1/2。修复体的旋转能产生剪切力,使修复体顺着基牙表面运动。因此,应有轴壁对抗其脱位运动,才能提高修复体的稳定(图 11-7 右图)。

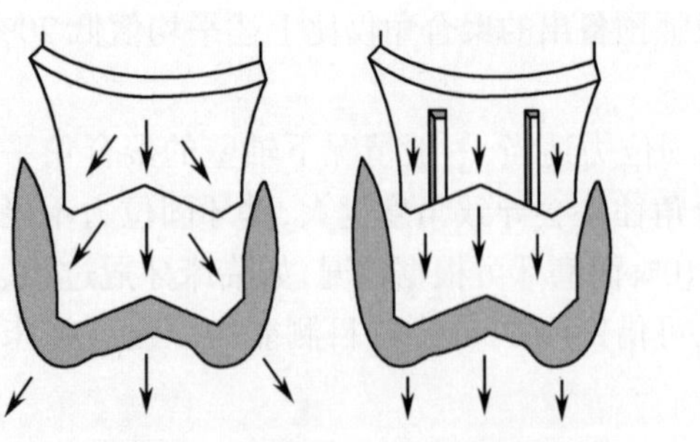

图 11-6

左图:抗脱位力分散,固位力相对较弱;右图:平行的辅助固位沟增强抗脱位力

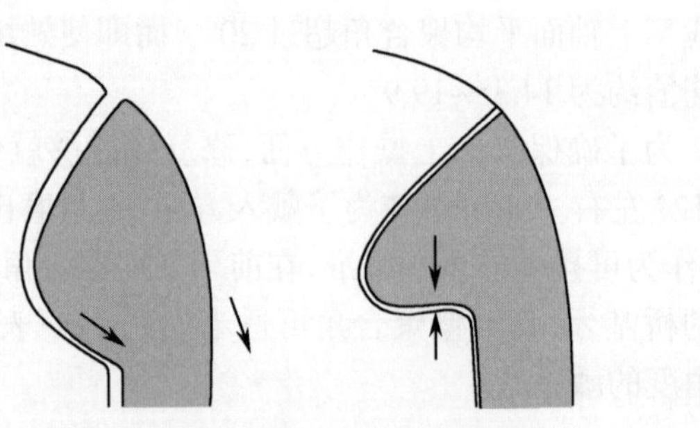

图 11-7 固位沟的深度与固位力

左图:不正确,邻沟舌侧壁角度过大,抗脱位力相对较差;右图:正确,邻沟舌侧壁清晰,抗脱位力强

洞固位也是如此。当颊舌壁与髓壁直接成钝角时,对抗脱位的效果较差。同理,龈壁与髓壁近似垂直时,才能垂直于旋转脱位力(图 11-8)起到限制作用。而增加修复体在洞缘的密合性的固位洞的边缘外展角即洞缘斜面,不宜过大、过宽,否则会降低洞固位形的抗旋转作用。

总之，在有限的医师技能、操作环境、技工室技术的条件下，针对患者能做到最好的固位、抗力、美观及护髓效果即是最佳的牙体预备(the best preparation)。其中限制修复体脱位的自由度是个重要措施。

3. 保持𬌗龈高度　𬌗龈高度(occlusal-gingival length)是指预备后牙体切端或𬌗面至冠边缘的高度或冠修复体内表面的垂直距离。它对于修复体的固位及稳定均十分重要。𬌗龈高度大的基牙有较大的表面积，产生的固位力大。由于修复体脱位时要沿轴壁运动，因而，轴壁的高度及倾斜度是抗力大小的一个重要因素。

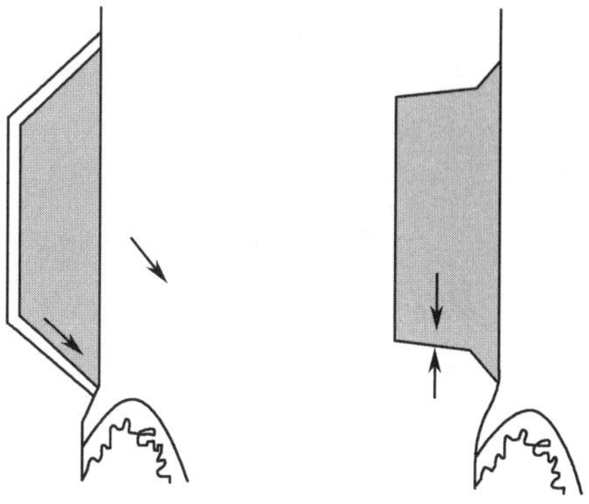

图 11-8　龈壁形成的直角产生抗脱位作用

左图：龈壁角度过大，修复体易脱位；右图：龈壁近似直角，起到固位作用

一个预备成功的基牙一定要有足够的𬌗龈高度，通过改变修复体旋转运动时对侧边缘的支点，干扰修复体旋转运动的轨迹，增加其稳定性(图 11-9 左图)。如轴壁𬌗龈高度很低则无此作用(图 11-9 右图)。另外，轴壁越短，倾斜度越重要。若轴壁很短时，应当尽量减少轴壁的聚合角，以便增加稳定。

牙冠直径小者，即使轴壁很短，因其旋转脱位半径小，轴壁近切端的位置也会对脱位有抵抗作用(图 11-10 左图)。而大的基牙因其旋转半径长，轴壁没有抵抗旋转的作用(图 11-10 右图)。因此，多数切牙、前磨牙有较好抗旋转能力，而磨牙抗旋转能力多半较差。当轴壁𬌗龈高度很小时，可增加固位沟改善其稳定性。事实上，这样减小了旋转半径，而且接近𬌗面的沟阻挡了修复体的脱位。

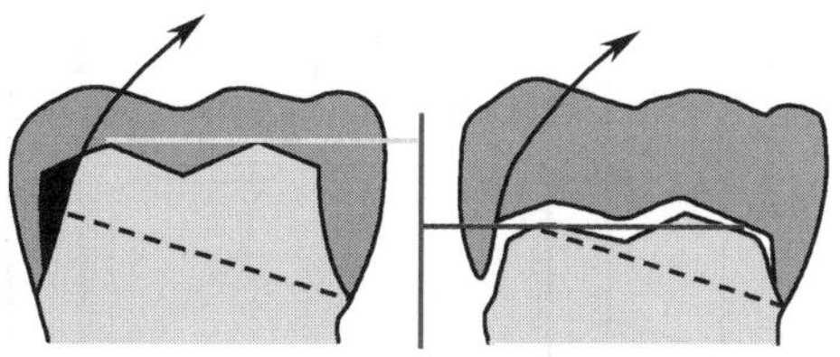

图 11-9　基牙高度与抗脱位力比较

左图：黄线 - 𬌗龈距高，固位力强，具有阻挡区(黑色)；右图：蓝线 - 𬌗龈距短，固位力弱，无抗脱位阻挡区

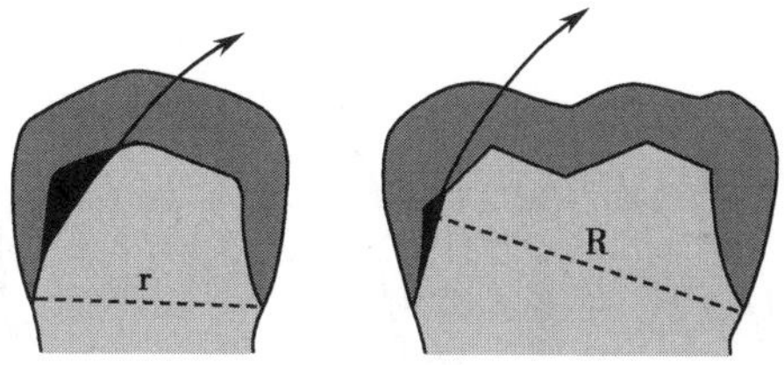

图 11-10　颈部宽度与固位力的关系

左图：冠的同样高度下前磨牙颈部宽度小(r)，抗旋转力强；右图：磨牙颈部宽度大(R)，其抗旋转力相对较弱

4. 利用辅助固位形　辅助固位形(substitution of internal feature)是指牙体预备面内的箱形、沟形、针形预备，用于增加修复体的固位与稳定。通常情况下，利用减少轴壁的聚合度增加固位和稳定。但是，当磨牙一侧的轴壁已经损伤或在部分冠修复时保留牙组织的一面不做处理时，或有时轴壁的倾斜度过大时，在不能满足固位需要的情况下，需要利用辅助固位形增加修复体的稳定。常用的一些辅助固位形如固位沟、固位洞、固位钉等可加强轴壁的固位与稳定(图 11-11)。患者的牙体条件千变万化，当不能进行正常的牙体预备时，利用辅助固位形对于短冠或固位不良者就显得特别重要。

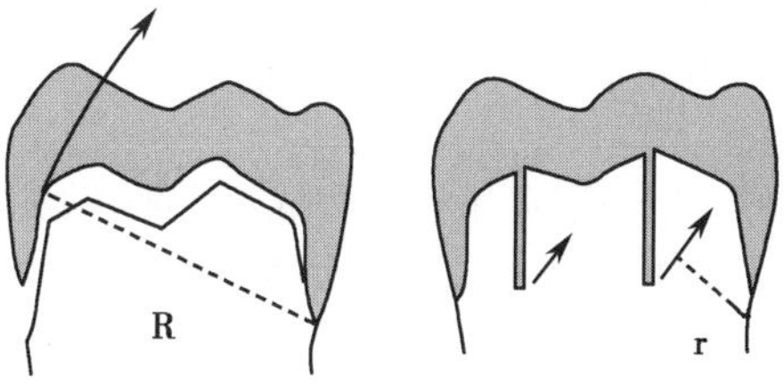

图 11-11　增加短冠的固位力

左图：短冠没加辅助固位沟，旋转半径大(R)；右图：利用辅助固位沟(减少旋转半径 r)增加抗脱位力

有调查指出，辅助固位形(沟洞)的聚合角平均为 7.3°，它显著小于临床上的轴壁的实际聚合角。一般认为，辅助固位形的聚合角应当与理论上的轴壁聚合角(4°~6°)接近。

由于操作困难等原因，轴壁聚合角常常过大，而辅助固位形预备方便且精确。对于轴壁倾斜较大的患牙，这种方法可有效提高其固位与稳定。Woolsey 和 Matich 发现：在轴壁聚合角为 15° 的基牙上预备固位沟可以完全抵抗修复体舌、𬌗向脱位。

5. 设计恰当的就位道与检查方法 就位道(path of insertion)指修复体就位及卸下所经过的路径。正确的就位道保证修复体的戴入、美观和牙髓健康。在牙体预备前,口腔医生就应当仔细观察患牙牙体及邻牙状况,做好就位道的设计。在牙体预备时,所有的磨切操作应当以就位道为基准进行。需要强调的是,就位道是事先设计好而不是在基牙预备完成后,或者为增加固位沟等固位形时才临时决定。这对于固定桥的基牙就位道或联冠上多个辅助固位沟的病例尤为重要。

基牙预备操作过程中,应当采取正确观察方法,保证基牙轴壁既无倒凹,又不会过度倾斜。当用一只眼睛在30cm处从𬌗面中央观察基牙时,轴壁的聚合角很小。但是,即使在轴壁外敞聚合角为8°,即存在大范围倒凹时,若用两只眼睛同时观察,也可能看不到倒凹存在。这是由于两只眼睛有一定距离所造成的。因此,在观察牙体预备情况时,最好采取一只眼睛审视法。

检查口内基牙时,一般情况下难于做到全面直视,因此要善于使用口镜观察。正确的使用方法是:将口镜置于距离基牙约1cm处,用一只眼睛观察镜内的影像。当观察固定桥基牙时,应当用一只手指作为支点,移动口镜至基牙上方,将影像调整至口镜中央,然后,固定支点位置,移动口镜而不改变口镜角度,直到将第二个基牙的影像调整至口镜中央。

就位道涉及修复体的颊舌径及近远中径。前牙唇舌向就位道会影响到修复体的美观,对于烤瓷冠,正常情况下就位道应当平行于牙长轴。当就位道向唇侧倾斜时,唇侧近𬌗缘过于突出,可能导致烤瓷冠瓷层过薄,甚者会使遮色瓷暴露影响美观。反之,若戴入道偏向舌侧,牙体预备时,会在唇侧磨除过多,危及牙髓健康(图11-12)。

为了美观和牙髓安全,前后牙的3/4冠的就位道方向要求不同。前牙的就位方向应与牙冠的切2/3平行,后牙则要求与牙体长轴方向不一致(图11-13)。

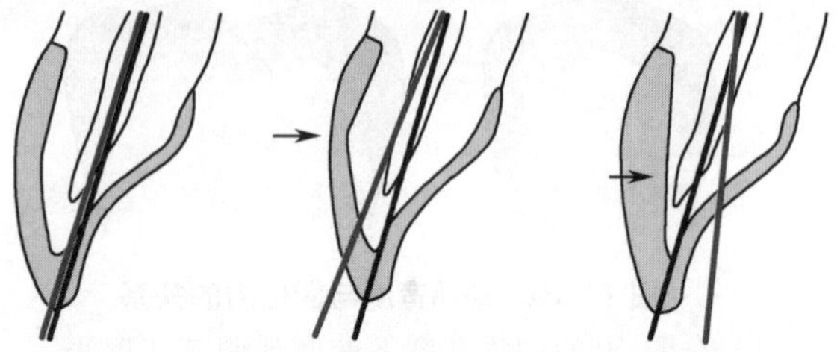

图11-12 就位道方向与牙体预备

左图:烤瓷冠的就位道(红线)应与牙体长轴(黑线)平行;中图:如果冠的就位道(红线)偏向唇侧,遮色瓷显露影响美观;右图:如果冠的就位道(红线)偏向舌侧,唇侧牙体预备过多,容易损伤牙髓

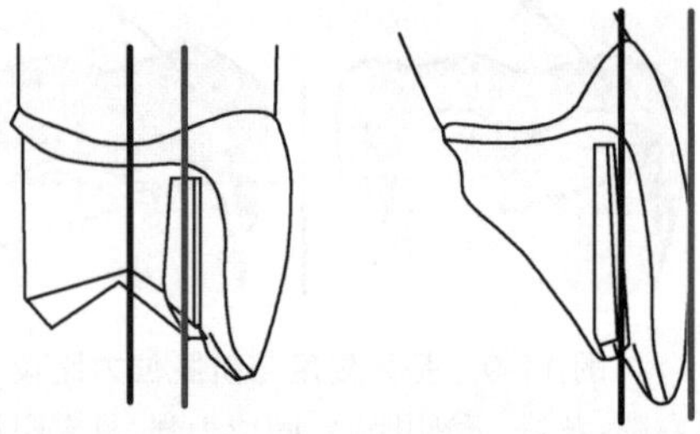

图11-13 前后牙的3/4冠的就位道方向比较

左图:后牙3/4冠的就位道与牙体长轴平行;右图:前牙3/4冠的就位道与切1/2到2/3的唇面平行

就位道应当平行于邻牙接触区,如果就位道偏向近中或远中,修复体就位时会被邻牙阻挡,无法就位(图11-14)。对于𬌗曲线曲度较大的倾斜基牙尤为重要,下颌邻牙如牙冠倾斜大,在牙体预备时适当磨除邻牙的倒凹,为修复体就位创造条件。

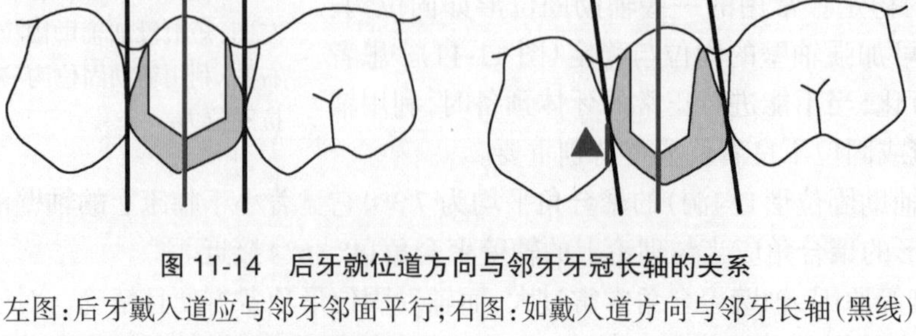

图11-14 后牙就位道方向与邻牙牙冠长轴的关系

左图:后牙戴入道应与邻牙邻面平行;右图:如戴入道方向与邻牙长轴(黑线)不一致,会妨碍冠的就位(红色区域)

(三)修复体的结构强度

结构牢固度(structural durability)即修复体的强度或耐久性。修复体要有足够的厚度才能保证具有足够的强度以承受咬合力。在牙体预备时,应当开辟修复材料所要求的基本空隙。即修复体既能保证𬌗面形态协调,轴面正常的生理外形,又能保证修复体的结构牢固。

1. 正中𬌗面的预备　𬌗面预备(occlusal reduction)或𬌗面降低,要为保证修复体的厚度和强度开辟足够的修复间隙(clearance),牙体𬌗面预备的正误见图 11-15。

不同修复材料制作的修复体,其各部分厚度要求不同。以后牙金合金全冠为例,𬌗面功能尖的最小厚度通常为 1.5mm,而非功能尖的最小厚度应为 1.0mm。而金属烤瓷冠的𬌗面,因金属基底冠上有瓷层覆盖,其功能尖要求至少有 1.5~2.0mm 的厚度,非功能尖要求至少有 1.0~1.5mm 的厚度。全瓷冠𬌗面则要求有 2.0mm 的厚度,才能增加抗折能力。而且上述间隙应是在正中咬合、侧咬合、前伸咬合下都应该保证的,否则会在调整咬合时减少𬌗面厚度,甚至造成𬌗面穿孔等(图 11-16)。

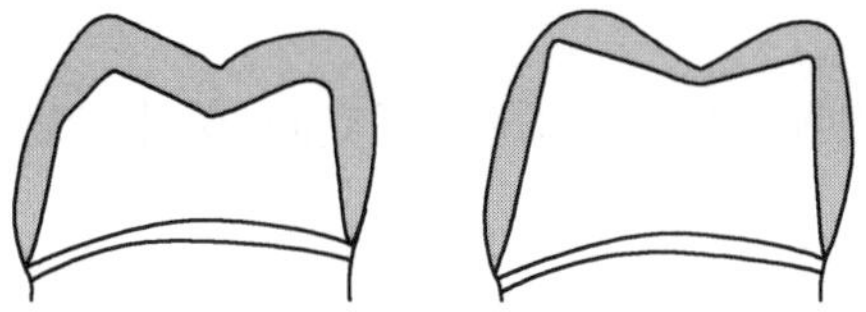

图 11-15　后牙𬌗面牙体预备的正误比较

左图:正确的牙体预备,颊舌面两段式预备𬌗面维持解剖外形及修复体正确的厚度;右图:𬌗面及边缘嵴处过锐,且降低不足,无法提供修复体足够的厚度

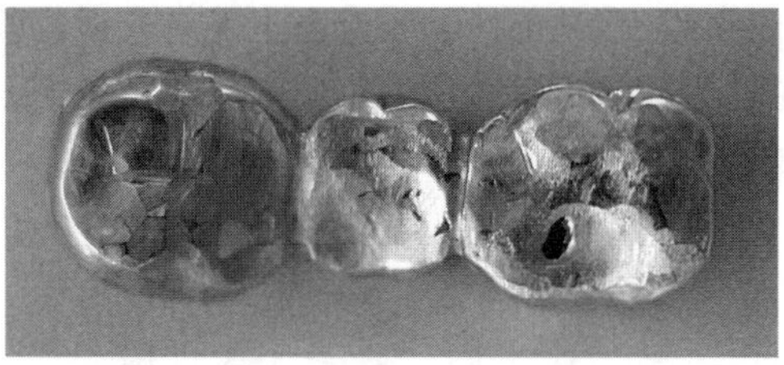

图 11-16　牙体预备的修复空间不足造成的修复体咬合面穿孔

另外,在牙体预备时,𬌗面实际降低的厚度要视牙的具体情况有所变化。例如对于磨损严重的低𬌗牙,或𬌗面倾斜的牙,𬌗面某些部位的间隙就存在规定的修复间隙,而低于𬌗平面的部位需要少磨切甚至不磨切牙体组织,就能保证修复间隙。

为了在不降低轴面高度的条件下开辟出足够的𬌗间隙,牙体预备时应当保留𬌗面的基本形态(图 11-17)。将𬌗面预备成平面会导致基牙过短,影响固位。如𬌗面间隙不够,将会降低修复体的强度,而且因间隙开辟不够,修复体无法获得好的功能形态。在试戴调磨及修复体使用时𬌗面容易穿孔。

2. 功能斜面的预备　功能斜面预备(functional cusp bevel preparation),是在𬌗面预备时,预备出功能尖的各个斜面(图 11-18),以便为修复体的咬合接触区提供足够的间隙。

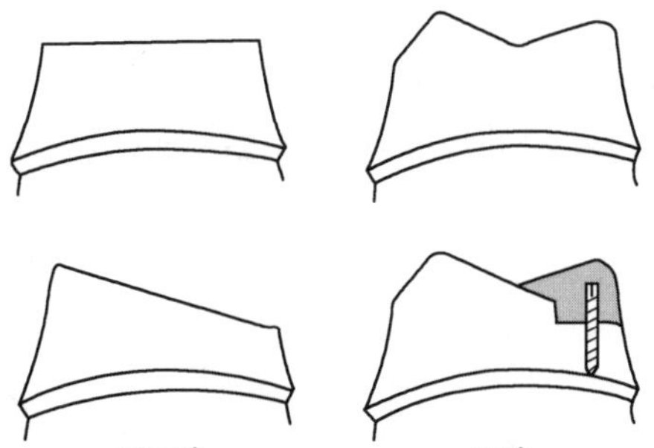

图 11-17　牙体预备正误对比

左上图:不正确,咬合面平坦,无牙尖外形;右上图:正确,轴壁两段式预备,咬合面保持牙尖外形;左下图,不正确,𬌗面呈斜面不利于垂直传力;右下图:正确,在牙体缺损处以修复材料恢复牙冠外形,再预备成正确外形

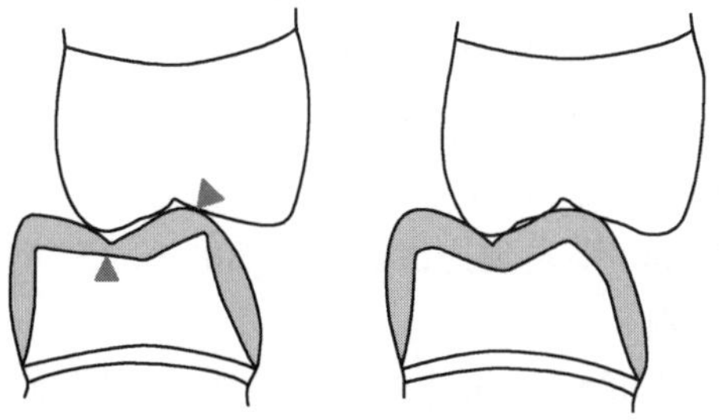

图 11-18　在正中𬌗和侧𬌗时检查𬌗面空隙,要求预备出功能状态下修复间隙

左图:侧𬌗时修复间隙不足(三角处);右图:牙体预备时修复间隙正确

在这一重要功能部位往往因为修复体厚度不足而出现质量问题。如果在功能尖上不预备出足够的斜面，而冠的形态要保持正常时，在轴面与功能尖交界区的修复体厚度不足。此时，除非调磨对殆牙（一般情况下，不允许轻易磨改），否则，为保证修复体的厚度，需要在蜡型制作时增加其厚度，修复体的外形因而增大，并使咬合区位置偏移。

如果在功能尖上不预备出相应的斜面，要保证修复体的形态和厚度，将会导致轴面牙体组织预备过多，轴面因倾斜过度而影响修复体的固位。

3. 轴面的预备　轴面预备（axial reduction）为开辟修复体轴面厚度和外形所需要的轴面间隙（图 11-19）。轴壁空间的开辟应能满足牙冠外形和材料基本强度的需要。如果轴面预备不足，会造成：①如保持冠的外形恢复正常，则冠壁很薄，易扭曲变形；②如增加冠壁厚度，将使冠的形态过大，影响牙周健康。自然，轴壁空间也不能过大，否则，容易因瓷层过厚发生瓷裂，或出现修复体固位不良、牙冠外形过小及牙周等问题。

临床上通常采用两段式预备，即颈缘以上牙冠颊侧的 1/2 基本平行于牙体长轴，接近牙冠的咬合面 1/2 处向内收，在功能性侧咬合时也能有合适的修复空间。

在临床上，常可以利用殆面肩台、鸠尾、固位沟、固位洞等，来合理利用修复空间，保证修复体的厚度及强度（图 11-20）。

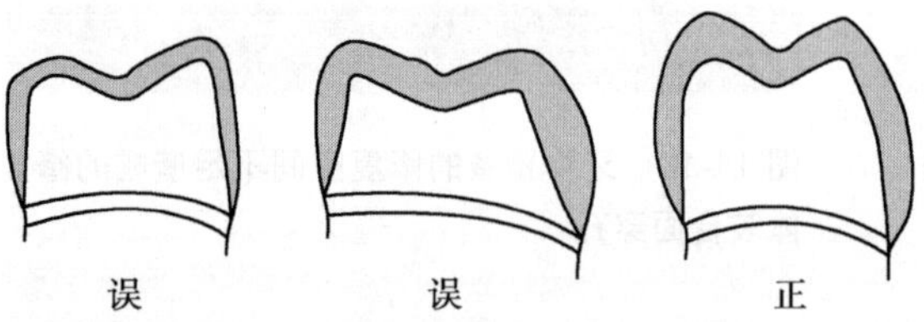

图 11-19　牙体轴面预备正误比较

左图：轴壁预备不足会造成修复体轴壁薄弱及修复体就位困难；中图：颊侧过大斜面会导致牙体组织损伤和固位不良，铸件容易产生气泡；右图：两段式牙体预备的轴壁正确外形

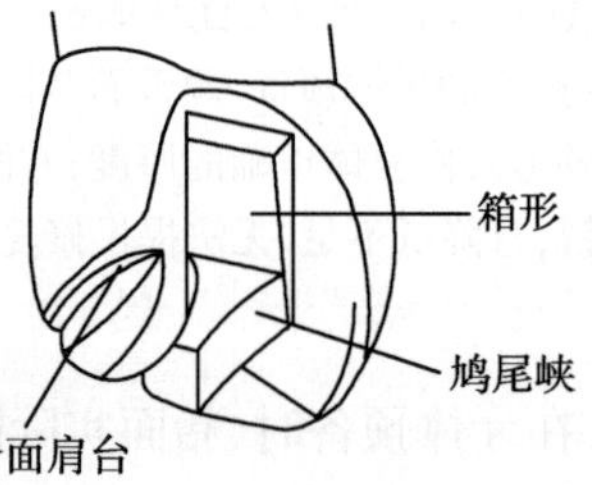

图 11-20　借咬合面肩台，峡部和箱形增加修复材料体积，强化修复体的强度

（四）修复体的边缘形态与牙体预备的肩台

1. 边缘形态与密合性　完善的修复体边缘形态（marginal integrity）即牙体预备后的边缘具有完整的边缘和适当的外形。基牙的边缘形态决定了修复体边缘的形态、厚度和受力状态，它还会影响边缘的适应性、修复体就位及修复体的使用寿命等。

斜面边缘（bevel margin）即带有短斜面的牙体预备的边缘。如金属冠的制作精确，可与基牙十分密合，但是边缘与基牙间或多或少会有间隙。有人主张使用带斜面的边缘以减少边缘的间隙。根据计算，45° 斜面的修复体其冠边缘浮出间隙（即粘固剂被膜厚度）只是无斜面的 0.71（图 11-21）。但也有人认为，直角肩台的修复体就位最完全。Panno 则发现边缘斜面为 80° 和 45° 时，修复体边缘密合性无显著区别。

临床经验表明，铸造修复体的边缘采用 30°~45° 的斜面，当铸件抛光后可进一步提高冠的适合性，修复体粘固后更为密合。

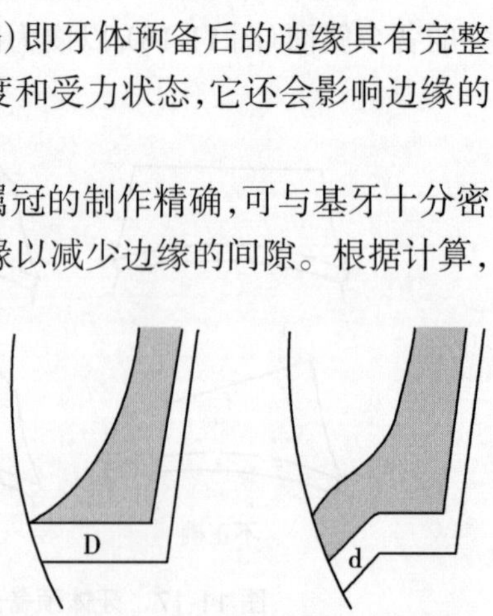

图 11-21　斜面肩台与直角肩台的就位比较

左图：修复体就位不良，修复体与牙体间隙为 D；右图：斜面边缘修复体与牙体间隙则为 d，d < D

2. 肩台形式　修复体的肩台（shoulder）即牙体预备时颈缘完成线的一定形状。理想的修复体的龈缘或者牙体预备的肩台形式，应能保证修复体边缘修复材料的强度、美观和牙体组织的密合性以及牙周组织健康。

(1) 对于金属冠的肩台要求是浅凹状肩台（chamfer）或羽毛状

(feather)肩台预备。这种肩台形式的牙体预备切割牙体组织少,技术操作相对容易。但需要注意:①在牙体预备时只有十分仔细才能做出清晰的边缘,否则修整代型完成线时比较困难;②修复体的边缘很锐,在蜡型制作、铸造、抛光过程中难以保证冠边缘的精确性;③在口内咬合力的作用下边缘也容易变形,特别是高含金量的金冠。因而,牙体预备时完成线边界应清晰,加工过程中,为尽量保证修复体边缘厚度,修复体的轴面形态适当加厚。

(2) 对于烤瓷冠,边缘采用深凹面肩台(heavy chamfer)较好。实验证明,这种肩台的应力最小,粘结料不会因受力而碎裂。这种肩台可用尖端为球形的车针预备,基牙的轴面用车针的侧面预备。铸造冠的边缘要结合斜面,但这种车针不能做出边缘斜面。

宽大的凹面肩台可提供约 90° 的弧形线角。这种肩台同样用尖端为球形的车针预备。当医生操作不熟练时,常常在边缘磨出脆弱的无基釉锐边。与传统的凹面肩台相比,这种肩台为烤瓷冠提供更好的支持,但不如直角肩台。对于铸造冠,这种肩台边缘要增加斜面。

(3) 对于全瓷冠,宜选择直角肩台(right angle shoulder or shoulder)作为边缘。直角宽肩台可有效加强全瓷冠边缘的强度,防止应力集中而发生瓷裂;为修复体的外形提供足够的间隙,最大限度地满足了美观的需要。但是,直角肩台磨除的牙体组织较多,90° 的线角将应力集中于牙体组织上,有时会导致牙折。

弧形肩台(radial shoulder)是在直角肩台的基础上把直角的顶端加以小圆弧。其好处是全瓷冠边缘既具有直角肩台的强度,又避免直角形成的应力集中,全冠制作时也比较容易。

预备时先用平头的车针备出直角肩台,然后用圆头的肩台精修钻修出弧形线角,最后用柱形钻完成。与传统的直角肩台相比,这种肩台线角仍为 90°,对瓷修复体的支持很好,对牙体组织产生的应力减少。

带斜面的肩台(shoulder with bevel),即在直角肩台的完成线处形成一个短斜面(图 11-22),这种方法可增加冠边缘的密合性,还可延长轴壁长度。如嵌体及高嵌体的龈缘,高嵌体及下颌 3/4 冠殆面肩台。此外,也可用于对龈缘美观要求不高的烤瓷冠的颊侧边缘。但该方法容易使金属边缘产生锐边。由于磨切的牙体组织较多,也不能常规用于烤瓷全冠。一些改良的肩台形式(有或无斜面)在预防瓷边缘烧结变形时有一定作用。

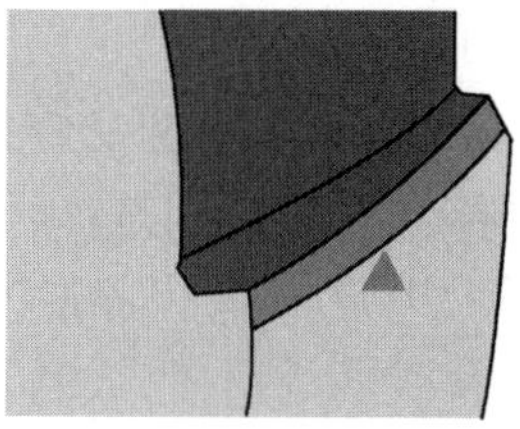

图 11-22　冠边缘带短斜面的肩台

(五) 保护牙周组织

保护牙周组织(preservation of periodontium)是指在设计与牙体预备中,避免修复体或磨切牙体组织时,即时或继发地损伤牙龈或牙周韧带。它涉及修复体的使用寿命或成败。

1. 修复体边缘的位置设计　它直接关系到修复体制作的难度及成功与否。边缘表面应当尽可能的光滑,位于自洁区,有自洁作用。边缘应当尽量设在医生易于操作、患者易于清洁的区域。而且,边缘的位置还应当设计在能方便取模、在取模时不会引起印模永久变形或撕裂。

关于冠边缘的位置伸展向来存在两种观点:一种观点认为,一般情况下,不将修复体边缘置于龈下。原因是边缘位于龈下越深,炎症越明显,不利于牙周健康。另一种观点认为,可以将冠边缘设计在龈缘下,理由是有利于控制继发龋病,固位好,也美观。

Richter 和 Ueno 曾比较了龈下边缘与龈上边缘三年的疗效,尽管两者无显著差异,但作者建议尽量采用龈上边缘。Koth 调查了一部分严格控制口腔卫生的患者,没有发现边缘位置与牙周健康间有显著联系。

比较客观的看法是,修复体边缘位置并不十分重要,关键是应满足下述条件:①临床医生的技术应娴熟,牙体预备应严格预备出修复材料的空间,并保证冠边缘处的龈沟深度与外形,必要时改建牙槽骨,为牙周结合上皮、龈沟等提供正常的间隙;②技师的技艺应达标,修复体的制作应严格控制龈边缘外形,使冠边缘与牙体表面的延续光滑一致,和龈沟相和谐,不会刺激龈缘;③尽量选用生物相容性好的材料,如全瓷或贵合金边缘,减少冠边缘刺激;④认真做好试戴环节,确保冠边缘的精确位置和正确形态;⑤高质量粘固；⑥患者作好口腔保健。

2. 牢固树立保护牙周组织的观念 口腔医生在熟知冠边缘设计的理论基础上，所有技术操作中牢固贯彻保护牙周健康的观念。应注意训练自己的动手能力和观察能力，并认真随访患者的修复效果，及时纠正技术操作中存在的偏向，使之日趋完善。Christensen 发现，即使技术熟练的修复科医生在制作边缘位于龈下的修复体时，修复体约 120μm 的缺陷都会被忽视。可见牙科医师不断提高自己技术熟练程度、审慎每一项操作、增强对每一位患者责任心的重要性。

（六）正确选用磨切器械

根据牙体预备不同阶段的技术要求，正确选择手机的类型、切割速度、车针的型号、粒度、形状等项指标，以及采用准确的手法进行安全有效的磨切。详见第十二章。

二、活髓牙预备前的局部麻醉

活髓牙的牙体预备尤其是应注意体现出无痛观念，尽量做到在预备过程中、预备后及以后的戴冠时均无疼痛，从而让患者不再忍受痛苦，享受无痛治疗。

麻醉的目的是解除患者在牙体预备时的疼痛，当然，死髓牙不需要进行麻醉。根据麻醉剂和注射部位及注射量的不同，麻药作用的时间一般可维持 40~180 分钟。麻醉的方法有局部浸润麻醉、局部阻滞麻醉、笑气麻醉、穴位针刺 / 指压麻醉等。通常采用的是局部浸润麻醉。

所用的麻醉剂有奴氟卡因、普鲁卡因、利多卡因、布比卡因、阿替卡因等。目前用于活髓牙牙体预备的常用麻醉剂是阿替卡因（“碧兰麻”），以金属套筒注射器实行注射局部浸润麻醉，在实施龈沟麻醉时可使用压力注射器（图 11-23）。

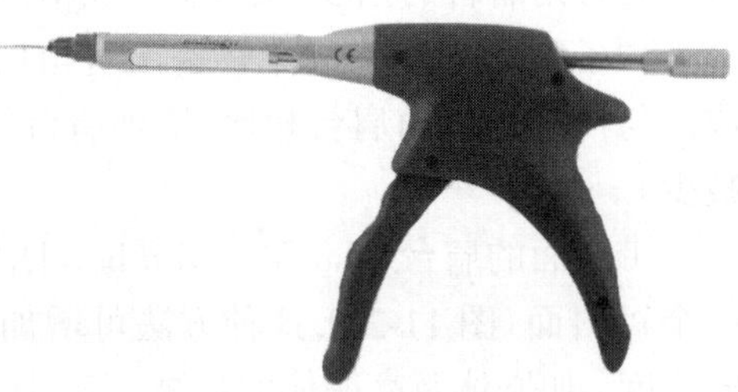

图 11-23 口腔压力注射器

（1）根据患者的身体条件和牙体预备的范围选用麻药的种类。一般原则是：牙体预备的数目多、时间长者，选用加了 1/100 000 肾上腺素的阿替卡因。对那些患有高血压、心血管疾病的患者，或者正在接受者肾上腺素类药物治疗者，应选用不含肾上腺素的麻醉剂，或者缓慢注射少量“碧蓝麻”。阿替卡因的麻醉维持时间为 3~4 小时。

（2）安瓿以碘酒、酒精消毒两端的封口及金属套管注射器的针孔。

（3）开注射器推杆，把消毒好的安瓿放进金属套管注射器的槽内，橡皮活塞封口一端向着注射推杆的方向放进安瓿卡槽。

（4）根据注射部位选择注射器针头的规格。如果采用根尖部的局部浸润麻醉，通常选直径 0.3~0.5mm，长 8~16mm 的长针头。如采用传导阻滞麻醉，可选用直径 0.4~0.5mm，长 21~35mm 的针头。如果采用牙龈沟内的麻醉，选用专用压力注射器，直径 0.3mm，长 8~13mm 的长针头。

（5）以逆时针方向打开密封的注射器短针头的安装端保护帽，将暴露出的短针头插入注射器的针孔，并按照顺时针方向拧紧固定螺丝接头。确保短针头刺入安瓿内。

（6）根据牙体预备的牙位，隔离、除湿手术区，并以 1% 碘酒和 75% 的酒精常规消毒注射区。

（7）以逆时针方向卸下注射器针头注射端的保护套，小心不要污染针头。针头向上排尽空气，备用。

（8）根尖部位的浸润麻醉法：在前牙唇侧、磨牙颊侧（近远中根）黏膜转折处、相当于根尖的部位快速进针至黏膜下（图 11-24），轻压注射器推杆，注入微量药液，再将针头进到骨膜下，轻轻推少许，然后再缓缓注入 0.3~0.4ml。必要时上颌后牙腭侧可增加一针注射。

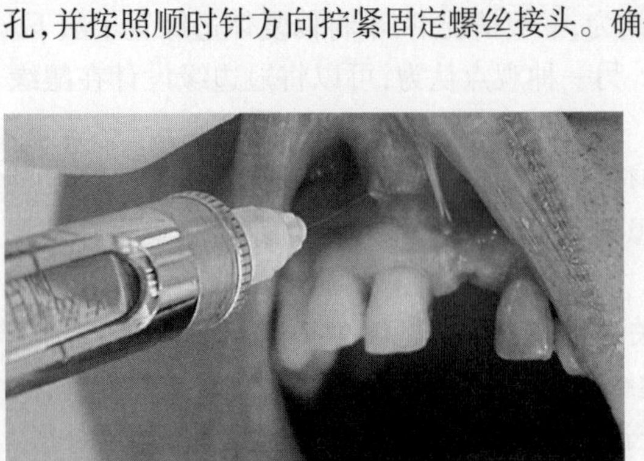

图 11-24 口腔局部浸润麻醉注射部位

（9）或者采用牙周袋注射法：常规消毒后，在前牙、前磨牙的唇侧、磨牙的颊侧和舌侧牙周袋内进针 0.5mm，用力加压，各推入麻药 0.1ml。

(10) 一般上颌的麻醉效果接近 100%，下颌为 93%。如麻醉效果不理想，可追加少量药液。如下颌磨切的牙数多，也可选用长针头做传导阻滞麻醉。具体方法与常规传导阻滞麻醉相同，注意注射前抽回血，防止将药液注入血管。

(11) 碧兰麻的药物过敏率远远低于其他类型的麻药。应注意询问病史，凡对利多卡因不过敏者对阿替卡因也不过敏。在注射时为防备万一，应常规密切观察患者的反应，如有突然耳鸣、气短、心慌、虚脱等过敏症状应立即放平椅位，进行常规急救，必要时立刻请有关急救人员处理。

一般情况下，患者无不良反应，在注射 3 分钟后用车针试磨牙体组织，如麻药已经显效，即可正式开始牙体预备。

三、牙体预备后的基牙脱敏

活髓基牙的脱敏处理(desensitization)或牙本质过敏的预防性处理(prevention of dentin sensitivity)，是提高修复服务质量和无痛治疗的主要内容。

牙本质过敏是人类的一个特殊的不适感，它的实质是牙本质小管内神经感受器对来自神经末梢区域因液体的流动引起刺激的反应，即受到冷、热、酸、甜和机械刺激后牙本质小管内的液体流动时对神经的刺激而引起特殊疼痛感。任何减少牙本质小管内液体横向流动即减少外界刺激的措施就会预防牙本质过敏(Byoung Suh)。

诱发牙本质过敏的因素有：龋病、牙体磨损、外伤、牙折、发育异常、粘固不良以及各类牙体切割等原因造成的牙本质暴露。

牙本质过敏的治疗途径在于覆盖或减小牙本质小管，阻止牙本质小管内液体的流动。牙体预备后脱敏的要求是：既能有效阻止牙本质过敏，又不降低预备过的牙本质与冠桥的粘固强度。

常用于解除牙本质过敏的主要方法有以下几种，其特点如下。

新生碘化银法、氨硝酸银法等处理可使银离子与牙本质中的蛋白质结合，形成比较硬的蛋白质沉淀。在粘结剂与牙本质间产生虚弱的结合层，因而只能用于不做修复的自然牙牙本质过敏的治疗。

氟化钠甘油是以含氟的复合物机械性地阻塞牙本质小管，同样因为含氟复合物自身的强度问题，用于单纯地治疗牙本质过敏。如果冠桥固位体的殆龈径大，机械制锁作用能满足长久的固位要求，而不需要更强的粘结力，可以考虑采用牙本质脱敏的常规方法。

激光烧灼法需要专门的激光设备，加之占用椅位时间长，费用高，不大适用于牙体预备后的脱敏处理。

1. 新生碘化银法　常规隔离、除湿，空气吹干牙面，以小棉签蘸 2%~5% 的碘酊反复涂抹牙面 30 秒，再以小棉签蘸 10% 硝酸银溶液反复涂抹牙面，可见有灰白色沉淀出现。30 秒后，再如法分别重复涂抹碘酊和硝酸银溶液，以加强脱敏效果。

2. 氨硝酸银脱敏法　脱敏前，牙面预备同前。以棉签蘸硝酸氨银溶液(以 3g 硝酸银，28% 氨水 2.5ml，蒸馏水 10ml 配制)在牙体预备面反复涂抹及吹干数次，再以还原剂丁香油或 10% 甲醛溶液等还原，牙面呈现黑色。

3. 氟化钠糊剂脱敏　牙面预备同前。以棉签或加热木尖或低速橡皮轮蘸 75% 氟化钠甘油糊剂反复摩擦牙面 2 分钟，再按照上述过程重复 2~3 次，结束后让患者漱口。

4. BisBlock 沉积阻断法　BisBlock 沉积阻断法(BisBlock's patented total-etch technique)又称三步法沉积 - 酸蚀粘结技术。Byoung Sush、Wang J 为解决牙体预备后的脱敏和粘结强度问题，在近年来提出牙本质小管内结晶盐或氧化物沉积法，一方面在一定的深度内有效地阻断牙本质小管，一方面又保持酸处理后的牙本质表面层的小管的开放，使粘结剂可以产生树脂突，从而保证界面的粘结强度(图 11-25)。实验证明该方法比单纯采用粘结剂更好。

临床操作步骤如下：

(1) 酸蚀，常规隔离、除湿，牙体预备过牙面以气枪吹干。以 32% 的磷酸膏或液涂布预备后牙本质面，

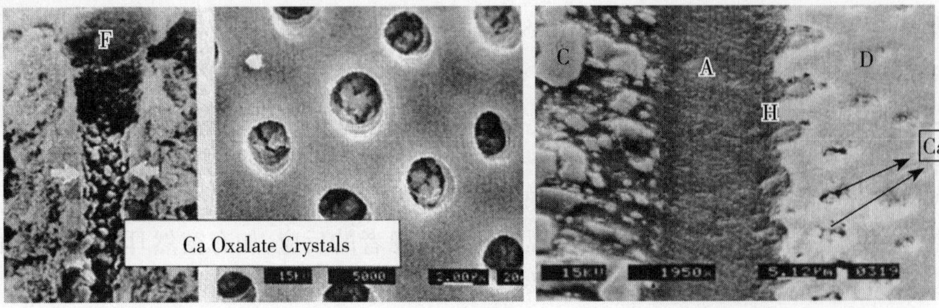

图 11-25 BisBlock 渗透脱敏法原理(引自 Dr.Pashley & Dr. DY Kim/ 2003)

酸蚀 15 秒后,以气水枪从不同方向彻底冲洗牙面。

(2) 盐沉积,轻轻吹干牙面,再放"BisBlock"处理剂,30 秒后冲洗,大致吹去表面可见的水分,但保持处理面潮湿。此时处理液与牙体组织作用后产生的钙盐沉积在牙本质小管内,电镜显示完全封闭了牙本质小管,起到阻断小管内液体流动的作用。

(3) 粘结,一步法粘结剂。粘结剂有化学固化型、光固化型和双固化型三种。无论哪一种,均要求涂布均匀而薄。以弱风吹均匀,吹去多余的粘结剂,防止进入龈沟。粘结剂固化后即可进行取印模,粘固暂时冠。

有报道,牙本质表面涂布丁香油可阻止自凝塑料的聚合,因而近年来纷纷研制出了不含丁香油的暂时粘结剂。

5. 粘结剂脱敏法 作常规脱敏的口腔准备。先以 35% 磷酸酸蚀预备过的牙面 10 秒,冲洗,气枪吹干(如用湿粘结剂,可保持牙面湿润)。以小棉签涂布一薄层粘结剂(如 Gluma),并以空气吹均匀,按照说明书固化粘结剂。但要注意,不得将粘结剂涂得过厚或不均匀,也不得进入龈沟或预备沟、钉洞形的点角或线角处,以免影响印模的准确性。若使用免酸蚀的湿粘结剂,可直接在牙体预备、牙龈收缩后,取印模前进行脱敏处理。

6. 专用脱敏剂(极固宁)法 可在活髓牙牙体预备、牙龈收缩完毕后,口腔常规除湿,按照使用说明,以小毛刷蘸液,涂覆在牙体预备面上,压缩空气吹干,然后,再以另一只小毛刷蘸液在涂覆过液的部位涂覆,然后吹干。这种方法可在取印模前或后进行。

7. 激光脱敏法 适合于咬合面磨损所致局部区域的牙本质过敏,主要原理是激光产生热效应,使牙本质小管内的水分气化、蛋白凝固、炭化进而封闭牙本质小管,阻断外界刺激。主要采用牙科专用的 YAG 激光,根据需要调整好输出功率,按照事先确定的敏感区域将光斑依次照射,每次照射时间不超过 1 秒,必要时,可重复照射。具体方法参见有关说明书。

(顾 斌 马轩祥)

参考文献

1. Herbert T. Shillingburg, Sumiya Hobo, Lowell D. Whitsett, et al.Fundamentals of Fixed prosthodontics.3rd ed. Chicago: Quintessence Publishing Co., 1997:119-138
2. Malone FP, Koth DA. Tylman's Theory and Practice of Fixed Prosthodontics. 8th ed. America: Inc. St.Louis, 1994:113-144
3. 马轩祥 . 口腔修复学. 第 5 版. 北京:人民卫生出版社,2003:40-71
4. 樊明文 . 口腔生物学. 第 2 版. 北京:人民卫生出版社,2004:82-85
5. 赵云风. 现代固定修复学. 北京:人民军医出版社,2007:50-55
6. 王翰章 . 中华口腔科学. 北京:人民卫生出版社,2001:2373-2384
7. 史俊南 . 现代口腔内科学. 北京:高等教育出版社,2000:176-210

第十二章

牙体预备器材及使用常识

要想做好冠桥修复，修复工作者必须有三种基本的“专业能力”：①“认知能力”——深厚、全面的相关专业知识；②“动手能力”——熟练的专业技能、技巧；③“实现能力”——优良的专科设备器材。“工欲善其事，必先利其器”，口腔修复学的实践需要完善、先进的各类工具，冠桥修复尤其如此。

合理地选择、恰当地使用、正确地保养器材既是对从事技能工作的要求，也是对修复学工作者的基本要求。实际工作中经常见到因为切割器材的问题使修复质量受到不应有的影响。由于各方面的原因，在当前还是个值得重视的问题。

口腔磨切器材（dental grinding instruments）泛指在临床、技术室加工制作修复体过程中用于牙体和修复体的磨切（reduction）、研磨（grinding）、切割（cut）、修形（modifying）、磨平（rubdown）、磨光（smoothing）、抛光（polishing）等一系列技术操作的工具，俗称钻头或磨具。只有熟知它们，才可能正确地选用。

一、磨切器材的种类

（一）车针外形结构分类

按照磨具工作端的形状有：锥状，直柱状（straight cylinder），球形（ball），平头柱形（flat end cylinder），圆头柱形（round end cylinder），尖头圆柱形（pointed cylinder），轮形（rebounded wheal，wheel），鱼雷形（torpedo），梨形（pear，long pear），倒锥形（inverted cone），双倒锥形（double inverted cone），刀边形（knife edge），圣诞树形（xmas tree），针形（needle），火焰形（flame），橄榄球形（football），蛋形（egg shape），火焰头柱形（paralled-flame shape end），短头金刚砂针（short shank diamond points），平行轮形车针（multi-wheel diamond point），锥形或平头金刚砂顶车针（tapered or flat diamond points）以及磨牙咬合面预备用的六方形车针等多种（图12-1）。

1. 锥状平头柱形钻（flate-end tapered cylinder） 用于瓷全冠和金属烤瓷冠（porcelain fused to metal，PFM）的轴面殆面和肩台的预备。有末端切割功能的钻用于扩展和降低肩台预备，做肩台切割时，保持它的末端与预备平面垂直（图12-2）。

2. 直柱状金刚砂车针（straight cylinder diamond） 外形是呈直柱形车针。可以更有效地控制切割轴壁外形。它常常被用于磨牙、前磨牙或切牙轴壁的外形控制（图12-3）。

3. 凹槽碳钢车针（twelve-fluted carbide burs） 专门与不同直径的粗磨（tinker）金刚砂车针匹

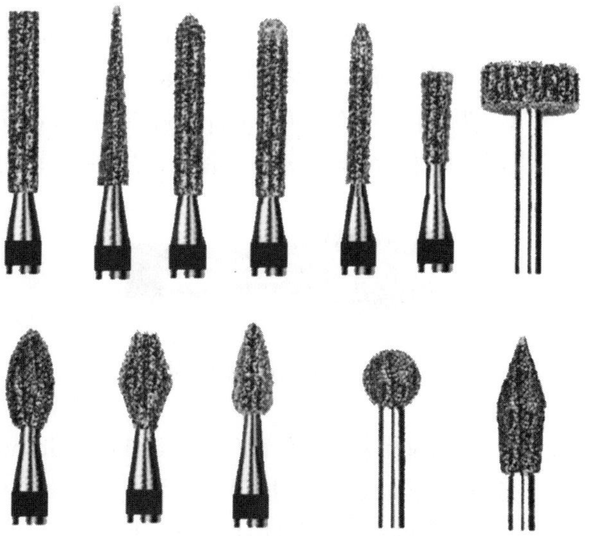

图 12-1 金刚石磨具工作端的形状分类

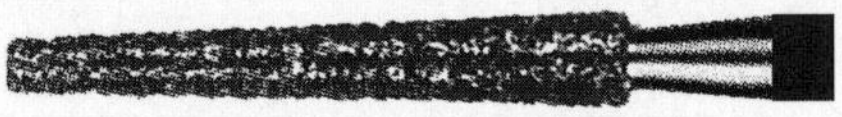

图 12-2 锥状平头柱形钻

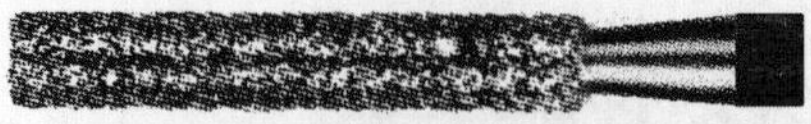

图 12-3 直柱状金刚砂车针

配使用，用于磨切预备过的牙面。车针上的刀口越多，磨切后的面越光滑。车针表面刀口呈螺旋纹或斜纹的磨光效果比刀口平行者好（图 12-4）。

4. 圆头锥状柱形车针（round-ended tapered cylinders diamond） 圆头锥状柱形车针有各种尺寸，主要用于轴面、殆面预备和浅凹肩台边缘的扩展，直径较小的金刚车针用于修整浅凹肩台（图 12-5）。

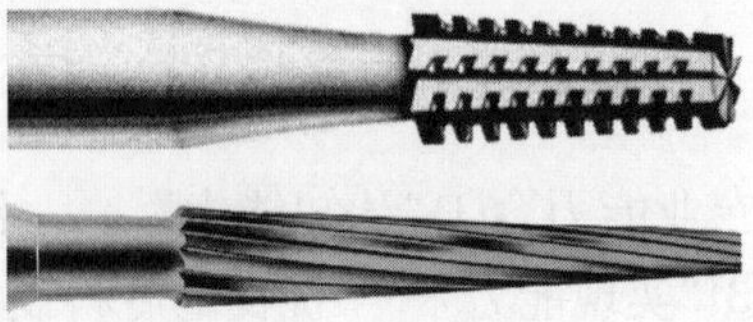

图 12-4 凹槽碳钢车针

上图：带齿状切刃用于磨切；下图：螺纹状切刃用于磨光

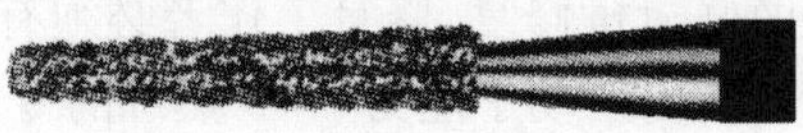

图 12-5 圆头锥状柱形车针

5. 球形金刚钻（round diamonds） 用于牙体预备前建立定深沟，它们有不同的大小，用于标定不同的切割深度。球形金刚砂车针或碳钢球形车针不要用在根尖方向磨切。而用于预备时精细地雕琢边缘，也可磨出支托凹（rest seat）和降低前牙舌面，较小直径的球形车针还可用于钉洞预备（图 12-6）。

6. 圆形金刚砂轮（round diamond wheels，donut） 圆形金刚砂轮是粗磨器械（gross reduction instruments），主要用于降低前牙舌面，也可用于切割前牙切缘（图 12-7）。

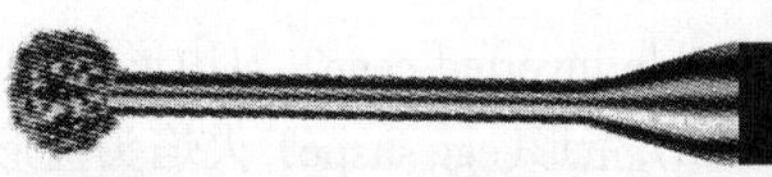

图 12-6 球形金刚车针

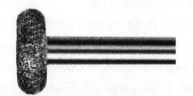

图 12-7 圆形金刚砂轮

7. 椭圆形金刚车针（oblong diamond or football） 因外形呈橄榄球状故又称橄榄车针，有各种大小。主要用于预备舌面窝成形，见图 12-8。

8. 细圆锥金刚车针（thin tapered diamond cones，diamond needle） 主要用于与邻牙分开时的邻面片切，也用于原来 3/4 冠的邻沟预备。使用时要注意此种金刚车针常容易破坏基牙外形（图 12-9）。

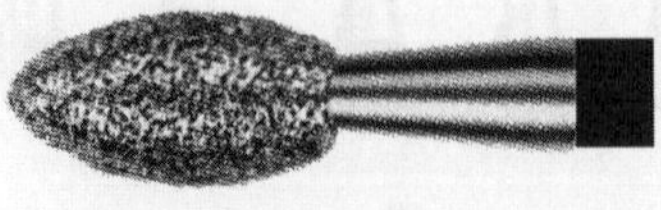

图 12-8 椭圆形金刚车针

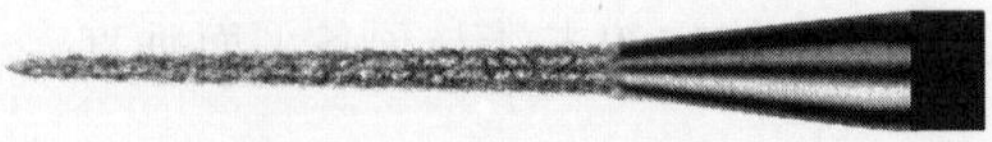

图 12-9 细圆锥金刚车针

9. 锥状椭圆金刚砂车针（tapered oblong diamond）小的火焰状金刚砂车针 主要用于斜面（bevel）预备。另备有火焰状碳钢钻用于磨除牙体预备面的棱角或固位沟（图 12-10），也常用于调整咬合。

10. 六角形金刚砂车针（hexagon diamond） 主要用于后牙咬合面预备，分为前磨牙用的正六方形和磨牙用的长六方形车针，便于咬合面形态成形（图 12-11）。

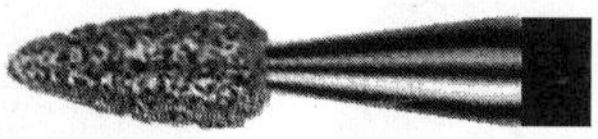

图 12-10　火焰状椭圆金刚砂车针

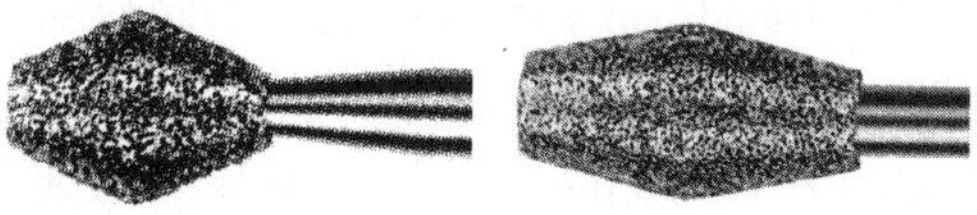

图 12-11　六角形后牙咬合面预备车针

左图：前磨牙咬合面造型(149)；右图：磨牙咬合面造型(148)

11. 磨光车针(polishing diamond)　磨光车针颈部标有黄色环，工作端涂覆粒度超细的金刚砂，分为形状和直径大小不同的类型(图 12-12)，用于预备面的磨光。

12. 横断裂隙车针(cross cut fissure burs)　有不同大小，形状分为锥状与圆柱状，主要装在慢速直机上使用。近年来临床上使用专门拆除金属冠或烤瓷冠桥金属层的专门高速破冠车针(图 12-13)。

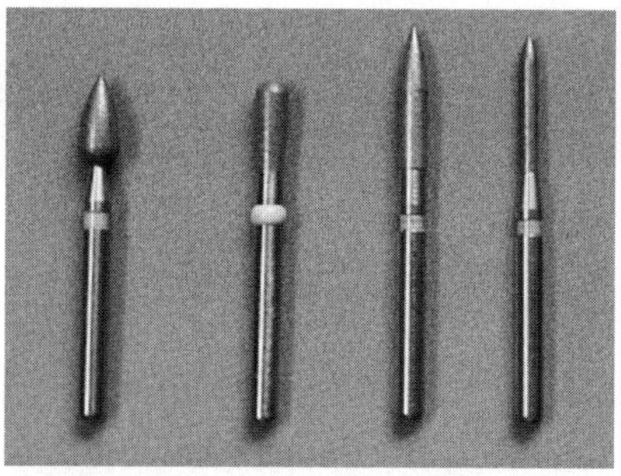

图 12-12　超细粒度磨光车针(Yellow banded 部分类型)

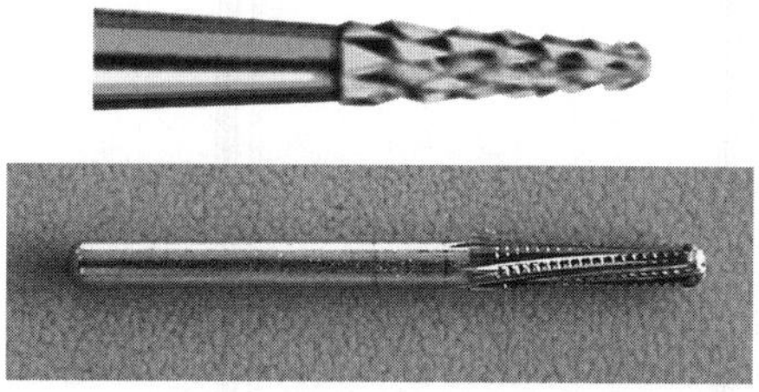

图 12-13　横断裂隙慢速车针与高速破冠车针

13. 平裂车针(plain fissure burs)　又称裂隙车针，具有平滑切割功能，形状呈锥状，侧面锥度与牙体预备的𬌗向会聚角一致，因此常被用于轴壁外形的切割。也可用于沟的预备(图 12-14)。

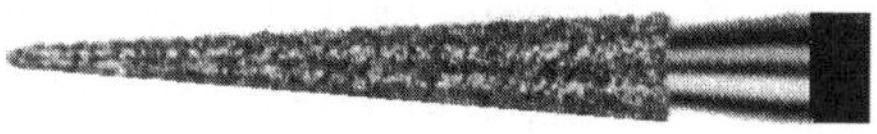

图 12-14　平裂车针

14. 金刚砂片(carborundum disc)　在夹轴上装上轮形金刚砂片，用于铸造金属、瓷、丙烯酸塑料的磨切。大而薄的金刚砂片可迅速切除铸道，类似金刚砂盘可以修改瓷的外形(图 12-15)。

15. 不产热磨石(heatless stone)　主要用于义齿加工时铸件表面的粗糙磨平、修光，但使用时不可用力压磨切(图 12-16)。

16. 有柄绿、白磨石(mounted green and white stones)　各种带柄的绿色、白色磨石用于装在慢速直机或弯手机上，可以用来修整有孔磨石外形。白色磨石的粒度往往较细，磨光效果比绿色磨石更好(图 12-17)。

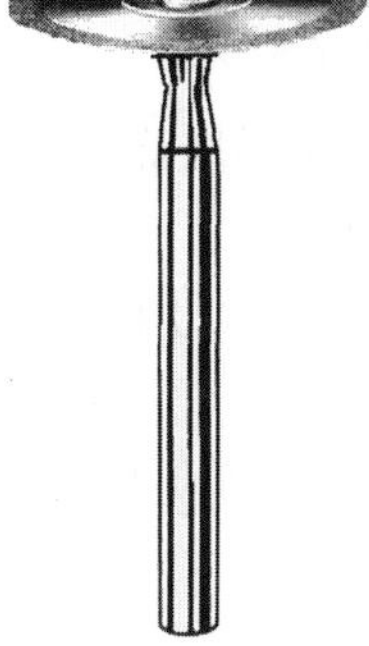

图 12-15　金刚砂片及夹轴

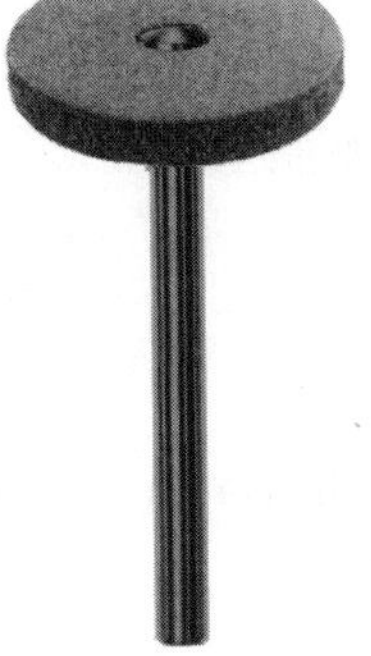

图 12-16　不产热磨石

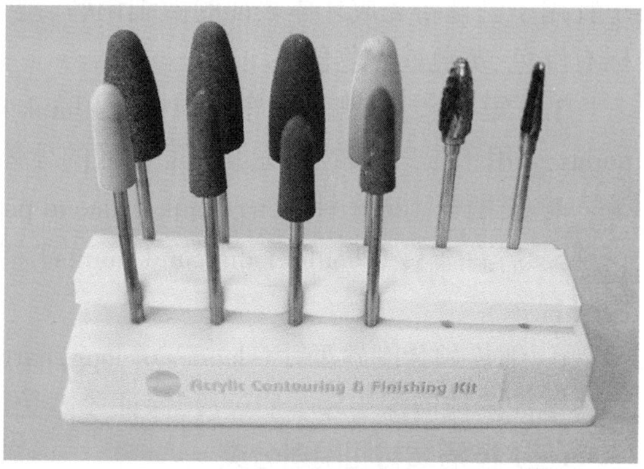

图 12-17　直机用长柄绿磨石、白磨石

17. 砂纸片(sand paper discs) 它有不同粒度,主要用于技术室修改铸件的菲边(图 12-18)。

18. 有柄砂片(small pin discs) 其粒度有粗细之分,主要用于切割铸道及修理铸造支架义齿金属部分固位形的切割等(图 12-19)。

19. 皮轮(chamois wheels) 主要在技术室用它蘸红铁粉为铸件上光(图 12-20)。

20. 磨光尖(polishing point) 装在慢速弯手机上主要用于临床树脂修复体或烤瓷咬合面的磨光(图 12-21)。

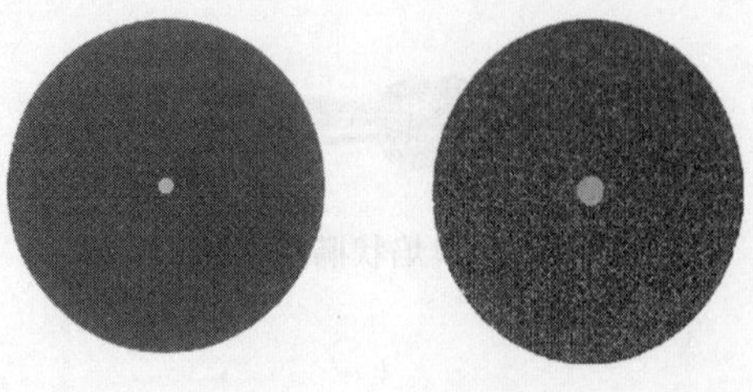
图 12-18 砂纸片

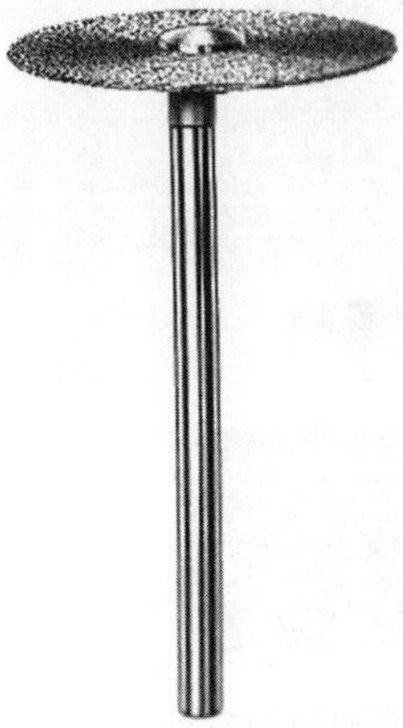
图 12-19 有柄砂片

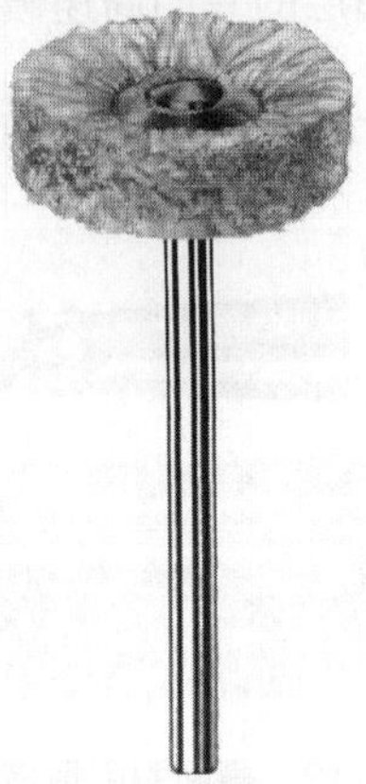
图 12-20 麂皮轮

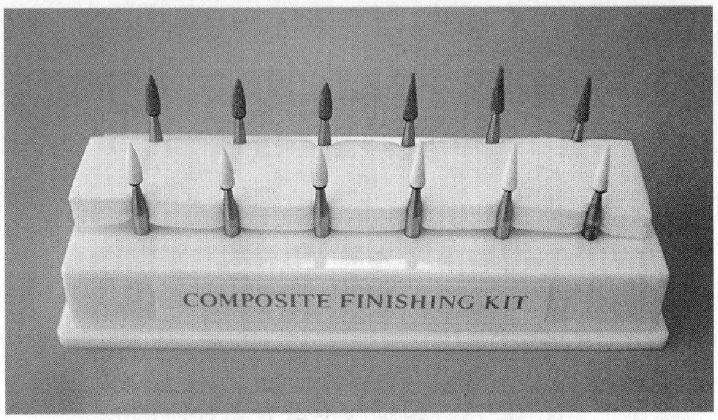

图 12-21 慢速弯机用磨光尖

21. Robinson 刷(Robinson brushes) 及 绒 轮 Robinson 刷分为硬、中、软三种硬度,与浮石粉或硅藻土一起用于抛光。低速下加压力其磨光效力高,高速下用小的压力可获得高光洁的抛光面。为抛光义齿基托大布轮难于抛光的组织面,也可用横径较薄的绒轮进行抛光(图 12-22)。

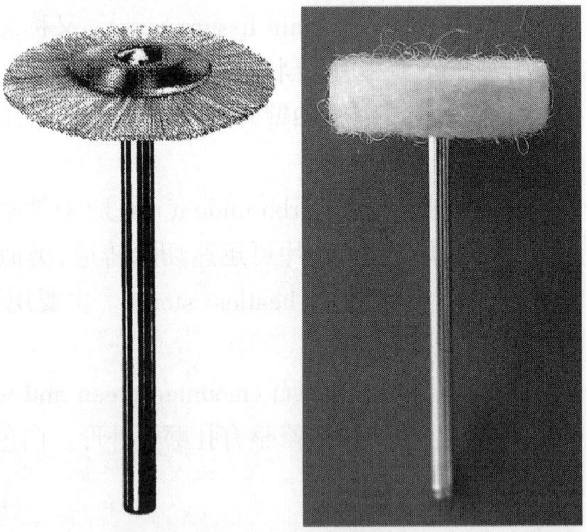
图 12-22 抛光轮

左图:Robinson 刷;右图:抛光绒轮

(二) 按照功能分类

1. 初磨车针(coarse diamond points) 进行较大量的切割时,一般采用金刚砂粒度较粗(> 150μm)的车针,柄上标有黑色、蓝色或绿色色环。

2. 细磨车针(find diamond points) 小于 40μm 的车针用于已预备完成牙体表面的微细调磨、抛光,柄上标有红色、黄色或白色色环。

3. 短柄金刚砂车针(short shank diamond points) 用于张口度较小,尤其在磨牙区的牙体预备或颊脂垫异常肥厚患者的磨牙区牙体预备。

4. 长柄金刚砂车针(long shank diamond points) 临床牙冠较长的龈 1/3 区牙体预备。

5. 肩台车针(shoulder diamond points) 该类车针设计上仅在其末端顶部有金刚砂,用于修整颈缘肩台。

6. 细长颈金刚砂车针(slender or long, narrow neck diamond points) 保证操作视野暴露更佳,使牙体预备能准确地向深层牙本质过渡,保证牙体受损害最小。

(三) 按照质材和用途分类

根据车针工作端的制作材料不同,有普通牙科磨石(stone)、碳钢(carbon steel)、金刚石(diamond)、织物(fabric)、毛/绒(wool)、皮质(leather)的磨具。

按照工作场所和目的不同分类:有临床用和技工用(labouratory);按照与之相配的牙科马达(motor)或手机(hand piece)的转速不同分为高速(high speed)和慢速(low speed)。

按照磨具夹轴或柄的长短分为长柄钻(long handle)或技工磨头(慢速磨石)和短柄车针(short handle)。

二、车针的命名

(一) ISO 编码含义

为满足口腔修复对磨切工具的需要,制造商和工程师已经设计出各种各样的车针、磨头。初步统计各种型号、规格已达1340余种。在如此繁多的磨切工具中如何正确选用是不容忽视的。为使车针统一规范化,现有ISO6360标准,车针大小的ISO1797标准以及工作头大小ISO2157标准。该编写系统正确表达号码由15个阿拉伯数字组成,左面三位代表工作端的材料(如金刚石8开头,钨钢5开头,不锈钢3开头等),左边第二组数字由三位数字组成,代表杆径尺寸及长度和表面性质(如314代表19mm)。再接下来第7位至12位代表工作端的形态(如倒锥23)以及粒度和结合剂硬度等。最后三位代表工作端的最大处直径(如012代表 φ1.2mm)。

(二) 合金钢车针杆柄上的字母、颜色标记与粒度

1. 合金钢车针以字母标出其不同工作头的性质　对于合金钢制作如车针也有不同字母杆上颜色标出不同工作头的性质。如:

E代表:交错板牙(stagged toothing)

L代表:刀口左旋(left-hand twist)

R代表:刀口右旋(right-hand twist)

A代表:左右旋—双向刀口(twice toothing)

D代表:金刚石(diamond)

Q代表:规则板牙(regular tooting)

T代表:用于钛金属的车针(for titanium only)

HIP代表:特殊细钨钢等热处理(hot isostatic pressing)

2. 合金钢车针杆上以不同颜色表示出切割刀口的性质

蓝色代表:交叉板牙双向刀口

红色代表:细牙交错刀口

黄色代表:细金刚刀口

绿色代表:横向高效切割刀口

无色代表:粗刀口车针等

(三) 金刚砂车针的粒度的表示

为简化表金刚砂车针的粒度,用一些字母代表工作端的性质如S(super)——超,U(ultra)——极,F(fine)——细,E(extra)——特。另外也有用不同颜色在杆上标出金刚石的粒度,颜色深者代表车针的粒度大,颜色浅者代表粒度小,无色者代表中等粒度如表12-1。

表12-1　金刚砂车针代号、色标及粒度

名称	粒度	μm	杆上色环颜色	代号
ultra fine	极细	8	白	863 UF
extra fine	超细	15	黄	863 EF
fine	细	30	红	8863
medium	中粗	100	无圈	863
coarse	粗	125	绿	6863
super-coarse	特粗	150	黑	5863

(四) 车针长度标记

为了临床磨切后牙的需要，车针的长度包括车针杆的长度，有长、中、短不同类型。柄长分为：长柄(L)、中长柄(N)以及短柄(S)。车针的工作端也有长度、直径不同型号，可根据被磨切牙的位置进行选择(图 12-23)。

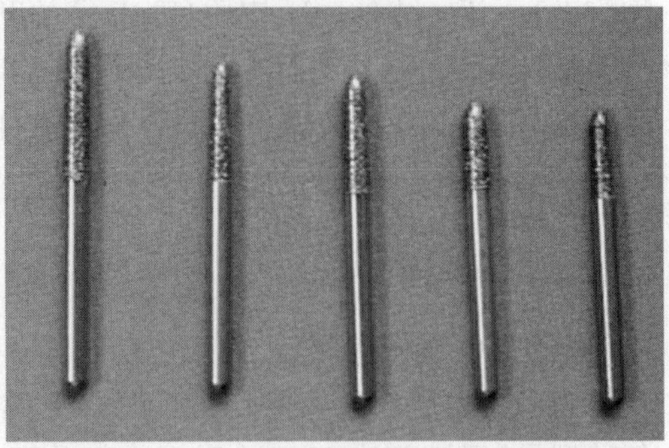

图 12-23　车针工作端的长度和直径

三、不同质材的车针的用途及速度限制

不同质材的车针被用于不同的切割对象，若选用不当会破坏车针的质量，也可能影响修复体的质量。车针使用速度的特殊限制也不容忽视：最大允许速度为 300 000min^{-1} 者，适合于微型马达的手机和稳定的轴承涡轮手机，而不用于空气动力的涡轮。最大允许速度为 30 000~120 000min^{-1} 的车针适合于微型马达手机或技工室手机，而不适用于涡轮机。有些车针系列其图谱上还专门以颜色标出对车针转速的限制。

四、车针使用的注意要点

1. 使用质地硬的材料制成的车针去切割比它软的材料。

2. 车针工作端切口变钝、扁平或者磨切涂层上因砂粒脱落出现亮点者应停止使用，立即更换车针。

3. 车针的压力过大会产热，并会使刀口过早变钝、缩短使用时间。车针对被磨切物(指牙体表面)压力通常不得超过 30g，直径大的车针尤其不应施压过大，因直线速度大、更易产热，损坏刀口。

4. 车针直径与速度的关系如图 12-24 所示，工作端直径大者要求速度小，反之亦然。

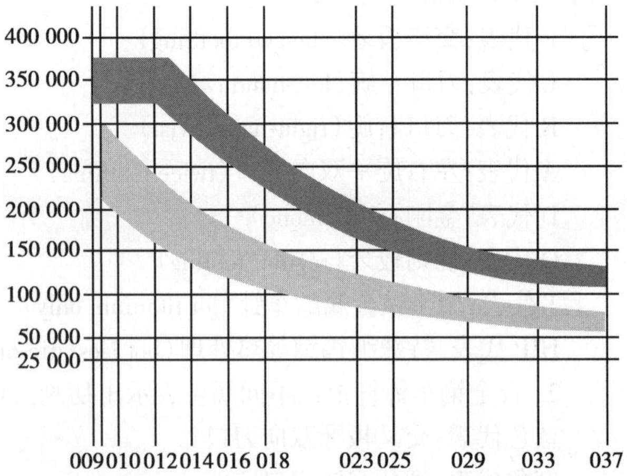

图 12-24　针直径与速度的关系(引自 SHOFU)

5. 凡标有 R(右转)或 L(左转)刀口方向的车针，应注意手机的转动方向，否则影响切割效率。例如标有“L”的车针若手机向右转，等于用刀背在切割。另外，为使洞缘有一个整齐的边缘，还应注意车针向洞缘内的方向切割，否则会使磨切的牙体表面形成不整齐的外貌。

6. 选用优质车针，因为金刚砂的质量和涂覆工艺都有很大差别(图 12-25)，优质金刚砂车针使用的是天然金刚砂，并采取先进的沉积、涂覆、结合工艺，使多层金刚砂粒牢固地与金属杆结合，防止磨切过程中脱砂，因而耐磨，使用时间长。

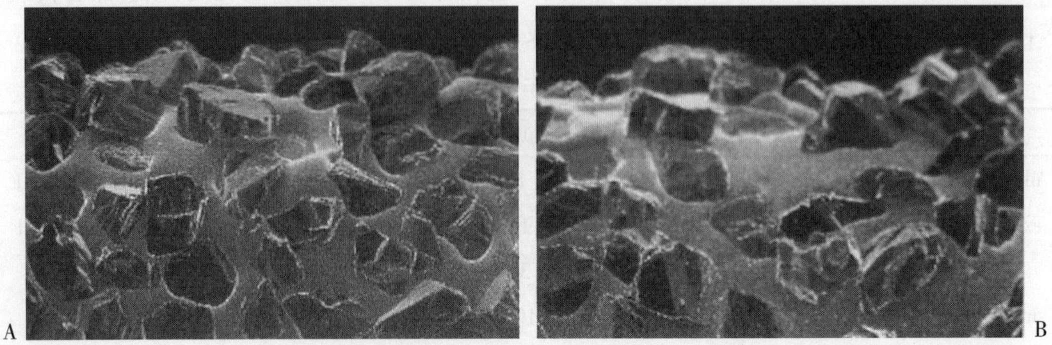

图 12-25　不同质量的金刚砂车针表面形貌的比较(引自 SHOFU)

A. 优质车针；B. 劣质车针

五、瓷层磨切车针

用于瓷层修形、磨光的磨切工具应是瓷结合剂的碳化硅、金刚砂磨切工具，或钨钢车针（图 12-26）。使用非磨切瓷材料的专用车针和磨切工具可能会对瓷的颜色和瓷烧结质量造成损害。

六、烤瓷合金的磨切工具

应使用专用的白矾石或钨钢车针磨切烤瓷合金。一般不主张用碳化硅磨切工具，因为容易引起金属表面残留气体，除非磨切后喷砂处理，否则会影响金瓷粘结质量。特别不许用有金属结合剂的金刚砂车针，少许结合不易被清除，这样容易造成瓷变色（图 12-27）。

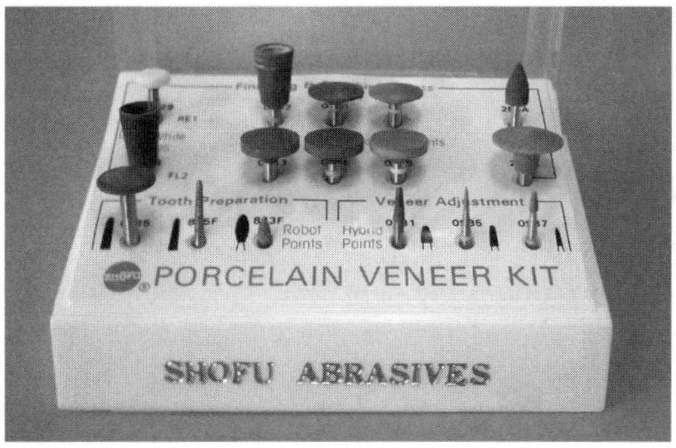

图 12-26　用于瓷层修形、磨光的磨切弯机磨头

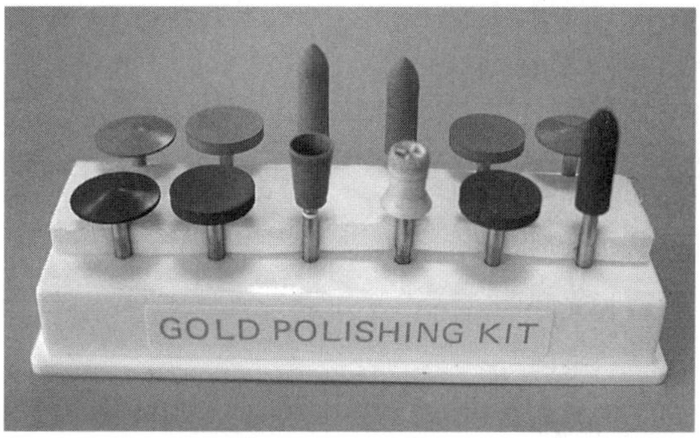

图 12-27　用于磨光烤瓷合金的弯机橡胶磨头

七、车针粒度与磨切对象的关系

车针粒度与磨切对象的关系如表 12-2 所示（ISO 车针为铜基上无碳结合剂结构）。应根据被磨切对象选择合适的车针。车针粒度应根据被磨切对象的硬度来选择，其原理参见图 12-28。

表 12-2　被磨切对象与车针粒度的选配

车针粒度	贵金属	非贵金属	瓷
超粗		*	
粗	*	*	*
中等	*	*	*

注 *……可选用

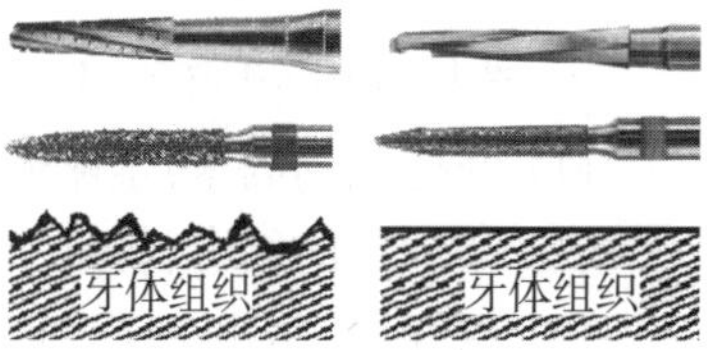

图 12-28　粒度与磨切对象的关系
左图：磨具粒度大，被切割面粗糙；
右图：磨具粒度小，被切割面平滑

八、磨光、抛光磨具的要求

以瓷结合剂制作的碳化硅磨具用于瓷磨改，或用无含碳结合剂的金刚砂磨具或 DSB 磨具修形。用白色白矾石（Al_2O_3）磨具预磨光，用蓝色磨具作低抛光度磨光，用粉红色磨具磨光，然后用布绒轮蘸抛光膏抛光。

另外，白云石结合剂制成的磨具可用于磨改瓷与合金，有利于降低磨切时的温度，但转速控制在 15 000min^{-1} 之内，最大接触压力 2N，应干燥贮存。白色磨具用于贵金属和树脂冠磨改，也可用于补牙材料及树脂的磨光，速度为 5000~100 000min^{-1}。这类磨具还可用于磨除金刚砂车针上的沾染物等。

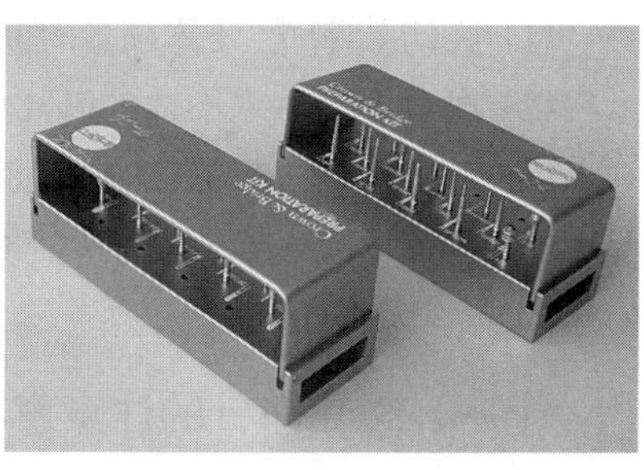

图 12-29　车针架

九、车针使用后的保养、清洗及消毒

为避免车针相互摩擦造成的损坏，使用前后应放在专用车针架上以利消毒处理（图 12-29）。使用过的车针应立即放入盛有适

当消毒、清洁剂的树脂容器内。

用于牙体预备的车针应经过如下处理：

用后消毒→清洁(毛刷刷洗)→干燥→分类→贮存→使用

用于手术和根管治疗的车针应经过如下处理：

用后消毒→清洁(毛刷刷洗)→冲洗→干燥→分类→灭菌→贮存→使用。不同的器材其消毒条件不同,选择方法见表12-3：

表12-3 旋转器材消毒方法

器材质材	高压消毒锅 3 bar 147℃	化学灭菌锅 126℃	热空气灭菌 180℃
钨钢	**	**	**
工具钢	*	**	**
不锈钢	**	**	**
金刚	**	**	**
瓷结合剂磨具	*	**	**
抛光磨具	*	*	/
毛刷	/	/	/
尼龙刷	**	**	/
不锈钢根管器械	**	**	**
工具钢根管器械	*	**	**

** ……适合选用,*……可选用但可导致腐蚀,/ ……不能选用,凡灭菌的器材应采用无菌包装袋包装存放或输送,并注明封装日期

十、选择车针的卫生经济学方面的考虑

1. 选择优质金刚砂车针的道理

(1) 摩擦剂的因素:金刚砂(天然金刚砂硬度、切割效率、耐磨性能远大于人造金刚砂)。

(2) 摩擦剂的结合:特殊工艺(表面硬化保护层——防止金刚砂钝化)。

(3) 保存层:防止金刚砂脱落。

(4) 轴柄的优势:轴柄的大小、规格、表面的光滑程度,严格按ISO标准设计,不会对手机轴承造成伤害。一般优质车针的轴柄直径误差控制在 ±0.01mm。有资料显示,不同车针的耐磨性有很大差别。

2. 运行成本的计算

(1) 低价位车针由于结合剂差,摩擦剂切割性能差,往往只磨切一个患者的少数牙体即发生砂粒脱落,车针磨头发亮(脱砂的表现)。

(2) 高质量车针使用了特殊结合工艺及天然金刚石砂粒,往往使用时间长,磨切效率高,节约时间,少损伤手机。初步核算结果证明,前者的长期消耗成本是每人4~8元;后者约为1~2元。

3. 综合效应问题 低质量车针除了运行成本高之外,还存在：

(1) 磨切效率低,牙体预备时间长,工时费用增加。

(2) 患者忍受手术不适的时间长。

(3) 容易损伤手机的轴承,因频繁更换手机轴承而大幅度增加运行成本。

(4) 久之,给患者造成不良印象,影响职业形象,进而因降低患者来源的层次与数量而减少收入,进入经营的恶性循环。

十一、使用车针的注意事项

1. 使用每种车针时不要超过最大许可转速。

2. 要将轴柄完全插入手机的夹轴内。

3. 每次使用前转动车针以检查是否转动柔和，启动脚踏开关后手机的音调是否均匀。

4. 手机上的车针对牙体的压力在 30~60g。

5. 不要用车针磨切锐利的金属边缘。

6. 严格按照各个产品推荐的说明书使用、保养。

7. 车针的消毒过程应按照规定的消毒程序进行。

8. 车针应安放在车针架上，以便选取、放置，不得放于消毒皿中混合而相互摩擦。

9. 及时观察车针表面的砂粒状况，凡是砂粒脱砂、金属杆暴露，或切割效率低时，应及时更换车针。

10. 正确保养、使用手机和磨切技术手法（见有关参考书）。

（马轩祥）

参考文献

1. 马轩祥 . 实用口腔医学技术 . 口腔修复学 . 沈阳：辽宁科学技术出版社，1999：31~36
2. 马轩祥 . 口腔修复学 . 第 5 版 . 北京：人民卫生出版社，2003：40-47
3. Stanley D Tylman.Theory and practice of crown and fixed partial prosthodontics（bridge）.6th ed.Saint Louis：The CV Mosby Co，1970：236-250
4. 孙旸，高承志 . 四种金刚砂钻针切割效率及耐用性的比较研究 . 现代口腔医学杂志，2004，18（1）：61
5. 王翰章，陈思亚，陈慧美，等 . 中华口腔科学 . 北京：人民卫生出版社，2001：2373-2377
6. 赵云凤 . 现代口腔固定修复学 . 北京：人民军医出版社，2007：35-275
7. 马轩祥 . 牙体预备中车针的使用与要领 . 口腔设备与器材，2008，4：37

第二部分

冠修复体篇

第十三章

全冠牙体预备

全冠(full crown)在通常情况下是所有单个修复体中应用最广、固位力最大、抗脱位性能最好,对牙体组织保护性好的修复体。它不但用于单个牙体修复,还大量用于需要额外固位力的固定桥的固位体。

全冠有多种类型:美观效果好的是金属烤瓷冠和全瓷冠。当考虑非广泛的、较小损坏时,或发现患牙缺少固位力、抗力,覆盖不足及欠美观时选用全冠设计。

美国1979年保险公司的资料显示,牙医向保险公司提交的患者费用表里,各修复设计中近93%是全冠(Howard WW,1979)。至今,在我国乃至多数国家仍然有热衷采用全冠设计的这个值得商榷的趋势。Shillingbeerg于1977年曾提醒牙医应该考虑是否确有必要如此。

一、金属全冠的牙体预备

金属全冠(metal full crown)是恢复失去的牙体组织并用来作为牙体组成部分支持患牙的全覆盖修复体。

金属全冠的牙体预备(full metal crown preparation)是为金属全冠修复需要的空间所做的牙体外形的磨切准备。

金属全冠适用于后牙因外伤、龋病、畸形等所致殆面磨损、邻面大面积龋损、牙体轴壁有广泛的脱矿、或对带有较大范围的充填修复物患牙的保护。金属全冠可将剩余的牙体组织"箍"在一起,对剩余牙体组织具有加强和支持作用。尽管牙体预备破坏性大,但全冠仍是许多情况下明智的选择。它与金属烤瓷冠和全瓷冠的牙体预备相比,切割量相对较少。

全冠不能用于未被控制的龋坏牙,并审慎用于有活跃龋的患者。全冠修复并不能对抗致龋的生物学因素,因而,在修复之前应采取相应预防措施才能保证修复成功。

对活髓牙的牙体预备常规在局部麻醉后无痛的前提下进行。牙体预备前应对牙体组织状况及牙冠固位形和抗力形有个初步估计,特别是就位道的确定和需要增加辅助固位措施的情况,事先应心中有数,方可开始做牙体预备。

牙体预备的基本要求是:①为修复材料开辟足够的间隙;②保证修复体在侧咬合或前伸咬合时有足够的修复空间和美观;③保证肩台应有的厚度;④基本保持牙冠的解剖外形;⑤预备过的面光滑、无棱角(图13-1)。

牙体预备的具体方法可能因人而异,预备程序略有不同,但是多数口腔医生在开始阶段,常常按照下述步骤进行,方能保证牙体预备的规范性和准确性。

1. 殆面预备　需要把握三条要点:①殆面预备出合适的厚度,通常在功能尖处降低1.5mm、非功能尖降低1.0mm,预备出必要的修复体空隙,并保证非正中殆时有相应的修复空间;②尽量预备出殆面解剖形态,如尖、沟、窝嵴的基本外形;③根据牙体缺损和全冠固位力的需要,必要时增加辅助固位形。

方法(一):殆面预备的常规方法如下。

(1) 殆面预备先预备出定深沟(depth-orientation grooves),这有助于确定预备量和不同部位的深度,也

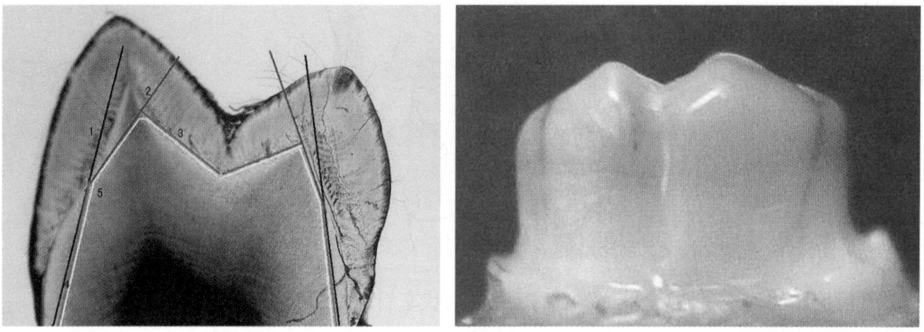

图 13-1 后牙全冠牙体预备的基本要求示意图

左图:磨切顺序 1,2,3;右图:磨切后的外观

可避免因为反复检查预备间隙而浪费时间。可用圆头锥状金刚砂车针在殆面的嵴和自然沟窝处预备定深沟。殆面定深沟可分别置于颊舌沟、牙尖嵴处,以车针头直径为 1.5mm 或 1.0mm 的车针磨入牙体内,以车针头刚好陷入为度(图 13-2)。假如因为异常牙位或牙折已有间隙,定深沟可以酌情不做预备或不预备那样深。

(2) 磨平定深沟之间的牙体组织,以柱状或鱼雷状粗磨车针由沟窝扩展的面应修出后牙殆面应有的解剖形态(图 13-3)。

(3) 预备功能尖斜面,以柱状或鱼雷状粗磨车针磨出功能尖较宽的斜面(bevel),如图 13-4 所示。功能尖斜面置于下颌颊尖的颊斜面和上颌舌尖的舌斜面。如果斜面预备不足或过度会造成修复体过薄或外形不良。

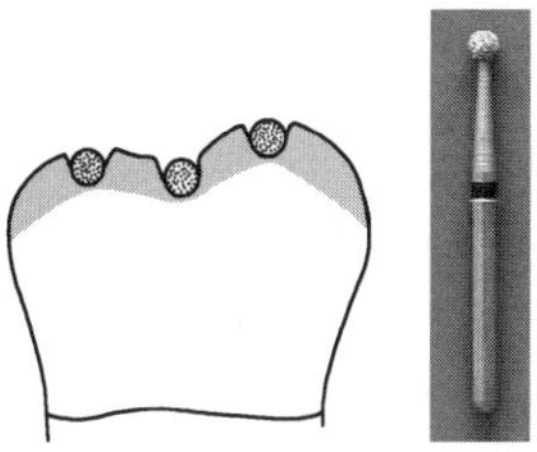

图 13-2 咬合面定深沟的位置

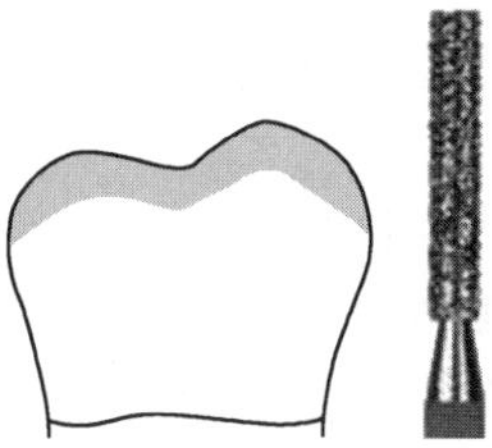

图 13-3 磨平定深沟之间的牙体组织

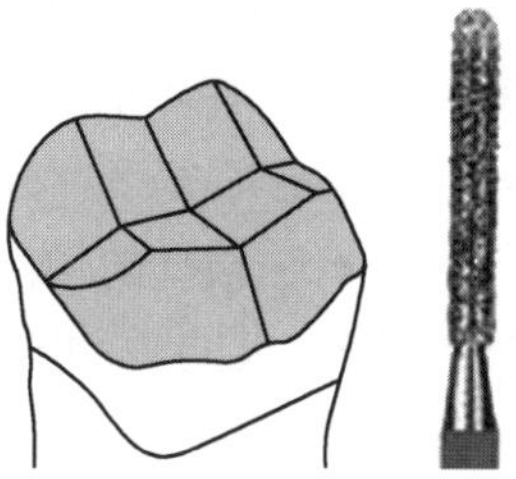

图 13-4 预备功能尖斜面

(4) 检查厚度,让患者咬一片厚度 2.0mm 烤软的蜡片,对着光观察各部分的厚度。如发现透光部分的预备不足区,应做重新预备,重新检查。现在厂商生产出专门用于检查殆面厚度的橡胶咬合片,以一定厚度的咬合片容易确定殆面预备量,并可用厚度卡尺测量。

需要注意的是,除仔细检查正中殆位外,还应检查非正中殆位时预备的间隙,防止这些部位预备不足。

方法(二):殆面还可以采用鼓形车针预备。先以柱状粗磨车针将殆面磨除牙尖,再以 309(或称 149/148)号六角形车针磨出殆面形态,并保持应该开辟的修复间隙(图 13-5)。

2. 颊舌面预备 颊舌面预备的要点和方法如下:

(1) 先确定戴入道,再按戴入道确定轴壁的磨切量和车针的方向。

(2) 正确使用车针,以鱼雷状或平头柱状金刚砂车针侧面磨切,预备出理想的轴面外形。

(3) 预备的厚度,轴壁应预备出两个含义的厚度:即去除倒凹和开辟出肩台厚度。先从轴面角处磨切,车针末端在颈缘处深达牙本质,为以后形成浅凹肩台开辟出必备的厚度(图 13-6)。

(4) 外形及边缘完成线应清晰明确,形成的浅凹保证强度所需的体积,同时也保证良好的适合性。

3. 邻面预备 邻面预备的要点和方法如下:

(1) 宜选用直径小的柱状或裂隙状金刚砂车针进行(图 13-7)。

(2) 方法,以细直径的锥状金刚砂车针沿颊舌面贴着预备牙的牙体组织从一侧磨切,并用上下拉动

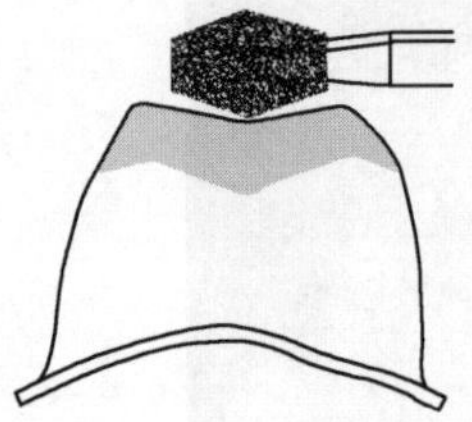

图 13-5 六角形车针磨出骀面形态

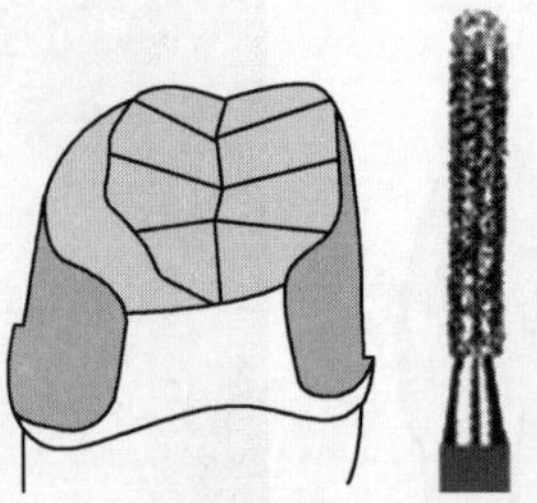

图 13-6 短头鱼雷状车针轴壁预备

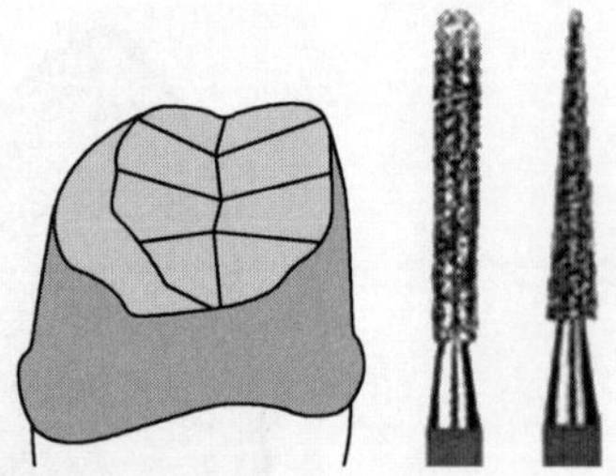

图 13-7 邻面预备

手法“锯”开邻接面，车针不得损伤邻牙。

(3) 磨切的量，同颊舌面，预备出肩台所需的厚度。

4. 肩台预备 肩台预备的要点和方法如下：

(1) 边缘设计，先确定冠边缘的位置再行牙体预备。

(2) 保证厚度，首先预备出肩台所需厚度，金属全冠肩台外形为刃状或浅凹状，在轴壁预备时应事先保证预备好。

(3) 以细直径形的羽状肩台车针预备，邻面完成线应清晰（图 13-8）。

用一只形状、大小合适的鱼雷状碳钢钻磨光所有的轴面，保证很好的肩台完成线的外形。特别注意颊舌面到邻面的轴面角要圆滑，完成线光滑连续。

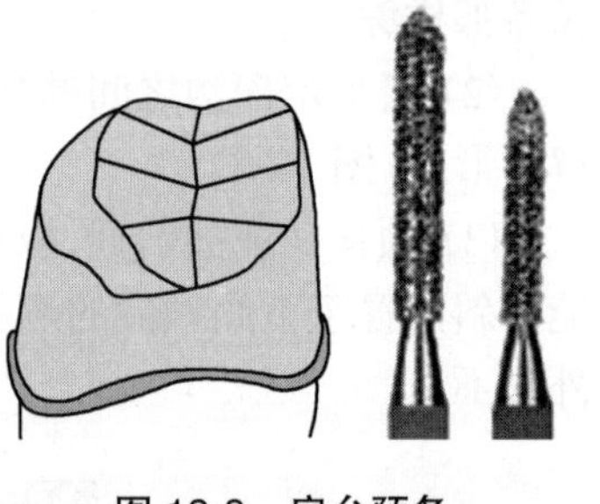

图 13-8 肩台预备

5. 辅助固位与排溢沟预备 轴壁上沟的预备的要点和方法如下：

(1) 辅助固位沟，对于临床牙冠短、牙体较圆钝、轴壁聚合角偏大造成固位力不足者，需要确定沟的设计并选择好位置。通常设计在冠的轴壁颊面，相当于颊沟的位置。它可以增加固位力，防止冠粘固时出现的旋转，并有助于修复体准确就位。

预备时，在轴壁的颊沟处用中号平头锥状车针将整个钻头磨入牙体，车针与冠的长轴平行。对于过短的冠或跨度大的桥，可在颊舌面分别预备出两条平行的辅助固位沟。对于磨牙暴露出根分叉者，除了将根分叉处的肩台以上去除倒凹外，还应把就位沟延伸至肩台内缘和骀面边缘嵴。

(2) 排溢沟，对于临床牙冠过长、牙冠颊舌径小、固定桥基牙多者，为减少冠桥粘固时的被膜浮出量，增加就位的准确性，可在基牙的轴壁设计 1~2 条排溢沟。其位置、预备方法基本同辅助固位沟，但要求沟的上界到咬合面，下端与肩台完成线相通，以便粘固剂顺利排出，减少粘固剂的被膜厚度（图 13-9）。

6. 磨光完成 磨光预备的要点和方法如下：

(1) 在上述 1~5 步牙体预备的基础上，将所有的预备面的线角、点角修圆钝。

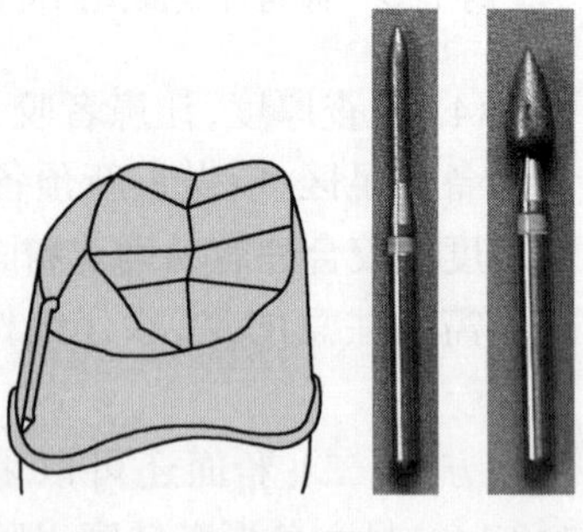

图 13-9 磨光完成后的牙体预备

(2) 用带有黄色环的圆柱形磨光车针依次将轴面的棱角磨圆钝；并用此车针沉入沟内磨光沟壁；用火焰形磨光车针将骀面预备的粗糙面磨光；用肩台磨光车针将肩台修光滑。

(3) 必要时，将邻牙的邻面、边缘嵴磨光滑，将对骀牙尖锐的边缘嵴修整、磨光。要求牙体预备后的各个解剖标志清晰，但无任何倒凹，表面光滑无棱角（图 13-10，11）。

二、金属烤瓷全冠牙体预备

瓷熔附金属修复体（porcelain fused to metal restoration，PFM）简称金瓷修复体（metal-ceramic restoration），它包括覆盖牙体表面的金属（帽）基底（cast metal coping）及熔附到其上的瓷层（ceramic layer）。这种修复体兼顾铸造金属的强度以及瓷冠的美观效果，而且耐久性好，应用范围广，可用于牙体缺损的全冠修复，

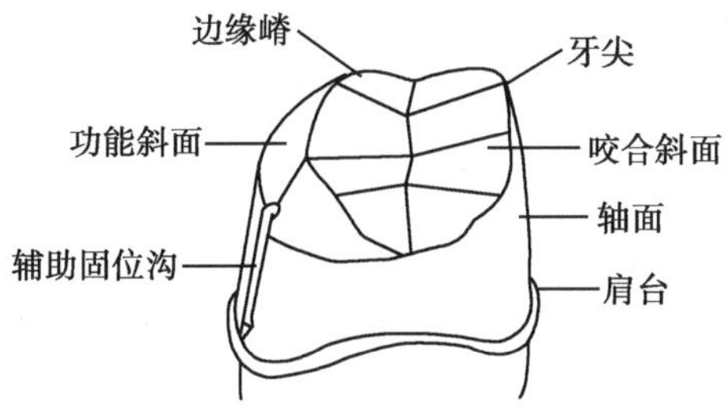

图 13-10　下颌金属全冠的牙体预备各部形态

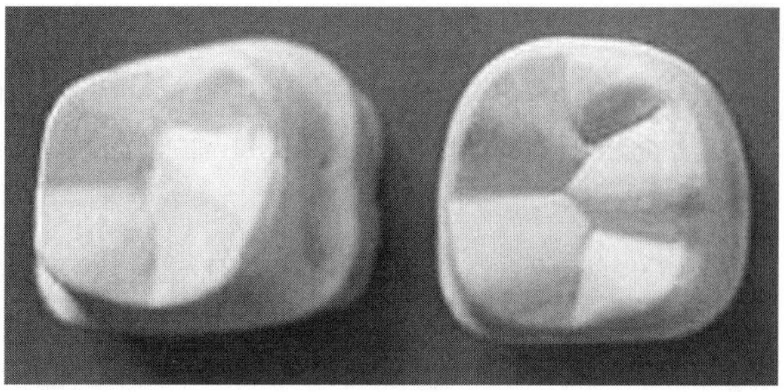

图 13-11　上下颌磨牙牙体预备完成后的标准模型

也作为固定桥修复的固位体修复牙列缺损。

关于预备的间隙，牙体预备通常需要预备出金属和瓷两种修复材料的空间，但在不同的部位随着设计的变化而有不同的要求。为了美观，唇、颊面预备的深度要有容纳金属和瓷层的间隙；其舌面和邻面预备的深度根据金属与瓷覆盖层的设计而定，一般较唇侧稍浅些；邻面预备也可能按照金属翼结构的设计无需预备瓷层的间隙。

总之，概括起来，可采用三步切法切割，即首先在牙冠唇面做切割，其次在切割过程中采用两段式预备（唇面及切端），最后，预备出颈部肩台厚度。凡有金属基底和瓷层覆盖的部位需要预备出修复空间（图 13-12）。

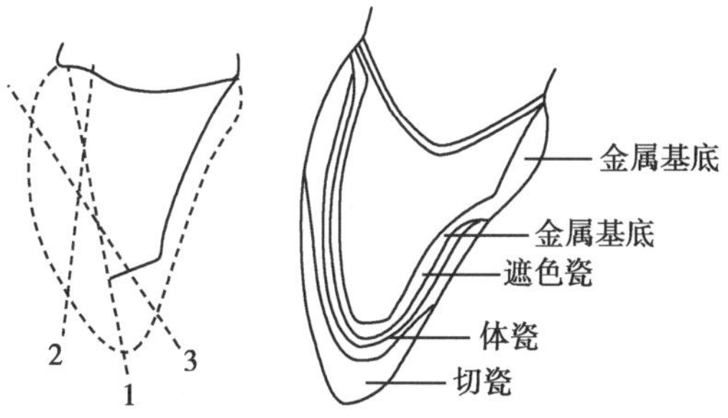

图 13-12　前牙金属烤瓷牙体预备三步法切割及各层修复空间示意图

左图：1—唇面切割，2—颈部肩台厚度切割，3—切端切割；右图：金属烤瓷各层结构

适当的牙体预备是成就美观修复的基础。如没有瓷层足够的空间，可能发生两种情况：①修复体外形不良，反过来影响其美观和周围牙龈组织的健康；②色泽和透明度与邻牙不和谐，如明度过高等。上述情况在临床不时可以看到，特别是牙体偏小的下前牙。

利用暂时冠印模制作暂时冠的详细方法参见第三十章。

（一）前牙金瓷全冠牙体预备

前牙金属烤瓷冠的各部牙体预备空间要求如图 13-13 所示。同时，要注意防止预备时出现切端空间开辟不足或唇面预备过度（图 13-13）。为此，应严格按照下面的程序进行预备。

1. 预备定深沟　初学者可先用硅橡胶定深导模法（图 13-14）以观察预备的间隙大小，经过训练后再按照以下预备要点。

（1）预备切端定深沟，用平头锥状金刚砂车针在牙冠切端近远中 1/3 处磨出两条定深沟，沟的深度

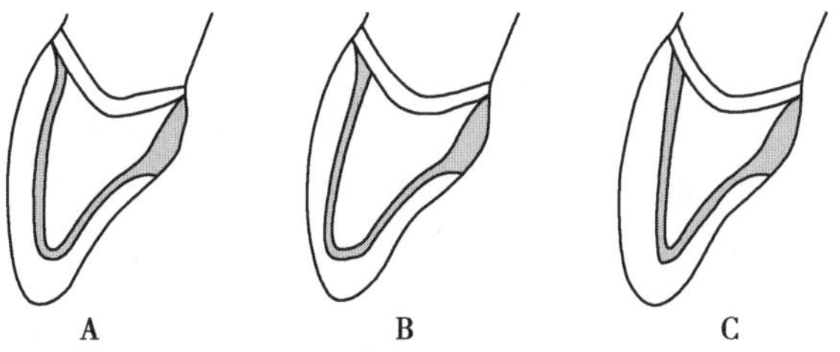

图 13-13　前牙金属烤瓷冠预备示意图

A. 前牙正常预备量；B. 切 1/2 预备量不足造成切端遮色瓷外露；C. 唇面切割过多造成牙髓受损

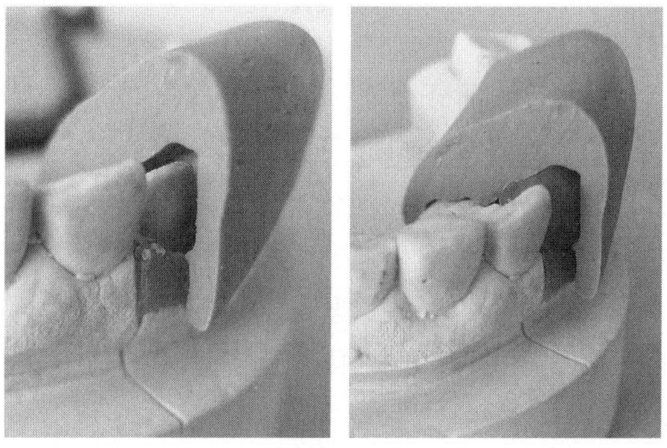

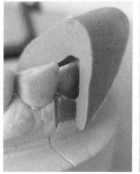

图 13-14　硅橡胶定深导模法观察预备的深度

左图：牙体预备前或用蜡恢复牙冠缺损前的正常外形后取硅橡胶导模；右图：牙体预备后，硅橡胶导模在模型上复位，以观察牙体预备的间隙

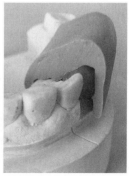

一般为 2.0mm。车针工作端徐徐磨入牙体内，贯穿切缘的唇颊侧。以间断磨切兼拉动手法将车针全磨进牙体组织，旁边未切割的牙体组织作为判断切割量的参照。

(2) 预备唇侧定深沟，沟深 1.2mm。唇侧沟预备分两段，一段与冠的龈 1/2 唇面平行，一段与唇侧切 1/2 牙面平行，每段预备 2~3 条。

熟练后，可用车针按照各部深度及外形直接进行切割预备，省去定深沟的操作步骤。

2. 切端预备　深度目测后可直接进行切端预备。用一只平头锥状或者锥状金刚砂车针从已经预备的 2.0mm 切端定深沟开始，沿切嵴平行方向从近远中方向切割，形成一条平行瞳孔与切缘的直线。同时车针向舌侧倾斜，做出切端斜面。切端预备的深度视牙冠的长度和咬合而定，如临床牙冠长，可适当增加预备的深度。如切端预备不足，会造成修复体透明度不良；对于临床牙冠短者如果预备过度，可能造成冠修复体固位不良。

3. 唇面预备　一般情况下，唇面需要按照牙冠外形均匀降低平均 1.2mm。为了不损伤牙髓，正常情况下，其唇面应按两个平面预备。这样可防止两种倾向：①仅按照龈端平面扩展，形成切嵴过突，导致色泽不良；②仅按照切端预备，而又导致唇面呈过度的锥形(over tapered)容易损伤牙髓。预防的办法是：按照上述两个平面的方法，先确定定深沟的深度，然后将沟间牙体组织磨平。将唇预备成切 1/2 和龈 1/2 两个平面。唇邻线角向舌侧到接触区的舌侧 1.0mm 处。

4. 舌面预备　用一只小轮形或橄榄形金刚砂车针磨切舌面，与对𬌗牙之间至少开辟出 0.7mm 的空隙。凡舌侧设计有瓷层覆盖的牙体应预备出 1.0mm 以上的间隙。为了预备出颈袖，可用一个柱状车针沿牙冠的长轴在龈缘线以上至舌隆突预备出 1.0mm 以上的圆柱，对于舌隆突不明显如牙体偏小者，可适当将冠边缘向根方延伸，并适当加宽颈部肩台的宽度，力争形成明显的颈袖，以增加固位力，否则会降低其固位力。

5. 邻面预备　用一只锥状金刚砂车针沿唇面依次向邻面磨切，车针尽量避免接触邻牙以免损伤。在邻面接触区轴壁的大部分牙体组织被金刚砂车针以潜入法磨除。唇、舌面与邻面的轴面角以车针修圆滑，同时重点在舌邻面开辟出肩台的厚度。

6. 肩台预备　常用一只柱状细肩台车针预备牙体颈部，用此车针修除所有的棱角和嵴，有利于以后修复体就位。同时用此车针的侧边和末端将唇侧预备出一个辐射状的肩台(radial shoulder)完成线。

Belser UC(1985)的实验研究证明全瓷边缘的金属烤瓷冠边缘粘结后差异量为 46μm。并发现全瓷边缘和覆盖斜面肩台的金属边缘间的适合性没有明显的差别。显然高水平修复技师的制作能力与此密切相关。

7. 预备面磨光处理　分别以火焰状或梨状及柱状磨光钻将𬌗面、轴面依次磨光，以肩台磨光钻将肩台磨光。除了消除任何棱角、微型倒凹外，使牙体的各个预备面呈现光滑面。同时也要防止牙尖嵴、洞缘和𬌗面外形变得过于圆钝。

如果冠边缘设计在龈缘以上，可采取尖端无切割功能的专门龈缘保护车针进行完成线预备，以免损伤牙龈。

完成后的前牙金属烤瓷冠各部形貌及位置如图 13-15 所示。

(二) 后牙金瓷全冠牙体预备

后牙金属烤瓷冠通常用于可视区牙体缺损的修复和作为固定桥的基牙固位体。

其牙体预备可采取导模法或不做导模的直接预备法。如果临床牙冠严重缺损，要先用蜡型恢复牙冠应有外形，再取暂时冠桥的印模。

后牙金属烤瓷冠牙体预备的基本步骤可以按照前述的金属全冠的牙体预备。也可依照下面的方法进行：

作者在临床工作的经验证明，采用潜行法预备手法，可以节省许多时间。其原理是，让车针尽快在牙本质内切割，类似于剥

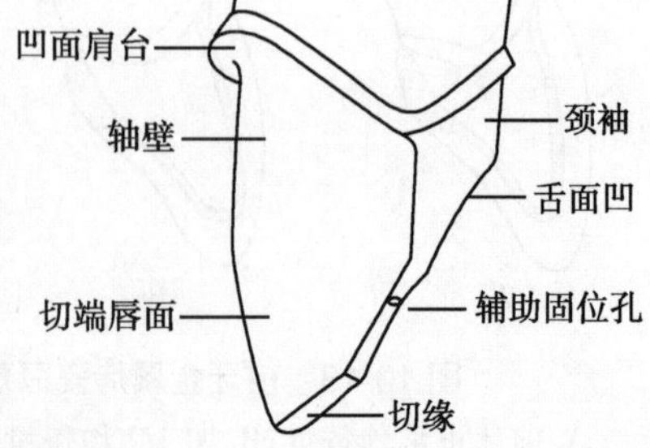

图 13-15　前牙金属烤瓷修复体的牙体预备的形态及位置

鸡蛋壳的方法，使车针一次揭开牙釉质层。从牙釉质与牙本质的硬度比较不难看出：牙釉质的硬度为260~360KHN，牙本质则为60~70KHN，两者相差3~4倍。先在轴面角磨切到釉牙本质界，尽量让车针直接进入容易切割的牙本质，磨切时，车针潜行于牙釉质下面的牙本质切割（图13-16）。但条件是熟悉牙体解剖并要技术熟练。其方法如下：

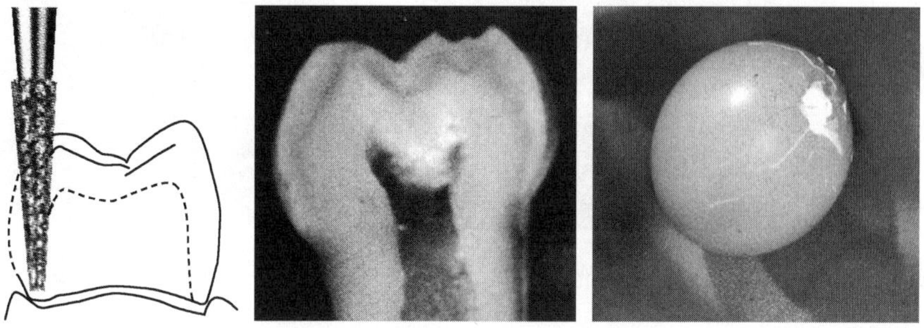

图13-16　潜行切割法示意

左图：钻头深达釉牙本质界，剥离牙釉质层；中图：牙釉质-牙本质组织切片；右图：类似鸡蛋剥皮

1. 锥状车针揭蛋壳式预备

（1）开沟，以锥状金刚砂粗磨车针先在颊面的近中轴面角处磨出一条沟，穿过牙釉质层，车针末端接近龈缘，深度应达到消除颈缘以上的倒凹、并为肩台预备出适当厚度的目的（图13-17）。

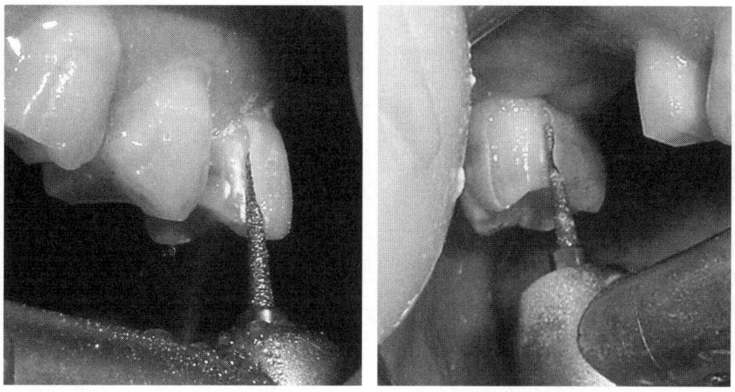

图13-17　潜行法牙体预备—轴壁开沟

（2）轴壁预备，将车针沿牙体长轴潜行向远中磨切（图13-18）。同时采用提拉手法，加快磨切速度。深度掌握在接近颈部肩台的厚度，为了不损伤牙龈，此时车针末端控制在接近龈乳突顶处。当车针切割至远中轴面角处，再转向邻面。注意此时的车针长轴保持与牙冠长轴平行，深度相当于肩台的厚度。然后再按照同样原则切割近中邻面，再磨切舌面。

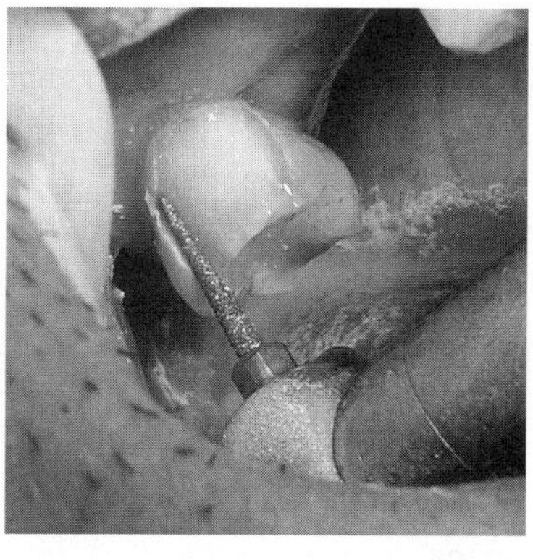

图13-18　从牙本质界揭开轴壁釉质层

（3）咬合面揭壳预备，根据咬合面需要开辟的2mm的间隙，先将车针切除牙冠牙尖，深度约2mm（图13-19）。

2. 柱状车针开辟修复间隙和控制牙冠外形　以平头柱状金刚砂粗磨车针磨除颊舌面靠近龈缘的牙体组织，深度约接近肩台的深度。改变角度，磨切颊舌面近咬合面1/3处的牙体组织，并预备出颊舌沟及轴壁外形（图13-20）。

3. 𬌗面车针预备　分别用前磨牙、磨牙六角形车针在近中窝、中央窝和远中窝磨切，深度以开辟咬

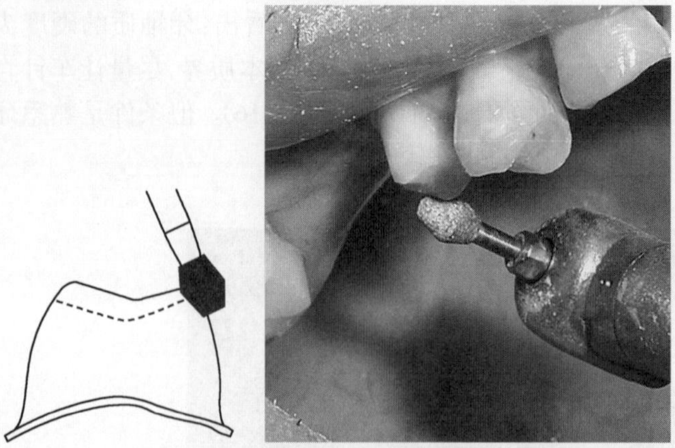

图 13-19 以咬合面六角形钻降低𬌗面

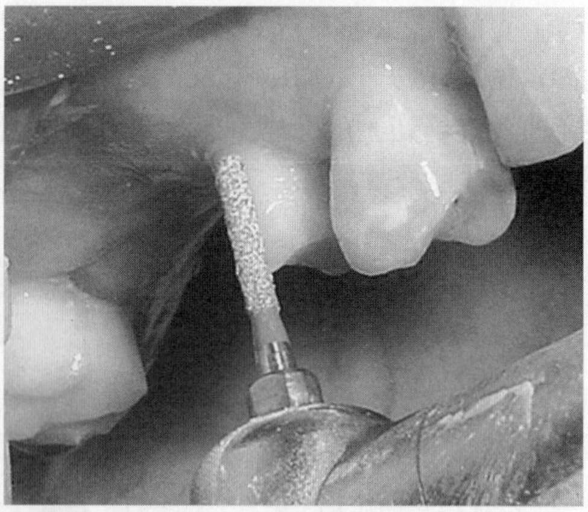

图 13-20 柱状车针做轴壁预备

合空间 2~2.5mm 为准。改变车针角度，预备出颊舌尖的斜面（图 13-21）。随时注意检查正中𬌗和侧𬌗时的𬌗面预备间隙，防止切割量不足或过度。

4. 肩台车针预备

（1）肩台的宽度根据设计的需要预备：颊侧、邻面以金属加瓷层，肩台宽度约为 0.8~1.0mm，舌侧约为金属边缘的厚度，肩台约为 0.35~0.5mm 宽。

（2）建立龈肩台标志点：用直径 0.8~1.0mm 的肩台钻在颊面磨入牙体组织，根据需要深入龈沟 1/2 处，注意不得损伤龈乳突（图 13-22）。

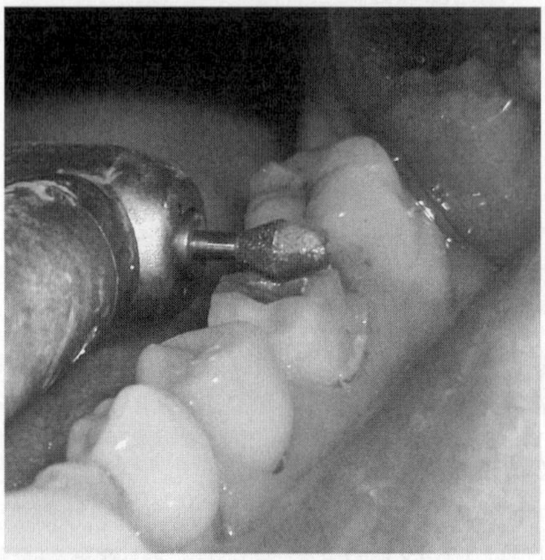

图 13-21 六角形车针做𬌗面预备

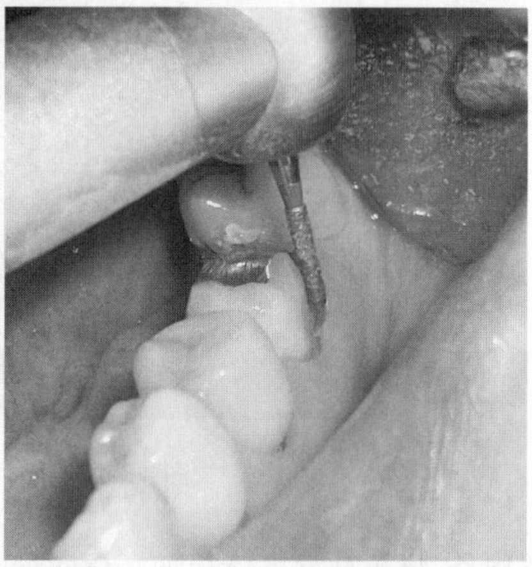

图 13-22 粗磨车针肩台预备

（3）扩展肩台：由标志点循序向近远中预备，形成 135° 凹肩台。注意手法，控制钻头深浅得当，防止波动。

（4）舌侧肩台：舌侧用锥状金刚砂车针预备辐射状肩台，并以辐射状裂隙钻完成。深度一般控制在平齐龈缘。肩台宽度约为相当于金属颈缘的厚度 0.35~0.5mm 宽。

5. 磨光、完成 颊面和邻面用瓷层覆盖的部分以辐射状裂纹钻或肩台磨光钻磨光滑（图 13-23）。以火焰状磨光车针磨光预备过的切割面，磨圆钝棱角、点角。具体方法与要求同前牙金属烤瓷冠（图 13-24）。

三、全瓷冠的牙体预备

全瓷冠（all ceramic crown）是全层以瓷材料制作的全冠修复体。其特点是美观效果及生物相容性

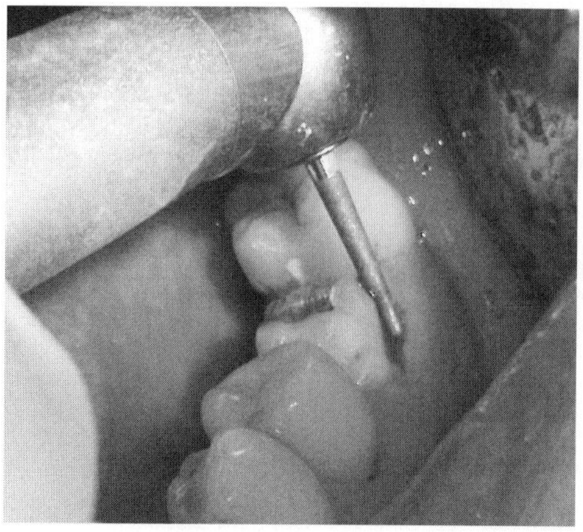

图 13-23　肩台磨光

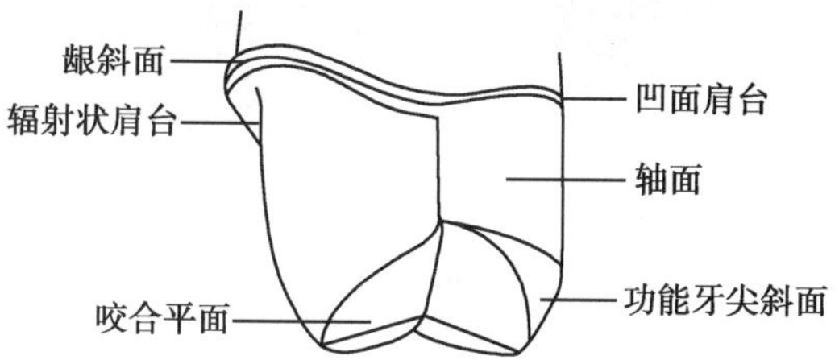

图 13-24　前磨牙金属烤瓷全冠的牙体预备完成后外观

好，但是瓷属于脆性材料，容易折裂。因此，全瓷冠的设计和牙体预备应尽可能地避免应力集中和提高瓷的抗折能力。当考虑全瓷修复时，牙在牙弓上的位置、𬌗的因素、牙的形态特征等应该通盘考虑。进行全瓷冠修复的牙体预备时，采用的预备方法可能有多种，可以采用金属烤瓷冠的预备方法，也可采用专门车针预备法。采用后者时，建议使用套装车针（图 13-25），其牙体预备的具体步骤如下。

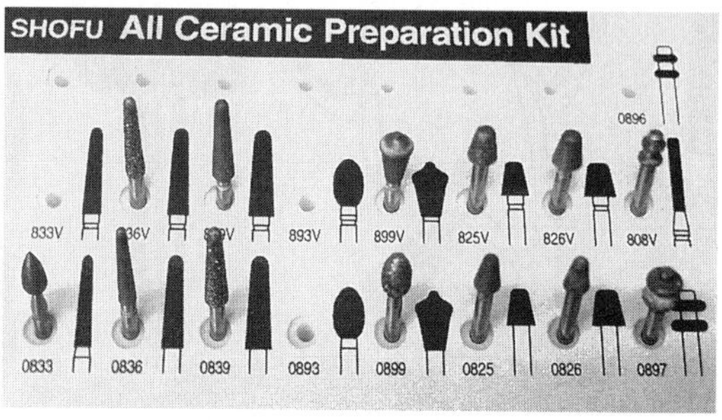

图 13-25　全瓷冠牙体预备套装车针

1. 唇面定深预备

(1) 先用一只唇面定深金刚砂车针在唇面切 1/2 和龈 1/2 处分别预备出 2 条定深沟（图 13-26）。沟深接近于唇面切割深度，一般为 1.5~2.0mm。

(2) 然后用柱状粗磨车针磨除定深沟间的牙体组织，为全瓷冠开辟出适当的空隙。注意尽量不要损伤错位牙、扭转牙、过度伸长牙的牙髓。万一不得已伤及牙髓，应采取护髓措施或根管治疗后再进行牙体预备。

2. 切端预备　宜用平头锥状金刚砂车针，以拉动手法从一侧向另一侧磨除 2.0~2.5mm 的切端牙体组织（图 13-27），并形成切端向舌侧倾斜的平面。

3. 舌面预备

(1) 舌面用小轮形金刚砂车针或橄榄形金刚砂车针预备，仔细预备舌面，不要把舌隆突和龈壁的结合处磨切得过多，否则会降低固位力。

(2) 舌侧轴壁用平头金刚砂车针预备，龈壁与唇面轴壁间预备出高度 1mm 以上的颈袖，原则上颈袖轴壁的聚合角尽量小。可根据牙冠的长短即固位力适当调整颈袖的聚合角的大小（图 13-28）。

4. 邻面预备

(1) 用平头金刚砂车针预备轴壁的同时，以其平头磨切出颈部肩台，肩台宽度最少为 1.0mm。

(2) 把唇面近龈部分降低 1.2~1.4mm，并围绕唇邻线角扩展，然后逐渐向舌侧浅行（fade out），见图 13-29。

5. 肩台预备

(1) 辐射状肩台约 1.0mm 宽，完成面光滑，与邻面、唇面肩台相连续。所有的轴壁均应该用辐射状裂纹钻或磨光车针修光滑，同时使肩台形状清晰。

(2) 去除所有的尖锐棱角。以 RS-1 双角凿修平滑肩台，去除凹面角内任何不实的牙釉柱。注意在轴壁与肩台结合处不要留下任何倒凹。

6. 磨光完成　同前牙烤瓷冠。但要求更高，任何部位都不能出现倒凹，棱角，点角、线角处呈光滑、

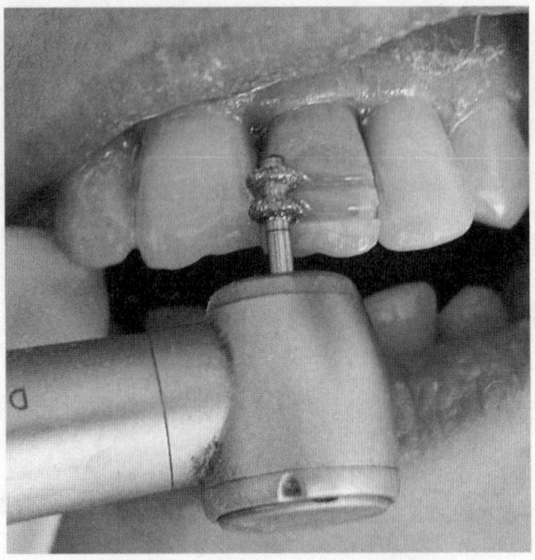

图 13-26 定深车针唇面预备

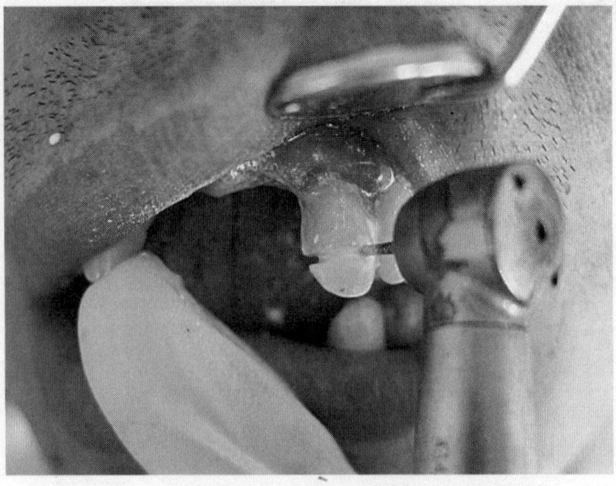

图 13-27 全瓷冠切端预备

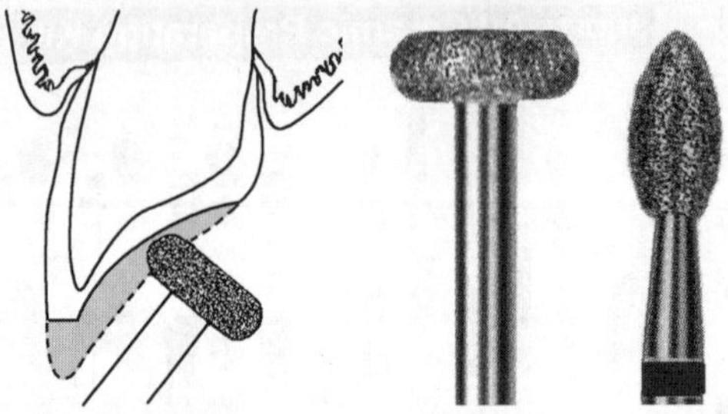

图 13-28 全瓷冠舌面预备

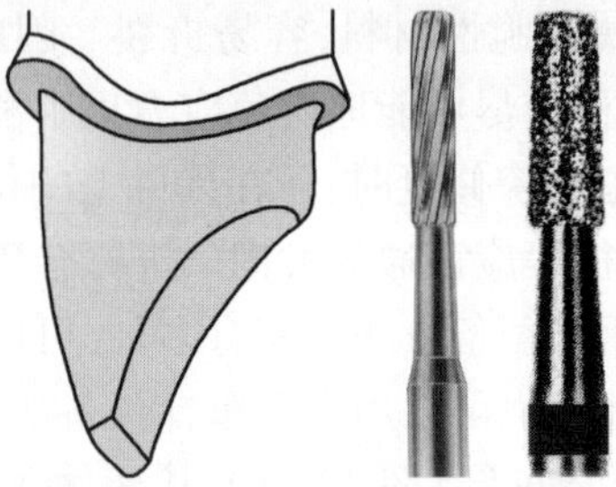

图 13-29 用辐射状裂纹隙钻或全瓷肩台钻完成唇面轴壁和肩台

圆钝。肩台的龈壁与轴壁形成的角度呈 90°但应有小短弧。全瓷冠牙体预备的形态特点及其作用见图 13-30。

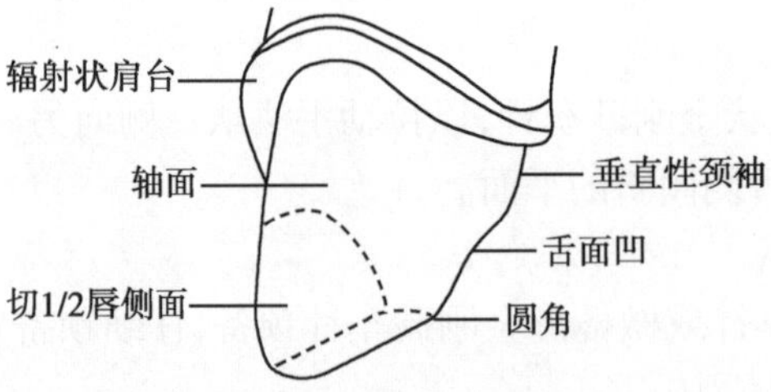

图 13-30 全瓷冠牙体预备的形态及其功能

（马轩祥）

参考文献

1. 徐君伍. 口腔修复学. 第 3 版. 北京:人民卫生出版社,1996:37-40
2. 马轩祥. 口腔修复学. 第 5 版. 北京:人民卫生出版社,2003:97-136
3. Potts RG. Shillingburg, HT. Duncanson MG. Retention and resistance of preparations for cast restorations. J prosthet. Dent, 1980, 43:303
4. Shillingburg, HT. Hobo S, Fisher DW. Preparation design and margin distortion in porcelain fused to metal restorations. J Prosthet Dent, 1973, 29:276-284
5. Faucher RR, Nicholls JI. Distortion related to margin design in porcelain-fused-to-metal restoration. J prosthet Dent, 1980, 43:149

6. Shilling HY. Fundamentals of Fixed Prosthodontics. 3rd ed. Chicago:The Ovid Bell Press,Fulton MO;Quintessence Publishing Co,Inc,1997:139-169
7. 赵云凤．现代口腔固定修复学．北京:人民军医出版社,2007:198-226
8. 王翰章．中华口腔科学．北京:人民卫生出版社,2001:2394-2412

第十四章

3/4 冠及半冠

部分冠(partial veneer crown)是用于牙体缺损保存修复的部分覆盖牙体组织的修复体。部分冠主要由铸造金属或瓷制作而成,它包括前牙 3/4 冠、前磨牙 4/5 冠、后牙 7/8 冠(习惯上将此类修复体统称为 3/4 冠)和半冠。开面冠和贴面修复严格意义上也属于部分冠,但因前者已经成为历史,目前已不再使用,而嵌体和贴面修复是一种特殊类型,将设专章叙述。

使用部分冠具有可更多地保存牙体组织,修复体牙龈边缘刺激机会相对较少,患者容易清洁冠边缘,部分冠粘固时容易完全就位,边缘容易检查,对牙釉质进行活力测试方便等优点,在 20 世纪 50~70 年代及部分医生喜欢选用。

但部分冠存在下述缺点:其固位不如全冠,作为单冠或短跨度固定桥的固位体它没有足够的固位力;一些牙体预备的特点,如轴壁不完全覆盖而损失的固位力和抗力需要相应补偿,通常要采取加强固位的措施;边缘线较长,对龋患的易感人群不宜选用;牙体预备的要求较高,并有一定的难度;另外切端或近远中边缘处暴露金属,对美观要求高的患者,尤其是前牙或年轻患者不适合。

部分冠靠舌面的环(lingual hook)的制锁作用(lock effect)对抗扭转。所以其固位沟的轮廓必须清晰,特别是沟的舌侧壁。

当选择修复类型时,在患者对部分冠美观认可的前提下,部分冠的设计不失为一个不错的选择。只有达到当部分冠的覆盖或固位有缺陷时才考虑全冠修复,但目前国内有将全冠设计扩大的趋势。选择部分冠设计时,需要注意的是,最好是选用精密性、稳定性、铸造性较好的金合金,并由技术精良的技师完成,否则很难达到理想的要求。

一、前牙 3/4 冠

标准的 3/4 冠(three quarter crown)是一个唇面不覆盖的部分冠。

一部分人不愿意选用 3/4 冠,其理由是因为它的边缘线比全冠长。另一部分人喜欢选用,是因为其两侧的边缘是垂直的,而且位于轴面角处,便于清洁。但总的情况是,目前国内有不愿选用 3/4 冠、4/5 冠的趋势,其原因是牙体预备有一定难度、要求使用贵金属、边缘可能暴露金属而影响美观。

为了避免前牙暴露金属现在几乎全部采用金属 - 烤瓷修复或全瓷冠修复。在 20 世纪 80 年代之前,常利用前牙 3/4 冠(anterior three-quater crown)修复前牙缺损或作为三单位固定桥的固位体。如果前牙 3/4 冠的设计及制作得当,可以少切割牙体组织,也是一种可选择的修复形式。遗憾的是这种修复体常常因为在不良病例中暴露了金属而妨碍了它的应用。

Shillingburg HT 和 Hugs HJ 认为,一个制作精良的上颌切牙或尖牙标准的 3/4 冠并不会暴露多少金属,它可以用于无龋牙的修复,也可以用于无龋基牙的短跨度固定桥的固位体。对于排列整齐、唇舌径大的方形前牙适合于用 3/4 冠修复。

为了减少 3/4 冠金属暴露,可以从五个方面入手:①正确选择适应证;②正确设计戴入道和固位沟的放置;③有限度地扩展唇侧边缘;④恰当运用磨切器材;⑤选用优质修复材料和高质量的制作工艺。

3/4 冠修复适用于牙体唇舌径较大的前牙，否则可能唇侧会暴露金属。

3/4 冠戴入道应平行于切牙唇切 1/2 到 2/3，而不是与牙的长轴平行。邻沟的根尖方向适当向唇侧，以获得更长的固位沟。假如整个沟偏向唇侧，唇切线角切割过多则易暴露金属。如果沟向舌侧移，则会缩短沟的长度，减少固位力。

邻面扩展应止于唇邻线角之内，尽量争取正面不暴露金属。

使用细的金刚车针或手持器械从舌侧进入，减少金属暴露。如使用大的器械或从唇侧磨切，则会导致预备面过度扩展，造成过多暴露金属。

通常应该选用铸造收缩性小的贵金属材料，蜡型制作应精细，高度熟练而又责任心强的修复技师方能制作优良的 3/4 冠修复体。

(一) 适应证与禁忌证

1. 前牙舌侧或切角少许缺损。

2. 邻牙缺失形成小间隙的固定桥基牙。

3. 上述情况下牙体唇面完整，牙体邻面可提供足够的固位形。

4. 患者牙体的唇舌径较大，愿意接受 3/4 冠修复、并且不计较切缘及近远中轴面角会暴露少许金属者。

但对于切端或切角较大范围的缺损，或有龋患易感者以及无法取得足够的固位形者原则上不选用。对于美观要求高的、特别是年轻患者慎用。

(二) 牙体预备

以上颌尖牙为例进行叙述。

1. 切端预备　用一只小轮形或平裂钻金刚车针预备切端。车针平行于切嵴磨切，唇侧不超过唇切线角，预备面向舌倾斜，大约 0.6~0.8mm 深。顺着尖牙近远中切嵴的平面预备形成两个倾斜的平面，切牙则是从近中到远中的一个倾斜的平面（图 14-1）。

2. 舌面预备　分为两段进行预备：

(1) 舌面凹预备，用橄榄状金刚车针预备切端至舌隆突之间的舌侧凹面。需要预备出 0.6mm 以上的间隙或磨改对聆牙保证有足够的修复空间。让患者做正中咬合及前伸咬合，随时检查实际开辟的深度。尖牙舌侧正中通常有一条低的嵴，将舌面分为近远中两个凹面。预备时，舌壁和舌隆突的结合处不得磨切过度，否则，会损失牙体组织过多而影响固位（图 14-2）。

(2) 舌隆突预备，即颈袖预备。用舌侧用锥柱状金刚车针在舌隆突至牙龈方向预备出浅凹，车针方向保持与唇切 2/3 长轴上的就位道平行（图 14-3）。舌侧的垂直壁即颈袖预备是固位力的关键，如果无舌隆突或者舌隆突过短，可在牙体内开辟出至少 1.0mm 的柱状沟槽。此外，为增加固位力，在短的舌隆突壁还可增加预备一个 2~3mm 深的针洞。

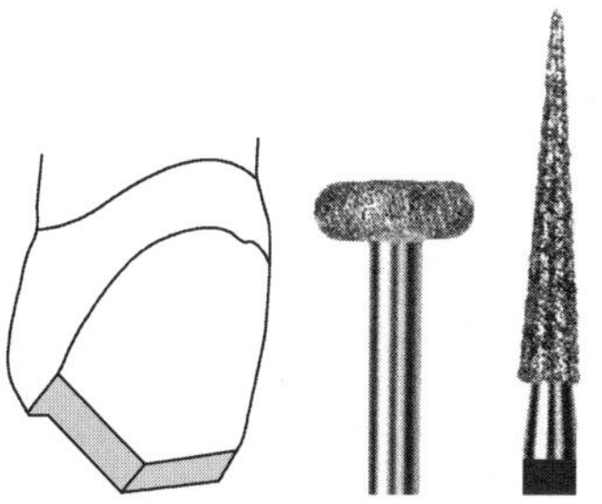

图 14-1　用小轮形金刚车针或平裂钻做切端预备

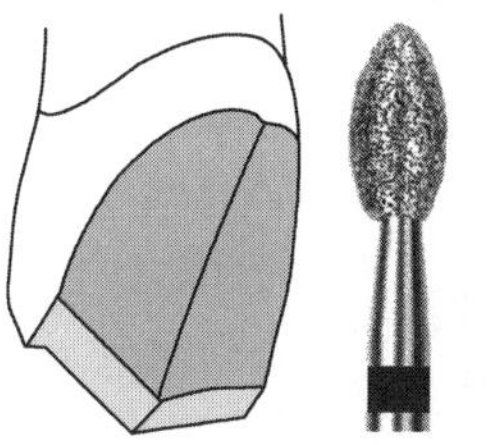

图 14-2　舌面用橄榄形车针做预备

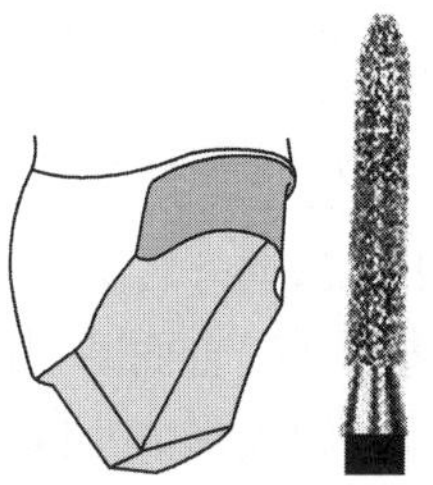

图 14-3　用锥柱状金刚车针做颈袖预备

3. 邻面预备　用锥柱状金刚车针先从舌侧开始预备，注意不要损伤邻牙。切割时应防止邻面预备伸展过度，减少唇侧金属暴露。

轴面预备和完成线可用中号鱼雷状金刚车针进行。要将邻面轴壁与邻牙完全分开，然后仔细预备完成线,并以磨光车针磨光轴壁和肩台(图 14-4)。

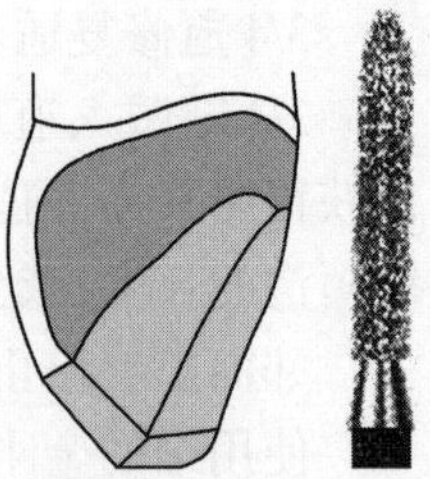

图 14-4 用长头锥状或鱼雷状车针做邻面轴壁预备

4. 轴沟、切沟预备 轴面沟在多数情况下称邻沟,其位置在邻面靠近唇侧,尽量靠近唇面而又不破坏唇邻釉面角。先在一侧邻舌线角上用铅笔画出沟的位置,用平头细锥状钻磨切出一条浅沟,在确认方向准确后,再加深成 1.0mm 的沟,龈端止于龈缘的肩台,宽度相当于车针的直径(图 14-5)。完成一侧邻沟后,再预备另一侧邻沟。

预备的第二条邻沟要平行于第一条,两条均止于肩台。沟与唇切 1/2 到 2/3 的长轴平行而不是像后牙那样平行于牙的长轴。如果邻面存在龋或充填物可用箱形代替沟固位形。但箱形应尽量窄小,否则,当箱形移向舌侧时,舌壁变短而影响固位。

在每条沟的唇面用火焰状金刚车针从龈端开始磨切,然后用火焰状钢钻磨光预备面,并修整肩台,使边界清新明确。如果希望扩展小些,用一只宽的釉质锉刀代替钻头预备。

使用平头锥状金刚砂车针使邻轴沟和切沟肩台(offset)连通。切沟以明确的阶梯居于切斜面,位置接近对殆牙的咬合接触点。沟内的金属加强了切缘。尖牙切沟呈 V 形,切牙切沟呈一直线(图 14-6)。

5. 完成 切嵴与切沟壁、切端与片切面间的角应圆滑。用 170L 钢钻在唇切完成线上作出 0.5mm 宽的斜面并与就位道垂直。不管用火焰状金刚车针或是钨钢钻,最后仍要用一只细钨钢钻将完成线修整清晰明确。如果不苛求美观,一个反向斜面(contra bevel)可用于尖牙远中斜坡(distal incline)上,但绝不得用于切牙。

切缘的金材边缘的延伸应保守并仔细抛光,切端尽量看不到金属色及反光。前牙 3/4 冠的每个形态特征及其作用如图 14-7 所示。

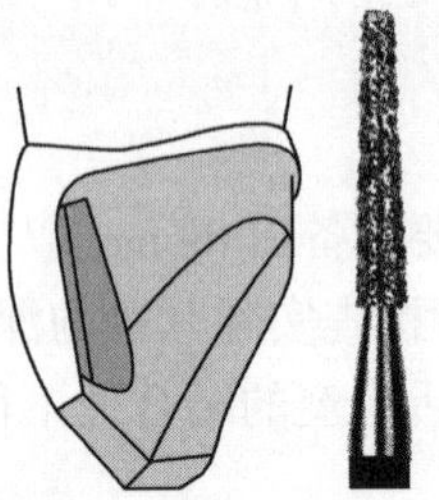

图 14-5 邻沟预备

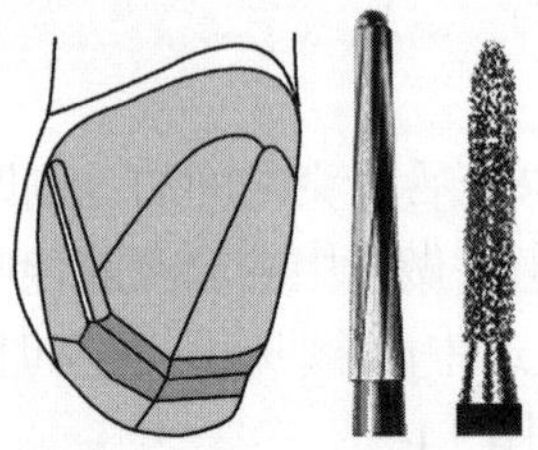

图 14-6 切沟预备

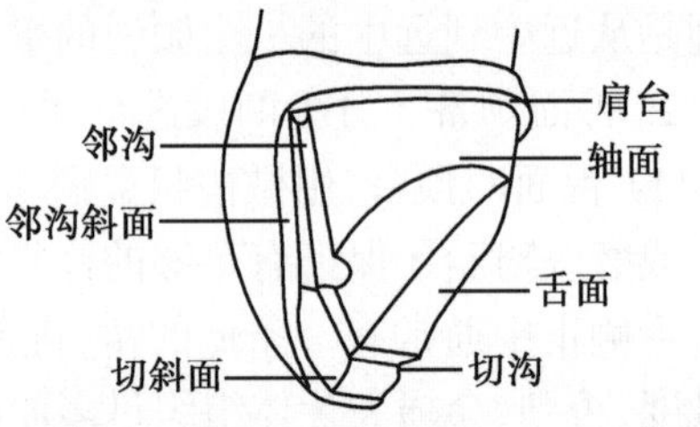

图 14-7 前牙 3/4 冠牙体预备各部位形态及作用

二、前磨牙 3/4 冠

前磨牙 3/4 冠是一个不覆盖颊面的部分冠,它虽然被列为 3/4 冠的范畴,实际上是 4/5 冠修复体。因为它的固位力较强,又美观,比起全冠,它要求磨切牙体组织相对要少些,因而应该是可选择的修复形式。

(一) 适应证与禁忌证

1. 正常前磨牙舌尖部分缺损。
2. 前磨牙咬合面磨损的咬合重建。
3. 邻牙缺失形成小间隙的固定桥基牙。
4. 上述情况下牙体颊面完整,牙体邻面可提供足够的固位形。
5. 患者愿意接受,并且认可轴面角会暴露少许金属者。

但对于有龋患易感者或无法取得足够的固位形者原则上不选用,对于美观要求高的患者慎用。

(二) 牙体预备

经过详细的口腔检查,确认为患牙是适应证,并且牙周组织健康者,再行下述牙体预备。其预备的程序及使用的器材基本同铸造金属全冠。术者可根据个人习惯采用标准预备法或潜行预备法。下面简要介绍临床常用的预备法。

1. 𬌗面预备　用六角形金刚车针分别在牙冠的𬌗面的近远中预备出金属修复材料应有的深度:在功能尖处(上颌磨牙舌侧)降低 1.5mm,在非功能尖(上颌磨牙颊侧)降低 1.0mm。然后车针与牙体长轴成 45°分别在颊尖近远中预备出功能尖斜面(图 14-8)。

2. 舌面预备　用锥柱状金刚车针仔细磨切舌面,舌侧壁不要太𬌗向会聚。切割每一侧邻面时尽可能不要触及邻牙。轴壁预备完成后,预备浅凹边缘完成线。从舌侧到邻面在轴壁和边缘浅凹肩台处都应该光滑、连续过渡而没有任何锐角(图 14-9)。

3. 邻面预备　用一只短头金刚车针上下移动磨切。从颊侧连续向邻面直到开辟容许更大直径的车针进入。然后用短头车针或牙釉质锉刀扩展开邻面及外展隙。颊侧龈端不要扩展过度,这里是 3/4 冠常易失败的区域(Racowsky LP,1981)。

锥状金刚车针适合于邻间隙较窄时的预备。接着用锥柱状金刚车针预备轴面并形成浅凹肩台(图 14-10)。并以磨光钨钢车针修光滑。

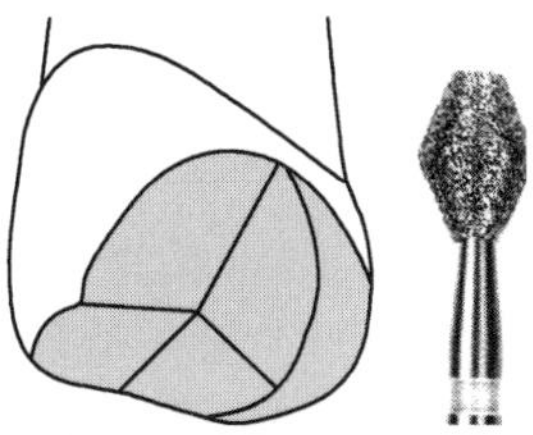

图 14-8　308 号鼓状金刚砂车针预备𬌗面

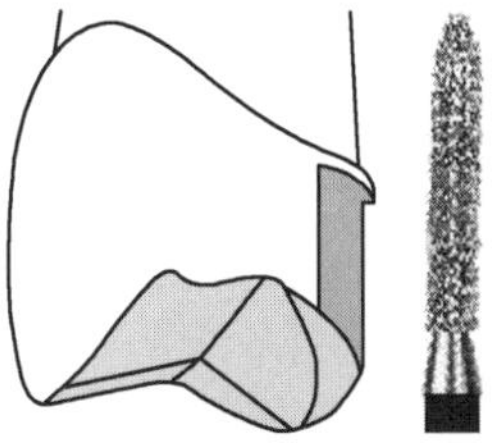

图 14-9　用锥柱状金刚砂车针预备舌侧轴面

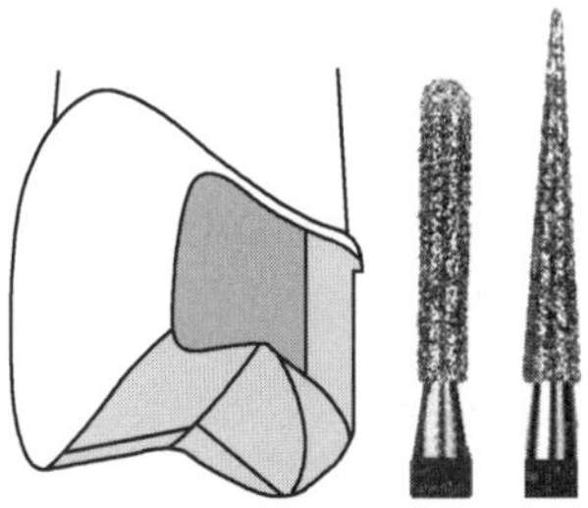

图 14-10　用鱼雷状或锥柱状金刚车针预备邻面

4. 邻沟预备　邻沟的位置涉及固位和美观,正确的位置和外形是以不影响固位和美观为原则。通常标准的邻沟在邻面的邻轴线角以内,邻沟的舌侧壁应清晰,深度不小于 1.0mm,防止邻沟预备过深、过浅,过偏(图 14-11)。预备邻沟前,先用尖细的铅笔画出𬌗沟的外形,然后切割一个平均 1.0mm 深的沟,先磨切一半,检查该沟的位置和方向合适后,再完成其全部长度,终止于𬌗面距浅凹 0.5mm 处。

沟尽可能向颊侧扩展而又不破坏颊面,它与后牙的长轴平行。沟的预备首先在磨牙邻面近中更隐蔽的地方(图 14-12)。

沟的颊面止于近颊邻轴面角,沟的颊面深度等于邻面去除轴面倒凹的深度加上肩台应有的厚度。用平头锥柱状金刚砂车针先预备一条沟,不要伸展过度。该片扩展面或称片切面能够便于自洁,但不得

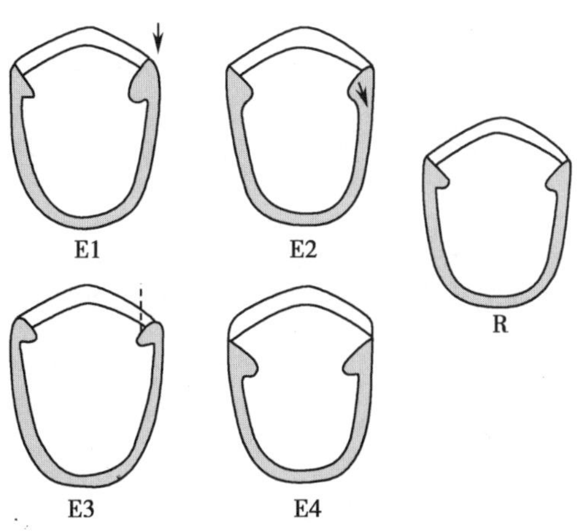

图 14-11　前磨牙 3/4 冠的邻沟位置及形状
E1 唇面切割过多,E2 邻沟舌侧壁过浅,E3 邻沟唇侧壁偏向唇侧,E4 邻沟位置偏向舌侧,R 正确

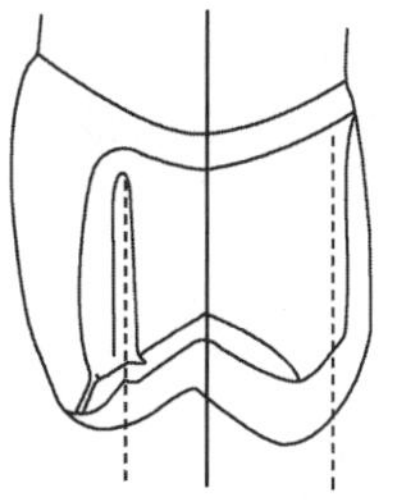

图 14-12　邻沟位置及方向

暴露任何金属。用磨光金刚车针作出的形态修整并使预备面光滑。预备时采用点磨(crisp)、轻触(stroke)磨切手法，沿一个方向，防止把完成线边界磨得过于圆钝。

5. 𬌗面肩台(occlusal offset)预备　用锥状金刚砂车针在颊尖的舌斜面预备出宽1.0mm的𬌗面肩台(图14-13)，即距完成线等距离的均匀的倒置V形槽，将其垂直壁和颊尖的倾斜面间的角度修圆滑，颊尖舌斜面与片切面形成的锐角要修平滑。

6. 完成　用磨光金刚车针顺着颊𬌗完成线，与就位道垂直方向上预备0.5mm的洞缘斜面。能圆钝近远中面的夹角，并融合于邻面片切面。上颌后牙3/4冠各个特征起到的作用见图14-14。

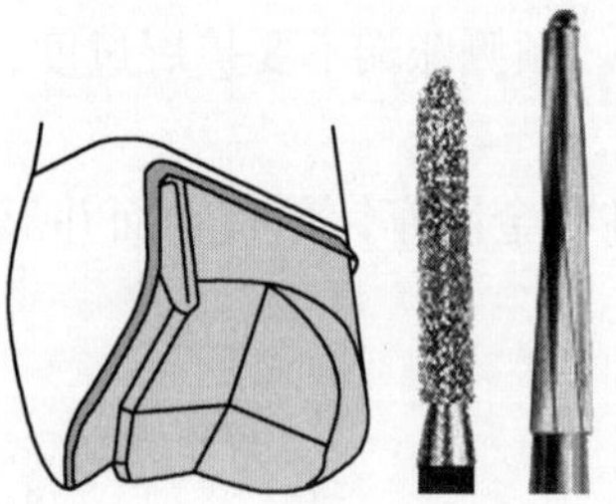

图14-13　用肩台金刚车针做𬌗面肩台及肩台斜面预备

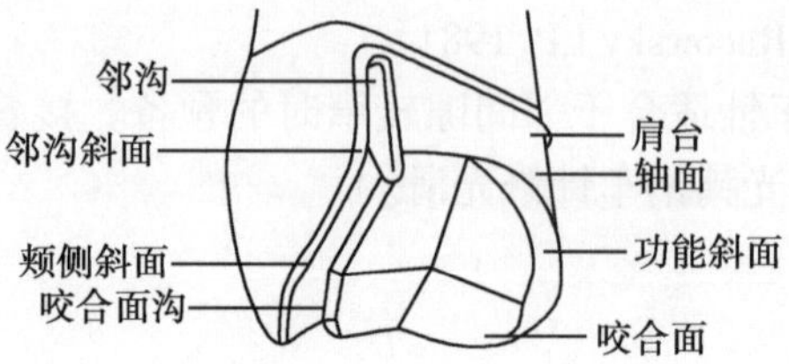

图14-14　上颌前磨牙3/4冠各个部位的预备形态及其位置

三、半冠

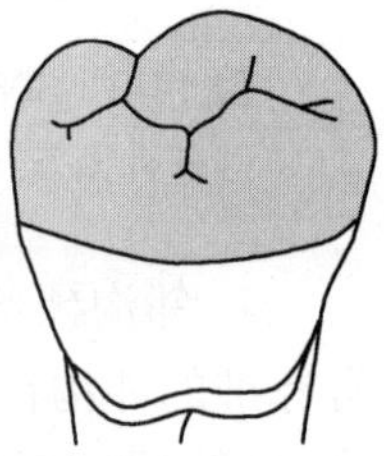

图14-15　半冠

半冠修复体又称导线冠，其边缘止于牙龈以上、外形高点线以下的覆盖牙冠大部分的部分冠(图14-15)。它与全冠的区别在于冠边缘位置，前者接近或者位于龈缘下，后者冠边缘线位于远离牙龈线的位置。其目的是在保证固位的前提下适当多保留些牙体组织，缩短就位道。

(一) 适应证与禁忌证

1. 老年患者的后牙临床牙冠长，倒凹大，且牙体能够提供足够的固位形者。
2. 邻面或边缘嵴有局限的缺损，但其余部分的牙体组织可获得固位形者。
3. 后牙咬合面磨损需要咬合重建者或者缺损已经作了完善的充填需要冠保护者。
4. 对于暴露金属患者认可者。
5. 后牙临床牙冠长，作为卫生固定桥的固位体。

但对于缺损大，或有龋患易感者以及无法取得足够的固位形者原则上不选用。

(二) 牙体预备及粘固完成

咬合面、颊舌面、邻面的预备步骤和方法同金属全冠。龈缘肩台的外形预备要求也基本同金属全冠，更需注意的是：

1. 首先确定半冠的完成线的位置。根据牙冠的长度，通常设计在导线稍下方；临床牙冠长者，完成线设计在远离龈缘的位置。
2. 为了保证粘固后的冠边缘质量，完成线应清晰、肩台厚度均匀，走向应流畅平顺。
3. 试戴时，观察冠边缘的厚度应与牙体表面衔接平滑、严密，粘固后无异物感。

(马轩祥　辛海涛)

参考文献

1. Kishimoto M, Hobo S, Duncanson MG, et al. Effectiveness of margin finishing techniques on cast gold restorations. Int J prosthet Rest Dent, 1981, 1(5): 21
2. Potts RG, Shillingburg HT, Duncanson MG. Retention and resistence of preparations for cast restorations. J Prosthet Dent, 1980, 43: 303

3. Cowger GT. Retention, resistence, and esthetics of the anterior three-quarter crown. J Am Dent Assoc, 1961, 62: 167
4. Kessier JC, Shillingburg HT. The Seven-eights crown. Gen Dent, 1983, 31: 132
5. Clyde JS. Sharkey SW. The pin ledge crown. A re-appraisal. Br Dent J, 1978, 144: 239
6. Pruden W H. Partial coverage retainers: A critical evolution. J Prosthet. Dent, 1966, 16: 545
7. 徐君伍 . 口腔修复学 . 第 3 版 . 北京:人民卫生出版社,1996:65-68,26-30
8. 马轩祥 . 口腔修复学 . 第 5 版 . 北京:人民卫生出版社,2003:85-87
9. Malone WFP, Koth DA. Tylman's Theory and Practice of Fixed Prosthodontics. 8th ed. America: Inc. St. Louis, 1994: 171-189
10. Herbert T. Shillingburg, Sumiya Hobo, Lowell D. Whitsett, et al. Fundamentals of Fixed prosthodontics. 3rd ed. Chicago: Quintessence Publishing Co., 1997: 155-168
11. 张富强 . 口腔修复基础与临床 . 上海:上海科学技术文献出版社,2004:82-83
12. The J. M. Ney company. Ney Basic Cast Restorations. U. S. A: Ney industrial Part Bloomfield, CT 06002 U. S. A, 1984: 29-35

第十五章

嵌　体

嵌体修复(intracoronal inlay)是嵌入牙体内部的部分冠修复体。嵌体是一类修复体的总称,它包括不全覆盖骀面的各类嵌体(inlay)和全覆盖骀面的高嵌体(onlay)两大类。按照嵌体的结构嵌体又有单面嵌体、复面嵌体和多面嵌体之分。根据制作的材料还可分为金合金嵌体、瓷嵌体,复合树脂嵌体等。也有人按照洞形将嵌体分为Ⅰ~Ⅴ类嵌体。

嵌体的制作可以是铸造的金属嵌体,CAD/CAM 加工而成的嵌体及间接法在模型上制作的复合树脂嵌体。

铸造金合金嵌体这种修复形式曾经因质地致密、耐磨、化学稳定性好等优点,被试图替代银汞合金或树脂的充填修复。瓷嵌体也因为其美观、耐磨、生物相容性和化学稳定性好等优点,特别是近年来CAD/CAM 制作技术应用以后,瓷嵌体有扩大应用的前景。

尽管如此,嵌体修复存在问题不可忽视:①它可能向周围牙体组织产生压力,需要牙体组织有足够的自身结构强度以抵抗这些力;②嵌体制作上及试戴时有一定难度,要求它与预备的洞形既要密合,又要没有压力;③牙体预备后从洞底到牙尖的高度加大,这更增加牙折的风险;④除高嵌体对骀面有保护作用外,一般嵌体对牙体组织无保护作用。

因此,就总体而言,其应用有减少的趋势,甚至有些单位或学校基本不用。1980 年代早期北美口腔系的调查表明,接近 1/3 的牙科学校限制或干脆不允许使用嵌体(Clark NP,1983)。Shillingbueg HT(1970)指出嵌体仅用于恢复缺损的牙体组织而没有任何加强余留牙体组织的作用。假如需要修复体保护患牙免受骀力损伤,应使用其他覆盖骀面的修复体。应力集中可能引起临床失败,最为常见的失败是整个牙尖折断或隐裂,也可能因发生水门汀断裂引起微漏,继而出现继发龋等。

基于上述原因,应谨慎选用嵌体并要十分重视嵌体的牙体预备、修复体加工、粘固质量。总之,只要能严格控制嵌体的修复条件和保证制作质量,嵌体这种修复形式仍然有一定的临床意义。

一、金属邻骀嵌体

金属邻骀嵌体(proximo-occlusal inlay)是用来修复邻骀局部缺损的复面嵌体。它包括近中骀嵌体(M-O),远中骀嵌体(D-O)。它比较银汞合金和复合树脂而言,可提供一个优良耐久的骀边缘,耐磨性能及化学稳定性均较好。

(一) 适应证与禁忌证

1. 用于修复后牙骀面和邻面小范围的缺损。

2. 剩余的健康牙体组织有足够的抗力,能够提供足够的固位形和抗力形者。

3. 患者愿意接受,并且认可轴面角暴露少许金属者。

但对于有龋患易感者,无法取得足够的固位形者,自身抗力形不足,峡部缺损过大者以及对于美观要求高的患者禁用。

(二) 牙体预备总的要求

1. 去除龋变组织,尽量保留健康牙体组织。

2. 预备合适的洞形，保证足够的抗力形和固位形。

3. 消除点角、线角的棱角，防止应力集中。

4. 洞形轴壁 2°外展角，方便嵌体戴入。

5. 带有峡部的邻𬌗嵌体的颊舌径不得超过𬌗面 1/3。

6. 洞形预备深度一般不超过 1.5mm。

7. 洞缘形成宽度约为 0.5mm、并与洞壁呈 45°的洞缘斜面。

8. 邻面洞形的龈壁建立在龈缘线之上，其颊舌边缘不超过邻轴面角。

(三) 牙体预备的方法

1. 去龋或去除充填物　用一支中号圆钨钢钻去除龋坏的软龋，尽量保留变色但未龋变的坚硬的牙体组织。如果已经作过充填，应将原充填物磨除，尽量保存健康的牙体组织。

2. 𬌗面预备

(1) 控制𬌗面外形，使用短柱状金刚砂车针或平头柱状钨钢钻作出𬌗面鸠尾外形(图 15-1)，同时预备出峡部的扩展部分，并要尽量少磨除边缘嵴。

(2) 预备的𬌗面洞深 1.5mm，并作到底平，壁直，线角清晰。遇到深龋，可做出台阶，深处先做护髓垫底。

(3) 轴壁的长轴与就位道平行，一般与牙冠的长轴平行。

(4) 预备出清晰的鸠尾以增加固位和抗力，峡部宽度不得超过牙尖间距的 1/3，对于牙冠小、剩余牙体组织抗力形不足的牙峡部宽度应不超过牙尖间距的 1/4。

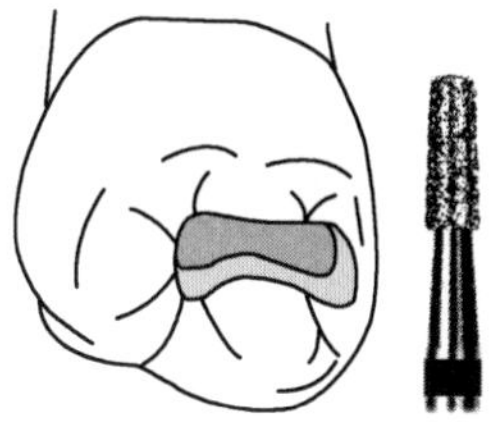

图 15-1　𬌗面嵌体外形预备

(5) 轴壁不要留下任何倒凹，各轴壁外展角不超过 2°。

3. 邻面片切面　用细锥状金刚砂车针预备邻面片切形。其颊舌向扩展恰到邻接区，颊侧邻面片切面稍微向颊侧，舌侧邻面片切面稍微向舌侧。两边邻面片切面居于牙的邻面中央。在箱形的扩展和牙釉质外形的扩展损失相等情况下进行邻面片切面的切割，最终形成邻面片切面龈端窄，𬌗向宽。

4. 邻面洞形预备

(1) 以中号平头柱状金刚砂车针或钨钢钻预备，形成邻面片切形。尽量少破坏边缘嵴。

(2) 换用直形柱状金刚砂车针从𬌗面向根尖方向预备(图 15-2)，洞深约 1.0~1.5mm。

(3) 斜面在鸠尾峡部起始于𬌗 1/3 与鸠尾峡洞壁龈 2/3 结合部，并向外扩展呈 15°~20°的角。

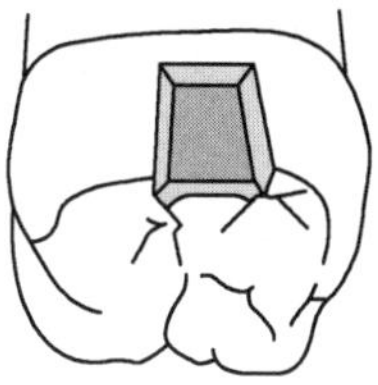

图 15-2　预备邻面箱形

(4) 邻面洞长以不超过龈缘为度，争取箱形长度以保证嵌体固位力。

(5) 颊舌向上的预备按照设计的洞形预备出合适的宽度，边缘最后的伸展至邻面片切面处。最大边界线不得超过邻轴面角处。尤其是近中颊面，尽量少或不暴露金属。

(6) 用 169L 钨钢钻做出箱形的颊舌侧壁并将线角修清晰。为了最佳的固位和抗脱位力，这些壁应适当减小其外展角(divergence)。箱形峡部的髓壁和龈壁要平。

(7) 若牙冠短或箱形固位不足，箱形的轴壁与龈壁结合处用倒锥车针做一个 V 形“明尼苏达沟”(Minnesota ditch)，以抵抗脱位。

5. 洞缘斜面预备

(1) 邻面洞缘斜面预备，以火焰状金刚车针横过箱形的龈面角，形成与颊舌侧邻面片切面相连续、平滑的龈斜面，并防止形成倒凹，同时将髓轴线角修光滑。邻面与洞缘的斜面应有 30°~45°的角，保证最佳的强度和边缘适合性(图 15-3)。并防止出现龈边缘粗糙的完成线。

(2) 𬌗面洞缘斜面预备，用火焰状金刚车针或洞缘斜面专用金刚砂车针在𬌗面鸠尾及邻面洞缘上完成斜面，斜面宽度约为 0.5mm。防止斜面太宽、倾斜角度太大形成薄片状边缘而使压缩应力增大。并注意𬌗面洞缘斜面与邻面片切面要连接平滑、连续、自然。使用火焰状钢钻磨平、磨光邻面片切面和斜面，形成一致的、光滑连续的斜面。

6. 辅助固位沟 根据缺损状况及固位需要，可在殆面或邻面轴壁上预备出辅助固位沟，或者辅助洞形、针形固位形。

7. 抛光 以抛光钻将所有切割面的擦痕磨平、磨光，使完成线圆滑，点角、线角清晰而不尖锐。箱形及峡部各线角处的线角、点角不得有任何倒凹和棱角。

嵌体各部预备完成后应具备的功能如图 15-4 所示。

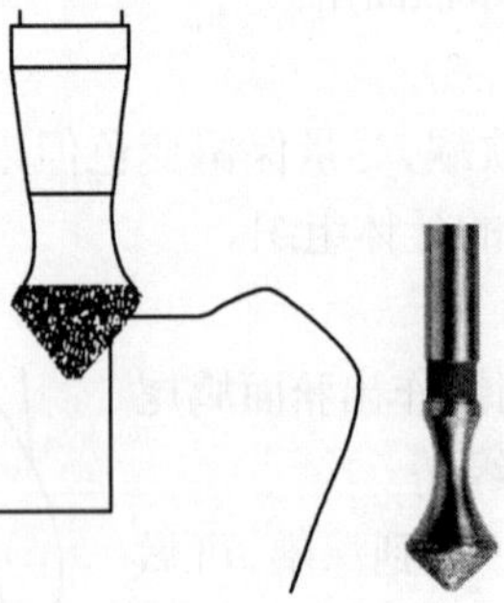

图 15-3 洞缘斜面预备

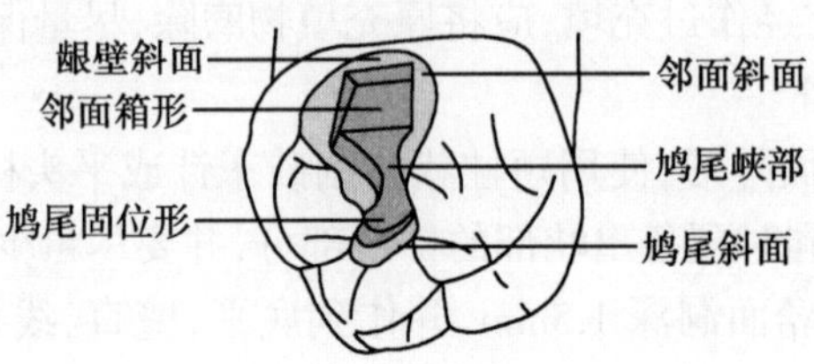

图 15-4 邻殆嵌体各部位形状和位置

(四) 取印模、做咬合记录

为了取得精细的印模，最好使用硅橡胶类印模材料。可采用两种印模、一次法完成，即先在预备的窝洞内以精印模注射器注入精印模，同时再以粗印模连同托盘在牙列上就位，制取局部或全牙列印模。

以普通印模料取对殆牙印模后，以咬合记录硅橡胶做正中咬合记录。擦干牙列殆面，在自混合咬合记录注射器上装上扁平的咬合记录输送头，加压将糊状橡胶均匀连续地铺在咬合面上，嘱患者做正中咬合，并保持到橡胶结固，取下、流水冲洗备用。

(五) 试戴与粘固

铸造完成的嵌体需在模型上试戴，初步合适后，再交由临床试戴。因为嵌体的体积较小，不容易掌控，特别是在口内操作时防止跌落、误吞，所以，要采用嵌体粘棒操作(图 15-5)。另外对边缘密合性要求高，以触点喷粉检查剂或印模料检查边缘。如发现有阻力点，可用车针点磨消除，直至顺利就位，并保证边缘密贴。切忌强行加压就位，防止牙折。可采用粘棒粘住殆面或以锐利器械钩住嵌体边缘，小心取下。

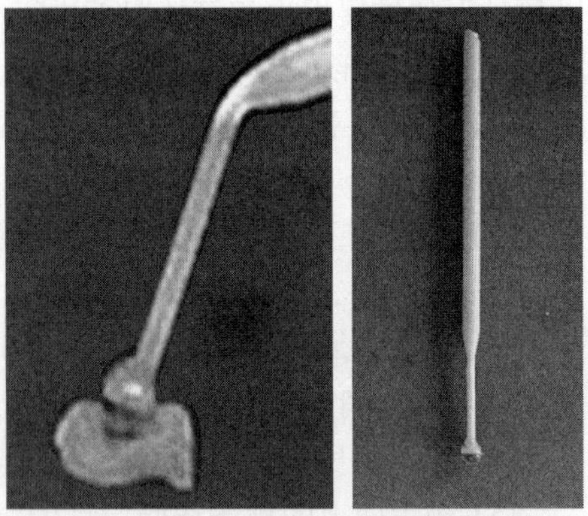

图 15-5 嵌体粘持棒

常规以粘固剂粘固，最好选择黏度小的粘固剂。将调拌好的粘固剂适量放于洞内，以粘棒持嵌体在洞内就位，必要时让患者紧咬棉卷。待粘固剂初固后，仔细清除多余的粘固剂。注意粘固剂不要偏稠，防止抬高咬合。最后再次检查咬合情况，必要时作精细调整，完成嵌体粘固。

二、金属高嵌体

高嵌体(onlay)是覆盖于整个殆面的嵌入牙体组织的修复体。高嵌体通常采用横穿咬合面的近中 - 远中的嵌体(MOD onlay)。因为单纯的嵌体容易造成牙体组织纵裂，所以对于残留牙体组织抗力较差的牙体缺损采用高嵌体设计。但也有人提出牙体组织仍然有折裂的风险，并证明金属覆盖整个殆面仍有潜在的破坏作用(图 15-6)。采用高嵌体设计时需要谨慎。

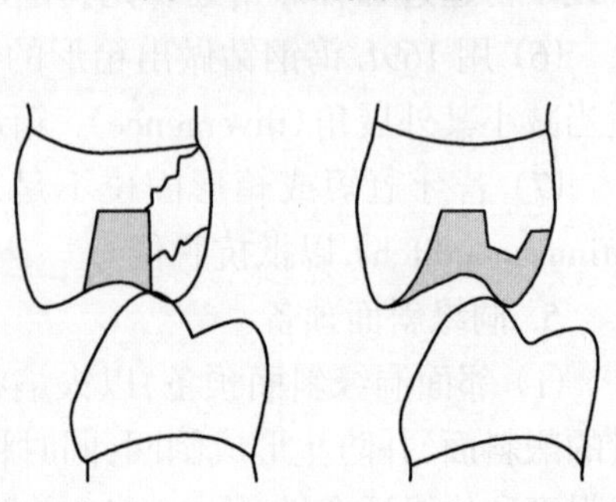

图 15-6

左图：殆力作用于 MOD 嵌体上的应力使牙尖折裂；右图：同样的力作用于功能尖被保护高嵌体上，使牙尖免受牙折

(一) 适应证与禁忌证

1. 颊尖和舌尖的损坏者。

2. 峡部宽的 MOD 嵌体。

3. 后牙牙髓治疗后有完整的颊尖和舌侧牙体组织，根管治疗入口削弱了牙体结构，根管治疗后牙冠需要保护者。

具有下列情况者应视为禁忌证：剩余牙体组织薄弱，无法提供足够的抗力形和固位形者不能设计高嵌体；因 MOD 高嵌体的固位和抗力不如 3/4 冠，无法抵抗加在固定桥上额外的力量，因而不能作为固定桥的基牙。

(二) 牙体预备方法

1. 去除旧充填物　如有原来的修复物，应先磨除，以圆头金刚车针从𬌗面适当地磨切。一般情况下，注意尽量不要扩大原来洞形的尺寸。

2. 定深沟　定位沟可作为𬌗面预备深度的标尺，通常控制在功能牙尖处降低 1.5mm，非功能牙尖处降低 1.0mm。在每个三角嵴和较大的发育沟处应有一个定位沟。在上颌的颊尖容易看见，颊𬌗面角处不得磨切过多以免暴露金属。

3. 𬌗面预备　𬌗面预备是为高嵌体开辟咬合面的修复空间。用圆头锥状金刚车针将定位沟间的存留的牙体组织顺着牙尖的外形均匀磨除，重现𬌗面各个斜面外形，制备多个斜面有利于保证修复体的强度。在倾斜面的外沿预备出较宽的边缘斜面，以保证功能尖处适当的金属体积。

沿着以后作为𬌗面肩台(位于𬌗面最低接触点向龈端 1.0mm 处)的边界线逐渐变浅。去除定位沟间的余留牙体组织。用 171L 钨钢车针钻磨光滑预备的𬌗面和功能牙尖斜面。斜面间相交清晰而无棱角。从颊面目测和利用多功能红蜡片分别检查𬌗面颊侧和舌尖降低的厚度。

4. 肩台预备　肩台预备的目的是保证边缘的密封和强度。用 171L 号钻在功能尖斜面的轴壁边界斜面处预备肩台宽 1.0mm，从近中中央沟延伸到远中中央沟，以提供加强功能尖𬌗缘处的强度。

MOD 高嵌体功能尖的完成线有两种可接受的形式：𬌗面肩台形和深凹形。两种形式均能在凹面角处提供金嵌体的精确的边界和金属修复体需要的强度。带斜面的肩台更容易制备，也有利于边缘密封。

5. 峡部预备　峡部预备是为了增加高嵌体的抗脱位力。一般情况下峡部的宽度不得超过牙尖间距的 1/3，抗力不足者最好不超过牙尖间距的 1/4。峡部洞形的深度小于嵌体，控制在 1.0mm。用 171L 号钨钢钻预备峡部。如果已经存在修复物，仔细去除原来的充填物后，把峡部修平滑，并减小壁的锥度。必要时还应去除龋坏组织和旧修复体。

6. 邻面预备　分为片切预备和箱形预备。邻面片切面预备是为了保证高嵌体邻面的厚度、美观和固位。用火焰状金刚车针从箱形内开始。可用一只宽的牙釉质凿于近颊邻面片切，以确保美观效果。

邻面箱形预备是为了恢复损坏的邻接或者增加高嵌体的固位。一般情况下，箱形颊舌侧壁最好止于邻牙接触区，不得已时也最好不超过邻轴面角处，龈壁位于龈缘以上。

开始用中号平头锥状金刚砂车针预备邻面箱形(图 15-7)。如果邻面完整，用中号平头锥状金刚砂车针预备。近中箱形的扩展比远中保守些。用火焰状金刚车针在邻面片切面上最终完成扩展。

平直的壁垂直于脱位力的方向，而并非箱形的线角提供修复体抗旋转的力。确保各箱形的共同就位道，峡部髓底平滑，功能尖平面的 1.0mm 宽的斜面，邻面箱形 1.0mm 宽的龈壁。

7. 洞缘斜面预备　是为了保证高嵌体边缘的密封和强度。用火焰状金刚车针在各箱形龈面角预备 0.5~0.7mm 的洞缘斜面以确定该区金属的边界。避免髓轴线角过长过锐。邻𬌗线角需圆滑，洞缘的斜面自然弯向邻面片切面而不产生任何倒凹。用一只火焰状金刚车针磨光滑邻面片切面和龈斜面。有明显的完成线而又光滑有助于修复体的边缘密合性。

用火焰状金刚车针完成颊舌侧𬌗面 0.5~0.7mm 的洞缘斜面。颊侧的斜面垂直于就位道，此处美观是重要的。此斜面并入邻面片切面。假如在𬌗面肩台上的斜面太宽，蜡型和铸件将会出现薄而没有支持的边缘，如图 15-8 所示上颌前磨牙 MOD 高嵌体预备的特征和每个部位的功能。

下颌磨牙的预备与上颌不同，其功能牙尖斜面和𬌗面肩台位于颊尖。此外，舌侧斜面较宽，并且它

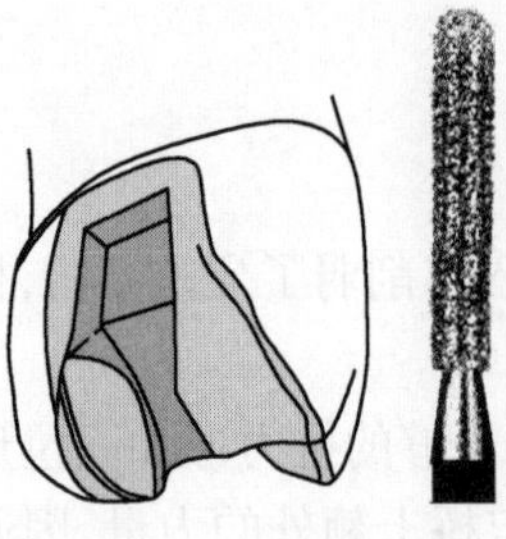

图 15-7 预备邻面箱形

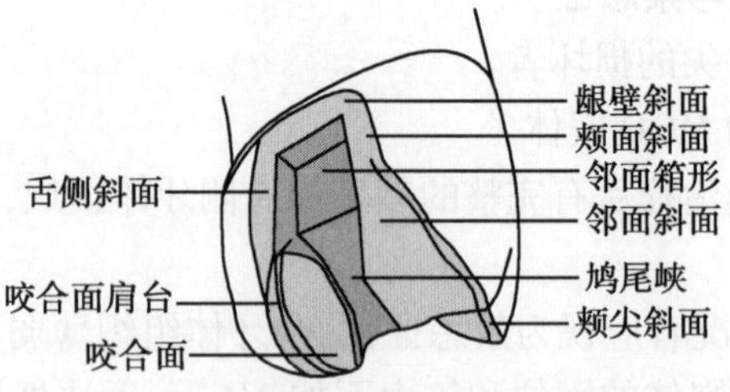

图 15-8 MOD 高嵌体各部预备的形态及其作用

可以是个明确的反角斜面(contra bevel),因为下颌舌尖不考虑美观,而且舌尖较为坚固。这些斜面都可并入邻面片切面斜面线与邻面片切面的斜面线相沿续。

8. 完成预备 斜面与邻面片切面汇合的线角𬌗邻面角不得尖锐,以磨光锥形钻将所有预备面磨光滑。

(三) 取印模、做咬合记录

同邻𬌗嵌体。

(四) 试戴与粘固

同邻𬌗嵌体。

三、瓷嵌体

瓷嵌体(ceramic inlay)是以瓷材料制作的用于恢复牙体缺损的修复体。现在使用的瓷嵌体多是用 CAD/CAM 制作的嵌体。具有简便快捷,精度高,美观的优点,可用于对美观要求高的前牙或后牙缺损的修复(图 15-9)。其加工方法有使用 Procera 和 Ceramic Ⅱ系统,比色、选择相应颜色的瓷块,然后根据 CAD/CAM 制作要求,将预成的可切削瓷块以微型数控旋床制作出瓷嵌体。另外也可采取烤瓷工艺,先在模型上制作蜡型,包埋后压铸成形,完成瓷嵌体的制作。当然,也有在耐火模型上直接铸瓷,烤瓷炉内烧结完成。但后两种工艺精度较难保证,使用的范围较小。CAD/CAM 制作的费用相对较高。

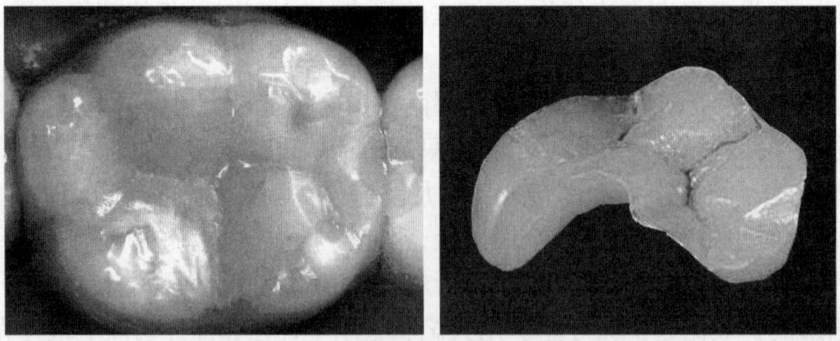

图 15-9 瓷嵌体

另外,还有预成嵌体修复方法,使用专用瓷棒和专用瓷嵌体预备车针,它适合于小范围的单面嵌体修复。

(一) 适应证与禁忌证

1. 适应证

(1) 适用于修复前牙切角、邻面缺损和后牙Ⅰ~Ⅴ类小范围的缺损。

(2) 对金属过敏(如非贵金属、银汞合金)、放射检查禁忌(如不愿接受金属修复、或避免核磁伪影干扰)者。

(3) 龋损范围不大,剩余的健康牙体组织有足够的抗力,能够提供足够的固位形和抗力形者。

(4) 患者愿意接受瓷嵌体,并且不愿暴露金属色者。

2. 禁忌证 但对于有龋患易感者,无法取得足够的固位形者,自身抗力形不足,峡部过大者以及无力接受修复费用者禁用。

(二) 牙体预备

同金属嵌体。

(三) 取印模、做咬合记录

同金属嵌体。

(四) 试戴与粘固

同金属嵌体。

(五) 注意事项

1. 正确选择适应证,将瓷优缺点交代清楚再确定设计方案。
2. 牙体预备时,去净病变组织,防止修复后继发龋。
3. 任何部位不得有倒凹,不得出现尖锐棱角。
4. 严格进行牙体预备,注意抗力形、固位形,防止嵌体脱落或牙折,掌握峡部的外形和所占颊舌径的比例,预防牙尖折裂。
5. 试戴时,应先在模型上试戴,防止在口内强行加压,预防牙尖折裂。
6. 仔细比色、正确选择瓷块、粘固剂的颜色,保证粘固后色泽自然。
7. 粘固剂调拌及使用时不得过稠,防止抬高咬合、影响边缘密合度。
8. 定期检查,监控嵌体的变化,及时发现、纠正问题。

(马轩祥 辛海涛)

参考文献

1. Clark NP, Smith GE. Teaching gold casting in North American dental schools, Oper Dent, 1984, 9:26
2. 徐君伍. 口腔修复学. 第3版. 北京:人民卫生出版社,1996:32-36
3. 马轩祥. 口腔修复学. 第5版. 北京:人民卫生出版社,2003:79-84
4. Malone WFP, Koth DA. Tylman's Theory and Practice of Fixed Prosthodontics. 8th ed. America: Inc. St. Louis, 1994: 171-179
5. Herbert T. Shillingburg, Sumiya Hobo, Lowell D. Whitsett, et al. Fundamentals of Fixed prosthodontics. 3rd ed. Chicago: Quintessence Publishing Co., 1997: 171-188
6. 勾玉杰,方永劼. 冠及嵌体修复后牙牙体缺损的临床疗效观察. 实用口腔医学杂志,2006,22(4):567
7. 赵云凤. 现代口腔固定修复学. 北京:人民军医出版社,2007:49-73
8. 王翰章,陈思亚,陈慧美,等. 中华口腔科学. 北京:人民卫生出版社,2001:2384-2392
9. 马轩祥. 实用口腔医学技术. 口腔修复学. 沈阳:辽宁科学技术出版社,1999:108-112

第十六章

残根残冠的修复

严重牙体破坏(extensively damaged tooth)是指龋损的中、晚期或外伤性的牙体组织的广泛性损坏。通常造成残冠,残冠进一步发展成为残留牙根。这在失补率很高的我国,是常见病多发病。在临床上仅仅一小部分修复体是在牙体组织完整的情况下进行金属全冠、金属烤瓷全冠和全瓷冠的修复。如四环素染色牙或健康的固定桥基牙等。许多情况下的修复则是为了保护广泛损害的患牙。当遇到用牙体广泛缺损或患牙已经进行了汞合金、树脂核及桩核恢复时,牙体预备前的修复设计常常需要做相应改变。另外,需要强调的是,牙体缺损严重者需要进行前期充填或加桩成核的加强处理后才能进行全冠修复。

按照牙体破坏的位置和程度,Shillingburg HT(1985)将牙体缺损分为三种:外周性即发生在牙体轴壁损害,中心性即牙体内的损害,联合性即兼具上两种损害。

外周损害一般没有损及牙髓,仅发生广泛的牙釉质损害,可能只需要全冠保护。

累及牙釉质大量损害的大的中心性损害,可能在汞合金核充填后进行冠修复。然而,中等的中心性损害范围常不伴有或无邻面损害,可采用高嵌体设计,从轴壁获得固位而不需要大量破坏性修复。

范围大的联合损害需要放置核或基础治疗(foundation restoration)后行冠修复。

一、基础性修复

牙体缺损的情况是千变万化的,当面对牙冠复杂缺损,或缺损部位已经存在充填物,或邻牙有缺失、缺损时,应进行修复前的总体设计和基础性修复准备。这常是修复水平和临床能力的体现。在修复设计及牙体预备时,应一并对因龋损、各种缺损状况,或旧修复体造成的缺损面的固位形和抗力形加以考虑,为下一步牙冠修复或固位体设计与制作做好准备。

为了在已经严重损坏的牙上获得固位而又避免造成广泛的损害,要遵守下述要点:

1. 保持与牙髓的安全距离　冠的中心核距牙髓及其周围牙本质的厚度应大于 1mm。在牙颈部固位形不能进入牙体组织超过 1.5mm,在中央窝不得超过 1.5mm。

2. 无刺激性粘结修复　假如去龋导致深的窝洞,活髓牙的任何部位的核均应用玻璃离子粘固粉粘结。为了活髓牙机械固位的任何辅助固位形都应该保持在牙的安全区域。

3. 满足固位形、抗力形的要求　任何牙本质壁上的预备都不应该少于保持固位形所需的高度和厚度。

4. 创造必要修复条件　为实现固位要求,对于固位形不足的短冠、扭转牙、过小牙或残留牙根,可以进行必要的牙体、牙髓基础性治疗,然后制作桩核。

二、残冠修复时可利用的辅助固位形

对于不能满足基本固位要求的残根、残冠,可以采用下述措施增加冠桥的固位(图 16-1)。

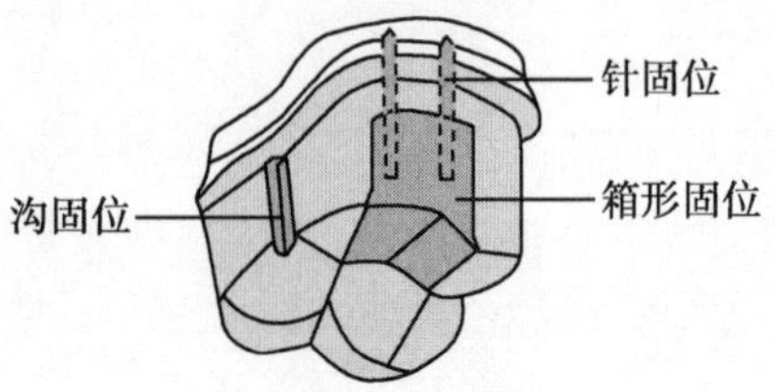

图 16-1　牙冠严重缺损的固位形

(一) 箱形固位

箱形固位形(box form)适合于小到中等的龋损，是牙体缺损常用的修复固位形式，如修复的牙体存在咬合面、邻面或颊舌面的缺损。在牙体预备去龋时制备出该固位形，替代单独的沟的固位形。在箱形的舌侧轴壁保留至少一半的健康牙体组织时，邻近损伤区的轴壁上才可以预备出箱形。假如近远中广泛缺损，必须考虑用其他方式补偿牙体舌侧缺损，如用针固位形加强的银汞或树脂箱形，然后进行全冠修复。

(二) 沟固位

沟固位形(grooves)适合于在残留的健康牙体组织上，或箱形固位形上增加辅助固位，有利于改善固位，如在过大箱形的线角或壁上预备沟固位形，可增强修复体的抗脱位力。另外也会增加修复体的抗力。但沟固位形也不宜过多，否则可能会影响其就位。沟的深度和宽度通常为 1.0mm，边缘应清晰。预备沟固位形时，以直径 0.8~1.0mm 的柱状平头车针沿就位道方向磨入牙体组织，边界清晰而无尖锐棱角。

(三) 针固位

针固位形(pins)通过深入到牙体组织内的针形固位形改进修复体的固位，不需要外部的附加长度。通常可单独或在箱形固位形上增加针固位形，以增加其固位力。

1. 针固位形的直径、深度　针洞的直径通常为 1.0mm，深入到牙本质内 0.5mm，一般整个针长进入牙体组织 4mm。有人证明粘固 2mm 深的自攻型针的固位力是通常粘固型针固位力的 5 倍。所以，还可根据使用针的类型来决定针的深度。

2. 针的位置及数量　应置于健康的牙本质上并保证牙体组织的足够抗折能力，不得靠近髓室而损伤牙髓，也不要形成无基釉，针洞最好设计在髓室与牙体表面的 1/2 处，防止因预备针洞而降低抗折能力。针洞的数目一般 1~4 个，可根据固位的需要增减。有人主张缺损一个牙尖 / 线角或轴壁，应放置一个针形固位。垂直并置于牙体表面到牙髓的一半处，周围至少有 0.5mm 的牙本质。针洞的最安全的位置是牙的线角或𬌗面轴面角处。最不理想的位置是在角的中间，特别是在根分叉之上。为防止出现问题，必须仔细控制针洞的位置和方向，术前有必要拍摄一张患牙的放射线牙片帮助定位，必要时在牙冠上贴上一小段金属丝或在窝洞内插入阻射的牙胶尖等。

3. 针固位的方向　根据固位需要，可选用平行针和非平行针。前者可作为修复体整体部分的固位针，针洞平行于预备的戴入道。后者可用于银汞核或复合树脂核内的加强核结构，事先埋入核内，然后在核上再做铸造修复体。

4. 针洞制备和印模技术　沿着就位方向，用直径 0.6~0.8mm 的柱状平头车针按照设计的深度预备针的洞形。取印模时，先用一段细钢丝或尼龙线蘸印模料插入洞内，再以托盘制取印模。也有人用尼龙线或铂金针连同蜡型包埋、制作修复体。为加强针的连接强度，针洞洞缘应预备小斜面，这样使针与修复体的连接呈漏斗状，以增强针与铸件的连接。

铸件上直接设计平行针可能会遇到平行戴入的问题，也容易引起牙髓并发症。假如针洞预备时出血，可能是由于针洞方向有误而损伤牙髓或牙周膜。如果是牙髓损伤，应首先做根管治疗。如果针洞在根管，在进入前应做 X 线牙片测量或做数字化影像定位测量，避免过度进入或进入不足，也减少组织损伤的风险。如针洞预备穿过牙骨质进入牙槽骨，应该通过翻瓣手术暴露新鲜根面。

(四) 桩固位

桩固位(post)适合于残根的核固位，通过深入到根管内的桩，起到固位和加强上部核及全冠的固位作用(图 16-2)。桩的直径不超过根径的 1/3，桩的长度不得短于骨内根长的 1/2，或尽量与冠长的比例接近 1∶1，详见下节。

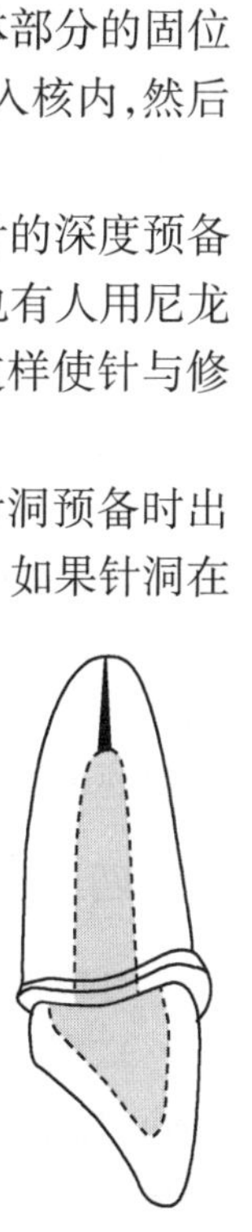

图 16-2　残根的桩固位形

三、冠修复体的基础与核

冠修复体基础与核(bases and cores)是当牙冠广泛缺损时，必须考虑借助辅助固位措施或加用钉核再行牙体预备以增强固位和抗力。根据牙体缺损的不同情况有不同设计形式。

(一) 构建牙体修复基础

构建冠修复体基础(bases)或基础性修复，是铸造修复前对破坏的牙体做基础性准备。它包括去除龋蚀或拆除旧修复物、护髓、充填以及对残冠加钉、以复合树脂核材料或银汞合金做充填或构建冠核等。

玻璃离子水门汀和聚羧酸锌水门汀是用于此目的的优良材料。它们对牙髓无刺激并且有一定的粘结强度，在牙体预备时很少脱落。在破坏较深的活髓牙牙体预备后应使用氢氧化钙垫底。水门汀垫底并不能保持牙本质壁的强度。为此，应在牙体组织内植入钉 / 桩(pin/post)，再以汞合金或复合树脂做成冠核结构。

假如需要辅助固位，去除龋齿后的倒凹后，可以利用窝洞做箱形预备。然而，假如大范围箱形预备会破坏牙体组织完整性，最好用具有一定粘结强度的树脂类材料充填。假如缺损非常接近于完成线，应该使用强度和抗溶解性能好的汞合金。

(二) 核

核(core)是为残根、残冠铸造修复前的基础修复，以提供 / 改善抗力形和固位形。假如临床牙冠的1/2或更多被损坏，应考虑放置汞合金核或复合树脂核。然后把它作为牙冠，进行传统的全冠牙体预备。如果损坏不到临床牙冠的1/2，可以在损坏牙尖的部位增加辅助固位形以增强固位。如果损坏超过临床牙冠的1/2，对于残留牙体组织应按照牙体预备的基本要求，在尽量保存健康牙体组织的前提下磨改修形。为了增加抗力，洞底、洞壁应尽量平，但应注意不要损伤牙髓和削弱洞壁的强度。近年来，随着材料的改进和微创观念的提出，可在去除龋坏组织时不必强调洞形的平直。

需要强调的是，核应坚实地建在牙体组织上，用塑形充填材料充填时不得留下任何空洞。

1. 复合树脂核 复合树脂更易于充填到大的窝洞，而且固化快，对牙体组织具有较强的粘结力，一次就诊即可完成牙体预备。然而，复合树脂较汞合金有更大的聚合收缩性及固化后的吸水膨胀性。有实验研究证明，在体温温度的生理盐水浸泡一周后，采用复合树脂核完成的冠的就位浮出量(224μm)，多于汞合金核者。Gabryl 指出，尽管冠的结合强度最终未受影响，但复合树脂核会因暂时冠的丁香油粘固剂而膨胀。近年来研制出的专用复合树脂核材料，如 DMG 的 Luxa core 已经加大了无机填料的成分，降低了吸水性，保持了核外形的稳定性。

2. 银汞合金核 以常规的银汞合金充填缺损，形成基础核，或以牙本质钉加强银汞合金核。24小时后再进行牙体预备。为了节约时间，也可用单相富铜汞合金充填，10分钟后即可获得充分的硬度，这时可进行牙体预备。

除了钉固位外，也可以用汞合金实现钉核固位。可以用车针在牙体表面预备出沟或针孔固位形，以起到“汞合金钉(amalgam pin)的辅助固位作用。对于薄弱的牙冠做汞合金核后，应及时做暂时冠保护。

3. 铸造核 为了利用死髓牙的髓室固位，以间接法或口腔内直接法完成残冠、残根的蜡型，包埋铸造完成铸造核，然后以粘固剂将核粘结在牙体上。它可为冠修复体提供支持与固位。

关于核的详细介绍，参见第二十八章。

总之，无论哪种核，修复体的边缘应超过核的牙体预备完成线，即修复体应建立在健康的牙体组织上。实践经验表明，如核的位置接近龈边缘处，应注意防止在核的下方形成空洞或悬突，并务必使最终修复体盖过核的边缘。否则，汞合金核与它接触的异种金属在口腔环境中更有产生腐蚀倾向，并且树脂核也容易产生微漏，影响长期修复效果。

四、牙体及已有修复体的评价和处理

牙体健康评价包括牙髓、牙周情况和已经存在的修复体状况的综合评价与分析。

1. 评价牙髓健康状况(evaluate pulp health) 如损伤活髓牙的处理(modifications for damaged vital teeth)是牙体预备时经常遇到的问题。在已经受损害的活髓牙的牙体预备中，应遵守一定的程序才可达到保留牙体组织、获得最好的固位。在放置铸造修复体前，假如牙髓有问题，或者牙髓暴露，哪怕是很小也应进行牙髓治疗(Dilts WE,1982)，否则以后可能引发牙髓疾患。如有可能要采取一切措施力争活髓。即便牙髓治疗通常是成功的，但也会降低牙体组织的强度，还会增加患者的治疗费用。

2. 评估牙周状况(assess periodontal condition) 检查发生在牙龈下的龋洞、牙折或原来修复体的状况。在修复体完成之前,对完成线处妨碍生物学宽度(biologic width)的组织附丽区要进行必要的外科手术治疗。

3. 评价充填物 根据情况去除旧修复体、粘固料、所有的龋坏组织及任何无基釉(unsupported enamel),即使一个外形完整的修复体也可能暗藏着龋坏和牙髓暴露,因而应去除旧修复物。由于龋损或去除修复物留下的凹面、粗糙面,或牙尖折裂的倾斜面应适应于抗力和固位的需要。它们应在为修复体预备平行戴入道时的轴面、水平面的预备过程中一并考虑进去。龈部肩台外形要求是宽度和各处龈底部不超过 1.5mm,水平面预备成与戴入道垂直以增强抵抗𬌗力。牙体中间部分的任何髓底水平不得低于标准峡部的髓室底的水平。

4. 评价剩余牙体组织各壁的强度 决定是否将余留下的缺损合并到预备中去或是进行充填。如果后牙牙冠组织 50% 以上是完整的并且不是作为基牙,可以靠附加固位形获得充分的固位。冠内固位形如沟、箱固位形必须保持洞底、洞深都有一定量的完好牙本质。如果洞厚度和高度保持 1∶1 和 1∶2 较好。任何壁的厚度 / 高度比少于 1∶2,可能发生折裂,应减小此比例。

5. 确定预备方案(finalize the preparation design) 从开始的𬌗面预备,到轴面预备以及基础垫底处理,牙体内的水平、垂直向过深的洞的充填等均要事先有一个预定方案,即制定牙体预备方案(make a preliminary preparation design)时,应通过上述评价有一个总的概念,并在牙体预备时,根据情况合理地选用辅助固位形。只有牙体预备的大致情况完成以后,才能确定将要使用的固位形的类型、数目和位置。完成所有附加固位措施后才算完成牙体预备。

6. 牙体预备时的护髓、护牙措施 首先应牢固树立保护牙体组织的概念。因大量牙体组织的损伤而牙体变得脆弱,不利于修复体承受𬌗力。可以采取下述措施:铸造修复体覆盖牙尖来提供保护;𬌗面非功能尖处金属厚度应为 1.0mm,功能尖处应为 1.5mm;活髓牙的固位形深度不能超过 1.5mm。并且固位形必须放在坚实的牙体组织内。否则,固位形会伸到垫底材料内而减少其固位作用。特别注意防止为了增加固位力而使洞过深,可能会因接近髓室而冒险损伤牙髓。

前牙的解剖造成能放置固位形的牙本质量较少,如增加附加沟或针固位形可能有限。假如牙冠宽大,切 1/3 有缺损时,可根据情况选择针固位。

7. 活髓问题 原则上,任何时候都应该争取保存活髓。但有时,为了固位而不得已要失活牙髓(devitalize)。例如,在一个牙冠过于窄小的单根牙上冠修复,或成年人的严重错位牙上做矫正性修复,需要在牙髓失活后,依靠伸进根内的桩加强固位。对待牙髓的态度,是衡量修复医生水平的一个重要标准,当前尤其应该强调谨慎对待,防止动辄做牙髓失活。

五、残根修复的正畸辅助治疗

当残根、残冠因牙体位置不理想,如残根的位置偏斜、邻牙移位、龈缘下的断根等而影响修复设计或美观效果时,应采用简单的正畸治疗改善修复条件,改进其固位、美观以保证长期修复效果。

(一) 矫正倾斜牙

倾斜的残根、残冠常见于长期一侧缺损后,由于邻牙的推移,使缺损牙向另一侧移位,影响桩核的进入或美观效果。可借助正畸方法矫正倾斜的残根、残冠,然后进行正常的冠修复。

常采用局部固定矫治器扶正倾斜牙。首先对倾斜的残根、残冠进行完善的根管治疗,然后植入根冠桩,可以是铸造桩或预成金属桩,桩的顶端制作一个固定环,通过正畸簧施加矫治力,逐渐把倾斜的牙根扶正。

(二) 开辟邻间空隙

重新获得邻间空隙(regaining interproximal space)是利用正畸方法矫正邻牙,重新开辟缺损牙正常的修复间隙,保证患牙修复后的大小和美观。

磨牙邻面龋蚀常引起邻近磨牙边缘嵴进入龋损的间隙,造成小于正常牙的过小间隙。在此情况下去龋、修复缺损常没有足够的空间。牙经常接触或顶向牙骨质 - 牙本质结合处。在此条件下简单放置一个修复体可能导致邻面呈凹形，或邻间隙过小而造成严重的牙周破坏。正确措施应是按照 Reagan 介绍的铜丝分离技术分开患牙（Reagan SE，1988）。

在需要修复的牙上放置一个核或基础修复物，然后按全冠预备。制作并粘固一个丙烯酸树脂暂时冠。两邻牙间放入正畸弹性分离器（separator）以产生邻牙移动。

其后的复诊时去除弹性分离线，在两牙间从颊面绕接触区拴结一根直径为 0.6mm 的铜丝，在颊面打结直到患者感到压力，然后距结 5~6mm 处剪断，压弯断端，以免刺伤颊黏膜。

平均每周复诊一次，通过扭转铜丝加力直到与上次就诊比较没有再移动，此时除去暂时冠，在邻接区加树脂恢复接触，抛光、粘固，放置结扎铜丝。当邻牙向远中移动，𬌗面可能向上产生干扰，这时应调𬌗，保证继续向远中移动。

需要正畸处理的广泛的龋蚀牙常向根尖倾斜移位过多，有些类型需要外科牙冠延长手术。这不仅是为了冠修复的成功，还为了预防其后冠边缘的牙周并发症。然后完成最终全冠修复体，粘固完成。

（三）残根导萌

正畸导萌（eruption）可将牙根移动到理想位置。可使用一个支抗丝粘结到邻牙上的简易方法。

被移动的牙应首先做根管治疗，并做一个带有根管桩核的暂时冠，以便在治疗期间保持间隙。导萌前制作的恒久的桩核应至少比正常的切牙短 3.0mm 的空隙，以便导萌。

在暂时冠唇侧中间距龈缘 1mm 处埋入一段弯制成短钩状的卡环丝，方向稍向龈端，以便放置弹性矫治圈。

用一根直径 0.5~0.6mm 的不锈钢正畸弓丝在导萌牙的正中处弯一个向切端的环，以便挂住矫治橡皮圈。弯制圈的基底部应靠近牙面，防止该牙导萌移动时向龈端滑动。弓丝固定于待导萌的两侧牙上。使用矫治基牙的数目以保证基牙不发生移位为度（图 16-3）。

用光固化树脂固定在一侧两个基牙上，暂时冠切端留出 1.0mm 的清洁空隙，在弓丝圈上挂上橡皮圈。每周复诊检查，每周移动量为 1.0mm。根据情况减轻咬合，更换橡皮圈。

当在暂时冠唇面的导萌牙挂环到达唇弓弯曲时导萌即已完成。除去橡皮圈（图 16-4），以结扎丝将其固定矫治弓丝上。检查咬合无干扰，如有咬合接触会妨碍牙的稳定和愈合。结扎固定 1 个月。

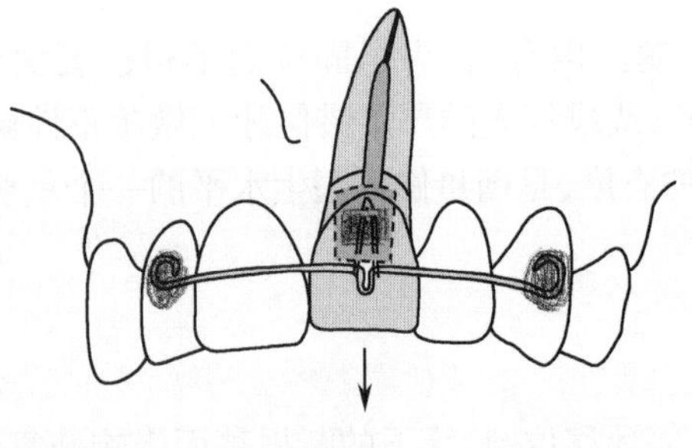

图 16-3
弯制唇弓，弓丝在导萌牙的唇面两侧最后的基牙上形成弯曲，在正对导萌牙处形成一个弯曲环，唇弓用塑料粘结剂粘固

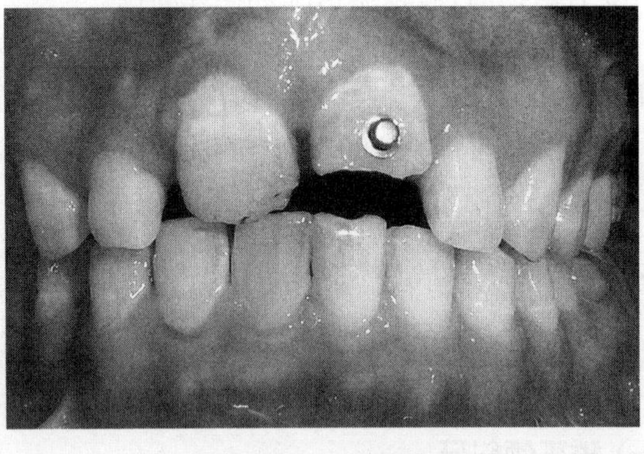

图 16-4 正畸导萌

导萌后的牙与牙槽骨和龈附丽常需降低。假如牙周膜正常，术前可以通过外科手术把牙槽骨和龈乳突矫正到邻牙的水平。修整牙槽骨到邻牙的水平，并翻瓣覆盖到导萌牙上。手术后平均 4 周即可进行修复。

当牙冠完全牙折或严重龋蚀致残根在龈下或牙槽嵴顶以下，用常规方法难以满意修复。即使根内插入桩，若冠不是覆盖到根及核，也容易发生根折。导萌后冠边缘即可建立在牙体组织上，形成环状肩台即“金属箍效能”（ferrule effect），以避免根内桩引起的牙折。事实上，牙体组织仅仅损失到上皮附丽处，只要牙根很小量的导出即可获得足够的组织，保证颈线的延伸和实现金属箍保护作用。

导萌牙在切龈方向上的视移动距离可根据 Oestrile LJ 的计算公式算出（图 16-5）：

导萌距离 = 残根根面至牙槽嵴顶的距离 +2.0mm 的生物学宽度 + 冠边缘在健康牙体组织的位置上至少 1.0mm

导萌术的优点是解决修复的美观问题，但需要较长的时间，而且导萌应该控制好治疗的时间，一般在 1~3 个月，视移动的距离而定，待残根移动到达预定位置，骨改建结束，牙根基本稳定后，再开始修复。导萌虽然可以解决修复的美观，但增加了冠根比例。外科牙冠延长术的优点是较短的时间内可修复，但修复体的牙冠过长，除影响美观外，也增加了冠根比例（图 16-6）。为此，在设计时，应结合临床情况和患者的要求进行设计。此外，在实现人造冠与对侧同名牙对称的同时，应注意采取减少咬合力的措施。

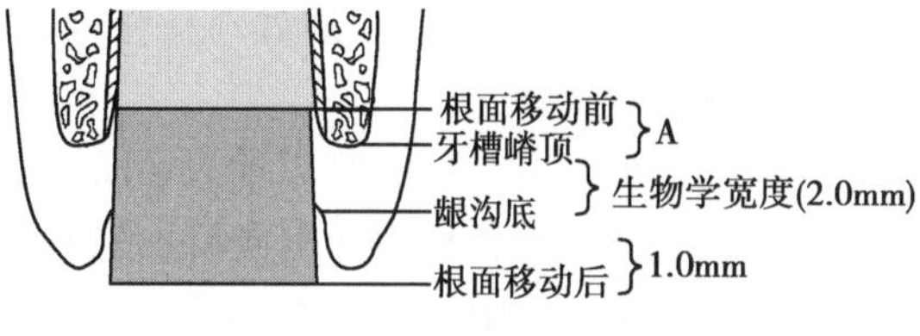

图 16-5　导萌距离的计算示意图

导萌距离 = 牙根断面距牙槽嵴顶的距离（A）+ 生物学宽度 + 冠边缘的位置至少 1.0mm

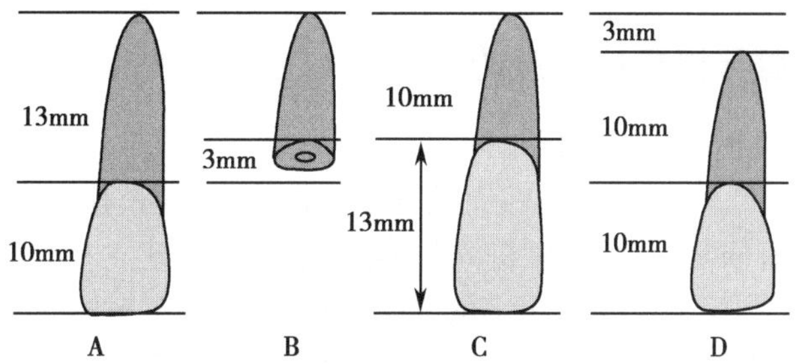

图 16-6　导萌与外科法冠延长术的比较

A. 正常上颌中切牙解剖牙冠的冠根比例 1.0∶1.3；B. 牙根断面通过导萌移动 3mm；C. 单纯冠延长术后，产生一个不美观的冠根比例 1.3∶1.0；D. 导萌法形成一个美观的延长冠，冠根比例接近 1.0∶1.0

六、严重破坏的残冠、残根保护及利用

1. 预防根折　理论研究和临床病例证明，距牙根面 1~2mm 的范围内的轴壁易出现牙折，冠修复体除注意在此处保护牙体组织外，应保证冠边缘建立在健康的牙体组织上，并形成环状肩台（图 16-7），否则，宜采用正畸导萌和牙的外延长术。

2. 预备出颈袖　在核与肩台间至少有 1.0mm 环形垂直壁，即颈袖（collar），它可起到十分重要的作用（图 16-8），Sorenson Englemanf 指出能增加其抗折能力的 80%~139%。Rosen 建议龈下缘的残根修复以

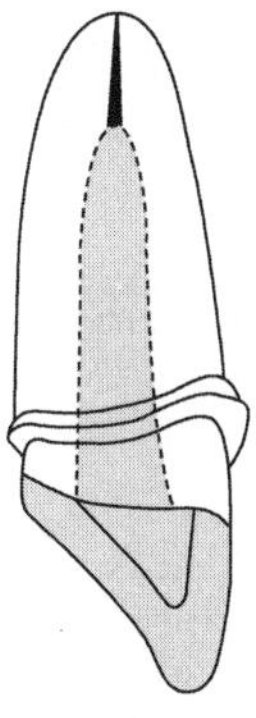

图 16-7

A. 桩核预备时注意保存牙体硬组织；B. 冠的边缘应越过桩核建立在坚硬牙体组织上；C. 冠在颈缘形成环状肩台以获得最大的支撑

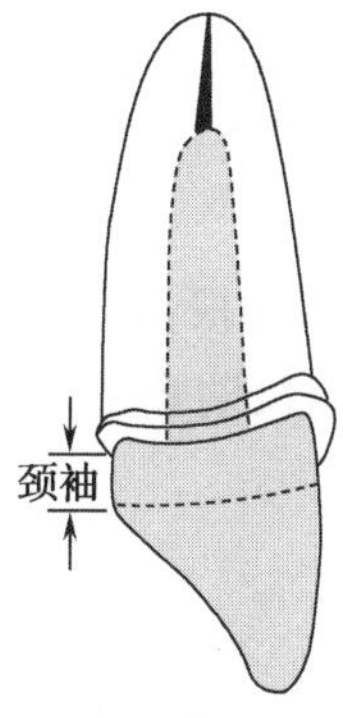

图 16-8　颈袖的位置及形状

龈下袖(subgingival collar)起到冠外支持(extracoronal brace)的作用。Hoag 和 Dwyer 证明全冠边缘伸到桩核下的牙体组织更重要。

3. 核的利用 修复前,临床牙冠可以制备一个汞合金核或复合树脂核。如果残留的牙体组织较多,核仅仅伸进髓室,或者利用牙本质钉加强残留的牙尖,即可获得较好固位。如果残留牙体组织很少,可以延长桩的长度到根内,磨牙可采用两个桩来加强固位。

现在主张核与冠分开来做,先行将核粘固,然后进行牙体预备,最后将完成的全冠粘固在桩核上。这样为将来更换修复体提供方便。为减少并发症,对于桩核和全冠的边缘适合性和封闭性都很重要。

4. 残根、残冠作为固定桥基牙存在的问题 选用它们作为基牙应十分谨慎,即使是全冠环颈部颈袖的铁箍效应,无髓牙作为固定桥基牙也可能存在问题。如果负荷过重,患牙结构上的缺陷发生牙折等。Colman H L 指出固定桥越长,使用寿命越短。在此种情况下如要固定桥修复,应该考虑种植体支持。另外,如果根管治疗牙必须作为固定桥的基牙,除根管预备要与其他预备的戴入道相平行外,对于基牙的条件要求更高。

七、牙冠缺损的无髓牙修复应注意的问题

残根、残冠的无髓牙修复时应该注意以下问题:

1. 争取牙体组织支持 一个牙的轴壁四周预备加上根管内预备,往往减低牙本质的强度。如果牙冠广泛损坏要做金属烤瓷冠修复,则需要做桩固位形,并把冠边缘建立在牙体组织上。所以,牙体预备时,应尽可能地保留健康的牙体组织,争取更多的健康牙冠组织的支持往往是长期修复效果的关键。

2. 保持根管有效的封闭 为了防止根管感染,植入桩的根管需要牙胶有效的封闭。有时会遇到根管内充填物带有银尖或断针等硬材料,此时,更应该注意采取相应措施,如判断根充牙胶的密度,必要时重新充填;或者采用超声清洁探针去除断针,再重新充填。距根尖一般应有 4mm 的牙胶保留在根管内,以防止牙胶移动和其后的封闭。假如不能满足此标准,应考虑其他修复方案。

3. 桩的根管内长度 为了最佳的应力分布和最佳的固位,桩在根管内的长度至少等于牙冠的长度,或者应等于、大于根长的 2/3。有人证明,桩长超过冠长时的修复成功率可提高到 97.5%(Sorensen J A, 1984)。无疑,桩越长其固位力越大,但过长的桩也可能因为根壁薄弱而造成根折。

4. 根管治疗的后牙 因为其牙体组织变脆、加之𬌗面咬合特点,即使𬌗面没有龋损也可能发生垂直性牙折。对于轴壁突度大的磨牙、前磨牙,根管治疗后最好做 MOD 嵌体等修复体覆盖𬌗面,以防出现牙折。Sorensen 和 Martinorff 发现磨牙和前磨牙经过牙髓治疗后,进行冠修复者有 94% 是成功的,而没有做𬌗面保护性修复者在根管治疗后存留率只有 56%。

因为无髓牙容易牙折,对于做过牙髓治疗的后牙不主张用 MOD 嵌体修复。许多根管治疗的牙因为龋、存在旧修复物或牙髓治疗通路损伤较大,以至于留下的可用于冠修复的牙体组织很少,需要在龈上轴壁上做核或附加固位。上颌前磨牙常常有锥状根、薄的根壁,邻面曲度或内陷外形等特点,所有这些都是造成牙折的有害因素。有人在 468 个牙的临床观察研究中发现,78% 的牙折出现在前磨牙,62% 发生于上颌前磨牙。假如缺损的前磨牙的根有足够的长度和直径,应该在根管治疗后使用根桩增加抗折能力。

总之,对于无髓的残根、残冠的保存修复,应采取积极、严格、灵活的设计和修复措施,降低感染、根折的风险,确保修复的长期效果。

(马轩祥 辛海涛)

参 考 文 献

1. 全国牙病防治指导组 . 全国第二次口腔健康流行病学抽样调查 . 北京:人民卫生出版社,1999:15-22
2. Goldman M, DeVitre R, Tenca J. Cement distribution and bond strength in cemented posts. J Dent Res, 1984, 63:1392
3. Shillingburg HT, Jacobi R. Two-pice retrofit dowel-core, A case report. Int prosthet, Dent, 1987, 7:181
4. 马轩祥 . 口腔修复学 . 第 5 版 . 北京:人民卫生出版社,2004:89-96

5. 王翰章,陈思亚,陈慧美,等.中华口腔科学.北京:人民卫生出版社,2001:2373-2422
6. 赵云凤.现代口腔固定修复学.北京:人民军医出版社,2007:175-197
7. 马轩祥.实用口腔医学技术.口腔修复学.沈阳:辽宁科学技术出版社,1999:110-114
8. Herbert T. Shillingburg, Sumiya Hobo, Lowell D. Whitsett, et al. Fundamentals of Fixed prosthodontics. 3rd ed. Chicago: Quintessence Publishing Co., 1997:181-223

第十七章

牙周组织支持不良的修复

牙周组织支持不良(periodontally weakened teeth)是指因牙体组织损坏,牙周支持组织的吸收、退缩、炎症或牙冠伸长及牙根结构损坏等病症,影响了其稳定和承力能力的患牙。

如果这些患牙存在牙体缺损或作为固定桥的基牙,因为其支持、固位力减弱,或抗力差,需要针对这些患牙采取不同设计,或做特殊的牙体预备,或对牙体组织做一定处理。如冠边缘完成线的位置设计,暴露牙根的处理等。严重牙周病保守治疗后常需要夹板固定松牙,改善其受力和稳定性,促进牙周组织重建。

一、牙周组织不良牙的评价

在临床上经常会遇到牙槽骨吸收,牙周疾患等牙周支持不良患牙的冠修复或作为基牙的利用问题,这类牙的利用与普通牙有所不同,如骨吸收的判断、支持组织的质量及预后,修复设计等方面。

1. 牙周支持骨的判断　骨吸收的判断对冠桥修复的预后非常重要。理论上,作为单个牙行冠修复保护,需要考虑下述要点:①松动度的检查,在无咬合创伤及其他条件正常的前提下,动度在Ⅱ度以内考虑冠修复,Ⅰ度以内可考虑作为基牙。②常规拍摄牙片,如果采用数字化牙片,应特别注意对比度的控制与判读时的调整,必要时,从不同角度拍照,或采用牙科螺旋 CT 或磁共振成像,准确反映骨吸收的实际状况(图 17-1)。

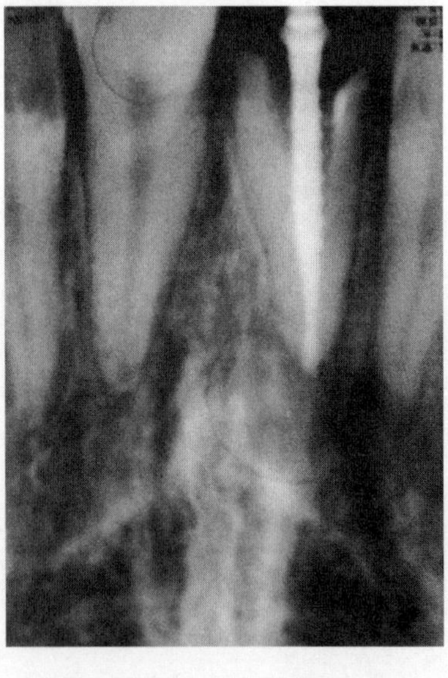

图 17-1　数字化牙片的判读

2. 支持组织的动态观察

(1) 进行性牙槽骨吸收患者,如牙周病、糖尿病患者应从严掌握适应证,对轻度患者,应实行动态观察,待上述疾病稳定并达到修复标准后再进行修复。

(2) 如果存在咬合力过重,应进行调整咬合或制作过渡性修复体减轻𬌗力,一般观察 3~6 个月后如牙松动好转,再进行设计及修复。

3. RVG 数字化牙片的判读　韩勇等(2008)为观察门诊常规拍摄的 RVG 数字化牙片用的判读误差率,利用测量软件在数字图像上测量预成钛桩的长度和直径,并与实际长度和直径比较,计算出直接数字成像系统在预成钛桩植入应用中的失真率。结果发现桩长总平均失真率为 +81.6%,其中,放大失真率占 97.5%,缩小失真率占 2.5%;桩径总平均失真率为 +33.3%,放大失真率占 87.5%,缩小失真率占 12.5%。这个研究结果有助于认识 RVG 数字化牙片在日常牙片检查的误差。为了更精确地测量牙根的长度,必要时,宜做失真率的标定,譬如在邻牙上放置直径一定的钢球,依此计算出该片的实际尺寸和牙周组织的实际状况。掌握这些影响牙片判断准确的因素,有助于判断患者牙周的真实状况。

总之,术前、术后应拍摄 X 线片,作好牙周状况的评价和动态观察,确保修复的安全和长期效果。

二、修复设计方面的考虑

对于牙周支持不足患牙的修复设计应本着试行修复、动态观察、谨慎分阶段的观点进行。冠修复的患牙应经过完善的根管治疗，尽量创造条件使患牙减少发生骨吸收、牙折的风险，有利于促进牙周组织健康，并保证基本的固位形、抗力形，必要时做根切术、牙冠充填、加桩强化成形。

1. 牙周支持不良牙的单冠修复　支持组织不良牙的修复设计应从下面考虑：

(1) 单冠修复时，牙周炎经过完善的治疗后并有保存价值。

(2) 骨吸收不超过根尖的 1/3。

(3) 牙冠的形态有助于减少殆力，如减少颊舌径，减低牙尖高度，增加机械便利，控制咬合接触点，减少咀嚼振动等。

(4) 适当扩大修复体的邻接面积，分散殆力。

(5) 注意冠边缘的制作与粘固质量，减少菌斑附着及龈缘炎的 发生等。

(6) 通过牙周手术，如植骨、翻瓣、牙龈成形手术等，改善牙周支持条件和牙龈的美观。

2. 牙周支持不良牙作为基牙使用的设计　支持组织不良牙作为基牙的修复设计应从下面考虑：

(1) 牙周病得到有效控制，并从严掌握基牙的适应证。

(2) 骨吸收不得超过根长的 1/4，或临床牙冠冠长与根长的比例接近或小于 1∶1。

(3) 采取减轻固位体殆力的各项措施，如减小桥体的颊舌径等。

(4) 控制固定桥的长度，或适当增加桥基牙的数量。

(5) 术前术后拍摄定位牙片或其他 X 线片，作好基牙的动态观察。

(6) 制作过渡性固定桥，考察基牙的负荷能力和负重反应，观察时间 3 个月以上，患者在无症状、骨小梁密度有一定增加或无进一步骨吸收的条件下再行正式的固定桥修复，否则改变设计，或增加基牙等。

(7) 如有可能，减低咬合高度，改善冠根比。

(8) 必要时进行牙周植骨手术，改善牙周支持骨的条件等，再考虑固定桥修复。

(9) 如有牙列缺损需要局部可摘义齿修复，可将患牙截冠保留残根，作为覆盖义齿的基牙。

三、冠边缘的设计与预备

牙龈退缩、外形改变的牙体，其完成线的设计和预备常需要相应改变。牙体预备完成线的类型、位置可能直接影响修复体的远期效果。完成线预备不适当可能引起不必要的牙体损伤，而且留下涉及修复体寿命和牙体的潜在的并发症。对于牙折的完成线预备也需要做相应变化。

1. 牙龈完成线　牙体上牙龈完成线即冠边缘线。理论上最好位置应在远离龈沟的牙釉质上。然而，临床上常常会遇到一些中老年患者因为牙龈退缩、龋蚀或缺损，需要修复体龈缘伸展、覆盖牙根分叉或颈缘缺损。假如全瓷边缘，龈边缘完成线肩台宽度应为 0.8~1.0mm，而且冠边缘应与自然牙表面平滑一致。

对牙根很窄小的牙做肩台预备损伤牙髓，肩台宽度应适当减小，或者作成龈缘以上的肩台。无论肩台位置、形态如何，应均匀光滑，粗糙的牙体预备可能降低修复体的密合性，日后还会有继发龋的危险。浅凹形肩台在轴壁上的深度比通常的 135° 肩台预备要小，此时，金冠有个较宽的金属袖。如果瓷边缘扩展，会加深牙体预备。

2. 磨牙根分叉处的牙体预备外形　有时因为牙龈退缩造成根分叉暴露，这类磨牙的预备要有所不同。其完成线要伸到分成两个根的根分叉处，形成根分叉凹槽(furcation flutes)。为了不影响戴入道，轴壁应在这里预备出垂直凹槽或预备釉牙本质结合部以上的根面凹陷。

牙龈退缩造成根分叉暴露的下颌磨牙常采用这种处理。通常下颌第一磨牙颊、舌侧凹槽距釉牙本质结合部 3~4mm。有资料介绍，上颌第一磨牙颊面近中和远中面的根分叉凹槽离开釉牙本质结合部的平均距离约为 3.6~4.8mm。国人由于牙体偏小，可能会小于此数据。

采用根分叉凹槽的人造冠修复体表面也应有相应的凹陷，而不是牙冠原来的外形。此凹槽伸到与颊面殆 1/3 的颊面沟相连(图 17-2)。凹面通常与原来的颊面沟融合而无间断的连续，应自然“柔和”地融进轴壁外形，这将减少牙线进入后牙区清洁的困难。否则，会造成菌斑附着。

3. 牙龈下的缺损修复　若因牙周病或牙体缺损至龈缘以下，可能会遇到修复体边缘的龈盲袋问题，以及充填材料、修复材料的生物相容性问题。此时，应采取下述措施：①切除因牙体缺损至龈缘下造成的盲袋，5~7 天伤愈后再做修复治疗（图 17-3）。②为保证接触龈缘的冠边缘的生物相容性，可采用铸造纯钛金属的冠边缘，后牙以铸造钛金属冠、前牙设计成钛金属烤瓷冠桥修复。

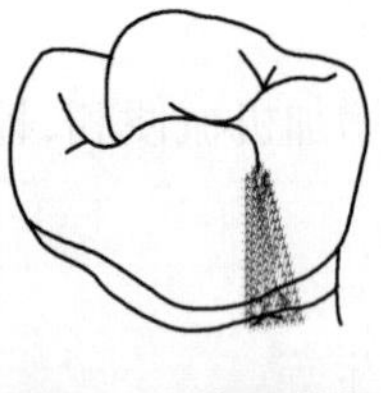

图 17-2　磨牙的颊沟处与牙根垂直凹槽的延伸相连续

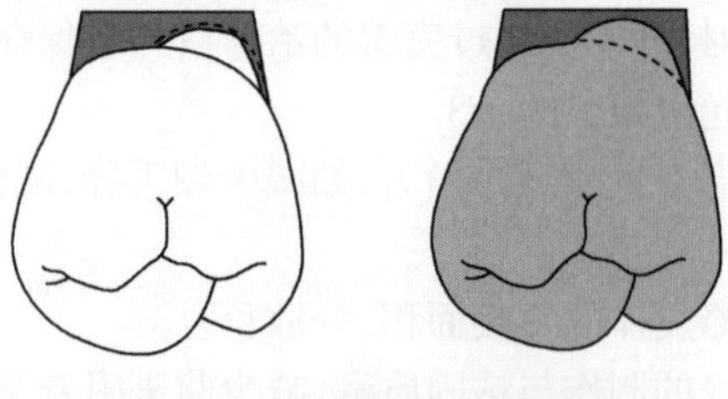

图 17-3　龈切除后修复设计

左图：龈盲袋切除后暴露出牙根；右图：修复体边覆盖暴露的牙根

总之，不得形成修复体边缘的病理性盲袋，不得让树脂或汞合金等材料直接接触龈组织。

四、牙根切除术

牙根切除（root resection）是指切除患牙的部分罹患牙根，也叫根切术。半切（hemisection）是将通过牙冠、牙根将磨牙分离成基本相等的两个牙。在 100 多年前这些方法就被 Farrar（1884）等人采用，至今仍然是挽救患牙的一种方法。

（一）适应证

1. 一个下颌磨牙牙根或 1~2 个上颌磨牙牙根因为无法保留需要牙根切除，而该牙另外的牙根有保存价值者。

2. 2 个或 3 个牙根中有一个牙根无法保存治疗的牙根折断或严重垂直性骨吸收。

3. 个别牙根有严重的骨丧失或龈附着问题。

4. 患牙一个牙根管穿孔，或无法取出的根管内器械折断。

5. 患牙一个牙根因解剖学变异无法进行根管治疗的牙周、牙髓感染者。

6. 出于牙周治疗的整体性考虑，使一侧牙弓的牙周治疗更简化的牙根切除等。

（二）根切除后患牙的利用

根切除后余留牙根的利用应根据邻牙、牙列的情况而定。①邻牙健康，不需要修复，保留的牙根牙周情况理想者可以利用保留的牙根做单冠，相当于单基桥结构；②邻牙有缺损，也需要冠修复者，可以设计成与保留牙根相邻牙的联冠；③保留的牙根牙周情况不理想者，可以扩大基牙数目，或与切除牙根侧的健康基牙做成固定桥；④如第二磨牙远中做根切术，由于保留的近中牙根处于游离端，可以只修复成前磨牙的形状，起到垂直阻止牙（vertical stops）的作用；⑤已经存在因牙列缺损者，可以做冠切，把保留的牙根作为部分可摘义齿的覆盖基牙；⑥做了根切除的重要基牙，基牙的负荷能力因支持面积减少，必要时重新制作义齿，改变局部可摘活动义齿的设计。应当根据保留牙根的牙槽骨、牙周膜面积情况做相应设计。

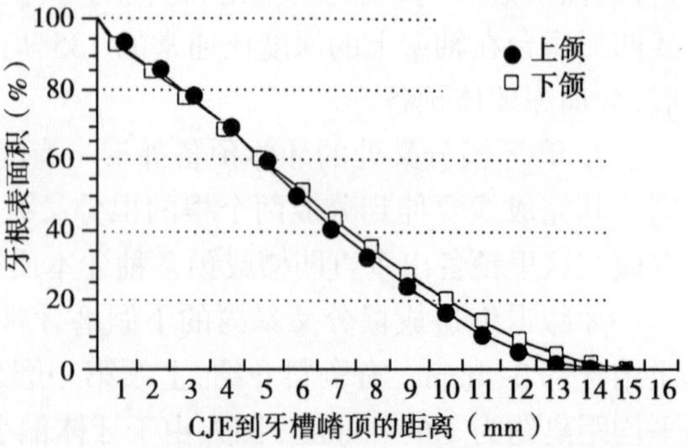

图 17-4　上下颌第一磨牙垂直骨吸收与牙周膜面积的关系（参考 Shillingburg H T）

上下颌磨牙垂直骨吸收与牙周膜附着面积成一定的关系（图 17-4），可根据牙片判断牙周的支持能力。另有资料显示，下颌第一磨牙的近中根提供 37% 的支持面积，远中有31%（Dunlap RW，1985）。上颌第一磨牙的近中、远中和腭根的牙周支持面积分别是25%、19%和24%，根柱提供支持面积的占32%。上述数据可在根切术后患牙利用时参考。

（三）根切方法及修复

根切前要进行完善的根管治疗，并在翻瓣直视根分叉之前，尽量准确评价其累及的范围。为了简化根管治疗，那些无法保留的牙根应首先切除，再做保留牙根的根管治疗，并及时封闭根切处的创面，做临时冠保护。

用一只细长金刚石车针从根分叉的拱顶切割，此时手术彻底去除切根的组织，不留任何根分叉处的组织，否则造成以后冠修复的悬突，影响菌斑清除和引起组织炎症。

全冠的预备完成线在根尖方向上应超过髓室充填物。但没有必要将冠完成线覆盖整个根切面。假如由于牙周问题行根切术，如磨牙牙冠组织足够，髓腔仅用汞合金充填，没有必要用根桩。假如冠部损伤需要桩核，铸造桩更适合造型。

因为根切后牙冠形态的变化，牙体预备和冠的外形应有别于常规。牙体预备时，往往根切牙的根桩周围牙根组织不足，牙根切及修复的具体方法以腭根切除为例，简介如下：

上颌腭根切除后腭根表面的预备呈扁平形，与切除后根桩外形相衔接。牙体预备时𬌗面应适当减小颊舌径，但中央沟与邻牙尽量一致，以保证𬌗面和谐，两颊尖𬌗龈向接近于正常，两舌尖较小（图17-5）。

腭根切除伴牙冠舌侧缺损，修复体会出现明显的扁平和凹陷，基本上没有舌尖。这将会引起冠的舌龈自洁问题，也可能引起冠的严重扭转运动，导致舌侧倾斜或根折。因此，𬌗面外形应降低牙尖高度，尽量避免上述扭转作用。

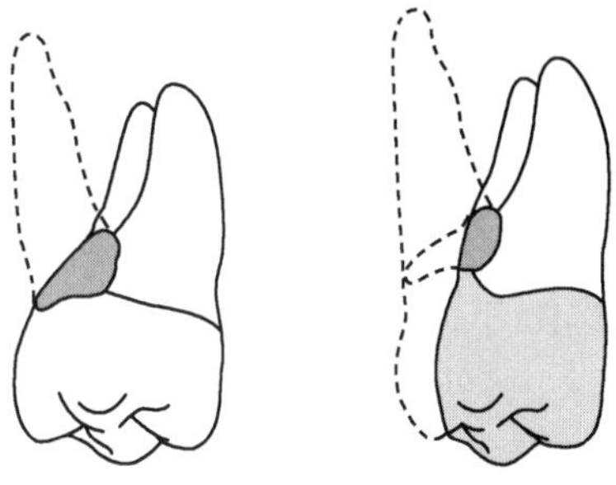

图17-5　上颌磨牙腭根根切后外形弄平滑，修复体颊舌径减径

（四）下颌磨牙半切术

下颌磨牙通常只有两个牙根，下颌半切术（mandibular hemisection）指切除一个牙根后只余留另一个牙根。假如患牙是牙弓上最后一个牙，并且对𬌗牙与下颌第一磨牙近中有一定咬合接触时，保留近中一半较为理想（图17-6）。远中根可以作为短跨度固定桥的基牙（图17-7）。偶尔，在根切后保留的一个粗壮的余留牙根也可以作为长跨度固定桥的基牙，但恢复整个磨牙形态需要十分小心（图17-8）。这必然是个高风险的修复，因为余留的牙根的牙槽骨支持往往不足。

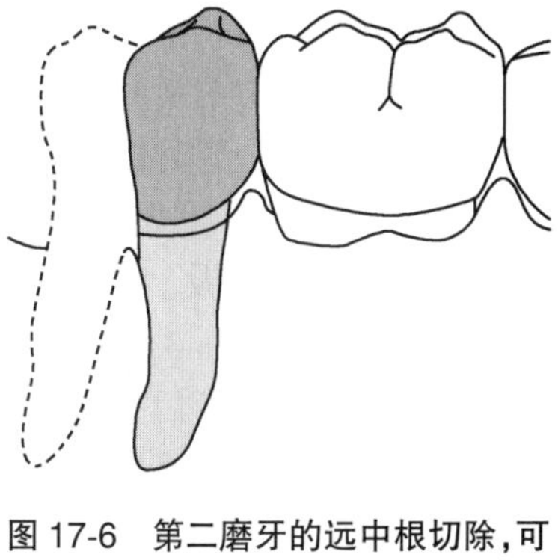

图17-6　第二磨牙的远中根切除，可利用近中根恢复部分𬌗面

为了抢救磨牙的两个牙根，使之成为两个前磨牙，此过程被Grant DA（1988）称为"前磨牙化（bicuspidization）。目的是清除根分叉处的病变，使近远中根分开，两个根间有一定的龈外展隙。有时，能

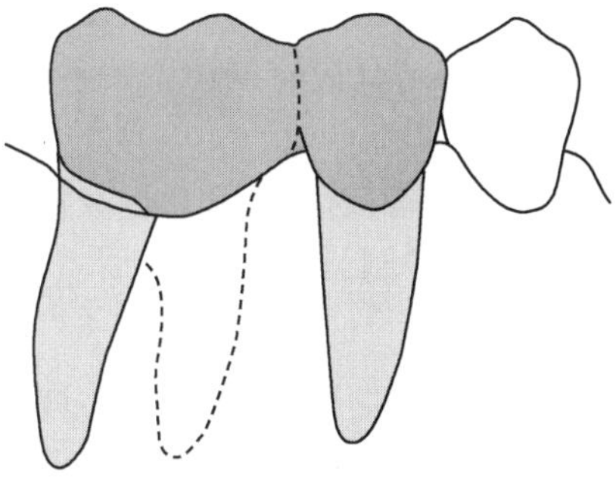

图17-7　下颌磨牙在近中根切除后，远中根可作为固定桥基牙并恢复缺失的部分

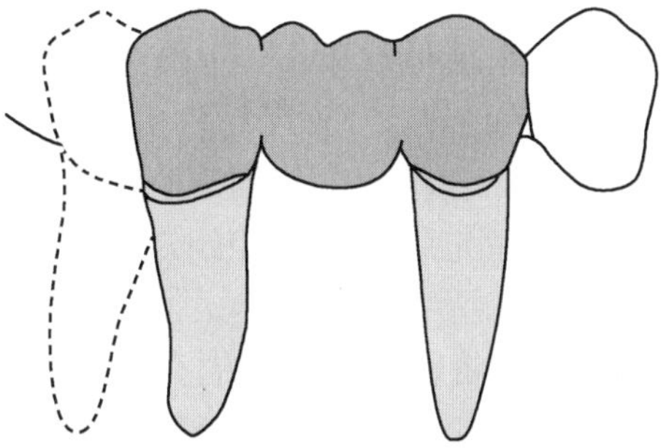

图17-8　下颌磨牙在远中根切除后，近中根可以作为短跨度的固定桥基牙

沿根分叉完全自然分开，可保证牙周健康。但有时困难，如冠的外展隙太小，邻面接触区伸到龈下到牙槽边缘，可能遗留牙周的问题。最好是采用正畸的方法分离牙根，以保证两个牙根间有足够的邻间隙。或者在冠修复牙体预备时做根间的肩台，实现两个冠在龈缘处分离，保证合理的龈外展隙(图 17-9)。无论采用哪种方法，适当减轻咬合力是必要措施。

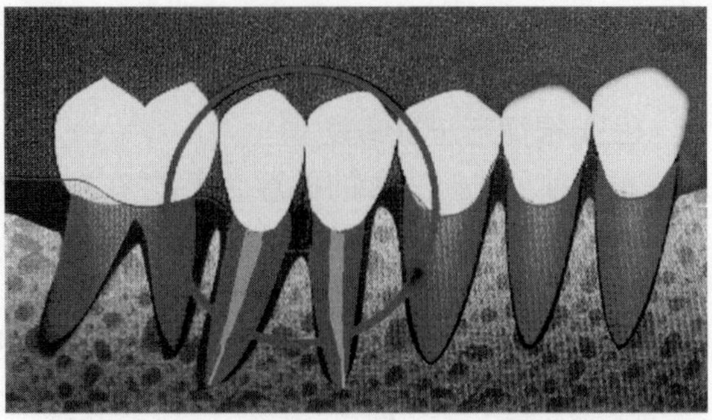

图 17-9 磨牙牙体预备时使修复体形成两个前磨牙(参考梁照计算机图)

具体修复方法参见第四十六章。

(五) 开放根分叉

如牙根较长，骨组织支持好且根之间明显分开，上颌后牙也可不做根切术分开牙根，而采用开放根分叉(Skyfurcation)的方法。只将根分叉处充分磨改，去除病变组织，然后制作一个短夹板式的冠，两根间龈面形成凹面。其𬌗面像夹板或常规的冠外形，根分叉处为金属，还可以切开金属部分。以此改善根分叉的通路和保护龋易感区。

涉及根切术成功率的因素很多，其成功与否，依赖于盲袋的处理质量，冠边缘的设计与制作，特别是减低咬合力的措施，尖牙保护𬌗的咬合设计如适当降低牙尖斜度以及患者的保护。Ehrlich J，Hamp 等人(1989)报道根切术的病例，其 10~18 年后成功率为 87%。Langer 等人则发现失败通常发生在治疗后 5~10 年，在 5~7 年的失败率为 55%。

另外，成功率与牙位有关，下颌牙根失败多于上颌牙。这是因为下颌牙根根切后仅呈单根支持。而在上颌根切后仍有两个牙根，可提供同样好的支持与稳定。

五、牙周夹板式修复

牙周夹板(periodontal splint)是一种治疗松动牙的修复装置，通过夹板将松动牙与健康牙连结固定在一起，形成一个新的咀嚼单位，改善松牙受力状况，达到治疗的目的。

牙周夹板可分为暂时性和恒久性两类。暂时性夹板使用时间较短，视牙周炎治疗过程而定，一般为几周到数月不等。暂时性夹板固定松动牙后，待牙周组织愈合后，可将其拆除。恒久性夹板为长期戴用的牙周夹板，它与牙周炎的病理性松动牙的症状控制和牙周组织的修复有密切关系。

(一) 暂时性夹板

暂时性夹板(temporary splint)适用于固定外伤或𬌗创伤造成的松动牙；急性牙周炎的松动患牙；牙周炎经口腔内科治疗后的过渡性措施；恒久性夹板制作完成前的暂时性夹板固定；减轻或避免因调𬌗或牙周外科手术给患牙施加的外力的暂时性夹板固定。

1. 结扎固定法　多用于结扎前牙，后牙因解剖形态而操作比较困难，不宜采用。结扎法固定效果较差，只能用作短暂固定，必要时需要拆除更换。可采用牙线、外科丝线、结扎用不锈钢丝或尼龙丝等作为结扎材料，用连续结扎法，将松动牙固定在邻近的健康牙上。结扎前牙时，结扎材料应位于舌面隆突以上、邻面紧靠邻接点，避免结扎丝向龈端或切端方向滑脱。结扎时先将结扎丝以双套结固定在尖牙上，然后用“8”字形结扎其他前牙，最后固定在对侧尖牙上。结扎时要保持牙应有的位置关系和牙间间隙，避免使牙受力移位。

2. 光固化树脂夹板　适用于固定松动的上下前牙，不需作牙体预备，对外伤和急性炎症的松动牙固定较为适宜。夹板固定后，待牙周组织修复愈合或牙周组织炎症得到控制，通常在 1 年后需要拆除夹板，或改作恒久夹板修复治疗。

夹板固定时，先将牙面彻底清洁，在待固定的松动牙和邻牙舌面、邻面釉质用酸处理，冲洗、吹干，然后涂上釉质粘合剂，再覆盖 0.5~1mm 厚度的复合树脂，用树脂雕刀成形后，光照 40 秒，最后调𬌗磨光，消除早接触点。

下前牙复合树脂覆盖粘结的部位，应在牙的邻面和无咬合的舌面、舌隆突上，不能覆盖在牙龈上，邻间隙应保持通畅，以便于牙周治疗和自洁作用。

3. 尼龙丝—复合树脂夹板　采用尼龙丝将松动牙与相邻的牙逐个结扎在一起，然后用复合树脂将尼龙丝线结和邻面粘结形成夹板（图 17-10）。

确定需固定结扎的牙，清洁牙面。取一段长约 40~50cm 尼龙丝，从结扎区一侧牙逐个打单结或多结，至另一侧牙，再用同法返回结扎第二道，然后将尼龙丝从前两道的龈侧相互穿过，再在牙间隙稍宽处结扎。将结扎丝切断，结扎后的松动牙应基本不松动。然后按常规酸蚀各牙邻面，复合树脂仅将尼龙丝线结包埋和覆盖邻面。夹板完成后，应作调𬌗，消除早接触，最后，磨光、以上光剂光滑树脂表面。此类型夹板，前牙未作酸蚀处理者，夹板应在 3 个月内拆除，经酸蚀处理者可保持 1 年，但此类夹板固定时间不宜过长，特别是树脂材料不得刺激牙龈。

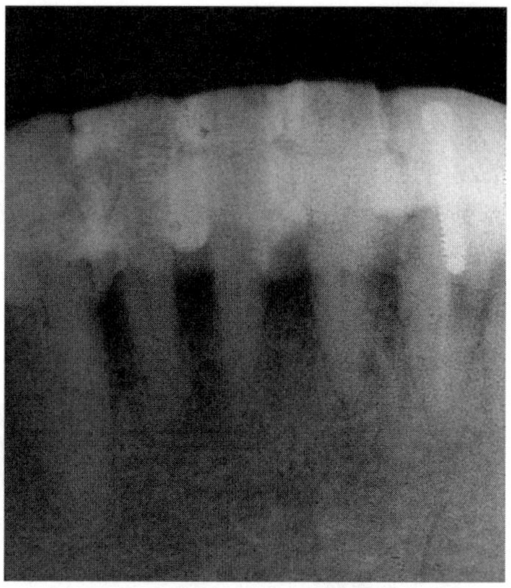

图 17-10　尼龙丝 - 树脂夹板

4. 光固化纤维 - 复合树脂夹板　适用于上前牙和后牙的松动牙固定的患者，在接受恒久性固定或套筒冠牙周夹板治疗前的暂时过渡性夹板。固定周期一般在 6 个月至 1 年以内。

传统的方法是：先将牙面进行清洁，在需固定的上前牙舌隆突上或后牙𬌗面颊舌径中线处预备一条能放置纤维丝和光固化树脂的浅沟，沟宽度约 1.5mm，深度在牙釉质内或达牙釉质与牙本质交界处。然后对牙体预备沟内作酸处理、冲洗、吹干，先将少许光固化树脂置入沟底，剪一段与固定沟相同长度的纤维丝放置在沟内，再将光固化树脂填平预备沟，光照固化后调𬌗磨光，消除早接触点与𬌗干扰点。夹板固定后应保持邻间隙的通畅，以利自洁作用。

近年来，由于强度大的可塑光固化纤维新材料的出现，牙体表面可不必预备沟，直接将 3~5mm 宽的纤维带铺在酸蚀处理过的松动牙的舌侧，以钝器械压实，初步光固化，再以光照 20 秒，固化复合树脂，以上光剂光滑夹板表面。

对于牙冠伸长、邻间隙较大、动度不大的松动牙，可省去铺放纤维层，直接用高强度的复合树脂在酸蚀牙面上，结合牙冠成形，制作夹板，减小邻间隙，固定患牙。需要强调的是，酸蚀后先涂一薄层粘结剂，吹薄后光固化 10 秒，再放复合树脂，表面再以上光剂光滑夹板表面。

（二）恒久性夹板

恒久性夹板（permanent splint）为依靠恒久性可摘式或固定冠桥式修复体起到固定松牙作用的修复体。

它的适应证为严重的牙周疾病，经过暂时性夹板固定疗效良好更换为恒久性夹板进行修复治疗；牙周病患牙基本治愈或明显改善后的长期固定夹板；牙周病伴牙列缺损，经牙周病基础治疗后采用恒久性夹板方式修复缺失牙同时固定松动牙。

1. 可摘式恒久夹板（removable permanent splint）　即患者可自行摘戴的夹板。它易于患者自行清洁，方便进行其他牙周治疗；磨切牙体组织少，制作简便；可摘式夹板在有 / 无缺牙的情况下均可采用。但由于暴露金属卡环而美观有一定影响。

可摘式恒久夹板支架的组成、整体制作方法及基牙预备基本与可摘局部义齿相同。常采用卡环、切钩、间隙钩、唇弓等固位装置。夹板中采用联合卡环、长臂卡环、连续卡环、间隙钩、切端钩都能起到固定松动牙，防止食物嵌塞、恢复咬合和分散𬌗力的作用。但要求牙周组织已破坏的患牙上夹板的固定装置，应尽量避免进入倒凹，防止因取戴损伤患牙。

牙周疾病伴牙列缺损的患者，设计的可摘式恒久性夹板兼具修复缺失牙的功能。其基托伸展范围和可摘局部义齿基本相同。要求基托与牙接触区应位于牙的外形高点线处，并在龈乳突处的组织面要有足够缓冲。

𬌗垫（occlusal pad）是可摘式夹板的一种。用于咬合低伴有牙周病或牙列缺损或夜磨牙症以及颞下颌关节功能紊乱综合征的患者。由于牙列的𬌗面均为𬌗垫所覆盖，可以达到分散𬌗力、消除创伤的目的。既可以用𬌗垫恢复患者的𬌗高度，固定松动牙，又可以达到固定松动患牙的目的。

2. 固定式恒久夹板(fixed splint) 是指需要粘固、患者不能自行取下且长期戴用的夹板。固定式恒久夹板设计通常采用联冠修复，或兼顾修复牙列缺损的夹板式长跨度金属烤瓷固定桥(图 17-11,12)。在夹板固定范围之内，根据不同的口腔情况，在基牙和患牙上选择全冠、部分冠等作为固位体。其制作方法基本与固定桥相同，经过取印模，制作蜡型，包埋铸造，试合，粘固等步骤，达到固定松动牙、治疗牙周病的目的。

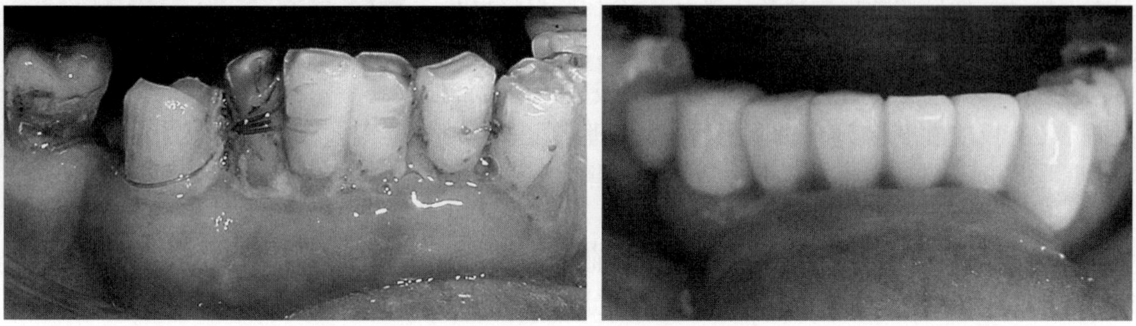

图 17-11 下前牙牙周夹板

左图：松牙固定的尼龙丝结扎；右图：经过治疗后，金属烤瓷桥修复

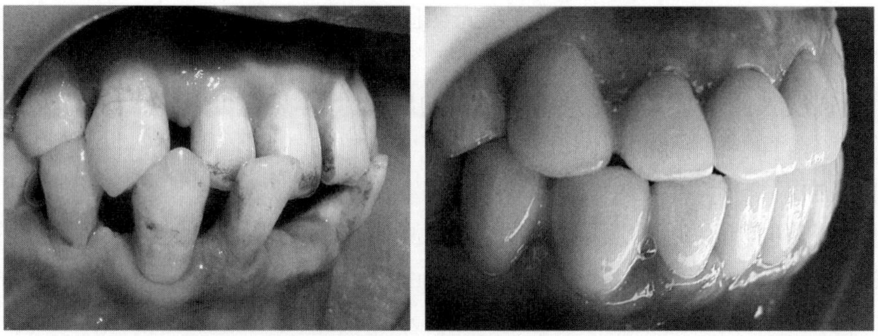

图 17-12 上下颌烤瓷修复桥夹板治疗反咬合及患牙松动

设计固定式恒久夹板修复治疗的条件及要求：①牙周疾病经系统治疗后，症状得到控制；②个别重度牙周疾病患牙需作根管治疗并观察 2~4 周，复查 X 线牙片确定牙槽骨吸收稳定后；③冠龈边缘置于龈缘之上或采用半冠；④根据咬合设计，适当降低𬌗面牙尖高度，并增加溢出沟，加大外展隙，以减小𬌗力，消除扭力；⑤若同时需修复缺牙，其桥体龈端接触面要小或做成卫生桥体，前牙桥体可采用改良接触式桥体，尽量减少对牙龈的不良刺激。

3. 圆锥形套筒冠夹板(Konuskronen telescope splint) 圆锥形套筒冠夹板兼具可摘式恒久夹板和固定恒久夹板优点，将牙分散孤立的牙周病患牙和较健康牙连接固定在一起，形成多基牙修复整体。它不但受力较为合理，改善了虚弱牙的稳定与承力，同时夹板能自行摘戴。圆锥形套筒冠内冠金属表面高度抛光，相邻内冠之间有较大的间隙，患者容易清洗，能有效控制菌斑形成。其固定效果与固定式恒久夹板相似，对牙周组织吸收破坏较重的患牙可起到缓冲作用，有利于牙周组织的修复。

(马轩祥 韩 勇)

参考文献

1. 马轩祥．口腔修复学．第 5 版．北京：人民卫生出版社，2004：480-496

2. Herbert T. Shillingburg, Sumiya Hobo, Lowell D. Whitsett, et al. Fundamentals of Fixed prosthodontics. 3rd ed. Chicago:

Quintessence Publishing Co.,1997:211-224

3. Applenton IE. Restoration of root-resected teeth. J prosthet Dent,1980,44:150
4. Ross IF,Thompson RH. A long term study of root resection in the treatment of maxillary molars with furcation involvement. J Periodontol,1978,49:238
5. 王翰章.中华口腔科学.北京:人民卫生出版社,2001:1833-1875
6. 赵云风.现代固定修复学.北京:人民军医出版社,2007:210-218

第十八章

印模材料、托盘和取印模技术

印模(impression)是物体的阴模。口腔印模(dental impression)是口腔及颜面软硬组织的阴模。口腔印模材料(impression materials)是灌制口腔及颜面软硬组织模型过程中使用的阴性模型材料。为了制作义齿或颜面赝复体,通常使用印模托盘(tray)装入印模材料,印制出口腔或颜面部的阴模,再以模型材料复制出阳模即工作模型(working model)。根据制备印模的用途,有初印模和终印模之分,前者指为了制备初模(又称粗模)而取的印模,后者是灌注正式工作模的印模。

在历史上,许多材料曾用于义齿的印模。早期的印模材料包括坚硬的或半坚硬的材料,如石膏、氧化锌丁香油、聚合物和蜡等。而现代的印模材料主要为弹性材料,包括:可逆水胶体印模料、非可逆性水胶体印模料和人造橡胶类的印模材料。

通常的义齿制作离不开准确复制口腔软、硬组织形状的印模材料。理想的印模材料应具备以下性能:

1. 结固之前有很好的可塑性。
2. 充分的流动性,以便记录完全的细节。
3. 具备对口腔组织的湿润性。
4. 维持空间稳定性(dimensional stability),即准确度。
5. 具有相对的稳定性。
6. 凝固之后有好的弹性。
7. 理想的坚硬度。
8. 可存放,有一定长的有效期。

除了这些重要的印模特性外,成品印模材料还必须满足临床可接受性或使用性:

1. 配套使用的器材。
2. 无毒,无刺激性。
3. 足够强度以抵抗撕裂。
4. 合适的调拌时间和结固时间。
5. 与模型及浇铸材料的匹配使用。
6. 价格不能太贵。
7. 具有令人愉快的颜色、气味和味道。
8. 方便按份取用、控制调和比例,容易调和。
9. 容易清洗。
10. 易于看出最后的界线。
11. 允许灌注多的模型。
12. 能被辨别是否凝固。

一、印模膏

印模膏(impression compound)又称打样膏,是一种非弹性可逆性口腔印模材料。在水浴中加热到70℃时具有很好的可塑性,降至人的体温时变硬。它也是一个古老而又节约的印模材料。该印模膏线胀系数大,且收缩的大小随温度而变,因此,不适宜作为灌注工作模的印模材料。它主要用于全口义齿修复时取初印模或用成品托盘取局部义齿印模时制作个别托盘用。

临床上用于制作个别托盘的方法是:将一片印模膏放入70℃热水中,浸泡数分钟使之逐渐变软,然后用手揉塑均匀,取适量印模膏放入成品托盘,趁其仍有可塑性时,放入患者口腔,按照精印模托盘的要求修整托盘的边缘。如边缘不足时再添加,如边缘过长或过厚时,可在酒精灯上烤软重新塑形。

也可使用市售恒温器加温,水温保持在70℃左右,维持印模膏软化程度。如果用普通器皿盛热水,水温容易降低,印模膏因而变硬,特别是在冬天,需更换热水以保持水温,而且允许的工作时间较短。该材料可在严格消毒后反复使用。但随着新的印模材料的出现,它的使用越来越少。

二、可逆性水胶体

可逆性水胶体(reversible)是从海藻中提炼的多糖类物质,常用的牙科水胶体为琼脂(agar)。该材料在厂家提供时是预成形的固态胶体,在使用前加热成液态,使用后温度降低到室温时又成为凝胶。

可逆性水胶体主要用于技工室复制耐火材料模型。商品包装是预成胶冻和散装小包的凝胶块。在使用前,将材料置于沸水中融化水胶体,在63~66℃保存待用,在44~46℃的水浴中回韧处理(tempering)。一天所用的材料要先在沸水中融化,并存放于水浴中。在使用前,置于回韧水浴中10分钟以降低温度。液态的水胶体在降温后变为胶体,如再升温后又转变为液态。因此,该材料被称为"可逆的",以区别于通过化学反应变为不可逆胶体的藻酸盐,可在技工室被重复使用。

可逆水胶体印模的托盘设计有整体冷却水道,以此加速凝结。从托盘到组织发生凝结,最后是靠近组织的胶体凝结。因此凝结过程中的收缩可以及时得到弥补,水胶体具有很好的空间准确性。

但由于琼脂水胶体含有85%的水,空间稳定性受水分蒸发的影响较大。因此,应尽量避免水分的蒸发,并尽可能少牵拉凝结的琼脂,防止使水分移出。但是常常伴随印模收缩的是水分的渗出、蒸发和模型材料的吸收,这些脱水作用有损模型的准确性,所以印模完成后必须马上灌注模型,以避免上述脱水变形。印模以2%硫酸钾稀释溶液作为固定液处理,这可以补偿琼脂对石膏及人造石模型材料结固的不良作用。由于它的局限性,在临床上不用它取印模。

近年来,材料研制商推出琼脂印模材料(商品名为"寒天"),可用于取少量单位(4个单位)的冠桥印模。若能保证其使用的前提,也是一种可选择的经济型印模材料。使用前,利用恒温箱保持在63℃,呈胶体状态,具备较为理想的流动性。作为精细印模材料,需要与海藻酸印模料配合使用。取印模时,用专门的注射器将其输送到颈缘,其凝胶化温度为45~47℃,在口腔硬化时间需要2~3分钟。具体使用方法见下文琼脂印模技术。

三、海藻酸盐印模材料

海藻酸盐印模料(algal impression material)是一种弹性不可逆水胶体印模材料。它是临床上应用最广泛的一类,可以用于取部分固定修复、可摘局部义齿的印模,也可以用于全口义齿修复的初、终印模材料。

海藻酸盐印模料可分为粉剂型和糊剂型两种,目前临床上常用剂型是用水调和的粉剂型。粉剂型特点是粒度细,印模精确度高,使用方便,尺寸稳定性好。水粉比例应严格按厂商提供的说明,调拌时间一般在30~45秒。调拌时间不足会使印模强度下降,调拌时间过长也会破坏凝胶,同样导致强度下降。

另外,外界温度对凝结时间影响较大,在不同季节时,应注意室温和湿度对凝固时间影响。由于该材料是由水调拌而成,凝胶中水分减少,可以造成凝胶裂隙。凝胶吸收过多水分,就会膨胀。两者都可影响印模尺寸稳定和模型的准确性。特别是在温度高、湿度大或干燥的环境下使用,更应注意取印模后尽快灌注模型。有人主张取印模后20分钟内完成灌注模型,以防止印模的收缩变形带来的模型误差。如要等待灌注模型,应将印模存放在密闭的保湿箱内,或加盖湿纱布,但仍然要注意及时灌注模型。

四、橡胶类弹性印模材料

橡胶类弹性印模材料(rubber elastomeric impression materials)包括聚硫橡胶(polysulfide rubber),浓缩硅橡胶(condensation silicone),聚醚(polyether)和聚乙烯硅氧烷(polyvinyl siloxanes)。它们是目前得到广泛认可的精细印模材料,主要为各类修复体制取精印模。

美国牙科联合会(ADA)细目中对弹性材料进行的分类是基于其物理性质。通过三种评价指标,即压缩性、流动性、24小时空间改变等定义其类型。

由表18-1可见,ADA对不同的印模材料的要求指标差别较大。选择材料时,注意压缩性与材料在相关快速变形之后的趋势有关;流动性与承载的负荷有关;24小时空间改变等指标,综合加以考虑。

表18-1 ADA关于弹性印模材料的要求

类型	结固后的最大压缩(%)	最大流动性(%)	最大收缩(%)24h
Ⅰ	2.5	0.5	0.5
Ⅱ	2.5	0.5	1.0
Ⅲ	5.5	2.0	0.5

(引自ADA Specilification No.19 for nonaqueous, elastomeric impression materials, J.A.D.A.1977)

因此,在印模材料的选择时,可根据倒凹的大小选用,如果倒凹大印模可能引起变形时,应选用第一类压缩变形小的材料。

另外,还根据材料的黏性将硅橡胶印模材料分为四种,即:很高、高、中和低黏度的硅橡胶印模材料。选择合适的黏度是基于特定的制取印模方式。

下面简要介绍不同化学成分的硅橡胶印模料。

(一) 聚硫橡胶

聚硫橡胶(polysulfide rubber)的聚合反应包括联于前聚物的巯基浓缩反应,预聚物(prepolymer)是与过氧化铅、氢氧化铜或过氧化的有机物与硫协反应物的反应形成二硫键产生的。每个分子的预聚物含有多于2个的巯基,影响交联的人造橡胶。一般反应物过氧化铅是黑棕色的,形成巧克力样棕色的人造橡胶,如果用氢氧化铜则为柔和的绿色。也可根据需要通过改变过氧化有机物调配成不同的颜色,但是,过多的有机物会增加聚合物的蒸发,降低印模材料的空间稳定性。

聚合反应中会生成水和硫化铅,水也是聚合反应的催化剂。所以一旦聚合反应开始,就会不断的加速。影响聚硫人造橡胶空间稳定性的主要因素是反应时和聚合反应的过程中失水。所以,聚硫橡胶印模在移出口腔后应该立即灌模。

用聚硫橡胶取倒凹过深的印模时,由于其弹性恢复较慢,理论上,其他操作如混合石膏的时间、石膏抗流动性(flow resistance)或结固的时间,足以使印模变形得以恢复,保证了外形的准确性。

(二) 浓缩硅橡胶

浓缩硅橡胶(condensation silicone)弹性体的聚合反应包括线性多聚预聚物终末端的—OH键的交叉连接反应。该反应是利用具有三种功能性或四种功能性烷基硅酸物或有机氢硅氧的烷。在反应过程中,可挥发的副产物乙醇在聚合反应中产生,这是造成空间不稳定的原因。

加速剂是反应的催化剂,它与底物的比例的范围变化可以很大,因而,反应时间可以做较大的调整。经验证明,还是应该遵照厂家给定的范围,以避免失败或印模表面的不平整。此外,还有浓缩聚硅酮油泥(putty),即橡皮泥状的硅橡胶(或称粗印模硅橡胶),主要用于取粗印模,或精印模的基础印模(详见下面的取印模部分)。

(三) 聚醚

聚醚(polyether)的聚合是用硫酸烷基苯催化,该反应包括开链反应,不生成可挥发的副产物。这样,长期的空间稳定性很强，尽管短期的空间变化近似于多硫化物。但催化剂可能是致敏物，对多醚过敏的患者应该避免使用。

最初的聚醚在所有人造橡胶印模材料中是最硬的，其缺点是从倒凹中取出过程受到阻碍，石膏模不易从印模中脱模。

现在厂家提供的聚醚印模材料的性能已经作了改进，缩小了硬度，增加了弹性，延长了工作时间。新材料印模比较容易从口腔取出，可减少对患者牙周组织的损伤。但是，使用闭口咬合技术时，弹性过大又可能引起形变，新的多醚印模材料是否适用于这种技术还有待探讨。另外，由于润湿性问题，多醚在灌注石膏模型时要仔细防止产生气泡。

（四）多聚乙烯基硅氧烷硅橡胶

多聚乙烯硅氧烷（polyvinyl siloxanes）在叠加硅酮预聚物的骨架是二甲基的硅氧烷。氢氯铂酸酯催化附加反应将末端基团与底物连接，而没有可挥发物产生。该基团的元素为：

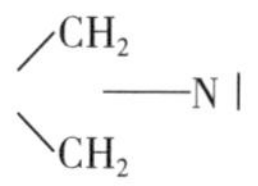

多聚乙烯基硅氧烷有良好的空间准确性（dimensional accuracy）和长期的空间稳定性。然而，它很难被润湿，这使得浇铸无气泡的铸件很难。但新研制的一些印模材料已经改善了润湿性。

气泡可能出现在印模与人造橡胶的表面，由于在聚合反应中产生氢气所致。为了使材料释放出氢气，有人主张延迟 1~24 小时后灌模。有些新的多聚乙烯基硅氧烷材料中加入了作为氢气吸收剂的钯，印模灌注工作模可以不用延迟。早期用于多聚乙烯基硅氧烷的托盘粘合剂不理想，丙烯基托盘需要采取附加固位措施。现在此类硅橡胶已经作了改进，可省略这些步骤。印模料的工作时间不同的牌子会稍有差别，大约是 2~4 分钟。

根据 ADA 的测试，其硬度高，由于多聚乙烯基硅氧烷的低流动性，不能与其他不匹配的材料使用。新的较硬的多聚乙烯基硅氧烷适用于闭口印模技术。

多聚乙烯基硅氧烷有适应各种要求的不同黏稠度。同样黏度的印模材料可用手工调拌，也有自动调拌或注射式混合后注入托盘。

需要强调的是，在印模取出口腔后，应该对印模进行妥善有效的消毒。

在选择印模料时，可根据表 18-2、18-3 做参考。

表 18-2　橡胶类弹性印模料的分类

代表品牌	聚硫橡胶	聚合型硅橡胶	聚醚	多聚乙烯基硅氧烷
	Silicone Plus		Honigum	
Coe-Flex	Accoe	Impregum F	Express-H	
Neo-Plex	Cutter Sil	Permadyne	Mirror 3	
Permalastic	Xantopren	Polygel	Reprosil	
	Silagum Putty		Polysiloxane	
	Stonbite		Defend Impression M	
DMG	O-Bite	Silagum	Honigum	

表 18-3　橡胶类弹性印模料的性能比较

	聚硫橡胶	聚合型硅橡胶	聚醚	多聚乙烯基硅氧烷
工作时间	中 - 长	短 - 中	短 - 中	短 - 中
结固时间	长	中 - 长	中	短 - 长
抗撕裂	高	低	中	低

续表

	聚硫橡胶	聚合型硅橡胶	聚醚	多聚乙烯基硅氧烷
坚硬度	中 - 低	高 - 低	高	中 - 高
弹性回复	差	好	中	优
精确度	好	中	好	优
尺寸稳定性	中	差	好	优
结固后流变	高	低	低	低
味道颜色气味	差	优	中	优
灌注模型方便性	好	中	优	差
灌注模型时间	即刻	即刻	一周	一周
允许放置时间	中	差	优	中
每副印模价格	中	低	高	较高

五、托盘

口腔托盘(tray)是制取口腔软硬组织阴性印模必要的专用器具。一般托盘由承载印模料的托盘体和手持的柄两部分组成(图 18-1)。

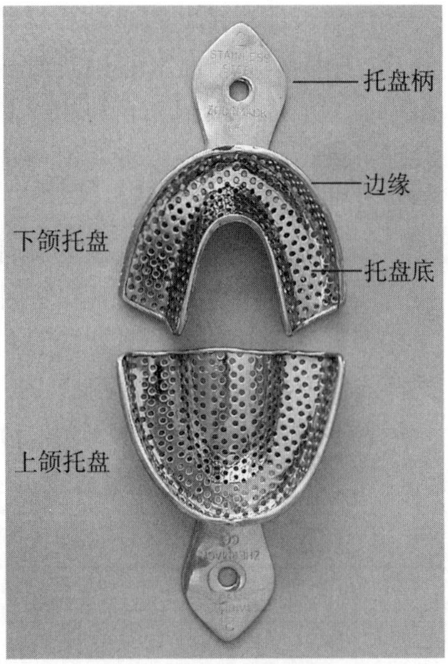

图 18-1 一般托盘的结构

根据制作托盘的材料不同,预成托盘有金属托盘和塑料托盘;根据其形状,可区分为全牙列(全颌)托盘和局部托盘;根据使用目的可分为用于无牙颌的全口托盘,用于局部义齿印模的有牙颌普通托盘,用于取颌面部软组织的特殊托盘,单独制作的个别托盘(图 18-2),以及取个别牙的铜圈等多种类型。根据制作方法有商品化的预成托盘与单独制作的个别托盘等。

在油泥印模衬垫技术(putty-wash)中,为避免印模收缩,有时对承载大量材料的托盘要提前做处理,或选择强度大的金属托盘。

(一) 成品托盘

成品托盘(stock tray)是采集口腔软硬组织阴性印模的商品化预成系列的专用器具。一般备有大、中、小号,个别系列还配有特号。成品托盘的优点是:系列化的托盘,规格、大小能基本满足多数患者的要求,节省时间和开支,金属托盘较硬,不易变形,有些金属托盘还允许修改形状。成品塑料托盘价格低廉,一次性产品不需消毒。

缺点是要用较多的印模材料,金属的托盘必须灭菌处理才能继续使用。

近年来,根据临床需要,生产者研制出了不少新型托盘,如一次同时取上下颌印模的薄底全颌托盘;一次完成上下颌印模的无底托盘等。灌注模型时加上简易𬌗架,即刻完成转移颌位关系和上架(图 18-3,4)。操作时有一定难度,需要专门训练。

(二) 个别托盘

个别托盘(custom tray)是根据患者特殊口颌条件的需要在一般托盘不合适的情况下单独制作的托盘(图 18-5)。其优点是所用印模材料比普通托盘少;一次性使用不需消毒;印模材料厚度一致,减少了边缘变形的可能;适合于取压力性印模。

个别托盘的缺点是增加了制作个别托盘的技术操作和材料消耗,增加了患者的费用;费时,患者需要等待个别托盘制作完成后才可以取印模;如果取印模时手法不稳,局部软组织容易受压;某些患者对单体敏感等。

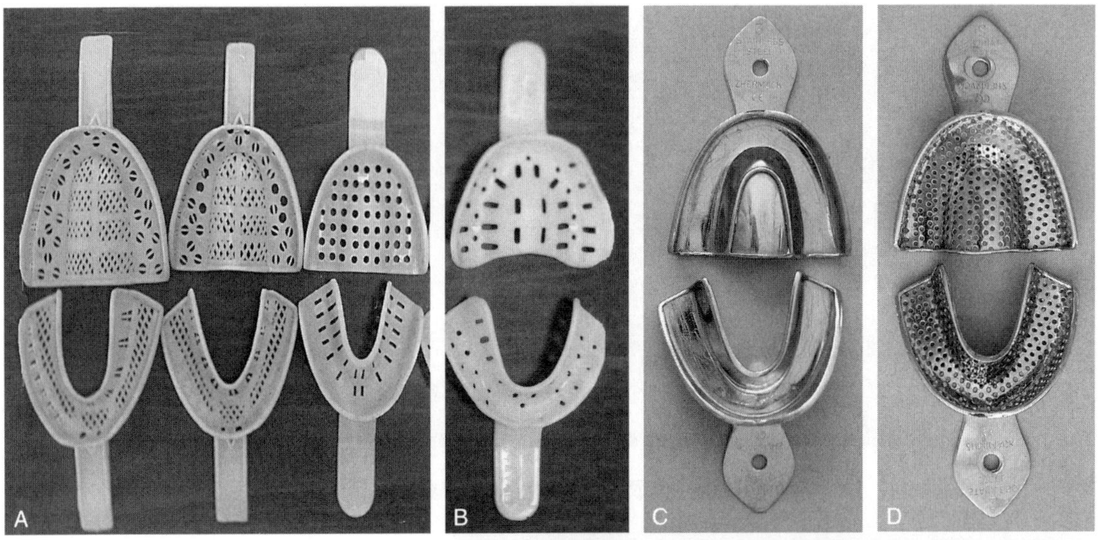

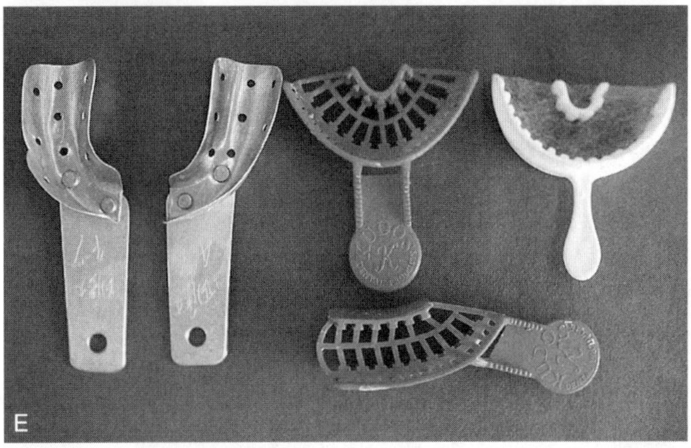

图 18-2　托盘的种类

A：树脂全牙列托盘；B：树脂无牙颌托盘；C：金属无网眼托盘；D：金属网眼托盘；E：局部托盘

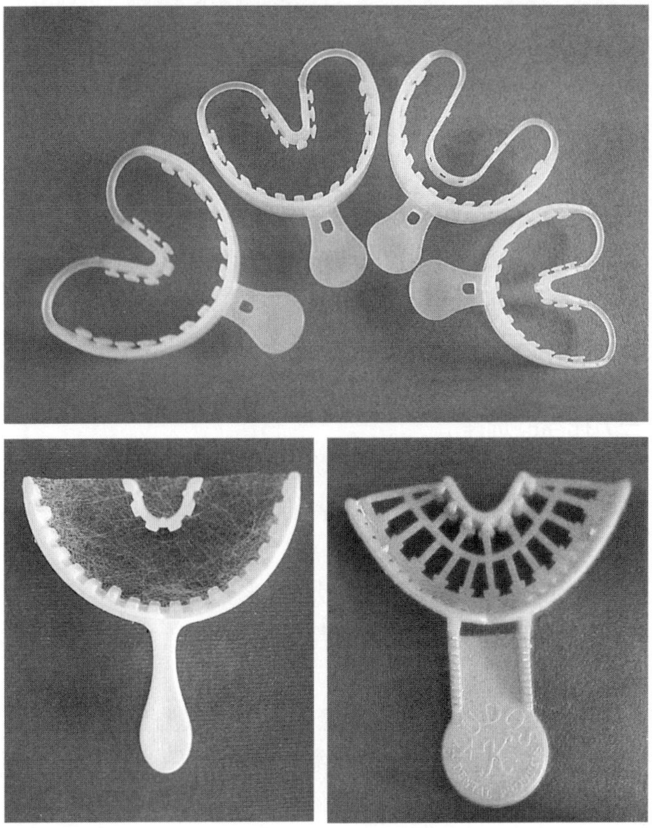

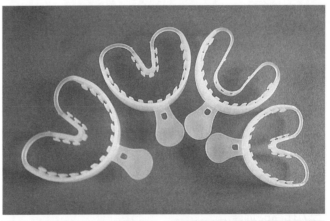

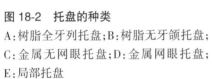

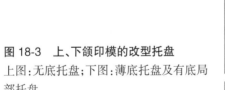

图 18-3　上、下颌印模的改型托盘

上图：无底托盘；下图：薄底托盘及有底局部托盘

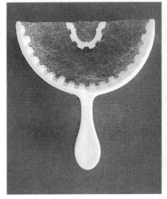

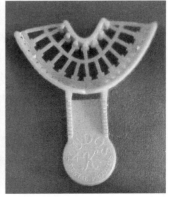

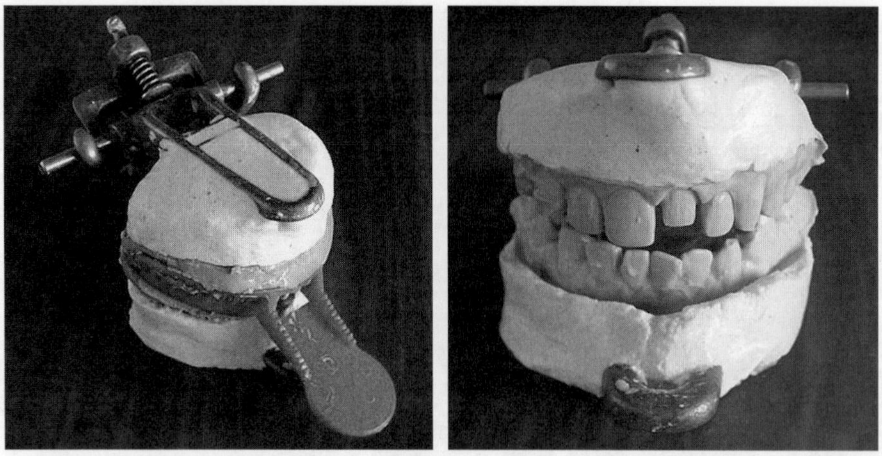

图 18-4 用改型托盘取印模后灌注模型即刻转移了颌位关系

制作个别托盘的材料，一般用室温固化塑料或专用光固化托盘材料(图 18-5)和利用旧义齿制作的个别托盘(图 18-6)。其方法是先用海藻酸印模料和常规成品托盘取初印模，灌注石膏模，在石膏模上以 2~3mm 厚的软蜡铺垫，在双侧后牙区的非功能尖处留出 3 个直径 3mm 的圆孔(图 18-7)，然后用自凝树脂或光固化个别托盘材料铺垫，制作出个别托盘。也有人用硅橡胶油泥作为制作个别托盘的材料。

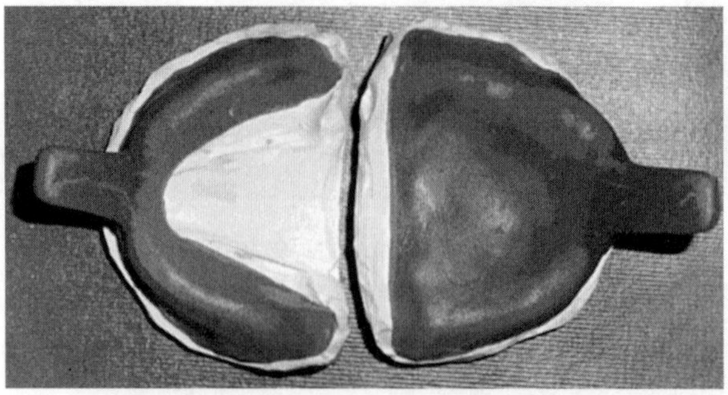

图 18-5 专用托盘材料制作的个别托盘

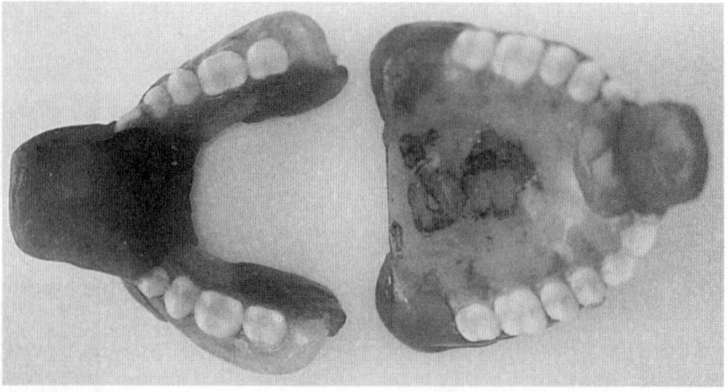

图 18-6 利用旧义齿制作的个别托盘

如果用藻酸盐类印模材在个别托盘内取终印模，有人主张在个别托盘上做出贯穿全层的固位孔，一般在托盘上作出均匀分散的 3~6 个孔。固位孔可以防止从口腔取出印模时脱模，还可以使多余的印模材从孔中溢出。也可以在取印模前，将个别托盘组织面涂布专用粘结剂防止脱模。

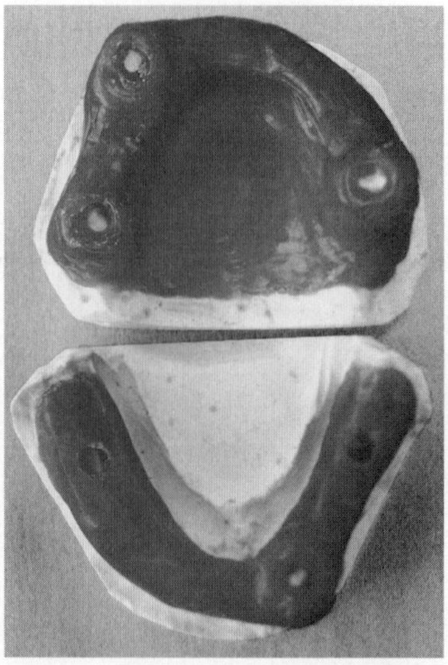

图 18-7 制作个别托盘—在磨牙区制作殆止的方法

(三) 托盘的选择

正确地选择托盘是顺利、成功地取印模的前提。目前，供选择的托盘种类较多，使用者可根据患者的具体状况以及个人的习惯，按照下面的基本要求选择。

1. 托盘的大小形态　托盘大小、形态必须与牙弓大小、形状一致。托盘略大于牙弓，托盘内面与组织间约有 3mm 左右的间隙以容纳印模材。

2. 托盘的深度　托盘的边缘止于距黏膜皱襞 2mm 处，且不能妨碍系带、唇、舌及口底软组织的功能活动。如翼上颌切迹、上颌前弓区、下颌舌翼区不足者，可加蜡延长、修形。

3. 托盘覆盖范围　印模的范围必须包括缺牙区及与修复体有关的组织。如固定修复印模范围应包括：缺损牙、基牙、邻牙、对殆牙、缺牙区牙槽突及相关软组织。可根据牙列缺失状况、余留牙情况选择部分印模托盘，或全牙列托盘。

4. 托盘的类型　如成品托盘不能满足要求时需要制作个别托盘，采用个别托盘法取印模，以保证印模的准确性。

(四) 托盘的保管与消毒

1. 托盘使用要求　一次性托盘和个别托盘在使用后不得重复使用。

预成的系列托盘（金属托盘）使用完毕后，应彻底去除残余的印模料，认真消毒、清洗、干燥。经上述处理后，按照型号分挂于消毒箱内备用，或经过干燥、分封于包装袋内，高温消毒备用。

托盘的重复使用，必须达到“一人一用一消毒或者灭菌”的要求。接触患者完整黏膜的印模托盘使用前必须有效消毒。

在托盘使用后，冲净表面的污物后浸泡于含有效氯500mg/L的84消毒液中30分钟，有明显感染者（如发现有肝炎、结核、艾滋病等）用后先浸泡于有效氯1000mg/L的84消毒液中30分钟再清洗，彻底去除黏着物，可采用手工刷洗或者使用机械清洗设备进行清洗。最好使用加酶洗液清洗，再用流动水冲洗干净，因为托盘属于缝隙多的器械，应当加用超声清洗。清洗后的器械应当擦干或者采用机械设备烘干。

如包装后实行高压蒸汽灭菌，应根据采用的消毒与灭菌的不同方式对口腔诊疗器械进行包装，并在外包装上注明消毒日期和有效期。

2. 不同类型的托盘消毒流程

需要消毒的托盘根据材质的不同，在使用后应采用相应的处理、消毒方法：

(1) 金属托盘的消毒：先用洗衣粉或洗涤剂刷洗，目的是去掉油污。再用清水涮净，目的是去掉残留的洗衣粉等碱性物质。最后将托盘放入烤箱或烘干箱内烘烤，直到将器械上的水分全部烤干为止，目的是将水分蒸发和高温灭菌。

(2) 塑料托盘消毒：首先用洗衣粉或洗涤剂刷洗，目的是去油污。随后用清水涮净，目的是去掉残留的洗衣粉等碱性物质。再用1/1000以上浓度的新洁尔灭或百毒杀溶液浸泡30分钟以上，目的是杀菌。然后用清水（有条件的最好用蒸馏水）涮净，目的是去掉残留的消毒水。最后将水分甩干或放入保温柜烘干。

3. 托盘的常用消毒方法

(1) 熏蒸消毒法：①托盘的消毒可选用自然挥发的甲醛溶液熏蒸消毒，但这样对气体达不到的部位可能影响灭菌效果，最好采用悬挂方法将托盘置于熏箱。②近来介绍一种更好的方法是利用稳定性二氧化氯产生消毒液消毒，其特点是先使稳定性二氧化氯在活化器中被活化，产生二氧化氯气体输送到吸收槽内，与吸收槽内的液体充分混合后形成消毒液，该消毒液再通过输出装置加入到需消毒的循环水系统中，具有操作简单，能使药剂活化充分，生成的消毒液浓度稳定，对循环水系统加药均匀，无气体泄漏，杀毒效果好的优点。③臭氧消毒低温烘干箱，是较为理想的托盘消毒、烘干设备。克服了传统设备消毒、烘干应用范围小的缺陷，可对不耐高温、高压物品进行消毒、烘干，实现了既可灭菌又能低温烘干的目的。

(2) 浸泡消毒法：对于不耐湿热、能够充分暴露在消毒液中的托盘可以选用化学方法进行浸泡消毒或者灭菌。在器械使用前，需要用无菌水将残留的消毒液冲洗干净。

化学消毒剂应选择灭菌效果好、无刺激性和对金属腐蚀性小的消毒剂。多年来国内外学者进行了大量的研究，先后用新洁尔灭、乙醇和洗必泰、碘伏擦拭或甲醛熏蒸法等对牙科小器械消毒。Gerevich等认为，口腔器械不能采用醇类、季铵盐类、次氯酸钠等消毒剂。可采用2%碱性戊二醛及其同类产品。目前国内临床上取模托盘使用后多采用含有效氯浸泡清洗擦干分类包装，最后用高温蒸汽灭菌。

(3) 干热灭菌法：适合于不怕高温的金属器械，玻璃器械。将清洁干燥的托盘置于干热灭菌器内，180℃作用60分钟可达到灭菌要求。

(4) 压力蒸汽灭菌：对于耐湿热的托盘，首选压力蒸汽灭菌的方法进行灭菌，或者采用环氧乙烷、等离子体等其他灭菌方法进行灭菌。

(5) 微波消毒法：是国内外研究较多的一种消毒方法，近几年来在口腔器械消毒中有所应用。采用微波与增效剂联合作用方式可杀灭细菌繁殖体及芽胞，杀灭真菌和将 HBV、HCV、HIV 等病毒灭活。

(6) 预真空高温压力蒸汽灭菌法：美国牙医协会认为高温压力蒸汽灭菌是目前口腔器械灭菌最有效的方法。有代表性的是意大利生产的 Mocom 微电脑控制全自动消毒炉。此消毒炉可按预制程序三次抽真空，高温（120~135℃）、高压蒸汽消毒，并可在真空状态下干燥处理，对甲肝、乙肝、丙肝及艾滋病病毒均能达到理想的消毒灭菌效果。经有关部门检测消毒效果符合国家卫生标准。消毒灭菌流程为：清洗→注油（手机）→封包→消毒炉→保存。

六、硅橡胶印模技术

印模技术（impression technigues）是为了采集复制口腔软硬组织阳性模型的阴模。它是口腔修复学基本的临床技能。

采集印模有多种技术，而且随着材料学的发展还在演变。印模技术的选择也由多方面因素决定，如取决于牙医的个人经验、爱好和患者的具体情况，如修复体的类型与精确性，以及时间、花费等。此外，保证印模的灭菌与消毒也是选择印模技术的重要因素。

采集口腔印模要借助专用的口腔托盘（dental tray）作为承载工具来完成。

印模技术的原理是，先用可塑性的印模材料与被复制的口腔颌面部组织形貌充分接触，待印模材料结固后，形成的阴性模型即印模。再利用此印模灌注流动性的模型材料，待模型材料固化后即制成被复制的阳性模型（见第二十章）。

尽管制取印模的方法有多种，但常用方法有两大类，即海藻酸印模法和硅橡胶印模法。制取冠桥印模时，根据各自的条件，应灵活掌握。但原则是尽量减少材料、印模技术误差，保证最终的修复体精度和质量。有研究资料显示，高质量的硅橡胶印模材料制备的印模有助于保证修复体的精度。

利用硅橡胶印模材料取印模，可分为单印模材料一次法、单印模双次法、双印模一次法、双印模两次法四种。使用者可根据材料和习惯选用。

下面分别简要介绍临床上常用的取印模方法，即硅橡胶印模法和海藻酸印模法。

利用预成托盘取硅橡胶印模的主要方法和程序可分为双印模两次法、双印模一次法与单印模一次法。

（一）硅橡胶取印模——双印模两次法

1. 取印模前的准备

(1) 将患者安置于牙科椅，调整椅位使患者成端坐位（身体与地面成 90°）或仰卧位。

(2) 操作者取下颌印模时在工作区 9 点钟位置，取上颌印模时在 12 点钟位置，助手在 3 点钟位置。

(3) 实施有效的龈缩，暴露出龈沟和牙体预备后的边缘完成线，再取印模（详见第十章）。

2. 选择托盘　根据患者口腔及牙弓情况，修复类型及个人的习惯选用。选择托盘的形状与患者的牙弓相适应，其大小以两侧大于患者牙槽突 3mm 左右为度。通常预成托盘分为 1~4 个型号。必要时，可在金属托盘上涂粘合剂以防止印模与托盘分离。

3. 调和油泥印模料　该油泥用于“油泥衬垫印模”（putty-wash）技术，使用时，取适量的两组分的浓缩聚硅酮油泥，用手揉搓 1 分钟，充分混合后，放在常规的印模托盘内，在口腔内取印模。若采取两种印模料一次法取印模，可在龈隙沟内先注入黏稠度低的精印模料，然后再将填有浓缩聚硅酮油泥的托盘在口腔内就位。①按照要求，助手用清洁手按照 1∶1 混合油泥印模材料（图 18-8）。②将混合好的油泥揉搓成条状，把条状印模料放入托盘（图 18-9）。

4. 制备油泥印模

(1) 手持托盘以转动动作放入口腔，使其在牙列上就位并保持。

(2) 保持住托盘大约 2 分钟，直到印模料固化。

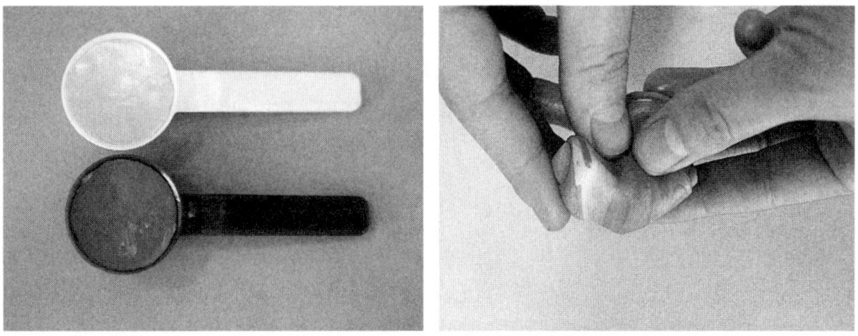

图 18-8　用清洁手按照 1∶1 混合、揉搓油泥印模材料

(3) 等待并确定最终结固(用手指压印模料,能够完全回弹)。

(4) 以微小的侧向来回晃动和旋转动作将托盘连同结固的印模从口腔完好地取出。尽量避免使印模料受力,如发现印模料与托盘脱离,立即准确复位,并以软蜡辅助固定。如果无法准确复位,应重新取印模。

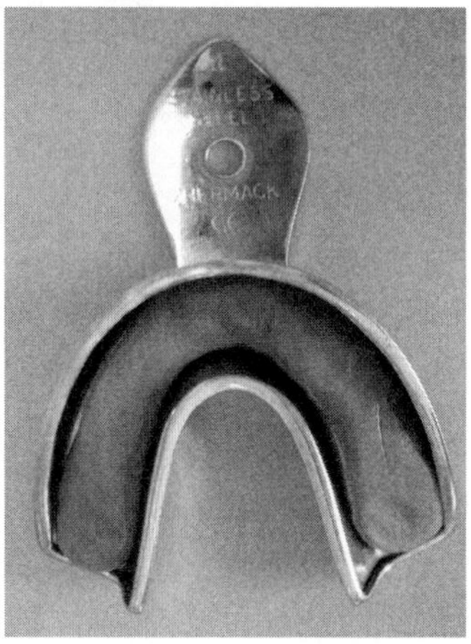

图 18-9　把混合好的条状粗印模料放入托盘

5. 修整印模　对边缘过长、过薄的印模应进行修整:①修剪印模:用 17 号手术刀去除多余的印模材料,特别是灌注模型时可能引起变形的两侧及后部过长的边缘。②加固印模:对于边缘过薄处为防止灌注模型时造成变形,可调拌适量印模料加固。对于局部有孤立小气泡,在不影响灌注模型准确性的前提下,可用调拌偏软些的印模填平修整。③缓冲印模:为了使颈缘等局部放置二次精印模时有缓冲空间,要用专门的印模修整器分别从完成线向印模边缘去掉部分印模材料,制备印模料排出沟,以利精印模料的放入和排出多余的印模料(图 18-10)。

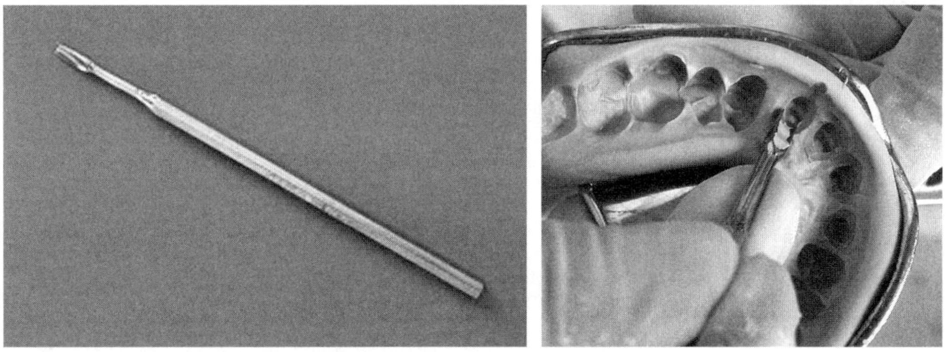

图 18-10　印模修整器及修整方法

印模料的混合方式有三种,即机器混合型、注射自混合型和手工调拌型。

机器混合型的印模料,通过调拌机混合。启动开关即可送出混合好的印模材料,可直接送到托盘。它适合于工作量大的医院和诊室。

注射器混合型的印模料是近年来厂商推出的新的包装,更加方便使用者,简化了操作,提高混合质量,节约了时间。使用时,右手示指和中指握住注射器外筒,拇指向注射器内筒的压杆加压,两组分的印模材料经过混合管挤出,即可使用。混合好的印模料从细而尖的注射头挤出,可以准确而便捷地输送到肩台处或托盘里。

6. 精印模料输送

(1) 使用成品的精印模输送器,事先装上带角度的细输送头。

(2) 口腔准备,常规漱口,以气枪吹干预备好的牙体。

(3) 挤压推杆，把先挤出的少许混合印模料弃之不用，然后把印模料输送头对准龈沟，缓缓加压，将印模料依次注到牙体的颈部四周，特别要注满邻面，防止陷进气泡（图 18-11）。

(4) 完成口内精印模输送后，去除细输送头，迅速在修整过的初印模颈缘处注入少许精印模料（图 18-12）。

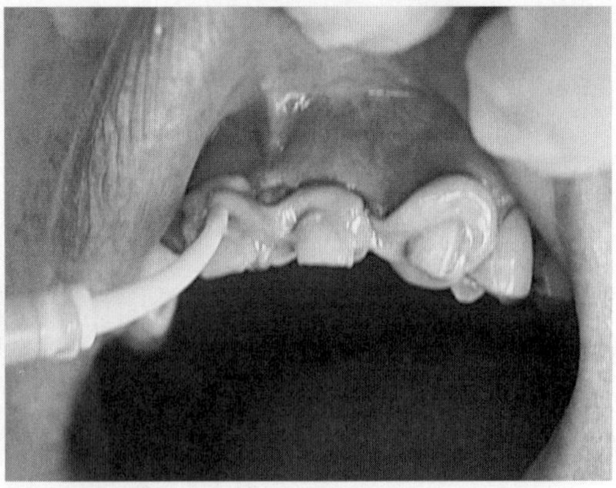

图 18-11 以输送头向龈沟注入精印模料

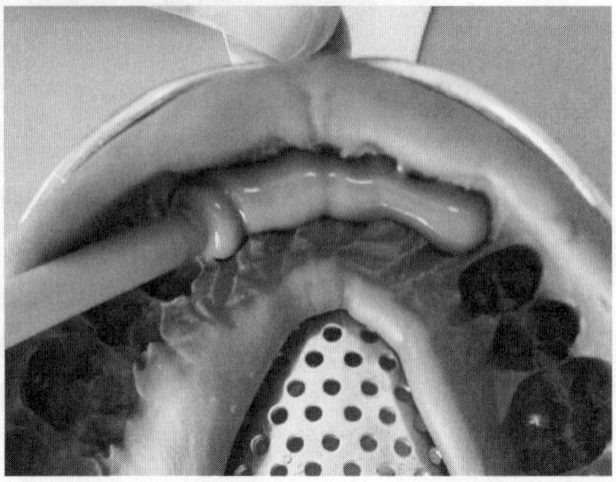

图 18-12 两次法：在修整过的初印模颈缘处注入少许精印模料

7. 制作二次精印模　将盛有油泥和精印模的托盘，旋转法在口腔牙列上就位，在印模料变黏稠时适当加压，并保持托盘的位置，不得移动，不需做功能修整以防止印模不全。

（二）硅橡胶取印模——双印模一次法

该方法又称为双层印模技术（double mixing technique），即高、低黏度的印模料分别放在托盘里取印模。助手将高黏度油泥混合后放入成品托盘，控制放入量不要漫出。在托盘中再加入低黏度的印模材料到略比托盘边沿低的深度，托盘在口内就位。此方法如果熟练掌握，具有操作简便的优点。

1. 取印模前的准备（同前述）。
2. 选择托盘（同前述）。
3. 输送精印模

(1) 挤压推杆，把先挤出的少许混合印模料弃之不用，然后把印模料输送头对准龈沟，缓缓加压，将印模料依次注到牙体的颈部四周，特别要注满邻面，防止陷进气泡。

(2) 完成口内精印模输送后，去除细输送头，再将精印模输送少许到准备好的托盘油泥上（图 18-13），开始制备一次法精印模。

4. 制作精印模　将盛有油泥和精印模的托盘，旋转法在口腔牙列上就位，具体操作同双印模二次法。

（三）硅橡胶取印模——单印模一次法

该方法又称单混合技术（single mixing technique），即向托盘里先放入调拌好的印模料，然后再用注射器向牙颈部输送调拌好的印模料，最后，托盘在患者口内就位制备印模。它适用于机器混合的高质量硅橡胶，具有简单快捷的优点，但费用相对较高。其操作方法简述如下。

1. 取印模前的准备（同前述）。
2. 选择托盘（同前述）。
3. 安装精印模调拌机的印模料塑料筒。
4. 安装调拌机的混合头（图 18-14）。
5. 启动调拌机的开关，为了保证混合质量，让先混合好的少许弃之不用（图 18-15）。

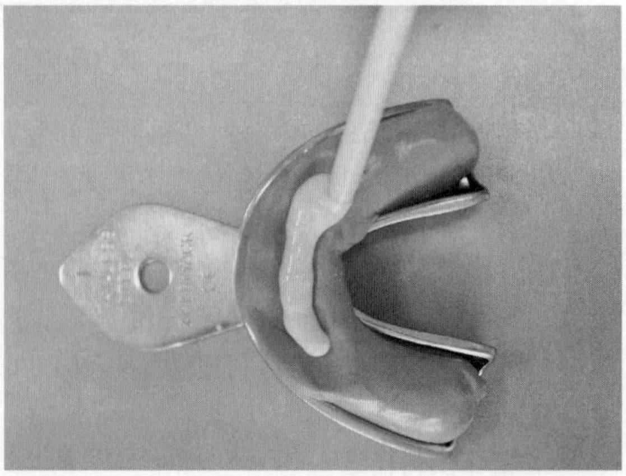

图 18-13 一次法：以粗口输送头将精印模输送少许到准备好的托盘油泥上

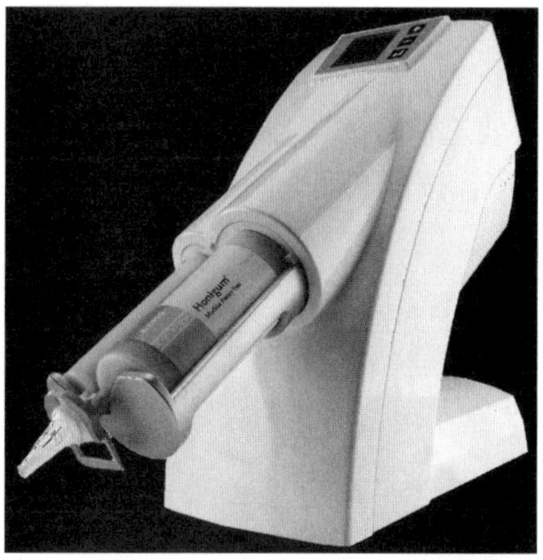

图 18-14　安装调拌机的混合头

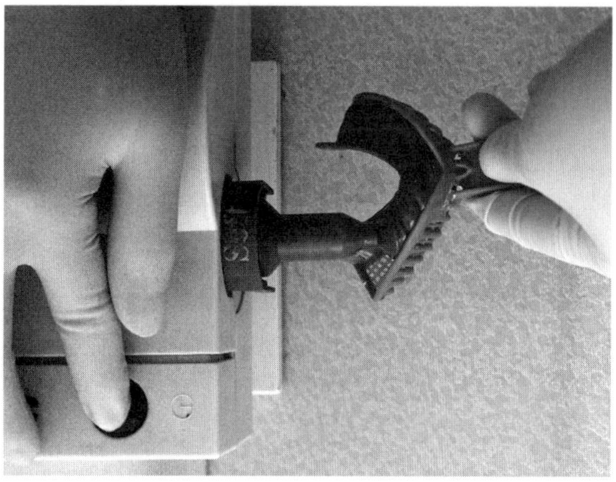

图 18-15　启动调拌机的开关

6. 装好输送管的输送头，精印模输送管对准调拌机的输出孔，将混合好的印模料注入输送管内（图 18-16），装上推压杆。

7. 将输送管的输送头对准待取精印模的颈缘，推压输送杆，将挤出的印模料先从远中完成线开始，以注射器尖头输送印模料到龈沟内（图 18-17）。

8. 在向牙体上输送精印模的同时，调拌好的印模料向托盘内注入（图 18-18）。

9. 常规将印模托盘旋转放入患者口腔内，将托盘放置在牙弓上方。托盘由后向前就位使多余的印模材料从前方排出。防止印模料流入舌后或喉，引起患者不适。在印模料变黏稠时加压，保持托盘的正确位置直至固化（图 18-19）。

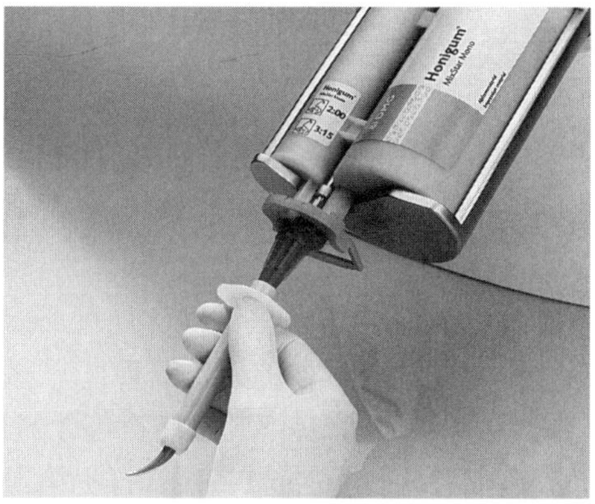

图 18-16　将混合好的印模料注入输送管内

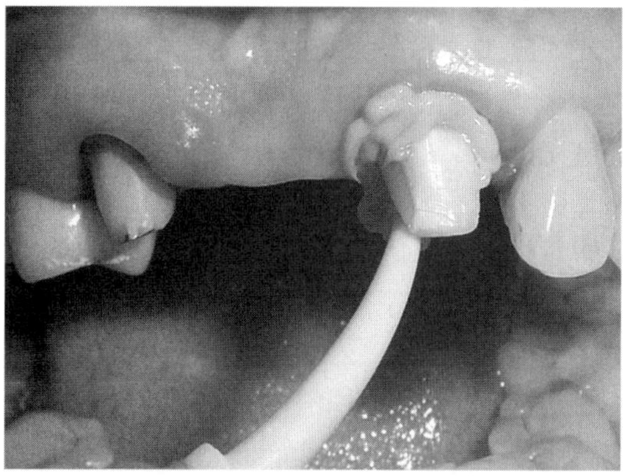

图 18-17　注射器尖头输送印模料到龈沟内，输送印模料先从远中开始

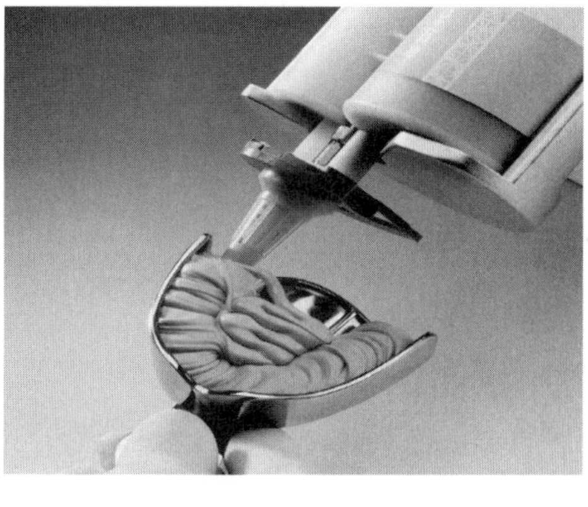

图 18-18　调拌好的印模料向托盘内注入

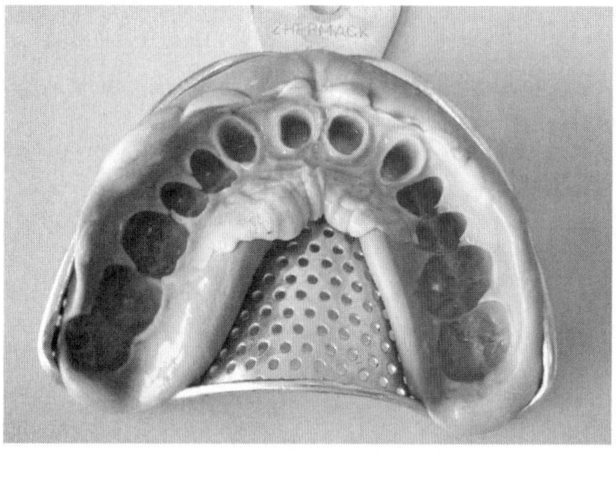

图 18-19　保持托盘的正确位置直至固化

(四) 注意事项

1. 印模的检查和保持

(1) 检查托盘最终位置,印模的位置、伸展是否合适,如有必要迅速做出调整。

(2) 指在前磨牙区持续地垂直加压,保持托盘不发生任何移位。按照产商介绍的结固时间保持托盘,临床上经常适当延长一段时间,以便印模料充分结固。

2. 取出托盘

(1) 确定印模最终结固后,在托盘两侧伸入两个手指轻轻使印模离开牙列,并平行取出托盘。

(2) 用水漱去印模,并用压缩气枪以短小的气流干燥,水分对印模材料有影响,所以要去除所有水分。

(3) 检查终印模,并去除碎屑,清洁口腔。

3. 检查结固的终印模质量

(1) 完成的终印模的人造橡胶材料应该超过冠边缘线约 1~2mm。

(2) 注意车针磨切的印记,肩台的边缘线应光滑和连续。

(3) 在印模上的任何区域内,除了组织的痕迹外不应有擦、裂的损坏痕迹。

(4) 印模上没有因为有水分污染而发光的平滑的区域。

(5) 印模上重要的部位不应该有因为调拌不匀或有污染气泡出现,但在不重要的区域可以忽视小的气泡。

(6) 修补印模的破损处,可以用低黏度的印模材料恢复破损处,使之完整,但要防止过多地添加。

(7) 印模颈缘线上有没有支持的薄弱区,在石膏的重量下薄弱区会出现变形。影响铸件精确性。

如果达不到上述要求,对有质量问题者,应重新取印模。

4. 制作工作模　传统的灌注工作模和修代型方法:

(1) 在工作代型两侧的印模中分别插入一节小木棍,保持与牙的长轴平行。确保邻牙的牢固和代型在切割后能顺利取出。

(2) 放入纸夹或弓丝以保持印模在初次灌模的基础上的二次灌模时不发生移位,如使用润湿性好、固化反应不产气的印模料,可以立即灌工作模。

(3) 首先灌注第一层人造石,超过牙颈线以上,使代型有一定长度(约 1.2mm)以保证修代型颈部。

(4) 等待人造石最初结固后,涂一层润滑剂,以便代型分离。

(5) 然后在上述基础上灌第二次的底座石膏。

近年来,普遍采用了可卸代型技术。具体操作方法是:①在准备好的印模里先灌注超硬石膏,位置达牙颈缘线以上约 1mm。②待石膏完全硬固后,把模型底部磨平,使底座与预备的牙长轴垂直。③在种钉机的激光斑的指示下,在相当于预备牙的中心部位钻孔,以 502 胶将可卸代型针粘固,使钉与牙的长轴平行。④模型放入围模圈中,灌注底座石膏或硬质石膏。待石膏硬固后,使代型脱位,备用。详见第二十章。

七、海藻酸印模技术

海藻酸印模技术是传统的取印模方法,至今在一定条件下仍然是常用的取印模的方法。主要用于全口义齿、局部可摘义齿以及与琼脂联合应用作为小单位冠桥的印模。

(一) 方法

1. 调整椅位,让患者的体位呈 45° 坐姿。

2. 调拌印模料　助手按照厂商规定的水粉比将海藻酸印模料粉剂与水放入橡胶碗(图 18-20),以调拌刀迅速混合,并在 35~45 秒内充分混匀,注意排除气泡。

3. 输送印模料

(1) 以调拌刀先取适量(约接近 1/2)印模料,自远中向近中放入下颌托盘,同法再放置另外一侧(图 18-21)。

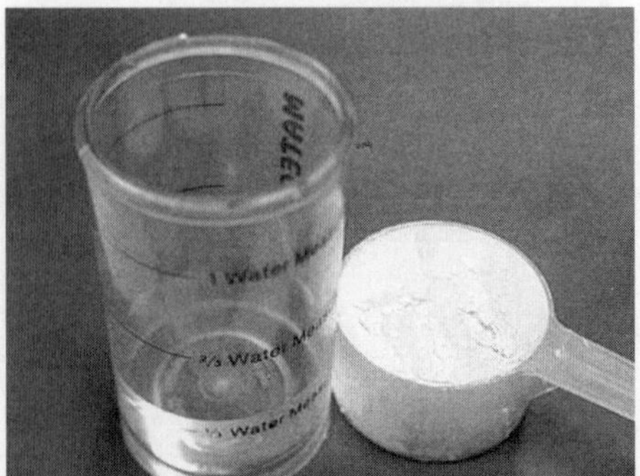

图 18-20　海藻酸印模的水粉比量具

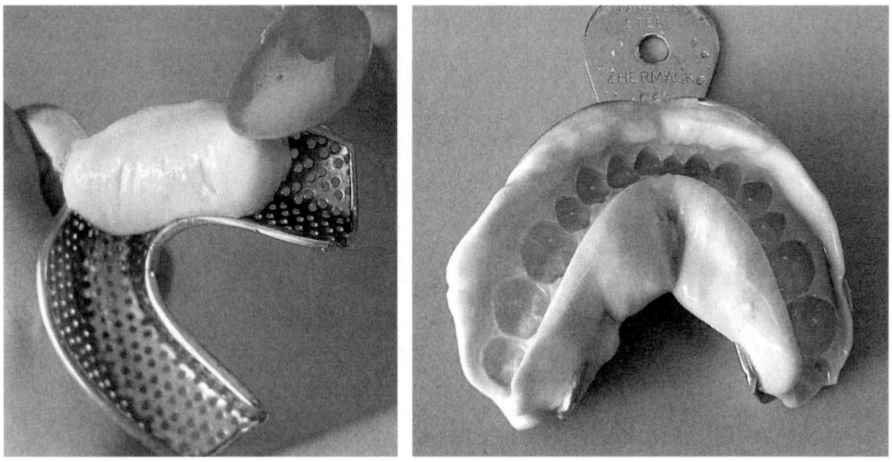

图 18-21　印模料的放置

(2) 输送上颌托盘时，以调拌刀取印模料的大部，从托盘后缘输送，同时将印模料摊平。

4. 涂抹印模料，托盘放入口腔前，先用示指取少量印模料，取下颌印模时，为了把舌翼取完整，让患者抬起舌体，抹入下颌两侧舌翼区及过大的倒凹处。取上印模时，为消除气泡，分别用示指取少量印模料在双侧上颌结节处和腭顶部分别涂抹。

5. 取下颌印模，术者站于患者右前方，右手持托盘柄，常规以旋转法向患者口腔送入托盘。首先让患者抬起舌体，待托盘在牙列上初步就位后，以左右手的拇指和示指牵拉下唇，以中指压托盘体，使托盘就位，同时，注意排除气泡，并做肌功能修整。完成上述动作后，再向托盘体部加压，以右手拇指和示指放于前磨牙区，中指置于下颌颏部，并保持此姿势直至印模料结固(图 18-22)。

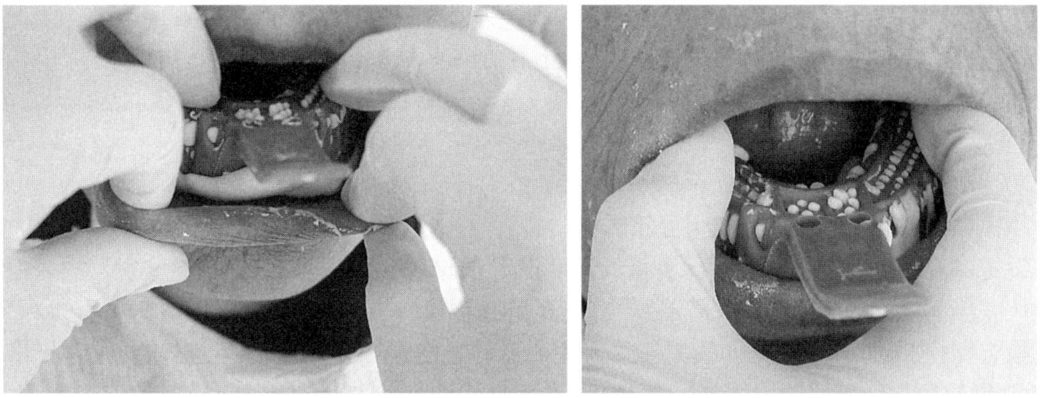

图 18-22　保持托盘的位置

6. 取上颌印模，术者站于患者右后方，右手持托盘柄，左手牵拉患者口角，旋转法将托盘放入口腔，先以托盘前部的印模料在上颌前牙区就位，边晃动边将托盘后部在牙列上就位。此时，以右手把握托盘，左手拇指和示指牵拉口角，排除患者左侧的气泡，并做肌功能修整，然后再左手持托盘，右手牵拉患者右侧的口角，并做肌功能修整。完成上述动作后，双手示指在前磨牙区均匀加压，直至印模料结固。

7. 取出托盘，取下托盘的方法上下颌基本相同。左手拇指与示指向患者左侧旋转，右手示指放于托盘的前磨牙区的印模边缘，轻轻向下扣动，必要时，用气枪向托盘边缘吹气，解除印模的密封。如法更换右手，左手辅助患者右侧的印模脱位，双侧印模初步脱离组织后，让患者放松口唇，再轻轻从口腔内取出托盘。

8. 检查与评估印模质量，取出印模后，应以流水冲洗掉唾液或血迹。检查组织印记及边缘的完整性。要求印模：①能够覆盖所要取的软硬组织，如果是局部托盘，应让印模包括患牙以外 2 个以上的牙冠;②颈部肩台清晰、连续,无粗糙及断裂;③印模的组织面无缺陷、气泡;④印模与托盘无脱位或者虽有轻度脱位,印模可完全复位;⑤印模厚度均匀或在功能部位至少有 2mm 以上,保证模型的准确性;⑥个别软组织受压迫的地方,以紫药水棉签做标记,以便在模型上做相应缓冲。

9. 灌注模型,印模完成后应即刻灌注工作模。如不能即刻灌注,应放于保湿箱或在印模表面覆盖湿纱布,并应在 20 分钟内灌注模型,否则会引起模型变形。

(二) 注意事项

近年的临床调查表明,目前临床上制取的印模有相当多是不符合要求的,这有多方面的原因,应认真防范。

1. 托盘　托盘品种、规格不齐全,或者塑料托盘多次使用,因强度不够使模型变形。应配备完整的托盘,必要时应制作个别托盘,应严格按照托盘的要求选用。

2. 脱模　托盘边缘无加厚的结构,或不使用托盘粘结剂,致使印模料脱模。应选用规范的托盘,特别是金属无孔托盘,应使用托盘粘结剂。

3. 采用规范的牙体预备与排龈技术。

4. 进行良好的止血,除湿,保证龈沟内干燥,保证颈缘清晰。

5. 印模取下后认真清洗干净,甩干水分再灌注模型。

6. 印模材料要完全凝固后才能从口腔中取出,防止过早取下而导致印模变形或撕裂。

7. 印模材取量应准确,调拌应均匀,并尽量在调拌时排尽印模料中的气泡。

8. 印模料输送量要合适,过多则容易陷进气泡,过少则使印模边缘覆盖范围不全。

9. 托盘取下时方法不对,用力过大、过猛,或者患者口唇过于紧张,妨碍托盘取出,造成印模脱位或撕裂。

10. 印模脱模后应准确复位,边缘采取加固措施,否则应重新取印模。

八、琼脂印模技术

虽然利用琼脂取印模是个传统的方法,技术上存在一些缺陷,但只要满足其技术条件,仍然是个经济、简便的印模方法。

(一) 琼脂印模方法

用琼脂印模材制备印模方法如下。

1. 印模料准备　向琼脂印模材保温箱的印模料管放入印模料管,连通电源。

2. 设定保温箱温度　将印模材保温箱的温度设定在 65℃,将消毒后的印模料注射器插入保温箱中间的孔中并等待 10 分钟,使印模料充分达到预定的理想温度(图 18-23)。

3. 检查印模料　使用前,将印模料管放入注射器的卡槽(图 18-24)。加压推杆,向手背挤出少许印模料,如挤出的印模料呈奶油状,具备一定的流动性即可使用。如果挤出的印模料呈碎碴状,则必须将

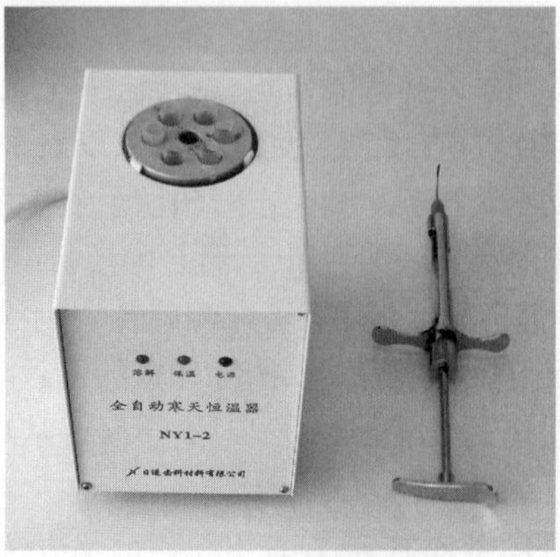

图 18-23　琼脂印模料保温箱

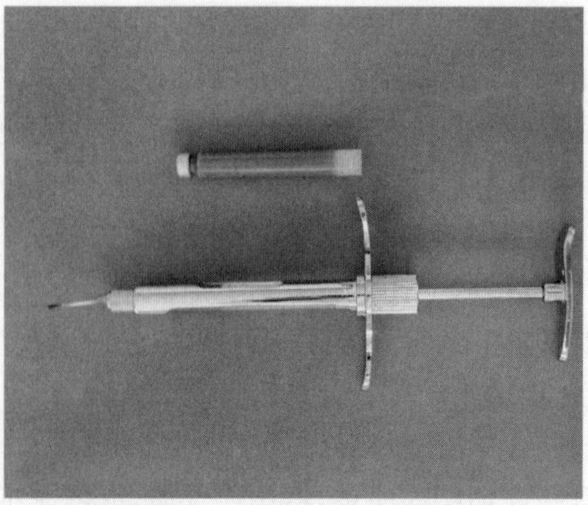

图 18-24　琼脂印模料输送注射器

该支印模管重新放回加温，达到要求后才能使用。

4. 除湿　吸干唾液，用三用枪将待取印模区的牙体及龈沟内的液体吹干。

5. 调拌印模料　助手先调拌海藻酸印模料，向托盘内输送。

6. 输送印模料　先将印模料输送器输出的少许印模弃之不用，紧接着将注射器输送头对准牙体远中的龈沟，依次、连续地输送印模料，将预备过的牙体龈沟和邻面注满，并覆盖牙体的轴壁。

7. 完成印模　在完成琼脂印模输送后，迅速将助手准备好的托盘常规旋转放入口内，在牙列上就位，同时做肌功能修整，并加压、保持2~3分钟直至印模料结固。取出印模托盘，检查印模质量指标后（图18-25），即刻灌注工作模。

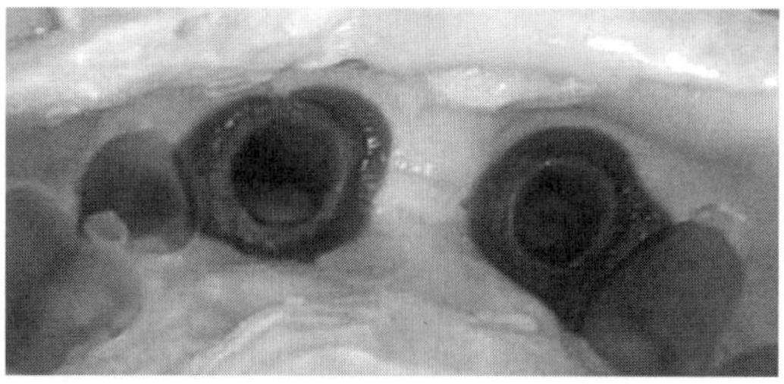

图18-25　琼脂印模料完成印模

（二）注意事项

1. 取模部位彻底隔湿，如琼脂印模材表面受到唾液、龈沟液的污染，可能会造成龈沟印模的准确性。

2. 注意海藻酸与琼脂印模材的结合，向龈沟内注射完毕后即刻把准备好的盛有海藻酸印模的托盘在牙列上就位，如两步操作不衔接，硬化后的琼脂印模会降低与其藻酸盐印模材的结合力。有资料显示，藻酸盐印模材硬化后几乎不能与印模材结合。因此应以四手操作。

3. 同时取模的基牙单位原则上不应超过4个，否则达不到技术设计要求而影响印模质量。

4. 正规的牙体预备，防止因为倒凹或牙体表面粗糙而使印模撕裂或脱模。

5. 取模完成后应在10分钟内灌注石膏模型，否则会因为印模脱水收缩而影响模型的准确性。若不能即刻或在规定的时间内灌注模型，应选用硅橡胶印模材料取印模。

九、闭口双牙弓印模法

闭口双牙弓印模法（closed bite double arch method）是有别于常规印模法的另一类印模方法，从它的下述同义词中如：双庭托盘（dual quad tray），双牙弓（double arch），三重托盘（triple tray），咬合印模（Accu-bite），闭口印模（closed mouth impression）可以看到它的特点是：正在上下颌牙列咬合时同时取上下颌印模。

（一）必备条件

1. 上下颌牙尖吻合好的患者的单一铸件修复体。

2. 牙弓末端至中间牙间都要有足够的空间允许托盘进入。

3. 殆架必须有保持垂直距离的装置如切针或其他金属对金属的接触，或有足够的天然牙存留以保持垂直距离。

该方法的优点：

1. 可减小开口过程中下颌的自然变形。

2. 可采集到最大牙尖吻合状态中牙移动后的位置。

3. 只需要少量的弹性印模材料，因此患者感觉更为舒适，减少恶心感的发生。

但该方法的缺点是：托盘往往不是刚性的，要依靠印模材料来保持外形；不能运用功能修整技巧，因此每个象限只限一个铸件；印模材料在上下牙弓中的分配可能不均衡。

（二）取闭口印模方法

1. 在等待麻醉和完成牙体预备时，先评估托盘在患者口内的适合性。

2. 将托盘放入口内，远端尽量向后包括牙弓最后位的牙，确保所取口腔结构都在托盘范围内。

3. 指导患者做闭口运动。

4. 观察患者双侧完全闭口以及患者的舒适性，否则调整托盘。

5. 反复练习，也让患者熟悉操作。

6. 常规准备印模材料。

7. 首先注射印模料到如远中颈缘，邻间隙。使多余的人造橡胶从口的前端被挤压出来。

8. 混合高弹性人造橡胶并装满溢出托盘两侧。用手将托盘放在上颌牙弓上。

9. 每一个象限的托盘的远中定位于牙弓的最后牙位处。

10. 指导患者慢慢闭口，做正中咬合。通过观察对侧牙尖吻合情况来确定达到完全闭口位，并确保患者舒适状态下完成印模。

11. 结固时间实际延长2分钟。

12. 确定印模料完全结固后，让患者慢慢张口，将手指置于托盘的两侧用均衡的力取出托盘，不要使用手柄取出托盘，防止托盘扭曲变形。

13. 用手术刀修整过多的印模材料。常规灌注人造石工作模，完成可卸代型。

14. 用蜡填掉代型上的倒凹。并在石膏上涂分离剂，代型在印模中复位后上𬌗架。

15. 在印模周围用长方形的软蜡片成一个盒形。选择一个合适的带切针或控制垂直距离装置的铰链𬌗架。

16. 首先灌注对颌模型，并且关闭𬌗架臂使之压附在石膏上。检查印模托盘的位置并确保关闭𬌗架时无干扰。等待45分钟到石膏结固。

17. 在模型上涂分离剂。用石膏灌注工作侧的模型。关闭𬌗架臂直到切导针接触下方的𬌗架切导盘。

18. 去除可卸代型针尖端尚未结固的石膏，使代型针能方便取出。

19. 用橡皮带扎住𬌗架的上下臂。等待45分钟，从𬌗架中取出印模托盘。

20. 取掉橡皮带缓慢开启𬌗架臂，从印模托盘上脱出工作模。检查工作模有无气泡或缺陷。

十、印模的消毒

口腔印模、模型及义齿金属的消毒是口腔医疗单位控制院内交叉感染的主要组成部分。口腔诊疗中的取模、灌模等操作均有可能将患者口腔内的细菌带到印模和模型上。另外由于印模、模型和义齿均有保持良好的尺寸精度和表面特性的要求，因此无法像其他口腔金属器械一样进行经典的高温高压灭菌消毒。有人证明，单纯的流水冲洗最多能去除印模90%的病原体。现在口腔科常用微波、戊二醛浸泡等方式进行消毒，但都会对模型和义齿金属造成一定程度的损伤及腐蚀，还受材料的限制。按照牙科器材消毒规范，在托盘使用前，应当用无菌水将残留的消毒液冲洗干净。做到“一人一用一消毒或者灭菌”的要求。采用的消毒方法有：浸泡消毒、喷涂消毒、调拌液内加消毒液、紫外线照射等灭菌方法进行灭菌。

（一）常用消毒方法

1. 浸泡消毒方法　为了灭活藻酸盐印模表面乙肝病毒，采用ADA建议的消毒方法，对表面污染有乙肝病毒血清的藻酸盐印模进行消毒评价。采用2%戊二醛、0.5%次氯酸钠（1500mg/L的NaClO）消毒液浸泡消毒10分钟、10%甲醛、0.1%溴苄铵、1∶213碘伏溶液浸泡染菌藻酸钾印模，以抑菌率的大小评价消毒效果。结果浸泡30分钟的抑菌率无显著性差异，浸泡20分钟时10%甲醛、0.1%溴苄铵的抑菌率则明显降低。结论2%戊二醛、1∶213碘伏为有效的印模消毒剂。

还有资料介绍新近推出的一种具有很强消毒作用的酸性氧化电位水液体，它利用酸性氧化电位水的低pH值(在2.5±0.2以下)，高氧化还原电位ORP(1120±70mV)以及游离剩余氧和次氯酸钠破坏细菌、真菌和病毒等微生物的正常生存环境，改变了微生物细胞膜电位，导致细胞膜通透性增加与细胞代谢酶受破坏而产生杀菌作用。是一种安全、高效和方便的环保型消毒剂。但水溶液长时间浸泡会导致口腔水胶体印模精度的改变。

2. 喷涂消毒　以2%中性强化戊二醛消毒液喷涂消毒60分钟灭活HBsAg效果不可靠；臭氧消毒60分钟仍无效。实践证明浓度为1500mg/L的NaClO消毒液浸泡消毒10分钟或喷涂消毒25分钟与2%中性强化戊二醛消毒液浸泡消毒40分钟消毒方法同样可灭活印模表面的乙肝病毒。

3. 藻酸盐印模材料与消毒液直接调拌消毒法　有人用0.25%NaClO、0.525%NaClO、1%84、0.5%84、0.25%84消毒液调拌藻酸钾印模材制作实验样本，以无菌生理盐水调拌相同材料做阳性对照和阴性对照，分别接种枯草芽胞杆菌、大肠埃希菌、金黄色葡萄球菌（以下简称金葡菌）、铜绿假单胞菌并在接种后

30分钟和60分钟取样，经培养后计算各组样本的CFU数并进行统计学分析。结果表明0.25%NaClO、0.525%NaClO、1%84、0.5%84可完全杀灭大肠埃希菌和金葡菌并有效杀灭枯草芽胞杆菌和铜绿假单胞菌，可用于口腔印模的消毒。

4. 硅橡胶印模消毒 需要注意的是，此类印模不宜长时间浸入消毒液或存放在高温环境中，以防止印模尺寸发生改变。

5. 紫外线消毒 有人用波长为353.7nm的紫外线对印模进行消毒试验研究，照射强度分别为1000μW/cm^{2}和7000μW/ cm^2，消毒时间分别为：1000μW/cm^{2}为0秒、10秒、15秒、20秒、30秒；7000μW/cm^{2}为0秒、10秒、15秒、20秒。根据残留的细菌数进行消毒效果的判定，结果证明：①照射强度为7000μW/cm^{2}的紫外线比强度为1000μW/cm^{2}的具有更稳定的消毒作用；②使用1000μW/cm^{2}的紫外线照射30秒，硅橡胶印模上试剂的细菌数明显少于藻酸盐印模（$P<0.01$）；③使用7000μW/cm^{2}的紫外线分别照射5秒、10秒、15秒和20秒，硅橡胶印模上的细菌数明显少于藻酸盐印模（$P<0.01$）。结果证明用紫外线对印模消毒是一个值得在临床推荐的方法，其效果在使用硅橡胶印模材料时更显著。

（二）印模消毒与精度

有人为比较添加抗菌剂和未添加抗菌剂而经2%戊二醛溶液浸泡消毒后的藻酸盐印模材料的精度，分别用添加3种不同抗菌剂和未添加抗菌剂的藻酸盐印模材料对仿3单位桥的金属模具制取印模，未添加抗菌剂的印模分别用2%戊二醛溶液浸泡消毒0分钟（对照组）、10分钟、20分钟、30分钟。然后灌制人造石模型，测量并比较人造石模型指标线长度的差异。结果表明：①浸泡消毒组随浸泡时间的延长，单个冠的近远中距离，颊舌距离逐渐减小，基牙间距离及殆龈距离逐渐增大，均与对照组有显著性差异（$P<0.05$）。②添加磷酸锆载银抗菌剂的藻酸盐印模的精度与对照组无显著性差异（$P>0.05$）。添加醋酸洗必泰、三氯新藻酸盐印模在精度上与普通印模2%戊二醛溶液浸泡消毒10分钟效果相当（$P>0.05$）。结果证明，浸泡消毒会使印模发生变形，随浸泡时间延长变形加大，不同部位变形结果不同。添加抗菌剂的藻酸盐印模在尺寸稳定性方面优于普通印模消毒液浸泡消毒。

还有人观察用消毒剂（IMPRESEPT）浸泡后，对藻酸盐、硅橡胶和聚醚精细印模材料尺寸稳定性的影响。结果表明，除硅橡胶外，藻酸盐及聚醚印模材料在使用IMPRESEPT消毒溶液浸泡前的体积与浸泡后各时段都有显著的统计学差异（$P<0.05$）。但在30分钟浸泡时间内，藻酸盐及聚醚印模材料在使用IMPRESEPT消毒溶液浸泡消毒后不会对活动修复体或固定修复体的精确度造成显著影响。证明新型消毒溶液（IMPRESEPT）在有效浸泡消毒时间内不会影响印模材料的尺寸稳定性，可试用于临床印模的浸泡消毒。

（宋应亮 马轩祥）

参考文献

1. Herbert T. Shillingburg, Sumiya Hobo, Lowell D. Whitsett, et al. Fundamentals of Fixed prosthodontics. 3rd ed. Chicago: Quintessence Publishing Co., 1997: 281-304
2. 马轩祥. 口腔修复学. 第5版. 北京：人民卫生出版社，2003：49-62
3. Robert G. Graig, John M. Powers. Restorative Dental Materials. 11th ed. 赵信义，易超，译. 西安：世界图书出版社，2002：214-239
4. Wilson EG, Werrin SR. Double arch impressions for simplified restorative dentistry. J Prosthet Dent, 1983, 37: 714
5. Linke BA, Nicholls JI, Fancher RR. Distortion analysis of stone casts from impression materials. J Prosthet Dent, 1985, 54: 794
6. 陈志清. 最新口腔材料学. 成都：四川科学技术出版社，1989：273-300

第十九章

咬合记录与确定咬合关系

咬合记录(interocclusal registration)是以咬合记录材料在患者咬合状态下的上下颌或牙列位置关系的印记。转移咬合关系(transfer interocclusal records)是依靠患者准确的咬合记录将其上下颌位置关系转移并固定到殆架上。它们既是义齿制作的必要技术步骤,也是诊断和治疗的要求,许多情况下需要制作患者的口内上下颌关系的模型。转移咬合关系的相关步骤是:①为患者制作精确的弹性印模;②灌注工作模;③记录可重复的咬合关系;④将工作模型固定在殆架上。

一、咬合记录的类型

咬合记录包括正中咬合记录(centri interocclusal registration)和非正中咬合记录(eccentri interi registration)。其具体分类如下:

1. 正中记录(centri registration)

(1) 正中殆记录(centri occlusal record)。

(2) 正中关系记录(centri relation record)。

2. 非正中殆记录

(1) 前伸殆记录(protrusive record)。

(2) 侧方殆记录(lateral excursive record)。

这些咬合记录通过不同的材料在相应的颌位状态下来记录完成。

二、咬合记录材料

如何选用咬合记录材料(registration material)是保证咬合记录的重要内容。理想的咬合记录材料应具备如下性能:

(1) 为保持下颌位置的准确性与稳定性,硬固前咬合记录材料应兼具一定的流动性和一定的抗力。

(2) 记录材料具有一定的刚性并在固化后有回弹性。

(3) 固化后尺寸变化很小,不影响上架的准确性。

(4) 能精确记录切端和殆面的印记。

(5) 操作简易。

(6) 该咬合记录具有可靠的重复性。

(7) 咬合记录过程中对组织无副作用。

(一) 石膏

石膏(plaster)是最早应用的咬合记录材料,为了满足临床要求,在普通石膏的基础上加入了添加剂。如加速剂加速固化速度,抗膨胀剂减小固化膨胀等。其优点是记录精确性好;石膏模型固化后坚硬,长期存放不易变形。其缺点是这种材料固化前流动性大,给操作带来一定难度,还可能给患者造成不适;另外咬合记录有一定脆性,容易破碎、折断。现在已基本不用它作为咬合记录材料。

(二) 氧化锌丁香油糊剂

氧化锌丁香油糊剂(zinc oxide-eugenol paste)曾是一种高效的咬合记录材料。它的优点是,结固前流动性较好,确保咬合记录过程中对下颌运动的影响很小,它可以与其载体如纤维布相连结,在最终结固后坚固不变形,可以精确记录牙的尖窝关系,有高度的可重复性。但该材料存在固化时间较长,脆性较大,可能影响模型复位,因而现在极少应用。

(三) 蜡

热塑蜡(wax)曾经是常用的咬合记录材料,加热变软,患者咬合后冷却变硬后取下,因其操作简易常被广泛用做咬合记录材料。但由于受下颌被动运动和患者心理因素的影响,用蜡做咬合记录精确度、稳定性不好,特别是存在咬合记录蜡容易在室温下发生蠕变,存放后的变形使得模型复位不够准确。因而近年来使用逐渐减少。

如果不得已使用蜡作为咬合记录材料,应尽量:①减少蜡𬌗记录的体积、边缘不要超过𬌗边缘嵴;②尽快上架;③或尽快灌注模型,让模型尽快对合;④如果蜡𬌗记录需要放置,建议泡在水中,以减少它的蠕变;⑤使用夏用蜡尽量减少蠕变。

(四) 自凝丙烯酸树脂

自凝丙烯酸树脂(chemicalcuring acrylic resin)作为咬合记录材料时,它最常应用于单端咬合缺失的正中𬌗记录,结固后丙烯酸树脂记录是精确的坚硬的。缺点也很明显,由于聚合导致收缩使体积不稳定,这种材料的硬度可能在上架时损坏模型。故在临床上仅限于部分游离端义齿转移关系时使用。如果使用,应注意:①不要移开过早,防止硬固中的咬合记录收缩变形;②对𬌗牙如果是树脂牙,应涂布分离剂(如液状石蜡)防止与之粘连;③控制好塑料体积,边缘不要超过𬌗边缘嵴,以利模型准确对合。

(五) 硅橡胶类咬合记录材料

聚醚印模材料在 20 世纪 70 年代早期被用于口腔材料。聚醚咬合记录材料由基本的印模料加上成形剂和充填剂组成。有两种作为咬合记录材料的硅橡胶(silicon registration):浓缩硅橡胶和含有添加剂的硅橡胶。目前后者已被接受,因为它比浓缩硅橡胶的稳定性更好。硅橡胶作为咬合记录材料的优点是精确性好,聚合后保存时具有稳定性,在流体状态对闭口的阻碍小,可不用载体。对下颌闭合运动的抵抗力很小,不需盛载体,使用方便。

三、正中𬌗与正中关系记录

(一) 正中𬌗

正中𬌗表示上下颌的一种位置关系,受牙列最大牙尖交错(maximum interdigitation)的支配。因此,只有患者上下颌间存在三个以上的接触点时正中𬌗才能确定。临床中这三个点应两个分布在后牙区一个分布在前牙区。

通常,按照生理范围内的牙颌关系制作的单冠和固定桥要求建立在牙尖交错位。其前提是:①要求患者不存在颞下颌关节紊乱的症状体征;②要求固定义齿修复不能干扰正中𬌗的三角稳定关系;③修复后的垂直距离不改变,除非做咬合重建;④患者的中性关系最好与正中𬌗位基本一致。

一般上架时,常是手工将上下颌模型对合。但在临床一些情况下,常见患者的咬合关系牙尖交错不齐或不稳定,要获得精确的正中关系记录有困难。此时,为确保患者稳定可重复的𬌗关系,获得准确的咬合记录或正中止或称𬌗止(occlusal stop),才能保证充分的、最大限度地达到稳定的、可重复的牙尖交错。

获得正中𬌗的方法是:①根据需要准备适当的咬合记录材料,如专用的咬合记录材料聚醚硅橡胶、丙烯酸树脂;②将咬合记录材料输送到备好的牙面上,控制铺展范围至少包括一个邻牙,避免铺展过宽影响模型准确复位;③引导患者做正中咬合并等到材料结固;④利用咬合记录固定上下颌模型之前修整记录材料,避免干扰模型准确对合。

(二) 正中关系

不同于正中𬌗,正中关系是一种不受患者牙列牙尖交错影响的上下颌骨之间的关系。为保证正中关系记录的准确性，应达到下述要求：

1. 咬合记录材料不能干扰临床中下颌的定位。

2. 正中关系记录准确而且可重复。

3. 记录正中关系时患者可以从这个记录位置开始进行下颌的非正中运动。

4. 为保证精确转移患者的颌位关系，必要时使用面弓将上颌模型定位于𬌗架上，然后完成模型上下颌上架(图 19-1)。

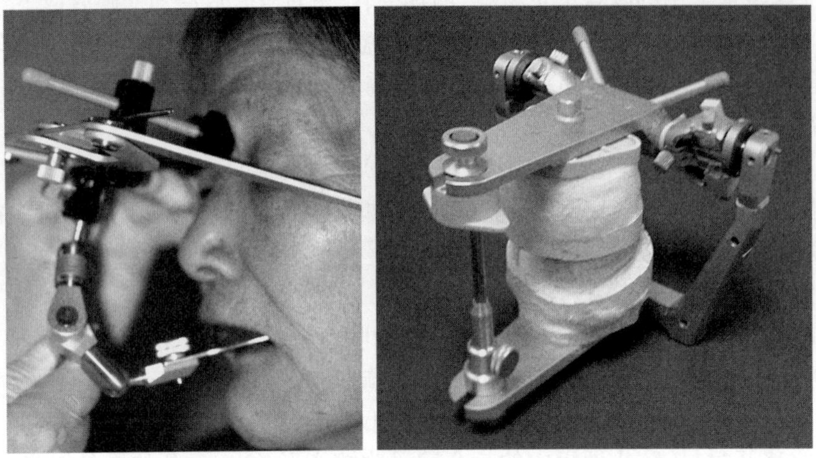

图 19-1 利用面弓转移将颌位关系的模型固定于𬌗架上

四、临床可使用的𬌗记录技术

正中记录时下颌定位的方法很多，下面简要介绍几种临床使用的方法。

(一) 下颌引导技术

需要医生、患者密切配合。主动的正中关系记录(active centri relation record)是患者自主进行的神经肌肉习惯作用下取得的咬合关系记录。被动的正中关系记录(passive centri relation record)是在医生辅助引导下颌的正中位置的记录。根据有关报道认为，被动记录的一致性和重复性较好。下面是三种值得推荐的被动正中关系引导技术。

1. 颏点引导法(chine point guidance) 患者的下颌颏点被医生轻柔地向后推，引导患者以自然运动方式到最后铰链位(terminal hinge position)，以获得患者的咬合记录(图 19-2)。

2. 卷舌法(tongue-to-palate) 要求患者用舌尖舔硬腭后部，同时被动地抬升下颌到正中𬌗记录位置(图 19-3)。

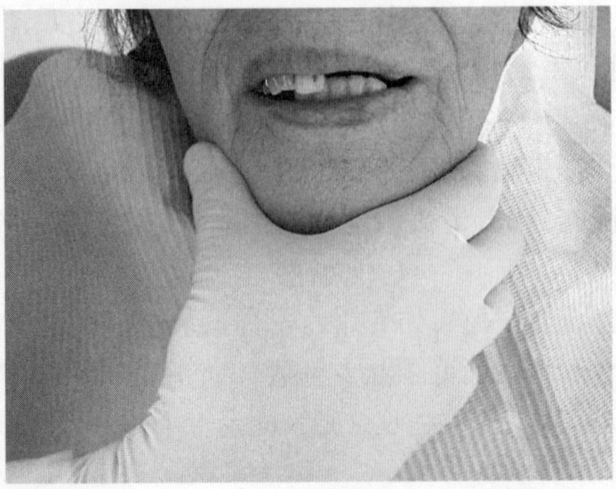

图 19-2 颏点引导法

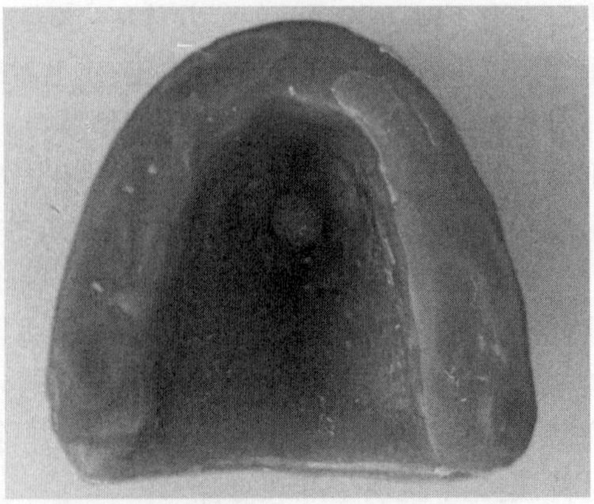

图 19-3 卷舌引导法——引导患者用舌尖舔上颌蜡基托上的蜡球

记录方法：咬合记录材料和载体的厚度或某个特定的早接触点决定着正中关系的垂直距离。常用的两种控制正中关系记录垂直高度的方法是：咬合纸技术和前伸息止技术。

3. Dawson双手操作法（Dawson's bimanual manipulation）　医生站在患者后面，将双手拇指轻轻置于下颌正中联合处，其余手指贴在下颌骨下边缘上使下颌进入后退位。当下颌沿其终末铰链轴做自由运动时，稳定的压力使髁突向后上进入关节窝。双手手指于下颌骨下缘轻柔施加一个向上的力，双手拇指作用在正中联合处施加一个直接向下的力，导入下颌到咬合记录的位置上。

（二）前牙垫技术

前牙垫技术或者称前止技术（anterior stop technique），是在咬合记录之前，在下颌切牙制作一个丙烯酸夹板，形成接触的切缘平台，从而为牙列中的其他牙咬合记录材料和载体提供了空间。其制作方法是：

1. 在石膏模型上，将模型浸水，或用一张锡箔纸放上颌中切牙的舌面及切缘。
2. 将2ml丙烯酸单体和4ml丙烯酸粉在杯中混合，当达到面团期时放在前牙区的锡箔纸上，将其塑成小斜坡状，等待结固，完成局部小夹板。
3. 从模型上取下塑料夹板，置于患者的前牙，引导患者关闭后牙，观察最后牙的颌间距离。
4. 利用咬合纸来调整夹板，直到后牙咬合距离只有1mm，也可以用1mm厚的蜡片置于后牙以验证咬合距离。
5. 利用软蜡片做后牙正中咬合记录，最后取下后牙咬合记录及前牙塑料夹板。

（三）蜡片咬合记录

1. 准备咬合记录　为使髁突放在一个不紧张的位置，嘱患者放松肌肉，避免习惯性的闭口动作。常采用的方法是放一个棉卷在患者的后牙之间，嘱咐患者闭嘴咬后牙，检查并确保前牙没有接触。放入棉卷后，让患者保持闭口5分钟。此后，下颌骨更容易操作或到它最适度的位置。一旦将棉卷拿开，应即刻开始下颌操作，不允许患者再次闭嘴，防止肌肉会再次适应原来的由牙引导下的闭合运动。

2. 放置软蜡片　将一片夏用基板蜡修成为弓形，在酒精灯上烤软后放口内作为模板试做引导，必要时做二次修整。再次放入上颌弓内使蜡边缘超过前牙约6.0mm，用手指仔细将软蜡仔细压入，将所有上颌牙切端都嵌入蜡中。用雕刻刀在侧切牙与尖牙之间作一个楔状隙，折叠蜡的远端于尖牙表面，并保留此标记，以便重新定位基板蜡的记录。修整颊侧第二磨牙到第一前磨牙间的多余的蜡，注意保持好尖牙唇侧蜡的密合。

3. 取正中咬合记录　引导患者下颌处于正中关系位，轻轻闭合，使下颌位于后退接触位，三用枪冷却咬合记录后，取出并将其储存在冷水中。必要时再将蜡片烤软，重复上述操作以获得准确、稳定的正中关系咬合记录（图19-4）。

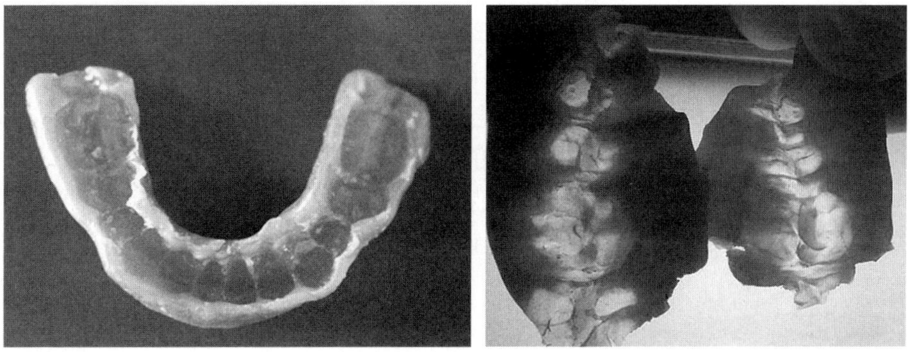

图19-4　蜡片正中关系记录

（四）硅橡胶咬合记录

近年来，有不少专用的咬合记录材料，如DMG的O-Bite等（图19-5），只需要将记录材料注射到殆平面（图19-6），让患者做咬合，等待1分钟记录材料即可结固，取下后，记录材料的体积保持不变，可使模型准确对合，使用十分方便（图19-7）。

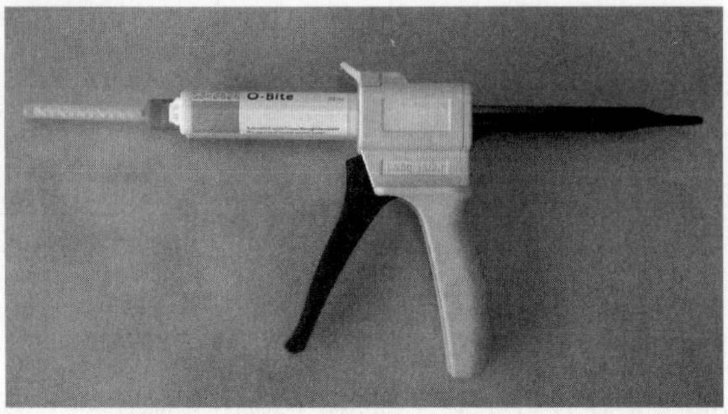

图 19-5 硅橡胶咬合记录材料及输送枪

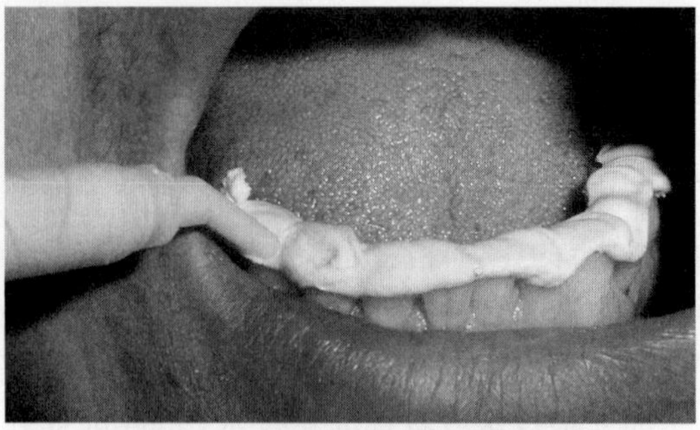

图 19-6 将记录材料注射到 平面

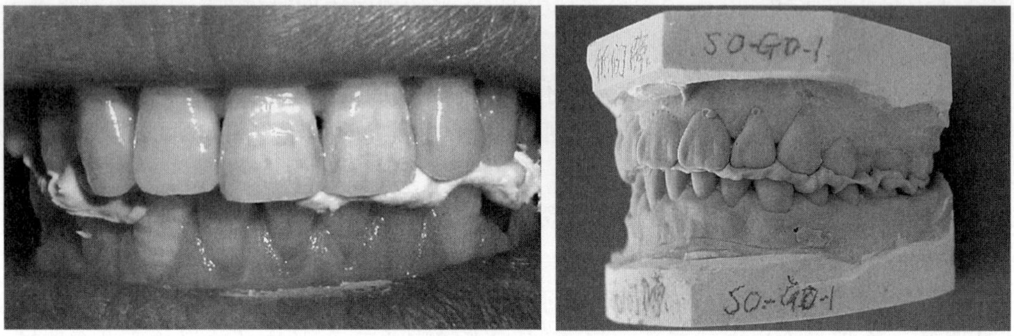

图 19-7 利用硅橡胶咬合记录对模型

使用时需要：①咬合记录材料不要堆积过多，最好不要超过边缘嵴 1mm 以上，防止模型对合时精确性受影响；②在上 架时，如石膏模型在咬合记录材料上就位有困难，需要修整去除多余的材料，只保留牙的 面来确定对 关系，以免变形；③注射记录材料时应连续，防止断裂（图 19-8）。

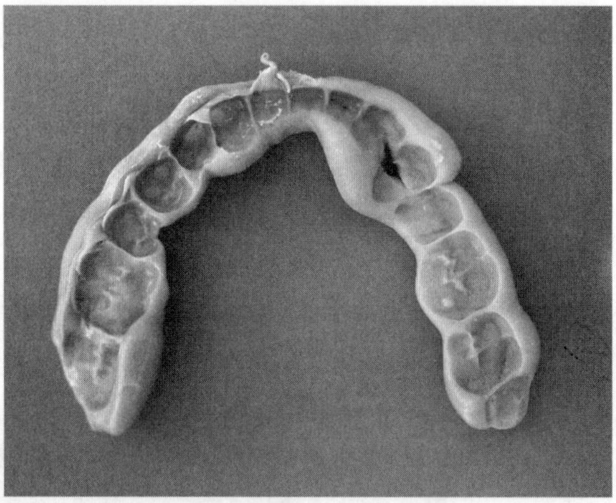

图 19-8 注射记录材料时应连续，防止断裂

五、非正中关系记录

因为颞下颌关节的形状对于下颌运动具有决定性的影响，所以任何口内修复体的 面形态都应该与下颌运动相适应，以防止 创伤和下颌运动不协调，牙尖的位置高度、 面沟槽的方向及深度最终都会被颞下颌关节的外形所影响。因此，有针对性地作好非正中 记录，而不是在 架上取平均值的方法，是保证修复体具有精确、和谐 面的重要步骤。

非正中关系记录的目的是为了在可调 架上确定髁导参数。它包括前伸 记录和侧方 记录用的蜡片。

（一）前伸咬合记录

记录前伸咬合的基本步骤如下：

1. 水平髁导斜度在可调 架上初步定于 30°。

2. 移动上颌模型至前伸位置（前牙切缘对切缘），切导针位于切导盘正中位置，打开切导针开辟 2mm 间隙，在切导盘上作记录。

3. 烤软夏用蜡片置于上颌，令患者做前伸直至上下颌前牙呈对刃 ，待蜡片冷却后取下。

4. 可用氧化锌丁香油糊剂重衬印记使记录精确化。

5. 将蜡片放于下颌模型上，对合上颌模型。松开髁球水平锁，使上颌模型的牙尖固定于蜡印模之中。左手握住𬌗架的上下颌梁，右手旋紧、旋松固定螺丝，以便感觉髁导斜度是否准确，合适后锁紧𬌗架髁槽固定螺丝，完成前伸咬合记录。

（二）确定侧方咬合的方法

咬合记录通常需要咬合记录托或称载体（carrier）材料，如烤软的夏用蜡片、硅橡胶咬合记录材料或氧化锌糊剂咬合记录材料。

1. 侧方咬合记录之前，借正中关系咬合记录将患者的模型置于可调𬌗架上。

2. 将髁球室的上挡板设置为 30°，内侧挡板 15°。并将𬌗架上固定前伸的侧挡装置设置为 1mm。

3. 移动𬌗架下颌体做侧向咬合，使左侧下颌尖牙与上颌尖牙接触，打开切导针，在尖牙切嵴之间产生 2mm 间隙，当侧向咬合的嵴对嵴的关系时，以铅笔记录切导盘内切针的位置。

4. 在下颌模型上放置弓形烤软的夏用蜡片，移动上颌体到刚才定的侧向咬合位置（按切导盘上的记录点定位），直到切导针接触切导盘时固定𬌗架，使蜡条冷却，完整取下。

5. 患者就诊时，从温水浴中取出蜡片或酒精灯上烤软蜡片，置于患者口内牙列上，嘱下颌做侧向咬合直至咬至上颌蜡咬合印记之中。若印记不清晰可用氧化锌丁香油糊剂重衬印记患者的咬合记录。

6. 糊剂凝固后修整侧方咬合记录点，只保留浅的尖牙印记，放于下颌模型上，再放开上颌模型。松开髁球的内外侧及水平挡板（右侧），使内侧挡板锁住髁球。固定挡板，移开咬合记录。

7. 重复此操作向右侧侧咬合，确定髁球的角度，完成面弓转移。

六、上𬌗架

上𬌗架（mounting of casts）是指将患者的工作模按照其颌位关系以石膏固定于模仿患者上下颌位置关系的𬌗架上。借以按照患者的咬合关系进行义齿制作，使义齿符合患者咬合关系的要求。本部分仅做简要叙述，详细内容参见第二十二章。

（一）上𬌗架的操作步骤（参考第二十一章）

1. 检查、调整𬌗架，固定切导针上刻线与上颌体上缘平齐的位置；固定好切导盘位置，将两侧前伸髁导斜度固定在 30°，使髁球紧贴髁槽前壁，扭紧固定正中锁；将侧方髁导斜度定于 15°；扭紧螺钉使架环紧贴于上下颌体上。

2. 标记出髁突外侧面中央部的位置，髁突位于外眼角至耳屏中点连线上距离耳屏约 13mm 处。以两中指抵触髁突的位置上，嘱患者做开闭口运动数次，髁突运动时撞击中指，便于确定髁突外侧面的位置。

3. 固定上颌模型，如使用暂基托形成的𬌗托，将上颌模型就位于上𬌗托上，调拌石膏固定上颌模型于上颌架环上。如用恒基托上架时，在存在倒凹处，要求先用湿纸泥填入恒基托组织面的倒凹区，消除倒凹，以石膏将恒基托连接于架环上。

4. 固定上下𬌗托，根据正中颌位记录固定上下𬌗托于一起，如用蜡𬌗托，将下颌模型就位于下𬌗托上。而当用恒基托时，用湿纸泥填组织倒凹和调拌石膏上𬌗架。通过以上过程，可将上下颌模型固定于𬌗架上。

5. 以调拌好的石膏将架环和石膏模型平滑地连接在一起，在石膏结固之前使表面光滑、连接牢固。

（二）注意事项

1. 仔细检查𬌗架的质量，要求各部分精确、无松动。

2. 检查模型，清除𬌗面及轴壁上的任何气泡和残渣。

3. 上架前观察模型的软组织区与咬合记录的关系，任何妨碍处都要进行修整。

4. 将𬌗架翻转，咬合记录置于上颌模型𬌗面上，依靠记录将下颌模型固定于上颌。

5. 上架前要保证下颌的架环紧密接触。

6. 将石膏放入架环与模型底座之间，关闭𬌗架，抹平滑石膏表面。

7. 保证上颌切缘与切导针中刻线平齐，模型左右居中，注意调整咬合平面与水平线的倾斜角度。

8. 等待上架石膏充分结固后，打开殆架，检查上架质量，备用。

（宋应亮 马轩祥）

参 考 文 献

1. 王惠芸. 殆学. 北京：人民卫生出版社，2003：58-66
2. Malone WFP, Koth DA. Tylman's Theory and Practice of Fixed Prosthodontics. 8th ed. America: Inc. St. Louis, 1994: 273-283
3. Herbert T. Shillingburg, Sumiya Hobo, Lowell D. Whitsett, et al. Fundamentals of Fixed prosthodontics. 3rd ed. Chicago: Quintessence Publishing Co., 1997: 35-44
4. 王翰章. 中华口腔科学. 北京：人民卫生出版社，2001：2325-2331
5. Lucia VO. A technique for recording centric relation. J Prosthet Dent, 1964, 14: 492
6. Millstein PL. A simplified method for recording selected occlusal position, Quint. Internat, 1981, 9: 879
7. 马轩祥. 口腔修复学. 第5版. 北京：人民卫生出版社，2003：72-78；332-344

第二十章

石膏模型及研究模

石膏模型(plaster model)是以石膏模型材料灌注在印模里制成的口腔组织的阳性模型。工作模(working cast)是通过印模复制出患者口颌形态的阳性石膏模型,是间接法制作修复体的工作基础。诊断模(diagnosis model)是用于对患者口颌系统的研究、诊断和修复体或矫治装置设计方案制定的阳性牙颌石膏模型。习惯上将工作模和诊断模(研究模)统称为石膏模,或模型(model)。

按照ADA关于石膏的分型,用于牙科的石膏共有五种类型(表20-1):

表20-1 石膏的类型

ADA石膏的分型	用途	ADA石膏的分型	用途
Ⅰ型印模石膏	取石膏印模	Ⅳ人造石	Ⅱ型代型人造石
Ⅱ模型石膏	模型或技工石膏	Ⅴ人造石	超硬人造石或高膨胀代型人造石
Ⅲ人造石	Ⅰ型人造石		

可根据以上不同用途选择石膏类型

一个好的石膏模型,对于修复体制作的准确性和修复质量都是至关重要的。准备一副高质量的工作模,除了正确的口腔准备、精确的印模外,应严格按照模型制作的质量标准和要求去做。一个好的模型应具备五方面的要求:

(1)模型完整,能包括修复所需要的整个工作区(如基牙、相关邻牙,牙槽突和软组织的形貌等)和适当的底座。

(2)表面清晰光洁,没有气泡和石膏瘤,特别是牙体预备面及边缘。

(3)尺寸准确,整个模型无任何变形。

(4)质地坚硬,在以后的技术操作中不易被折断、磨损或刮伤。

(5)模型准确的修整,以便能方便或不干扰后来的技术操作,如上架、制作合格的蜡型,特别是修复体的各个边界处。

用于冠桥的工作模型通常分为两副基本的工作模型与代型系统:分离代型模型(separate die)与可卸代型模型(removable die)。代型(die)是专门修整过的单个预备牙的石膏模型。在技术制作时,通常有主工作模与辅助工作模两副石膏模型。

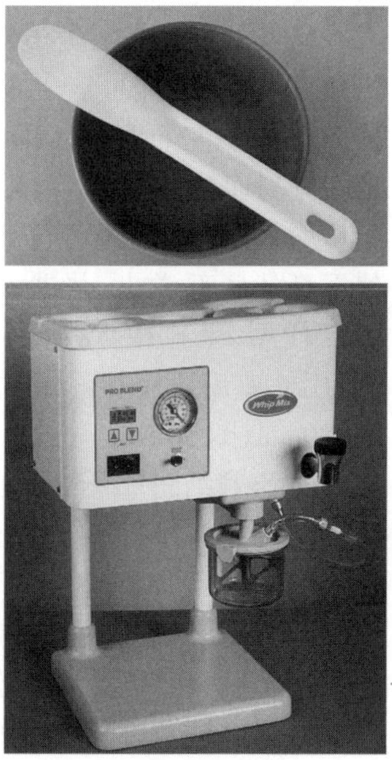

图20-1 石膏调拌

上图:石膏碗和调拌刀;下图:石膏真空混合机

一、石膏调拌及灌注模型

灌注模型又称灌注印模(impression pouring),是将印模以调和好的模型材料复制出阳性模型的过程。

灌注模型时需要调拌石膏。调拌石膏主要有两种方法,即手工调拌法和机械混合法(图20-1)。前者调拌时需要使用石膏碗和调拌刀,在规定的时间内(通常35秒钟)通过均匀混合,排除气泡,形成糊状后使用。它具有操作简便的优点,但需要专门训练才能熟练掌握。后者采用专门机械混合,具有操作容易、气泡少的优点,但需要专门设备。下面简要介绍两种石膏调拌方法。

(一) 手工调拌及灌注石膏模型的方法

1. 印模准备　将备好的印模常规用冷水冲洗,清除唾液,并注意修剪多余的海藻酸印模料,以免在灌注模型时引起变形(图20-2)。然后对印模进行消毒,详见第十八章。

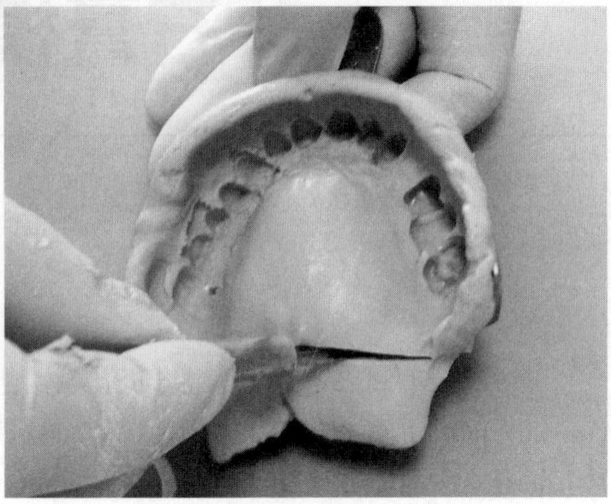

图20-2　印模修剪

2. 石膏粉添加与调拌　在制作蜡型时,为保证代型与模型有足够硬度防止表面磨损,要用高强度的超硬石膏灌注模型。按照代型印模内用50~70g石膏,全牙列印模上用200g石膏的量,根据说明书要求的水粉比,先在调拌碗中放一些定量的水,然后进行调拌。石膏与水的这个比例可以影响许多石膏的性能,包括时间、孔积率、膨胀率、强度等。

3. 振荡器排除气泡　用调拌刀混合水和石膏,并使粉剂变湿,放一个盖子在碗上,并用振荡器振荡碗的底部。

4. 去除印模上的水分　从硅胶印模上去除过多的水分,通过在印模上使用表面活性物,可以提高疏水性印模的保湿性与流动性,通过喷表面活性物,可以减少气泡,保证石膏模型的质量。

注意从藻酸盐印模的表面去除多余的水分,但不要使之变干,否则印模发生变形。

5. 石膏灌注及印模内排气方法　灌注全牙列印模,将托盘放在振荡器上,但不要使印模材料直接与之相接触。在印模的最远端加调拌好的石膏,并慢慢抬起印模的远端。使石膏由高处向低处的中线流动,从一个牙到另一个牙,逐渐充满每个牙冠部。通过在不同的方向倾斜印模,得以控制石膏的流向,使空气被排出。继续添加石膏并同时振荡,使全牙列充满石膏。

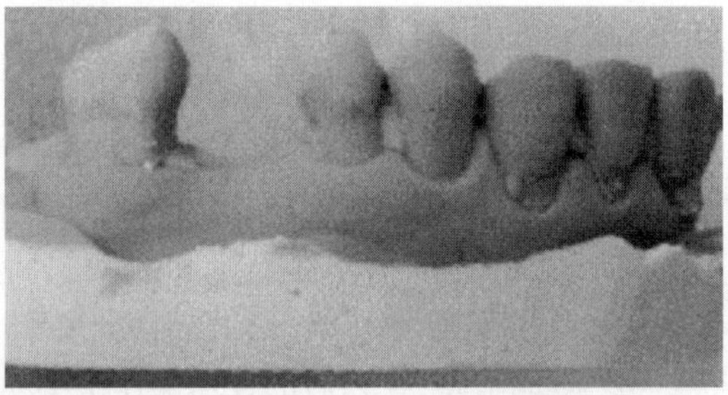

图20-3　人造石的厚度使牙列及模型底座共约25~30mm厚

印模处理完毕后应尽快灌注模型,有资料证明,干燥放置20分钟即可产生模型变形。石膏灌注时用调拌刀先放一些石膏在印模上,并振荡使之到达印模顶部。倾斜印模,使石膏慢慢流到印模底部,并排除空气,慢慢增加石膏。逐渐将石膏放入印模可避免产生气泡,使石膏从底部溢出,并进入相邻的牙的区域。为制作可卸代型,工作模牙列部分宜用人造石灌注,初步结固,用底座后再用普通石膏。底座加牙列总共厚度共约25~30mm(图20-3)。

6. 石膏结固　灌注牙列部分印模时,不要翻转印模。灌注的印模至少放置1小时,在这个时间内不要分离印模并开始制作代型。如果是藻酸盐印模,它应该放在潮湿的条件下,以防印模收缩引起模型变形。

7. 植钉　植可卸代型钉,灌注可卸代型石膏底座,详见修复工艺学有关章节。

(二) 机械调拌及灌注石膏模型的方法

1. 准备调拌机,将调拌机上的橡皮碗清洗干净,接通电源。

2. 按照石膏使用说明向橡皮碗内加入适量的粉剂和水,先将石膏粉浸湿,盖上密封盖,连接在盖子的真空管。

3. 启动电源开关,调拌机自动混合,先以低速调拌20秒,转成高速调拌时抽真空。

4. 完成石膏的自动调拌后，去除真空，取下橡皮碗，将石膏糊剂按照要求缓慢输送到印模内，完成石膏模型的灌注。

无论是采用手动调拌或是机械混合石膏，需要注意的是，有些操作因素会影响到石膏模型的质量（表 20-2）：

表 20-2　调拌石膏时的操作因素

影响因素	结固时间	稠度	凝固膨胀	压缩强度
增加水 / 粉比	延长	降低	降低	降低
增加调拌速度	缩短	增高	增加	无影响
增加水温	缩短	增高	增加	无影响

显然，在不影响石膏凝固后强度的情况下，实际操作时可通过改变上述因素，调整操作时间和控制黏稠度。

二、研究模

研究模（registration model）又称记存模（record model），是用于研究、制订治疗方案或记录口腔状况的模型（图 20-4）。一副研究模是重要的临床记录，它不只是用于确定治疗方案，还是观察治疗进程、评价效果、进行临床研究和解决医患纠纷的重要依据。

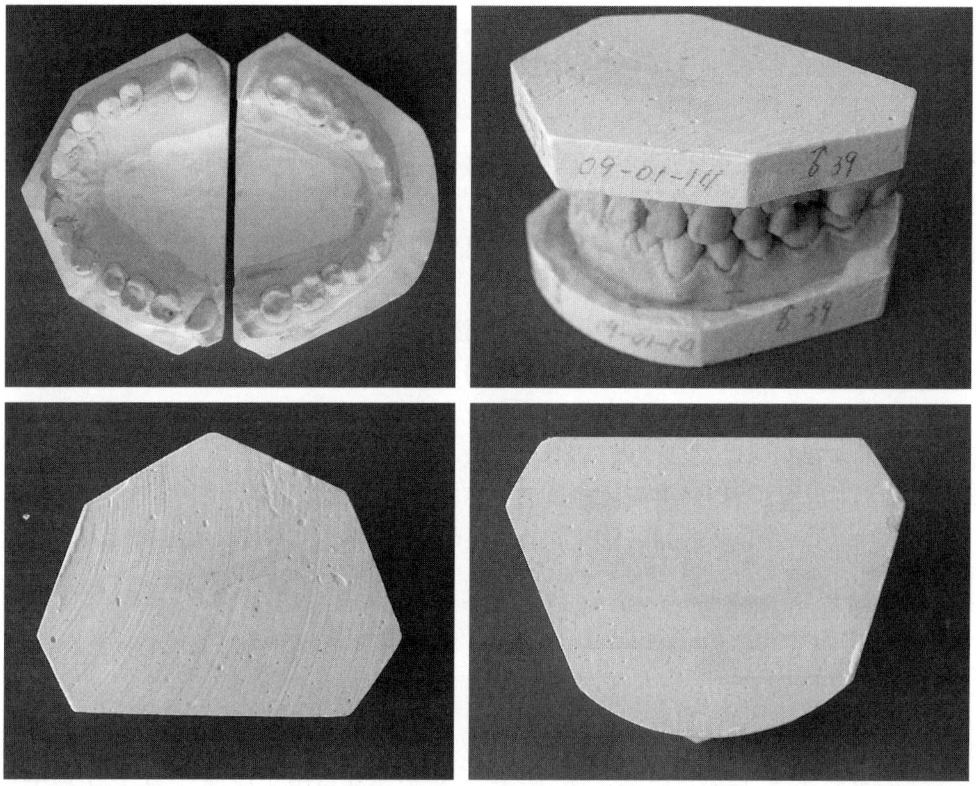

图 20-4　研究模

上左图：研究模型；上右图：上下颌研究模对咬合；下左图：上颌研究模底座外形；下右图：下颌研究模底座外形

复杂的冠桥修复前，特别是需要咬合重建、基牙位置异常明显和涉及颞下颌关节疾患时，最好取研究模，以便口外测量、诊断、制订详细的修复治疗方案。必要时上𬌗架，观察咬合状况，也方便与患者进行交流。

模型灌注的基本方法如前述，不同的是模型的底座要适当加厚，以便对模型修整。另外，也可以用模型橡胶底座模具直接灌注（图 20-5）。

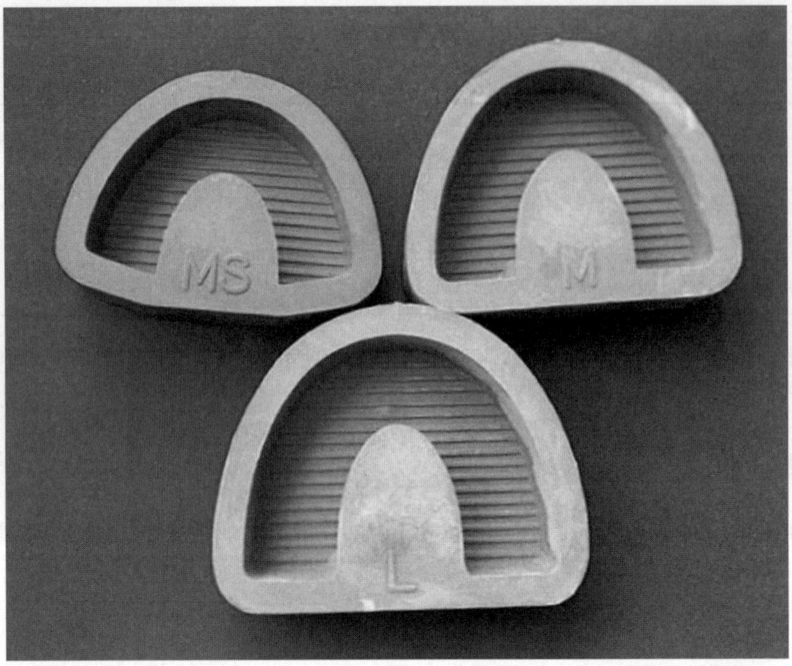

图 20-5 模型灌注成品底座

对研究模的要求是：

(1) 牙列完整，牙冠及相关组织如牙弓、基骨、腭穹、系带、移行皱襞等形貌清晰、准确。

(2) 模型底座厚度约 10mm。

(3) 上下颌研究模底座平面与牙列𬌗平面平行，模型底座的侧面与底座平面垂直。

(4) 上下颌侧面与后牙区牙弓基本平行。

(5) 上颌模型前壁为以两侧尖牙连线为底边的等腰三角形，顶角对应于两中切牙邻面。

(6) 模型的后边线与两侧的同名磨牙连线平行，与上前牙顶角平分线垂直。

(7) 模型后壁与侧壁的夹角处磨成短夹壁，并与此夹角的平分线垂直。

(8) 下颌模型的前壁呈弧形，与牙弓前部形状一致。

(9) 上下颌模型对合良好，任何平面放在桌面上不得有任何移动。

研究模修整完毕后，按照制定的编码规则如姓名、年龄、日期等在模型上以铅笔做好记录。

三、模型质量检查和修整

模型的准确性和质量至关重要，因此，送出加工义齿之前，应在脱模后对其严格检查，必要时做修整。

(1) 检查模型的表面形态是否完整、清晰。

(2) 咬合面有无石膏瘤，如有局限的小瘤、擦痕、印模形成的局限小锐嵴，应在放大镜下仔细用锐利器械清除（图 20-6）。

(3) 对关键部位，如颈缘、邻面、边缘嵴处的孤立石膏瘤可仔细刮除；对孤立、局限的残留的小气泡可用石膏修补。

(4) 对于妨碍对合的模型底座多余的锐边应磨除或修平。

(5) 利用咬合记录做上下工作模型的对合，并在咬合面对齐处的前磨牙区或者余留牙区的石膏牙上用蓝铅笔画出对合线（图 20-7），以便上架或义齿制作时模型准确对合。

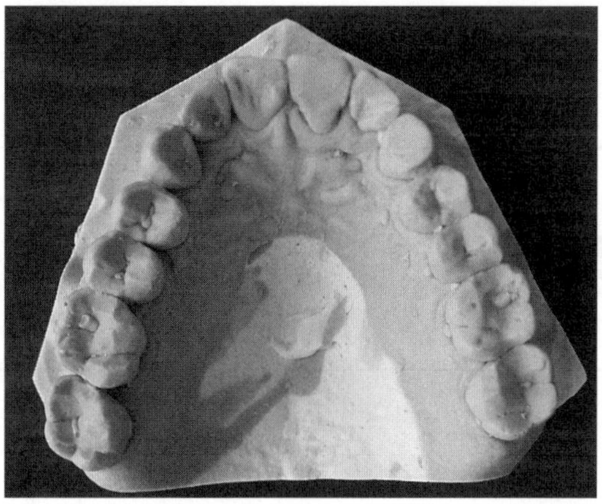

图 20-6 模型上的小瘤

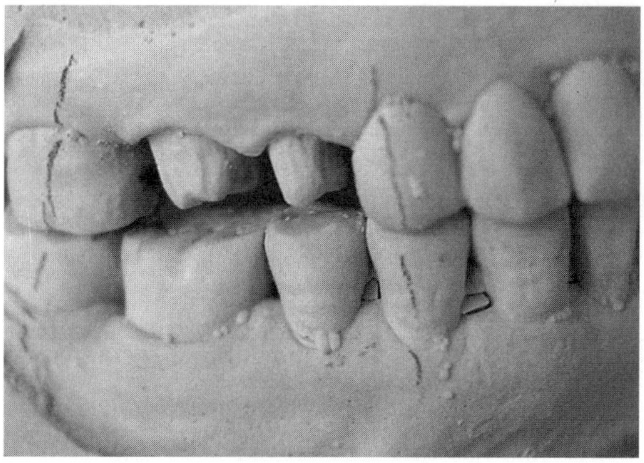

图 20-7 石膏牙上用铅笔画出对合线

（宋应亮 张春宝）

参 考 文 献

1. 马轩祥．口腔修复学．第 5 版．北京：人民卫生出版社，2003：58-62
2. Malone WFP，Koth DA. Tylman's Theory and Practice of Fixed Prosthodontics. 8th ed. America：Inc. St. Louis，1994：285-299
3. Herbert T. Shillingburg，Sumiya Hobo，Lowell D. Whitsett，et al. Fundamentals of Fixed prosthodontics. 3rd ed. Chicago：Quintessence Publishing Co.，1997：309-333
4. 傅民魁．口腔正畸学．第 3 版．北京：人民卫生出版社，2000：58-60
5. 林珠．口腔正畸学．沈阳：辽宁科学技术出版社，1999：511-514
6. Robert G. Graig，John M. Powers. Restorative Dental Materials. 11th ed. 赵信义，易超，译．西安：世界图书出版社，2002：255-263

第二十一章

殆 架

殆架(articulator)又称咬合器(articulation device),是一种用来模拟下颌运动的机械装置(图21-1)。殆架设计的原理是机械模拟或重复颞下颌关节的运动轨迹。可通过将患者的牙列模型固定到殆架,并将患者上下颌高度、颌位关系转移到殆架上,也可借助于面弓(face bow)先将患者上颌对颞下颌关节的固有位置关系转移至殆架上,在保持稳定不变的情况下口外排牙、制作蜡型、调殆等义齿制作工序。可用来制作全口义齿、可摘局部义齿、嵌体、冠、固定桥、种植义齿及咬合治疗等。在殆架上完成的各种义齿能符合或接近患者的实际情况。

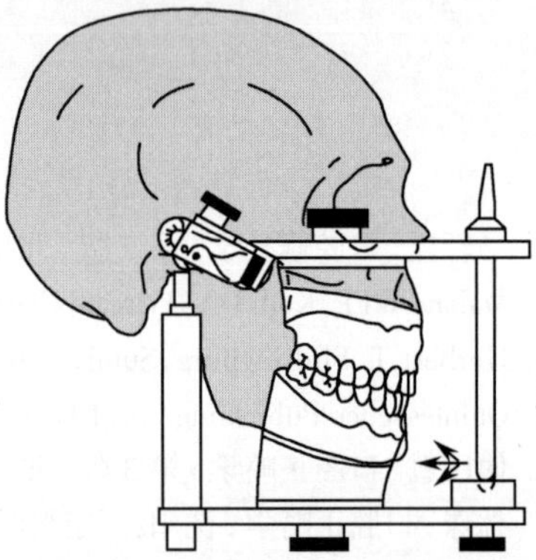

图21-1 殆架上模拟下颌运动

下颌运动时,循其运动外缘界限所进行的运动称为边缘运动(border movements)。因为下颌运动受到关节韧带的限制,所有的功能性运动被限定在这个三维封闭区域内。因此,这些运动是高度可重复性的,并有助于对在殆架的机械关节上设置不同的调节参数。殆架越能接近或复制边缘运动,越能模拟决定咬合的颞下颌关节的功能结构。因而,制作的修复体与颞下颌关节协调一致的问题,也将决定修复体在患者口内的功能与和谐。殆架是修复和咬合治疗过程中常用的工具,下面简要介绍如下。

一、殆架的结构

以代表性的Hanau H形殆架为例,殆架的基本结构分上颌体、下颌体,侧柱的结构(图21-2),以及各类有代表性的面弓附件等(图21-3)。

(一)上颌体

殆架上相当于人体上颌的上颌体(upper member)又称上颌梁(upper frame),形状呈T形。其下面借固定螺丝连接架环(mounting plate)。上颌体的前部有上下方向的穿孔,以固定螺丝将穿过上颌体前部穿孔的切导针(incisal guide pin)固定。上颌体中部有一个有上下方向的穿孔,以大帽螺钉穿过此孔固定架环于上颌体上。上颌体后部为横行部,其两外侧端连接有髁杆(condylar element),髁杆外套髁球(condylar sphere),借髁球与侧柱相当于颞下颌关节的髁槽(condylar fossa)相连。切导针有上刻线,并与殆平面平齐,上下颌体处于彼此平行的位置。切导针的下端位于切导盘的中央。有些可调式殆架的切导针有刻度,借以显示切导针的位置,并以固定螺丝固定于上颌体上。

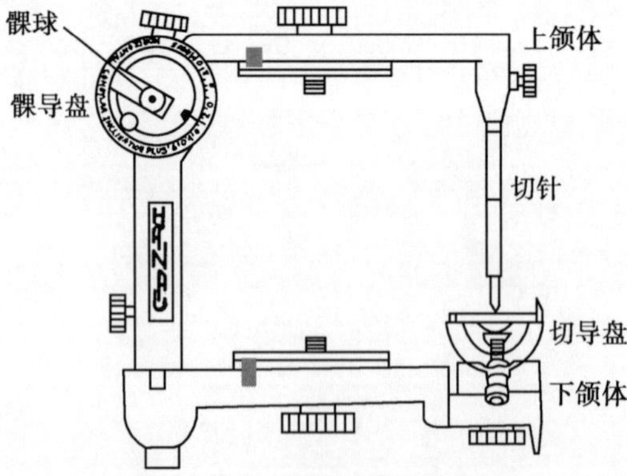

图21-2 上、下颌体及侧柱的结构

(二)下颌体

殆架上的下颌体(lower member)相当于人体的下颌,其形状也呈T形。其前部有凹面圆盘即切导盘

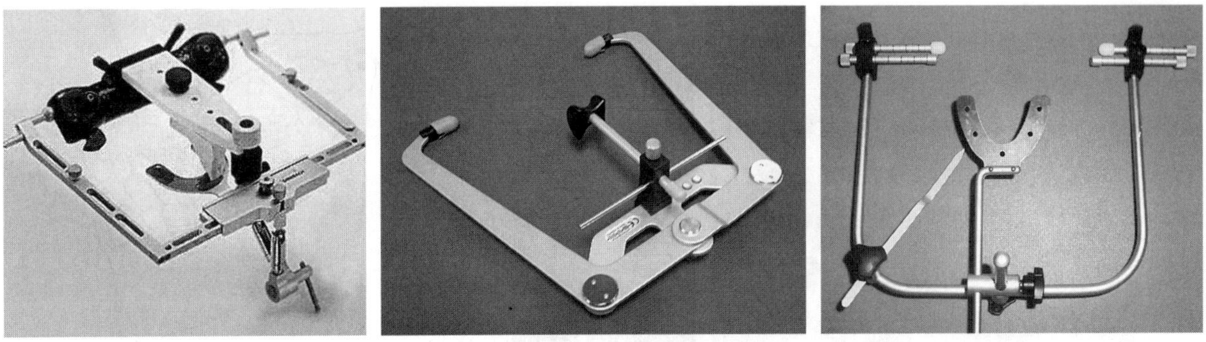

图 21-3　各类有代表性的面弓

(incisal table)以容纳切导针,切导盘上附有调节切导盘倾斜度的柄,另有螺丝固定切导盘于下颌体的前部。下颌体中部有一穿孔,有螺丝自下而上穿过穿孔固定架环于下颌体的上面。下颌体的后外侧部有容纳侧柱下端的圆桶形凹槽,凹槽内侧有侧方髁导(side shift guide,or lateral aspects of the condylar guide)指标刻度(0°~20°)。刻度的后方附有固定侧柱下端的螺丝。在相当于下颌体的切导盘和侧柱下面有三个柱脚。

(三) 侧柱

侧柱(side post)或立柱(vertical post)是殆架两侧竖立的柱状结构,其上端有一圆形的髁环,髁环前部的外侧面可见前伸髁导指标刻度(-40°~80°)。髁环内面借髁槽与圆形的髁导盘相接。髁槽上有前后壁,并有一定的倾斜度,借髁导锁或称正中锁(condylar locking)固定髁球。髁导盘的髁槽容纳可以滚动的髁球,上下槽缘小于髁球,以控制髁球不会滚出髁槽。髁球中心为髁杆穿过。髁导盘髁槽的前方有一刻线表示髁槽的中分线。当髁导盘前方刻度指向 0°时,髁槽处于水平位置,髁球作水平方向的滑动,表示前伸髁导斜度为 0°。髁导盘后上方附有一螺丝,可前后向改变髁槽的方向。当髁槽呈后高前低位时,前伸髁导斜度为正;髁槽与水面平行则为 0°;髁槽呈前高后低,则斜度为负度。髁导盘外面有一正中锁,螺钉松开时,锁条可向后转动,髁球也可作前后向滚动。当正中锁的锁条抵住髁杆的后面,扭紧固定螺丝,使髁球挨着髁槽前壁固定不动,侧柱下端嵌入下颌体的侧柱凹内。

(四) 面弓

面弓(face bow)是殆架上的一个专门装置,被用于精确转移个性化的颌位关系。不同的殆架有各自的面弓设计(图 21-3),面弓的基本构成由弓体、髁突、鼻根架环及其固定螺丝、殆叉及其调节固定螺丝等组成。有些面弓还配有辅助装置,如 SAM 面弓转移殆叉及模型用的垂直柱(vertical support rod),支持殆叉的可调节高度的支持座以及六方扳手等。

二、殆架的分类

按照模拟下颌运动的程度分类:

1. 简单殆架　简单殆架(simple articulator)结构简单,殆架无髁突斜度结构,因此髁导斜度不能调整,仅能以连接上下颌体的横轴为轴作上下开闭口运动。它分为全颌简单殆架和局部简单殆架(图 21-4)。它们常用于简单修复体的制作,修复体的调殆则需要在口内进行。由于局部简单殆架体积比较小,上牙与旋转轴间的距离小于颅骨实际尺寸,因而单冠、嵌体等常使用这种殆架,但修复范围较大者,可能会影响咬合关系的准确性。

当下颌在后退接触位做咀嚼运动时,下颌牙尖沿矢状面的弓形作运动,其旋转中心穿过髁突的水平轴(图 21-5)。

需要强调的是:①如果患者相对于牙尖的旋转轴与殆架上有显著不同,则牙尖闭合的弧形半径就会出现误差。殆架上闭合半径与患者口内情况严重的偏差会影响咬合面上形态结构诸如牙尖、嵴、沟窝等的布局。②如固定在简单殆架上的模型运动半径明显较小,因而牙在殆架闭合过程中将沿一条更陡的弧形运动。③如果模型上殆架的咬合距离增加,即颌间距离记录较大,则牙在殆架上咬合的牙尖接触位

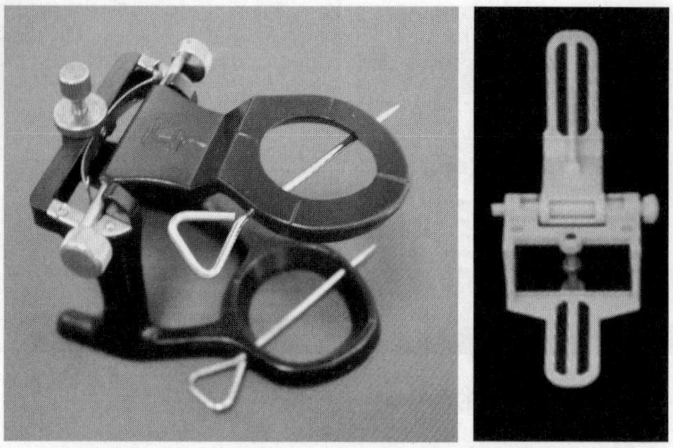

图 21-4 简单𬌗架
左图：全颌简单𬌗架；右图：局部简单𬌗架

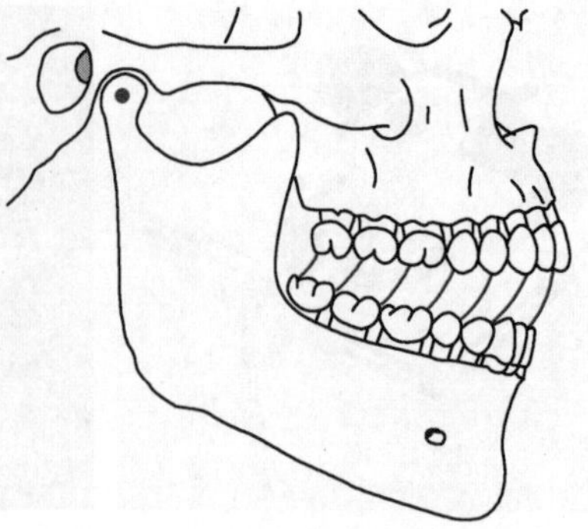

图 21-5
当下颌围绕铰链轴（红色圆点）旋转作闭合运动时，下颌每个牙的牙尖沿着弧线（红线）做弧形运动

就会与口内不同。颌位的轻微误差将会导致上颌牙的近中斜面与下颌牙的远中斜面咬合接触的偏差。

总之，旋转中心的髁突间距离将改变牙列运动的半径，继而会影响下颌侧向偏移时牙尖在水平面上运动的轨迹。在小的铰链𬌗架上，牙尖的弧形轨迹与口内的偏差会很大，特别是在非工作侧。结果会增加修复体工作侧的𬌗干扰。因而，在小的铰链𬌗架上制作蜡型时，应充分注意这一因素将𬌗面牙尖外形控制好。

2. 平均值𬌗架 平均值𬌗架（average values articulator）设计有上、下颌体（相当于上下颌骨），横轴和架环。上颌体能以横轴为轴做开闭口运动。它的切导斜度、髁导斜度以及髁突间距离为固定的平均值，能在一定程度上模拟下颌的前伸及侧向运动，但不能反映所有患者上颌与颞下颌关节的实际关系。常见的平均值𬌗架如图 21-6 所示。

平均值𬌗架可在一定程度上调节前伸𬌗和侧方𬌗咬合接触关系，因而可用于嵌体、单冠，也能用于跨度不大的三个单位固定桥。这种𬌗架一般不宜于全口义齿，因为在这类𬌗架上不易调全口义齿的平衡𬌗，而需要在患者口内选磨调𬌗，既影响准确性，又占椅位时间。

3. 半可调𬌗架 半可调𬌗架（semi-adjustable articulator）的尺寸和旋转轴与牙之间的解剖距离近似（图 21-7）。如果用面弓将模型上在𬌗架上，并且只用一个水平轴，则𬌗架运动半径产生的弓形轨迹就会相对准确，相应的误差较小。采用近似的水平轴，在侧向偏移时，无论将模型稍微靠近或远离髁突都会产生少量误差。

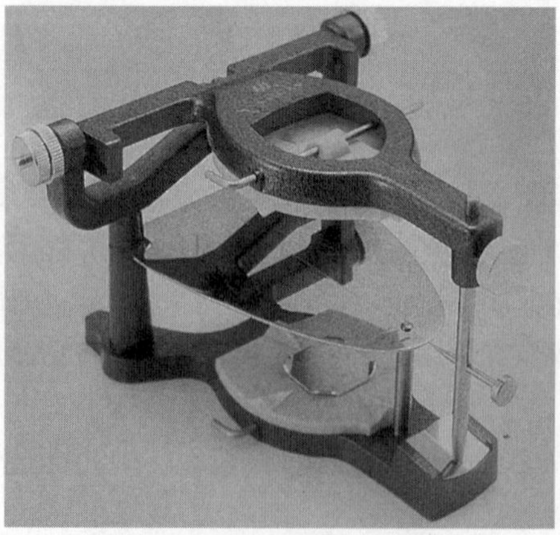

图 21-6 常用平均值𬌗架

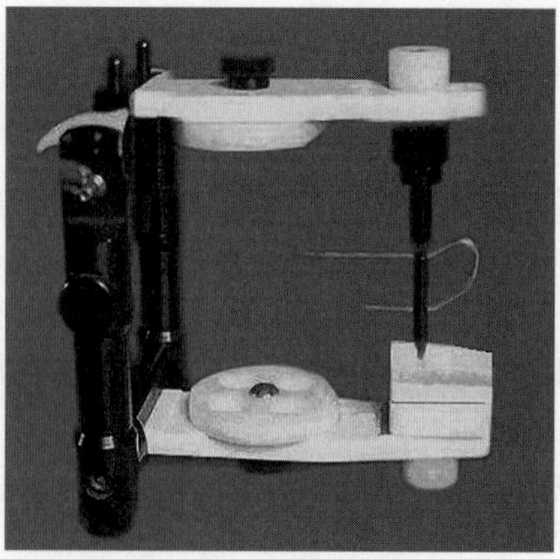

图 21-7 半可调𬌗架

使用半可调𬌗架时，可根据患者口腔的实际情况来调节前伸髁导斜度，或根据平均值调节侧向髁导斜度。能在很大程度上模拟下颌的前伸及侧向𬌗运动，而且能通过面弓将患者的上颌与颞下颌关节的

实际位置关系转移到殆架上。这类殆架许多系统都有,常见的有 Dentatus 殆架。

半可调式殆架可重复运动方向和终止点,但并不能重复髁突的精确即时轨迹。例如,髁突下降的路线在殆架上复制为一条直线,而实际上它常常是一条曲线。尽管一些近期推出的半可调式殆架提供了精确即时侧向平移运动,但在许多这种殆架上,侧向平移运动,或 Bennett 运动仍然被模拟成一条逐渐偏离的直线。髁突间距离在半可调式殆架上并不是全可调的。它们只能以小、中、大型的幅度进行调节。

因此,需要在患者口内对修复体进一步调整,如精细制作修复体,这种殆架就不合适。这类殆架可用于大多数单冠和跨度不很大的固定桥的制作,及一般可摘局部义齿和全口义齿的修复。

4. 全可调节殆架　全可调节殆架(full-adjustable articulator)是最精确的殆架,可以模拟边缘运动的全部特征,包括即刻和累积渐进性的侧向平移运动,以及髁突下降的曲率和方向。髁突间距离完全可调。当采用了一个符合运动生理学定位的铰链轴以及下颌运动的精确记录后,即可以获得高度精确重复的下颌运动。

它不仅可调节前伸髁导斜度,侧方髁导斜度,而且还能调节髁突间距,侧方运动时的即刻侧移等,可以将患者几乎所有的有关参数转移到殆架上,可完全模拟口腔下颌运动状态。这种殆架结构和操作都很复杂,多用于全颌咬合重建治疗或科研工作(图 21-8)。

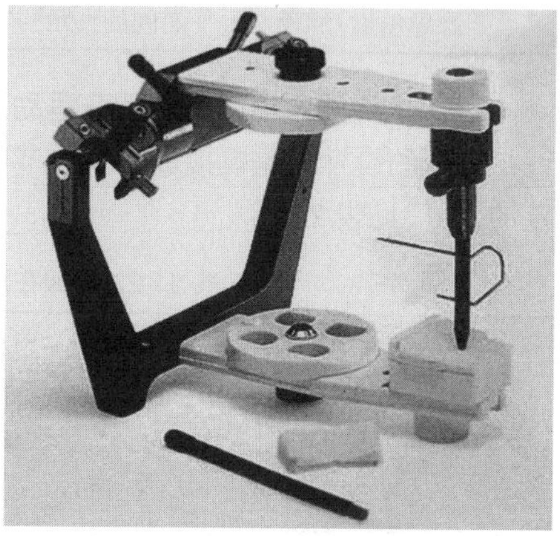

图 21-8　全可调殆架

此外,还有的按照殆架的结构分类,如髁导盘固定在上颌体,而髁球固定在下颌体上,与人体颅骨的结构形式相同的 Arcon 殆架;髁导盘结构固定在下颌体内,髁球则固定在上颌体内的 Nonarcon 殆架;此类殆架是为了便于检查人工牙舌侧排列情况而设计的。下颌体上的两侧柱向两侧倾斜或向外弯曲,便于从殆架后方观察人工牙咬合情况,也方便从舌侧调整人工牙的排列,可以在殆架上升高或降低颌间距离上下颌反向设计的反向殆架(图 21-9);以及髁导盘固定在上颌体,而髁球固定在下颌体上,与人体颅骨的结构形式类似的 Wide-Vue 殆架(图 21-10)。

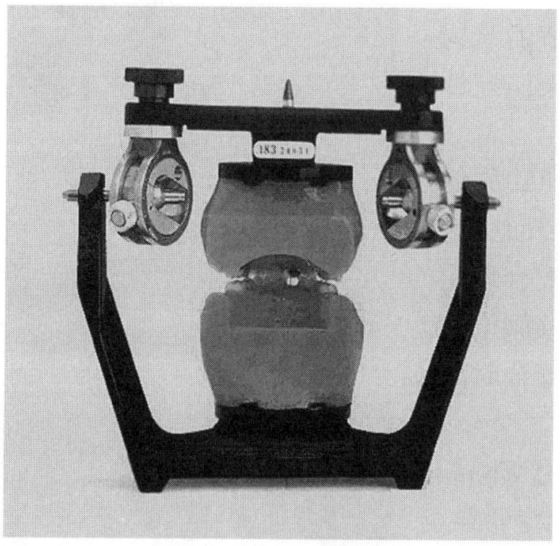

图 21-9　反向殆架

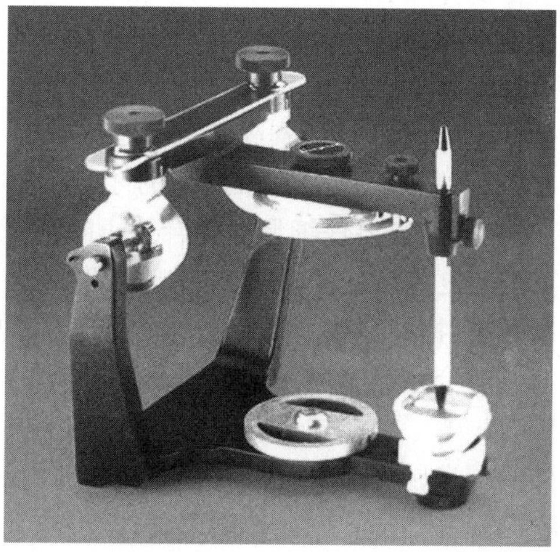

图 21-10　Wide-Vue 殆架

三、殆架各部件与人体相应器官的关系

(一)人体咀嚼器官及殆架的相应部位

设计殆架是为了模拟人的咀嚼器官结构和功能,其各个组成部件与人体器官结构相对应,见表 21-1。

表 21-1 殆架各部件与人体相应器官的关系

殆架	人体
上颌体	上颌骨
下颌体	下颌骨
侧柱	下颌升支
髁球、髁槽	髁突、关节凹
髁杆	左右髁突间的假想连线
髁杆外端	与髁突相应的面部皮肤表面
切导（切针在切导盘内滑行的路线）	切道（下颌前伸、侧向运动时，下切牙切缘运动的路线）
切导斜面（切导与水平面间夹角）	切道斜度（切道与眶耳平面间的夹角）
髁导（髁球在髁槽内滑动的路线）	髁道（髁突在关节凹内运动的路线）
髁导斜度（髁槽与水平面间的夹角）	髁道斜度（髁道与眶耳平面夹角）

（二）人体咀嚼器官与殆架在运动方向、结构连接等方面的差异

殆架的设计只是模拟颞下颌关节的运动，其各部件的运动方向、结构连接等与人体咀嚼器官存在一定的差异，见表 21-2。

表 21-2 殆架在运动方向、结构连接等方面与人体咀嚼器官的差异

殆架	人体	殆架	人体
开闭口：上颌体向上	下颌向下	Nonarcon 殆架髁球位于上颌体	髁突位于下颌
前伸殆运动：上颌体向后	下颌向前	髁槽位于下颌体	关节凹位于上颌
侧方殆运动：上颌反方向运动	下颌顺向运动		

四、殆架及面弓的使用

将诊断模型固定在与患者颞下颌关节相似的殆架上是重建或评价患者咬合的重要手段。利用面弓记录用来转移颌位关系可个性化地准确转移、重复患者个人的口腔颞下颌关节的结构特点。随着殆架的改进，研制出了许多简单易用、与殆架匹配性好的面弓，方便用于临床以提高口腔治疗质量。

面弓转移颌位关系常用于复杂的牙列缺损或牙列缺失的修复，有时咬合病需要仔细调整咬合或正畸矫正也需要面弓转移关系。就修复体而言，大面积的局部可摘义齿、固定咬合重建以及全口义齿，特别是有一定难度的患者，需要面弓转移颌位关系。本章主要介绍长桥固定修复、咬合重建或者调整咬合时的面弓转移。

国外的调查显示，1984 年 36% 的北美牙医学校使用 Whipm Mix 殆架，32% 用 Arcon、Hanau 殆架，28% 使用 Denar 固定殆架。国内一些大的口腔教学医院也开始利用精确性好的殆架及面弓转移患者的颌位关系。

Whip Mix 殆架及面弓是一种配有可快速装卸的面弓的殆架系统（图 21-11）。该系统有许多种类，其中 Whip Mix2200 例半固定面弓的使用较为普遍。可将模型精确地转移到相同型号其他设备上，在不送出殆架的情况下可以方便地传送模型。

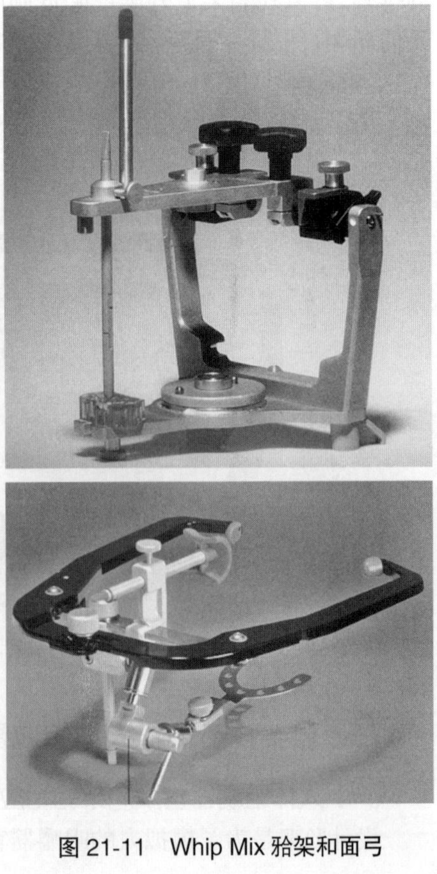

图 21-11 Whip Mix 殆架和面弓

SAM 全可调𬌗架属于反向结构的𬌗架，在科研、教学、临床中比较有代表性，下面以此𬌗架的面弓转移过程为例简要介绍。

1. 面弓转移颌位关系(facebow record) 为了转移颌位关系，首先把上颌的位置关系与𬌗叉(bitefork)连接起来，不同的𬌗架系统有不同转移方法。此类𬌗架用于有牙列时，连接𬌗叉的方法是：先将𬌗叉从面弓上卸下，其上面正中线和相当于第二磨牙的位置放置以酒精灯烤软的马来胶。将𬌗叉对准患者的上颌牙中线确定𬌗叉中心，握住𬌗叉，让患者做正中咬，待马来胶冷却后取出，将事先灌注好的模型在𬌗叉上马来树脂胶印记中就位，把𬌗叉的柄与面弓连接在一起。

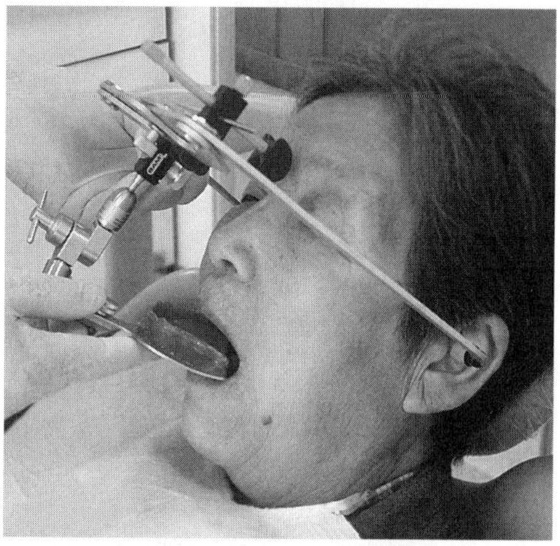

图 21-12 放𬌗叉到面弓下固定螺丝上时患者放耳球到外耳道

此时把𬌗叉的固定螺丝放松，将𬌗叉放入口内，咬在上下牙弓间，让患者握住面弓的两翼，将面弓的塑料耳塞放在外耳道，面弓的宽度可根据患者的髁距调整面弓中央的固定螺丝，同时要把套环装到𬌗叉柄上，使固定栓在𬌗叉上面，拧紧面弓上的固定螺丝，将鼻根定位挡(nasion relator)放在面弓转换杆上，将中点对准患者鼻根点，拧紧固定螺丝(图 21-12~14)。在固定螺丝时面弓不能有任何脱位(图 21-15)。面弓上方的水平杆应与瞳孔连线平行(图 21-16)。

松开面弓上方的鼻根托挡固定螺丝，退回鼻根定位挡。然后松开面弓前上方的宽度固定螺丝 1/4 圈，放松面弓两翼，让患者张嘴，小心移开整个装置。

2. 上颌模型上架(mounting maxillary cast) 准备好𬌗架，打开上下架体。将切导针(incisal pin)卸下，更换上转移柱(transfer stand)(图 21-17)，将𬌗叉的导槽安装在转移柱上的导槽上，以𬌗叉支持轮(transfer fork support)支持好𬌗叉，模型在托盘内就位，将𬌗架的上颌体安置在侧柱上(图 21-18，19)。

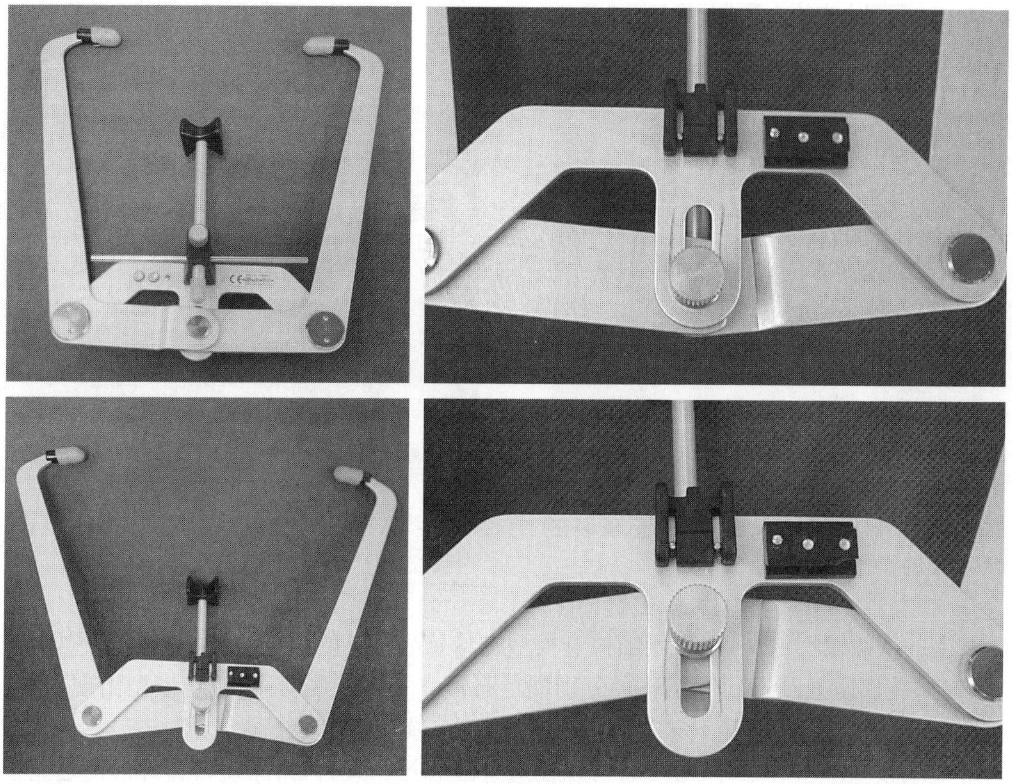

图 21-13 根据患者髁突间的距离调整面弓前上方固定螺丝的位置以固定髁球间的距离

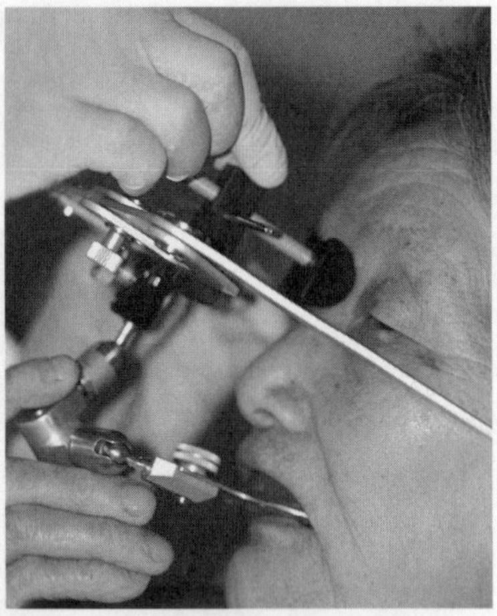

图 21-14 面弓的鼻根柱抵紧鼻根，拧紧鼻根柱固定螺丝

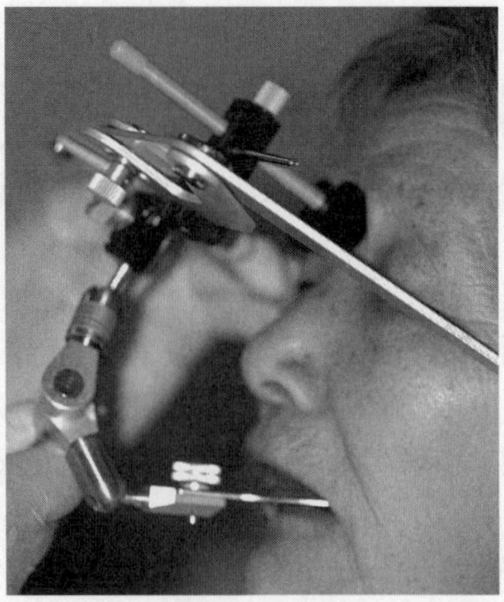

图 21-15 拧紧面弓前面的螺丝固定面弓𬌗叉的位置

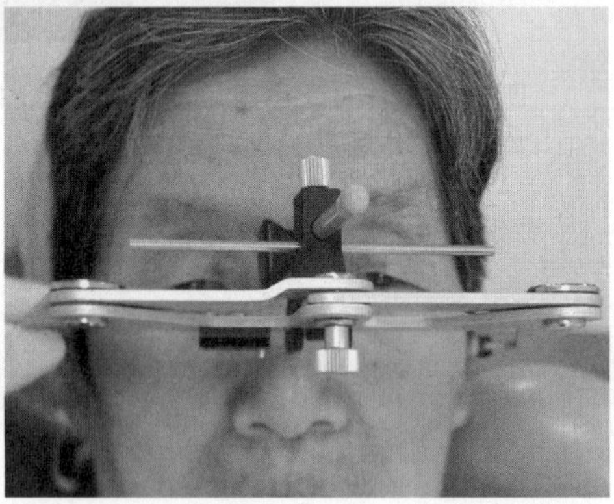

图 21-16 面弓上方的水平横杆应与瞳孔连线平行

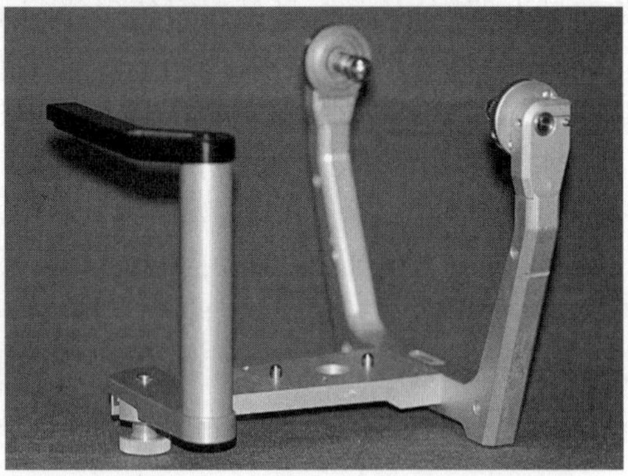

图 21-17 卸下切导针，更换上转移柱

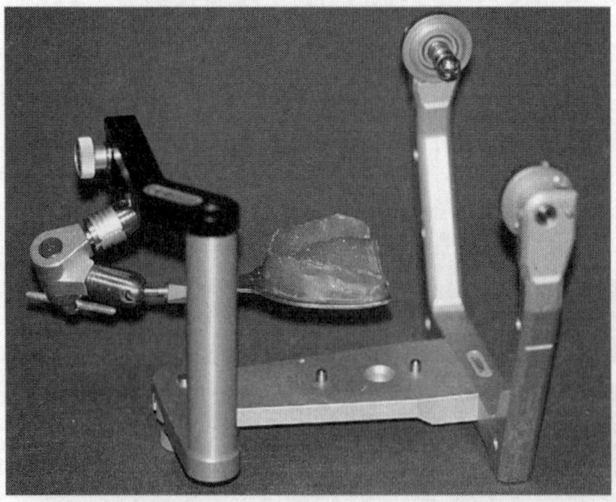

图 21-18 将𬌗叉的导槽从面弓上卸下，安装在转移柱上的导槽上

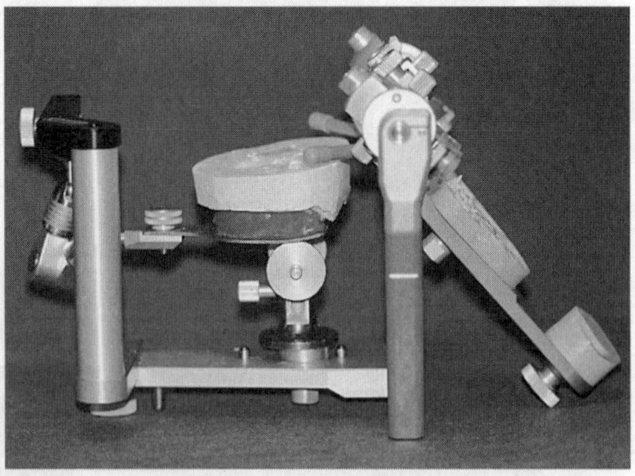

图 21-19 以𬌗叉支持轮支持好𬌗叉，模型在托盘内就位

将𬌗叉上的上颌模型涂湿，然后仔细检查模型在𬌗叉记录上的就位。调拌石膏呈稠奶油样，升起𬌗架上颌体，在模型底座上及上颌体架环上分别堆上石膏。一手扶住𬌗叉，防止模型出现移位，放下上颌体，并轻轻敲击上颌体，把架环压入未硬固的石膏，固定上颌模型直至石膏硬固。

石膏应充满模型基座和架环，必要时可以在这些区域补一些石膏，涂塑石膏外形使之完全包裹架环和模型基座（图 21-20）。当石膏完全硬固后移开转移柱和支持轮。

3. 下颌模型上架(mounting mandibular cast) 翻转殆架，两侧的盘状正中锁向内滑动锁上殆架，以免上架时上颌体滑动(图 21-21)。

将双侧髁导的转换导装置移到 0°（图 21-22),确保装下颌模型时不会出现向后移位。

上颌模型上架后翻转殆架，置入蜡殆堤，把下颌模型仔细就位，将下颌模型基座用水涂湿，调拌石膏，分别放在下颌架环和下颌模型基座上，固定下颌模型，堆放石膏时，手指扶住下颌模型，使其稳定保持在殆记录内(图 21-23)。

完成上架后，检查是否符合下列要求：

(1) 殆架双侧髁导斜度正确，正中锁锁紧。

(2) 上下颌模型完全位于殆记录。

(3) 石膏将两个模型准确固定在上下架环中。

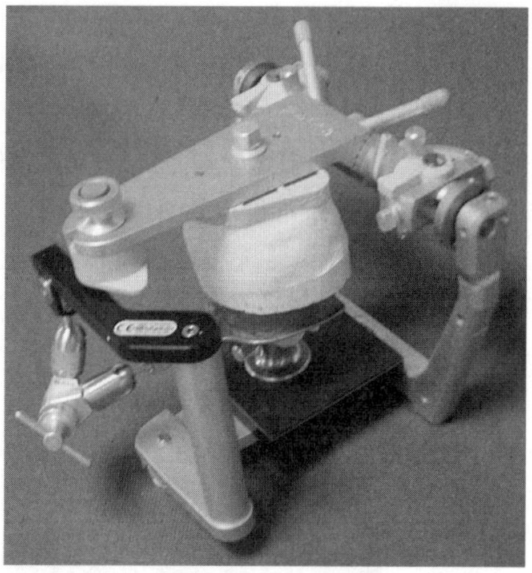

图 21-20 关闭上颌体，石膏固定上颌模型

待石膏彻底硬固后，打开殆架，去除颌间记录，将切导针升高 2.0cm，拿出事先在患者口腔中咬过的薄蜡片，小心放置于上颌模型上，如果可以从蜡片咬穿的孔中透出石膏牙尖，说明上架过程是可信的。否则，要重新检查并更正错误。

如原来上架时架环与模型的连接不满意，可从殆架上将架环与模型一起卸下，调拌石膏，进一步将模型的不整齐处抹平并加强和架环的连接，最后用手指把表面抹光修净，清除殆架上颌体后部多余的石膏。

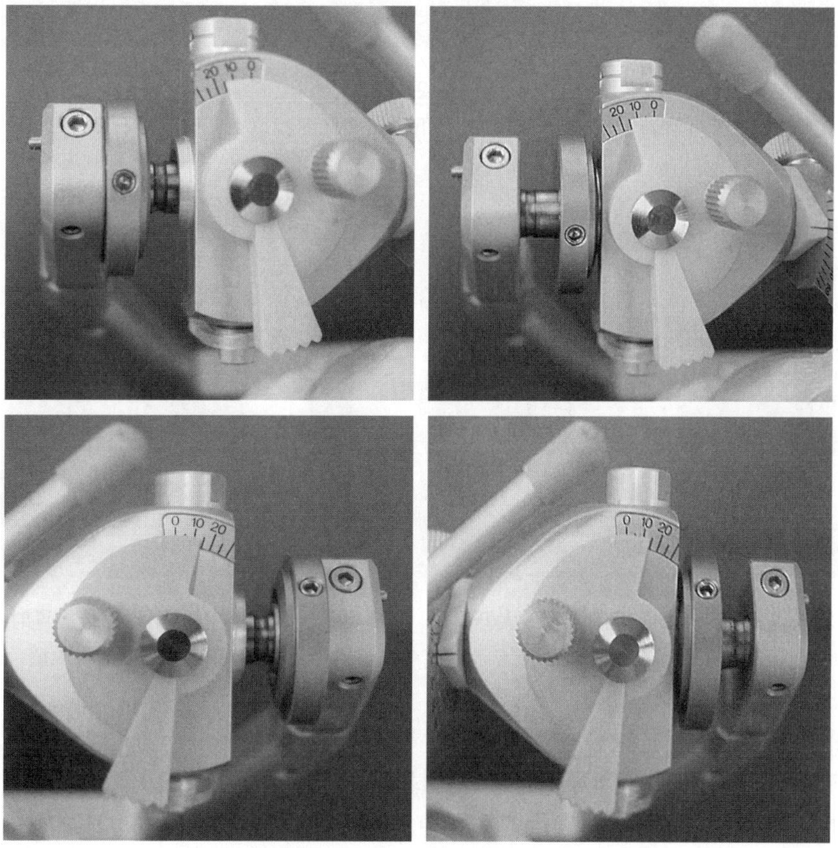

图 21-21 握住髁球保持在后退位置，向内锁紧正中闩

上左图：右侧正中锁锁紧前；上右图：右侧正中锁锁紧后；下左图：左侧正中锁锁紧前；下右图：左侧正中锁锁紧后

4. 设定髁导(setting condylar guidance) 确认双侧髁导设为0°,再松开两侧的髁导前区的控制螺帽,将两侧Bennett角控制设为最大开口度(图21-24),升高切导针使其碰不到切导盘。

(1) 有牙列模型上架,先翻转上颌体,将患者事先咬合好的左侧颌间记录准确放置在颌模型上。左手握住上下颌体,将右髁球放入右髁导,轻柔地将下颌牙与蜡记录对位,确保完全就位。一只手保持左侧的殆架位置,注意左髁球向下、前、内的运动,这个过程中任何点都不得接触髁导(图21-25)。

打开殆架,在模型上放入右侧殆记录的蜡堤,再放松切导盘固定螺丝,放下殆架至正中殆,导针向左移动。松开固位螺丝调整左髁导的倾斜度,向下转髁导直到髁球顶住其上壁,拧紧螺丝(图21-26)。松开双侧控制螺丝调整下颌侧向后转动,使侧向平移的髁导正好接触髁球的中央,重新拧紧螺丝。

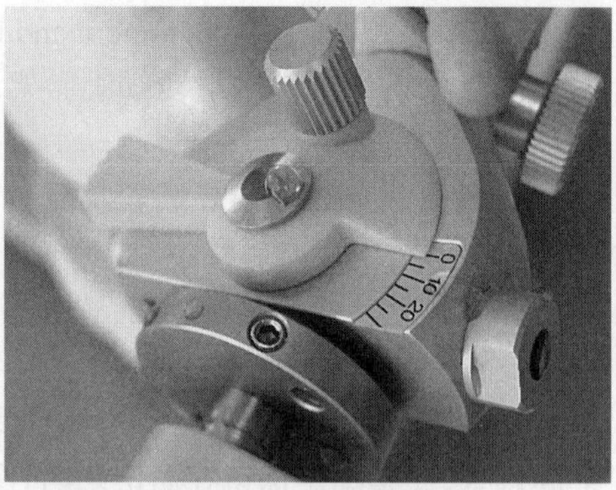

图21-22 髁导设为0°

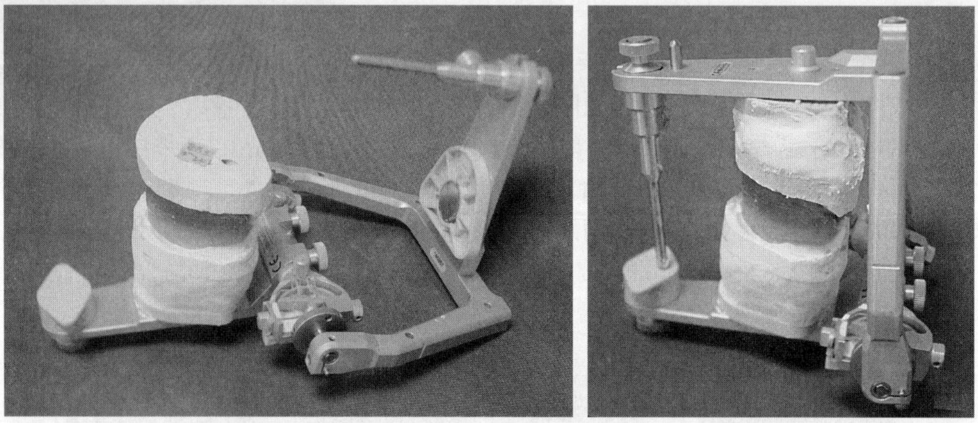
图21-23
左图:上颌模型上架后翻转殆架,置入蜡殆堤,把下颌模型仔细就位;右图:调拌石膏,固定下颌模型

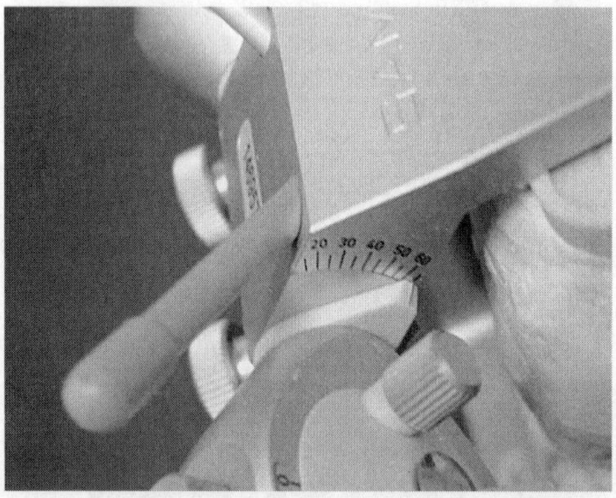

图21-24 两侧Bennett角控制设为最大开口度

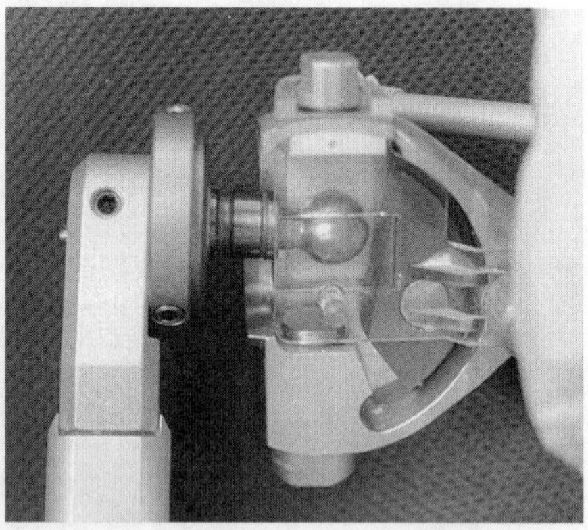
图21-25 左侧的侧殆记录放置时,右侧的髁球不得接触髁槽的上壁或中壁

使用左侧的颌间记做左侧殆运动来设置右髁导斜度,并重复上述步骤(图21-27)。

(2) 无牙颌模型上架时,先常规制作印模,翻制石膏模型,制作面弓转移用的上、下颌自凝基托,并制作面弓连接装置(图21-28),完成面弓转移的殆架的准备(图21-29),将在殆架上完成的基托按常规制作蜡堤,先按正中关系确定蜡堤,再按照前伸、左侧、右侧侧咬合分别记录三个位置的颌位关系,并以此蜡堤作为前伸及侧咬合运动即Bennett角度。

SAM 殆架两侧上颌体上设计有固定髁导斜度导框(condylar housing),用于更换不同角度的 Bennett 曲面斜度导板(curved Bennett guidance inserts)。金属色、绿色、蓝色、红色四种不同的颜色代表不同的导板度数。通常直的金属斜度导板可调节 15°~25°。使用时可根据患者的髁道斜度初步选择合适的斜度导板。如曲面斜度导板为“0°”时,如前伸运动 0.5mm,安装绿色曲面斜度导板则为 54°,蓝色者为 66°,红色者为 78°。

又如安装绿色曲面斜度导板,设定为“0°”时,髁导斜度设定为 40°时,代表殆架取平均值。

5. 设定切导(setting anterior guidance)　用侧殆记录设置髁导可以在半固定殆架上观察颞下颌关节对咬合的影响,以及提供对修复体龈外形和长度设计的参考。

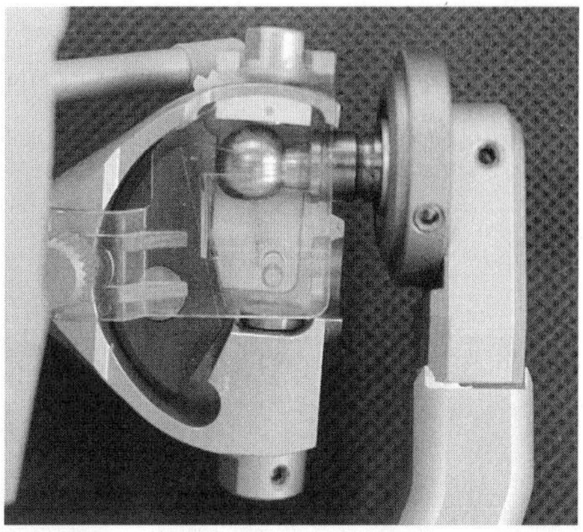

图 21-26　增加左髁导的倾斜度,向下转髁导直到髁球顶住其上壁

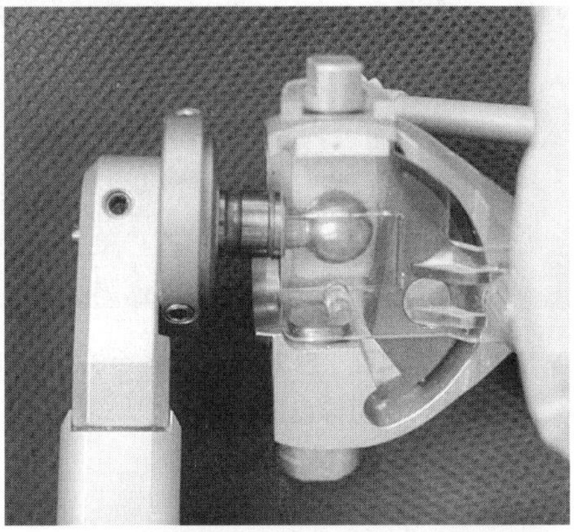

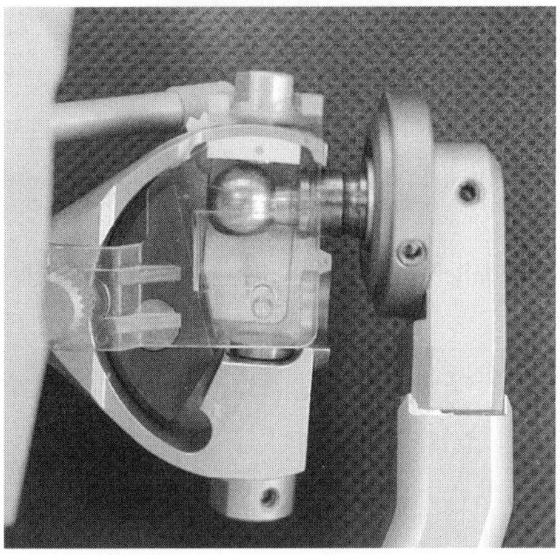

图 21-27　使侧向平移的髁导正好接触髁球的中央,重新拧紧螺丝

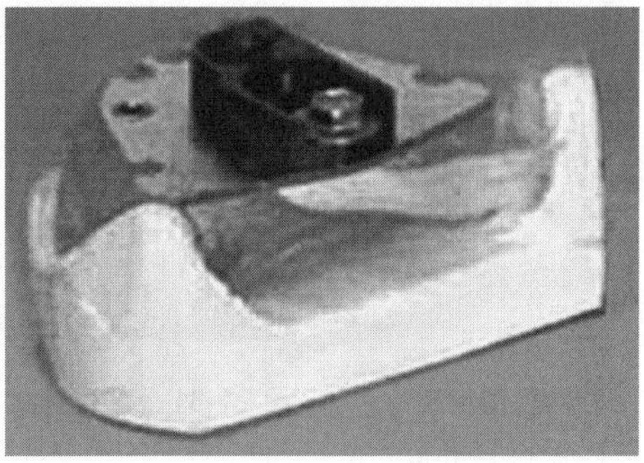

图 21-28　自凝基托及连接装置

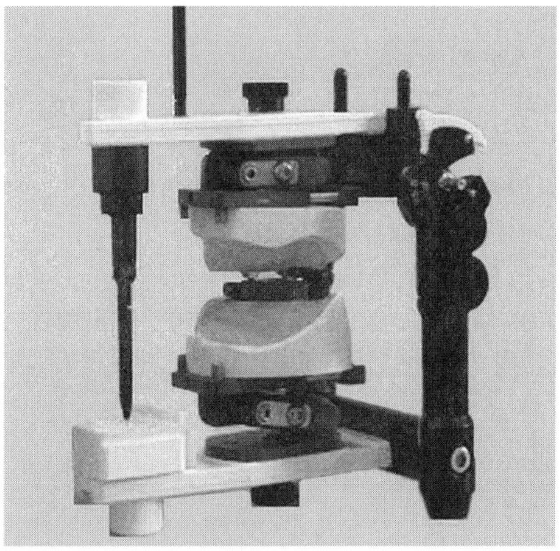

图 21-29　完成面弓转移的殆架的准备,备临床面弓颌位关系转移

在殆架上放置好模型后加以检查。如果模型上有非工作侧干扰,去除这些干扰,以使殆架上的上下前牙自由运动并保持接触。同时判断切导的状况,如果因磨损、牙折、失牙而出现问题,试在模型上用嵌体蜡或局部义齿来修复到最佳状态。

使切导针的圆头向下,升高切导针,移动两倍的间距(图 21-30)以保持架上 Bennett 运动的空间。

打开殆架,在模型上放入前伸殆记录的蜡堤,再放松切刀盘固定螺丝,放下殆架至正中殆,导针前后移动。同时左手拇示指握住殆架的上下颌体,移动上颌体,感到没有升高或降低、切导针无阻力时,即为该患者的切导斜度，固定此时的切导盘斜度。

此时切导斜度合适的标志是：切导针做向左、向右、前伸运动时，蜡堤上前区则容易下颌做各向运动，同时确保前牙始终接触，被记录在切导盘上的前牙咬合关系即为患者的切导斜度（图 21-31）。

经过上述过程，合适的颌位关系，包括患者的切导斜度和 Bennett 角即被准确记录在𬌗架上（图 21-32）。

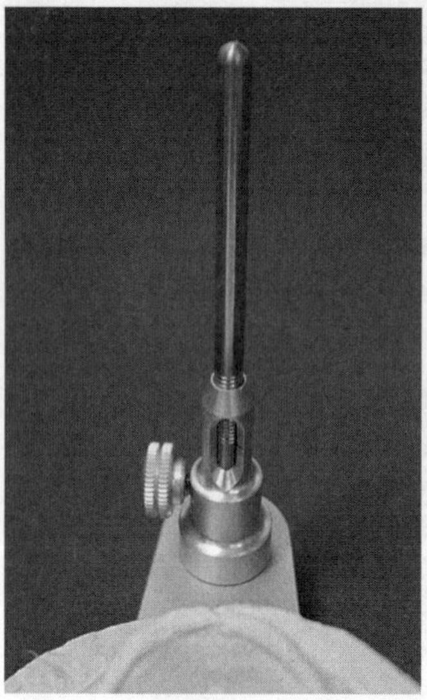

图 21-30 在切导针刻度上移动两倍的间距，以保持 Bennett 运动的空间

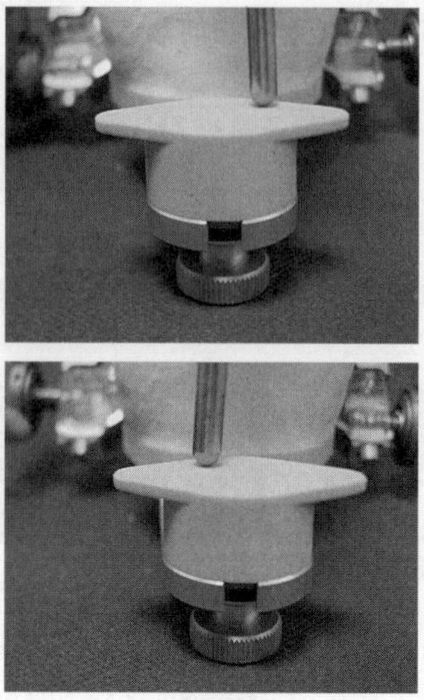

图 21-31 在切导盘上做前伸及向左、向右的侧咬合运动

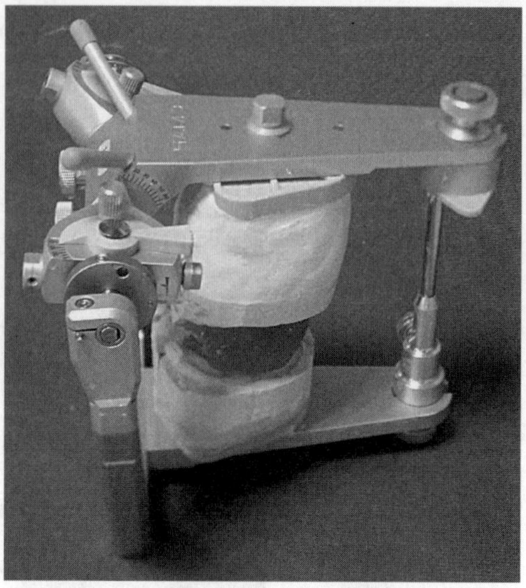

图 21-32 患者的前牙各个方向的咬合关系被记录在切导盘上

（张春宝 宋应亮）

参 考 文 献

1. Herbert T. Shillingburg, Sumiya Hobo, Lowell D. Whitsett, et al. Fundamentals of Fixed prosthodontics. 3rd ed. Chicago: Quintessence Publishing Co., 1997: 47-83
2. Malone WFP, Koth DA. Tylman's Theory and Practice of Fixed Prosthodontics. 8th ed. America: Inc. St. Louis, 1994: 337-344
3. 马轩祥 . 口腔修复学 . 第 5 版，北京：人民卫生出版社，2003：72-78

第二十二章

咬合设计与调𬌗

咬合与物理因素、神经肌肉功能以及心理等密切相关，因此，必须深入理解牙、头颈部肌肉以及颞下颌关节（TMJ）之间的相互依赖关系。牙的接触可影响髁突位置以及与下颌运动相关的肌肉活动，其对条件性反射活动调控能力大于对先天性反射的调控。牙接触发生在口颌肌收缩产生的闭口活动中，接触的信息通过感觉环路传导至中枢神经系统，可以强化或修改支配下一次相似活动的神经信号（记忆痕迹）；每一次咬合接触都源于神经肌肉活动，反过来，咬合接触又可通过中枢神经系统调节神经肌肉活动。

因此，牙医可以通过改变牙接触面的牙科治疗手段改变肌肉的活动，如修复体调𬌗等。调𬌗又称为选磨法（selective grinding），是一种直接的不可逆性的使𬌗发生恒久改变的方法，通过调𬌗，可以消除妨碍咬合关系的牙尖、斜面和沟窝而建立稳定的正中止接触，恢复良好的𬌗功能；同时，纠正由于不正常𬌗力导致异常牙周膜感觉冲动传入所造成的咀嚼系统的功能紊乱。

第一节　健康咬合的重要性

咬合有多种形式，正常的咬合是头颈部肌肉以及 TMJ 功能正常的重要基础。

在物理学上，杠杆可分为三类；其中，Ⅰ类杠杆的支点在力点和重点之间，从省力和做功大小而言，可以力小而功大，是最有效的杠杆，如剪刀；Ⅱ类杠杆的重点在力点和支点之间，功力次之，如铡刀；Ⅲ类杠杆的力点在支点和重点之间，因重臂长而功效最小，但相对灵活，如镊子。下颌运动系统也可简化为一个杠杆，TMJ 在下颌功能运动中相对稳定，是支点；升颌肌在下颌支附着处为天然的作用力点；咬合即食物所在处为重点。因此，下颌运动系统属于Ⅲ类杠杆系统，TMJ 在杠杆原理作用下通过运动获得机械便利。在咀嚼过程中杠杆支点可能转移到食块上，但在空口闭合或接触运动过程中牙不应是主要支点。TMJ 的稳定是咀嚼肌功能正常的必要条件。

正中关系（CR）为下颌最后位，是一个边缘位，一般不涉及功能运动。下颌的边缘运动应该在没有牙干扰的情况下到达边缘位。与 CR 相关联的位置是牙尖交错位（ICP），ICP 与关节和肌肉的垂直向、水平向运动有关，上下牙的咬合允许髁突移动到关节腔的上限，允许闭口肌通过收缩而缩短，当 ICP 与对肌肉组织有利的关节位置不协调时，咬合能导致关节 - 肌肉体系、牙 - 牙周韧带以及牙的微创伤。髁突位于关节窝中的最上位，平均位于髁突最后位上 0.54mm、前 0.18mm。ICP 时盘髁复合体位于紧挨关节结节后斜面的最上位，以使髁突能在关节内自由运动。有许多患者的后退接触位（RCP）与 ICP 位置相似，在铰链闭口过程中，下颌向前上呈弧形运动，约 45° 角，这意味着在髁突相对于关节结节无明显位置变化的情况下，下颌牙向上每移动 1mm 同时也向前运动约 1mm。

从 RCP 到 ICP 的滑动需要与其滑动的程度、垂直向和水平向的运动以及在此过程中肌肉的功能状态相联系。当向前运动与伴随的垂直向运动相似时，滑动过程中髁突主要为转动，髁突移位很少超过 0.1~0.2mm；当向前滑动占主导地位时，髁突被向前拉。当滑动距离小于 1mm 时不易发生功能异常。如果垂直向运动占主导，闭口通常以一个干扰后牙为枢轴，而且髁突常常向下后偏斜，这种情况下功能异常的发生率较高。

咬合需要考虑的另一个因素是侧向引导，如需要多少个牙参与引导以及它们应定位在哪里？组牙引导是否确实较最小引导对机体更有利？研究表明，与组牙引导相比，尖牙引导时较少的下颌肌肉在EMG检查时处于活动状态。虽然真正原因尚不清楚，但大自然好像设定了尖牙和切牙引导优势，多数与咬合有关的肌功能紊乱疼痛患者有开𬌗或较差的前牙引导。

咬合与髁突的关系由于个体的变化类型和速度不同而很难保持持续稳定。牙的咬合面可由于磨耗、牙位置的改变、关节盘厚度的差异以及与年龄相关的关节改建所致的关节高度降低等发生细微变化。

当牙的咬合面相互接触时磨损就会发生，它与牙的结构、接触部位和接触频率等有关。组牙功能𬌗和双侧平衡𬌗增加了参与接触的牙数目，同时也扩大了接触过程中运动的范围。两种情况都增加可能接触部位的运动范围，增加牙发生磨损的可能性。

当多牙引导发生时牙之间的磨损可能不均匀，因为侧向转动发生时后牙相对于前牙移动的距离较短。磨损可能涉及不同的修复材料接触，产生不均磨损，磨损较缓慢的牙最终可能发展为偏斜接触。当后牙区一对以上的牙参与引导时，偏侧接触常常发生在最后一个牙上。这常常是不均匀的磨损或关节内垂直距离的明显降低所致。接触越偏远中，不协调越重。关节高度随着与年龄相关的退行性进程而逐渐降低。

如果磨损小，咬合与关节的关系就能保持较长时间的稳定，要达到这一目标，闭合到时ICP应没有滑动，而且此时髁突位于其最上位；侧向引导为尖牙或切牙，且牙接触数目最少，接触发生在正常循环运动以外。

只要下颌骨的支点呈三角形（两侧关节和一对闭合牙），关节-牙的稳定性就能保证。当越来越多的牙参与引导，系统内的支点增加，三角形支撑丧失，稳定的关节-牙关系也同样丧失，结果就是牙成为支点。为了维持下颌骨的牙-肌肉的稳定，肌肉的过度活动可导致肌肉活动的不平衡甚至肌肉功能异常。

当牙的𬌗面磨平时，磨损加速，咬合稳定性降低。当接触区变小且局限于牙的中央部分时，磨损减缓，水平向力量最小化。

对理想牙列研究模的研究发现，ICP时牙相对面之间存在空隙，牙间接触为带有一定斜度的球形面之间发生接触。接触面积估计总共4~5mm，而且接触区被空隙包绕。发育良好的发育沟和副沟而产生的空隙对咬合稳定很重要，后牙咬合面形态见图22-1。

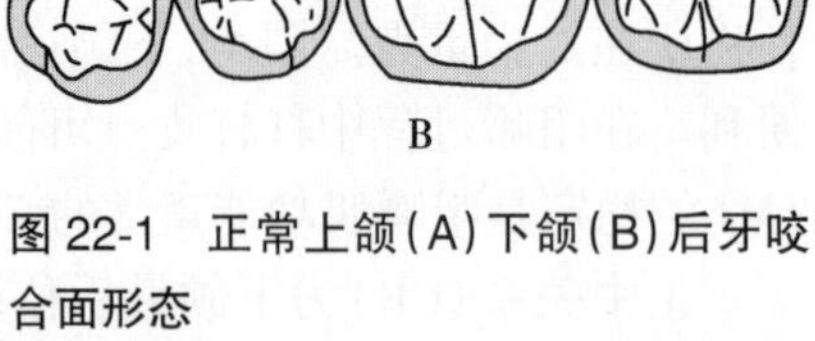

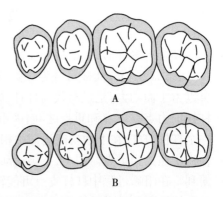

图22-1 正常上颌（A）下颌（B）后牙咬合面形态

稳定的、无磨损的牙列的另一方面就是其相对牙的高低不平的交互排列。这种排列提供了牙尖的移动路线以及准确ICP的形成机制。当重建安氏Ⅱ类或Ⅲ类关系的牙时，需要设计一个适当的方案以构建最佳的上颌牙解剖形态，同时修整下颌牙的解剖形态以形成相应的沟、嵴关系。

对牙咬合面来说，自然的解剖形态最好，在临床治疗中牙的𬌗面应该重建其解剖形态。牙𬌗面设计应具有多嵴、多沟的形态，避免扁平咬合面。

第二节 设计最佳咬合

一种咬合可能在初次检查时或未修饰的模型上看起来可以接受，牙弓形态和上下牙咬合都较满意。然而，只有在牙的最后闭口位是关节的最适位并且对肌肉来说也最合适，才能称之为好的咬合，否则咬合就可能导致功能异常。

适宜咬合可使下颌的牙-关节关系保持稳定而没有肌僵直、扭转或高强度情况，盘-髁复合体可以在没有偏斜接触的情况下在关节结节后斜面上运动。

最佳咬合应满足以下要求：能促进正常功能、保持咬合的机械性稳定，并使个体感到舒服，看起来赏心悦目，其特征如下：

一、前牙区

（一）咬合方面

1. ICP时，上颌前牙覆盖下颌前牙（图22-2）。

2. 下颌闭合在ICP时前牙接触。

3. 在与说话、表情等有关的正常下颌运动中上下颌前牙不接触。

（二）感官方面

1. 上颌前牙的切缘连线形成一条向下凸的曲线，其外形与微笑中的下唇曲线相似（图22-3）。

2. 相邻上颌牙切缘-牙尖之间的V形唇侧间隙，从中切牙向后的可视区均可看到此间隙的存在，从第一前磨牙以后的间隙逐渐变小（图22-4）。

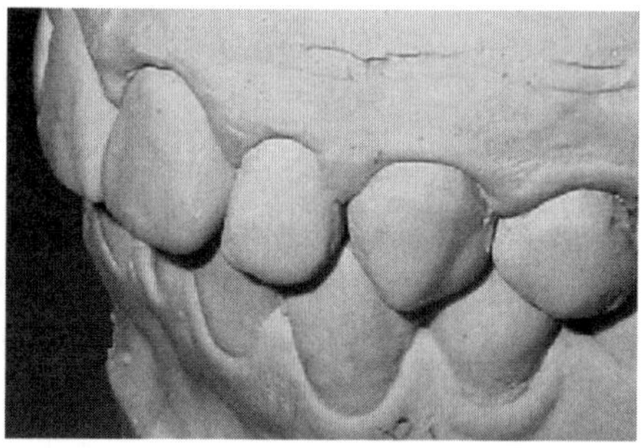

图22-2　ICP时正常情况下上颌前牙覆盖下颌前牙

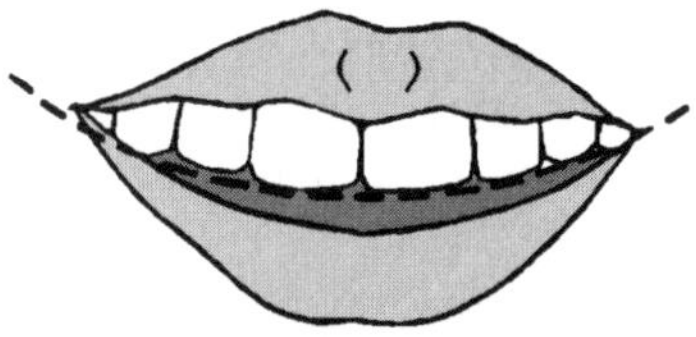

图22-3　微笑时的下唇曲线与上颌前牙的切缘连线

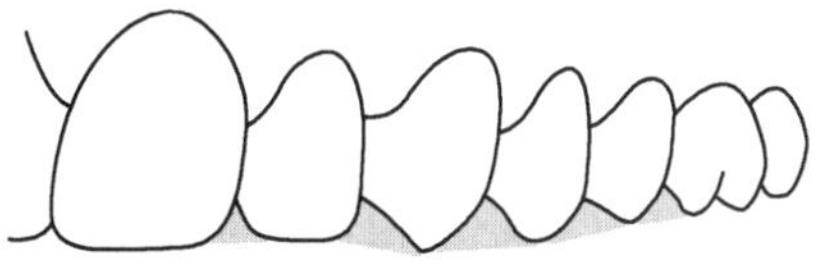

图22-4　上颌牙切缘-牙尖之间的V形唇侧间隙

3. 在下颌闭殆向ICP过程中，上颌前牙的长度、倾斜度和位置允许上下唇能舒适的闭合。

二、后牙区

（一）咬合方面

1. 当双侧髁突位于关节最上位时上下颌后牙紧密均匀地接触。

2. 上下颌后牙在ICP接触时的咬合垂直距离能使升颌肌通过其有力收缩而变短。

3. ICP时相互咬合的每一对牙都有一个支持尖咬在对殆牙的窝内。

4. 上颌牙远中殆面与下颌牙近中殆面的牙尖交错接触应尽可能避免。

5. ICP时支持尖的近尖顶的斜面与对殆牙殆窝周缘的水平嵴接触。这种接触应发生在牙尖顶周围1~2mm和对殆牙中央沟区1mm的范围内。

6. 在最小肌肉活动状态下达到ICP的稳定接触。

7. ICP时尖锐牙尖（shearing cusp）的水平向覆盖应该足够保证颊、舌不受牙接触的创伤。

（二）下颌运动方面

1. 侧向引导的几种方式　①单个尖牙引导；②一个尖牙和一个邻牙共同引导；③两侧尖牙接触，而其他牙无接触的双侧尖牙引导。

2. 前伸引导　中线两侧的一对牙接触，而其他牙不接触，前伸运动轨迹无偏斜。

3. ICP以及侧向运动过程中上下颌后牙的凸、凹结构均合理排列。

4. 前牙对刃接触时后牙最佳间隙为1mm。

三、上颌牙弓的特征

（一）殆面观

1. 唇颊侧牙尖、嵴和切嵴对称地排列成抛物线形（图22-5）。

2. 两侧磨牙、前磨牙的颊舌向宽度基本对称。

3. 前牙舌面从舌隆突到切嵴有明显的凹度。

4. 后牙边缘嵴连线在同一弧度上。

5. 第一前磨牙的舌尖稍短于颊尖。

6. 第二前磨牙的舌尖与颊尖高度基本相等。

7. 第一磨牙的近舌尖稍长于颊尖。

8. 第二磨牙的近舌尖比颊尖约长 1mm。

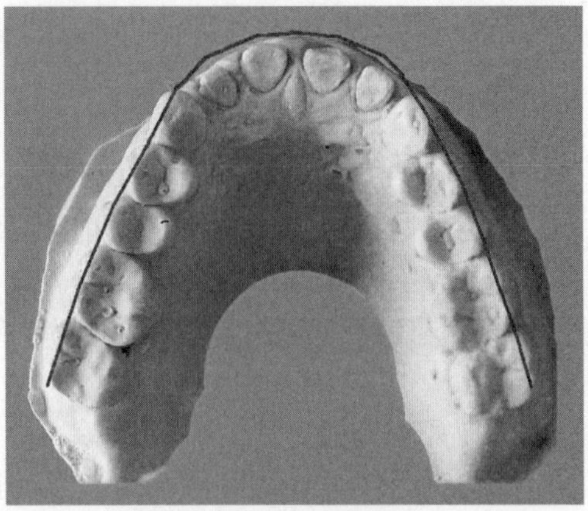

图 22-5 牙尖连线的抛物线形牙弓

(二) 颊面观

1. 尖牙牙尖、两个前磨牙和第一磨牙的颊尖在同一平面上。第二、三磨牙的颊尖逐渐远离该平面。

2. 上颌颊尖和下颌舌尖的内侧倾斜角度在第二磨牙较平但自后而前逐渐变陡。这些倾斜与侧向运动相关。

3. 上颌舌尖和下颌颊尖的内侧倾斜角度在第二磨牙较陡但自后向前逐渐变平。这种倾斜度与近中运动相关。

上述咬合可使满足牙的区段功能和相互保护作用。在 RCP 和 ICP 时,主要负荷由后牙承担,在偏离中心的空口闭合时前牙保护后牙,使切牙、尖牙和后牙单独执行功能而没有来自其他牙的干扰;外周接触只发生在正常𬌗运循环之外如说话过程中。没有牙的引导,髁突可以到达关节腔的任何位置,在 ICP 时,则可以达到牙—关节的稳定关系。

咬合生物调控的被动性因素包括牙的𬌗面和 TMJ 各部分,主动性因素是神经肌肉包括关节感受器、肌梭机制(spindle mechanisms)、牙周韧带感受器以及其他口腔感受器。

咬合关系的改变常常导致肌肉疼痛,而这种咬合可达到在没有口颌系统个别单元紧张状态下稳定的神经肌肉功能模式。

第三节 咬合的诊断与调整原则

一、咬合的诊断

进行咬合检查特别是确定𬌗干扰接触点时,首先应尽量使有关闭口肌达到生理状态。为此,需使上下牙列脱离接触至少 5 分钟以上的时间,并可根据具体情况作理疗、按摩、肌松弛仪治疗等使肌肉恢复生理状态。

临床上可通过肉眼观察分析牙及牙列的磨损等形态特征,必要时利用面弓转移颌位关系,借以发现干扰牙尖。还可利用现代化手段,如激光扫描数字化建模等技术,采集牙磨耗面的面积、倾斜角度、对位关系等数据,对牙及咬合的解剖形态作更深入的分析。从 X 线片上可观察到牙槽骨吸收、牙周膜厚度改变、骨小梁和硬骨板结构变化等。这些变化均可能与长期𬌗力作用有关,将其与特定的𬌗接触关系相互比照可判明𬌗干扰的存在及其致病作用。TMJ 区域的侧位、许勒位等 X 线片,以及在关节腔内注入造影剂后的 X 线片 /X 线录像等资料对 TMJ 紊乱、器质性病变的诊断及与咬合异常关系的认识有重要意义。

二、咬合调整的原则

咬合具备特异性,患者对咬合的适应性随个体的咬合情况而不同,即每个人都有对咬合变化的耐受域。它是指一个很宽的适用范围,因此,治疗者应认清每一种咬合治疗方法的适用范围。

咬合治疗的理论基础是指保存、恢复和维持一种正常的功能状态,在可适应的范围内,保持𬌗面形态和神经肌肉功能间的协调,超越了患者的适应能力常常导致功能异常。

以下两个原则可指导咬合治疗:①修复体的设计应在患者的功能耐受范围内;②具体的咬合治疗应该因人而异。具体而言,咬合治疗由下列因素决定:口颌系统的功能状态、现存牙的状态及可能的改变修复治疗所需的咬合改变程度。

功能正常且仅涉及一个区段的修复应与现存的ICP和前牙引导相协调。当患者的修复涉及同一牙弓的所有区段时，包括咬合垂直距离的变化，在修复之前通常进行咬合调整。当修复涉及相邻的两个区段时，应同时兼顾这些区段的情况进行调整。

功能异常的患者应该积极进行简单的前期治疗。不可逆的咬合治疗应在基本症状消失后。前期治疗有时只需要做简单的调𬌗，但也可能需要正畸、正颌外科、临时性修复或者综合治疗才能纠正咬合异常。一旦咬合的最终治疗方案被患者接受并且确定下来，再进行最后的修复。

第四节　咬合调整

不可逆性𬌗治疗以咬合关系改变、生物机械性调节作用、神经-肌肉反射性控制作用、心理性调节作用等机制起到治疗作用。主要包括调𬌗、冠桥修复和正畸三种手段。

运用不可逆性𬌗治疗手段的关键步骤是在生理状态下准确地找出𬌗干扰点。通常，在肌肉恢复生理状态时可达到肌接触位（MCP）与牙尖交错位（ICP）的一致。如两位始终不一致，应考虑对𬌗进行调整以适应肌肉功能的需要。

在排除肌肉功能紊乱后的“治疗性颌位”上发现的𬌗干扰点，有人主张根据其发生部位而按以下原则选择不可逆咬合治疗方法予以消除：

(1) 𬌗干扰点出现在牙尖斜面内1/3者，适于用调𬌗选磨消除。

(2) 𬌗干扰点出现在牙尖斜面中1/3者，适于用固定修复体（冠桥、嵌体等）消除。

(3) 𬌗干扰点出现在牙尖斜面外1/3者，需通过正畸使牙整体位移消除。

在许多情况下，不可逆𬌗治疗需要以可逆𬌗治疗先行验证𬌗干扰致病因素和治疗性颌位，而可逆性𬌗治疗则往往需要以不可逆𬌗治疗巩固疗效。二者的有机结合是𬌗治疗取得满意疗效的重要条件。

本节重点介绍调𬌗治疗。

一、调𬌗的目的与适应证

调𬌗是一种直接的不可逆性的使𬌗发生恒久改变的方法，是不可逆性咬合治疗的第一阶段。其目的是：①通过选择性磨改，消除妨碍咬合关系的牙尖、斜面和沟窝，消除𬌗创伤，建立稳定的正中𬌗接触，恢复良好的𬌗功能；②建立精密修复前的最适𬌗型；重塑牙形以保证获得最佳的咀嚼效能和对牙龈的保护；③纠正由于不正常𬌗力导致异常牙周膜感觉冲动传入所造成的咀嚼系统的功能紊乱，引导生理性的刺激，改善整个咀嚼系统的功能状态。

适应证的掌握：

(1) 𬌗干扰在人群中普遍存在，但并非所有的𬌗干扰都需要调改。因为𬌗的正常与否，不在于其排列和形态的正常，关键在于它所产生的𬌗力是否对组织产生病理性的影响。有早接触或者𬌗干扰，而无组织的损伤者，说明𬌗的情况与牙周、肌肉、关节等组织之间存在着代偿性反应和适应关系，不属于𬌗处理的范围。

(2) 当口颌系统中牙周、肌肉、关节等任何一种组织出现损伤，并且有证据表明𬌗的永久改变会降低或者消除与某种TMD有关的症状时，检查出的早接触或者𬌗干扰才属于咬合调改的范围。

(3) 调𬌗可作为补充治疗手段，是作为治疗计划的一部分，起主要改变𬌗的状态的作用。如果单纯调𬌗是治疗目标，应该在调整后达到最适𬌗的状态。

(4) 如果冠桥修复，在治疗开始以前，要进行调𬌗以便建立稳定的颌位并在该位置建𬌗。

(5) 如正畸治疗结束后为了𬌗稳定而进行的调𬌗。

二、调𬌗的方法与步骤

(一) 基本方法

1. 开沟（grooving）　对严重磨耗变平的𬌗面重新进行修整，加深发育沟，修整外展隙，扩大溢出道，提高咀嚼效率，适宜用小形刀边石调磨。开沟是选择性磨改的基本步骤，也是重建正常解剖形态的出路。

2. 修形（spheroiding）　由于牙的过度磨耗，常使上下颌牙的唇颊面的外形凸度、𬌗面牙尖形态消失，出现大的磨耗平面，可用柱形或者小轮形车针修圆牙面，恢复凸度，减小磨耗面。修改形态用于在非开沟区域重建牙嵴，即磨改充填式牙尖（图22-6），并且在对𬌗牙上边缘嵴处磨出排溢沟（图22-7）。通过修面，使上下颌相对牙面凸凹协调，解除食物嵌塞。

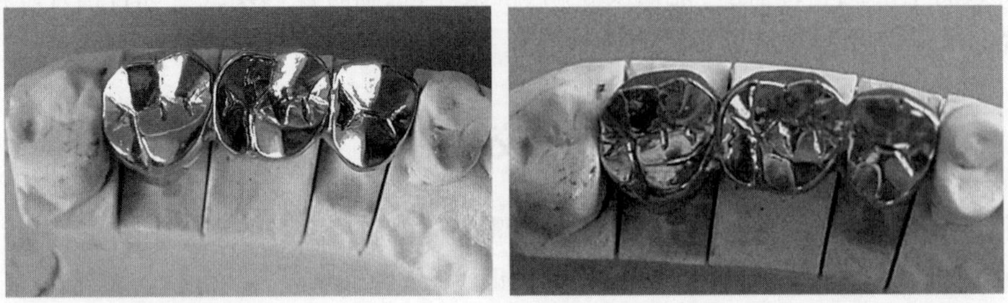

图 22-6

左图：过锐边缘嵴；右图：通过磨改形成颊尖颊斜面

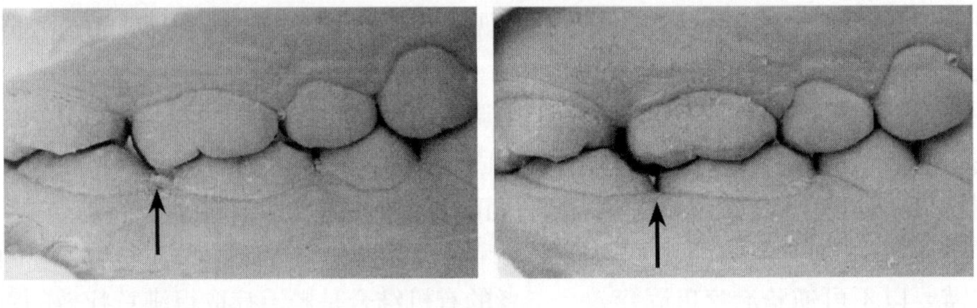

图 22-7

左图：充填式过锐牙尖；右图：磨改充填式牙尖，并在对𬌗牙边缘嵴处磨出排溢沟

3. 修出牙尖（pointing）　𬌗面严重磨平后与对𬌗成为面式接触，可采用刀边石、柱形车针、锥形车针等适当修整，重塑支持尖到正常形态，重塑牙冠的凸凹形态（图22-8），为ICP接触提供位置。牙尖顶可以在各个方向上移位达1mm，牙尖顶可以向对𬌗牙中央沟和上颌牙的近中面、下颌牙的远中面偏移，当牙尖位于对𬌗牙窝内时牙尖顶应无接触。

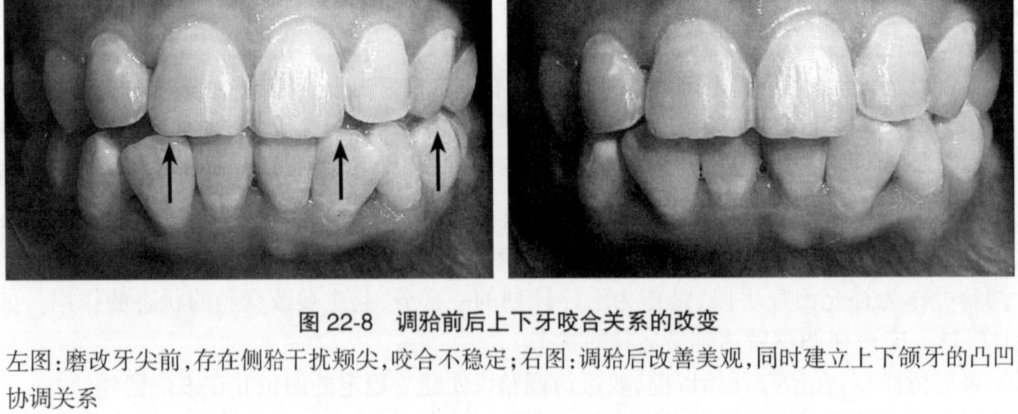

图 22-8　调𬌗前后上下牙咬合关系的改变

左图：磨改牙尖前，存在侧𬌗干扰颊尖，咬合不稳定；右图：调𬌗后改善美观，同时建立上下颌牙的凸凹协调关系

临床操作时常将这三种方法组合成一体进行。如果调𬌗改变ICP，应注意以下两点：①支持尖作为基础，这对重新排列牙尖与对𬌗中央沟的关系是必要的。因此，提倡所有的磨改争取在对𬌗牙窝进行，而不要轻易磨改支持尖，这可以避免重建正常的牙形态。②咬合垂直距离足够可以允许去掉以前的ICP，否则会造成两个ICP或一个区域ICP存在，许多功能运动终止于偏前的位置。

牙的磨改可能会改变咬合垂直距离。咬合治疗的初始阶段就是排列支持尖和对𬌗中央沟的位置。活动义齿修复时，用软蜡咬合，以建立ICP满意的牙接触关系；固定义齿修复时，支持尖的蜡型与对𬌗形成满意的ICP关系。

（二）不同颌位的调𬌗

1. ICP的调改　首先检查是否具有稳定的颌位，即判断肌位MCP与ICP是否一致，嘱患者先咬至MCP，再重咬至ICP，如轻咬与重咬一致，说明颌位稳定，MCP与ICP一致，不需要改变颌骨的位置，只调改局部的早接触点或𬌗干扰。如果轻咬与重咬不一致，说明颌位不稳定，可能存在两种情况：一种是由于存在早接触点或者𬌗干扰点，需要调改；另一种可能是由于存在肌功能紊乱，出现𬌗与颌位不稳定的假象，需要先处理肌肉的问题，然后再处理𬌗的问题，否则会因为错误调𬌗而产生新的𬌗紊乱。

观察下颌偏移情况，判断𬌗干扰点位于哪一侧，确定有早接触的牙，用咬合纸置于有早接触点的牙上，先轻咬再重咬，即可显示早接触点的部位（图22-9），用小轮形石磨或橄榄形高速车针改所显示的高点，以磨改斜面或者牙窝而不磨牙尖为原则。

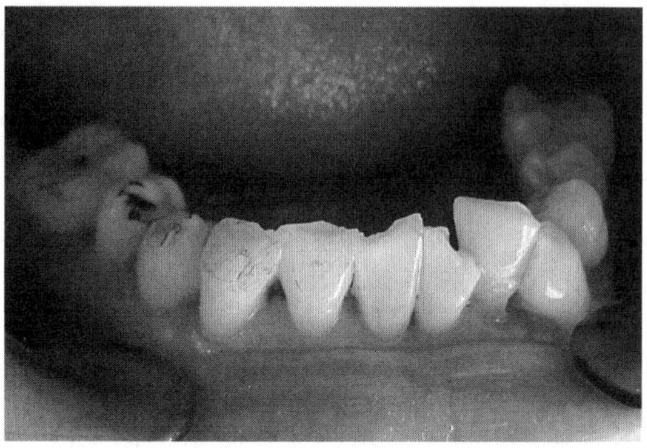

图22-9　用咬合纸确定干扰尖并磨除

2. 工作侧𬌗干扰的判定与调改　侧方运动时，工作侧可能是尖牙引导，也可能是组牙引导。尖牙引导随着年龄的增加以及牙的磨耗，逐渐向组牙引导转变。组牙引导的工作侧应为多点均匀接触，在功能运动范围内若出现个别点的接触，应作为干扰点加以调改，即调改上颌牙颊尖的舌斜面和下颌牙舌尖的颊斜面。磨改时只能磨改斜面，不磨牙尖顶，使工作侧保持多点接触。

3. 非工作侧𬌗干扰的判定与调改　用持针器将牙线作成圈形，套在一侧下颌磨牙区，嘱患者闭口，咬至ICP，在保持牙不脱离接触的情况下向对侧移动至颊尖相对。牵拉牙线，如牙线可自由拉出，则表示非工作侧无𬌗干扰存在；如牙线不能自由拉出，则表示非工作侧有𬌗干扰存在，并可观察到𬌗干扰所在的牙位。用咬合纸置于𬌗干扰区，同法移动下颌，即可显示𬌗干扰点的部位。通常位于支持尖内侧斜面（上颌后牙舌尖的颊斜面和下颌后牙颊尖的舌斜面）上。用小轮形石磨改所显示的高点，上下牙均可调改，直至非工作侧无牙接触或者轻接触为止。

4. 前伸𬌗前牙𬌗干扰的判定与调改　下切牙切缘相对时如仅有个别前牙接触而其余牙无接触，则应磨改个别牙，直至前伸时保持前牙均匀接触。

5. 前伸𬌗后牙𬌗干扰的判定与调改　前伸𬌗时后牙应该无接触，若后牙有𬌗接触则为后牙𬌗干扰，多位于第二、第三磨牙上。用检查非工作侧𬌗干扰的方法同法检查前伸𬌗后牙𬌗干扰，如牙线不能自由拉出，则表示有后牙𬌗干扰存在。用脱色纸置于𬌗干扰区，标记𬌗干扰点的部位。磨改所显示的干扰点，直至前伸𬌗后牙无接触或者轻接触为止。

6. 后退接触位（RCP）早接触点的判定与调改　RCP时双侧后牙都有接触点，才可能直向前滑向ICP，形成水平面上正常的自由正中区（长正中），吞咽时肌肉活动协调。若单侧后牙有接触，由RCP滑向ICP时必然发生偏移，影响咀嚼肌活动。只有调改单侧后牙接触点，使双侧都发生接触，建立稳定的正中关系，才能使RCP与ICP之间的滑动保持长正中，消除正中闭合时所有的水平侧向撞击力。

用双手扶持法进行正中关系定位，牙轻微接触在一起，患者察觉到首先接触的牙。然后张开口，彻底干燥牙面，将咬合纸放在首先有牙接触的一侧，引导下颌进入正中关系，做轻微的叩齿运动，标记显示RCP早接触点的部位以及RCP-ICP𬌗干扰点并进行调改。另外，在调改后的正中关系时，如果有接触较重的前牙，则应该降低，上下颌的前牙都可以进行调整。但应该注意对将来前导位置的影响。

通过调𬌗形成可接受的侧导和前导的目的在于建立一个坚实的上下牙接触关系，在各种非正中运动中引导下颌运动。在最适状态下，尖牙应该引导向外侧的运动，并且能够分开双侧后牙。但在尖牙排列不正常时常需要通过修复或者通过建立组牙引导来达到𬌗接触，对这一类患者，应建立非常精确和稳定的ICP。

(三) 调𬌗的步骤

1. 首先向患者解释调𬌗的必要性,解释咬合高点和𬌗干扰的有害作用,消除顾虑。有条件者可利用咬合分析仪的结果,必要时在𬌗架进行讲解。

2. 检查口颌系统功能状态,诊断是否存在咀嚼肌功能紊乱情况,如有则先用𬌗板或其他合适的疗法降低肌肉的兴奋度,调整肌功能至正常。

3. 检查RCP早接触,对可疑有磨牙症的患者,发现RCP早接触应予磨改。获取稳定的RCP及协调的RCP-ICP关系,建立长正中自由,去除磨牙症的潜在因素。

4. 检查ICP早接触,MCP与ICP不一致者,应调改后牙早接触,使得到稳定的ICP。如前牙在ICP时有过紧的接触,也应调改使呈轻接触或无接触。

5. 检查侧方𬌗干扰,如工作侧为组牙𬌗,应为均匀多点接触,若出现个别牙早接触,则应调改。调改时可磨改上颌牙颊尖的舌斜面,或下颌牙舌尖的颊斜面。不调改牙尖以保证牙尖在ICP时的正中止接触关系。如非工作侧有𬌗干扰存在,则应调改𬌗干扰点,可磨改上颌牙舌尖的颊斜面或下颌牙颊尖的舌斜面,使其无接触或保持轻接触关系。

6. 检查前伸𬌗干扰,前伸𬌗前牙应保持均匀接触,若出现个别牙早接触,则应调改使其达到均匀接触。前伸𬌗后牙有接触,也应调改。后牙𬌗干扰的区域多在上颌牙远中斜面和下颌牙近中斜面上。磨改斜面使其无接触或保持轻接触关系。

7. 影响下颌各向运动的边缘嵴、过度伸长的牙尖、过度倾斜的牙尖等也应磨改,𬌗面、切嵴、牙尖应重新塑形,适度减小后牙𬌗面颊舌径宽度,以减少咀嚼时的侧向分力,最大限度获得最适的功能和美学效果。

8. 调𬌗完毕后,重新检查RCP、MCP、ICP以及各种颌位之间的𬌗干扰是否已经去除。

9. 将磨改过的区域用橡皮轮蘸取少量2%氟化钠进行抛光。有牙过敏者可采取脱敏处理。

10. 4~6周后对各种颌位之间的𬌗干扰进行重新评价。

三、调𬌗的注意事项

1. 在调𬌗开始以前向患者解释清楚步骤及结果,不要急于进行调𬌗。事先让患者明白调𬌗的计划,并认识到它的后果,当错位的牙太大使得需要破坏牙釉质才能达到治疗目标时,调𬌗必须配合相应的修复措施。

2. 要有预测,在确定调𬌗的治疗结果有困难时,可以取研究模型并且上𬌗架,在𬌗架上进行分析,严重错位的牙一般需要用冠修复进行治疗。

3. 调𬌗应少量多次进行,不能减少咀嚼面积,不能降低咬合垂直高度,调𬌗后𬌗力应趋于轴向。由于调𬌗需要精确性,应仔细控制下颌的位置和牙的接触关系。

4. 良好的调𬌗能够促进咀嚼系统的功能,错误的调𬌗可以导致咀嚼系统的功能异常甚至加重𬌗紊乱。在具有情感压力和其他情感问题的患者当中更容易发生,最好通过:①有良好的调𬌗指征(情感压力不是主要因素);②仔细准确地进行调𬌗过程避免这种现象;③调𬌗中必须正确限制肌肉的活动,应该在肌肉放松的状态下,在一个相对平静、祥和的气氛下进行调𬌗。

5. 调𬌗包括了牙外形的再塑,颌位的改变是关键因素,在颌位不稳定的情况下不应该进行调𬌗。

6. 完美的调𬌗应达到如下目标:

(1) 获得稳定的颌位:后牙之间有准确的咬合,稳定的ICP。髁突位于肌肉、关节稳定位,关节盘位置正常,存在一致的或者协调的RCP与ICP接触关系。所有后牙的牙尖和相对应的牙窝应保持均匀、同时接触。

(2) ICP时后牙接触较前牙重,下颌前伸时前牙接触而后牙分开,侧向运动时工作侧前牙接触、后牙分开。

(3) ICP接触发生在支持尖周围2mm、中央沟周围1mm以内,相对的凸面之间,大小准确、避免斜面接触(incline plane action)。

(4) 前牙成对接触，建立满意的前牙引导。

(5) 下颌相关肌肉和 TMJ 无症状。

(6) 完成的调殆在现存牙结构和修复体的允许限度内且不损害美观。

四、冠桥修复的咬合调整

通过调殆，要能获得最佳的咀嚼效能；消除早接触和殆干扰；使殆力更加趋于轴向建立有效的多向殆型；建立稳定的殆关系。

在固定修复之前要建立基本的咬合形态结构，在新修复体调整过程中得以完善与保持，并且，应检查修复体以确保其成为现存咬合结构的补充。在增加新的修复体之前，检查 ICP 时的其他牙以确保这些牙提供良好的牙引导；戴入后修复体要保证其与其他牙有合适的接触关系。如果关系发生变化，新修复体就需要进行调整。另外，修复体应该：

1. 保持合适的 ICP 关系。
2. 在 ICP 和 RCP 时，使下颌骨的关节—牙的关系保持稳定。
3. 避免单侧后退殆干扰。
4. 无侧向殆干扰。
5. 使 ICP 对侧向咬合运动无限制。
6. 不影响髁突沿关节结节的运动。

保持有助于正常功能的咬合结构。咬合不协调并不一定导致功能障碍，但低水平的慢性微创伤可以诱发功能异常。

在对各功能部分进行全面的物理检查后，咬合治疗要求有基于完整病史的详细诊断。咬合面上的任何变化，无论是由于运动、龋坏还是修复体都具有修改与肌肉反应有关的感觉输入信号的潜能。感觉系统检测这种变化的能力比临床诊断要准确得多，因此应该充分认识到调整咬合的复杂性和进行这项工作的细致性。

（陈永进　马轩祥）

参 考 文 献

1. Malone WFP, Koth DA. Tylman's Theory and Practice of Fixed Prosthodontics. 8th ed. America: Inc. St. Louis, 1994: 325-336
2. Herbert T. Shillingburg, Sumiya Hobo, Lowell D. Whitsett, et al. Fundamentals of Fixed prosthodontics. 3rd ed. Chicago: Quintessence Publishing Co., 1997: 11-24
3. 王翰章. 中华口腔科学. 北京：人民卫生出版社，2001：243-249
4. 王惠芸. 殆学. 北京：人民卫生出版社，1990：58-93，119-134，234-256，289-307
5. 马轩祥. 口腔修复学. 第 5 版. 北京：人民卫生出版社，2003：453-467
6. 皮昕. 解剖生理学. 第 4 版. 北京：人民卫生出版社，2000：44-64
7. 王毓英. 殆学. 北京：北京医科大学口腔医学院，1985：18-31

第二十三章

冠桥合金的选择

第一节　牙科铸造合金的选择常识

为了能正确选择金属合金，修复工作者应对牙科铸造合金有一个全面的认识。牙科合金有很多不同的分类体系：根据贵金属含量有贵金属、半贵金属、非贵金属（贱金属）之分；根据价格有高贵金属、贵金属、普通金属或称贱金属的区别；依据物理性能 / 使用性能有Ⅰ型到Ⅳ型等不同分类和商品名称。

（一）正确认识合金的性能

1. 贵金属　贵金属（金，铂，钯）中添加银、铜、锌形成的合金，在一个多世纪前失蜡法铸造技术被引入牙科就开始用来制作铸造修复体。1897 年 Philbrook 首先描述了失蜡法。但 Taggart 被公认在 1906 年将此技术引入牙科，并为此作出了大量贡献。

最常用的合金含金 75% 或 18k 即纯度 18/24。贵金属元素使合金耐腐蚀并有良好的延展性；银使合金颜色白亮，增加了延展性；铜提高了合金的强度和硬度；锌减少合金的氧化。

贵合金有时也被称为“高价合金”，但两概念有区别。“高价”指合金的价格，“贵”指其化学性质稳定。金（aurum）和铂（platinum）碰巧二者兼具；钯属于贵金属，但价格不高；银虽然价格较高，但易腐蚀，严格意义上不应属于贵金属，尽管曾经有人把银汞合金也列为贵合金。

2. ADA“牙科贵金属合金分类系统”　该系统将金合金分为三类：

High-noble alloy（高贵合金）：贵金属含量大于等于 60%。其中金含量不少于 40%。

Noble alloy（贵合金）：贵金属含量高于 25% 的合金。

Base alloy（低贵合金）：贵金属含量低于 25% 的合金。

3. 命名　通常采用合金中主要组成元素来描述合金：金钯合金，银钯合金，镍铬合金等。

从 1934 年到 1968 年，美国政府将金价维持在每盎司 35 美元。随着价格控制的解除，金价一路攀升，一度达到每盎司 900 多美元，今年高达 1300 多美元 / 盎司。使得牙科不得不转向价格较低的合金。半贵金属合金迎合了这种需求，其中包括银钯合金和贵金属含量介于 10%~75% 之间的合金。

多年来，ADA 根据物理性能和贵金属含量将合金分为Ⅰ~Ⅳ型。ANSI/ADA 5 号文件于 1988 年更新，因为大量含量很少甚至不含贵金属元素的新型合金成功用于临床，因而分型对合金组成只提出参考。屈服强度和延伸率依然依据Ⅰ~Ⅳ型分类，但合金组成、硬度和溶化范围只要求在厂家提供的范围之内，允许一定百分率的浮动。

Ⅲ型合金屈服强度在 200~340MPa 之间，退火态延伸率至少 12%。延伸率是韧性指标，决定在修复体多大程度上通过打磨达到边缘密合。型号越小，合金越软，越易打磨，强度也越低。如Ⅰ型合金适合做内嵌体；Ⅱ型合金适合做大面积嵌体和高嵌体；Ⅲ型合金适合做高嵌体，单冠和跨度短的固定桥；Ⅳ型合金适合做基底冠，长跨度固定桥，活动义齿支架等。

4. 半贵金属合金（贵合金）　它的机械及操作性能与标准的金合金几乎无异。但由于贵金属含量低，耐腐蚀性能不佳。许多低金合金包埋铸造技术和高金合金相同。银钯合金熔点为2000℉(1090℃)，宜用氧炔吹管或电感应铸造机熔化。

5. 非贵金属合金 20世纪70年代以后，随着贵金属和白银的价格急剧攀升，非贵金属合金的研究和应用受到重视。这些合金与常用局部义齿支架合金的组分相似。它们价格低，强度、硬度及熔点高，烤瓷烧结时变形少。常被用来制作全冠、烤瓷冠、长桥及粘结桥。合金组分不同，其基本成分含有镍、铬、钴，其中以镍铬合金最为常用。虽然不含贵金属元素，但合金表面可形成单层铬氧化物，能较好抵抗口内腐蚀。

非贵金属合金的机械性能、操作特点、加工方法不同于贵金属合金，对牙医和技师是个挑战。因为含有高熔点元素，非贵金属合金熔点都较高(2300~2600℉或1260~1430℃)。需要用多孔氧炔吹管熔化和磷酸盐包埋料在高温下焙烧(1500~1700℉或815~930℃)。用电感应铸造能获得更完整的铸件。镍铬合金的屈服强度可低至260MPa，但绝大部分都高于517MPa，有的甚至达到690MPa。而Firmilay Ⅲ型合金屈服强度只有207~275MPa。

但由于铸造收缩性大于贵金属合金，其密合性受到挑战，特别是用于较长跨度的固定桥时，可能会增加修复体粘固就位后的被膜厚度。另外其强度高，修复体的磨改调整较为困难。

6. 非贵金属的安全性 镍铬合金可能形成过多的氧化物，精修、抛光困难，生物相容性较贵金属差。早期，此类合金中常添加铍，用来限制生成氧化物和提高铸造性能。铍具有潜在致癌性，如果技师防护措施不完善，吸入铍或铍化合物粉末会对健康造成损害。铍在铸件表面的含量远大于铸件其他部位。在酸性环境中，铍和镍会加速溶解。在模仿口腔环境中，殆面磨耗和溶解会引起镍和铍的释放。有资料显示，溶解态的铍的吸收会沉积在骨组织，并一致认为有累积效应。还有人介绍铍可能会引起组织癌变，所以，在一些国家已经不再使用含有铍元素的非贵合金。

镍对敏感人群可引发过敏反应。它引起的过敏性皮炎病例比其他金属的总和还多。大约4.5%的人群对镍敏感，女性是男性的10倍。还有人发现镀镍车间的女工发生过敏的比例较多。因而对可能引起过敏的患者，用镍铬合金修复是绝对禁忌证。尽管也有报道指出，对335位患者的915个铸造修复体回访，发现非贵金属修复体周边黏膜致敏率并不比金合金高，但为了提高临床的安全性，还是谨慎选用，特别是注意修复前的仔细问诊。

7. 公众接受性 使用新合金前，应该倍加注意。即使对患者没有实质性损害，如果一旦新闻媒体获悉个案后加以炒作，比如发生在美国的银汞合金和欧洲的钯铜合金。由此引发患者的恐惧感要求牙医去除已粘结的修复体。因此使用新合金前应该慎重。如今，即使是贵金属修复体，合金材料的费用只占治疗费用的一小部分。随着我国国民的健康意识和投资理念的变化，要求接受贵金属修复的患者越来越多，这对提高我国修复学的水平有利。

8. 钛及钛合金 这类合金的应用近十年来受到普遍关注，临床应用的范围和比例在增加。

作为种植材料，钛金属的生物性能优越。它的特点是化学性质活泼，暴露在空气中能迅速形成一层薄的惰性氧化膜。目前已经作为种植体的主要材料在广泛使用。

在探索制作冠桥修复体方面，钛金属烤瓷也一度在临床试用。至于长期效果需要长时间、大量病例的随访后才能有定论。

钛的其他优点有：价格较低，温度传导性差，能与树脂粘固剂和瓷结合。

钛的缺点是：抛光修复体困难；纯钛熔点高(3035℉/1668℃)，与传统包埋料和氧气发生反应；需要在无氧环境下用特殊设备铸造焊接；另外，耐疲劳性能偏低。

正在开发中的新型钛镍合金能用传统方法铸造。据报道此合金只释放极少量的镍离子，与瓷结合良好。用CAD/CAM方法加工钛冠和铸件能避免传统铸造工艺带来的问题。

9. 烤瓷合金 作为一类特别用途的合金有其特殊要求。它们组成上相差很大，也被分为贵金属、半贵金属和非贵金属烤瓷合金。与一般合金不同之处在于其熔点要求比瓷高300~500℉(165~280℃)，其温度膨胀系数应与瓷接近，表面能形成氧化膜提供良好的金瓷结合，与Ⅲ型金合金相比，有更高的屈服强度和较低的延伸率。

(二) 选择合金的注意事项

1. 最终选择哪一种合金制作修复体,要依赖很多因素。这包括合金的价格,机械性能,铸造性能,磨改/抛光性能,耐磨性,耐腐蚀性、与特定品牌瓷粉的相容性以及牙医和技师的爱好等。

2. 每一品牌合金的质量恒定性,与包埋料、烤瓷粉的匹配性以及与本工作单位的技术流程和技术规范的匹配性等,都是不可忽视的重要方面。

3. 患者的耐受力,即对所选择的合金有无过敏的风险。特别应注意询问有过敏倾向的特殊人群,比如佩戴某类金属首饰过敏者能够作为选择合金的重要参考。

4. 患者的支付能力,需要注意的是不得让患者作出抉择时感到压力,不得造成因为无力选择贵金属而感到难堪的局面。

5. 鉴于特殊患者可能存在潜在的过敏问题,为谨慎起见,修复前可做合金的贴片实验,或者将金属修复体暂时粘固,观察一段时间,待排除可能致敏后才正式粘固。切忌发生粘固后因为过敏问题再拆除修复体等不愉快的情况。

6. 磁共振的伪影问题,患者戴牙后接受磁共振检查的机会决定所选牙用合金的种类。对于年老体弱,高风险作业,需要进行磁共振检查的患者,最好选用伪影较小的全瓷、贵金属合金或钛合金。

第二节 牙科合金的过敏症

涉及人类健康的过敏性或毒性反应也会发生在口腔中,每天口腔要接触许许多多物质,也包括修复、治疗的各种材料,要判断致敏物质、特别是这些物质间发生的反应物是很困难的。另外,过敏的检测不易,有些是非常困难。而近年来,随着人们对口腔健康的重视,特别是修复治疗安全性的要求在提高,对牙科过敏问题的认识、检测和防范应引起高度重视。

一、过敏症的本质及分类

1. 过敏症的本质 人体组织有一些机制用来消除侵入人体的外来细胞和大分子(包括成百上千原子的分子)。过敏症指的是由于先前的致敏作用,机体防御系统的一种增大的反应预激状态下组织的过度敏感性,其基于一种抗体抗原反应。这些反应系统的总和叫做免疫系统。然而,后者只能对分子量超过3000的大分子产生反应。因此,金属只能在与大分子如蛋白质、多糖、核酸、脂类等相链接时才能被发现和反应。因而,金属作为所谓的半抗原反应,只有当其与例如蛋白质相链接时,免疫系统才能通过抗体的形式对其产生反应。

大部分的发生与牙科材料有关的普通过敏反应属于第四类过敏反应,这类过敏反应的发生时间取决于金属的性质,致敏作用的程度,以及基因因素,亦即取决于他或她的个体。这样的反应通常与接触性口腔炎有关。在应该是由牙科材料引起的过敏反应的病例中,必须被牢记的是在口腔的邻近区域必须要发生相应的黏膜的改变。如果这样的改变没有被观察到,这样的结果是值得怀疑的。

朗格汉斯细胞负责对抗原物质的发现及反应。它们在口腔黏膜中的频率按容积算在2%~15%间波动,平均值按容积算约为5%。它们的浓度因此恰恰与表面的一样高。因此,口腔黏膜的较低的致敏能力不能被解释为与这些细胞的较少数量有关。可能解释包括唾液,稀释半抗原和抗原,唾液黏蛋白的反应,金属表面薄膜的形成和黏膜的结构。与表皮相比,大部分的黏膜缺乏角质。此外,可以观察到不同的细胞结构。例如,小分子和大分子物质能够容易地通过黏膜可以解释为相对高比例的神经酰胺,属于亲脂的酰胺,可以容易溶解于脂肪的酰胺。这意味着抗原与黏膜的接触时间是非常短暂的。金属离子的化学行为对过敏反应的影响取决于组织的类型,能够部分的以这种方式解释。例如,镍粒子通常可以容易的溶于水中,但它们在口腔中的浓度是非常低的,因为它们可以被唾液轻易地冲走。相比之下,在表皮上形成的镍粒子,例如来自于珠宝、纽扣等不会被移走。结果它们的浓度会急剧地上升。这就解释了为什么实际上没有镍过敏接触性口炎在口腔中被观察到,尽管镍过敏相对频繁发生。

口腔黏膜对牙用合金的过敏反应很难与亚急性或慢性的毒性反应相区别,因为皮肤和黏膜只有对刺激产生很少量的可能的反应。用现象学的术语解释,这两种形式的相互作用没有区别。然而,通过斑片试验的帮助,这两种形式可以被区分出来。

红苔藓和口腔的苔藓样损害可以被看做是过敏反应的一个类型。这看起来类似于种植中的排斥反应。然而,致敏物质的存在并不一定意味着有关的牙科金属会激发过敏症。牙科材料可以导致患者的不同反应,表现为凡是接触金属部分均发生充血反应,凡是接触修复的龈缘则充血水肿(图 23-1)。皮肤反应还可以因为机械性原因,如牙科修复体的由于锐边或不密合产生的刺激而发生反应,表现为接触龈缘的修复体有些有充血表现,另外的修复体龈缘处则无(图 23-2)。另外,还存在精神心理因素所导致的不适。

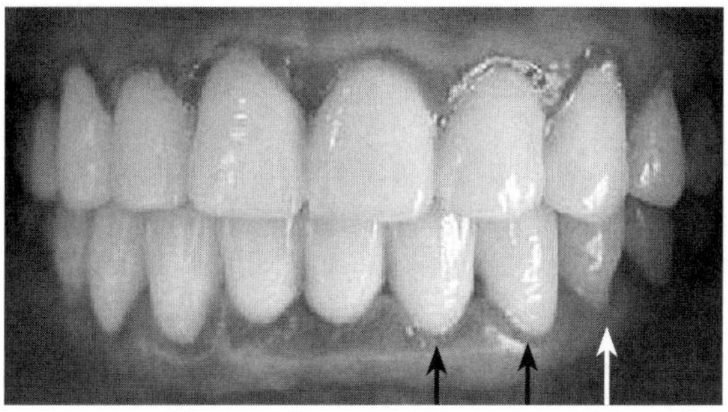

图 23-1　牙科金属会激发过敏症

凡是修复体龈缘金属部分均表现充血——见黑箭头处,未修复处则无充血——见白箭头处

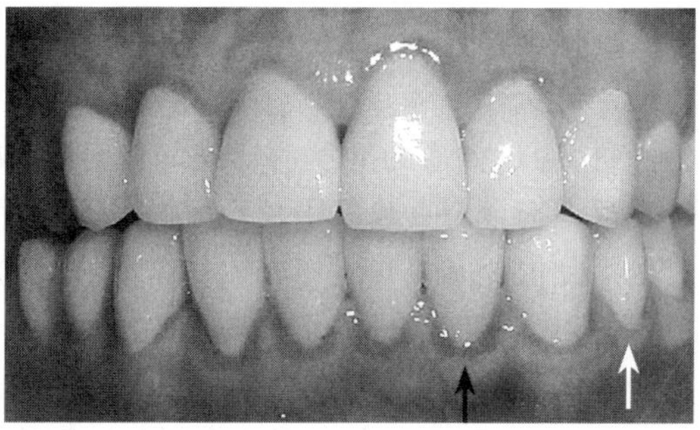

图 23-2　过敏源的确定既有材料的原因,又有修复质量的因素

修复体接触龈缘部分有充血反应——见黑箭头处,有些则无,见白箭头处

2. 过敏反应的分类　第一类超敏反应,就是指即刻的反应或过敏。这一反应在几分钟内被激发而且有可能导致死亡如过敏性休克。肥大细胞通过 IgE 抗体被激活。

第二类细胞毒性反应,这时抗原自由地融入血液伴随着抗体(IgA、IgG、IgM)对白细胞、红细胞、血小板等血液的成分产生反应。结果是由于凝集反应导致的血细胞的大量减少。

第三类免疫复合物型反应,这时自由地融入血液中的抗体(大部分是 IgG)和抗原发生反应。会产生炎性脉管闭塞。

第四类细胞诱发的免疫反应,也叫做延迟过敏反应或延迟超敏反应。激活的 T 淋巴细胞破坏由于变应原细胞膜发生了改变的细胞。重点是这一反应最早在一天以后才会发生。

二、过敏症的诊断

免疫球蛋白类是人体组织形成抗体所必需的一类蛋白质。共包含 5 个种类(IgG、IgA、IgM、IgD、IgE)总计约占人体血浆蛋白 20%。在过敏症诊断上的困难不仅与其检测有关,还在于缺乏合适的试样。要在由低 pH 值引起的局部毒性反应,例如通过氯铂酸(用于一些病例中以确认铂过敏症),和过敏反应之间作出区分,并不总是可能的。一个可能的方法是斑片试验。在这里,检测物质被应用到皮肤上,一人观察是否有反应发生。然而,这一试验并不像看起来的那样简单。

目前最普及的以及公认的检测过敏症的研究方法是斑片试验。然而在挪威,其仅仅可以被合理地用于怀疑有过敏症的病例,因为这个试验本身也会引起过敏反应。这个试验中物质,以盐溶液、金属或乳胶剂等不同的形式被应用到皮肤上,并且覆盖着膏药,所以试验的名字是“斑块试验”。当承载着疑为过敏物的膏药被移开后观察皮肤反应(图 23-3)。然而皮肤发生改变并不意味着过敏反应,例如由贴敷过敏物的胶布也可能引起毒性反应。将毒性反应和过敏反应区别开来并不总是那么容易的,这需要实际的知识和经验。需要注意的是放置试验物应局限,胶布贴于前臂皮肤上数分钟后观察皮肤反应,如是接触胶布的范围内均有反应,说明患者对胶布也有过敏,若仅以接触的过敏物为中心的皮肤反应,则说明对试验物过敏。

在大多数的病例中，试样并不包含牙科材料过敏反应中的致敏物质。因此，得到的结果也许不会被不加鉴别的接受。比如盐类，从来都不会是合金的一种成分，可是却经常被错误的判定。盐类与金属、合金是全然不同的两种物质，离子形式的金属仅仅是用于测试的盐类的组分或者是腐蚀的产物。

例如：金以离子形式存在于硫代硫酸金酸钠盐中，以原子形式存在于合金中。这就是尝试作出金在合金中是以金的化合物为基础的结论的原因。然而，这可能只限于一个相当有限的范围。因此选择合适的检测物质的问题很重要。

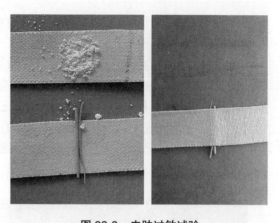

图 23-3　皮肤过敏试验

左图：胶布上分别放置试验物（牙胶及暂时粘固料）；右图：当移除过敏物的胶布后观察皮肤反应

而且，通过彻底的酸反应形成的化合物，如氯化钯、氯金酸常常与金属一起被用做测试物质。所观测到的皮肤改变因此也能是由测试物质的酸作用引起的局部毒性反应所引起。那么影响就并不单纯是使用了盐所引起的，或仅仅是 pH 值即表现了一种影响，激发了过敏反应。

金属的氧化价数也必须被考虑在内。例如，氧化价数为 +6 的铬的致敏作用比氧化价数为 +3 的铬的高几个数量级，其也由于腐蚀作用而被弃用于牙科合金。这里我们要再次警告对结果的不经辨别的判定。

因此，必须找到合适的测试物质。基于现实的一个实施检测的方法是检测最初的合金。然而，在这种情况下，最终要做出一个准确的结论是哪种合金成分引起的过敏决非易事。另外，表皮要比口腔黏膜敏感 10 倍。

基于这个问题的复杂性，这种试验只能由经过相应训练的专家实施。因此，没有经过这种训练的牙医在牙科合金适用性的问题上必须慎之又慎。

另外，必须要指出的是，只有涉及确切的物质过敏症才会发生。基于这个原因，“混合物过敏”是不可能的。然而，患者对混合物的组成成分产生过敏反应是很有可能的。因此，“混合物过敏”是误导的也不应该使用。

三、牙科合金中金属元素的过敏和危害

金属及合金在牙科应用广泛，如嵌体、金属冠桥是以牙科合金制成的，可摘局部义齿的卡环、支托、铸造基板附件以及用于金属种植体和正畸学的托槽、弓丝，还有预制的连接零件附着体等为牙科合金，另外还包括牙科焊锡、填充物金属等。

1. 金 - 瓷结合剂　所谓金 - 瓷结合剂被添加用于优化金属和瓷之间结合。在金属表面形成的氧化物，在随后的处理链中可以与瓷相互作用形成界面而有利于增强结合力。氧化物可以分离导致局部破坏，这样的条件可以存在于裂隙中。表面的彻底抛光和可能的酸蚀处理可以使离子析出大大减少。尽管这种风险出现的很少，它还可以通过避免使用所谓的通用合金而减少。如果后牙仅用金属，如嵌体和金属冠则不需要润湿性的结合剂。

2. 汞合金　汞合金是常用的牙科充填材料。从化学的观点看，汞是一种典型的贵金属而且在电动序中位于钯和金之间。对于它的使用长期以来存在争论，有些国家甚至禁止使用，但到目前仍然是广泛用于后牙的充填材料。对它过敏的病例极少发生，对于过敏体质者慎用，可用复合树脂代替，并可增加充填物的美观。

3. 焊锡　在牙科活动义齿的连接中除了丙烯酸树脂粘结、激光焊接外，锡焊是一个常用的连结方法。它虽然因大量的离子会因随后腐蚀而分离，然而恰当的锡焊，如恰当的被封闭在基托树脂内而不会导致任何身体损害。但要注意的是，要使用不含镉、镍元素纯度低的焊锡产品。

4. 钴铬合金 / 镍铬合金　含镍的合金常在铸造支架或正畸托槽基中使用，但镍的含量是在一个不

会产生危害的范围之内。例如,用高质量的钴铬合金作的局部义齿的镍的含量近似等于一个人在一周里通过食物所摄取的镍的量。钴铬合金经常都会被镍所沾染。至于贱合金,纯度更加低的原料会被使用,因为后者由于不纯会更加便宜。然而,牙科合金产品如果镍含量超过 1% 就必须被声明。如患者对镍元素过敏而选用钴铬合金,应注意选用纯度高的不含镍元素的钴铬合金。

5. 钛 是一种非常难以保持纯净的元素。它的特点是高活化性,它与大量的元素结合在一起,尤其是氧元素、氮元素和铁元素,表现出容易被空气中的氧气氧化。纯钛也被称为非合金钛,被划分为不同的纯度等级(等级 1~4)。另外,其机械加工的黏滞性造成抛光困难,铸造需要氩气保护。有迹象显示,稍微不纯的钛会对腐蚀产生不利的影响,在制作中注意提高其耐腐蚀性。近年来,在铸造支架、特别是作为种植体的基体材料常被使用,其突出优点是生物相容性好,还没有过敏的报道。

6. 铍 是当前牙科合金中值得注意的一个元素,曾经是镍铬合金的成分之一。铍最初是在低铬含量(<15%)的合金中发现的。这些合金被认为在口腔环境中是不耐久的,而且被证明增加铍的含量会不断加大对腐蚀特性的损害。它与一些金属如铬、钼、钛形成所谓的铍化物,后者增强了机械强度值。铍的另一个作用是减少了焊接间隔时间,而且与不含铍的、含有铁和(或)锰的表面是倾向于黑褐色的绿色的合金相比,它的表面会有一层明色。

但有研究证明,若它的氧化物在处理过程中通过肺进入人体,会造成损害。铍是 10 种最具毒性的金属之一,而且是一种致癌物。而且,它在人体内累积,也是非常强的过敏原。

铍的突出特点是体积分散性大,在重量和原子数上百分比的不同是由于铍的低重量和低密度产生的。如其重量含量虽然低于 2%,但从原子数上计算却大约占 10%,也就是在这些合金中每 10 个原子就有一个是铍。

四、制作致敏检测的试样

有时,牙科技工需要为致敏检测制作试样,例如斑片试验。在这方面,炉渣或类似的不能使用,因为与实际的合金相比成分在氧化过程中发生了改变。制作检测试样经常被看不起而作为一项烦人的任务,这项工作只是相应的被开展。然而,它会引发一系列的事件。例如,未足够抛光或没有将抛光化合物的残余物完全清理干净,机械刺激和局部毒性反应就会在患者的斑片反应中发生。一个对过敏原测试没有足够经验的评估员无法辨别这些,不能够正确地确认过敏反应的存在。转而,这就意味着牙科技工不得不重作修复体全过程,并对使用的材料充分的认识。

因此,由于伦理的、法律的、经济的原因,上述试样的生产应该被非常小心地进行。包括:①遵循厂商的操作指南;②记录产品的批号;③给患者治疗时要保持谨慎;④保证良好的抛光;⑤测试中用的所有材料需是准确的;⑥当疑问时及时与产品的厂家联系等。

五、对金属元素过敏几率的认识

在牙科合金中,要认识其元素的致敏作用是困难的。许多物质是以混合物 / 化合物形式存在的,有些又是微量元素,其含量如此之少以至于可以假设没有影响。仅就牙科材料中的近似含量、斑片试验的检测物质和过敏发生频率的认识如下。

1. 汞(Hg) 汞被认为是一种有毒元素。它属于贵金属,比银和钯都要珍贵,具有耐腐蚀性。但汞合金所释放的仅是一个很低的数量。关于汞合金的危害性影响目前还缺少更加令人信服的证据。

汞合金是将银锡铜合金与液体汞混合在一起生成的。为了减少暴露给牙科污染材料,这一过程目前通常在一个封闭的胶囊里完成。不存在汞过敏。原则上只能获得或存在对汞合金组成部分(汞、银、锡、铜,在很少的病例里也有锌、钯、铟)的过敏。在充填物周围,口腔苔藓样病变是可能存在的。因此用汞合金进行测试仅能提供粗略的参考,因为在专门的成分中不存在区别。

过敏发生几率:很罕见。

2. 铍(Be) 因为其与碱金属(例如镁钙)有联系,它在人的骨骼中广泛存在,几乎在一生中都位于那里。它也在肺中积累,不管它是在哪里,是怎样被吸收的。因此,它是累积的毒素。在这个程度上,这一特性在其他的合金成分上是不为所知的。这里牙科技工面临着风险，主要是铸造产生的烟和打磨产生的粉尘。

过敏发生几率：是最强的过敏原之一。

3. 铬（Cr） 铬的过敏性在很大程度上依赖于其化学价。尽管 +6 价的铬（铬 +6，例如重铬酸钾）是一种很强的抗原，没有对 +3 价铬的负面发现（铬 +3）。在上面提及的合金腐蚀时，+3 价铬很少量的释放出来。它和金属铬对皮肤没有刺激也不会诱发突变也没有致癌性。相比之下，6 价铬在腐蚀过程中不会产生。因此，不能根据 6 价铬下结论应用于 3 价铬。铬是一种必需微量元素，成人的摄取量是 0.05~0.50mg。

过敏发生几率：牙科合金很少发生。

4. 钴（Co） 钴是一种必需的微量元素。作为牙科合金的过敏反应很少发生。毒性反应只有在经口摄入水平高于 25~30mg 每天时才会发生。就像有时所声明的，放射性污染不会发生因为药品中用来杀灭癌细胞的钴 -60 是合成的同位素，不会存在于自然和牙科合金中。

过敏发生几率：很少。

5. 镓（Ga） 在人体中，镓没有所知的必不可少的作用。毒性作用和过敏作用在镓的部分是有争议的而且还没有被核实。在技术领域，它被认为没有毒性。在医学领域，众所周知的是每天对镓的摄入量高达 250mg 不会发生毒性或过敏反应。牙科合金腐蚀所析出的镓处于微克水平（1000μg=1mg）。

过敏发生几率：很少。

6. 金（Au） 用于过敏原检测材料的钠、硫代硫酸盐、金酸盐是一种混合物，来用做检测金过敏。遗憾的是有大量的存在于牙科材料中的物质没有检测物。这一原因是牙科材料所诱发的过敏反应是非常罕见的，也因为这些物质的成分通常是不知道的。另外，在人体中，金没有所知的必不可少的作用。实际上没有毒性作用的报道。金的潜在过敏性的程度是有争议的，因为在测试物和被发现的通常被归于不纯引起的过敏反应之间存在着争论。在日常的医学实践中金合金很少被描述为抗原。

过敏发生几率：在口腔中金过敏极少。

7. 铟（In） 在人体中，铟没有所知的必不可少的作用。

过敏发生几率：非常罕见。

8. 铜（Cu） 铜是必要元素，亦即人体组织需要这种元素而且每天通过食物大量摄取（mg 范围）。铜元素在牙用合金中主要起增加合金硬度的作用，但随着比例的增加，会造成合金耐腐蚀性低的问题。

过敏发生几率：非常罕见。

9. 钼（Mo） 钼是一种必需的微量元素。按体重算，人类每天需摄取约 2μg/kg。人体中大约含有 5mg 的钼。钼提升了牙釉质氟化物的沉积。铜是钼的对抗剂。在牙科文献中，没有牙科合金中释放的钼引发的毒性或过敏反应。

过敏发生几率：非常罕见。

10. 镍（Ni） 镍是一种必需元素，大约 900μg 的镍每天通过食物被摄取。相比之下，通过高质量的镍铬合金产生过敏反应的风险要低于通过食物的（例如，草莓）。但有研究介绍镍有潜在的高致敏性，例如，（用作服饰的）人造珠宝是广泛的。

金属中发生过敏反应几率较大，且女性（约 20%）比男性（约 8%）更多。当选用不锈钢制作的正畸弓丝和器械，它们的镍的析出一定要考虑在内。对于可疑患者，术前询问接触含镍的炊具 / 用具和修复体的过敏史尤其重要。如果患者对镍的过敏已存在，或可疑过敏，作为尽量减少过敏的风险，镍铬合金就不能使用。

至于镍铬合金的耐腐蚀性，只有当合金含有 20% 以上的铬和钼时才能被使用。有报道镍铬烤瓷合金修复体戴用后其唾液中有低的镍离子析出。也有报道提出过敏反应往往是因为含镍的修复体龈边缘粗糙、伸展过度，肩台不合适等制作因素。

过敏发生几率：作为金属材料常见，牙科合金作为镍过敏的引发物的情况很少。

11. 钯(Pd)　钯对人体组织没有已知的必要作用。

钯过敏的频率是有争议的。一方面,缺乏合适的检测物质。另外一方面,一些作者认为有所谓的镍和钯的交叉过敏。这将意味着对镍过敏的人将非常常见的对钯过敏,反之也一样。

过敏发生几率:有争议。

12. 铂(Pt)　没有与铂有关的过敏反应报道。它以所谓的Ⅱ顺铂混合物的形式以对抗肿瘤。意外的副作用被报道,但不是铂单独引起的,而是其化合物所引起。

过敏发生几率:有争议。

13. 钛(Ti)　钛没有已知的必要作用。这也适用于过敏和毒性反应。由于其在地壳中是常见的(第八种最常见的元素),钛是无处不在的。

过敏发生几率:在牙科文献中未被报道。

14. 锌(Zn)　锌是一种非常重要的必需微量元素。它是超过 200 种酶类的成分。它的毒性非常低。根据 WHO(国际卫生组织),成人每天需要大约 22mg 锌。这一数量几乎不能通过牙科合金离子的释放而达到。因此牙科修复材料的毒性学和过敏学的污染看起来是不成问题的。

过敏发生几率:非常罕见,在牙科文献中没有参考。

15. 锡(Sn)　锡是一种必需的微量元素。推荐的日摄取量是根据体重 2mg/kg。锡和它的化合物都是无毒的。例外的是有机锡化合物。肠道的吸收是非常少量的。

过敏发生几率:非常罕见,在牙科文献中没有报道。

第三节　合金与磁共振成像的关系

磁共振成像(magnetic resonance imaging,MRI)是目前头颈部疾病诊断最常用的影像学设备之一,具有多功能、多序列、多参数、多平面成像以及软组织分辨力高,病变定位准确等特点,与普通 X 射线或计算机层析成像(computerized tomography,CT)相比,磁共振成像是对人体没有任何放射性损害的安全、快速、准确的临床诊断方法,被广泛应用于各种疾病的诊断(图 23-4)。

但由于其多平面,多参数的成像特点,成像过程复杂,特别是磁性金属的干扰易产生伪影。金属与合金是在口腔修复临床广泛应用的材料,然而某些金属材料在 MRI 检查中可以形成伪影从而对图形阅读和疾病诊断造成干扰,限制了磁共振成像在头颈部的应用。

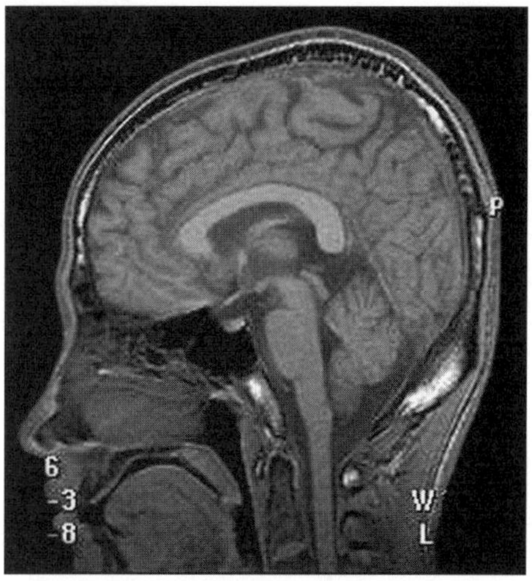

图 23-4　MRI 图像

一、磁共振成像原理

在均匀的外磁场的作用下,某些绕主磁场运动的自旋质子(包括人体中的氢质子)在短暂的射频电波作用下,自旋发生改变,平行或反平行于外磁场的磁力线方向。此时用特定频率的射频脉冲对其进行激发,给予其能量,那些质子吸收一定的能量而产生共振,释放与激励波频率相同的射频信号,这一物理现象被称为磁共振。作为一种信号来接受,并通过各种断层扫描形成影像即 MRI。借此不同层面、不同角度分析成像特点,进行诊断(图 23-4)。

二、口腔金属修复物

口腔修复物常使用各种金属或合金,其组成元素会干扰磁共振成像结果。口腔修复用的金属材料概分为贵金属和非贵金属。贵金属包括:金合金、钯合金、银合金;非贵金属包括镍铬合金、钴铬合金、钛合金、钛、铝铜合金以及银汞合金等。临床常用的金属材料成分见表 23-1。

表 23-1 合金的主要成分

合金种类	主要成分	次要成分
贵金属合金		
金合金	Au:39%~98% Pt:0~29% Pb:0~33% Ag:0~32% Cu:0~13%	Zn:0~10% Sn:0~5% Ga:0~9% In:0~16% Ti,Nb:0~2% Ir,Re,Ta,Ru:千分之几
汞合金	Hg:大约 50% Ag:25%~35% Sn:8%~15% Cu:2%~14%	Zn:千分之几 In:0~?% Pb:0~0.5%
钯合金	Pb:35%~86% Cu:0~14% Ag:0~40% Ga:0~9% In:0~8% Sn:0~16%	Au:0~10% Zn:0~9% Co:0~5% Ru,Rh,Ir,B:0~千分之几
银合金	Ag:36%~60% Pb:20%~40% Cu:0~18%	Au:2%~20% In:0~16% Zn:1%~6% Sn:0~5% Ir,Ru,大约 0.1%
非贵金属合金		
钴铬合金	Co:33%~75% Cr:20%~32% Mo:2%~10%	W,Nb:0~10% Ti:0~3% Fe:0~3% Ni,Mn,Ce,Al,Mg,Cu,Si,C,N:0~千分之几
镍铬合金	Ni:58%~82% Cr:12%~27% Mo:0~16%	Ga:0~8% Fe:0~9% Co,Mn,Al,Ce,La,Sn,Y,V,Nb,Ta,Be,C,Si:0~2%
钛合金	Ti:90% Al:6% V:4%	Fe,O_2,N_2

三、伪影

伪影(artifact)是指磁共振仪在扫描或图像重建的过程中产生的各种影像失真,它包括解剖结构和信号强度的失真以及出现一些人体本身并不存在的致使图像质量下降甚至影响诊断。口腔修复用金属形成的伪影为磁敏感性伪影(magnetic susceptibility artifact,MSA)。物理学上把在磁场中被磁化后能在空间产生附加磁场,并影响原来的磁场发生变化的物质称为磁介质。

一般分为三类:第 1 类为顺磁质,磁化方向与磁场方向相同;第 2 类为抗磁质,磁化方向与磁场方向相反;第 3 类是磁性很强的物质,称为铁磁质,铁磁质是强磁质(表 23-2)。如果被检者组织内含有铁、镍、钴、铬、钼等元素的金属物体,该金属物体局部可以产生强磁场,干扰主磁场局部的均匀性造成成像组织的几何与信号强度失真,从而形成磁敏感性伪影(图 23-5)。顺磁质与抗磁质合称弱磁质。非铁磁性金属磁性小于铁磁性金属,在磁场中对周围的主磁场或局部磁场并无大的改变。当施加高速变化的梯度磁场时,在非铁磁性物质中感应出电流产生局部磁场,一方面使信号空间错位,另一方面使质子离相加速,信号损失,形成伪影。

表 23-2 金属元素及合金的磁性比较

磁介质类别	弱磁质		强磁质
	顺磁质	抗磁质	铁磁质
	铝、锰、铬、铂等	金、银、汞、铜、铅、硫、生物有机体的组织等	铁、镍、钴等和各种铁的合金

四、磁敏感性伪影在 MRI 图像上的表现

伪影表现为信号加强，或信号缺失及模糊的非线性失真，且在矢状面上与修复体磁性干扰所产生的近远中伪影大于垂直向伪影。在 MRI 图像上显示为：

1. 局部解剖结构变形或消失，而且沿频率编码方向扩散到远处，组织呈大片无信号区。

2. 圆形底或无信号区，边缘呈高信号环带，相应区域影像消失、模糊，组织和结构变形等。

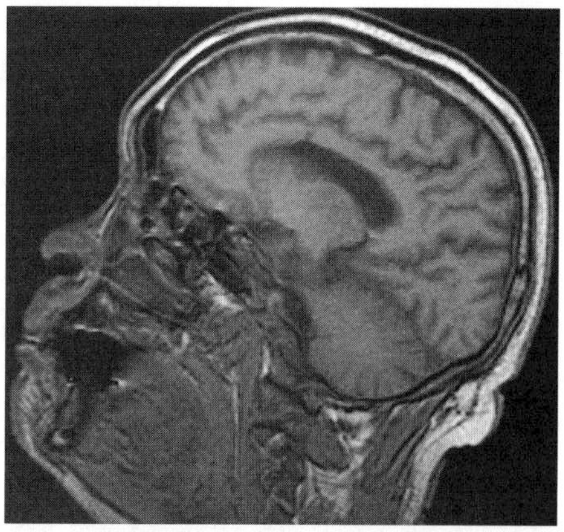

图 23-5 口腔上颌修复体的位置上产生磁敏感性伪影

五、磁敏感性伪影形成中的口腔金属修复体因素

为对比不同金属合金制作的修复体产生伪影的状况，下面是实际测量结果。

1. 不同种类的合金冠产生的伪影大小不同，由小到大的排列顺序是：贵金属 < 钛 < 镍铬合金 < 钴铬合金，临床磁共振也证明此规律（图 23-6，7）。

2. 在金属桩核中，铸造钴铬合金和镍铬合金因为成分中有磁敏感元素，其桩核的磁共振伪影较大，其他金属材料的桩核伪影较小（图 23-8）。

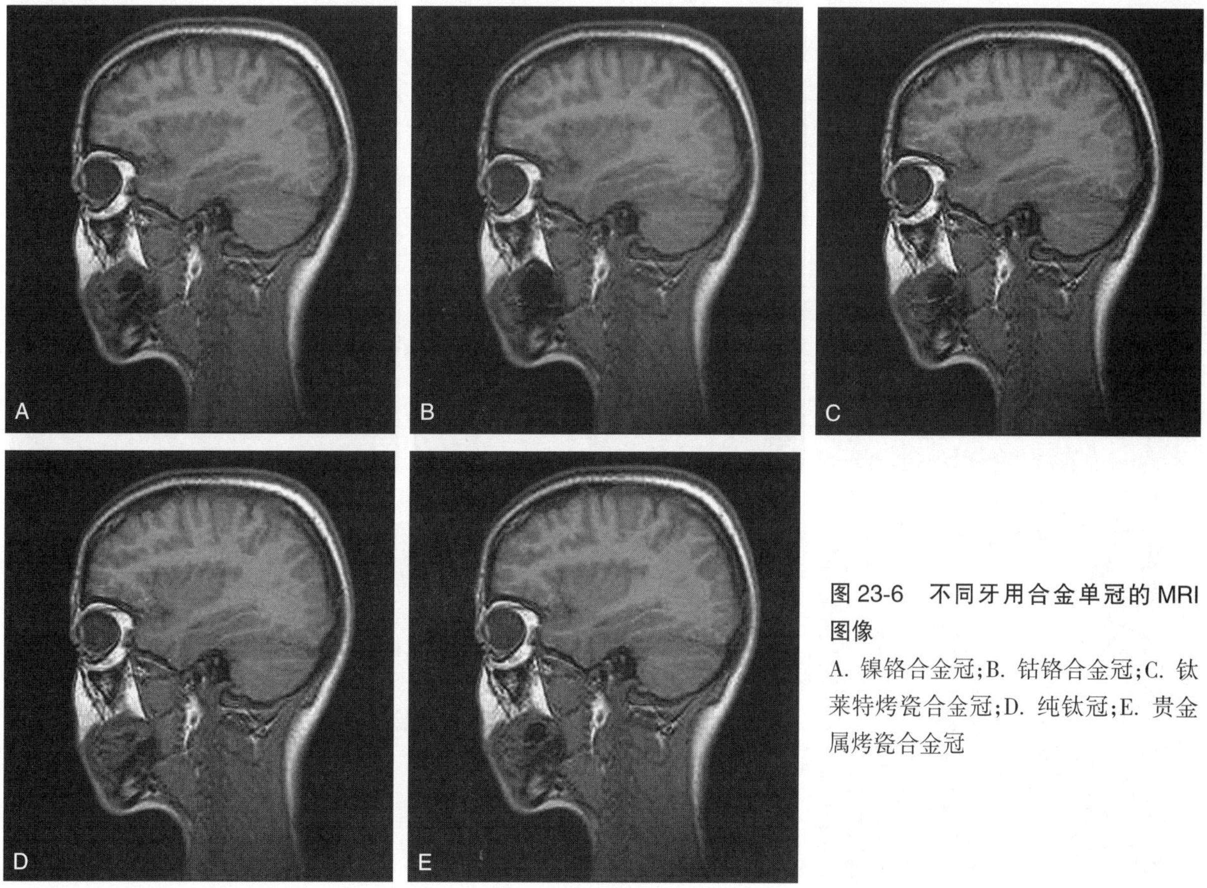

图 23-6 不同牙用合金单冠的 MRI 图像

A. 镍铬合金冠；B. 钴铬合金冠；C. 钛莱特烤瓷合金冠；D. 纯钛冠；E. 贵金属烤瓷合金冠

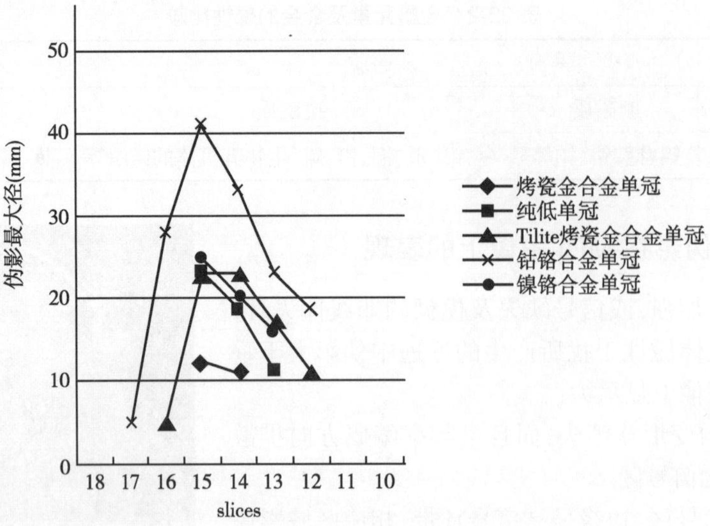

图 23-7 不同牙用合金单冠的 MRI 图像最大周径比较

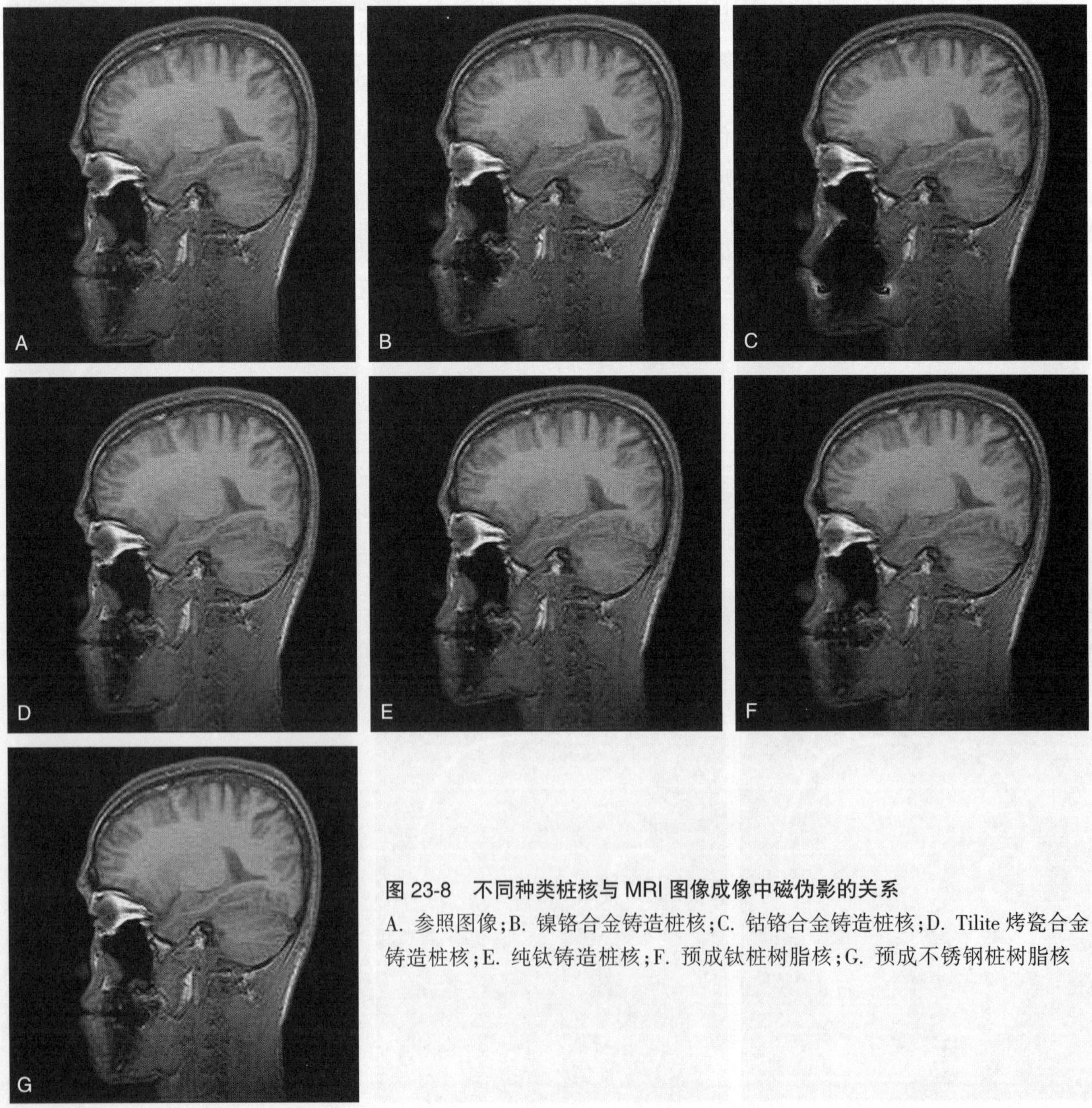

图 23-8 不同种类桩核与 MRI 图像成像中磁伪影的关系

A. 参照图像；B. 镍铬合金铸造桩核；C. 钴铬合金铸造桩核；D. Tilite 烤瓷合金铸造桩核；E. 纯钛铸造桩核；F. 预成钛桩树脂核；G. 预成不锈钢桩树脂核

3. 口腔含合金的固定修复中，金属材料的修复体体积越大，桥的跨度越长，产生的 MRI 伪影越大（图 23-9~11）。而金属修复体的加工质量对磁共振伪影无明显影响。

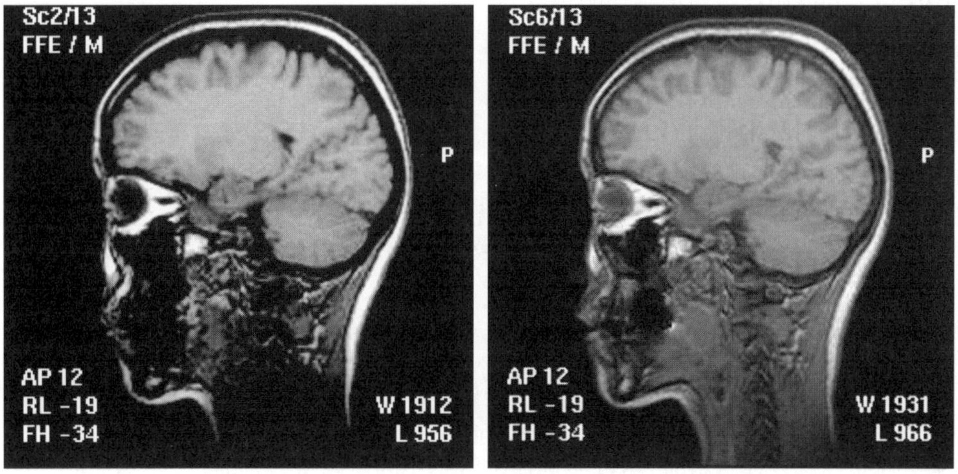

图 23-9　后牙钴铬合金单冠戴牙前后 MRI 成像的比较
左图：戴牙前；右图：戴牙后

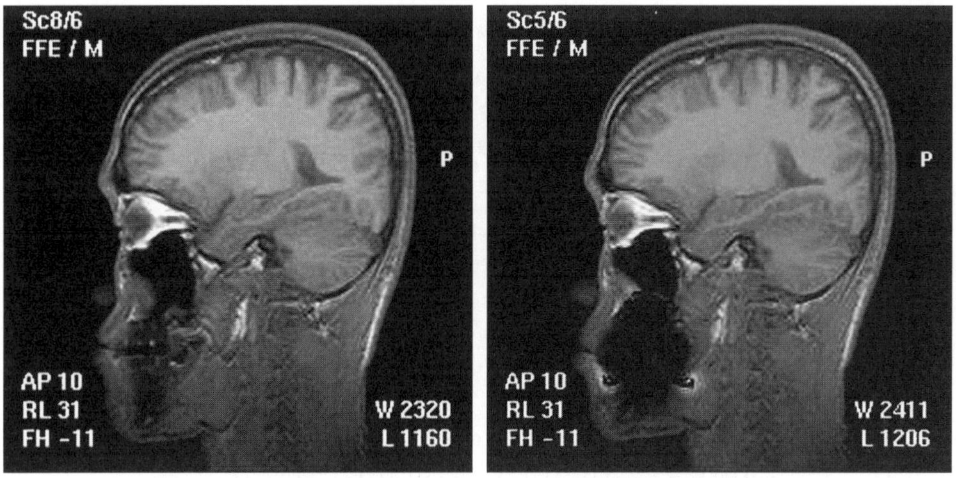

图 23-10　7 单位的钴铬合金固定桥戴牙前后 MRI 成像的比较
左图：戴牙前；右图：戴牙后

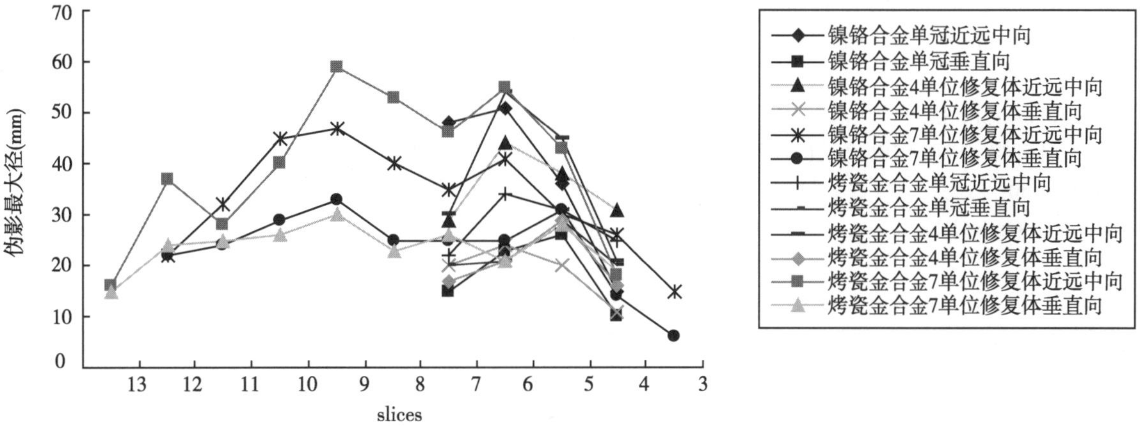

图 23-11　不同跨度的金属修复体在 MRI 图像不同方向上伪影的最大径比较

六、对放射科医生的建议

磁敏感性伪影形成中的磁共振仪方面的因素较多，特别是进行磁共振检查前，应有如下概念，并选择适当的 MRI 设备和使用尽量减少干扰的程序：

1. 静磁场场强越大产生的伪影越大。
2. 磁场梯度强度越大产生的伪影越大。
3. 扫描的序列不同产生的伪影大小不同，由小到大的顺序是：FSE<SE<GE。
4. 同一序列下，回波时间减小伪影减小。
5. 编码的方向与频率编码的方向与伪影大小无明显关系。
6. 积极研制和使用对金属（特别是磁性大的含铁元素的非贵金属）减少干扰的磁共振设备及软件。

七、对临床医生的建议

1. 修复术前应仔细判断患者接受 MRI 的可能性，对于高风险作业者，应选择对 MRI 影响小或无影响的修复材料，并告诉患者及放射科医生所选择的金属材料种类。

2. 临床选择金属修复体材料时，尽可能选择磁敏感小的金属材料，如贵金属等形成伪影小。对 MRI 图像无影响的材料如瓷修复材料。

3. 在口腔内存在少量有局限金属修复体，其 MRI 图像伪影波及范围的不影响颞下颌关节和颅、颈部病变的诊断。

4. 金属修复体对 MRI 影响具有方向性，沿金属修复体近远中方向产生的伪影大于垂直方向。

5. 需要颌面较大范围的 MRI 图像协助诊断时，需根据金属修复体的材料，尺寸形状，与病变的距离作出判断。一般较大范围的高贵金属修复体也会有伪影，会影响附近组织的诊断（图 23-11），较小的钴铬合金和镍铬合金修复体不会影响较远区域的病变的诊断，大尺寸时，则可能对附近病变的诊断造成影响。

（丁弘仁 韩 勇 马轩祥）

参 考 文 献

1. Herbert T. Shillingburg, Sumiya Hobo, Lowell D. Whitsett, et al. Fundamentals of Fixed prosthodontics. 3rd ed. Chicago: Quintessence Publishing Co., 1997: 335-353; 365-382
2. Malone WFP, Koth DA. Tylman's Theory and Practice of Fixed Prosthodontics. 8th ed. America: Inc. St. Louis, 1994: 285-300
3. 马轩祥 . 实用口腔医学技术 . 口腔修复学 . 沈阳：辽宁科学技术出版社，1999：45-77
4. 吴景轮 . 口腔修复使用技术 . 济南：山东科学技术出版社，1993：146-190；408-419
5. 王宝成 . 现代牙科铸造技术 . 西安：世界图书出版西安公司，2000：33-80
6. 张富强 . 口腔修复基础与临床 . 上海：上海科学技术文献出版社，2004：2-6
7. Croll BM. Emergence profiles in natural tooth contour. Part Ⅱ: Clinical considerations. J Prosthet Dent, 1990, 63: 374-379
8. Morris ML. Artificial crown contours and gingival health. Lprosthet Dent, 1962, 12: 1146-1156
9. Strietzel R. The Allergy Compass-A reference guide dental technicians Germany, BerlinDruck Gmbh & Co. KG, Achim, 2001, BEGO Bremen: 10-33
10. 韩勇，马轩祥 . 口腔 DDR 系统的应用失真率及固定修复金属材料对 MRI 成像影响的研究 . 西安：第四军医大学，2009：34-50
11. Robert G. Graig, John M. Powers. Restorative Dental Materials. 11th ed. 赵信义，易超，译 . 西安：世界图书出版社，2002：291-355
12. 王翰章，陈思亚，陈慧美，等 . 中华口腔科学 . 北京：人民卫生出版社，2001：1442-1444
13. 马轩祥 . 修复体过敏症—修复中值得重视的问题 . 华西口腔医学杂志，2008，26（50）：459-462

第二十四章

修复体的完成与试戴

修复体的完成(finishing)是指铸件经过磨平(grinnding)、磨光(finishing)、在模型上试戴(trying on model)、粘固面喷砂处理(sand blasting)、抛光面抛光(polishing),即初步完成(preliminary finishing),修复体送到临床在患者口腔内试戴(try-in),最终粘固(cementation)等一系列技术操作。前五个步骤在义齿加工单位进行,后两个步骤在临床完成。

从包埋料里取出的铸件表面往往很粗糙,不应直接戴入患者口内。任何铸造修复体从加工单位最终送出前,都必须经过初步完成,然后再送出在临床做口内试戴。如果义齿制作质量高,就会节约临床进行调整和抛光的时间,也给患者带来舒适感。

所有的冠桥修复体在最终完成前,都需要认真地在患者口内进行试戴调整(try-in and adjustment),粘结前抛光(precementation polishing),粘固(cementation)和粘结后处理(postcementation finishing)。

修复体的内、外面的处理是不同的。精确的内面确保修复体完全就位,边缘密合,固位良好,并为粘结剂留出空间,粘结牢固。喷砂可以使金属表面干净,形成粗糙的纹理,提高粘固强度和修复体的封闭性能。

修复体外表面必须很光滑,并要平滑地过渡到牙体组织。如表面粗糙会导致菌斑聚集,造成牙周损害,有资料显示表面粗糙的程度与菌斑聚集量直接相关。在试戴前修复体表面应进行高度抛光,必要时,进行咬合和外形调整后必须再高度抛光。

完成和抛光应有固定的程序。应按照先粗、后细,先平后光,最后抛光的原则进行。即开始先用粗的磨头打磨,然后依次用粒度较小的磨头打磨,这样表面的划痕就越来越细微,最后表面肉眼看不见明显划痕。当金属的表面被抛光,磨损表面的微小个粒(可能只有分子大小)会填到表面的瑕疵中,形成微晶表面层(Beilby layer)。磨平后的表面再进行细砂纸、布轮磨光,最后以抛光轮蘸抛光剂抛光,使修复体表面呈现镜面样外观。

一、打磨和抛光工具

使用质地硬的打磨工具对修复体进行外形修整。抛光工具包括打磨工具和使表面光滑的软材料。为了达到最大的切割效率,打磨工具要比所打磨的材料硬。表 24-1 列出了常用打磨工具,牙结构以及修复材料的 Knoop 和 Vickers 硬度。

打磨效率除了与摩擦剂的硬度有关之外,结合剂的牢度及摩擦剂颗粒的切削能力也是影响因素。下面简要介绍常用打磨和抛光工具:

1. 金刚石(diamond)颗粒　是通过结合剂或电镀等特殊工艺方法将其固定在金属杆上,并制备成各种形状(图 24-1)。金刚砂是最硬的打磨剂,主要用来打磨釉质或瓷这样易碎的材料。不宜打磨像金这样具有延展性的材料,否则,打磨下来的个粒会堆积在材料表面,从而降低打磨效率。

2. 碳化硅(silicon carbide)　是技工室常用的打磨工具的基本材料。被制作成直手机用或弯手机慢速的盘、轮、尖、柱、刀边等多种形状。被称为绿磨石(green stone)的碳化硅,被制成多种形状的磨头、磨具(图 24-2,3)。

表 24-1 牙体组织与牙科材料的硬度

材料	KHN 硬度 /MPa	VHN 硬度 /MPa	材料	KHN 硬度 /MPa	VHN 硬度 /MPa
丙烯酸树脂	/200-210		镍铬烤瓷合金	267/	
复合树脂	/250-710	/390-1740	牙釉质	343/3430-4310	/2940-4800
磷酸锌水门汀	35/		镍铬铍烤瓷合金	367/	
牙骨质	40/400-430		瓷	460/4600-5910	/4490-7750
牙本质	68/680		浮石	560/	
Ⅲ型金合金	145/		砂(燧石)	800/	
金合金	/690-2260	/550-2500	氧化铝	1900/	
银汞合金	155/1100		金刚砂	2000/	
金铂烤瓷合金	192/		碳化硅	2500/	
金钯烤瓷合金	230/		金刚石	8000/	

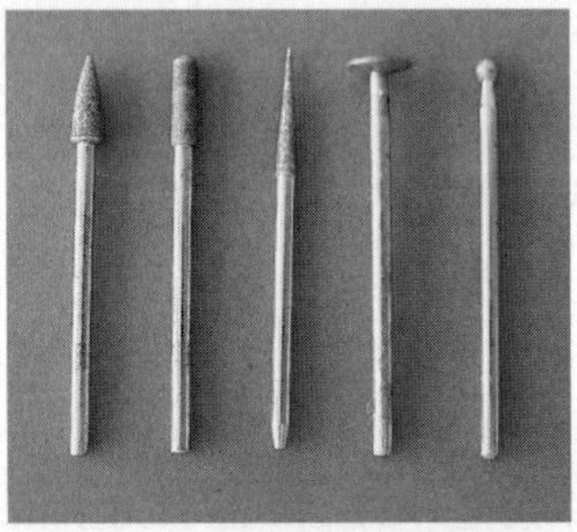

图 24-1 慢速直机用各类金刚石磨头

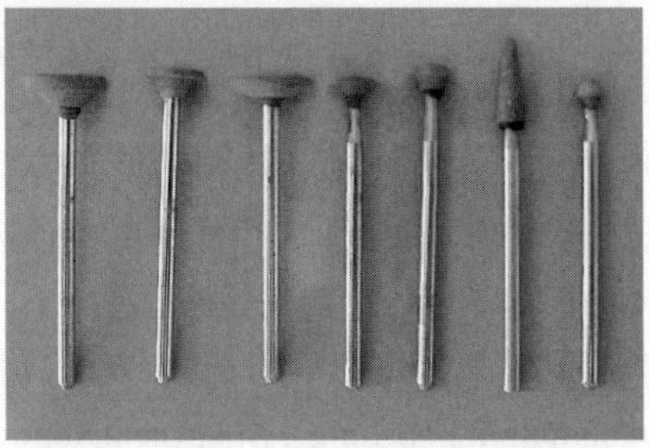

图 24-2 常用直机慢速碳化硅磨头形状

从左到右:大轮状,小轮状,大刀边,小刀边,小圆锥,柱状,小球状

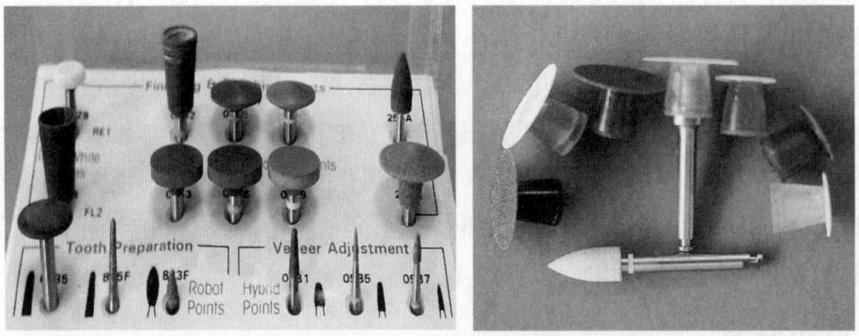

图 24-3 常用弯机慢速机套装磨头、磨具形状

3. 刚玉(emery) 又称金刚砂,为氧化铝和氧化铁的黑色混合天然矿物,质硬。用胶或树脂粘在纸轮或高速车针上,用于打磨金或瓷(图 24-4)。

4. 氧化铝(aluminum oxide) 为纯矾土在炉内形成晶化的摩擦剂。粗氧化铝砂被制成本色、棕色、粉色的磨头,用来打磨烤瓷冠或金属修复体(图 24-5)。粒度为 400 目细砂用来制成白色的磨光石,有时称为合成石(polystones)。

5. 石榴石(garnet) 被制成红色的多种型号磨头,主要由硅酸铝和硅酸铁组成,还有一些硅酸镁、钴和锰,可以磨切金属和陶瓷(图 24-6)。

6. 石英砂(quartz sand) 由致密的石英晶体被做成多种规格的圆砂片,即切割砂片(separating disc),可以用来切掉铸道、切割边缘、打磨金属,也可用来修整桩核或切割固定义齿;或被做成不同粒度的圆砂纸片(图 24-7),它虽不像有些磨头那样坚硬耐磨,但在打磨金属时很好用。

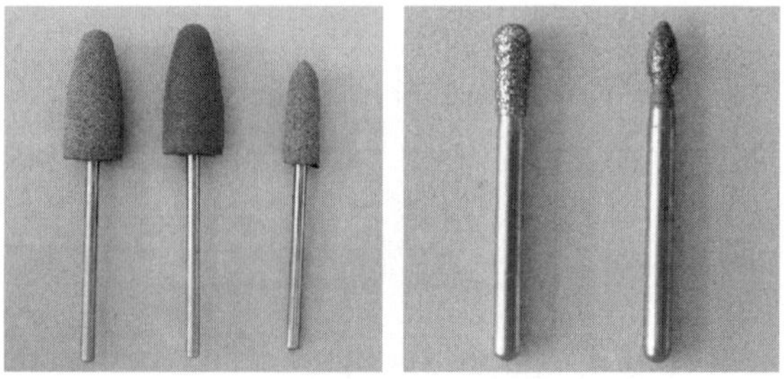

图 24-4
慢速直机用磨头：制成棕色、粉色或珊瑚石样的磨头；高速弯机用磨头：用来打磨金属和烤瓷层

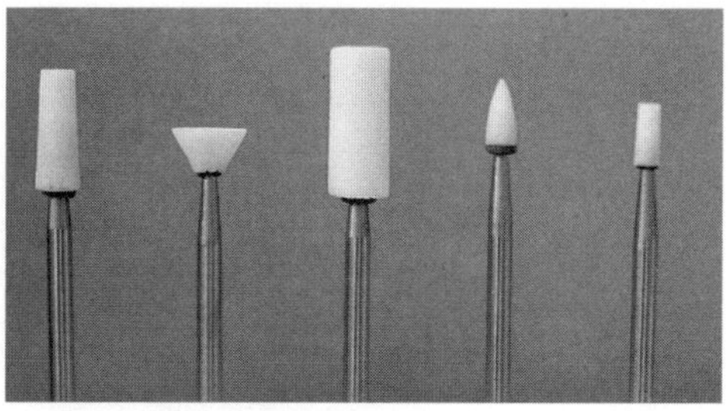

图 24-5　氧化铝磨头用于打磨瓷或金属修复体

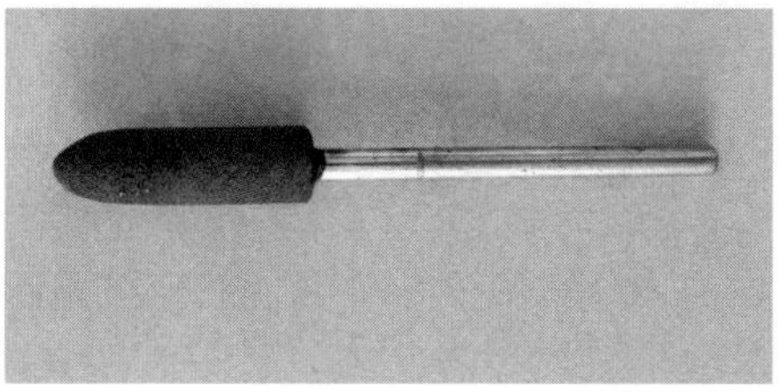

图 24-6　红色的多种型号磨头可以磨切金属和陶瓷

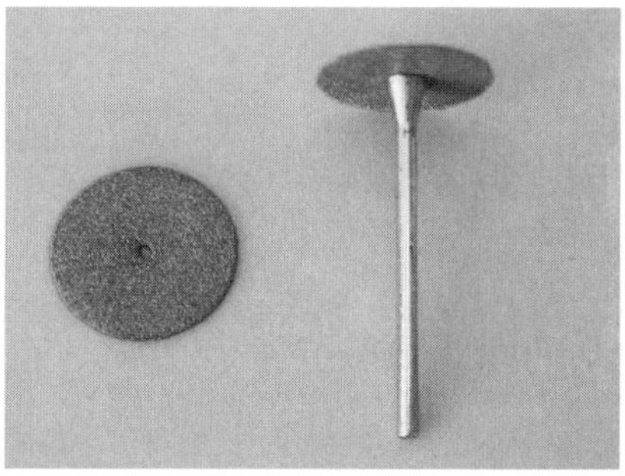

图 24-7　石英砂片可以用来切掉铸道、切割边缘

7. 乌贼骨（cuttle）　是由乌贼钙化的内壳制成的相当细、软的纸质抛光轮，作磨光用。

8. 硅藻石（tripoli）　是一种细的含硅的抛光粉，与蜡混合形成泥饼状（图 24-8）。用于抛光金修复体的第一步。可以用在布轮或软猪鬃刷上抛光金修复体。

9. 铁红（rouge）　由氧化铁组成，呈饼状。是口外进行金铸件抛光的最好的抛光剂。配合软猪鬃刷、小布轮或抛光轮使用（图 24-9）。

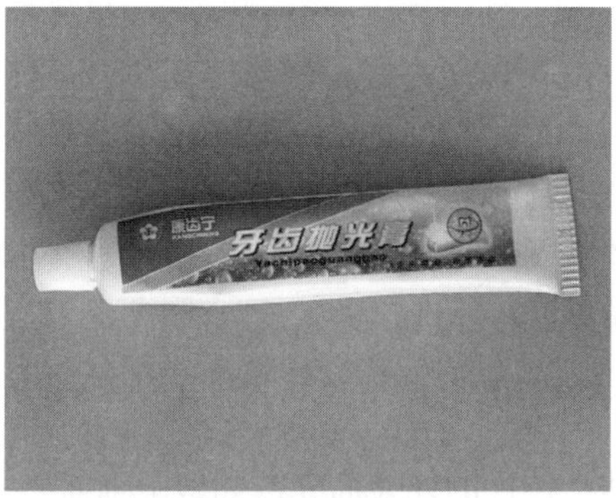

图 24-8　硅藻石抛光糊剂

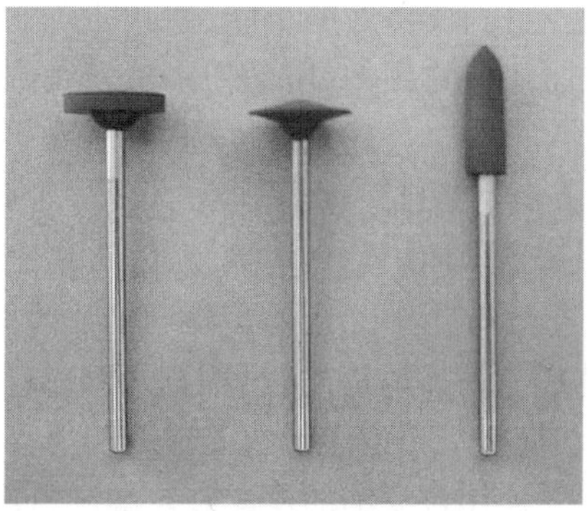

图 24-9　氧化铁抛光剂配合抛光轮使用

10. 氧化锡（tin oxide）　是用在刷或橡皮杯上，在口内进行金属修复体最后抛光用的粉（图 24-10）。或与结合物混合，制成多种形状的轮、盘或橡皮轮等，用于各种抛光程序。也可结合抛光膏，在毛刷、布轮或橡皮杯上使用。

橡皮轮和橡皮锥（rubber wheel and point），用来抛光金属和烤瓷修复体（图 24-11）。使用套装磨光橡皮磨具，可使金属铸件逐渐被抛光成光亮镜面。

还有以金属制裁制成的打磨树脂的磨头（图 24-12），具有不同的形状和大小，用于打磨树脂材料类

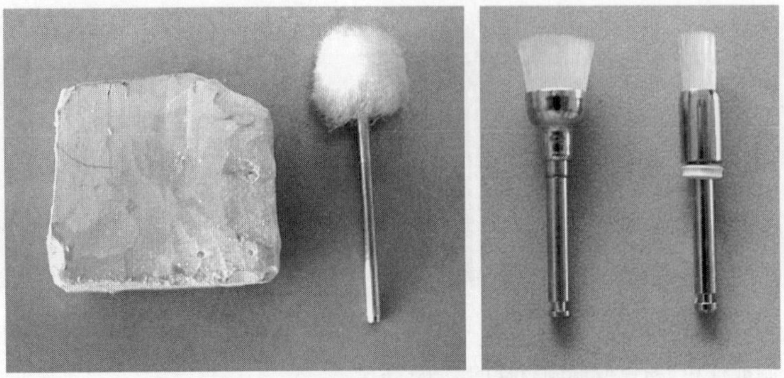

图 24-10 进行金属修复体最后抛光用的粉

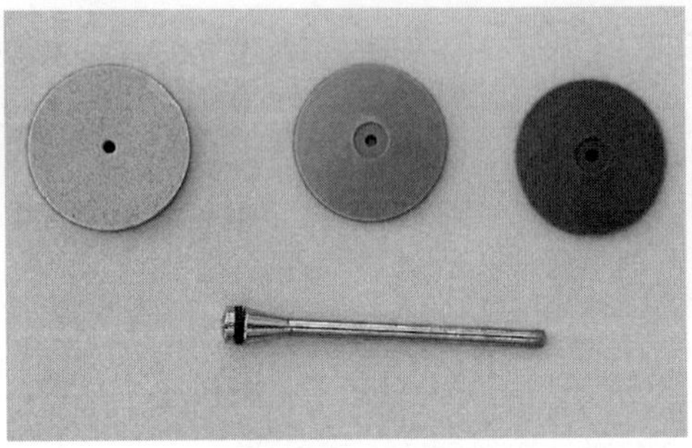

图 24-11 橡皮轮

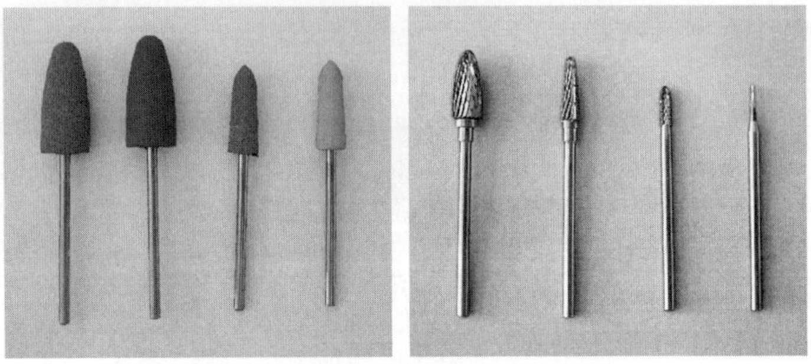

图 24-12 树脂磨头
左图:打磨树脂的磨头;右图:金属磨头

修复体。

二、模型上试戴与处理

为减少椅旁时间,保证义齿加工质量,加工单位在修复体送出之前,应对铸件的内外表面进行模型试戴与调试。实践证明,在椅位上能以最短时间将冠桥轻松就位的牙医会赢得患者的信任。

1. 检查铸件 将铸件在代型上就位检查,用高速机头装 330 号车针,用车针尖修去修复体内面的阻力点,特别是点角、线角处的小瘤,使其能顺利戴入代型。卸下铸件,检查代型,如果代型表面有刮痕,检查铸件内面相应的部分,用车针修整。做到修复体既可以通过轻柔的指压就位,也可顺利地从代型上卸下。

在代型上试戴满意后,要对修复体的外表面进行完成修整。

2. 切去铸道 用切割片切除铸道,防止使薄的铸件变形。在切铸道时,要用手掌牢固地握住手机,如果切割片进入切割沟中,要避免将切割片倾斜,否则可能将铸件弹飞。

3. 修外形 切掉铸道后,用切割片修整铸件外形。用粗的橡皮砂轮磨光切割片留下的粗糙部分。用力要轻,迅速移动,以避免形成雕凿面凹痕。

4. 磨平 换用粒度细的橡皮砂轮继续打磨,使整个铸件的外表面光滑如缎。轴面要一直打磨到边缘,但不要超过边缘,为此,必须使打磨片打磨方向与边缘平行而不是垂直。

5. 模型上试戴 仔细检查并慢慢用细磨石调整金铸件的阻力区和邻接区,直至能完全戴入,同时与邻牙保持正常接触。冠边缘的检查,完成后的冠边缘应达到完成线,并与牙体外形保持平滑一致,注意防止磨切过度造成短边缘、边缘空隙或外形过突。

6. 在𬌗架上检查 检查咬合之前,必须将铸件完全就位,否则就可能在戴入口内之前磨掉过多的𬌗面。用绿磨石磨去正中咬合和侧𬌗时的高点。

7. 磨光、抛光 从工作模上卸下修复体戴入代型。用 0 号蕾状完成车针磨光𬌗面沟。用小的槽形橡皮轮磨光牙尖嵴。外表面要用 Burlew 橡皮抛光轮打磨得光滑如缎。

8. 喷砂处理　口内试戴前将铸件内表面即粘固面做喷砂处理。

三、口内试戴与处理

修复体的口内试戴与调整(try-in and adjustment)是指正式或暂时修复体完成后在患者口腔内的试戴,以便发现问题和做调整。初步完成的修复体要在患者口腔试调整后,才能做正式粘固。对修复体的试戴检查包括:就位情况、邻接关系、边缘密合度、咬合、外形和美观等方面,并在必要时对不当处做相应的修改、调整。

试戴时,患者的触觉对调整咬合很重要,因此,试冠时尽可能不施行麻醉。为避免在试冠时的疼痛,可在牙体预备后、取印模前涂布脱敏树脂,以减少试冠时的刺激。

当戴临时冠时如患者感到牙本质过敏,可做护髓及脱敏处理。另外要仔细检查临时冠有无咬合高点,是否密合,然后临时粘固修复体观察数日。如果仍有牙髓炎的症状,则需做牙髓治疗后才正式粘固修复体。决不能在有症状的牙体上冒险正式粘固修复体。

(一) 保证试冠的安全性

1. 安全措施　在口内试戴时,必须谨防修复体被吞入或吸入,特别是对那些反射消失的老年人或服镇静剂的患者。为此,术者应首先高度重视并认真防范,如防止修复体意外失控,做到手不离冠,卸下修复体时用拇指和示指夹持住等。同时告知患者不要误吞,让患者采取 45° 坐位,在修复体万一失手脱落时,不至于落到容易引起吞咽的舌根部,以防止误吞修复体。

2. 卸下暂时冠　尽量采用手持刮器,从颊面一侧邻接处插入修复体外展隙边缘将其卸下。或采用去冠器从舌侧外展隙处,钩住修复体的边缘,以左手拇指、示指夹持修复体,以滑动锤轻轻弹击去冠器去尾端,取出暂时修复体。有经验的操作者通常粘固暂时修复体时,将暂时粘固料调稀薄,或只在冠边缘 1/3 处放置粘固剂,以便试冠时将暂时修复体顺利卸下。

(二) 冠内阻力点的检查及调整

试戴前常规检查修复体,消毒后用手指压力将修复体在预备的患牙上就位。不要借助凿子敲击或让患者咬合使修复体强行戴入,否则会很难卸下。人造冠就位时可能因为铸件收缩等技术因素会造成就位困难,应及时、准确发现、消除阻力点,才能保证其恰当就位。

检查阻力点的方法有:①咬合纸检查法,发现人造冠不能完全就位时,卸下人造冠,用一层薄咬合纸衬在冠内面,在患牙上就位,发现冠内面明显染色处即为就位受阻点,仔细将其磨除(图 24-13)。②阻力点检查糊剂法,近年来新研究成功的阻力点检查糊剂,即在试冠前,在人造冠内面喷一薄层糊剂,然后在患牙上就位,无糊剂处即阻力点,以车针仔细磨除之(图 24-14)。

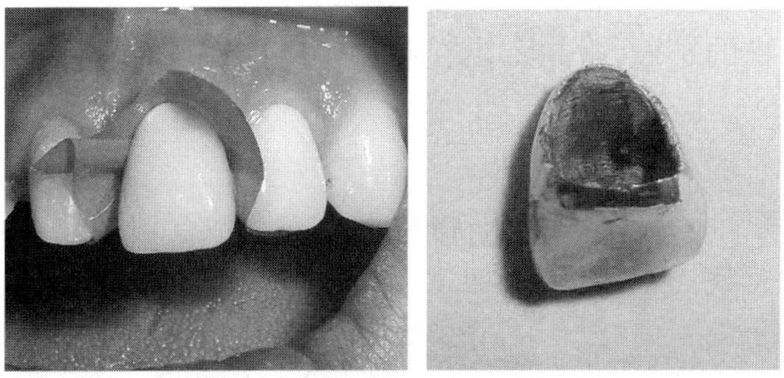

图 24-13　薄咬合纸检查法

冠内面明显染色处即为就位受阻点

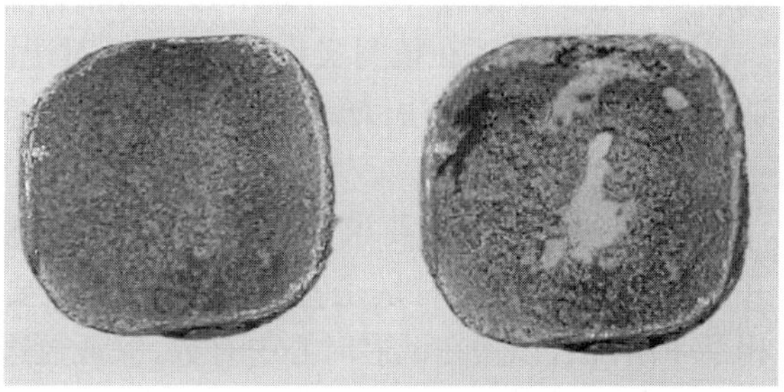

图 24-14　喷雾剂检查法

左图:试戴前;右图:试戴后,无喷雾剂处即为阻力点

(三) 邻接的检查及调整

修复体的邻接应松紧适度,以细线或细蜡线在修复体邻面稍用力加压、即在有阻力的情况下通过为准(图 24-15)。如果太紧会影响修复体的正确就位,患者会感觉胀痛不适。太松可能造成食物嵌塞。为了精确找出阻力点,可修复体内衬一层薄咬合纸就位,有阻力处被染成颜色,采用弯手机进行磨改(图 24-16)。

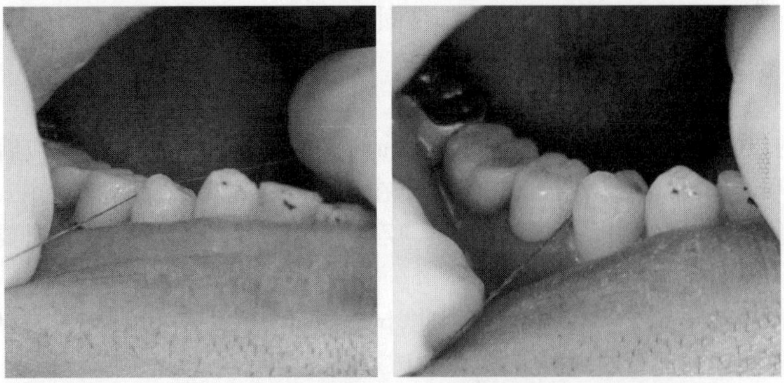

图 24-15 邻接面阻力点用牙线检查

左图：牙线在边缘嵴处受阻；右图：阻力区消除后牙线可加压通过

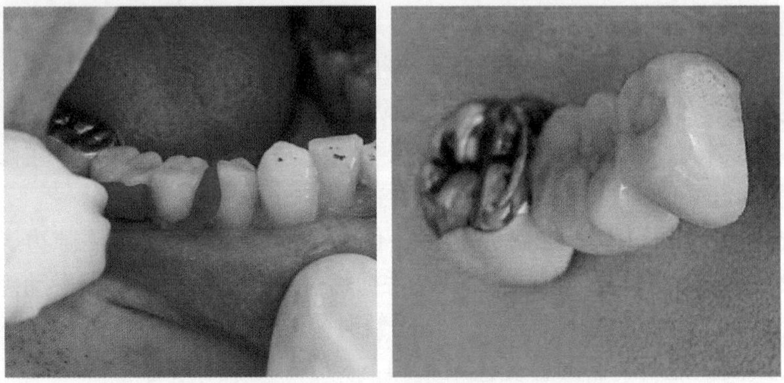

图 24-16 邻接面阻力点用咬合纸检查

左图：用咬合纸放在邻接区就位；右图：邻面阻力点染成红色

修复体不能完全就位的常见原因是邻接过紧。修复体稳固就位后，用蜡牙线检查两侧邻接。如果蜡线不能通过，应卸下修复体，检查邻接区，并做相应磨改。

还有人用修复体邻面轻微喷砂处理，使光滑的邻面呈缎面样。试冠时，在金修复体邻面的缎面样区如留下亮面，则提示该处邻接过紧，用橡皮砂轮磨改光亮区，重新在牙上适合。直到牙线在有一定阻力下从容地通过邻接区。如果两侧邻接都紧，先调整更紧的一侧，有时就不用调整另一侧即可合适。但应注意不要过多地磨除邻接区，如果邻接过松，则需要加焊，重新调整邻接后方可粘固。

有经验的牙医在填写义齿加工书时，对于固位不良的短冠，常指示出在制作修复体蜡型时，可采用适当扩大邻接面的方法，增加修复体的固位与稳定性。

(四) 边缘调整

1. 冠边缘的调整要求 其先决条件是修复体检查邻接并保证顺利就位，然后才能检查边缘长短。并应注重义齿加工、特别是基牙预备、取印模要准确，修整代型要规范，加工单位与临床相对恒定，医技相互了解配合以便在试冠时心中有数，保证冠边缘质量。

理想的边缘应该刚好到达肩台完成线，厚薄合适，与牙体表面密合无空隙，表面衔接平滑（图 24-17A）。如遇到冠边缘过长、过薄、过厚或过短不密合的情形（图 24-17B，C，D，E），应相应修改以达到标准。若无法达到则需重新制作修复体以保证修复质量。

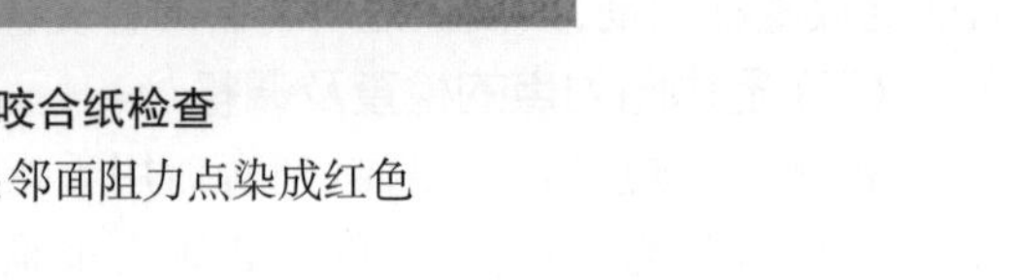

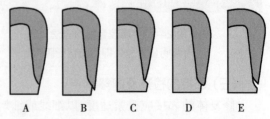

图 24-17 修复体的边缘状况

A. 正确边缘；B. 边缘过长；C. 边缘过短过薄；D. 边缘过厚；E. 边缘过短而不密合

2. 边缘不合适的常见原因 ①修复体边缘过长，修复体就位后，龈缘受压迫变苍白（图 24-18）；②修复体没有完全就位；③如果邻接正常而修复体边缘仍然短或空开，可能冠内表面或就位道存在阻力点；④基牙轴壁上存在倒凹或不易发现的缺陷或变形而影响就位。针对上述原因，消除阻力区，使修复体就位。

3. 检查方法　有许多材料和方法可以用来检查确定内面的问题，术者可根据自己的条件和爱好选用：

(1) 冠内面可以涂一层涂改液，或干气雾指示剂等，试戴后如发现冠内被磨除上述涂料而暴露金属(或修复体材料)处，往往提示该处为阻力点或过长处，需要做磨改。

(2) 涂一薄层指示蜡，此法不仅可以指示干扰点，还可以显示未来粘固层的厚度和形状，从而可以显示是否完全就位及龈下边缘的密合度。在修复体内装入少许色蜡，在火焰上烧一下使蜡流动有一薄层黏附在内面上。此时牙表面必须由唾液润湿，以防被蜡粘住。当蜡初步凝固时，将修复体就位，维持10秒后卸下，牙与金属接触的地方没有蜡，很光滑。较为理想的边缘是接触紧密的，而修复体其余的地方有一层薄薄的蜡。

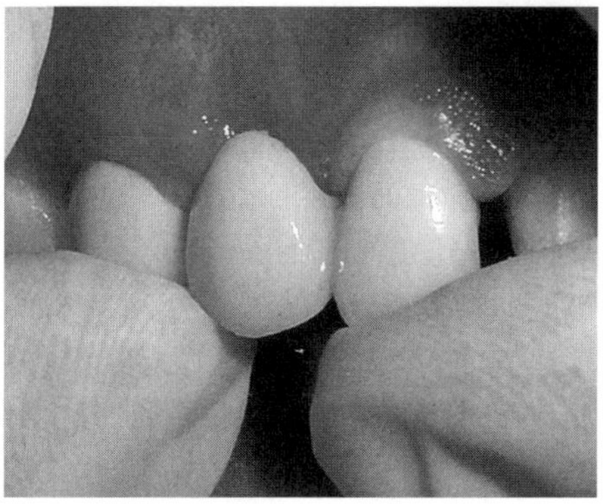

图24-18　基牙固位体龈缘受压迫变苍白，提示右上颌侧切牙修复体边缘过长

(3) 也可以通过喷砂或气刷使软金合金修复体不光滑，用力戴入模型，卸下时观察是否出现光亮区。注意不要伤及进入沟窝的金属部分。

(4) 探针检查，如果边缘处的缝隙超过50μm，探针尖即可探入牙和修复体之间，就说明边缘不密合。

(5) 稳定度检查，如果可以感知修复体晃动，那么修复体至少有一处的边缘存在支点性不密合。结合临床观察，发现牙龈受压变苍白处即为冠边缘过长，根据判断做相应磨改。

(6) 涂印模料检查，此法比较费时。即在冠内涂一薄层调拌好的印模料，立即在患牙上就位，待印模料凝固后取下，检查冠边缘。龈下边缘不密合很难检查出来，而且对牙龈的健康危害很大，应特别注意检查。

4. 磨改　根据上述判断结果，可选用适当的磨具轻轻磨除边缘过长区或阻碍区。再以抛光轮磨光修改处。在正式粘固之前，必须仔细用喷砂或压力气雾喷头清除修复体内面所有的检查材料，否则将影响固位与密合。

(五) 冠边缘的完成

1. 冠边缘的磨改　通常冠有龈上和龈下边两种缘形式。那些龈下的边缘因不能在口内进行操作，以免损伤牙和牙周组织者，可以在代型上用薄边磨光器或细砂石磨光。嵌体、高嵌体和部分罩面冠的龈上边缘部分可以在牙上完成。经过正确的完成操作，可以减少修复体边缘与牙间的空隙，使之更加密合并做到边缘平滑。

2. 口内就位检查　将修复体戴入患者口内，嘱患者咬住棉卷使修复体就位，并检查是否完全就位以及边缘是否完全密合。如冠边缘存在大的边缘空隙，防止用粗的磨头打磨或“拖拉”会形成薄、软的粒状唇缘(granular lip)，以免破碎或变形。

3. 颈缘磨光　可用磨光器，或钝的小器械将边缘向牙表面压紧，磨光时必须用其他器械将修复体固定住，或嘱患者咬住咬合片。用小器械压颈缘可以提高30μm左右的边缘密合度。如果再使用凡士林润滑的白色抛光锥和乌贼磨光轮，则边缘密合度进一步提高。在磨光之后要用白色抛光锥和凡士林来完成。

白色磨光锥的旋转方向应当始终是由铸件向牙表面的方向，并适当加压力，以低转速。必要时用探针检查边缘，如果有小的瑕疵，继续上述步骤直到边缘光滑为止。此阶段的磨改不推荐使用绿磨头，否则会磨去过多的牙和金属。粘固前的最后完成可用10mm直径的乌贼磨光盘磨光。

4. 边缘保护　卸下铸件时要很小心以防损伤边缘。可在邻接区放置钝凿，用小木槌轻轻将铸件敲下。也可用巾钳夹住冠的轴壁，避免损伤冠边缘。

5. 修改与返工　如果修复体初步修改后还不能完全就位，则应认真分析原因，尽可能修改排除就位阻力。但如果不能找出原因，或无法纠正时，则需要返工重做。如果代型上和牙上的就位问题相似，且代型尚未受损，若属于铸造问题，可以用它重新制作修复体。若属于印模问题，则需要约患者，从重新取印模、返工重做。

(六) 咬合调整

1. 调合前咬合检查　咬合调整的前提是修复体完全就位。为了比较人造冠的位置，在没有戴入修复体前先让患者咬到最大牙尖接触位。并注意闭口咬合的动作，让患者基牙的两侧邻牙咬住薄咬合色带或薄型咬合纸。

2. 修复体𬌗面过高的判断　戴入修复体，观察患者基牙两侧邻牙是否仍然可以咬住色带或咬合纸。如果不能，说明修复体𬌗面高了。此时需要检查患者的咬合关系，将拇指置于患者颏部使下颌开闭，直到将下颌慢慢引导至后退位。然后，让患者闭口咬合，询问患者咬合情况。在正确咬合位置时如果是修复体先接触，表明修复体需要调𬌗。

3. 调𬌗磨改的判断及调整　嘱患者紧咬，应使所有牙都保持接触。如修复体早接触，会发生下颌偏斜，针对早接触的原因磨改修复体相应部位（图 24-19）。

检查常用方法有咬合纸法和咬合指示蜡法。

前者是用咬合纸镊夹住咬合纸放在修复体与对𬌗牙之间（图 24-20），嘱患者咬合。卸下修复体，只调磨修复体上述表面有印记的地方，此时先忽略其他的印记，直到下颌不再偏斜，邻牙可以咬住色带。由于骨与关节都有顺应性，加之患者可能有不良要求和习惯，因此应注意观察上下牙对合情况，不能单纯把对侧牙弓能咬住咬合纸作为修复体调𬌗成功的标志。

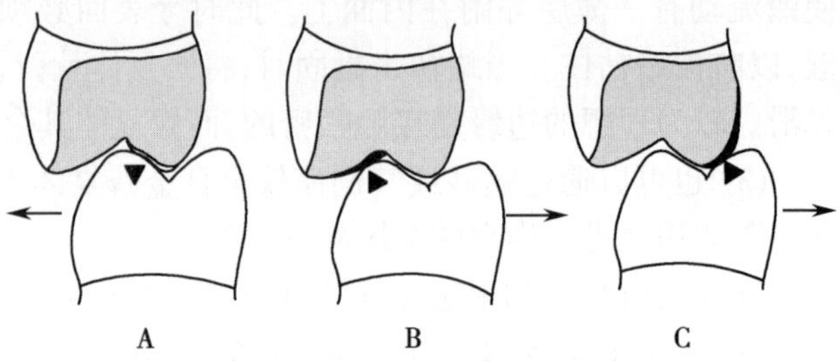

图 24-19　修复体试戴时三种偏斜情况下的磨改

A. 左侧上颌舌尖颊斜面的早接触使下颌向颊侧移位；B. 左侧上颌颊尖的舌斜面早接触使下颌向舌侧移位；C. 左侧上颌舌尖舌斜面早接触使下颌向舌侧移位（箭头代表下颌运动方向，黑三角提示修复体磨改处）

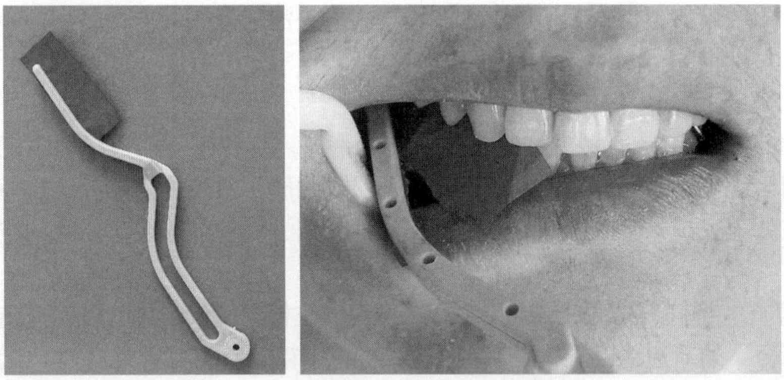

图 24-20　咬合纸夹钳持咬合纸检查咬合

后者是用咬合指示蜡（occlusal indicator wax）来精确定位早接触。先在待调整的修复体上放置一薄片蜡，让患者做几次扣齿达到最大牙尖接触位。如果咬合正常，修复体表面的蜡应该与邻牙表面的蜡印痕一致。如果发现没有蜡覆盖的亮点就说明有早接触。在蜡上直接用高速圆车针磨除金属高点，或用菱形砂石磨除烤瓷冠上的高点。当这些咬合调整平衡后，再用蜡检查患者咀嚼运动。在最大牙尖接触位时无蜡区就是𬌗干扰的位置。

以下颌修复体为例，如发现下述情况，应做相应的调整。

(1) 如果下颌向修复体所在的一侧偏斜，则需调整上颌舌尖的颊斜面或下颌颊尖的舌斜面。

(2) 如果下颌向修复体对侧偏斜，就需要调整两个偏斜接触牙的一个。可能是上颌颊尖的舌斜面和下颌颊尖颊侧接触过紧的斜面。也可能是上颌舌尖的舌斜面与下颌舌尖早接触的颊斜面，需要做相应的调磨。

4. 防止调𬌗过度　为防止调改过多造成低𬌗，在磨改时应分次磨改，并经常做咬合检查。可以在修复体上放一窄条咬合纸，让患者咬住，从修复体下抽出时的抵抗力应与从邻牙抽出的抵抗力相同。如果抽出时抵抗力小于邻牙，说明调𬌗过多，需要加高咬合或重新制作。前牙较为理想的接触关系是，在正中咬合时前牙没有接触，可以让 12μm 的色带通过。

5. 下颌侧咬合的调整　可以用窄条咬合色带进行检查各个𬌗运状态下的咬合。

(1) 非工作侧的𬌗干扰检查：将咬合纸置于修复体与对𬌗牙之间，让患者紧咬，先用修复体的对侧咀嚼。咬合纸在牙尖交错位时应该被咬得很紧，一旦侧𬌗运动开始，就应该很容易从非工作侧的修复体和对𬌗牙之间抽出来，如果不能抽出，用咬合纸检查接触的区域。

在对非工作侧进行调𬌗时，要调去上颌舌尖的颊斜面与下颌颊尖的舌斜面上的印记（图 24-21A）。

(2) 工作侧𬌗干扰的检查：让患者向修复体一侧做咬合运动，可以磨改上颌舌尖的舌斜面和下颌舌尖的颊斜面的接触点（图 24-21B）。

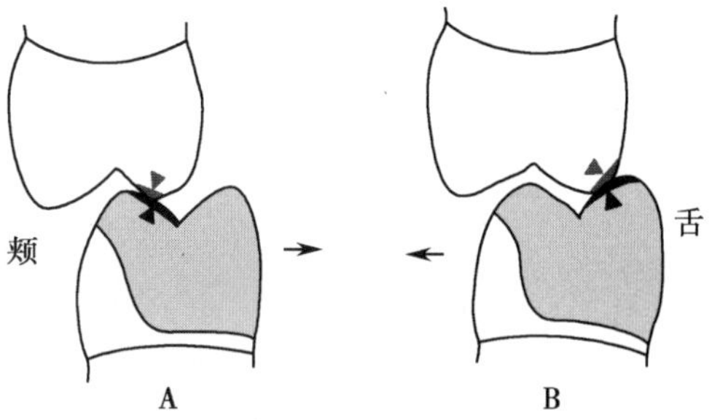

图 24-21　侧咬合的调整

（灰色区域为上颌调磨区，黑色区域为下颌调磨区）。A. 非工作侧𬌗干扰；B. 工作侧𬌗干扰

是否调磨上颌颊尖的舌斜面和下颌颊尖的颊斜面，要根据所建立的垂直距离来决定。并要考虑所建立的𬌗型，如果要建立的是尖牙保护𬌗，就要调磨掉上述接触点。但如果是建立组牙保护𬌗，这些接触点是必要的，仅少量调磨至尖牙有接触。总之，不要因磨改而降低正中𬌗时的垂直距离。松动牙在做𬌗架上的功能运动时会给出错误信息，要检查这些运动，最好是在口内将指尖置于修复牙的唇面和其邻牙上感觉动度情况，作出判断。

(3) 前伸𬌗干扰：患者闭口使下颌处于后退位，咬住咬合纸，做下颌向前的运动。解除前伸𬌗干扰，要调磨上颌牙后牙的远中斜面和下颌后牙的近中斜面（图 24-22）。在进行前伸运动时前牙应该有接触，这样可以使后牙脱离接触。只要可能，前牙应尽可能多的接触，实现组牙𬌗。

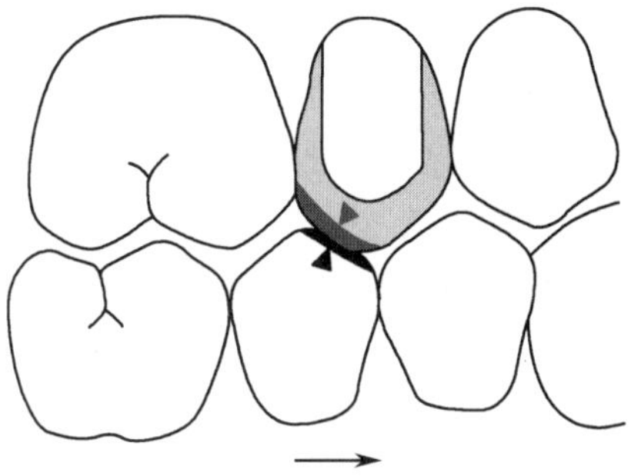

图 24-22　前伸𬌗干扰的调𬌗

（灰色区域为上颌调磨区，黑色区域为下颌调磨区，箭头为𬌗运方向）

（七）外形轮廓

不良的外形轮廓可以损害牙龈健康，影响美观。在粘固之前要对修复体的外形做检查和必要的修整。龈缘附近的过突区会加剧菌斑聚集。各外展隙与邻间隙应清晰，利于清洁。颊舌沟及牙尖应具备，以便于食物分流和机械便利。咬合面的邻接处应有排溢沟，以防止食物嵌塞。

此外，如果修复体作为基牙，还应设计、制作出固位体（如𬌗支托凹）的位置（图 24-23），修复体轴壁应有正常突度，安放卡环处应有一定突度，越𬌗部应留出𬌗沟（图 24-24）。

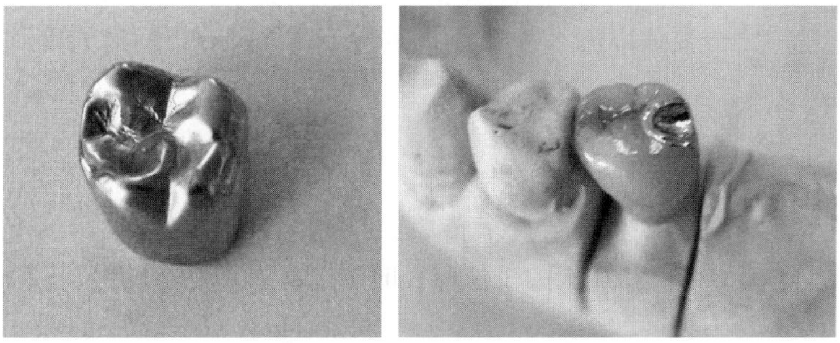

图 24-23　修复体外形控制

左图：金属全冠外形控制；右图：金属烤瓷全冠的𬌗支托凹

(八) 美观

除满足修复体的咬合排列之外，要求修复体的外形与对侧同名牙对称，与弓形保持和谐，具有合适的外展隙。尤其是原来存在错位、扭转等修复时尽量矫正，力求排列达到自然美的外观(图 24-25)。建议在自然光线下，与患者谈话时的距离上观察修复体外形，是否与其邻牙及牙列整体和谐。最好让患者面对大的镜子审视，在粘固之前提出修改意见或确认修复体整体效果。

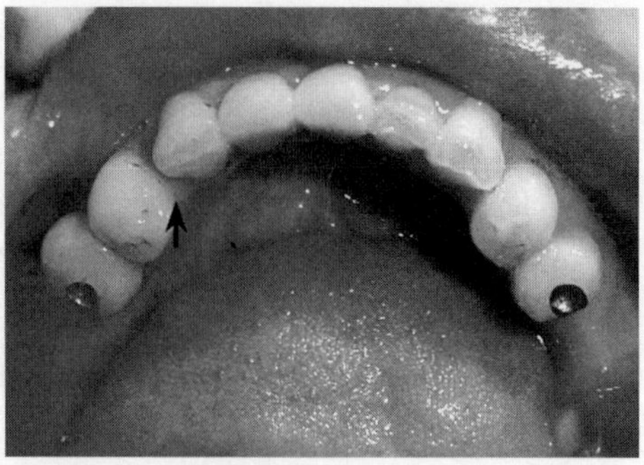

图 24-24 金属烤瓷冠远中的殆支托窝及近中的越殆部越殆沟(黑箭头处)

四、修复体的粘固前处理

在修复体粘固前应作如下处理：在口内试戴、调殆、修形，

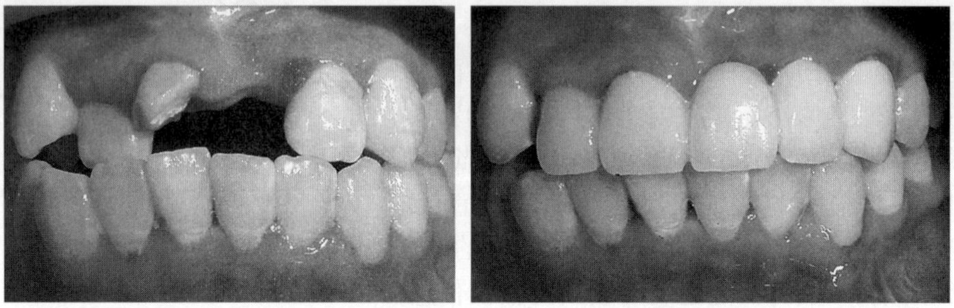

图 24-25 修复体的排列美观自然

当边缘密合、咬合及外形满意后，在粘固前应对修复体做高度抛光处理。如有磨改，应首先遵照磨平、磨光、最后抛光的原则进行。

1. 轴面抛光 用直径 16mm 橡皮轮磨除轴面的粗糙点。在离龈缘 1mm 处打磨，因为已在口内完成的龈缘很薄弱，用这个打磨轮打磨会弯曲或被抛掉。然后用软猪鬃刷蘸硅藻土抛光所有轴面。对于金合金宜用软猪鬃刷蘸抛光红抛光，这一步要把修复体放到代型上操作以避免磨到薄的边缘。并要注意抛光龈下的冠边缘部分。

2. 殆面高度抛光 调殆时如失去了殆面的解剖形态，可先用粗磨车针在粗糙处调磨出外形，然后用 0 号蕾状完成车针修整殆面沟。用磨光锥磨光牙尖嵴，注意不要损伤先前调磨好的接触点。

3. 殆面喷砂 最好用笔式喷砂机以细砂喷砂处理。喷砂后殆面出现不反光的纹理，在铸件戴入口内后不久，便可发现咬合接触面的光滑面或亮点，以此可发现殆面的接触高点。

为避免修复体边缘或已经抛光的部位受损，在进行喷砂前要用胶布条包裹已经抛光的轴面和边缘。胶布条的边缘应紧紧裹在边缘嵴和牙尖嵴上，因为任何没有裹住的部位都将被喷砂磨损。边缘多余出来的胶布可以作为喷砂时握住铸件的把手。在距喷嘴约 8cm 的距离上以较细的粒度喷砂，殆面呈现出均匀一致的暗面。也可用手持喷砂机的喷头，以细氧化铝研磨剂进行处理，转动喷嘴使暴露的牙冠区域呈现均匀的纹理。最后将修复体以流水冲洗，用气吹干，确保没有任何抛光剂和研磨颗粒残留在修复体内。

五、注意事项

1. 注重义齿加工的调殆质量 在做蜡型、金属基底、完成铸件或铸瓷烧结后及修复体完成前均应做在咬合架上调整咬合。送模型单位和加工的单位应及时沟通，以期减少椅旁调殆时间，提高患者就诊舒适度和修复体的质量。

2. 合金的选用问题 在选择铸造合金的时候，应根据修复体的设计、结构和功能按照材料的性能恰当地选用合金材料。过去常见的问题是：①合金的硬度过大，特别是常用硬度较大的非贵合金；②使用强度较小的冠合金制作跨度较大的桥，结果出现瓷裂或桥架断裂。

3. 非贵金属的应用问题　在过去近三十年里，特别是在我国，铸造用的贱金属(non-noble alloy)或非金属(base alloy)应用很普遍。因为它们比金合金要便宜得多，同时比金合金强度大，所以很多时候被选做固定桥修复和烤瓷修复，或做树脂粘固的马里兰桥铸造支架。

用切割砂片切掉铸道，以8号粗磨头修整铸道附着部分的表面外形。检查铸件内面的小瘤，用330号车针修除，并去掉多余的包埋料，然后在代型上及工作模上试戴。如果有阻挡，卸下铸件检查修复体内面。如有砂粒或间隙涂料，可用330号车针去除，使铸件再就位。

用1号碳钢车针磨光牙合面沟窝，然后用8号粗磨头进行整个铸件的初步完成。再分别用锥形氧化铝磨头和倒锥形氧化铝磨头打磨牙合面三角嵴，牙尖嵴和牙尖斜面等解剖标志，然后以蓝色橡皮轮抛光。

由于贱金属很硬，通过喷砂方法不能发现阻挡区，因此必须在冠内使用涂料或喷涂剂检查就位情况，也可以用印模料衬垫法检查。非贵金属修复体的轴面同样需要高度抛光。由于金属材料较硬，需要相应的磨改、抛光材料(参考有关章节)和相应的调磨技巧。

临床试戴时，用蓝色粗砂轮磨平较粗糙的区域。然后用白色橡皮轮打磨整个表面，在打磨铸件边缘时，要将打磨轮与冠边缘平行。沟窝底可用1号碳钢钻修形，刚钻打磨非贵金属效果不佳，因此不使用蕾状车针修形。

根据金属硬度选择磨具。如果是极硬的金属，用绿色磨光剂和毡轮打磨轴面，用毡锥打磨牙合面解剖形态。仔细清洗铸件，用白色毡轮和毡锥高度磨光。如果金属合金中包含较软的贱金属，可用猪鬃刷蘸硅藻土和抛光膏进行最后的抛光。也可用抛光红抛光，但效果不太好。如果牙合面不要抛那么光，也可用手持小喷砂机研磨，但要用护带保护已抛光的轴面。

任何修复体的远期成功很大程度上决定于患者的口腔卫生、修复体的自行维护和相应的辅助清洁措施(如牙线、牙间隙刷等)。在粘固修复体时除考虑上述因素外，同时还要结合患者的行为能力，在修复前一并考虑其设计、维护和复诊维护等，才能获得长久的修复效果。

4. 恰当选用抛光工具和抛光剂　特别是咬合面磨改，应保证修复体应有的形态，在口内调整咬合时，应恰当使用小的磨具精细调牙合、抛光处理(图24-26)。

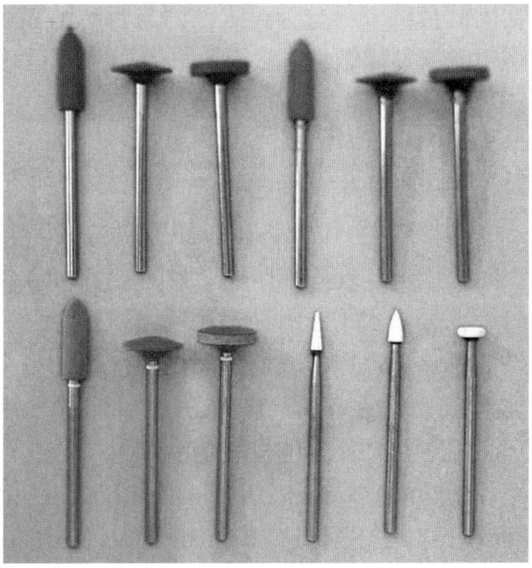

图24-26　瓷磨光磨头

(张春宝　马轩祥)

参考文献

1. Herbert T. Shillingburg, Sumiya Hobo, Lowell D. Whitsett, et al. Fundamentals of Fixed prosthodontics. 3rd ed. Chicago: Quintessence Publishing Co., 1997, 335-353; 365-382
2. Malone WFP, Koth DA. Tylman's Theory and Practice of Fixed Prosthodontics. 8th ed. America: Inc. St. Louis, 1994: 285-299
3. 张富强. 口腔修复基础与临床. 上海：上海科学技术文献出版社，2004：183-240
4. 陈治清. 最新口腔材料学. 成都：四川科学技术出版社，1989：9-25；492-499
5. 郑增葵. 口腔矫形材料学(口腔研究生试用教材). 西安：第四军医大学口腔医学系，1980：40-44
6. 王翰章. 中华口腔科学. 北京：人民卫生出版社，2001：2418-2430，2450-2454
7. 赵云风. 现代固定修复学. 北京：人民军医出版社，2007：264-269
8. 马轩祥. 口腔修复学. 口腔医学实用技术. 沈阳：辽宁科学技术出版社，1999：103-107

第二十五章

修复体的粘固

粘固(cementing)是固定修复体与牙之间的间隙,由水门汀(cement)或"粘固剂"(luting agent)填充,将修复体保持在预备的牙体上。粘固可分为非粘性的封闭、机械性的结合即微观粘结(micromechanical bonding)和分子粘结(molecular adhesion)三类。修复体的粘固多数情况下是这些作用的综合体现。从粘固的目的上可分为正式粘固与暂时粘固。前者是试戴完成后准备修复体长期固着在患牙上,后者是将暂时修复体做临时粘固。

一、粘固的实质

(一)非粘结性封闭作用

非粘结性粘固(nonadhesive luting)即利用"封闭"(此处为广义性)或称粘固剂填充修复体与牙体组织间的缝隙实现固位作用。封闭一名词的本义主要是填充空隙防止口腔内的液体进入。例如磷酸锌水门汀在分子水平没有黏附作用,它是通过进入牙和修复体形成微小的不规则表面而将修复体固定。如果要解除进入牙体表面凹陷内的水门汀小突起的制锁作用,需要通过强大的剪切作用破坏或压碎这些突起。因此,在正常牙体预备情况下要取下粘固后的修复体是困难的。

(二)微观粘结的机械结合作用

微观性粘结(micromechanical bonding),粘固剂用在凹陷表面可以产生微观粘结作用。树脂类水门汀的自身抗张强可达30~40MPa,大约是磷酸锌水门汀的五倍。这种粘结抗张强度有时可以超过釉质自身的强度。这就意味着在进行瓷冠和树脂粘结固定桥时可以获得很强的机械结合强度。

微观性粘结的条件是需要不规则界面,它可以通过下述方法获得:用磷酸酸蚀处理牙釉质;用氢氟酸来酸蚀处理陶瓷表面;电解酸蚀、化学酸蚀、喷砂或失晶粗化处理金属表面以及界面使用润湿性强的结合剂等。

(三)分子粘结的物理、化学结合作用

分子粘结(molecular adhesion)与包括双极力(dipolar)、范德华力(van der Waals)的物理力和两种不同物质分子之间的化学键(chemical bond)如离子键(ionic)及共价键(covalent)有关。

半个多世纪以来,开发对牙、非贵金属和陶瓷都具有强而持久的分子粘结力的树脂水门汀和偶联剂,在不断取得一定进展。虽然贵金属合金不适合直接分子粘结,但在金合金上可以用特殊设备形成一薄层硅烷,作为与树脂水门汀化学粘结的偶联剂。同样可以在金合金上电镀一层锡作为提高粘结强度的过渡层。

在粗糙的陶瓷上加硅烷偶联剂,发现陶瓷的剪切粘结力超过大约30MPa的附着力。而且当进行水中热循环后,虽然这种粘结力减弱,这时,分子粘结起到增强机械和微观固位并减少微渗漏的作用,而不是完全独立作用的一种粘结机制。

与此同时,常规的粘固剂性能的改进也在加紧进行,许多传统的粘固剂如磷酸锌水门汀的各方面性能也在改进。无论是配方、剂型、包装、操作性,或是在粘结性能等方面,都推出了许多质量更可靠、使用

更方便的新的品种，供选择的材料越来越多。

二、粘固剂的选择

从临床使用的目的出发，可将粘固剂分成两个大类，即永久性粘固剂和暂时粘固剂。供修复体的永久粘固的粘固剂有许多种，包括磷酸锌、硅磷酸锌、聚羧酸盐（聚丙烯酸锌）、玻璃离子和复合树脂类粘固剂。供暂时修复体粘固的暂时粘固剂有氧化锌丁香油水门汀和不含丁香油的暂时粘固剂。需要根据修复目的和患者的具体情况正确地选择，下面仅从临床使用角度简要介绍其选择，其详情参见第五十~五十一章。

（一）磷酸锌水门汀

磷酸锌水门汀（zinc phosphate cement）是使用历史悠久而又常用的粘固剂，自1878年首次使用以来，一直是固定修复体粘固的主要材料。它具有很强的压缩强度（96~110MPa）、一定的抗张强度（4.3~9.5MPa）和对牙釉质、牙本质也有一定的粘结强度（2MPa，1.5MPa）。体积收缩小（0.04%~0.06%），被膜厚度最低为≤25μm。几乎不溶解于水（≤0.2%），但是在酸性唾液里溶解率较高。还具有不导热、不导电，阻射线的性能。然而它在粘固时的pH值为3.5，会刺激牙髓引起不适。

Brannstrom和Nyborg的研究发现，护洞漆可以保护牙髓，减少直接暴露于水门汀使牙髓没有刺激症状。但护洞漆却会减弱水门汀对牙体组织的结合。现在许多用于减少粘固时牙本质刺激症状的制剂，也往往会妨碍磷酸锌水门汀对牙体组织的结合强度，其中树脂类脱敏材料似乎要好些。

为改善磷酸锌水门汀的性能，又研制出硅磷酸锌水门汀（zinc silicophosphate cement），它具有较高的压缩强度（152MPa）和中等抗张强度（9.3MPa），被膜层在殆面下平均88μm厚，但对牙髓仍有一定刺激性，其综合性能仍在改进之中。牙体预备时最好加排溢沟以防止增加被膜厚度等措施。可根据其性能在临床恰当选用。

（二）聚羧酸锌水门汀

聚羧酸锌水门汀（polycarboxylate cement）有许多优点，许多人希望它能弥补磷酸锌的不足而代替之，但实践证明两者各具一定优点。它比磷酸锌水门汀的抗压强度（55~79MPa）略低，但有很高的抗张强度（6.9~10.8MPa），水溶性低于磷酸锌水门汀为0.01%~0.04%，而在唾液中的溶解率略高于磷酸锌水门汀（1.42%）。而且24小时的压缩强度显著减小。其被膜厚度最低为≤19μm，pH值也有所改善（4.8）。但由于聚羧酸的分子较大，很难渗透到牙本质小管，所以对牙髓刺激不大。对釉质的粘结强度比磷酸锌水门汀高，为9MPa（3~10MPa），对牙本质的粘结力也有所提高，为3.3MPa（2~6MPa）。有人主张用于粘固非贵金属，而不用于粘固金修复体。

（三）氧化锌丁香油水门汀

氧化锌丁香油水门汀（zinc oxide-eugenol）是传统的暂时粘固剂、安抚剂，也曾有人作为印模材料使用。它有四个类型。其压缩强度分别为3~4MPa和50~55MPa，在蒸馏水中的24小时溶解度很高，为2.5%。它的突出优点是对牙髓的刺激小。只要不直接接触到牙髓，氧化锌丁香油水门汀不会引起牙髓炎。尽管研制者试图通过加入氧化铝和聚甲基丙烯酸盐等成分，有较好的粘结能力，不像磷酸锌水门汀那样易溶解，但在口内修复体容易脱落。长期以来氧化锌丁香油水门汀主要还是用来做临时粘结剂使用。需要注意的是有研究提示，在粘固瓷修复体时，不要使用它作为暂时修复体的粘固剂，因为牙体表面残留丁香油而影响正式瓷修复体的粘固强度。

（四）玻璃离子水门汀

玻璃离子（glass ionomer cement）具有理想的粘固剂所需的多种性能，欧洲1975年将玻璃离子用做修复材料，美国1977年开始应用，现在已作为粘固剂普遍使用。它有多种配方，粉剂主要为聚丙烯酸或共聚物并含10%~16%重量的氟化物，液体是聚丙烯酸、衣康酸、马来酸和酒石酸的共聚物，或只是水或酒石酸液。

它的压缩强度为127MPa，抗张强度可达8MPa，它与牙釉质和牙本质的粘结力分别是4~6MPa，2~3MPa。表现出较高的表面硬度（HV50），因而具有较好的耐磨性。在人工唾液中水溶性仅为0.3%，明显低于磷酸锌水门汀和聚羧酸锌水门汀。

另外，玻璃离子水门汀在聚合后还具有抑菌作用，较硅酸盐水门汀释放的氟更多，这样可以减少邻近釉质的溶解性，减少继发龋的发生。有研究表明，玻璃离子比磷酸锌水门汀的固位力要高出65%。另有研究表明，前磨牙的嵌体用玻璃离子粘固比用磷酸锌水门汀粘固的抗破碎力更好。

但是，玻璃离子水门汀的突出问题是，它在结固时的pH值低（<3），比磷酸锌水门汀还低，因此要考虑粘固后的牙髓刺激问题。由于其内部成分聚羧酸和聚马来酸的分子都非常大，所以认为它不像磷酸锌那样容易渗透到牙本质小管内，不推荐使用护洞漆，但在近髓处要使用氢氧化钙垫底保护。

临床粘结的成功依赖于玻璃离子的保存，要防止其变潮或脱水。变潮会降低强度，而脱水后变得干燥使得结固后会收缩爆裂。所以在冠边缘的水门汀要用凡士林或护洞漆保护。玻璃离子水门汀较磷酸锌水门汀更透明些，因此金属铸件，尤其是部分冠边缘的釉质有时出现灰色。目前，研究者仍在进一步完善这类粘固材料。

（五）树脂粘固剂

树脂粘固剂（resin luting cement）主要是含有树脂基质（如bis-GMA或二氨基甲酸酯）和超细颗粒无机填料的复合物。与充填用的复合树脂不同的是，它的填料含量较少，粘性较低。树脂粘固剂不溶于水，自身的强度高。由于它的抗张强度为23~51MPa），压缩强度为117~251MPa和对牙釉质粘结强度高达16~22MPa，所以用于传统粘结剂不能达到足够固位的情况，如粘结陶瓷贴面，固位不良的修复体的粘结时，可选用它以提高临床效果。

有些树脂粘结剂在阻光的金属修复体下可以自动聚合，另一些用于半透明陶瓷罩面冠和嵌体粘固的为光固化或双重固化（光固化和化学固化），双重固化的树脂粘固剂里面混有催化剂，所以在光照的快速初步结固后，最终可以在光固化达不到的隐蔽处继续固化。

但是，在用它粘固全冠时也存在一些问题，如粘结层过厚，结固收缩引起的边缘微渗漏以及应用到牙本质上时牙髓的剧烈反应等。如果基牙预备时暴露出牙本质，要先在牙本质上涂一层粘结剂。

牙本质粘结剂的作用是封闭牙本质小管、减少微渗漏，从而减少牙髓反应。树脂粘结剂较磷酸锌水门汀的边缘封闭性更好，但是需要注意将多余的龈缘下固化的树脂去除，建议不要用树脂粘结剂粘固边缘到牙龈下的全冠。

树脂粘固剂与牙表面的粘结力来自于：突入牙本质小管的树脂突（tag）及其立体性不规则界面层；与预处理的牙本质上的沉淀物结合；与无机成分化学结合以及与有机成分化学结合等。

研究表明，拔除牙的牙本质表面应用树脂粘结剂后，深入牙本质小管的树脂突超过200μm，但在活体牙上，树脂突只能进入10~20μm，形成牙结构与树脂加强的混合层。暴露于口腔环境的化学粘结剂容易降解，微渗漏可以破坏粘结，形成继发龋、牙本质过敏和牙髓坏死。

1~5μm厚的玷污层，是基牙预备时形成的打磨的牙本质碎屑层，是保护牙的主要屏障。但是，如果直接在玷污层上进行粘结，玷污层和粘结剂之间以及玷污层内的强度低。因此，为增强与牙体组织的粘结力，要事先酸蚀处理去掉玷污层，暴露牙本质小管，增加牙本质的渗透性。去掉玷污层后，要先涂一层牙本质粘结剂，使牙与修复材料之间达到真正的粘结。

为减少在近髓处酸蚀造成牙髓损伤，应该采用被动浸透而不是主动擦拭的酸蚀方法，并要严格计时。有人主张用低浓度酸可以降低牙髓损伤的风险，同时可以形成更强的粘结。酸处理时可以使用10%的代替40%的磷酸，还可以用2.5%的硝酸、10%柠檬酸、20%氯化钙溶液，以及10%柠檬酸与3%氯化铁溶液，以便在牙本质表面溶解一薄层钙而不影响胶原。不同的粘结系统要求使用特定的酸处理剂的相应的方法，才能获得好的粘结效果。

自酸蚀粘结剂的使用。近年来，为减少临床酸蚀操作程序，研发者推出了自酸蚀粘结剂。使用时只需要在粘固的牙面上涂布自酸蚀粘结剂，光固化10秒钟，然后再放置粘固剂。其优点是简化了酸蚀操作，也具备较强的结合力，需要注意的是应严格遵照使用说明才能保证粘固效果。

（六）杂合离子水门汀

杂合离子水门汀（hybrid ionomer cement）或树脂修饰的聚烷氧基多元醇粘结剂，是最新出现的新型粘结剂，它试图将树脂的强度和不溶性与玻璃离子的释氟作用结合起来。与其他复合树脂不同的是，在固化过程中它们的玻璃填料颗粒与液体发生反应。但临床效果有待大量应用去证明。

总之，各种粘固剂的性能各有其长，厂商的介绍和临床实际应用报告也有相当的差别。究竟选择哪种粘固剂更好，不宜笼统评定，应该参考粘结剂的性能并结合临床具体情况选择。此外，还应该考虑到患者的特异性，有些患者使用过的粘固剂较其他患者更容易被破坏。如果患者曾经有用磷酸锌水门汀粘固的冠发生不密合及继发龋的情况，应该用玻璃离子水门汀粘结，防止上述情况再次发生。在需要加强粘结的情况下，尤其是基牙预备完全局限于釉质时，选用树脂粘结剂比较好。无论选用哪种粘固剂，最要紧的是，严格掌握好适应证、遵守操作规程、整个修复过程优化，才能获得理想的长期效果。

三、修复体的粘固

(一) 粘固的重要性及措施

1. 严格粘固关　粘固是修复过程中至关重要的一个技术步骤。这还与操作者的技术风格密切相关，而严谨的作风和一丝不苟的精神靠训练更靠平时的素养。无论是用什么材料制作的修复体，如果不在粘结时规范操作，尽心尽职，即便修复体、粘固剂质量再好，也可能会最终失败。粘固不慎可能导致修复体就位不完全，粘固后出现咬合高，近期发生牙本质过敏、牙髓炎，或者戴入后出现修复体松动和继发龋等并发症。

2. 修复体就位措施　修复体后续的很多问题是由于修复体没有完全就位造成的。影响就位的因素包括粘固剂的黏性、修复体形态、振动、溢出道和就位方向和粘固质量。

(1) 就位方向及戴冠顺序。粘固前注意按照设计的就位方向在基牙上就位，防止人造冠旋转，特别是前磨牙；粘固前消除邻面阻挡，仔细调整邻接及咬合，达到质量标准并准备好后再粘结。

粘固的先决条件是事先试戴好，粘固时若有多个修复体，应按照先长桥，后短冠，先下颌，后上颌的顺序进行，以便有条不紊，不增加粘固剂的被膜厚度。

(2) 使用适当压力。要使修复体完全就位，应该施加一定的就位力。但是结固时过大的力可以使牙本质产生弹性应变，当就位力去除后，产生的回弹作用可以使修复体移位。Karipidis 和 Pearson 主张在预备好的牙本质面上施加 $300N/cm^2$ 的就位力。

临床上常使用修复体辅助就位的方法有两种：①在修复体完全就位后放一薄棉片，让患者紧咬持续加压，使修复体完全就位；②用牛角锤和小器械轻轻敲击人造冠，使其完全就位(图 25-1)。

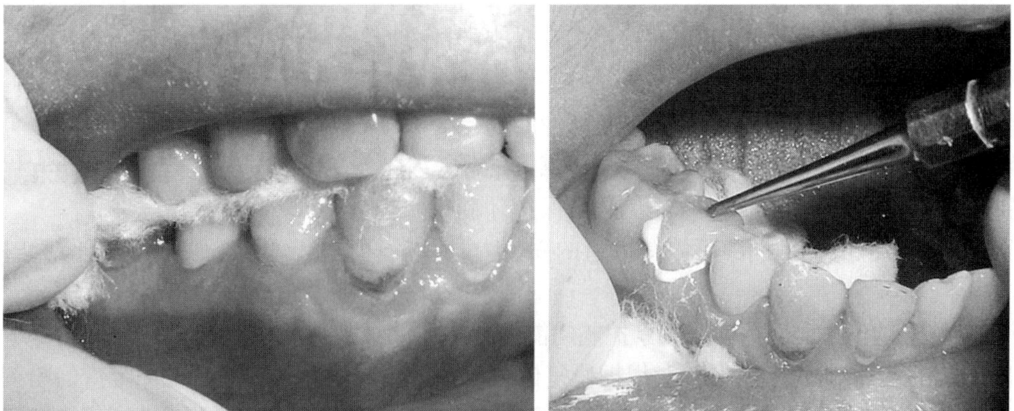

图 25-1　右下颌第二前磨牙金属烤瓷冠辅助就位方法

左图：就位时咬棉片加压；右图：用牛角锤和小器械轻轻敲击

(3) 在全冠修复体上开溢出道。通过溢出道可以使冠内的水门汀容易流出，有助于完全就位。通常，没有溢出道也可以达到完全就位。但是，当基牙预备面很长，几乎完全平行，或是多个单位的固定局部义齿基牙松动时，没有溢出道就会出现问题。曾经有人提出最有效的溢出道是在𬌗面或接近𬌗面的地方钻个小孔，粘固后再作覆盖性充填，以保证不增加粘结剂被膜厚度。但此种方法需要破坏修复体，需要事先向患者介绍清楚，并且有排溢孔充填后封闭性问题(图 25-2)。

(4) 在基牙上预备排溢沟。适合于𬌗龈径中等长度的修复体。即在基牙轴壁上预浅沟(图 25-3)。但这条排溢沟应始于𬌗面，终止于完成线。

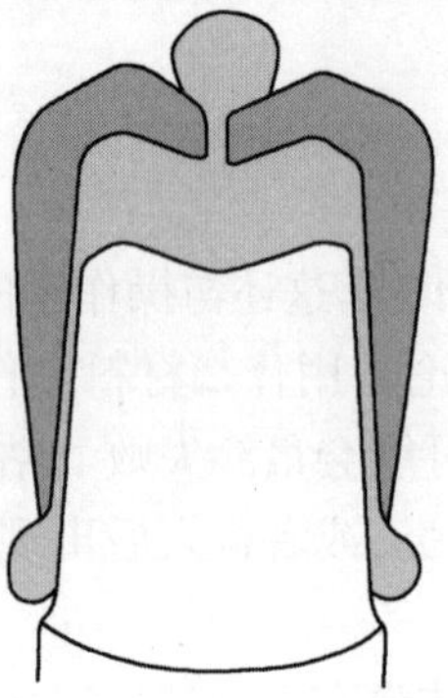

图 25-2 冠的咬合面粘固剂排溢孔

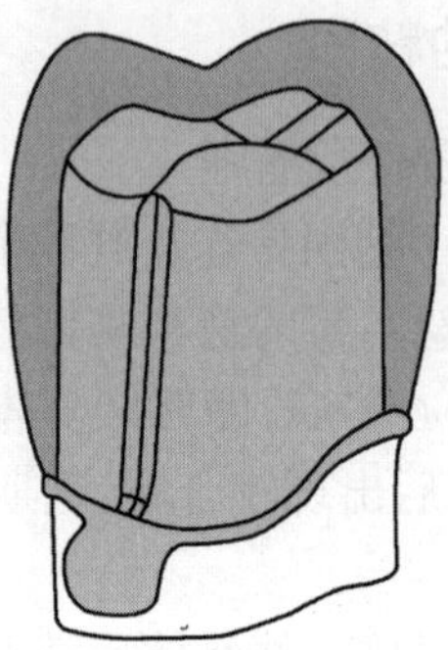

图 25-3 基牙上的粘固剂排溢沟

操作者可根据个人的习惯和患者条件选用粘固剂的种类及方法。下面介绍使用磷酸锌水门汀、聚羧酸水门汀、玻璃离子水门汀和树脂粘结剂的基本粘固方法。

(二) 使用磷酸锌水门汀粘固

1. 除湿干燥 在修复体的水门汀结固过程中，要用棉卷 \ 专门的棉卷保持器或吸唾器隔湿(图 25-4)，保持牙面干燥。粘结嵌体时使用橡皮障会更安全和保证粘固质量。如果事先使用了凡士林，要用酒精棉球清洗牙面。

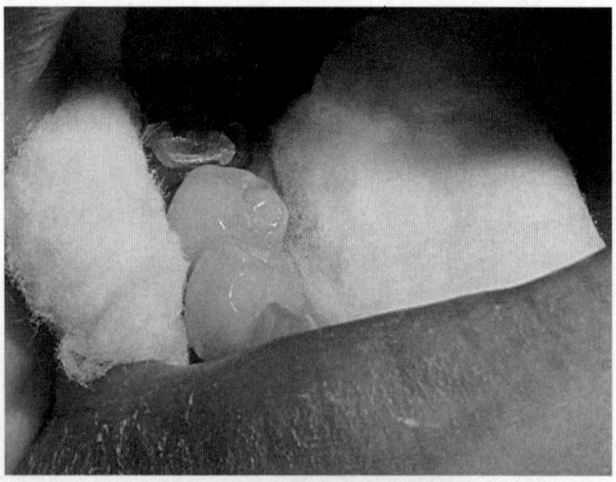

图 25-4 下颌用棉卷隔湿

2. 护髓 如果是活髓牙，要常规护髓。有研究表明，在用桩核和全冠修复的牙中，18% 的牙后来成了牙髓坏死，常常是由于这些牙本身有龋，或受到原有修复体、再次的基牙预备和印模的损伤。而由磷酸锌水门汀带来的损伤并不多。

如患牙是敏感的活髓牙，必要时可在局部涂两薄层硬树脂类的护洞漆。用小棉球将护洞漆置于干燥好的牙面，轻轻吹干，这样可以局部封闭牙本质小管，保护牙髓不受磷酸的损害。但由于护洞漆可以减小冠的固位力，所以不要在死髓牙上或使用其他粘结材料时轻易使用护洞漆。

近年来，越来越多的情况下使用兼具护髓功能的牙本质粘结剂护髓。

3. 粘固剂的使用 按照使用说明，根据修复体的大小在干燥的玻璃板一端放一定量的粉剂，在玻璃板中央滴相应量的液体。液体的成分与其暴露于空气中的时间有关，失水和遇水都会影响磷酸锌水门汀的性质。因此要盖紧瓶盖，用时再挤出液体。如果瓶中所剩的液体不足 1/4 或液体变色，应弃之不用，以保证粘固剂的质量。

4. 调拌 用调拌刀将粉分成三份，先将一份与液体混合 20 秒，充分调拌，这样可以中和其中的酸，延长结固时间。在玻璃板上较大的范围内，继续加入一份粉，调拌刀以画圈或“8”字形的方式调拌 10~20 秒。

调拌磷酸锌水门汀时产的热会加速其结固，所以要在凉的玻璃板的较大面积上慢慢调拌，让足够的粉能够混合进去，一定液体中混入的粉越多，水门汀的强度越大，酸性越小。但另一方面，调拌得太稠会影响修复体的完全就位。

混合时加入粉的速度影响结固时间，如果速度较慢，结固时间会延长，粉加得很快，结固时间会缩短，且由于混合进去的粉较少，水门汀比较脆弱，酸性大。

5. 控制浓度　用缓缓拿起调刀的方法检查调拌的水门汀浓度，合适的浓度使水门汀可以在调刀和玻璃板之间拉起 10mm 长的糊剂细条。如果很快从调拌刀上断下来，说明太稀，如果不能从调拌刀上流下来，说明太稠。如果太稠了，不能再加液体调稀，要重新调。

6. 水门汀输送　迅速将水门汀放入消毒、干燥好的修复体粘固面上，并迅速涂布。如果预备的基牙有沟窝，用塑料器具将水门汀直接涂一些在上面，用探针将水门汀放入钉道，或嵌体洞形内。

7. 防止污染　粘固面要一直保持干燥。如果总有龈沟液污染，有必要在龈沟中放排龈线，控制污染后再做粘固。

8. 修复体就位　把修复体按照戴入设计的方向在牙上加压（约 30kg）就位，也可让患者紧咬一棉条辅助就位，并尽快排出多余的粘固剂。同时要观察修复体龈缘是否完全就位，即到达设计位置。此时可取出𬌗面棉条，让患者咬合，如果同调整后的咬合感觉，说明没有加高咬合。粘固时，必须用棉卷彻底隔湿，以防被唾液污染。如果修复体就位有误，在水门汀没有完全硬固之前迅速将其取下，彻底清理修复体和牙体，重新消毒、干燥、粘固。否则，磨除修复体，再重新取印模修复。

9. 加压与保持　将修复体戴入后，如果是咬合稳定的后牙，可以在𬌗面上放薄棉片让患者紧咬。注意防止因棉片过厚或位置不合适使修复体移位。

如果是前牙，对𬌗牙用力可能会使牙冠倾斜，最好将手指用棉卷裹住施力，应使冠完全就位，并保持正确方向和适当压力。遇到冠的就位道较长或长桥，可以借助牛角锤和木棒在切端轻轻敲击牙冠，以便使修复体更彻底就位。

修复体完全就位后，应一直保持粘固面干燥，直到水门汀硬固。过早地接触潮湿环境会显著提高磷酸锌的溶解性。如果患者唾液过多，要一直使用吸唾器隔湿，但要在咬合片上放一个木棒以维持对修复体的咬合压力，而不让前牙妨碍吸唾器工作。

10. 去除多余的粘固剂　在没有完全结固前不要试图去除多余的粘固剂。多余的粘固剂可以在结固时对边缘形成保护，而且大块的硬固的水门汀比较容易清理干净。临床经验表明，在修复体的周围放置一薄层棉片，是个清除多余粘固剂的有效办法（图 25-5）。一旦水门汀完全结固，在去除棉片的同时，可以非常方便地将多余的粘固剂一并清除。对于残留在邻间隙的粘固剂，马上用探针或刮器等去除。留在龈隙处的水门汀会刺激组织，要用探针伸到修复体龈缘反复检查，刮除残留的粘固剂细小碎片，并建议用含蜡牙线从邻接面来回拉动，清除多余的粘固料，确保邻面清洁干净。粘固后在人造冠周围上碘合剂，预防龈缘炎。

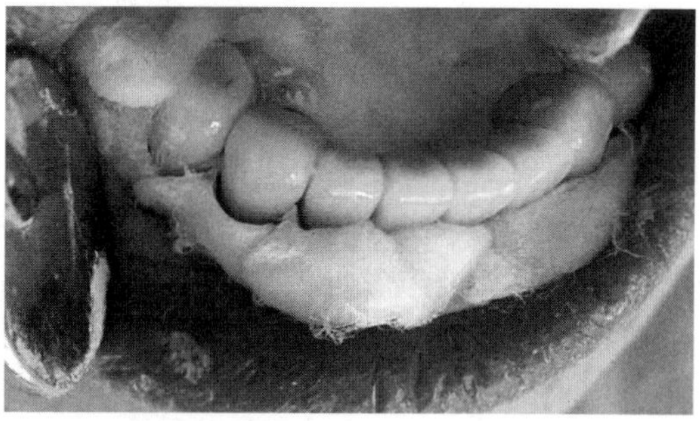

图 25-5　在修复体的周围放置一薄层棉片，以便清除多余粘固剂

（三）聚羧酸盐水门汀粘固

基本方法、步骤同磷酸锌水门汀。

棉卷隔湿，牙面要彻底清理干净，可以吸干，因为不要求绝对干燥。修复体在口内试合适后，用水清洗干净，然后浸入酒精中除掉污物，必要时内侧面再喷砂处理以获得最大限度的固位。为防止水门汀粘到外表面上，可以在修复体外表面涂一层凡士林。

水门汀的粉液比例为 1.5 : 1.0，每个修复单位需要一勺粉，用专用器械量取粉，并在专用的不渗透的调拌垫上调拌。

每勺粉用液体 1.0ml，从注射器中挤出液体，迅速调拌，要快速将粉与液混合。在 30 秒内完成调拌。

由于液体比较黏稠,调拌后的粘固剂很稠,应尽快输送、粘固。

将光滑的粘固剂涂在铸件内面,并涂些在牙上,手指用力将铸件戴入牙,嘱患者咬塑料板或木棒,如果在粘结前铸件内的粘结剂变暗,要去除粘结剂,重新调拌,完成粘结。在30秒的调拌后,大约有3分钟的工作时间。

在水门汀结固前用水清理调拌器械,当口内的水门汀呈橡胶状或完全结固时,去除多余的水门汀,如果在有弹性的半结固状态时去除,会将修复体边缘的粘固剂带出来,造成边缘不密合。在水门汀完全结固前保持干燥。

(四) 玻璃离子水门汀粘结

基本方法、步骤同磷酸锌水门汀。

充分隔湿仍然很重要,如果不能通过棉卷或吸唾器隔湿,则需要上橡皮障。冠的外表面可以涂一层凡士林,防止结固的水门汀不易去除,但不得让润滑剂污染到冠的内表面。

清理干燥牙面。用橡皮杯蘸湿浮石粉清理基牙(图25-6),这样可以在一定程度上增加固位力,冲掉浮石粉,干燥牙面。玻璃离子水门汀粘固不需做酸蚀去除玷污层,以免损伤牙髓,而且也不能提高固位力。也不在牙上用护洞漆,因为会减低水门汀的粘结作用。

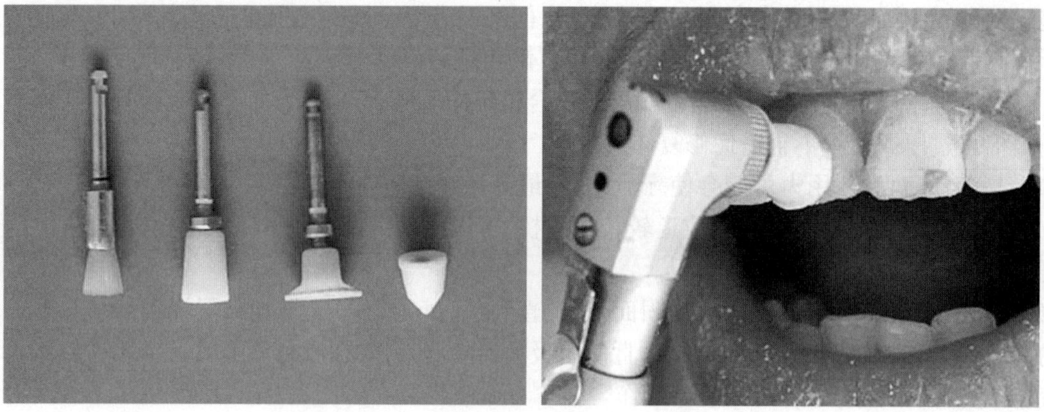

图 25-6 用橡皮杯和浮石清洁基牙

左图:慢速弯手机用的磨光工具;右图:浮石粉口内磨光

必须严格遵守厂家提供的粉液比例,尽量快地调拌。

玻璃离子水门汀不像磷酸锌水门汀,调拌时产热较少,因此可以在小面积上快速调拌。调拌应在60秒内完成,调成膏状。刚开始,按正确比例调拌的混合物看起来太稠,但随着颗粒的溶解,黏稠度会降低,所以不要再加液体。如调拌得太稀,会导致边缘易溶解,出现微渗漏。有些产品也有可以在银汞调拌机上调拌的胶囊剂型。

用小调拌刀或小器械将粘固剂均匀涂一薄层在冠内,可以防止多余粘固剂形成的流体静压力而增加被膜厚度。冠就位方法同前述。从开始调拌算起,工作时间为3分钟,所以动作要快。如果在修复体就位前粘固剂就变稠或开始形成外膜,要去除粘固剂,重新调拌。结固前保持干燥,当边缘多余的粘固剂呈面团状时,在上面涂上凡士林防止其干裂。

等到多余的粘固剂变得较脆、但又没有完全硬固时,用洁牙器、探针和牙线将其去除。在结固早期必须注意隔湿,否则会降低其强度。其他保护措施包括在边缘涂封闭材料、护洞漆或凡士林等同前述。

(五) 树脂粘结剂粘固

树脂粘结剂有多种类型,在使用前要详细阅读使用说明。必要时事先要试调拌,掌握好工作时间。谨防在修复体没有完全就位树脂粘结剂就已经硬固,如及时发现,应立刻将其取下,而且对树脂突进入的酸蚀釉面和牙本质小管也要重新清理。临床上偶尔会发生修复体错就位粘固,又无法取下而失败重新制作者。所以,牙医必须充分熟悉操作步骤,进行仔细有效的操作,尤其应有椅旁助手熟练配合。

下面介绍用化学固化/光固化双固化型(Dural)复合树脂粘结剂粘固金属修复体的方法。

除湿方法同前述。可以用棉卷隔湿,但是必须动作迅速地完成粘结。因为即使是短暂的耽搁,都可能减少50%的粘结力。有人认为用橡皮障可以达到更好的粘结效果,即使是采用湿粘结系统,使用橡皮障也能很好地控制操作。

1. C&B Metabond粘结剂粘固法　这是一种使用方便新型粘固材料的方法。通常将材料和调和盘储存在冰箱。修复体粘固前,先以80psi,50μm的氧化铝气研磨冠内面,清洗,压缩空气吹干。用浮石清理基牙,冲洗,干燥。用浸有红色釉质酸蚀剂的塑料泡沫球酸蚀釉质30秒,轻敷而不是擦拭。冲洗干燥牙面,用绿色牙本质活化剂处理牙本质10秒,冲洗,轻轻吹干,不要吹得过干。

在冷藏的陶瓷混合盘的一个浅凹中滴四滴粘结液,滴一滴催化剂。如果铸件较大或是多个单位的固定修复义齿,用量要多,但要保持4∶1的比例。搅动液体不要超过5秒。在每一份液体(四滴粘结液和一滴催化剂)中加入两平勺粉。轻柔地搅拌5~10秒,使呈膏状。将调好的粘结剂放入修复体之前,先在修复体和牙面上涂一些粘结液。随即将粘结剂放入修复体,在工作时间不到1分钟的时间内迅速将修复体就位,并立即作就位检查。如果想将工作时间延长到2分钟以上,可以先将粘结液和混合盘在冰箱里冷藏15分钟。

尽管这种材料工作时间很短,但是它需要至少10分钟的时间才能固化,固化前必须保持好修复体的位置,并用蘸有底液的棉球擦去多余的粘结剂。一旦粘结剂呈橡胶样,不要再将它去除,否则会将修复体边缘下的粘结剂带出,使边缘不密合。固化后的粘结剂要用洁牙器去除。

2. All-Bond 2粘结剂粘固　它属于湿粘结剂,可以与大多数树脂粘结剂一起使用。修复体粘固前,先用气研磨器清洁冠的内面,然后清洗,压缩空气干燥。用牙本质粘结剂处理表层牙本质,深层牙本质用玻璃离子保护。用10%磷酸胶处理牙本质和釉质15秒,气水枪彻底冲洗,用气枪吹干,但不要使牙本质过于干燥,也要防止牙面被唾液污染。

将液体A和B混合,用一次性刷在釉质和牙本质上均匀涂布一薄层,然后将所有表面上的液体以气枪仔细吹薄,特别是防止液体在颈缘处堆积,最后光照20秒。

如果牙本质粘结剂是用做非树脂粘结剂的窝洞封闭剂,则不需要进行下面的步骤。如果是全树脂粘结,需要在粘结之前迅速涂一薄层预粘结树脂。吹去多余树脂后不要光照。在冠内面涂两层预处理液,吹干。混合自凝塑料粘结剂的基质与催化剂,迅速在冠内面涂一薄层,轻压将修复体就位,用棉卷或棉球擦去边缘多余的树脂。待树脂固化后,仔细检查并去除多余的粘结剂。

各个品牌的操作不尽相同,应在使用前仔细阅读使用指南并严格操作。

四、修复体粘固后的处理

粘固后应再次检查咬合,确保垂直向没有加高。由于粘固剂的正常被膜厚度或粘固剂没有被充分排溢出来,可能造成修复体有早接触。粘固后应询问患者戴入后的感觉。要求正中咬合时无任何不适,咀嚼运动时无任何早接触的撞击感。

如果有早接触而忽视调𬌗,会导致患牙不适、疼痛,对𬌗牙过敏,甚至是面肌紊乱。

在抛光的修复体上做最后的咬合检查时,用前面提到的咬合指示蜡。然后去掉蜡,用尖砂石修整解剖形态,然后用细砂橡皮磨光锥将所有打磨面再次抛光。

可以再次在金铸件的边缘使用凡士林润滑的白色抛光锥、抛光轮。当粘固剂硬固后,就不能再做任何使边缘磨改,否则会导致金边缘过薄或者暴露粘固剂。用白橡皮轮打磨后,可以再用润滑了的细抛光轮磨抛光,或用橡皮杯蘸细的湿浮石粉磨光。

可以用毛刷或橡皮杯蘸抛光糊完成金修复体在口内的最后抛光。未经麻醉的牙很容易在抛光过程中感到热感。为避免过热对牙髓造成损害,应使用轻压力、间歇地打磨、用三用枪不断喷雾降温的手法确保抛光时不过度升温。

粘固、检查咬合、抛光后,应再次以探针检查龈沟内是否残留粘固料残屑,必要时,以龈沟抛光车针抛光。常规在龈缘涂少许碘合剂,并向患者交代医嘱和确定复诊计划。

五、修复体粘固的注意事项

1. 无论采用哪种方法，修复体试戴时告知患者防止误吞，并严密掌控修复体、防止误掉入口内是任何时候都必要的防范措施。

2. 为防止误吞体积较小的铸造桩、嵌体和全冠，可以使用橡皮障，铸造桩可以留出2mm左右的铸道，铸道用砂片切出沟槽，拴一根牙线作为安全线，以减少危险性。必要时采用粘持棒粘持修复体(图25-7)。

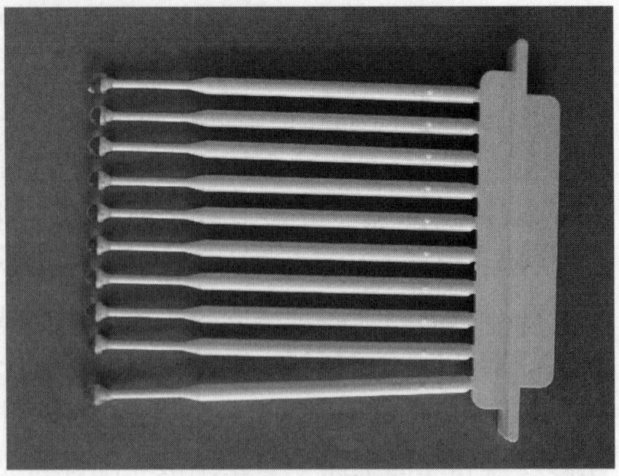

图25-7 粘持棒

3. 以轻柔的力将修复体就位，以免牙根劈裂。用螺旋根管输送器将粘结剂置入桩道，然后缓缓将桩核就位，让多余的粘结剂可以溢出，不会形成妨碍根尖封闭或导致根折的液压力。

4. 全瓷修复体，可以在就位前涂一薄层压力指示剂，或用薄的咬合纸来检查邻接情况。要防止用力过大导致瓷碎裂。在磨改瓷边缘时，要使磨头从边缘向中央移动，以免造成边缘碎裂，最好在薄贴面和嵌体永久粘固到牙上之后再进行微小的局部打磨调整。为了更真实地模拟年轻釉质的表面形态，可在唇面留下一些沟和嵴。但在牙龈和对殆牙接触的地方要高度抛光。

5. 注意选用相应颜色的双重固化粘结复合树脂粘结瓷贴面和嵌体。用浮石处理牙面，然后用水清洗、干燥。在邻接处放置塑料带，在龈沟处放置粗的黑色缝合线防止龈沟液污染和粘结剂进入龈沟。

6. 用细个粒金刚砂打磨过厚的边缘和早接触点，去掉龈沟内的缝合线。贴面邻近边缘的地方用精细完成带抛光，用橡皮轮抛光殆面，粘结后的边缘用磨光钻或细打磨片磨光，并用蘸有陶瓷抛光膏的橡皮杯抛光。

7. 金属烤瓷冠的金属部分的调磨和完成要用硬度大的磨具。如果进行颜色调整或上釉，还要再次用橡皮轮从粗到细，去掉暴露在外的黑色金属氧化层，如果有遮色瓷或釉粉延伸到金属表面，必须在抛光前将其磨除。金属烤瓷冠与金冠的粘结相同，不要让患者通过咬硬物使修复体就位，以免导致瓷裂。

8. 将嵌体放到代型上抛光，白砂石打磨后用锐利的棕色和绿色橡皮锥打磨，最后用毛刷蘸硅藻土磨光剂和金胭脂红抛光。如果需要调整咬合，则必须再次抛光，同时注意物理降温。

9. 固定局部义齿试戴和粘结时，如果在去除内面小瘤和进行邻接调整后还不能使修复体完全就位，要用薄砂片在固位桥上中间的连接体处切断，切断的两部分分别在基牙上试合，满意后，取焊接模，经过焊接，抛光，再粘固。如果分开的两部分仍不都能很好地戴入，需要重新取印模，制作新的固定桥。

(张春宝 马轩祥)

参考文献

1. Jacobi R, ShillingburgHT.A method to preventswallowing or aspiration of cast restorations.J Prosthet Dent, 1981, 46: 642-645
2. Herbert T. Shillingburg, Sumiya Hobo, Lowell D. Whitsett, et al.Fundamentals of Fixed prosthodontics.3rd ed. Chicago: Quintessence Publishing Co., 1997: 400-415
3. Miller GD, Tjan, AHL. An internal escape channel .A simplified solution to the problem of incomplete seating of full cast-gold crowns. J Am Dent Assoc, 1982, 104: 332-335
4. Malone WFP, Koth DA.Tylman' s Theory and Practice of Fixed Prosthodontics.8th ed.America: Inc. St.Louis , 1994: 345-356
5. 王翰章，陈思亚，陈慧美，等．中华口腔科学(上卷). 北京：人民卫生出版社，2001：1009-1014
6. White SN, Yu Z, Kipnis V. Effect of seating force on film thickness of new adhesive luting agents.J Prosthet Dent, 1992, 68: 476-481
7. 赵云风. 现代固定修复学．北京：人民军医出版社，2007：293-311
8. 马轩祥. 口腔修复学．第5版．北京：人民卫生出版社，2003：105，128

第二十六章

金属烤瓷修复

金属烤瓷修复(metal-ceramic restoration)又称瓷熔附金属修复(porcelain fused to metal restoration, PFM),是在真空条件下将瓷加温熔附在铸造金属基底冠表面上而成的修复体。它兼具了铸造金属的强度、精确性和瓷的美观。

金属烤瓷修复从使用的金属基底合金可分为贱金属烤瓷、半贵金属烤瓷和贵金属烤瓷。根据前牙瓷层覆盖的形式可有:①正常金瓷结合结构;②舌侧 1/3 金属基底;③金属舌面板;④瓷唇面;⑤唇侧金属颈环;⑥唇侧全瓷颈缘等多种形式(图 26-1)。根据修复体所在的位置可分为前牙烤瓷与后牙烤瓷修复(图 26-2)。根据结构形式不同可有金属烤瓷冠和金属烤瓷固定桥等(图 26-3)。

该技术的进步使金属烤瓷修复体在全世界过去 30 多年里显著地增加,成为最主要的修复形式。但 Shillingburgr 认为这种修复体的选用应该克制,不应该完全取代那些损伤小而效果不错的修复体。1986 年 80 位牙医的调查揭示,70% 的牙医给患者后牙提供了 70%~100% 修复烤瓷,而同样是他们,却为自己的口腔修复选择了部分金冠修复(Christensen GL,1986)。金属烤瓷修复在我国所占的比例在过去 20 年间有逐渐增加的趋势,但也存在不适当的选择。

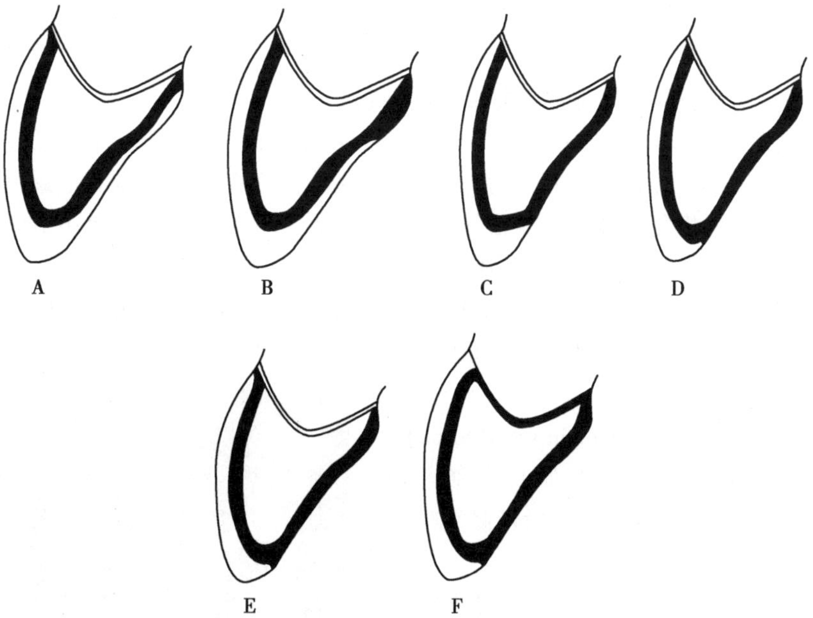

图 26-1 瓷层覆盖的不同形式

A. 正常金瓷结合结构;B. 舌侧 1/3 金属基底;C. 金属舌面板;D. 瓷唇面;E. 唇侧金属颈环;F. 唇测全瓷颈缘

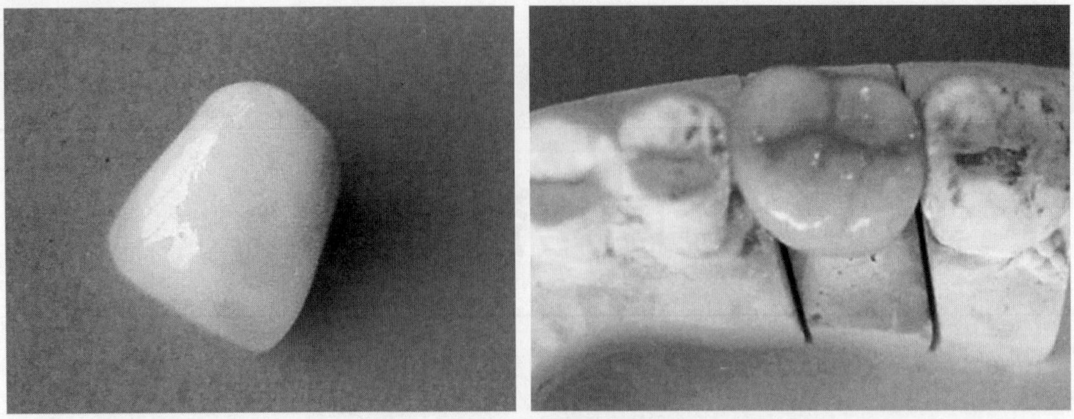

图 26-2 前后牙金属烤瓷修复

左图:前牙离体金属烤瓷冠;右图:后牙模型上的金属烤瓷冠

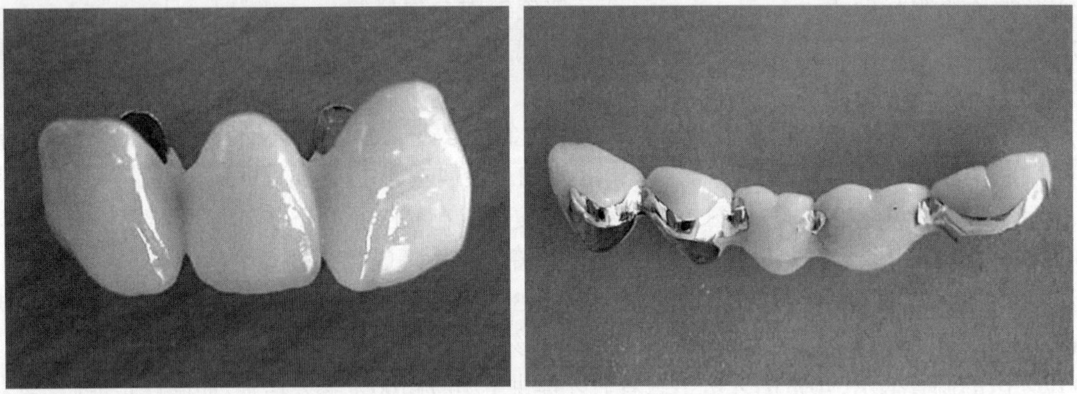

图 26-3

左图:前牙金属烤瓷桥;右图:后牙金属烤瓷固定桥

一、适应证

恰当选择各类金属烤瓷修复是保证修复成功的前提。

1. 前牙金属烤瓷全冠(anterior porcelain fused to metal crown) 适用于前牙牙冠有中度以上变色、明显畸形、缺损、错位、扭转或轴壁广泛脱矿、龋蚀以及需要替代存在较大范围有问题的充填修复物的牙体。前牙金属烤瓷全冠可恢复牙体组织缺损,纠正牙冠的变色与畸形,加强或保护缺损牙体组织和恢复其美观。前牙烤瓷冠也常常作为固定桥的固位体。

但是,如果牙体损伤累及牙髓且未经有效根管治疗,或根尖有炎症或者患者为青少年则不适宜做烤瓷全冠修复。对于牙体组织破坏较大,影响其固位与抗力者,应作桩核冠修复。

2. 后牙烤瓷冠(posterior porcelain fused to metal crown) 在可视区应设计金属烤瓷冠,如上、下颌前磨牙、第一磨牙。第二磨牙是否设计金属烤瓷修复视患者的意愿而定。

关于在磨牙、前磨牙上进行金属烤瓷修复的问题,应从下述几个层面考虑:

(1) 金属全冠,对美观无要求、特别是牙冠龈距偏低、咬合力大者适合金属全冠,特别是固定桥的固位体(图 26-4)。

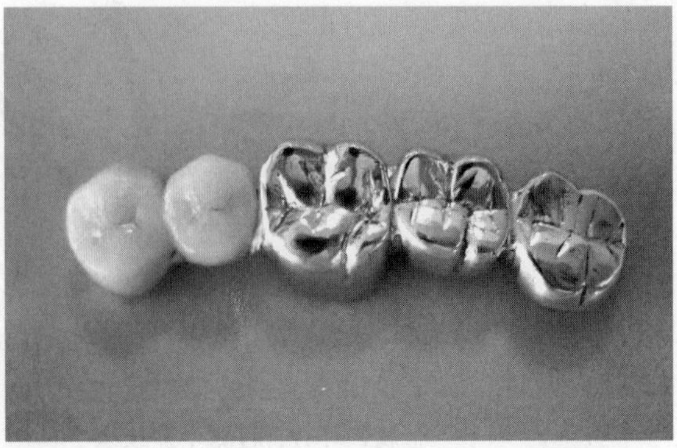

图 26-4 后牙冠龈距偏低的金属固位体

(2) 部分覆盖的金属烤瓷全冠,后牙𬌗面不做全瓷覆盖,而位于明显可看见的区域(颊面)用瓷饰面,咬合面全层为金属。这种设计适用于牙冠龈距偏低、咬合力大而又对美观要求较高者(图 26-5)。

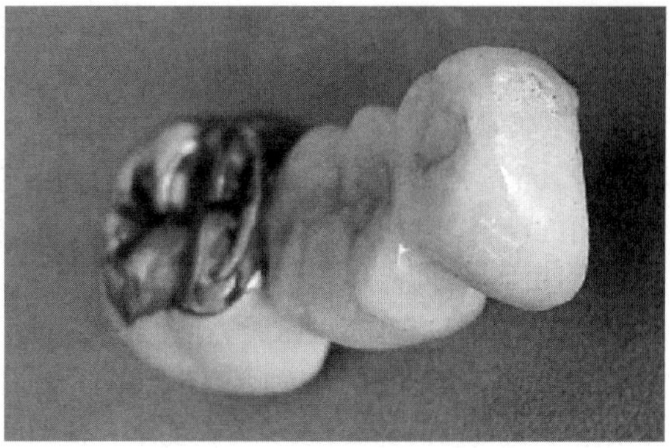

图 26-5 金属𬌗面瓷颊面结构

(3) 全瓷层覆盖的金属烤瓷冠,为满足部分特殊职业患者的美观需要,可设计全面瓷覆盖的金属烤瓷全冠。但应当明确告知患者:①需要磨除更多的牙体组织。②烤瓷冠对自然牙会造成一定的磨损。有人证明传统的釉瓷对于牙釉质的磨损是金材料的 40 倍(Jacobi R,1991),但近年来有降低釉质瓷硬度的趋势。③牙体预备时,由于存在目测金属厚度的原因,可能造成牙体组织磨除存在一定误差,个别病例会出现瓷层过薄或发生瓷裂的风险。

二、金属烤瓷冠的结构

金属烤瓷修复(metal-ceramic restoration,MCR)由覆盖在预备好的牙体表面的铸造金属(casting)或基底(coping)以及熔附在金属基底表面的瓷组成。修复体基底上的唇颊面及大部分舌面由瓷覆盖,可恢复牙冠的外形及美观自然的外观。

金属烤瓷冠的结构共有四层:即由金属基底和五层覆盖的瓷层构成(图 26-6):

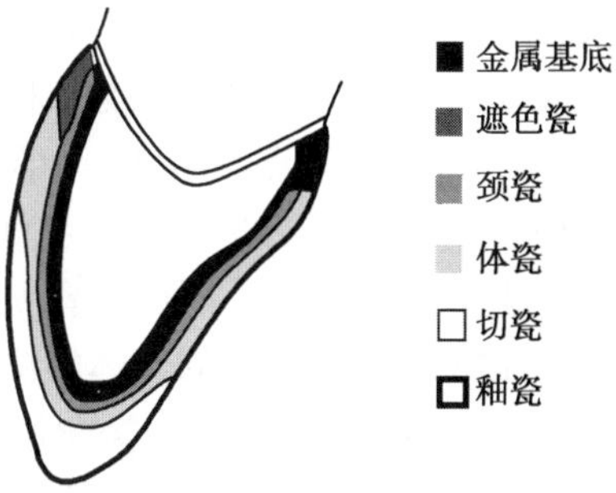

图 26-6 金属烤瓷冠的基本结构

1. 金属基底(coping) 又称金属帽状物,是由覆盖牙体表面的薄层金属帽和舌侧颈环构成,起到支撑瓷层和固位的作用。

2. 遮色瓷(opaque porcelain) 遮盖其下面的金属,建立调色的基础,并起到金 - 瓷间结合的重要作用。

3. 牙本质瓷(dentin porcelain)或体瓷(body porcelain) 筑起修复体瓷层的大部分,对色相、色调起主要作用。

4. 切瓷(incisal porcelain) 在切端铸瓷,起到修复体的透明作用。

5. 颈瓷(neck porcelain) 为了改善瓷层颈部色泽或保证瓷边缘密合性的瓷。

金属烤瓷修复体被接受的主要理由是它比传统的瓷甲冠(porcelain jacket crown,PJC)更抗折,合并后金属 - 瓷层比单用瓷层有更高的强度。当然,金属烤瓷的强度依赖于金属结构与瓷层的结合质量、相容性和金属基底的刚性与设计。

6. 釉瓷(enamel porcelain) 在瓷修复体外形表面涂覆的一层熔点低、硬度小的瓷。通常在外形修改后涂覆一薄层,或者恢复欠紧的邻接或咬合而追加的薄层瓷。

三、金瓷结合机制

金瓷结合机制(bonding mechanisms)即金属 - 瓷界面结合力,主要由下述四个方面构成:

1. 机械嵌合作用(mechanical entrapment) 金属基底表面经过打磨、喷砂、摩擦剂、除气等处理过程,与表面覆盖的瓷层间产生机械性的交错嵌合作用,提高了金 - 瓷界面机械结合力。另外,喷砂处理还增加了金属基底表面润湿性、嵌合作用的面积,也有利于提高化学结合力。

2. 压缩力(compressive force) 压缩力产生于金 - 瓷界面恰当的外形,由于金属的热膨胀系数略大于覆盖于它上面的瓷的热膨胀系数,当金瓷修复体在焙烧冷却时,瓷层被压向金属表面时所产生的压应力有助于金 - 瓷的结合。

3. 范德华力(van der Waal) 由带电的分子间相互吸引的作用力组成的引力(affinity),但不像其他力那样大。但它却是产生重要化学结合的基础。

4. 化学结合力（chemical bonding） 在有氧的环境中，金属在焙烧时表面形成适当的氧化膜，以增加金-瓷结合强度。在焙烧过程中金合金中的离子如锡、铟、镓或铁移到表面，形成特殊的氧化层，其后与遮色瓷中类似的氧化物结合。金合金中含有微量的锡、铁，产生比纯金与瓷更强的结合力。为改善界面的结合，Gavelis JR 报道使用金属界面结合剂来提高金-瓷化学结合力，从而增加其结合强度。

瓷层的破坏存在三种常见类型（图 26-7）：①由于受到应力或咬合早接触形成的应力集中的作用，在颈部或咬合面发生瓷裂。②由于早接触或咬合疲劳发生于瓷层内的瓷裂，成功的金瓷结合使得在临床上见到发生在瓷层内部断裂的失败（即遮色瓷与体瓷间的破坏）。③界面结合失败，由于金属表面处理不当而表现为瓷层的剥脱。

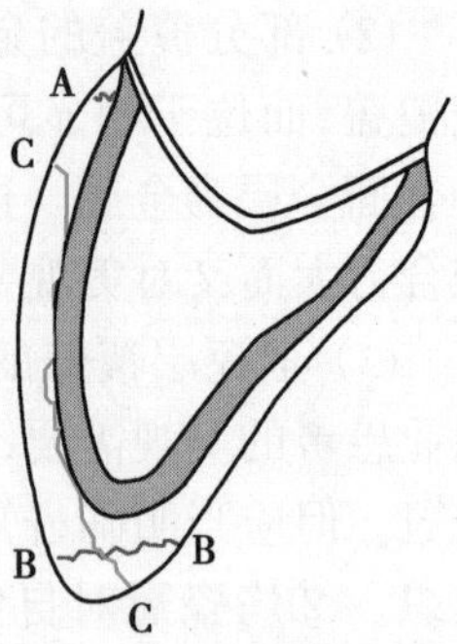

图 26-7 瓷层破坏的形式
A. 颈部瓷裂（红线）；B. 切端瓷层内瓷裂（蓝线）；C. 唇面金-瓷界面剥脱（绿线）

四、烤瓷合金

用于金属烤瓷的合金必须满足以下条件才能与特定的瓷粉成功地结合和实际应用：

1. 金-热力学兼容性 用于金属烤瓷修复的金属对其熔点和热膨胀系数应具备两者结合的兼容性。常用的金合金有高的热膨胀系数（14×10^{-6}/℃），而普通瓷的热膨胀系数很低（$2\sim4\times10^{-6}$/℃）。金瓷两者间的差别只需 1.7×10^{-6}/℃就可产生剪切力引起结合失败。公认的最佳金瓷热膨胀系数差应该不大于 1×10^{-6}/℃。为此，材料研究者在瓷粉里靠加入碱性的碳酸锂，使热膨胀系数增加到 $7\sim8\times10^{-6}$/℃，同时在烤瓷合金中加入钯或铂来使它的热膨胀系数降到 $7\sim8\times10^{-6}$/℃，从而实现两者的热力学匹配性。

2. 合金的熔点与刚度 为防止瓷烘烤和上釉时金属基底融化变形，合金的熔点必须高于熔附其上的瓷的熔点 170~280℃（300~500°F）。Phillips RW（1991）指出，一个贵合金基底冠在加温到 980℃时可能发生流变和蠕变。所用的瓷粉必须使金属加热不超过这个变形温度点。为此，贵合金的安全熔点应接近 1260℃才能保证修复体的精确性。

另外，还要考虑到合金的刚度，在反复进炉烧结、上釉、修饰颜色过程中，烤瓷修复体应保持其精确性，因此，金属烤瓷合金的抗蠕变能力十分重要。

3. 瓷合金的安全性 为了满足合金的加工性能，需要加入微量元素，但可能带来安全性问题。如加入控制氧化物生成的铍元素是致癌物质（carcinogen）。Moffa JP（1973）告诫：在通风不良的工作环境里作为灰尘被吸入后，它对从事义齿加工的人员有害。还有资料显示，人群中有 5% 的人对镍过敏，流行病学的调查表明女性对镍的过敏性 10 倍于男性（Peltonen L，1979）。戴有含镍元素的修复体的某些患者可能发生接触性皮炎（Kelly JR，1983）。镍和铍的溶解和殆面磨损会形成一个人为的口腔环境，因此，人造冠戴入后发生任何软组织改变应考虑镍过敏的可能（Kelly JR，1983）。所以，烤瓷合金的安全性近年来更加受到重视。

4. 合金的成分与价格 按照美国牙科协会（ADA）对贵金属的含量推荐，许多用于金属烤瓷修复的合金，按照材料和设备委员会（Council on Dental Materials Instrument and Equipment）将用于制作金属烤瓷修复体的合金分类系统如下：

用于制作金属烤瓷修复的合金

- 高贵合金：金-铂-钯合金；金-铂-银合金；金-铂合金
- 贵合金：铂银合金；高铂合金
- 普通非贵基底合金：镍铬合金；镍铬铍合金；钴铬合金

高贵合金含贵金属如金、铂、钯等的含量大于 60%，其中金含量不得低于 40%。贵金属合金的贵金属含量要大于 25%，通常非贵金属合金指不含任何贵金属的牙用合金。

实践证明用于烤瓷修复和固定桥修复满意的合金的配方是含金 44%~55%、铂 35%~45%，及少量的镓、铟和（或）锡。其缺点主要归结于金-铂价格贵和与某些瓷的不匹配性。

20 世纪以后随着金价的飙升，加之固定修复有激增的趋势，更刺激了对低含金量或不含金的合金的研究。一些非贵合金相继被推出，它们具有理想的性能，而且价格低，强度、硬度增加，高熔点，在瓷烧结过程中变形小等。然而，应用后仍发现一些潜在的问题，如形成过厚的氧化层，磨光、抛光困难以及生物相容性问题等。近年来，对非贵金属修复体的磁共振伪影问题亦应引起重视，对于超过颞下颌关节范围的诊断在选择金属时应作为依据（参考有关章节）。

选择一个合金要取决于各种因素如安全性、刚性、铸造性、磨光、抛光的操作性、抗腐蚀性、与专门瓷粉的匹配性、价格、临床经验以及个人爱好等。而金属材料研制者也是把一个合金性能的某些方面突显出来，如长桥的烤瓷合金突出其刚性等。在过去20年里不同系统的合金被研发出来，面对众多的品牌合金，使用者还必须结合设计、使用目的、患者愿望等因素综合考虑。需要注意的是长桥的烤瓷金合金应使用挠曲强度大的专用金合金，而不得使用较软的冠合金，否则会因为发生挠曲而发生瓷裂。

5. 美观问题　近20年来，有不断的临床报道，指出了烤瓷修复体龈缘染色的麻烦问题。曾经一度探索替代贵金属的铜、钴低廉元素的贱烤瓷合金，戴入患者口腔一段时间后，在冠边缘形成黑的氧化物，渗透到龈组织中，形成难于处理的牙龈染色或称龈染（gum dyeing or courlation）。而且这类合金在高温下强度下降。而含银合金的一个最常见的问题是瓷可能变成绿色。牙龈组织因受到氧化物的浸染而变得灰暗（图26-8）。有经验的医师在粘固修复体前将冠边缘的氧化物清理干净，保证粘固质量，特别是非贵烤瓷合金。正如Shillingburg HT指出的无论选用哪种合金，没有一个合金是完美的，或是价格问题，或是技术问题（Shillingburg HT，1997）。

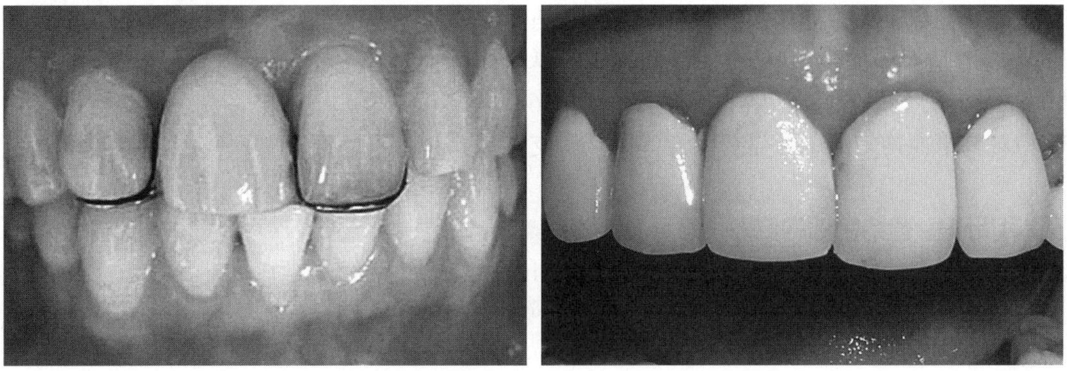

图 26-8

左图：金属染色；右图：牙龈染色

总之，临床实践证明，在使用贵金属烤瓷合金的病例中，出现的上述质量与美观问题相对要少得多。在向患者介绍合金时，应本着科学、得体而事实求是的原则共同选定。

五、金属基底的设计

金属基底（metal coping）是紧密覆盖在基牙上的壳状精密金属铸件。金属基底的设计（coping design）是对烤瓷冠的金属基底冠或称金属帽状物的形态、结构强度、金瓷结合的部位、结合形状、瓷层空间以及咬合、邻接等方面事先作出规划。是金属烤瓷修复过程的重要部分，在修复体的成功和失败中起着重要作用。但是它常被医师和技师忽视，并由此引起诸多临床问题和技术麻烦。

这在当前金价大幅度攀升，义齿加工成本增高的情况下，尤其应注意金属基底设计与制作的规范性，防止因为金属基底或桥架薄弱引起的瓷裂等失败。

金属基底在功能上提供整体架构作用，金属基底反映出两种不同的材料制作成一个修复体的相互关系。一方面，它的形状要兼顾瓷的机械性能的特点，即耐压缩能力明显高于牵张能力。瓷层在金属基底靠切端区、殆面肩台区和边缘嵴区的瓷层应有金属基底的支撑，并使瓷层处于压缩状态。否则，如金属基底形态不良，瓷层在殆力作用下容易破裂；另一方面它要保证瓷层的适当厚度、透明度。否则会出现瓷层断裂、透明度减低、色彩及形态方面的问题。

金属烤瓷修复体的金属基底设计要考虑的五个重要因素：①金属基底厚度与形状；②瓷层空间；③金瓷结合部的位置；④瓷覆盖的范围；⑤颊、舌侧边缘设计。

(一) 金属基底厚度与形状

金属的厚度(thickness of metal)涉及其承受𬌗力的安全性、使用寿命与瓷层美观。

1. 金属基底设计必须保证刚性所需的厚度。为了足够的强度和刚性，贵合金基底冠应至少有0.3~0.5mm的厚度(Mumford G，1965)，也有人主张使用对抗弯曲强度大、熔点高的普通烤瓷合金，其基底厚度在条件允许时可以薄到0.2mm(Weiss PA，1977)。基底冠的厚度可根据牙体预备的形态而在不同部位有些变化，这些值仅仅是合金的最小厚度。然而，最终覆盖厚1.0mm的瓷层、保证瓷层的透明性与牙冠外形的尺寸等，这些美观要求限定了金属基底冠的厚度。

2. 金属基底冠的厚度还要保证在就位或承受𬌗力时不得变形，否则会造成剪切力引起瓷裂。

3. 基底冠的外形应避免尖锐棱角和倒凹。金-瓷结合外形应呈直角，以避免以后加压磨光(burnishing)时瓷层断裂。金瓷结合处的锐角比90°和135°的角更易产生细裂纹。

4. 避免金瓷结合部的边缘呈浅斜面或羽状，否则，氧化的金属色和遮色瓷就会显露。

(二) 瓷层空间

1. 为保持瓷层美观，应满足其最低厚度。最小的厚度为0.7mm，理想的厚度为1.0mm。

2. 切嵴、邻面或𬌗面因龋蚀或以前存在修复物造成较大的缺损，应在牙体预备时以复合树脂等充填材料填充起来尽量争取瓷层的均匀。较表浅的基牙缺损，适当增加金属厚度，保证瓷层均匀厚度，原则上避免以加厚金属基底去补偿牙体缺损，否则容易引起瓷裂(图26-9)。

3. 相对较薄而均匀的瓷层需要刚性好的金属支持，均匀的瓷层有利于抗折。

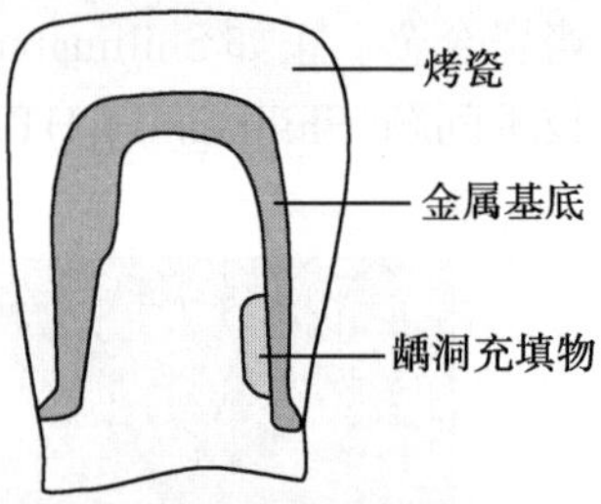

图26-9

基牙上表浅的缺损以金属加厚恢复，较深的缺损以充填材料充填，保证瓷层的均匀厚度，防止瓷裂

(三) 前牙金-瓷结合部的位置

金瓷结合部在𬌗面与邻接区(occlusal and proximal contacts)应有恰当的设计。通常上前牙舌侧金-瓷结合部有三种位置(图26-10)，可参考患者咬合关系选择设计。

1. 在咬合关系正常情况下，下颌前牙切缘在舌侧瓷层上(图26-10A)。

2. 在深覆𬌗情况下，下颌前牙切缘避开金-瓷结合线，咬在靠近颈部的金属上(图26-10B)。

3. 在咬合紧，超𬌗小的情况下，采用舌侧金属舌面的设计(图26-10C)。

4. 前牙邻面接触如在瓷上，可以避免由于邻面金属可使邻牙邻面发黑，改善美观效果(图26-11)。金瓷结合线安排在舌侧到邻面接触区还有利于最佳的应力分散(Craig RG，1973)。

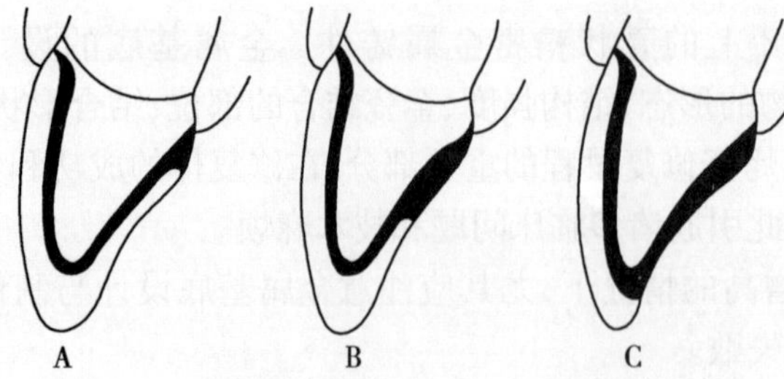

图26-10 上颌前牙金属烤瓷金-瓷结合部常见的三种设计

A. 全瓷覆盖；B. 舌侧半瓷覆盖；C. 舌侧全金属

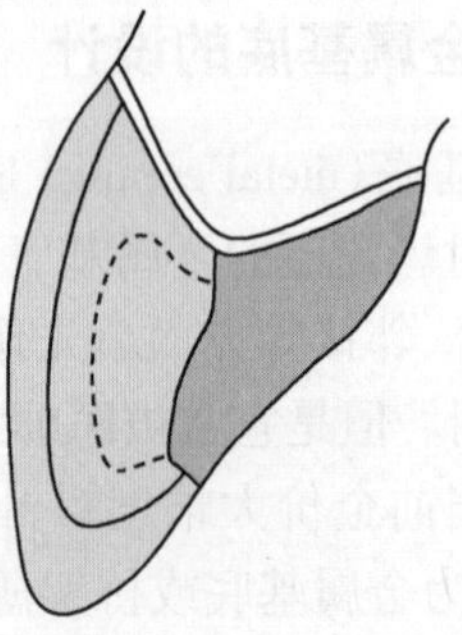

图26-11 前牙邻面瓷邻接(虚线区)

总之，该结合线应设计在牙尖最大交错位上，离开咬合点1.0mm(图26-12)。防止咬合线在金-瓷结合线上(图26-13)引起瓷裂。

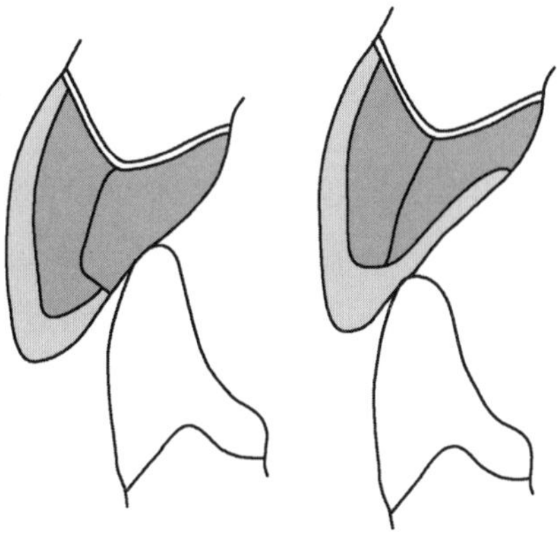

图 26-12
左图：咬合接触点设计在金-瓷结合线以上1.0mm的金属上；右图：或者咬合接触点避开金-瓷结合线设计在瓷层上

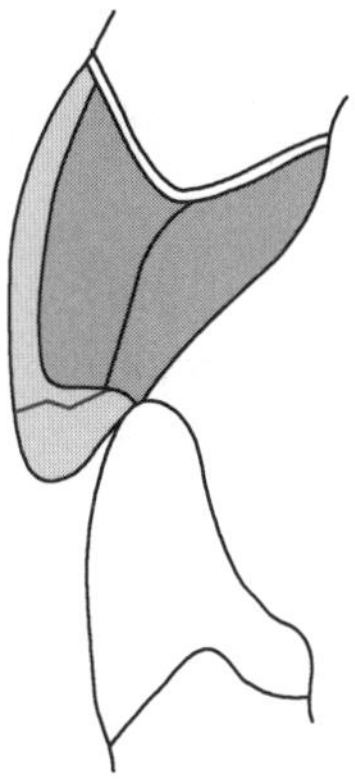

图 26-13　错误的设计：如果咬合点设计金-瓷结合线上容易引起瓷裂（红线）

（四）前磨牙金-瓷结合部的位置

1. 为了减少来自上颌前磨牙舌侧的应力，金瓷结合线不应该放在接近于下颌牙的接触点上（图 26-14）。但也不能太靠近边缘嵴处，这样会破坏切端的透明度，也会因为瓷失去金属的支持而非常容易瓷裂。

2. 当垂直覆盖浅不能将咬合接触点置于金属上时，最好要放在远离结合线 1.0~2.0mm 以外的瓷层上。否则，容易引起瓷裂。

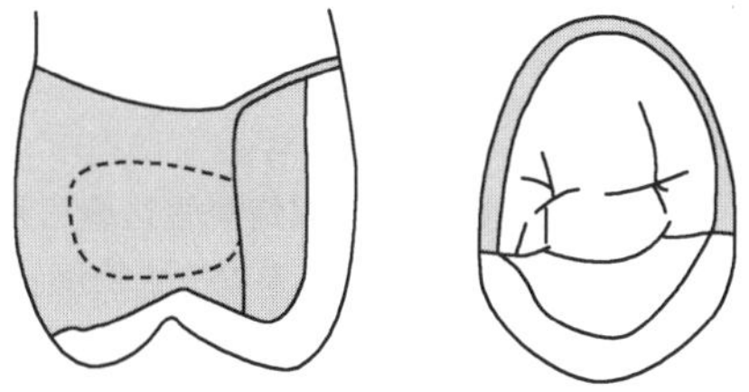

图 26-14　上颌前磨牙的金-瓷结合部位瓷咬合面的设计
左图：近中邻面金属邻接；右图：𬌗面观

3. 由于侧𬌗和前伸𬌗时瓷层会磨损对𬌗自然牙，因此应事先告知患者，在此情况下对𬌗牙或许最终也需要修复。

4. 因前磨牙承受𬌗力较大，颈袖舌侧金属的切龈向宽度应至少为 2~3.0mm，以保证其强度。

（五）磨牙瓷饰面的范围

后牙瓷饰面的范围（extent of veneered area）涉及瓷层抗折和美观问题。如果瓷层空间允许，常规以瓷饰面覆盖颊舌面和咬合面，但此设计需要较多地磨除咬合面的牙体组织。为了少磨除牙体组织，或者患者基牙𬌗龈距离低时，可参考下述要点设计咬合面的金-瓷结合部。

1. 上颌前磨牙、磨牙，其瓷层覆盖应到金属基底颊面牙尖的一半处，即咬合接触点放在舌尖的颊侧斜面和颊尖的舌侧斜面上。该设计比瓷伸展到中央窝或者覆盖整个𬌗面者抗折力好。对要求完美的患者可设计前磨牙和磨牙全部瓷覆盖，或上颌牙的近中缘嵴到三角嵴的一半处用瓷覆盖。但瓷层需要金属基底的支持，如果颊面瓷层过厚或咬合面覆盖过少，受到侧向咬合力后容易发生瓷裂（图 26-15）。

2. 下颌第一前磨牙金属烤瓷冠常需要全瓷覆盖。对下颌第二前磨牙和磨牙的瓷覆盖程度应根据患者的愿望、对𬌗牙有无修复物以及有无夜磨牙症而定。假如患者同意对远中边缘嵴、邻面接触点和牙尖斜面不覆盖瓷，前磨牙远中一半和磨牙可以不覆盖瓷而让更多的咬合接触点放在金属上。

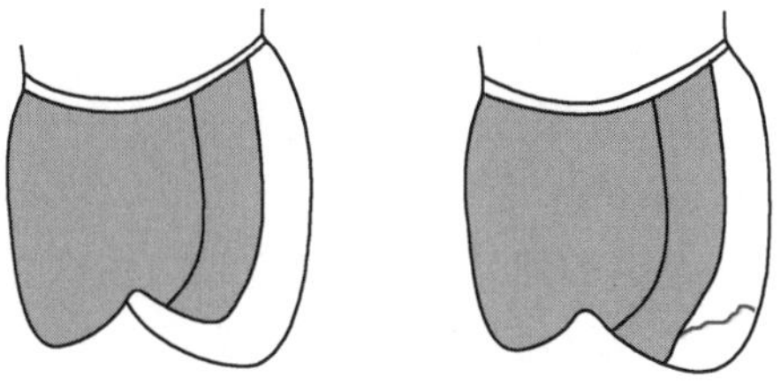

图 26-15　上颌后牙金属烤瓷冠金-瓷结合部示意（邻面观）
左图：正确的金-瓷结合部位；右图：颊面牙尖瓷层缺少金属基底的支持，容易发生瓷裂（红线）

如果患者苛求美观，下颌磨牙可以用瓷全部覆盖。如果患者认可，颊面使用一个 1.0~2.0mm 宽的金属袖作为肩台可以更安全。在这方面的至理名言是："最后的分析是在患者口内，最后的决定是由患者自己"（In the final analysis, it is the patient's mouth, and the final decision is the patient's）。

(六) 唇、颊侧边缘

金属烤瓷修复体的唇颊侧边缘有三种设计形式：即冠的金属式边缘，金 - 瓷混合式边缘和全瓷式边缘(图 26-16)。

1. 金属颈袖　多年来西方牙医的传统做法是在颊、舌边缘设计一条狭窄的金属袖。为了美观，在上颌唇、颊面边缘线设计在龈下。其好处是颈缘坚固，有利于防止瓷裂。但值得注意的是这会引起慢性牙龈炎甚至更严重的牙周疾患。牙体预备时的创伤、取印模或暂时冠不良外形等可能造成牙龈退缩。而且，粘结后有 60% 的冠边缘可以看到。在后牙采用贵金属烤瓷修复时，现在仍不失为一种可取的设计。无争议的是金属烤瓷冠的舌侧做出金属边缘，而唇颊侧设计成混合边缘(图 26-17)。

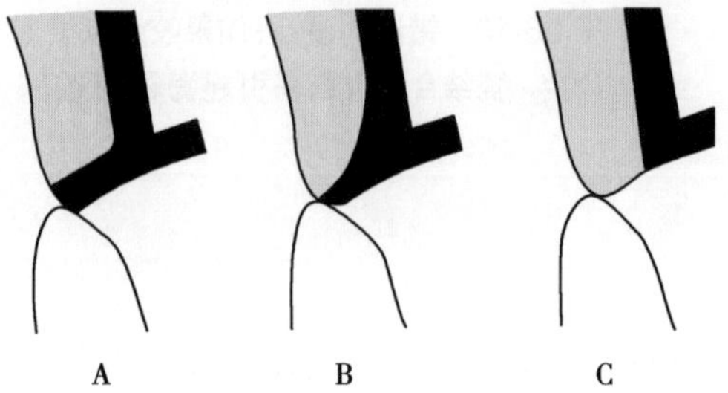

图 26-16　金属烤瓷冠边缘三种形式

A. 金属式边缘；B. 金 - 瓷混合式边缘；C. 全瓷式边缘

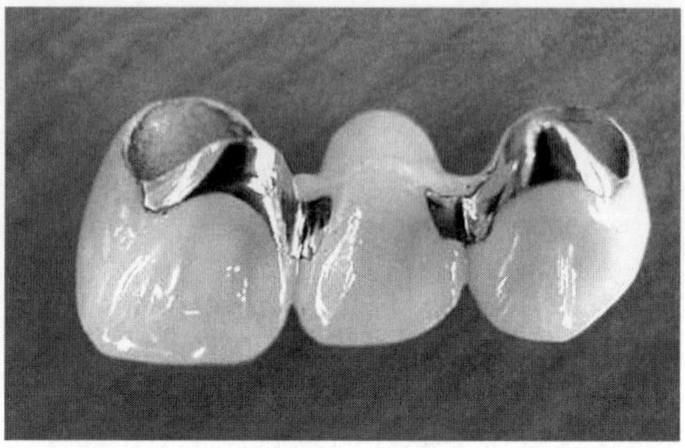

图 26-17　舌侧金属边缘，唇颊侧金 - 瓷混合边缘

2. 金 - 瓷冠边缘　为避免颊、舌侧显露金属，形成金 - 瓷冠边缘。目前，国内外多采用此设计形式。但是，如果颈部肩台宽度预备不足，这可能产生龈边缘过厚；或颈缘是因为金属基底过薄而出现瓷层易折，或瓷层过薄而明度过高。

3. 全瓷边缘　为了改善美观，保证牙周健康使得全瓷边缘流行，并由此出现许多制作方法。

(1) 采用瓷全冠的技术，以白金箔做瓷泥的底衬烧结。因为需要昂贵的金属，加之技术敏感性高而现在很少继续应用。

(2) 以高熔的材料制备代型，在此代型上完成铸瓷、烧结颈瓷，该方法简便易行，受到欢迎。

(3) 直接铸瓷技术，冠的全部外形常规铸瓷后，矫正颈瓷被加到冠边缘，加压修形后焙烧完成最终的全瓷边缘。该方法需要熟练的技能，否则容易造成边缘质量问题。

(4) 牙体预备出 90°肩台，金属基底冠边缘终止于轴龈线角处，遮色瓷覆盖金属基底冠，然后放于代型上，在肩台上铸瓷，形成瓷边缘。获得了满意的冠边缘后，再加牙本质瓷、釉瓷，完成全冠。该方法金属支撑性好，适合于牙体大、颈部肩台宽的患者。

(5) 混合牙本质瓷和牙釉质瓷铸成瓷边缘。然而，传统瓷的边缘在烧结时倾向于变圆和塌陷。为克服这一问题，采用比牙本质瓷或牙釉质瓷熔点高 30~80℃的含有铝瓷的肩台瓷。该高熔瓷允许反复烧结而对冠边缘无影响。另外，肩台瓷在反复烧结中增加了比传统瓷更抗折的能力。该方法使用专门的颈瓷，技术上保证了冠边缘的质量。

(6) 近来的研究采用肩台瓷直接铸瓷技术制作边缘恒定的斜面，边缘浮出量可降到 15~23μm 和 8~11μm 的精度。

无论如何，保证全瓷边缘的精确性是关键。而实现这一目标，需要高水准的医生、技师共同努力。将技术、瓷材料及其结合成为可接受的瓷边缘涉及面很宽，因而，边缘的质量还与瓷修复技师的技巧直接相关。正如 Shillingburg HT 所说："如果不是一位天才而又尽责的烤瓷技师去做，全瓷边缘笃定是处置不好的"。

有关比色、色彩修饰等方面的技术操作参见第二章第三节。

金属基底冠的表面处理、铸瓷、修瓷等操作详见工艺学有关章节。

六、瓷的修整及表面处理

一旦烤瓷冠外形和咬合修改合适后，应对修复体做瓷表面处理（porcelain surface treatment）。三个常用方法是：①自然状态或自动上釉；②表面上一层釉瓷；③抛光处理。用专门的瓷磨光、抛光橡皮磨具和抛光膏处理，可达到瓷面上釉的效果。

瓷具有在其熔点温度下保持 1~4 分钟自行上釉的性质。许多烤瓷技师乐于采用这一方法，感到烤瓷冠保留了瓷的品格和纹理。加一层釉瓷上釉的方法是在冠的外表面涂一薄层远低于牙本质瓷和牙釉质瓷熔点的低熔透明釉瓷后烧结。

因为多次烧结后瓷失去它自然釉化的外观，对于大的修复体用釉瓷上釉意味着要校正多次。然而要注意练习不要过多进行瓷烧结。否则，可能使瓷返回到过多的结晶状态，而出现牛奶样和浑浊的外观，被称为“失光泽现象”（devitrification）。这种结果会使任何瓷处理方法都无济于事。

抛光过度会造成冠的体积变小，使邻面接触不良和𬌗面咬合接触不紧。传统上，常以粗糙𬌗面抛光方法代替上釉。然而，最近的定量和定性的研究证明，采用瓷抛光系列磨具的抛光方法容易被接受。而且 Jacobi R（1991）还证实抛光瓷给对𬌗牙造成的损坏比上釉者小。

七、完成和粘固

对完成烤瓷的金属烤瓷冠，金属部分常规做磨改、磨平、磨光、抛光等处理。

如果烤瓷冠的形态和色调在试戴时作了充分的调整，这次磨改后可以不用上釉处理。也有人主张如瓷面做了少许的调𬌗磨改，可以通过使用专门的瓷磨光橡皮磨头磨光，然后以布轮抛光。对邻面接触不良或边缘缺陷者可以在椅旁修正或返回技工室纠正。

1. 瓷层的咬合检查及磨改要点　口腔内试戴前应在代型、咬合架的模型上预先试戴。

(1) 在口腔内试戴的金属烤瓷修复体前，应向患者交代清楚，不可冒然用力紧咬，防止瓷裂。待修复体完全就位后再进行咬合检查。

(2) 用咬合纸检查咬合高点时，先把咬合面以棉球擦拭干净，选用易染色的咬合纸，按照先厚再薄的原则依次选择咬合纸。再用双色咬合纸依次检查正中咬合、侧向咬合和前伸咬合。

(3) 选用同心度好、震动小的磨具，并在代型上或者修复体就位后调𬌗，准确磨改咬合高点，尽量减少震动对瓷层的损伤。

(4) 对小范围调𬌗后的瓷修复体，按照由粗到细的顺序磨光、抛光。尽量避免再次进烤瓷炉上釉，以免对色泽产生影响。

2. 金属烤瓷修复体的粘固　粘固方法按照修复体完成粘固的常规步骤进行，并特别注意以下几点：

(1) 粘固前，对金属烤瓷的边缘应做磨光、抛光处理，避免粗糙冠边缘对牙龈的不良刺激。磨光时，磨具用加压的方法由瓷层向金属层成 45°角的方向，沿冠边缘磨光，防止瓷层受到张力而出现瓷裂。

(2) 防止用硬性器械直接敲击修复体，避免引起瓷裂。

(3) 如果对金属烤瓷修复体需要喷砂，冠边缘要用胶布条包裹保护后再进行喷砂处理。

(4) 对临床牙冠较长者，应在牙体预备时磨出轴壁的粘固料溢出沟，或者粘固时，修复体缓慢就位，及时排除多余的粘固剂。必要时，采用多次震动法迫使冠桥就位，并排净多余的粘固剂。

修复体的完成及粘固参见第二十四章，二十五章。

瓷裂的修理参见四十三章。

（马轩祥）

参考文献

1. Grundy JR, Glyn Jones J. A Colour Atlas of Clinical Operative Dentistry Crowns & Bridges. 2nd ed.Torrington Place, Wolfe Publishing Ltd.Brook House, 97-122

2. 陈吉华，森 修一，永野清司 . 现代临床金属烤瓷修复学 . 西安：陕西科学技术出版社，1998：12-92

3. Herbert T. Shillingburg, Sumiya Hobo, Lowell D Whitsett, et al. Fundamentals of Fixed prosthodontics. 3rd ed.Chicago: Quintessence Publishing Co., 1997:455-481
4. 马轩祥 . 口腔修复学 . 第 5 版 . 北京:人民卫生出版社,2003:109-130
5. Coomaert J, Adrians P, Boever J. Long-term clinical study of porcelain-fused-to gold restorations.J Prosthet Dent, 1984, 51:338-342
6. Libby G, Arcuri MR, LaVelle WE, et al. Longevity of fixed partial dentures.J Prosthet Dent, 1977, 78:127-131
7. Van der Vyver P J de Wet FA, Botha S J. Shear bond strength of five porcelain repair systems on cerec porcelain.SADJ, 2005, 60:196-198
8. Aristidis A. An indirect repair technique for fractured metal-ceramic restorations: a clinical report.J Prosthet Dent, 2005, 93: 321-323
9. 赵铱民 . 口腔修复学 . 第 6 版 . 北京:人民卫生出版社,2008:66-85
10. 赵云风. 现代固定修复学 . 北京:人民军医出版社,2007:254-275

第二十七章

全瓷修复

第一节 概　　述

全瓷修复(all-ceramic restoration)是用陶瓷材料制成的修复体。在其发展过程中,20 世纪 60 年代发明的强化铝瓷展现了全瓷修复的新前景,继而有了 Dicor 可铸玻璃陶瓷,Hi-ceram,In-ceram,IPS,渗瓷、锆瓷的应用。而 CAD-CAM 工艺用于瓷基底冠的制作,引起口腔修复学界对瓷修复体的关注,全瓷修复逐渐展示了可喜的应用前景。近年来,口腔修复呈现"无金属修复体"的发展趋势,全瓷固定桥从 3 单位的前牙固定桥,发展到后牙 4~6 个单位全瓷固定桥。而且随着材料、工艺的发展,还会不断出现新型的修复形式。

全瓷修复体包括全瓷嵌体、瓷桩核、全瓷冠和全瓷固定桥。全瓷冠修复(all-ceramic crown)是用陶瓷材料制成的覆盖整个牙体表面的修复体。它具有色泽美观稳定、硬度高、热传导低、不导电、耐磨损、生物相容性好等特点,是一种比较理想的修复体(图 27-1,图 27-2)。

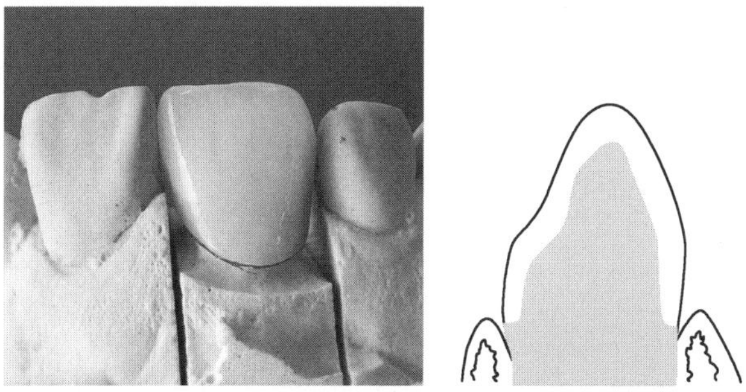

图 27-1　前牙全瓷冠

左图:完成的全瓷冠;右图:各部全瓷冠的外形

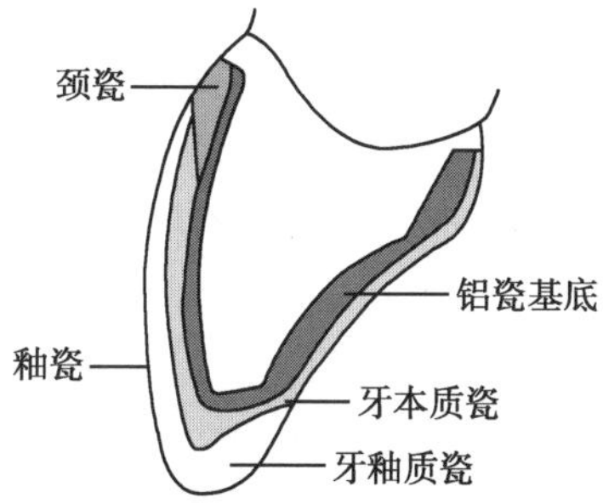

图 27-2　前牙全瓷冠的基本结构

本章主要介绍主要几种全瓷修复材料,制作工艺及其临床修复技术。

陶瓷材料用于牙科已有一百多年的历史,由于它的脆性大、易破裂等缺点,使得金属烤瓷修复一度占据主导地位。近年来由于全瓷修复材料及加工技术的快速发展,它克服了传统烤瓷材料抗弯强度低的弱点,而且拥有比金属烤瓷修复体更加美观的外表,使其更符合人们的审美要求。因而日益受到重视,并使得全瓷修复技术在临床应用中得以推广和发展。

牙科所用的陶瓷材料最早在 1837 年,Murphy 就尝试用来制作嵌体,由于工艺水平的限制,一直到 1889 年,Lund 才采用高温熔瓷技术制作出嵌体。随后这一技术逐渐成为较为成熟的近代陶瓷修复制作技术,使得陶瓷材料在口腔修复学中的应用也日益增多。为了克服陶瓷材料脆性大、易折裂等不足,相继开发出氧化铝、氧化镁等性能优良的牙科应用陶瓷。

从20世纪50年代开始已采用烤瓷熔附金属修复(porcelain-fused-to-metal,PFM),其制作的修复体是将瓷粉烧结到合金表面形成的。因而存在金属与瓷结合的薄弱部位,残余应力和外载荷会对这些薄弱部位产生较大影响,临床工作中瓷崩和瓷裂也会时常发生,从而影响修复效果和成功率。另外,由于金-瓷修复体中金属边缘的外露影响美观,不透明瓷层的应用阻碍光线的透射与散射,使其颜色逼真度欠佳。另外,还有研究证明,含有金属材料的修复体在磁共振成像时出现伪影,特别是含有大量非贵金属的金属烤瓷桥,影响更大。因此,全瓷修复技术引起了人们的兴趣。近二十年来陆续有In-Ceram,Cerestore,Dicor玻璃陶瓷材等全瓷修复材料应用于临床修复,扩大了全瓷修复技术的临床适应证并取得了良好的修复效果。

严格地说,大多数全瓷修复材料仍是在传统长石陶瓷材料基础上改进而成的。例如:为了提高材料性能、实用性和色彩效果,在原材料的基础上添加了一些附加成分;为调整热膨胀系数,常加入少量Na_2O、CaO、MgO等;为调节材料颜色和透明添加金属基物质:如铟(黄)、锡(粉红)、氧化铁(黑)、ZrO_2、TiO_2;另外,通过在玻璃基质中加入晶核形成剂,形成玻璃与晶体共存的玻璃陶瓷;通过改变制作工艺如采用铸瓷、压铸、渗透等工艺来改善材料性能等。

从表27-1不难看出口腔陶瓷材料的物理性能为金瓷匹配、烧结工艺、修复体的外形控制等提出了一些特定的要求。

表27-1 口腔陶瓷的主要物理性能

密度	2.4	光透过率	50%(2cm板)
热膨胀系数	$(6\sim8)\times10^{-6}/℃$	线收缩率	13%~70%
导热率	0.01Cal/(cm·s·℃)	体积收缩率	35%~50%
吸水率	0~2%		

(引自陈志清)

口腔陶瓷材料依据其用途的不同可分为:①长石陶瓷;②氧化铝陶瓷;③氧化镁陶瓷;④玻璃陶瓷;⑤氧化锆陶瓷。

(一)长石瓷

牙科用长石瓷主要成分为长石(呈四面体的SiO_2)、石英(Al_2O_3)和高岭土(K_2O)。长石瓷陶瓷材料除具有良好的机械性能和生物相容性外,在制作修复体时还应有:较低的熔化温度;较高的黏性和成形性以及一定的透明度。临床牙科用陶瓷材料根据其熔化温度不同分为:

高熔陶瓷:1290~1370℃

中熔陶瓷:1090~1260℃

低熔陶瓷:870~1065℃

高熔瓷主要由长石、石英和高岭土组成。长石主要成分为$Na_2O\cdot Al_2O_3\cdot 6SiO_2$和$K_2O\cdot Al_2O_3\cdot 6SiO_2$,烧结后可形成的玻璃样半透明的物质。石英烧结后可作为其他材料熔附的支架,并有助于修复体在烧结时保持一定的形态。高岭土具有一定的黏性,可以将各种成分粘结在一起。高熔瓷主要用来制作成品瓷牙。

中、低熔瓷是将原瓷料高温烧结后冷却并研磨为细微颗粒,制作修复体时再重新在低温下烧制而成,低温烧结时瓷材料不经历高温化学过程。临床制作瓷修复体所用瓷材料主要是中、低熔瓷粉,口腔临床常用的中、低熔陶瓷的组成成分见表27-2。直接采用各种粉状瓷料通过烧结加工制作烤瓷修复体的工艺方法,在口腔临床医学中称为烤瓷修复工艺。

表27-2 陶瓷的组成成分

组分	高熔陶瓷%	中熔陶瓷%	低熔陶瓷%
二氧化硅		64.2	69.4
氧化硼	1.0	2.8	7.5
氧化钙		–	1.9

续表

组分	高熔陶瓷 %	中熔陶瓷 %	低熔陶瓷 %
氧化钾	2.0	8.2	8.3
氧化钠	2.0	19.0	4.8
氧化铝		64.2	8.1
氧化锂		2.1	-
氧化镁		0.5	-
五氧化二磷		0.7	-
长石	61.0	-	-
石英	29.0	-	-

(二) 氧化铝陶瓷

1965 年,McLean 发现在长石陶瓷中加入氧化铝以增加其强度。由于氧化铝较石英坚硬,具有较高的弹性模量,可有效地阻断裂纹的扩展,当氧化铝含量达 50% 时,既可有效地提高陶瓷的抗弯强度,又可提高其断裂韧性。然而,由于陶瓷中氧化铝含量的增高,其半透明度明显降低,影响了修复体的外观,因此氧化铝陶瓷只能用来制作底层,再在其上涂塑透明度好的牙本质瓷与釉质瓷。

1987 年,Claus 在此基础上开发出 Hi-Ceram 陶瓷,由于其氧化铝含量较高,虽使材料的断裂模量和断裂韧性明显提高,但在陶瓷中出现孔隙,且透明度下降。随后 Vita 公司开发出 In-Ceram,使材料具有良好的力学性能、光学性能的生物相容性。突出特点是修复体底层陶瓷强度高,有效地扩大了氧化铝陶瓷在口腔修复学中的应用范围。陶瓷氧化铝含量对瓷体性能的影响见表 27-3。

表 27-3 Al_2O_3 含量对瓷体性能的影响

Al_2O_3 含量 %	60	65	72	80	85	90	95	97	99
抗压强度(MPa)	400	420	500	660	800	940	1110	1150	1200
抗弯强度(MPa)	83	106	125	134	151	187	219	248	247
弹性模量(GPa)	108	120	146	230	271	318	321	365	400

(三) 氧化镁陶瓷

氧化镁陶瓷是以氧化镁晶体代替氧化铝晶体作为增强剂,因其有较大的热膨胀率,制成基底层,能与常规瓷粉匹配使用。

氧化镁陶瓷在热处理后,其中氧化镁与氧化铝反应,生成铝镁尖晶石晶体,产生体积膨胀,从而补偿了陶瓷在烧结过程中的收缩,因此亦称为无收缩瓷,其修复体的适合性较好。

(四) 玻璃陶瓷

玻璃陶瓷是由玻璃经过热处理过程获得的多晶固体。研究中发现,如果在某个适宜的温度范围内将其保存一定时间,玻璃这种非晶态的无定性物质就可以部分或整体地转变成结晶状态的物质。晶化后的玻璃与陶瓷差不多,因而称为玻璃陶瓷或微晶玻璃,其强度较常规陶瓷有较大幅度的提高,且半透明度好。在应用玻璃陶瓷制作修复体时可以采用失蜡铸造成形,故又称为铸造陶瓷。

第二节 全 瓷 冠

一、适应证与禁忌证

(一) 适应证

1. 前牙切角、切缘缺损、不宜用充填或金属修复体治疗者。

2. 前牙邻面缺损大，或冠部有多处缺损者。
3. 前牙牙冠因失活、氟斑牙、四环素染色等色度色彩问题影响美观者。
4. 因发育畸形或发育不良影响美观的前牙。
5. 错位、扭转牙而不能作正畸治疗者。
6. 因患者特殊需要，如为了美观或避免头颅磁共振干扰者。

(二) 禁忌证

1. 乳牙以及青少年恒牙牙体缺损且为活髓者。
2. 患者殆力过大，或因职业关系而易造成前牙牙折者。
3. 前牙严重磨耗、对刃殆患者未矫正者。
4. 过短、过小牙，无法取得足够固位形者。
5. 牙体缺损严重，缺乏抗力形者。
6. 牙周疾患不适宜作固定修复者。
7. 有夜磨牙症状者也慎重选择全瓷冠桥。

二、牙体制备

全瓷冠脆性大容易破裂，其基牙预备有严格的要求，在某种程度上说，细致的基牙预备是全瓷冠成功的关键。预备完成后预留的基牙间隙应满足最小厚度的铝瓷核材料，容许有一定厚度的玻璃基质渗透层以改善内部的颜色效果，保留一定间隙以恢复符合生物学特性的冠的外部形态(图 27-3~6)。基牙预备时基牙各面还应遵循以下具体要求。

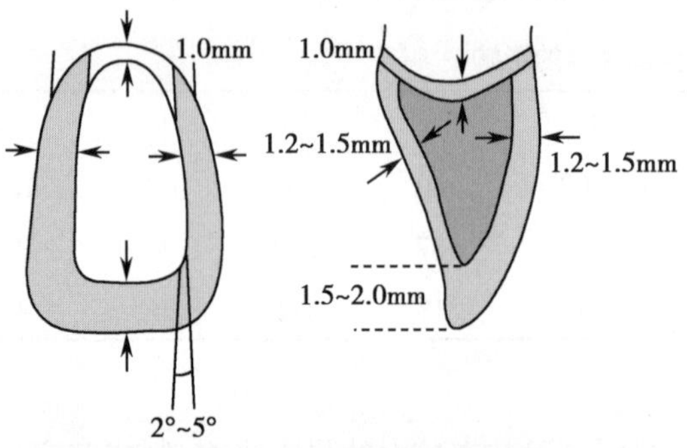

图 27-3 前牙全瓷冠各部牙体预备的尺寸

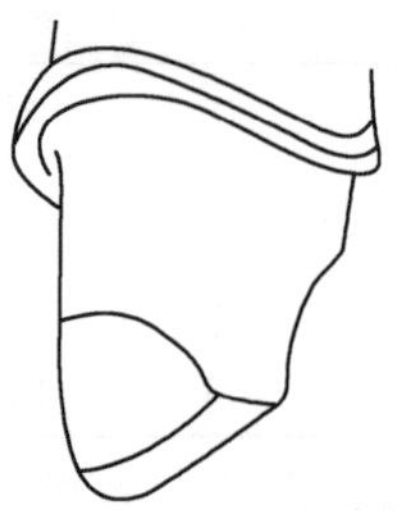

图 27-4 前牙全瓷冠牙预备后的外观

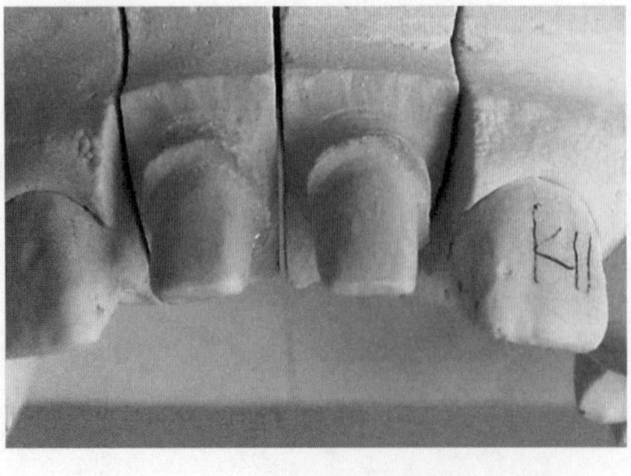

图 27-5 前牙全瓷冠牙体预备后的模型

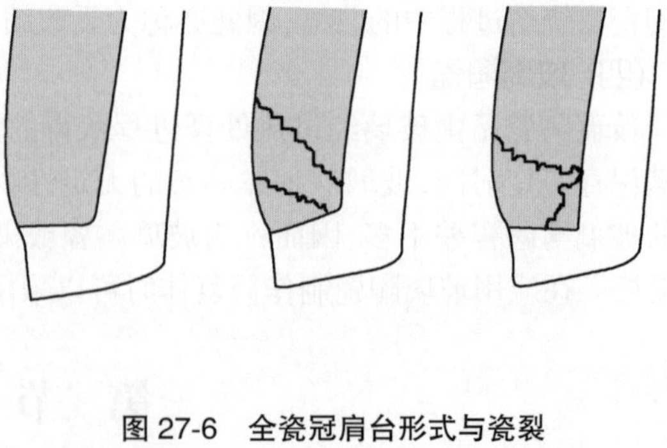

图 27-6 全瓷冠肩台形式与瓷裂

左图：正常瓷肩台；中图：瓷肩台大于 90°或右图：瓷肩台小于 90°都容易产生瓷裂

(一) 唇面制备

制备出 1.2~1.5mm 的间隙。同样，以倒锥砂石沿唇侧龈缘制备出深 1.0mm 的沟，再用轮形石或柱形金刚砂车针按唇面外形均匀磨除 1.2~1.5mm 的间隙(图 27-3)。

(二) 舌面制备

制备出 1.2~1.5mm 的间隙，去除舌隆突至龈缘的倒凹。先用倒锥砂石沿龈缘制备出深 1.0mm 的沟，再用轮形石或较大直径柱形金刚砂车针消除舌隆突至龈缘处的倒凹，并按照舌面解剖外形均匀磨除 1.2~1.5mm 的牙体组织(图 27-3)。

(三) 邻面制备

以金刚砂片或细金刚砂车针轻轻靠紧患牙邻面，沿切龈方向切割，去除邻面接触，并消除邻面倒凹，注意勿伤及邻牙。两邻面轴壁方向相互平行或向切端会聚 2°~5°。上前牙邻面消除倒凹并加 1.0mm 肩台的宽度约磨除 1.9~2.3mm 的厚度，下前牙邻面片切的厚度约为 1.7~1.9mm(图 27-3)。

(四) 切斜面制备

切端应保持 1.5~2.0mm 的间隙以保证瓷冠的强度。前牙切缘前伸及对刃时，上前牙的切缘承受下前牙的唇向咬合压力，故制备切端时，形成向舌侧倾斜 45°的切斜面，使上下牙咬合力的方向接近垂直。下颌牙切斜面应制备成唇向倾斜面。切斜面的制备用轮形石进行，并随时注意作前伸及对刃殆的检查，防止磨切过多或不足(图 27-3)。

(五) 肩台预备

为了美观和抗折需要，前牙的唇面和前磨牙的颊面保证预备出 1.0mm 宽并与轴壁成 90°的肩台，而其他部位的肩台宽度可根据牙体情况适当减少至 0.5~0.7mm。轴壁与龈壁的线角处稍圆滑(图 27-4)，如果瓷肩台大于 90°或小于 90°，都容易产生瓷裂(图 27-5)。

(六) 牙体预备完成

全瓷冠的牙体预备结束时，应特别注意检查各线角、点角处有无棱角，保证表面光滑流畅，防止引起应力集中。各个面保证有规定的厚度，上下前牙在各个功能位时也要有足够的瓷层空间，预防瓷裂。

后牙牙体预备基本步骤同前牙，但各部位牙体预备要求略有不同(图 27-7，8)。

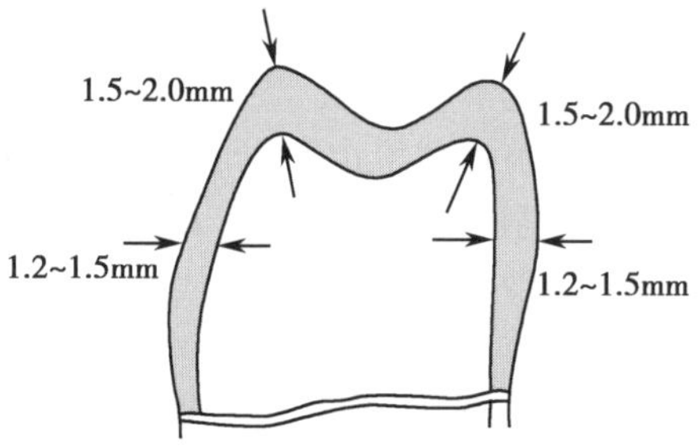

图 27-7 后牙全瓷冠牙体预备

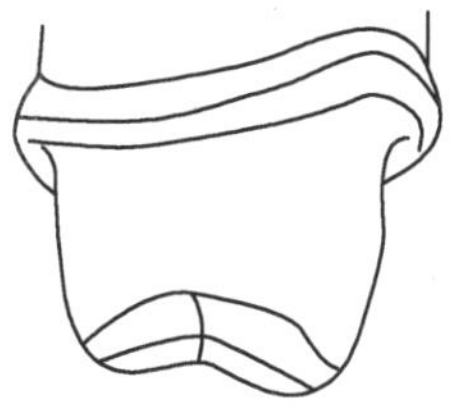

图 27-8 全瓷冠前磨牙预备后的外观

三、铝瓷基底的全瓷冠制作

(一) 模型制备

基牙预备完成后，制备精细准确的主模型(master cast)。然后制备可卸代型，修整代型边缘并填补轴向倒凹，在可卸代型上涂布分离剂，分离剂应距修整过的代型边缘 0.5~1.0mm。在主模型上使用硅橡胶印模材料制作局部印模和耐火模型，耐火材料的热膨胀系数应与初次烧结时的粉浆浇铸制件材料的热膨胀系数保持一致。精修耐火模型后准确标记牙冠的边缘线，为减少代型的吸水性，要在模型表面涂布封闭剂。

(二) 基底冠制作

制备基底冠，将氧化铝瓷粉用配套溶剂调和，在超声振荡器上震动均匀。迅速将瓷泥用小软毛刷堆放在预备好的代型上，用手术刀初步雕刻成形。模型吸水后铝瓷颗粒初步结固成形。等完成的铝瓷基底干燥30分钟后，再在其表面涂附液体固定剂以便于烧结后修整模型。

（三）基底冠烧结

完成堆瓷后进行烧结。整个烧结过程大约需要10小时，烧结最高温度达到1120℃，维持2小时以利于铝瓷形成结晶。由于烧结过程中模型的收缩使得铝瓷基底很容易与模型分离。使用轮形砂石或金刚石砂车针初步修整铝瓷基底冠。

（四）玻璃基质渗透

在成形的铝瓷基底中渗透入玻璃基质不但能改善铝瓷冠的颜色和透明度，还可以提高铝瓷冠的强度。玻璃基质颜色应参考相应产品的比色板确定。将玻璃基质粉末用蒸馏水调拌均匀后在修复体上堆筑成形。注意应留出小部分区域作为玻璃基质渗透过程中的排气孔。将完成的修复体放置在铂金片上再次烧结，玻璃基质渗透过程的烧结温度可达1100℃，单冠保持4小时，固定桥保持6小时。在渗透过程中，玻璃基质主要通过毛细作用渗透至铝核材料中。铝核表面的渗透层一般厚度约0.2~0.3mm，它可以增加修复体的色饱和度降低光透射，而且渗透层不会损害全瓷冠的强度。

（五）全瓷冠烧结

玻璃基质渗透过程完成后，用金刚石砂车针修整多余部分。用气枪对其表面进行清洁，然后在修复体上堆塑传统的烤瓷，以恢复冠的解剖形态和咬合功能。常规用配套的切瓷完成切端瓷。完成塑型后再次进行烧结。最后打磨、上釉和抛光，完成修复体。

四、修复体完成

（一）调䝢

全瓷冠的调䝢、粘固完成与金属冠桥有很大不同。当冠未完全就位之前不能在修复体上施加过大的力。在冠调整咬合过程中应使用薄咬合纸试合，必要时可以将全瓷冠用低黏性的合成橡胶印膜材料暂时粘固在基牙上进行调䝢，以利于基牙对全瓷冠的支持。

在调䝢时，对于大范围的咬合高点的调改应在口外进行，使用低速手机进行磨改。对冠表面小的沟窝磨改时，可使用小型点状金刚砂车针和绿矾石尖进行磨改。

切记，磨改金属冠桥的器械不能用于全瓷冠的调䝢，因为磨改过程中金属磨头上的金属颗粒可能嵌入全瓷冠内，引起全瓷冠发生颜色改变。

特别是在调整锐边时，应注意与磨改金属冠桥不同，应使用砂石从锐边向表面平坦的区域磨改，以防止尖锐边缘处发生折裂。对修复体少量的调整最好在修复体粘固完成后进行。调䝢完成后修复体表面的粗糙面先用清洁的白砂石磨改，然后依次用粒度由大到小的橡皮轮抛光完成。

（二）调色

对全瓷冠的颜色进行调色。在试冠时要在湿润状态下并在白炽、荧光或自然光线下对修复体的颜色进行评估。使患者在不同光线下都能对全瓷修复体的颜色表示满意，而不仅仅是在自然光下能达到美观效果。

（三）上釉

一般情况下少量的调改只需要再次抛光就可以达到要求。如果调整范围较大时，也可以先抛光后再次上釉达到美观效果。

五、修复体粘固

全瓷冠可以通过磷酸锌水门汀、玻璃离子水门汀或双聚树脂粘固剂进行粘固。树脂粘固剂通常有四种颜色（A2，C2，B1，B3），可根据配色需要来选择不同的粘固剂。粘固后可能会对原有的半透明冠的颜色有所影响。

粘固前应对全瓷冠组织面进行清洁、酸蚀、硅烷处理，预备好的基牙也应该清洁和酸蚀处理。有研究表明，全瓷冠内酸蚀后使用树脂粘固剂进行粘固的强度比用磷酸锌水门汀或玻璃离子水门汀粘固强度高约50%。

1. 冠的清洁　全瓷冠在技工室完成后，在试戴前首先应该用乙醇或丙酮清除冠内外有机组织碎片，然后再用超声清洁机清洗。如果还需要进一步清洁，则可以使用液体磷酸酸蚀剂进行处理。冠的硅烷处理方法是，将硅烷与催化剂按1：1混合，并调拌10~15秒，再放置5~10分钟后涂布在全瓷冠的组织面，通过空气缓慢干燥。操作时应特别注意不要将硅烷处理剂污染全瓷冠的外表面，必要时可以使用蜡将全瓷冠的外表面加以保护。

2. 基牙的清洁　粘固前，常规用杯状橡皮轮和浮石粉对基牙进行清洁和抛光，水冲洗、干燥后，再用37%磷酸小棉球将基牙酸蚀30秒，最后用水冲洗20秒后，空气干燥。

粘固时，先在基牙表面涂敷一层结合剂，将其在基牙表面保持15秒，空气自然干燥。然后在基牙表面用小毛刷均匀刷一薄层粘结剂。用高压气枪轻轻吹薄粘结剂并保持15秒。用光固化灯照射20秒，使基牙表面树脂固化。注意不要将结合剂和粘结剂涂在修复体表面。

使用双固化粘固剂时，将等量的粘固剂基质和催化剂混合，用塑料调拌刀均匀调拌10~20秒。取一定量的调拌好的粘固剂涂布在全瓷冠的内表面，将全瓷冠在基牙上缓慢就位，挤出多余的粘固剂。用干净的小毛刷去除冠龈边缘多余的粘固剂，注意可适当多保留一些粘固剂以保证冠边缘的密封。用光固化灯在唇、舌侧的颈缘和咬合面方向分别照射40秒进行固化。如果不使用光固化，必须在粘固后保持6分钟，以利于粘固剂自动聚合。然后去除冠的龈边缘多余的粘固剂，调整咬合增高的部位，最后抛光完成全瓷冠修复。

第三节　铸造玻璃陶瓷冠

玻璃陶瓷（glass-ceramic）又称微晶玻璃，是在玻璃基质中加入晶核形成剂，并通过一定的热处理，使玻璃基质中有晶体生成，即形成玻璃与晶体共存的状态。惰性玻璃陶瓷主要应用于口腔医学领域。以铸造工艺制作全瓷冠的玻璃陶瓷称为铸造玻璃陶瓷（castable glass-ceramic）。

玻璃陶瓷是20世纪80年代初发展起来的，它以较高的机械强度和硬度、良好的化学稳定性等著称。玻璃陶瓷按基础玻璃成分的不同，可分为硅酸盐、铝硅酸盐、硼硅酸盐、硼酸盐及磷酸盐五大类玻璃陶瓷，也可根据玻璃析出的结晶成分，分成氧化铝、白榴石、云母、磷灰石系玻璃陶瓷。

一、玻璃陶瓷材料

玻璃陶瓷是由结晶相和玻璃相组成的。结晶相是多晶结构，晶体细小，比一般结晶材料的晶体小得多，一般小于0.1μm。晶体在微晶玻璃中的分布是按三维空间取向。在晶体之间分布着残存的玻璃相，玻璃相将大量的、粒度细微的晶体结合起来。结晶相的数量一般为50%~90%，玻璃相的数量为5%~50%。玻璃陶瓷中结晶相、玻璃相分布的状态随着它们的比例而变化。当玻璃相占的比例大时，玻璃相呈现为连续的基体，而彼此孤立的晶相均匀地分布在其中；如玻璃相数量较少时，玻璃相分散在晶体网架之间，呈连续网络状；当玻璃相数量很少时，它就以薄膜的状态分布在晶体之间。而玻璃陶瓷的性能，主要由析出晶体的种类、晶粒大小、晶相的多少以及残存玻璃相的种类及数量决定。而以上诸因素又取决于玻璃的组成及热处理。另外，成核剂的使用是否适当，对玻璃的微晶化起着关键的作用。

由于玻璃陶瓷铸造后形成独特的组成及结构，使其性能有了较大改善，逐渐满足口腔修复学的要求。

1. 机械性能　由于玻璃陶瓷的微观结构中结晶相和玻璃相呈无定形网状交织分布，相互嵌合锁结，因而可阻止玻璃陶瓷中微裂纹的扩展，使得玻璃陶瓷的强度提高，能承受较大的咬合力而不发生脆性破坏。

2. 边缘适应性　边缘适应性主要包括铸造玻璃陶瓷冠边缘完整性和修复体就位后冠边缘与基牙肩台的缝隙大小。有研究报道，铸造后玻璃陶瓷冠有着完整的冠边缘，玻璃陶瓷冠与基牙肩台的缝隙约48±7μm，而金冠边缘与基牙肩台的缝隙约57±19μm。可以看出铸造玻璃陶瓷冠有良好的边缘适应性。

3. 生物相容性　铸造玻璃陶瓷冠边缘适应性良好，玻璃陶瓷材料中含有的氟化物能阻止菌斑的形成，加之冠表面致密、光滑不利于细菌黏附有利于软组织对铸造玻璃陶瓷冠的反应，改善其卫生状况，提高铸造玻璃陶瓷冠的生物相容性。

4. 耐磨性 铸造玻璃陶瓷材料的硬度和耐磨性与自然牙相匹配，加之冠表面均匀致密和光滑，有效地提高了铸造玻璃陶瓷冠的使用效率和寿命，并且不会造成对殆自然牙的损坏。

5. 热传导性 铸造玻璃陶瓷材料热传导系数和热膨胀系数较小，能起到良好的冷热绝缘效果，做成修复体后同样能有效地起到保护基牙的作用。

6. 操作性能 铸造玻璃陶瓷冠的制作是通过成熟和常用的失蜡铸造方法完成的，因此，铸造玻璃陶瓷冠的制作相对简单易行。

7. 美学特性 铸造玻璃陶瓷冠最主要的特点就是其逼真的美观效果。铸造玻璃陶瓷材料中的云母结晶能像自然牙釉质一样将入射光散射和反射，使得铸造玻璃陶瓷材料呈现半透明特性，因而制作的铸造玻璃陶瓷冠可取得与自然牙相似的美学效果。

二、玻璃陶瓷的临床应用

20 世纪 80 年代新开发的可铸造玻璃陶瓷，因其具有与天然牙相近的性能、良好的生物相容性，及与人牙釉质相似的美学特性，受到国内外学者的广泛重视，并成为具有开发前途的口腔修复材料。美国 Corning 玻璃公司开发的 Dicor 玻璃陶瓷材料投放市场已二十余年，这种修复体的美学效果已得到广泛的认同。

但其长期临床观察，失败率较高也已引起大家的重视。Moffa 在 1988 年发现 Dicor 磨牙冠、前磨牙冠和前牙冠三年内失败率分别为 35.3%、11.8%、3.5%。Ellison 1992 年的研究结果表明，7 年内 Dicor 后牙冠失败率为 40%，主要表现为冠破裂。厂家认为后牙冠失败的主要原因是牙殆面部分的厚度小于 1.5mm。而三维有限元应力分析结果表明：如果粘固剂层致密，且无大气泡，则殆面部分的厚度并不是引起失败的主要原因。有些学者认为，如果酸蚀处理冠组织面并用树脂基粘固剂可提高冠的抗弯强度。目前报道的玻璃陶瓷材料有近十种。

（一）氧化铝质玻璃陶瓷

1903 年 Charles Land 采用铂箔技术用长石瓷粉在耐火模上制出第一个色泽与自然牙相似的瓷甲冠（porcelain jacket crown），由于该瓷抗弯曲强度低，仅为 60~70MPa，瓷冠易于破裂，应用受限。目前，氧化铝质玻璃陶瓷的代表产品主要有：

1. Hi-Ceram 是应用较早的氧化铝质玻璃陶瓷产品。氧化铝含量超过 50%，具有良好的操作性能和遮色性能，该产品中 Al_2O_3 颗粒按一定比例分布，强度较高，抗弯强度可达 140~180MPa。

2. In-Ceram 是应用较为广泛的氧化铝质玻璃陶瓷，它含有：Al_2O_3 82%，$La_2O_3$12%，SiO_2 5%，CaO 0.5% 和 0.5% 其他氧化物。Al_2O_3 颗粒平均为 3.8μm。其抗弯强度为 420~520MPa。

（二）白榴石质玻璃陶瓷

白榴石（$K_2O \cdot Al_2O_3 \cdot 4SiO_2$）质玻璃陶瓷也是一类性能较好的陶瓷产品。其热膨胀系数为 $31 \times 10^{-6}/℃$。白榴石结晶既可能调整产品的热膨胀系数，又可以提高其强度。由于分散在玻璃基质中的白榴石结晶热膨胀系数高，冷却时可使玻璃处于压缩状态，因而增加了其潜在强度。白榴石玻璃陶瓷代表产品主要有：

1. Opect HSP 该白榴石质玻璃陶瓷的半透明性好。其成分为：$SiO_2 \cdot Al_2O_3 \cdot K_2O \cdot CaO \cdot Na_2O$ 和 B_2O_3，晶粒大小约为 4μm，抗弯强度为 105~170MPa。

2. IPS-Empress 是目前应用最多的玻璃陶瓷，其成分为：$SiO_2 \cdot K_2O \cdot Al_2O_3 \cdot Na_2O \cdot CaO$ 和 TiO_2 等，抗弯强度达到 180MPa，析出相呈现为不同组态的片状孪晶，与非晶基体结合甚好，这是一种为取代 Cerestore 和 Alceram 而开发出的新型无收缩的注入型核瓷材料。

（三）云母系玻璃陶瓷

云母结晶增强的可铸玻璃陶瓷材料在 20 世纪 80 年代即着手研究，投入临床应用也较早。这类材料的代表产品主要有以下两种：

1. Dicor Corning 玻璃公司的产品，其主要成分为：SiO_2 61%，MgO 19%，K_2O 9%，少量 MgF_2.Al_2O_3 和 ZrO_2。结晶相为四硅氟云母，晶体占总质量的 55%。Dicor 可铸造造玻璃陶瓷晶化处理后，玻璃基质中云母结晶相互交错，使其强度提高，抗弯强度可达 115~150MPa。

2. Cerec Dicor MGC 是基质中氟金云母（$KMg_3AlSi_3O_{10}F_2$）结晶占总重量的 70% 的玻璃陶瓷。其抗弯强度为 145~170MPa，它是一种可切削玻璃陶瓷，已应用于临床。

三、适应证与禁忌证

（一）适应证

铸造玻璃陶瓷修复适用于因美观需要的①前牙贴面、3/4 冠、全冠等修复；②后牙的嵌体、全冠修复；③对金属过敏的患者；④牙周夹板。据报道，因为铸造玻璃陶瓷冠有良好的生物相容性，材料中含有的氟化物能阻止菌斑的形成。加之冠表面致密、光滑的特点不利于细菌黏附，这些均有利于牙周组织健康。因此，铸造玻璃陶瓷还可以试用牙周夹板修复。

（二）禁忌证

铸造玻璃陶瓷冠主要的禁忌证是：①基牙牙冠高度不足；②咬合紧的深覆殆、深覆盖；③过小牙、牙冠小而不能满足基本的牙体预备要求者；④夜磨牙症的患者。如果基牙牙冠高度达不到一定高度，修复体固位、抗力条件都较差，除非采用牙冠延长术或牙髓治疗，否则，修复效果不好。

四、牙体制备

铸造玻璃陶瓷冠的牙体制备参考本章第二节全瓷冠。

五、基本制作过程

（一）制作蜡型

1. 先在代型上涂两层间隙涂料，以便蜡型能够顺利脱下。
2. 间隙涂料的颜色最好与最后的粘固剂颜色一致，便于观察修复体粘固后的效果。
3. 用蜡恢复牙生理外形和咬合接触关系，蜡型厚度不能少于 1mm。
4. 蜡型外形的制作基本要求同铸造全冠蜡型。
5. 铸道应短而粗，直径约 10mm，以利于流动性较差的玻璃陶瓷在铸造时能注入模型。

（二）包埋铸造

1. 包埋材料选用与玻璃陶瓷专门配套的磷酸盐包埋料，这样才能恰到好处地利用适当的膨胀量来弥补玻璃陶瓷铸造时的收缩。

2. 铸造

（1）将模型从室温升至 232℃（450°F），保温 30 分钟。

（2）再升温至 955℃（1750°F），保温 30 分钟后准备铸造。

（3）铸造采用离心铸造机。将铸瓷材料放在氧化锆坩埚内升温至 1399℃（2600°F），即可开始铸造。由于熔融的玻璃有较大的黏性，铸造后铸造机还应继续旋转 4 分多钟。

（4）清理铸件，在 40psi 气压下，用 25μm 氧化铝喷砂，去除铸件上残留的包埋料。喷砂时注意气压不能大于 40psi，以保护铸件免受磨损。

（三）瓷化处理

以金刚砂片切除铸件的铸道，再用石膏包埋料将修复体重新包埋，按照瓷化处理程序进行瓷化处理。把包埋好的铸件放入瓷化炉中，将温度在 1.5 个小时 内从室温升至 1010℃（1900°F），并维持 6 小时。瓷化过程就是将云母结晶渗透到玻璃基质中，使 50% 左右的成分转化为陶瓷晶体。

（四）上色

根据相应产品提供的比色板确定色瓷的颜色。上色瓷与传统烤瓷着色剂不同，它是在低熔、高亮度的长石瓷中添加了金属氧化物着色剂。在铸造玻璃陶瓷冠表面均匀涂布一薄层色瓷，等溶剂自然挥发后在空气中加温由676℃升至940℃（1300~1725°F）烧结并维持1分钟。待冠自然冷却后，重复上述步骤直至满意为止，并达到自动上釉的效果。一般情况下上色过程需要重复三次即可，对于有些因脱钙而颜色异常的区域，可以试用传统陶瓷着色剂加以修改。

需要牢记的是，铸造玻璃陶瓷冠的最后颜色由上色瓷后修复体的色彩和粘结剂的颜色共同决定。

六、试戴与修改

试戴时应将铸造玻璃陶瓷冠在基牙上轻轻就位，不能采用强迫就位以免冠边缘折裂。然后作正中𬌗和侧向及前伸𬌗的调整，务必做到咬合面均匀接触。调𬌗过程中，如有必要，可以试用黏度较低的粘固剂将冠暂时粘固后，再进行调𬌗，以保证在调𬌗时冠的稳定。临时粘固剂的颜色应与冠的颜色有所区别，以便于观察冠的就位情况和调𬌗结果。对于个别咬合高点，可以使用高速手机，试用砂粒较细的金刚砂车针轻轻磨改。调𬌗完成后，对于已磨改的区域要使用瓷磨光橡皮轮和抛光膏进行抛光后才可以粘固。

七、酸蚀处理

由于铸造玻璃陶瓷材料是由云母结晶分散在玻璃基质中形成的双向结构，在冠的组织面酸蚀处理后，会产生与自然牙釉质表面在经过磷酸酸蚀后一样的微观结构。这对树脂粘固剂与铸造玻璃陶瓷材料之间的粘结有利。其粘结力可达2500~3000psi。而粘固面未进行酸蚀处理者，其粘结力为1400~1600psi。良好的粘结力与材料本身较高的机械强度和杰出的自然美观效果有关，使得铸造玻璃陶瓷材料成为贴面、部分冠、全冠理想的修复材料。

八、粘固、完成

1. 使用配套的粘固剂 由于铸造玻璃陶瓷修复体的透明度高，粘固剂的色度会透过修复材料影响最终的色彩效果。因而，铸造玻璃陶瓷修复体的粘固应使用相配套的粘固剂。并要根据比色结果选择粘固剂。

2. 可选择的粘固剂种类 铸造玻璃陶瓷修复体可以选用带颜色的氧化锌水门汀和光固化或化学固化的聚氨酯树脂等粘固剂完成粘固。

3. 氧化锌水门汀的粘固 如果使用氧化锌水门汀进行粘固时，氧化锌水门汀最好使用水进行调拌，以免影响粘固剂结固后的颜色。

4. 先试粘固再永久粘固 在选择树脂粘固剂时，同样可以用一定颜色的黏度较小的粘固剂试戴直至颜色满意为止。最后粘固使冠就位的过程中，要用手指挤压铸造玻璃陶瓷冠就位消除制作时在代型上预留的粘固间隙。

5. 粘固剂结固前，仔细清除过多的粘固料。粘固剂结固后，以探针仔细检查牙龈边缘，必要时，用小锥状抛光车针磨光尖磨光修复体边缘。

九、氧化锆全瓷冠桥

近年来，为增加全瓷修复体的适用范围，全瓷材料研究者推出了锆瓷材料，它的特点是高强度、高韧性，因此可用于固定桥修复(图27-9，10)。有资料显示目前可用4~8个单位的固定桥。其基底部分是锆瓷，表面是饰瓷。具体设计要求同全瓷冠，为了增加固定桥的使用年限，连接体部分的设计加宽加厚。而且随着研究的深入，材料性能的改进，其应用范围还可能增加。但其不足是透明度相对较低，明度较高，目前主要用于后牙的全瓷冠修复。

粘固时，应用专门的粘固材料(图27-11)。其中，有不同颜色试粘结剂。为了增加瓷界面的粘固强度，对污染界面做酸蚀后应使用瓷层偶联剂（图27-12），在专用调拌盘上（图27-13）调拌牙面使用粘结剂（图27-14），把调拌均匀的粘结剂的催化剂与基质糊剂（图27-15）输送到牙体及瓷修复体粘固面，然后缓缓在基牙上并加压使其就位，用棉片擦去多余粘固剂，并在修复体颈缘放一圈防止氧化的糊剂（图27-16），光固化20秒，然后擦除糊剂，用小锐利器械或边缘抛光钻修整冠边缘，完成粘固。

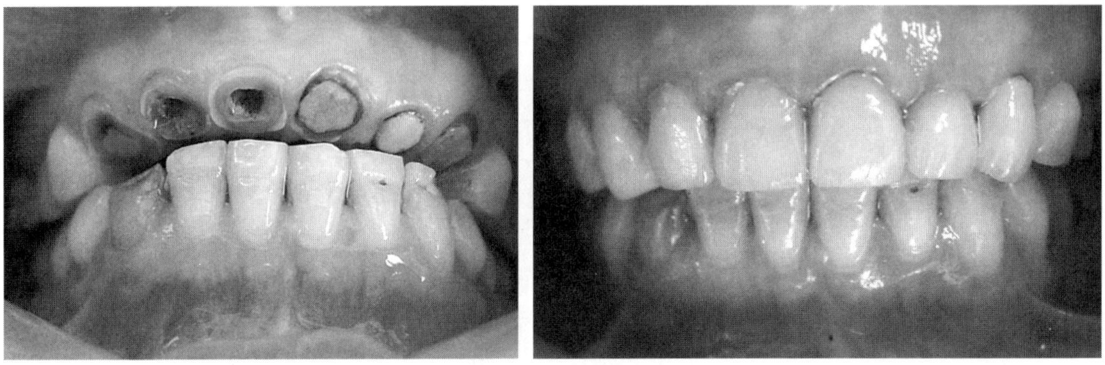

图 27-9 锆瓷联冠

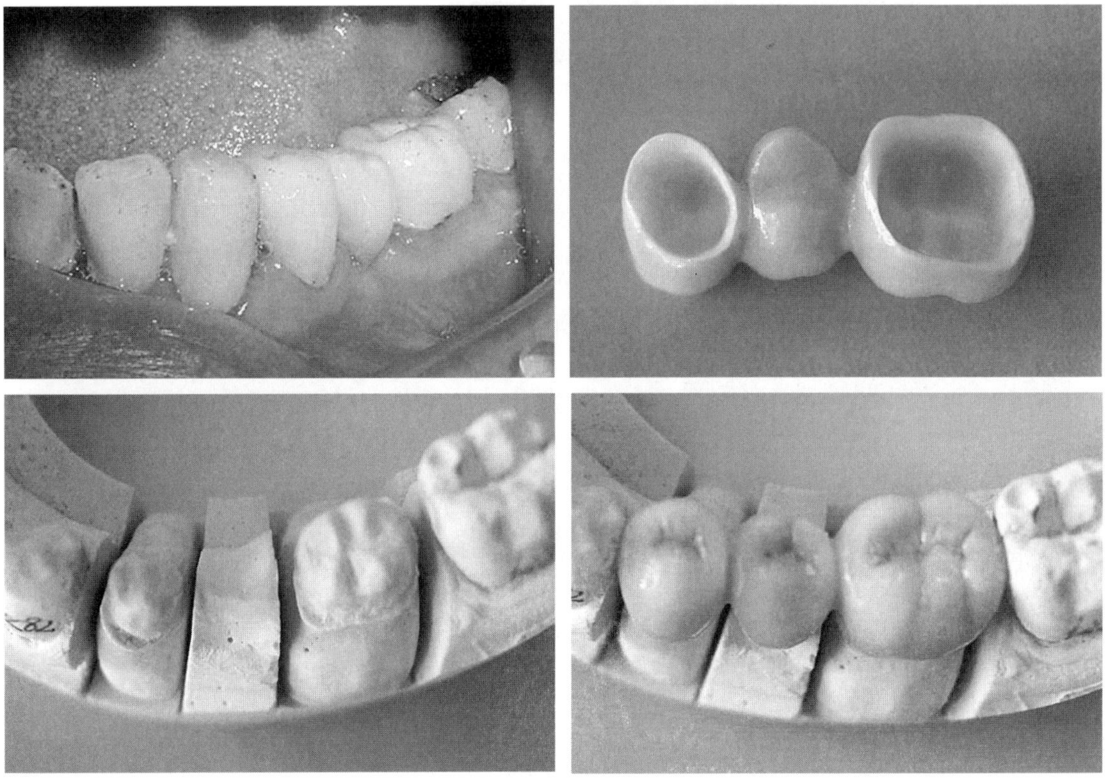

图 27-10 锆瓷后牙固定桥

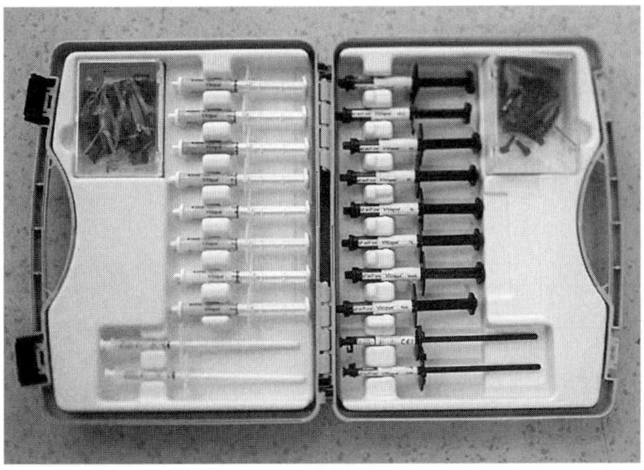

图 27-11 瓷粘结剂中的试粘结剂
带试粘结剂的瓷粘结剂

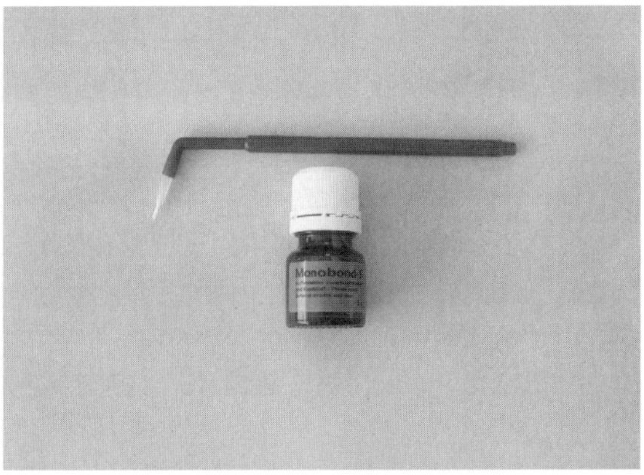

图 27-12 瓷粘结用偶联剂

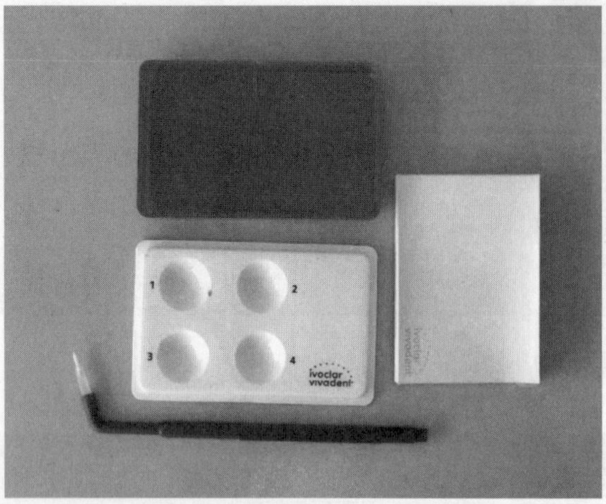

图 27-13 粘结剂混合专用调和盘

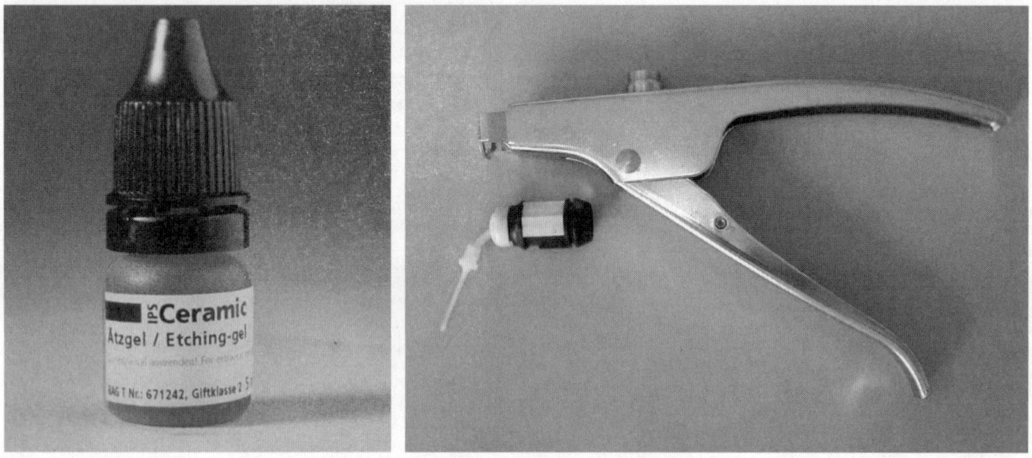

图 27-14 瓷粘结剂及自混合瓷粘结剂

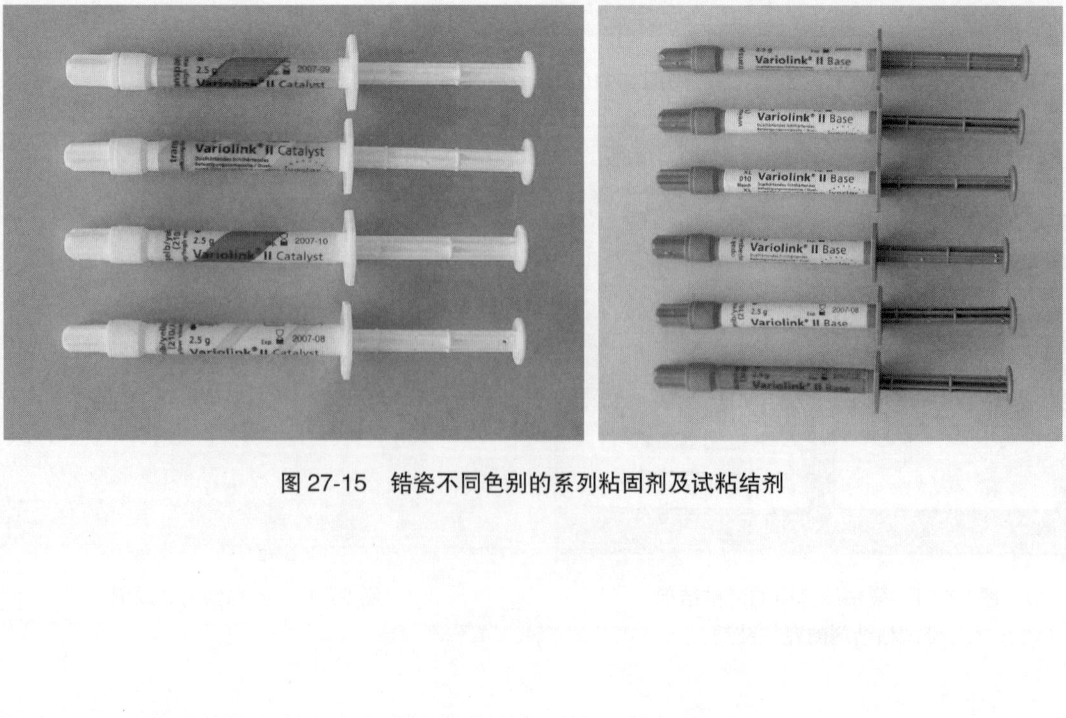

图 27-15 锆瓷不同色别的系列粘固剂及试粘结剂

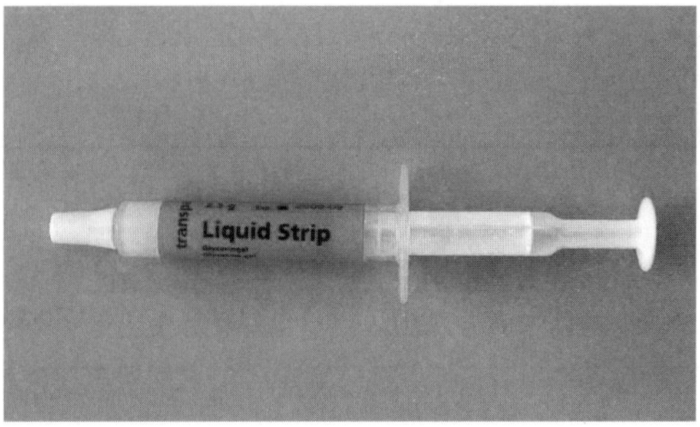

图 27-16 瓷修复体冠边缘防止氧化糊剂

需要注意的是，应当使用瓷粘结剂及其系列器材；对粘固面受到污染的界面，应当采用氢氟酸做酸处理；为防止修复体边缘固化不足，应在粘固时使用防氧化糊剂；为防止瓷裂，调整咬合应在修复体结固后进行，并注意抛光。

（辛海涛 马轩祥）

参考文献

1. Leslie C Howe.Inlay,Crowns and Bridges A clinical Handbook.5th ed.RH Servicees,Welwyn,Hertfordshire,Printeksa,Spain,1993
2. 陈志清．最新口腔材料学．成都：四川科学技术出版社，1989：124-148
3. Josef Schmidseder. 美容牙科学彩色图谱．章魁华，译．北京：中国医药科技出版社，2003：183-192
4. 马轩祥．口腔修复学．第5版．北京：人民卫生出版社，2003：131-136
5. 徐君伍．口腔修复理论与临床．北京：人民卫生出版社，1999：299-324
6. 李立华．高强度生物微晶玻璃的研究．酸盐通报，1992，3：4-8
7. 高法章．齿科陶瓷的进展．口腔材料器械杂志，1991，26(5)：197-255
8. Malone WFP,Koth DA. Tylman's Theory and Practice of Fixed Prosthodontics. 8th ed. America:Inc. St.Louis ,1994:447-453
9. Herbert T. Shillingburg,Sumiya Hobo,Lowell D. Whitsett,et al.Fundamentals of Fixed prosthodontics.3rd ed. Chicago:Quintessence Publishing Co.,1997:433-441
10. 赵云凤．口腔生物力学．北京：北京医科大学出版社，1996
11. Grossman DG,Nelson JW. The bonded Dicor crown.J Dent Res 66:206,1987,Abstract No,800 after post space preparation:a fluid transport study,J Endod 2001,27:292-295
12. Nissan J,Dmitry Y,Assif D. The sue of reinforced composite resin cement as compensation for reduced post length.J Prosthet Dent,2001,86:304-308
13. 赵云凤．现代口腔固定修复学．北京：人民军医出版社，2007：227-292
14. 徐军等．口腔固定修复的临床设计．北京：人民卫生出版社，2006：37-70，96-97，103-122
15. 刘峰. 口腔美学修复临床实战．北京：人民卫生出版社，2007：139-171
16. PascalMagne,Urs Belser. 前牙瓷粘结性仿生修复．王新知，译．北京：人民军医出版社，2008：107-149

第二十八章

桩核冠、桥修复

伴随着根管治疗技术的发展，口腔器材设备的更新，许多严重缺损的患牙得以治愈和保留。这大大地缩小了拔牙的适应证，降低了失牙率，提高了人们的生活水平和生活质量。但根管治疗后大面积缺损的牙体常常因缺少足够的牙冠组织支持而致牙体修复失败，或由于失去牙髓组织使牙体变脆而出现牙折。

因此，需要一种技术来解决上述问题。在过去50年间，常采用的技术是桩冠修复。它是利用金属冠桩插入根管内以获得固位的一种全冠修复体（图28-1）。其形态和牙冠色泽接近自然牙，美观舒适，制作简便，支持与受力形式合理，曾是一种较流行的治疗残根残冠的修复体。但传统的桩冠存在种种局限，如受力不合理、牙冠损坏后往往需要连同根管内的桩一并拆除等。在20世纪90年代，随着材料学的发展，将过去一段式的桩冠改为分段式的桩核冠，即根管内插入铸造固位桩，根外段形成核，然后再进行全冠修复（图28-2）。由于这种结构更为合理，所以仍是目前一种常见的修复方式。

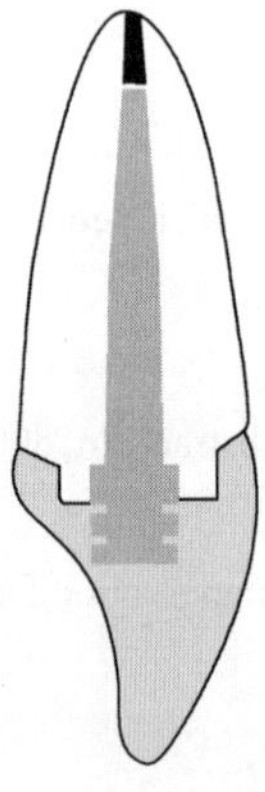

图28-1　桩冠修复的基本结构

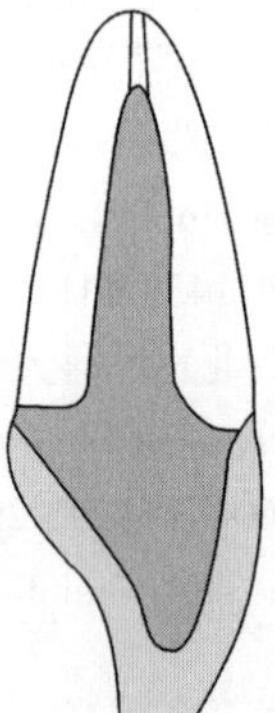

图28-2　铸造桩核冠的结构

第一节　桩核基本原理

一、桩核冠的固位与抗力

桩核冠的成败主要取决于桩的固位力，该固位力主要与桩钉的长度、直径、形态及粘固剂的选择有关。

（一）冠桩的长度

桩冠的固位力的产生主要是依靠桩与根管壁间的摩擦力和粘固剂的黏着力，因此，冠桩的长度有重要意义。在其他条件相同的情况下，冠桩长者产生的摩擦力与黏着力大。但冠桩长度受根管解剖条件的限制，在临床上应结合根径、骨支持高度、根管封闭性等综合考虑桩的植入长度。下面是设计时应考虑的一些要点。

1. 冠桩的长度通常为根长的 2/3~3/4，并应等于或大于临床牙冠长度。确定桩长度根据实际冠根比例时，可依靠 X 线牙片的牙根长度、根管粗细及弯曲情况而定。若冠桩长度达不到理论要求，而且固位不足时，应通过其他措施弥补，如加用辅助固位钉、采用联冠等。

2. 冠桩的长度大于或等于牙支持骨高度的 1/2 及冠长与根长支持之和的 1/2 等，以保证冠桩能获得足够的支持力。

3. 冠桩的长度应使根尖部保留 3~5mm 充填材料，有利于根尖部的封闭。根管治疗后，其充材料还应致密，以便隔离口腔与根尖周组织，有效地预防根尖病变的发生。另外，侧支根管多发生在根尖区，保留主根管内的充填材料有助于对侧支根管的封闭。因此，在预备根管时必须保留一定长度的根充材料。从力学角度分析，根尖区的牙根直径小，抗力形差，利用价值不大且易造成根折，通常情况下力争铸造桩核的长度与根长之比大于等于 3/4（图 28-3）。

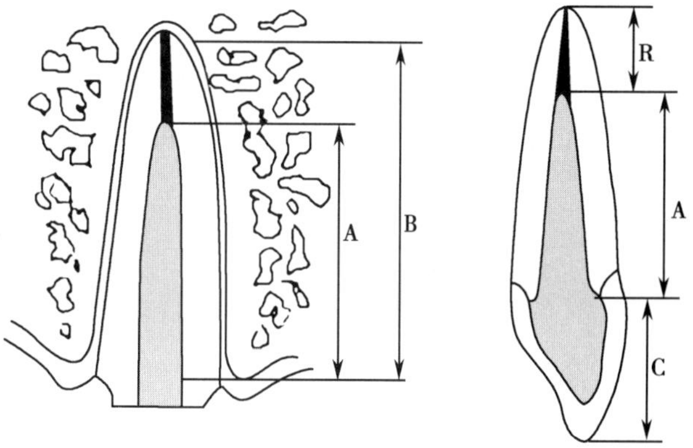

图 28-3　根管桩的长度示意图

A∶B（A+R）≥3∶4

（二）冠桩的直径

冠桩的直径与桩冠的固位和牙根的抗力形有关。从力学角度考虑，理想的冠桩直径应为根径的 1/3，而且根的外形呈锥形，冠桩的直径应向根尖方向逐渐减小。此外，还要考虑所用桩材料的强度，使之满足功能要求。

Johnson 认为直径大的冠桩比直径小的冠桩可增加 24% 的固位力，主要是由于冠桩直径的增加，加大了桩与根管壁的接触面积，增加了摩擦力，从而提高了固位力。但当桩的直径增大时，牙本质内根中 1/3 及根尖部的应力也相应增大。冠桩直径大，必须磨去过多的根管壁，造成根管壁强度下降，桩冠侧向受力时，容易发生根折。直径过粗，也增加了牙根穿孔的可能性。所以，不提倡用增加桩直径的方法来提高固位力，通常铸造桩核直径应接近根径直径的 1/3（图 28-4）。

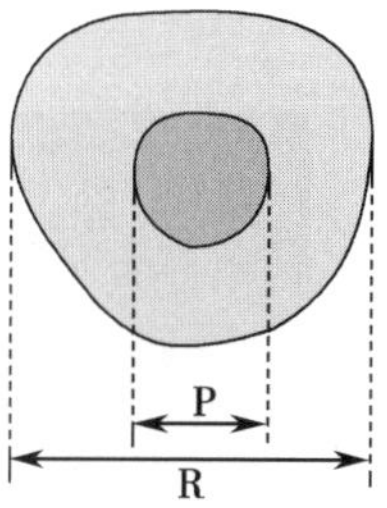

图 28-4　根管桩的直径示意图

P- 桩径，R- 根径，

P∶R≅1∶3

（三）冠桩的形态

桩的表面外形与桩的固位力密切相关。大体上可分为平行桩、梯形桩与锥形桩三种（图 28-5~7）。

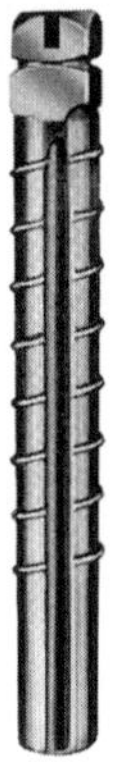
图 28-5　平行桩

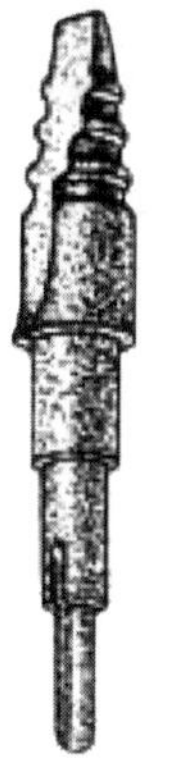
图 28-6　梯形桩

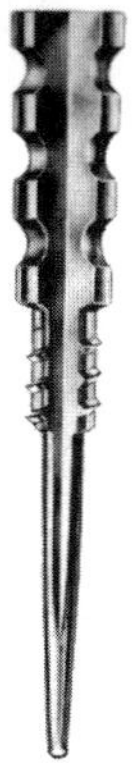
图 28-7　锥形桩

平行桩按固位力的研究结果证明聚合度小，固位力大。固位力比锥形桩好。适用于根长且粗大者。

锥形桩适用于细根、短根、继发牙本质少的患牙。而且只要符合设计要求，密合度好，并良好就位与粘固，不会导致固位力不足。

而梯形桩兼具前两种桩的优点，其界面应力较小，由于其桩部呈阶梯圆柱形，使桩与根管壁有极佳的贴合，具有优良的固位力。

按表面外形还可分为光滑桩（图 28-8）、螺纹状桩，后者根据螺纹的剖面形状分为三角形锯齿状与平口锯齿状（图 28-9，10）。除自攻螺纹外，表面纹理对固位力的增加作用并不很明显。桩-核一体者不能用自攻螺纹，不仅根外段准确对位困难，而且易导致牙折。另外，还有用于龈下残根的穿龈圆柱状桩（图 28-11），在历史上曾经使用的不同形状和结构的桩核如图 28-12 所示。

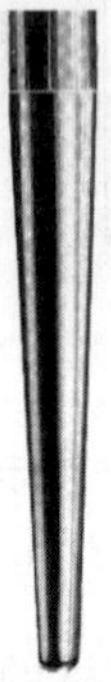

图 28-8 光滑锥状桩

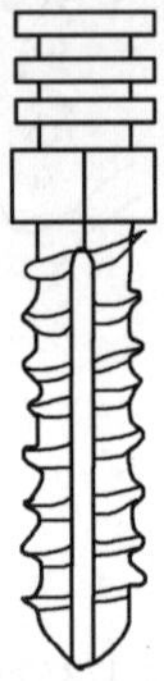

图 28-9 三角形螺纹桩

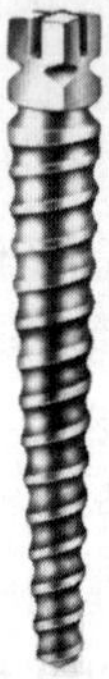

图 28-10 平口螺纹桩

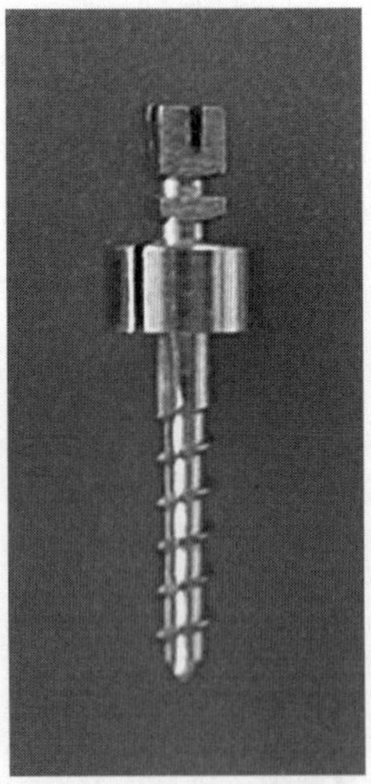

图 28-11 穿龈柱状螺纹桩

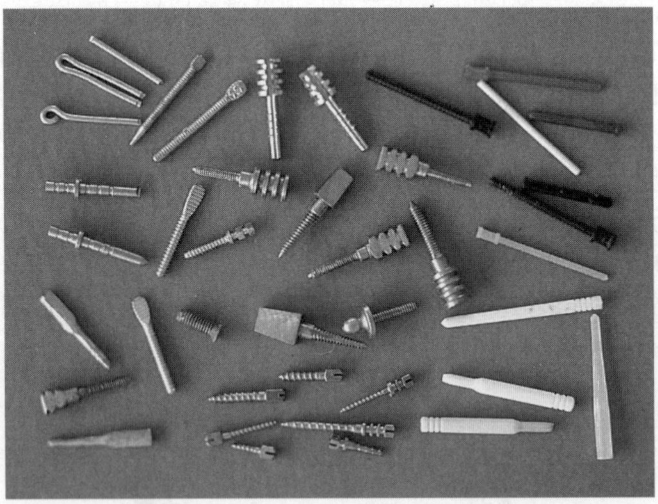

图 28-12 部分根外段不同形状的预成桩核及历史上曾经使用的桩/核

（四）桩的表面结构

表面结构对桩的固位力也有影响。Collgy 等证实若桩的表面粗糙，则可增加固位力。Newbury 和 Pameijer 等认为表面喷砂的铸造桩可提高其固位力。另外表面设计纹理的预成桩常设计有排溢沟，粘固时方便水门汀排溢而使桩就位完全（图 28-13）。

（五）粘固介质

桩核与根管之间的空隙由粘固剂填充形成粘固剂层，其厚度即被膜厚度（图 28-14）。粘固剂和粘固的质量对桩核固位力有关，粘固力强、抗水溶性好的粘固剂有助于修复的长期效果。有资料显示，以磷酸锌粘固剂的固位效果最好。光弹研究表明，使用粘固剂后的桩钉产生的压力最小，当桩与根管不密合时，粘固剂对桩的固位最重要。而且，对桩冠固位的影响因素中，粘固剂的被膜度比桩种类更重要。最理想的粘固剂被膜度应在 2.5~35μm 之间。当被膜度从 20μm 增加到 140μm 时，桩冠的固位力将减少 33%。同时粘固剂的粉液比对桩的固位也有一定影响，较稠的粘固剂比调拌稀的固位好。

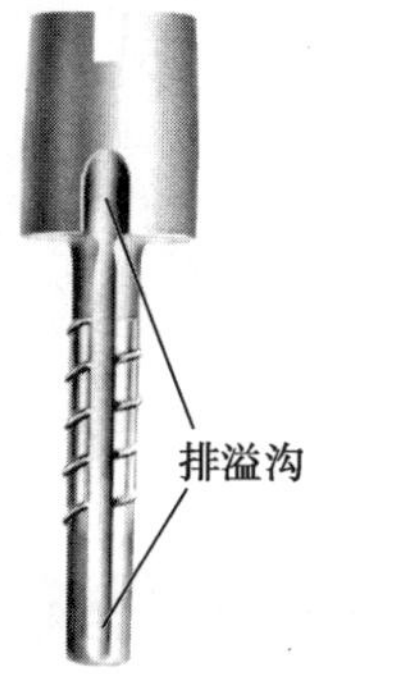

图 28-13 桩表面的排溢沟

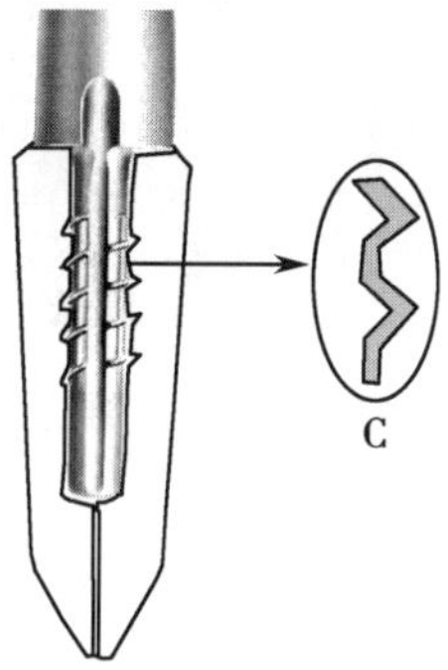

图 28-14 根管与桩核之间形成的粘固剂层 C，即被膜厚度

（六）冠与根面的关系

桩冠的冠与桩核冠的冠对根面的要求各不相同。桩冠是桩与冠为一个整体，其就位道只能是所预备根管的就位道。而桩核冠的冠与桩是分开的，冠的就位道不受根管方向的影响，可按全冠或固定桥的要求来预备。残留牙根根面如有足够牙体组织，应将修复体的边缘覆盖所有缺损牙体组织，并在其边缘下方 1.5mm 处的健康牙本质上建立冠边缘（图 28-15）。

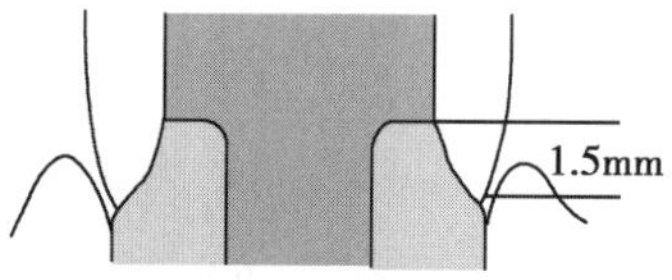

图 28-15 冠与根面的关系
修复体的边缘覆盖所有缺损牙体组织，并建立在至少 1.5mm 健康的牙体上

（七）冠桩的抗折力

冠桩的抗折能力与它的质材、尺寸和外形有重要关系。它对牙冠起着固位和支持作用。当桩核刚度一致，且铸造金属全冠边缘覆盖正常牙体组织 2mm 时，桩的设计并不影响牙的抗折裂力。但是，在根管预备时要磨除部分牙本质，使根管壁变薄，这易造成根折。有研究显示，为防止水平力作用下的根折，根管壁的牙本质厚度应超过 1mm。因此，保存大量牙本质对根充后做桩冠牙的抗折裂起着重要作用。

如果预备后根管壁的牙本质很薄，则根桩的形态就很重要，光弹研究发现，当力直接加在锥形桩上时，在根部将有一种侧向力，该力具有劈裂作用，产生较广泛的根折达根尖及舌侧。而当核为全冠所覆盖时，这种侧向力就消失，并转化为釉牙骨质界处的应力集中，故牙折多为根斜折，而很少表现为根纵折。直径小的桩可避免过多的损失牙本质，从而提高牙体的抗折能力，但直径过大，又常发生牙根折断。

影响牙抗折裂力有六个主要因素：①牙的种类（前牙或后牙）；②钙化程度；③施力点距釉牙骨质界的距离；④施力方向；⑤牙体预备时核的高度；⑥人造冠边缘肩领的加固作用。

（八）制作桩钉的材料

根据桩核制作材料的不同，有金属桩、陶瓷桩、纤维桩等不同类型（图 28-16）。按照制作工艺的不同，还有铸造金属桩核、预成金属桩核（图 28-17）。20 世纪 60 年代预成桩的出现，为桩冠的制作提供了简单、可靠实用的途径，为医师节省了大量的临床操作时间。制作预成桩所使用的材料因厂家的不同而有所差异。

国内所用的材料多为不锈钢，如传统的合金根管钉。近年，钛及钛合金的出现，其良好的生物相容性和耐腐蚀性等优点，在生物材料领域占据了重要的地位，各厂家也相继用它来制作桩钉。由于金属桩的反射影像可透过残根结构，影响美观。就出现了碳纤维桩（图 28-18）和可铸陶瓷桩核（图 28-19），陶瓷

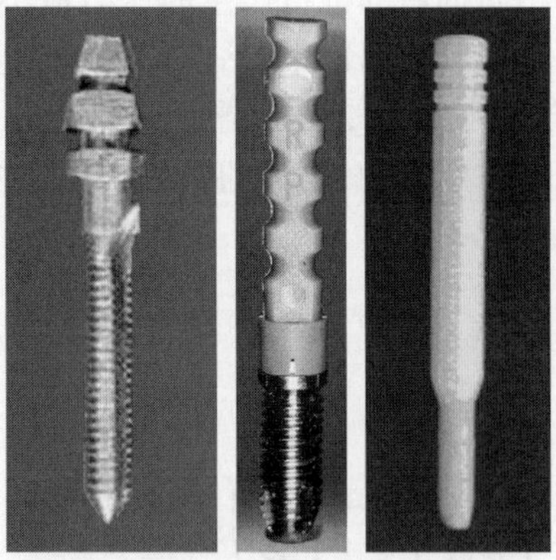

图 28-16 金属桩、陶瓷桩、纤维桩

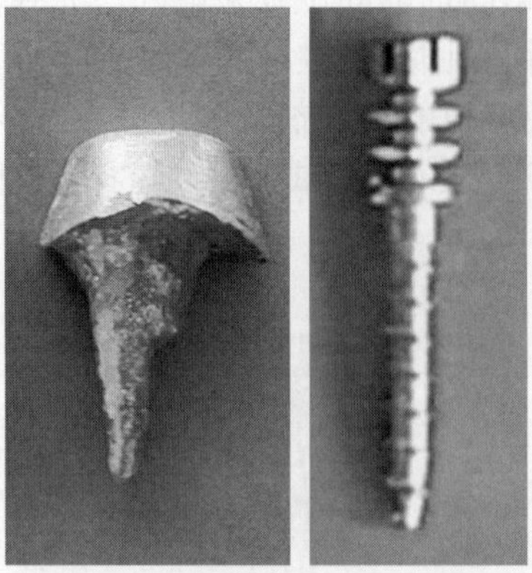

图 28-17 铸造金属桩核、预成金属桩核

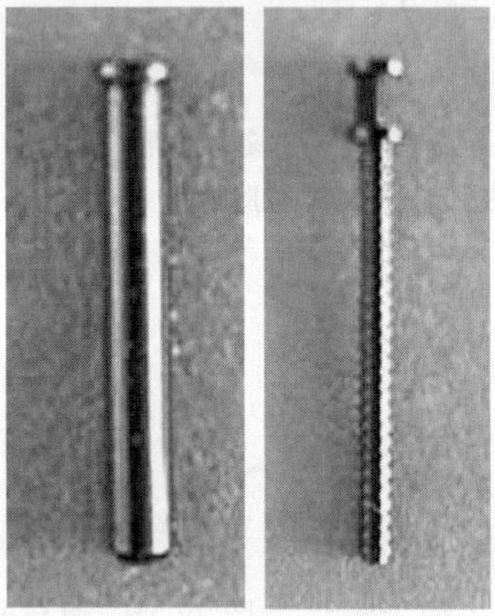

图 28-18 碳纤维桩

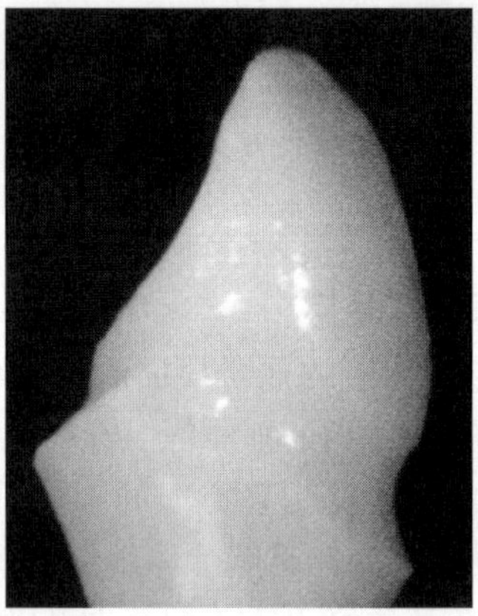

图 28-19 可铸陶瓷桩核（引自 M FISCHER et al）

桩核具有优良的美观效果，且能满足临床正常条件下的强度需要。相信随着高科技的发展，会出现更多的仿生及美观效果优良的桩核材料。

桩核冠要修复的患牙不同于用其他修复方法可以修复的患牙，剩余部分的牙体组织不具备足够的体积与外形为修复体提供足够的固位形与抗力形，为此桩核冠的设计有其独特的固位力形与抗力形要求。

（九）前牙与后牙

前牙根管治疗的修复常规需要预防冠、根分离。牙体预备后，牙冠组织不完整，容易引起牙折。邻面保存修复的前牙和减小根管入口有助于根内桩的稳定。

后牙根管治疗后冠根分离经常发生。后牙颈部较宽不具备像前牙一样的颈部结构。它们的殆龈向也较短，垂直向承受殆力，而前牙是正切向受力。所以后牙的桩核并不具备多少支持和稳定作用。如果牙冠有 50% 的牙体组织存留，作一个核在牙髓腔固位是合适的，假如存留牙冠组织不足 50%，单个桩钉或一个桩带有辅助桩钉植入牙根以支持核。

二、桩核选择的相关因素

1. 确定患牙修复的可行性　治疗前，需要借助多种手段，如 X 线牙片等确定患牙牙周膜的健康状况，残根的长度和牙槽骨的高度等。必要时可采用牙冠延长术、正畸导萌术，使条件较差的患牙获得足够的支持。牙体组织应有足够高度的牙槽骨来支持。以确保根管内的桩能达到足够长度。谨慎选用桩核，Lovdahl 等发现中切牙完整的根管治疗后的牙体强度是加桩后其强度的 3 倍，这说明做桩核修复的风险。

2. 牙体强度或牙髓封闭　桩核修复不应该削弱牙体强度或破坏牙髓封闭。根管预备时根尖部余留充填牙胶不得少于4mm(图28-20)。为植入桩核的根管预备,有时需要困难地刮除根管内带有银尖或其他硬材料。因此,还要考虑根充物的充填质量。经验证明,距根尖最少应有4mm完好的牙胶保留在根管内,以防止牙胶移动和保证其封闭的可靠性。假如不能满足此标准,应考虑其他方案。

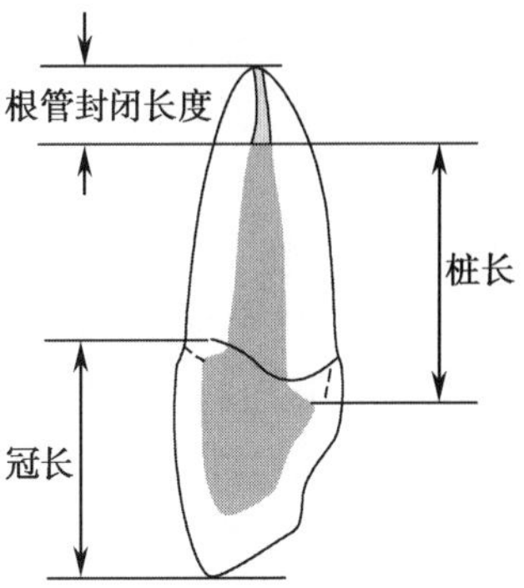

图28-20　桩的长度应该等于冠的长度或根长的2/3,保留根充填物4mm

3. 桩核的长度　为了最佳的应力分布和最佳的固位,根管内桩核的长度最好等于牙冠的长度,或者等于、大于根长的2/3(图28-20)。当桩长超过冠长时其成功率明显提高。也有人报道使用3/4根长的桩或者较短的桩,其修复成功率与没有使用桩的成功率没有区别(Sorensen J A,1984)。但是,这要结合临床具体情况分析。凡需要做桩核时,显然在一定范围内桩的长度对固位有利。

4. 桩核的加强作用　铸造桩钉(cast post)、核(core)应尽量维持牙体的完整性,带有金属袖的核可起到金属箍的作用(ferrule effect),包括在冠修复体颈缘2mm宽的金属颈袖也起到类似的作用。为此,牙体预备时完成线应超过桩或核颈缘2mm。

另外,桩不宜向牙根传导很大的𬌗力。有人强调螺纹桩不要有锥度,在旋转螺丝时会产生对牙根的应力,增加根折的危险(Deutsch A 等,1985)。在临床操作中需要采取降低根管与桩核之间应力的措施,如使用的定型车针与桩核直径匹配;采用倒退1/4圈的粘固方法降低残余应力等。

5. 桩核与整个治疗计划的关系　在开展一个复杂的治疗计划之前,应考虑患牙的位置,能否增进治疗成功率等,以达到最佳修复效果。如要估计牙的轴壁预备加上根管预备,可能减低余留牙本质对单个冠修复体的支持强度。如果牙冠广泛损坏要做金属烤瓷冠修复,还需要采用增强抗力形、降低咬合力的措施。

6. 冠边缘的支持　牙冠颈缘垂直向1~2mm的范围内冠易致牙折,冠修复体应注意保护。假如冠边缘没有放在硬组织上,根折的可能性将大大增加。正畸导萌和牙的外科延长术是解决颈缘支持的有效办法,但应预防损伤牙周组织。对于根管治疗牙采用桩核冠修复时,冠缘以上保留1.5mm的平行牙本质壁所产生的牙本质肩领效应(ferrule effect),其抗折裂强度可提高一倍左右。Rosen等人建议龈袖结构作为冠外柱状支持(图28-21)。Sorenson指出在核与肩台间有1.0mm垂直壁即可起到十分重要的作用。这可增加其抗折能力的80%~139%。

7. 汞合金核或复合树脂核　如果无髓牙有一定的牙冠损坏,修复前,可以做一个汞合金核或复合树脂核。如果一个牙尖完整,核仅仅伸进髓室即获得固位,或者连接固位钉,或做轴壁栓槽,或做牙本质汞合金钉固位。对于残留牙体组织很少或没有牙体组织的磨牙,常设计两个桩固位(图28-22)。

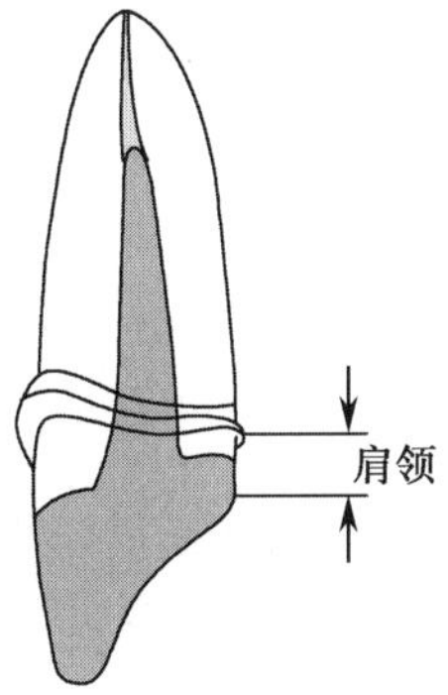

图28-21　龈袖(肩领)

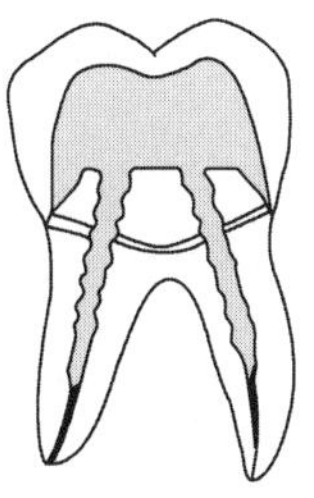
图28-22　磨牙残根设计两个桩固位并做出银汞核或树脂核

8. 粘固剂的选择　和磷酸锌水门汀相比较，采用酸蚀和高强度的树脂类粘结剂能显著提高桩核冠修复后牙体的折裂强度。

9. 核与冠分开　核与牙体粘固后再进行牙体预备，然后制作全冠。分开完成的好处是桩核与冠的密合性方面保持各自的独立性。如果需要，在将来可以不破坏桩核进行更换修复体。

10. 设计桩核的类型　可以根据需要选择个别铸造桩，预成桩核系统。与金属桩相比，用玻璃纤维桩进行桩冠修复可以提高牙根的抗折强度，减少根折的发生。铸造桩核组的抗压强度显著高于碳纤维桩、树脂核组。但铸造桩核组发生了根折数目大于碳纤维桩、树脂核组。主张采用纤维桩、树脂核方式修复残根、残冠来降低根折的发生率（图 28-23）。

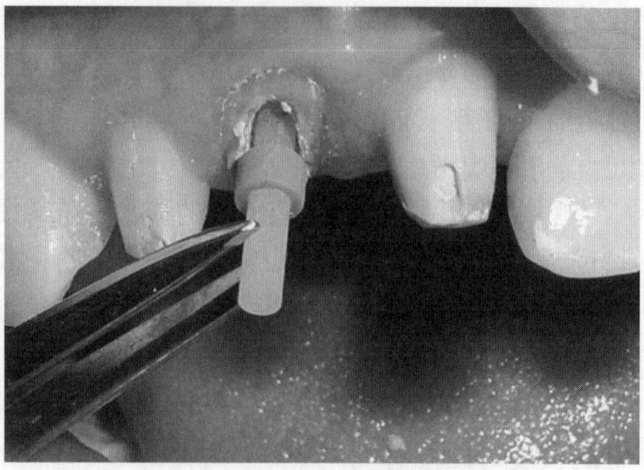

图 28-23　采用纤维桩核降低根折的风险

11. 桩核冠作为基牙的选择　如果前磨牙没有 1.0mm 的垂直壁被冠所包绕，要作为基牙是很危险的。Kratochvil 强调根管治疗的牙不宜作为远中游离端活动义齿的基牙使用。它们作为基牙的失败率是不作为基牙的 4 倍（Sorensen J A，1985）。无髓牙作为固定桥基牙的失败率是非基牙单冠的两倍。

即使是全冠环颈部铁箍效应，无髓牙作为固定桥多于一个桥体跨度的桥基牙也是有问题的。如果负荷过重，患牙结构上的缺陷也容易导致牙折。无髓牙上的修复体范围越宽，使用寿命越短，技术敏感性越强（Colman H L，1979）。在此种情况下如要固定桥修复，应该考虑种植体支持。这些观点对固定桥基牙的选择十分重要。

桩核桥基牙的预备，如果根管治疗牙必须作为固定桥的基牙，根管预备、桩核粘固后的牙体预备要与固定桥的戴入道一致。

12. 预防牙折　后牙因为其𬌗面咬合特点，即使𬌗面没有龋损也可能因为𬌗力而发生纵向牙折。许多需要根管治疗的牙因为龋、以前的修复体或牙髓治疗通路损伤较大，以至于留下的可用于冠修复的牙体组织很少。常常是需要在龈上轴壁上做核或附加固位。上颌前磨牙常常有锥状根、薄的根壁、邻面曲度大或内陷外形特点，所有这些都是预备和牙折的有害因素。在 468 个牙的临床观察研究中 78% 的牙折出现在前磨牙，62% 发生于上颌前磨牙（Rud J，1970）。假如前磨牙的残根有足够的骨内长度，而且牙根直、根径粗者应该使用根桩。Tilk MA 等人研究 1000 只拔除的牙，发现除尖牙外，在根尖 1/3 处的近远中宽度不足 2mm，特别是上颌后牙和下颌牙。因此，根尖 1/3 处的预备易发生侧穿。

有资料显示，根折的部位，金属螺纹桩、纯钛根管桩、玻璃纤维桩 + 复合树脂核组、镍铬合金铸造桩核组及金属螺纹桩组的牙体折断部位，大多数在根尖 1/3 处，纯钛根管桩组和镍铬合金铸造桩核组的折断部位则发生在根尖 1/3 和根中 1/3 处，玻璃纤维桩组则均在根上部的冠 - 根交界处折断。

第二节　桩核的相关技术

一、无桩的冠核修复技术

无桩修复（restoration without dowel）是指牙体组织缺损较少时，所作的覆盖𬌗面的修复体，如高嵌体、部分冠。但为了更好地保护牙尖，推荐使用较宽的反向斜面（reverse bevel）或将边缘延伸至不影响美观的舌侧。

对于𬌗面大面积缺损的患牙，应用全冠恢复咬合。若冠的𬌗龈距过短，可利用髓室固位。也可用根管内钉固位。注意在钉旋入时不要形成过大的应力。

对于牙体的局部冠缺损，即剩余的牙体组织较多，固位形、抗力形较好者，可以通过酸蚀技术、充分利用牙髓腔固位措施，以及银汞合金充填等形成冠核（图 28-24），再进行全冠的牙体预备。

二、桩冠修复技术

带桩修复（restorations with dowel）是指牙体组织缺损较多时采用的桩冠或桩核冠。桩冠修复是传统的方法，沿用已久，桩核冠是近十多年形成的修复形式。

修复使用的桩有两种类型：预成桩和个别铸造的桩核。在多根牙情况下常使用预成桩支持银汞合金或复合树脂核，然后完成冠修复（图 28-25）。个别铸造的桩核是通过铸造方法形成的桩核，将其粘固后再进行全冠修复（参见下文）。由于该方法拆除困难，现在除了后牙𬌗龈径短者采用整铸桩冠外，已经不用一体性桩冠修复残根，而改用桩核冠的设计形式。

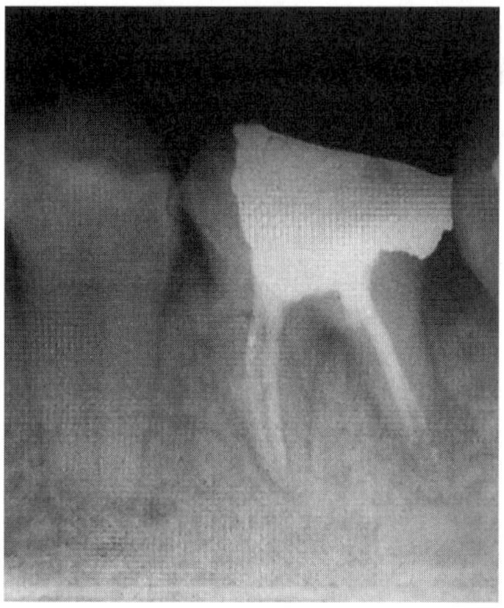

图 28-24　以银汞合金充填等形成冠核

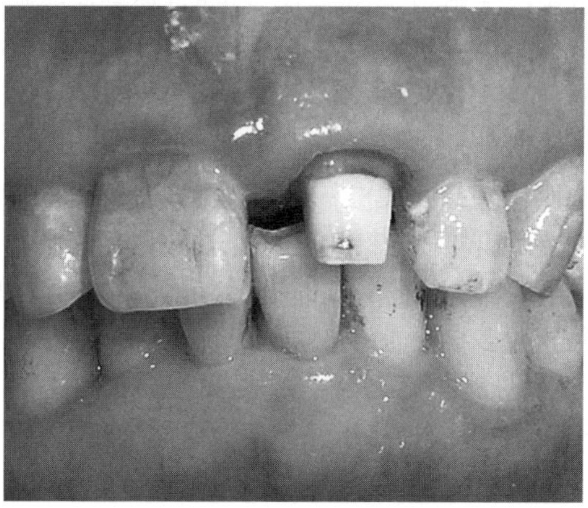

图 28-25　桩支持复合树脂核

三、个别制作的桩核

个别制作的桩核（custom cast dowel and core）主要指铸造桩或核，它被用于前、后牙牙体严重缺损的修复。严格意义上讲，可塑纤维桩也属于个别制作的桩核，具体制作方法参见后面叙述。

在这里讨论的铸造桩核技术可以用直接法制作蜡型，也可以用间接法制作蜡型。其优点是可以按照不规则的根管形状单独制作桩核，且可根据咬合需要做根管外的改向。直接法蜡型制作简便，省材料，技术熟练者可采用。间接用于那些多个桩核的复杂情况，特别是桩核作为覆盖义齿的附着体基牙时，也可节约椅旁时间。

1. 直接法　主要适用于操作方便的前牙或前磨牙的残根，可以在口腔内直接制作桩核蜡型，然后常规包埋铸造。如果根径大、患者配合也可用于磨牙。

(1) 单根牙：为确定健康余留牙体组织的量，首先应去除残根上的旧修复体或去净龋坏的牙体组织，包括去除不能支持桩核的那些弱薄的、不健康的牙体组织。将剩余牙体组织被预备成向唇舌侧的斜面，并与桩核一起形成环形柱状颈袖外形。

使用专门的根管锉，导航钻（Gates Glidden）及根管扩大钻、定型钻做根管预备，以便铸造桩有合适的直径和长度。在圆形根管口以柱状钻预备一个椭圆形抗旋转的槽。过去也曾经有人使用塑料桩系统（Star Endowels）做桩核的蜡型，塑料桩的规格大小应与最后的根管预备钻的形状相匹配。牙签、大头钉、回形针均等都可用于制作根管内蜡型的加强筋。

为保证蜡型的制作质量，可选用做蜡型的成品塑料桩。选好的根管桩先在预备后的根管内试合。根管内涂润滑剂，如果是平滑桩，表面磨粗糙或刻出浅凹以利于和塑料或蜡牢固结合。以刷子或调拌刀将丙烯酸塑料包裹到根管桩上，等到塑料成面团状时，将桩插入根管内，数分钟后拔起再插入以防止被根管内的倒凹卡住。根桩上如有缺陷，可用软蜡添补，重新放入根管内，重复此步骤直到满意为止。根管桩重新在根管内就位后，再用塑料或铸造蜡完成根外段核的外形。

如果采用塑料完成的桩核铸形，先将完成的桩核插入根管内，然后进行牙体预备。接着把铸型包埋，铸造。对预备后的根管常规进行除湿、消毒，封入消毒棉球，暂封材料封闭根管口。如果用铸造蜡完成的蜡型，要等到铸造桩核完成后，将其粘固到根管内，再进行牙体预备，取印模，完成全冠修复。

(2) 多根牙：多根牙根管之间往往不平行，且常伴有一个弯而短小的根。

一种方法是选择一个大而长的根管作为主要冠桩，如上颌磨牙的腭根和下颌磨牙的远中根。对其他根则减少预备，以便使预备的根管与主根管平行。辅助根管长度往往为 3~4mm。根管预备及桩核蜡型的技术操作同单根牙。不同的是要为分叉的根管制做一个内制锁桩和核。

另一种方法适用于两个甚至三个不平行根管的牙。选长而粗大的根管作为主根管，而其他的一个或两个根管作为辅助根管。

以下颌磨牙为例，先选一个长度、直径合适的塑料桩置于远中根管，再放一段涂了润滑剂的不锈钢丝在近中根管内。塑料桩表面刻出凹槽，裹上塑料后插入远中根管。塑料呈面团期时来回拔插主根管内的蜡型，防止形成倒凹制锁。待初步固化后拔出钢丝及根管桩，重新将根管桩放入根管，再放塑料完成根外段的塑形。

如选用铸造蜡完成桩核蜡型，可将不锈钢丝在酒精灯上加热到樱桃红色，埋入蜡型。冷却后拔出并在蜡型上留出辅根管桩的空隙。不锈钢桩从牙体上移开，以镊子夹持蜡型。然后取下远中的桩或核。铸造过程中确保容纳近中根桩的孔的清晰。塑料结固后按照牙冠外形来磨改核的形状。

单根牙或多根牙的铸造主桩的直径至少要有 1.2mm。否则可能强度不够。也可以用金合金预成桩铸造到主桩里以加强其强度。

近年来，由于更加注重节约椅旁时间，减少因张口时间过长引起的不适，有尽量减少采用口腔内直接法制备蜡型的趋势。

2. 间接法　间接法是将模型送到技工室完成蜡型，可节约椅旁时间。其优点是覆盖帽的龈边缘密合性好，方便安排附着体，能在精确的人造石工作模上制作平行的覆盖帽。间接技术适用于多个牙，或难度大、患者配合口腔内直接操作有困难者，或者是桩、核上需要覆盖金属帽作为覆盖义齿的基牙者。

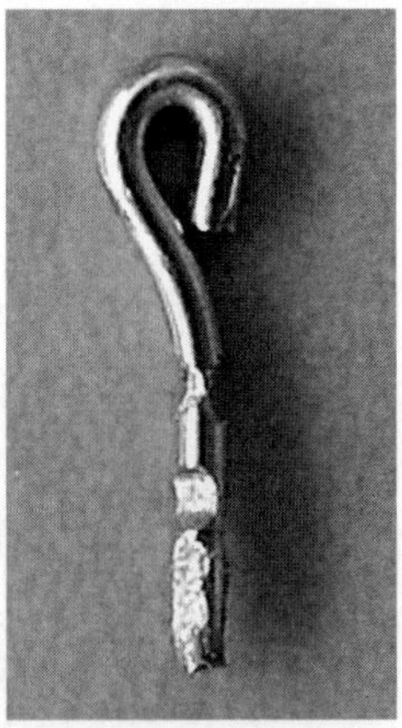
图 28-26　根管内插入取印模用的金属丝

牙体预备类似直接法。用于覆盖义齿基牙的覆盖帽时，龈沟内边缘预备、龈收缩，然后取印模。可以使用弹性印模材料如橡胶、聚乙烯和乙烯基硅橡胶印模材料更适合取根管内的印模。

将一节塑料桩或金属丝插入预备后的根管内（图 28-26），其根外段磨出凹口或金属丝弯曲以便取印模。根管内用螺旋输送器送入少许印模料，桩上涂些印模料后插入根管内直到预备的深度。在根面注射上印模料并使之进入龈隙沟。取出印模，灌注工作模。

脱模后，修代型时为防止碎屑落入根管内，可事先在根管放入适量的蜡。制作核的蜡型时，人造石代型涂润滑剂，以软的铸造蜡堆于桩的冠端，并同时送入根管内制作桩核的蜡型。抽出桩，滴加软蜡，直到获得满意的蜡型。

以嵌体蜡完成桩的冠部蜡型。然后包埋铸造，完成铸件，仔细检查后放在代型上试合。然后修整外形、磨光，备用。

以可塑纤维桩制作桩核法参照有关章节。

3. 个别铸造桩核的试合与粘固　铸造桩在粘结前应仔细检查表面有无缺陷。先用根管锉等器械去除根管内暂封物，使根管钉能顺利就位。试合后，检查咬合间隙和根外段形态。一切满意后准备粘固。粘固前使用次氯酸钠等有机溶剂清洗根管，去除残留在根管内的润滑剂。必要时可用酸蚀技术处理预备好的根管。

调拌水门汀，以螺旋形根管糊剂输送器或探针将水门汀送入根管，并涂在桩核上少许，将桩核在根管内就位，加压直到水门汀结固。粘固剂可选用磷酸锌水门汀、塑料粘结剂和玻璃离子水门汀。此后可进行全冠的牙体预备，取印模。

四、与汞合金或树脂核相配的预成桩

桩核制作有许多方法。对于残冠的保存修复，因为有可选用的多种规格的系统，现在普遍使用预成汞合金桩核和树脂桩核（prefabricated dowel with amalgam or resin core）。套装的预成桩核系统备有预备根管的车针、植入工具和桩核，车针的直径与桩核相一致。一次门诊即可完成牙体预备，制备印模。

汞合金具有较强的强度。Kovarik 实验研究发现在 75 磅负荷下循环 1 000 000 次后 67% 的汞合金核仍然完好，而树脂核只有 17%（Kovarik R E，1992）。在同样的实验中，用玻璃离子水门汀充填的桩核都经受了第一个 220 000 循环。桩核由不锈钢、钛或含铬合金等制成。按照当前流行的关于流电和腐蚀的观点，制作材料有钛、高含量铂金和钴铬钼合金，最不理想的是钴镍合金。

而广泛应用复合树脂核是因为放置方便，结固时间短，数分钟后即可进行牙体预备，而且可用粘结技术，对于复杂的缺损、过小牙等均可使用。但前提条件是残留的牙体组织应能满足冠边缘处能够建立在健康的牙体组织上，即不得暴露核的树脂材料。

按照桩核系统的固位可分为被动型(粘固)和主动型(螺纹)。从减少应力、降低牙折风险的角度出发。许多研究资料显示，前者的设计更为合理。螺纹桩比粘固桩有更强的固位力，但有可能在桩与根管壁间产生高的残余应力。用时，需要采取一定措施尽力避免螺纹桩核对根管直接产生的应力，如采用与植入相配套的根管预备钻头，特别是定型钻；根管桩粘固时，将根管桩旋转到底后，再倒退 1/4 圈等措施，以减少螺纹桩对根管壁产生的应力。

下面简要介绍临床操作的基本步骤。

1. 根面准备　去除旧修复体、龋、充填材料和薄的没有支持的牙体组织。尽可能保存牙体组织以保证对牙冠的支持。

2. 根管定深　用一只 Pesso 钻孔钻放于待修复牙的放射线片上，确定将要进入根管内的长度，在钻孔钻柄上参照邻牙切嵴放一个硅橡胶标记，以便保证钻进入根管内适当的长度（图 28-27）。有人主张用橡皮障以防止根管污染并保护邻近组织。

3. 导航预备　选用大一号的导航塑形钻或 Gates Glidden 钻（图 28-28）装上慢速弯手机做预备根管。使用一只导航钻进入预定的深度，或用热的根管充填器去除新充填的牙胶。

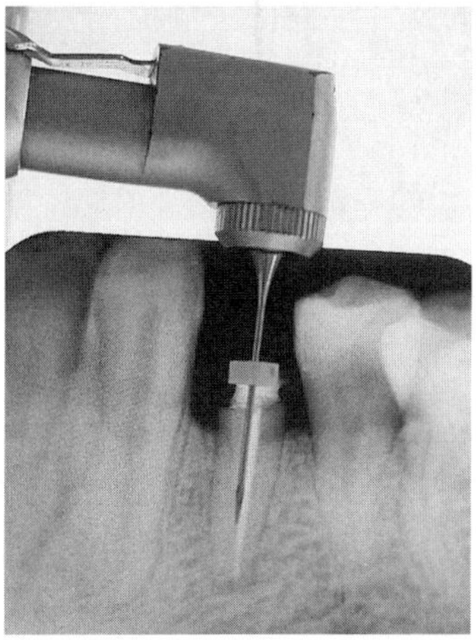

图 28-27　将导航塑形钻（Pesso 塑形钻）与 X 线牙片重叠确定进入根管内的长度

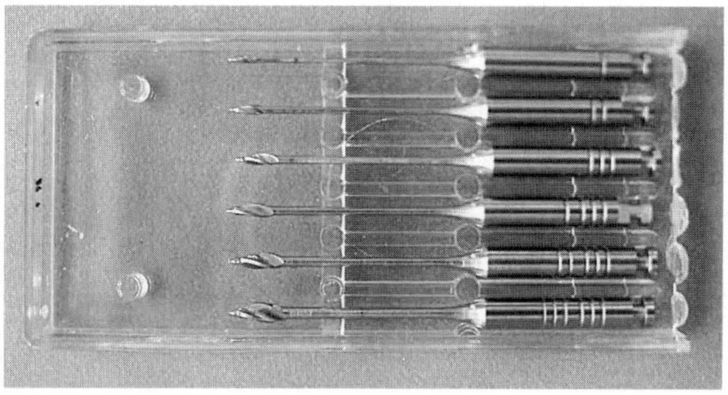

图 28-28　逐次选用导航钻根管预备

4. 扩大钻预备　用一只扩大钻(图 28-29)顺着根管内牙胶尖即抵抗力小的方向钻入。逐号增加扩大钻的直径,每次比上次增加 0.2mm 以保证钻头不偏离根管。

5. 定型钻预备　根据 X 线牙片测量结果选择定型钻,按照预定深度,把根管的外形预备完成(图 28-30)。

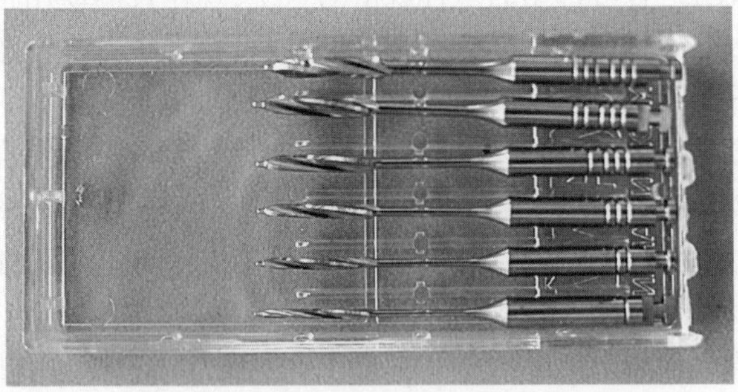

图 28-29　逐次选用扩大钻做根管预备

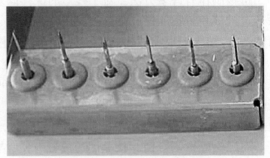

图 28-30　用定型钻完成根管预备

6. 防止旋转的牙本质钉　在根管与四周牙体组织很厚的情况下,可钻 1~2 个直径 0.6mm、深 2.0mm 的针洞,以防止来自核上冠修复体的切嵴处𬌗力引起的旋转。必要时按照牙体预备的要求调整桩核的长度。

7. 根管处理与消毒　应常规对预备好的根管进行清洗及消毒。可采取传统的磷酸酸蚀处理法或采用 EDTA 对预备好根管做清洗,以去除根壁上的碎屑和沾染物。并用三用枪吹干根管,然后以 75% 酒精棉捻消毒根管,以无水酒精干燥根管。

8. 粘固　桩核可用传统的粘固剂粘固或使用专门的自混合粘固剂粘固。

(1)采用传统的粘固剂粘固:可调拌稍微稀一些的水门汀,涂于桩上并用螺旋形水门汀输送器(lentulo spiral)引导到桩的沟内,使水门汀完全涂覆于根管壁。借以提高桩 90% 的固位力(Goldman M,1984)。慢慢推压根管桩就位,手指加压直到水门汀结固,然后清除多余的水门汀。

(2) 采用专门的自混合粘固剂法粘固:以专门的自混合桩核粘固剂装上输送头,加压混合,将粘固剂注入根管(图 28-31)。

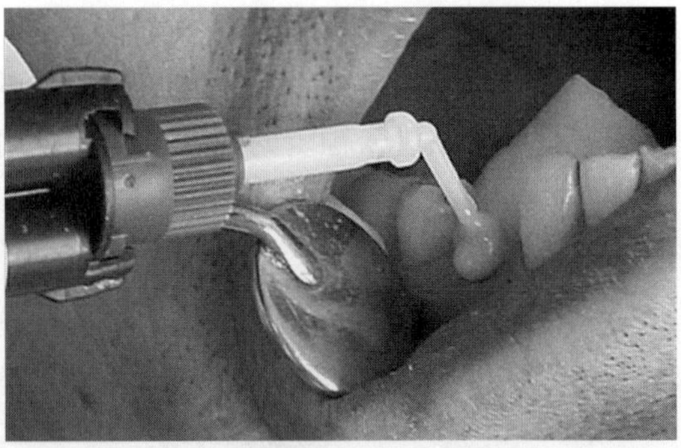

图 28-31　以专门的自混合桩核粘固剂装上输送头注入根管

9. 完成核　可采取下述两种方法进行。

(1) 汞合金桩核法选择一个大小合适的铜型片(copper band),并收紧使之与龈缘外形一致。将调拌好的汞合金送到型片内。根据残留牙冠的情况在汞合金充填前酌情使用根管桩。

(2) 聚合成形冠模或核成形冠模(polycarbonate form)法根据牙位和根径大小选择合适的核成形冠模(crown form),在口内的桩上试合,必要时可做冠边缘修剪,在根桩上就位后,向冠内注射成核材料,从𬌗面或切端、近远中不同方向各光固化 20 秒,使核材料完全聚合。10 分钟后以金刚砂车针除去成形冠模,按照牙体预备进行预备,并保证人造冠龈边缘完成线在健康的牙体组织上。或直接在根外段堆积成核,再按照基牙外形磨改(图 28-32)。

10. 牙体预备　常规进行牙体预备,冠边缘建立在健康的牙体组织上。颈部肩台应根据设计修复类型预备,边界应清晰,边缘圆钝(图 28-33)。

11. 制作临时修复体　在排龈、取硅橡胶印模后,以暂时冠材料常规制作暂时冠桥,仔细修改冠边缘后,以不含丁香油的暂时粘固剂将暂时冠粘固(参见第三十章)。预约患者下次复诊完成正式修复体。

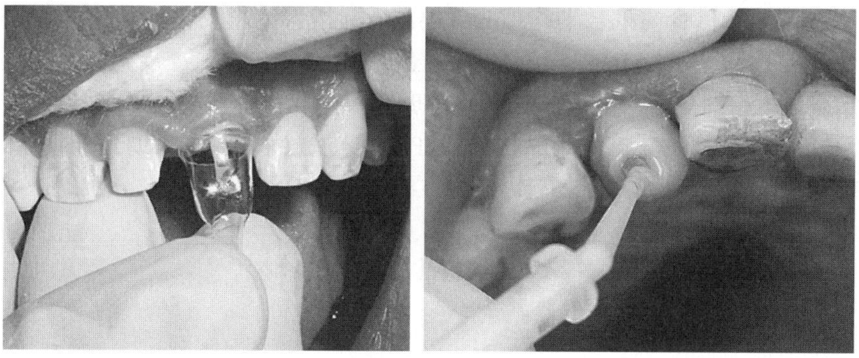

图 28-32　根外段外形成形法
左图：成形模法；右图：直接以输送器将核材料堆积成形法

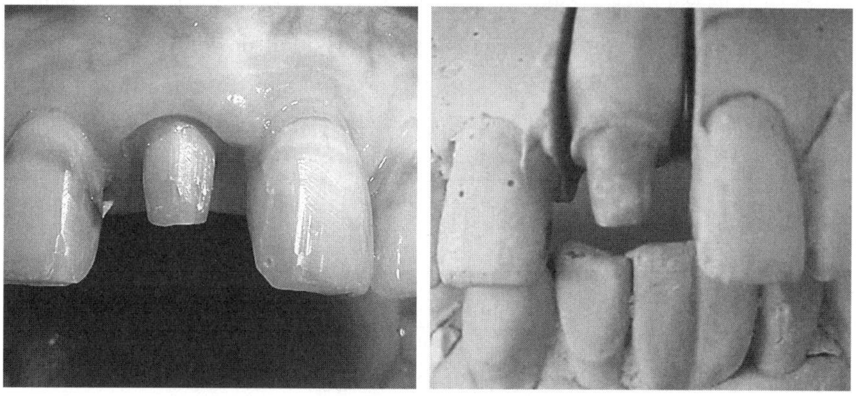

图 28-33　完成最终冠修复体的牙体预备及模型

五、金属桩核 X 线检查失真的判读

在桩核植入过程中采用 X 线数字化牙片判断桩核植入状况是必要的。但直接数字成像（digital radiography）系统的测量误差必须判断准确。韩勇、马轩祥等人指出由于解剖学的限制、操作误差及个体差异等因素，门诊现有摄像方法存在的误差较大。直接数字成像系统在预成钛桩植入应用中判读的失真率值得重视。研究结果显示：桩长总平均失真率为 +81.6%。其中，放大失真率占 97.5%，缩小失真率占 2.5%；桩径总平均失真率为 +33.3%，放大失真率占 87.5%（图 28-34），缩小失真率占 12.5%（图 28-35）。

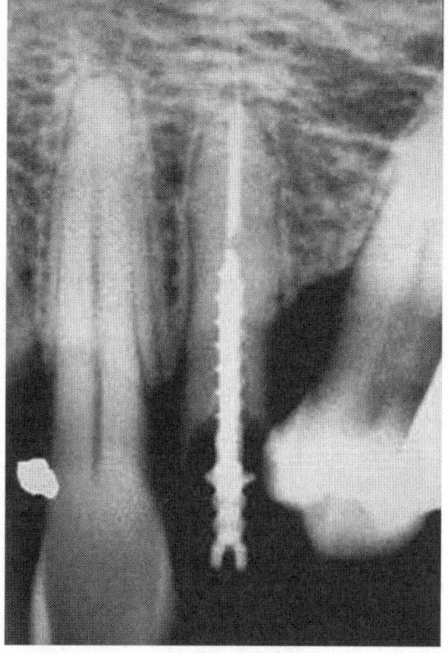

图 28-34　金属桩核数字化 X 线牙片失真（放大像）

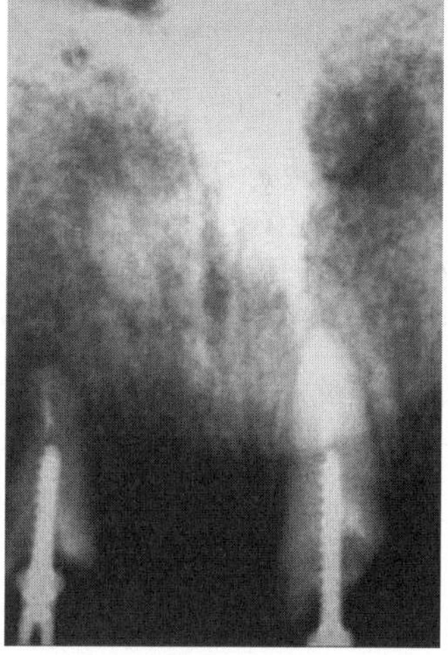

图 28-35　金属桩核数字化 X 线牙片失真（缩小像）

软件测量的数字图像的牙槽骨内桩长平均值为8.04mm、牙槽骨内根长平均值为15.78mm，二者比例约为1/2；根管口处桩径平均值为1.55mm、根管口处根径平均值为6.34mm，二者比例约为1/4。

这些调查结果显示，在临床预成钛桩植入中，在现有条件下利用直接数字成像系统的根尖片的失真率较大，且主要是放大失真。为了准确判断根长和桩核植入真实状况，可借助标准直径的金属球或已知的金属桩核的尺寸来计算出该片的失真率，以便保证桩核的修复质量。

第三节 预成桩核

一、预成金属桩

预成金属桩（prefabricated metal dowel）是事先预制好的圆柱形金属桩，并配有专门的根管锉（endodontic file）、根管成形钻（pesso reamer）、螺丝扳手（screw driver）相配套。预成金属桩有平滑桩（smooth dowel）和锯齿桩（serrated dowel）；平行桩（parallel-sided dowel）；锥状桩（tapered dowel）；平行螺纹桩（parallel-sided threaded dowel）及锥状螺纹桩（tapered and threaded dowel）等主要类型。

桩的根外段有些有膨大的核结构，有些仅有简单的沟槽，可以与汞合金或复合树脂核形成核。水门汀因强度不足，不宜作为核的材料。近年来，有在复合树脂内加入银粉的新型核材料，以及DMG研制的专门用于预成桩核的双固化型核材料。目前，有许多预成桩核系统可用。下面仅介绍几种有代表性的品种，牙医需要根据每种系统的特点进行选用。

（一）桩的种类

1. Pera-Post系统　是一种侧面平行并带有表面凹槽的螺纹桩，用螺纹钻预备后即可被动就位。在根外段有带有锯齿形的延伸固位结构，得以使汞合金核固定。

2. Dentatus Screw Post系统　是带有螺纹的锥形桩。最初设计的是直接拧入根管，因为引起牙折而现在改为被动植入(passive fitted)。钉上的螺纹是为加强与水门汀结合，根外段有方形头可为核提供固位。独特的锥度的螺纹钉是近来介绍的用来减少根折的设计。

3. Flexi-Post系统　根管钉杆上开槽（split shank），在旋入根管时可以吸收应力。制造者报道使用了750 000个而没有根折。当需要大的固位力时可选用该钉。

4. Brasseler-Vlock Drill and Post系统　是侧面有密螺纹的钉核。它的钉洞是用与钉匹配的精细钻头预备的，既降低了应力又增加了固位力。桩核的粘固与传统的钉、核类似。实际上几乎所有的预成钉核均有一个排溢水门汀的凹槽。然而，由于根管内壁的不规则，钉核并不与根管十分密合（Oliva RA，1986）。所以，排溢槽的设计减少了根折的风险。

用螺旋输送器将水门汀送入根管，并涂少许到钉的表面，轻轻旋入根管内已经预备的空隙。水门汀结固后，前牙以复合树脂做根上的核，后牙用复合树脂或汞合金并常常加辅助钉完成核。树脂作为核材料，因其吸水性可能引起的问题受到关注（Hatton J，1988）。所以，冠边缘应超过复合树脂核或汞合金核的龈方边沿，不要使核材料暴露。

5. MXX桩核系统　马轩祥、张翼等根据王惠芸对中国成人前牙形态的统计数据，设计出预成柱形核桩钉及螺纹顶角为60°的螺纹形核桩钉（图28-36）。柱形核桩钉的桩钉最长为9.0mm，最短为7.0mm，分为三个型号及规格，根尖区桩钉直径最大为1.5mm，最小为1.0mm，以保证所保留的根管壁牙本质的厚度在1.0mm以上。目的在于减少根尖薄弱区的产生和防止根折，且减小了根管预备时发生侧穿的可能。该钉在直径较大的两个阶梯中，各设计两条环形固位槽以增加桩钉的固位。同时在阶梯钉的侧体，有相互对应的两道排溢槽。

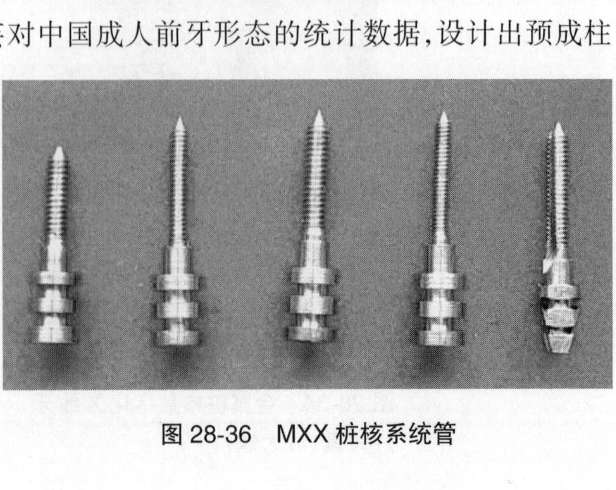

图28-36　MXX桩核系统管

在粘固时，将多余的粘固剂经此道排出，以减少粘固时桩钉对牙根产生的应力，当粘固剂结固后，此槽内的粘固剂又能起锁定作用，以防止圆柱形阶梯钉产生旋转。

6. Radix Anker 桩核系统　是瑞士设计生产的纯钛或不锈钢质材的柱状螺纹桩，桩的侧壁为疏螺纹，并有纵行排溢槽，有利于快速植入和粘固料排出，预防根折。根外段有膨出的柱状结构，并有沟槽，可与树脂核材料牢固结合，并可根据咬合关系对根外段进行修改。该系统配有系列的植入钻头、植入工具、测量工具，工作起来快速、高效、基本消除了根面的残余应力，有利于预防牙折（图 28-37）。其优点是配备齐全，三套不同直径的工具以不同颜色标记，扩大钻、定型钻、肩台钻、输送粘固料的陀螺钻、测量尺、植入扳手等辅助工具均分型号，植入深度带有刻度线，使用方便、快捷、稳定可靠，根外段有核结构。缺点是只有三种直径和长度。另外，价格相对较贵。

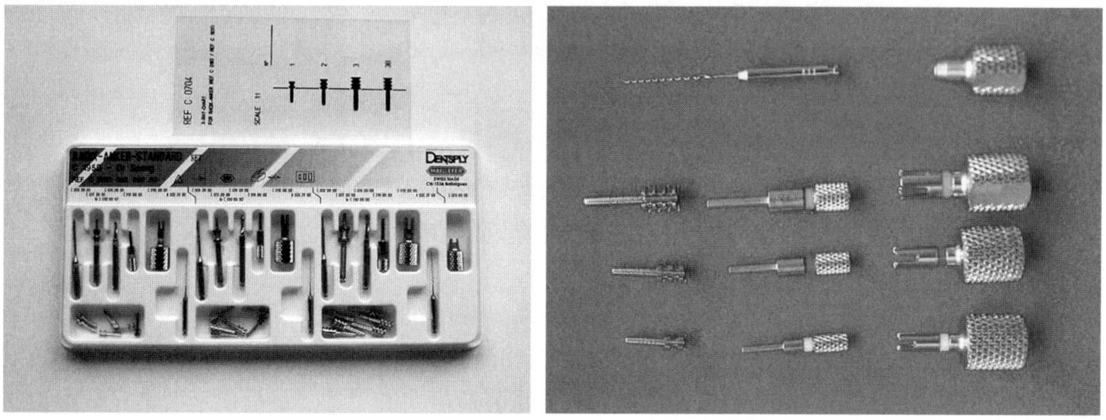

图 28-37　Radix Anker 桩核系统

左图：套装；右图：陀螺粘固剂输送器、桩核、测工具及植入扳手

7. Antholgry 系统　是法国设计生产的纯钛或不锈钢质材的锥、柱状螺纹桩，桩的侧壁为疏螺纹，植入方便快速，并有纵行排溢槽，利于粘固料排出，预防根折（图 28-38）。根外段有十字形沟槽结构，可与核材料牢固结合，借套筒或十字形扳手旋入。该系统为套装配置，有四种不同的直径，每种直径有三种长度，并配有相应的定型钻，测量尺和套筒状扳手和十字形扳手，前者常规用于间隙较大者，后者用于缺损间隙较小的情况。优点是简便、价格低廉，植入后稳定性好，效果可靠，缺点是需要另外配备导航钻、扩大钻，另外，根外段核的部分较小。

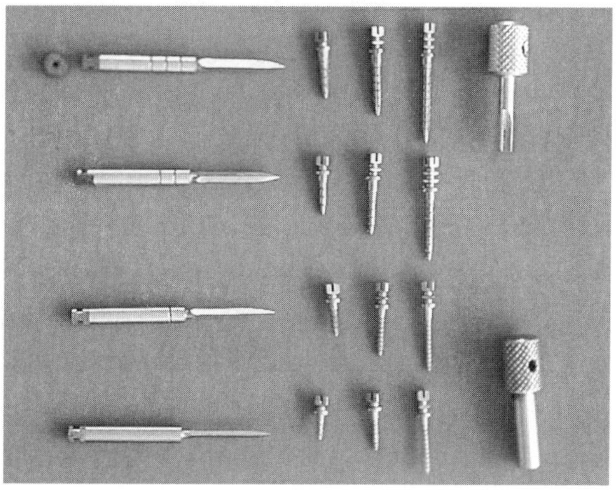

图 28-38　Antholgry 型螺纹桩核系统

依次为四个规格的定型钻（0#-3#），12 个规格的桩核及十字形及套筒式植入扳手

（二）金属螺纹桩核临床应用

1. 适应证　凡是牙周膜健康，可支持人造冠固位，经过完善的根管治疗无尖周症状，龈缘 1mm 以上的残根，可作为金属螺纹桩的临床适应证。术前应常规拍摄 X 线牙片，以便做术前术后对比，并作为选择桩核直径及长度的依据。凡不符合上述条件，或残根在平齐龈缘或残根面在龈缘下超过根面的 1/3 者应视为此选择的禁忌证。

2. 设计　根据术前 X 线片的测量，保证根尖有 3mm 密实的根管充填料。必要时选择 X 线测量尺（图 28-39C）确定合适的根内桩的型号，并根据此选择选用该型号的根管预备工具（图 28-39ABD）。

3. 根面处理　去除根面龋及无基釉。

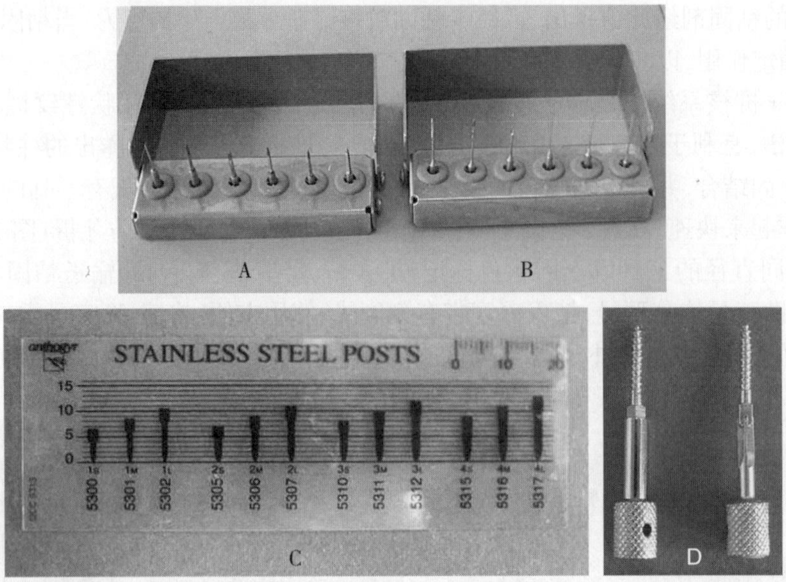

图 28-39 Antholgry 型螺纹桩核系统

A. 定型钻；B. 导航钻，扩大钻；C. X 线测量尺胶片；D. 套筒、十字形植入扳手

4. 根管预备 根据设计，选择合适的根内桩的型号，并根据此型号选择扩大钻及定型钻。用此系列的工具做根管预备。先用导航钻在 X 线片上测量，并以红色硅胶圈标记(图 28-40)。以此钻将根管内的牙胶去除。再根据根管的直径选择扩大钻，逐级扩大到该型号所需要的尺寸。最后以定型钻完成根管预备。

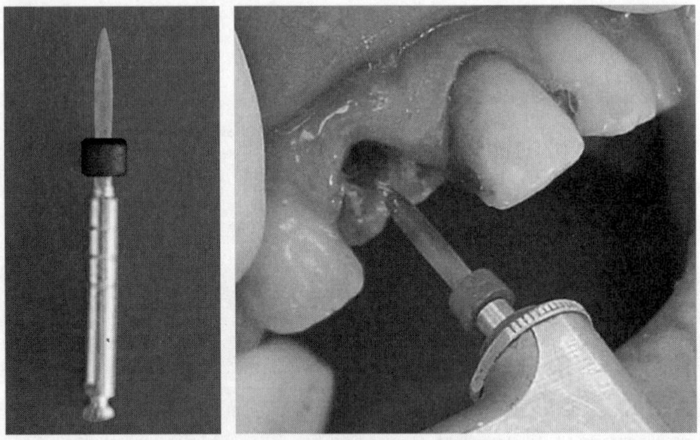

图 28-40 以红色硅胶圈标记

5. 桩核植入 将选择好的金属螺纹桩核连接上套筒扳手(图 28-41)，如根管壁妨碍套筒扳手，可更换十字形扳手。按照顺时针方向将桩核植入根管，直到无法前进为止。

6. 观察桩核植入情况 让患者去拍摄 RVG 片或小牙片以监视根管预备情况及金属桩核位置(图 28-42)，必要时做调整。

7. 桩核粘固 常规酸蚀根管，冲洗，干燥，消毒，吹干，事先以螺旋输送器将适量粘固剂放入根管内，以粘固剂将准备好(清洁、消毒、干燥)的桩核顺时针

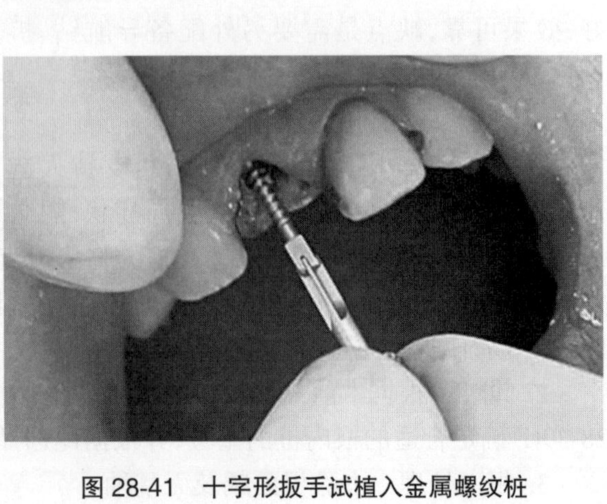

图 28-41 十字形扳手试植入金属螺纹桩

方向植入，直至无法旋转进入，此时倒退1/4圈，待数分钟后粘固剂充分结固。

8. 完成根面桩核 将根面充分暴露，吹干桩核及根面，然后涂布粘结剂，吹薄，光固化10秒。然后以预成桩核成形器或直接以DMG桩核材料堆塑成形（图28-43），光固化20~40秒。然后按照牙体预备完成根面及核的预备。

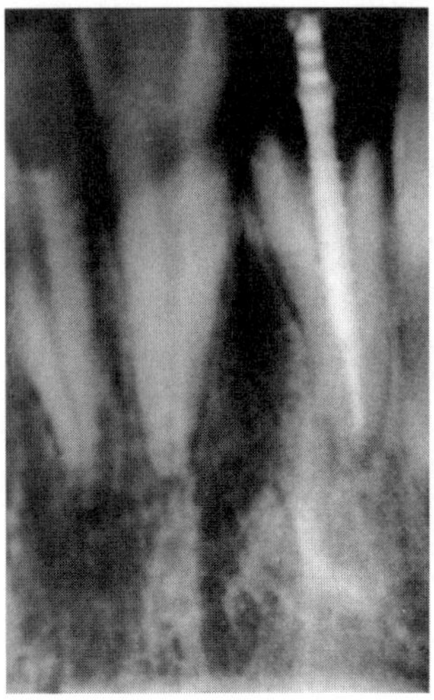

图 28-42 拍摄牙片了解桩植入状况

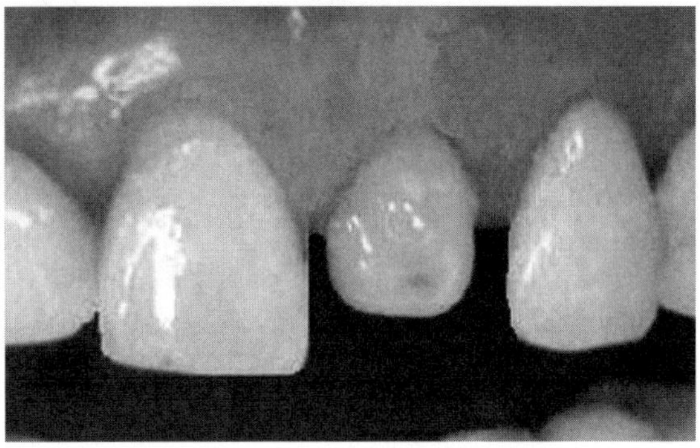

图 28-43 桩核材料根面堆塑成形

9. 完成冠桥修复 常规排龈，制备冠桥印模，完成后续修复。

（三）金属螺纹桩断桩的更换

金属桩核冠桥的折断是临床偶尔遇到的问题，其处理方法如下：

仔细检查金属桩核冠折断的原因及部位。在前牙深覆殆患者的适应证掌握过宽，或粘固时存在咬合早接触，特别是前伸殆。可能在使用一段时间后出现金属桩核折断。

1. 若断端出现在颈部且可以旋转出来：应拍摄X线牙片了解断端情况。根尖周无异常，根径允许断端取出，可将断冠复位，在邻接、边缘都合适的前提下，试着以锥状金刚车针将断端金属桩磨出一横槽，深度约1.5mm，边界尽可能清晰，然后以直梃按逆时针方向旋转，将根管内断端旋出。然后按照桩核冠桥重新植入新的金属螺纹桩。

若断端过深，或无法把断端金属桩取出，可考虑拔牙，然后再常规修复。

2. 若冠连同桩核脱落，脱落的冠可复位，此情况在临床发生几率较前者多见（图28-44）。处理方法如下：

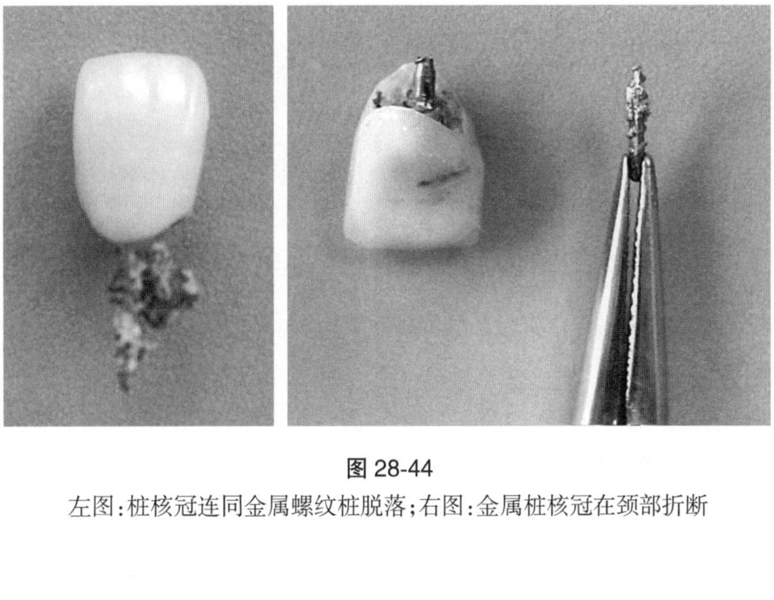

图 28-44

左图：桩核冠连同金属螺纹桩脱落；右图：金属桩核冠在颈部折断

(1) 复诊时首先拍摄 X 线牙片,证实根尖周符合残根保留的适应证。

(2) 金属桩核冠复位,检查脱落的原因。

(3) 将脱落的冠冲洗干净,以锥状车针将原金属桩及桩核材料从冠内分离(图 28-45),必要时可用直梃挺出。去净冠内陈旧核材料,并做粘固面喷砂处理。

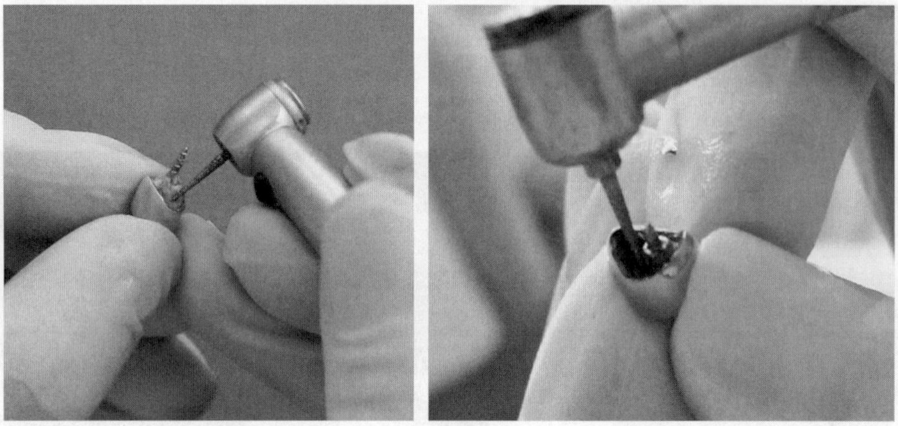

图 28-45 将原金属桩及桩核材料从冠内分离

(4) 根据脱落情况及 X 线片测量结果,更换一枚新金属螺纹桩,若根径允许可采用大一号或长一号的金属螺纹桩(图 28-46)。

(5) 常规预备根管,首先清楚原粘固材料,用定型钻定性预备,然后常规适合金属桩,此时拍摄 RVG 片以观察金属桩的植入状况,必要时做调整直至符合要求。

(6) 若金属桩型号及植入深度合适,将掏空的冠与金属桩根外段匹配,必要时磨改冠就位时的金属桩根外段的阻力点,直至冠可完全就位。

(7) 常规完成根管酸蚀,干燥,消毒,吹干及桩的粘固。

(8) 清理根面多余的粘固料,此时,将双固化型核材料注入根面及人造冠内(图 28-47),将人造冠准确就位,并保持位置直至核材料充分固化(图 28-48)。

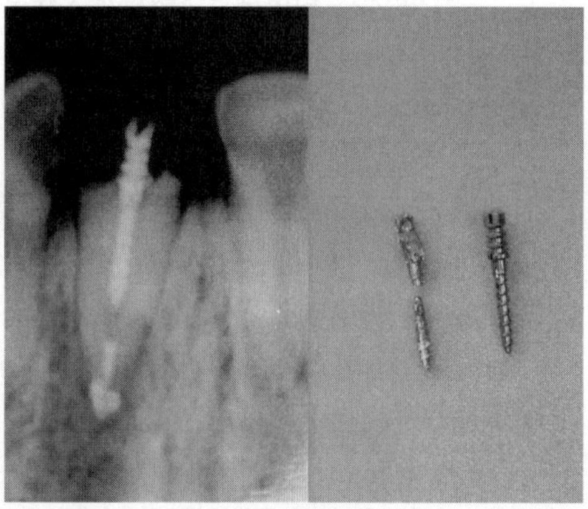

图 28-46 可根据情况更换大一号或长一号的金属螺纹桩

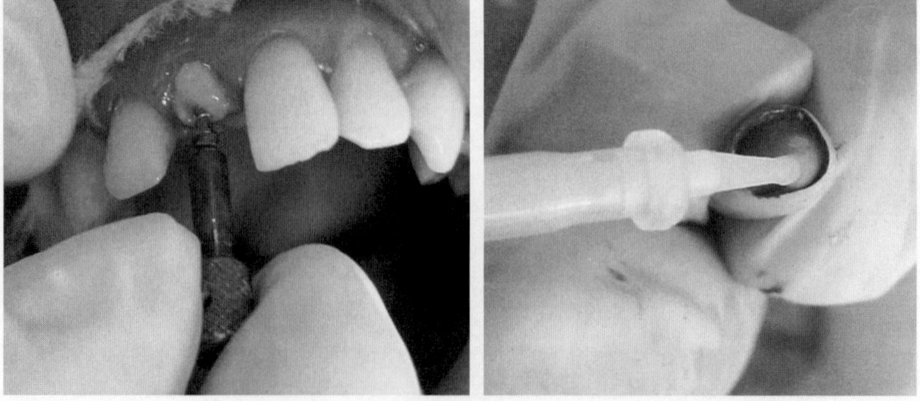

图 28-47 在金属桩及根面上堆塑桩核材料,并在原金属烤瓷冠内放置核材料

(9) 清理多余的粘固料，特别注意龈沟内，做到边缘光滑无异物。检查人造冠粘固后的咬合，必要时磨改、抛光。最后将冠边缘上碘合剂以预防龈缘炎。

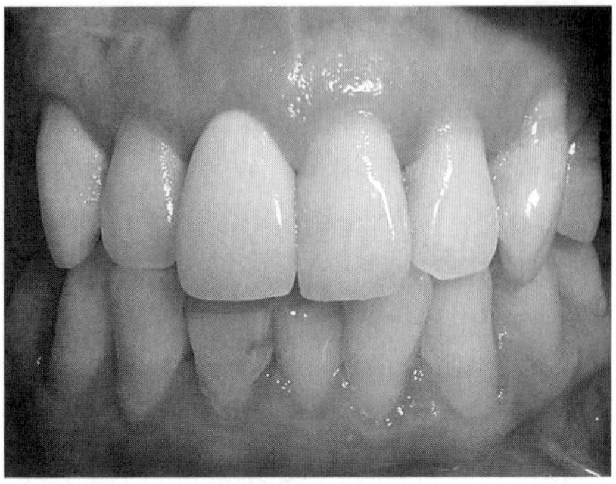

图 28-48　原金属烤瓷冠就位完成桩核冠的修理

二、预成非金属桩

非金属桩核(nonmetal preformed post and core)是用非金属材料预先通过模具制成的桩核。根据制作材料不同，有预成复合树脂桩核、纤维桩核和陶瓷桩核等体系。另外，也有柱状、锥状不同的外形设计。有些预成桩核的根外段设计有核，可在临床上磨改成冠核形状。

(一) 各类纤维桩核简介

这类桩核的优点是：可降低根折的风险。但其不足也较为明显：机械强度及粘固后初期稳定性不足，规格较少，精密度不够，无满意的根外段。经多近年来制作材料的不断改进，克服了其强度不足等缺点。现已经有性能优良的非金属桩供临床选用，如 ER-DentinPost (Brasseler), Para-Post Fibre Lux (Coltene/Whaledent), Para-Post Fibre White (Coltene/Whaledent), Luscent Anchors (Dentatus), Twin Luscent Anchors (Dentatus), FRC Postec Plus (Ivoclar Vivadent), FibreKleer Post (Pentron Clinical), FibreKor Post (Pentron Clinical), Achromat HP (Axis) 等。

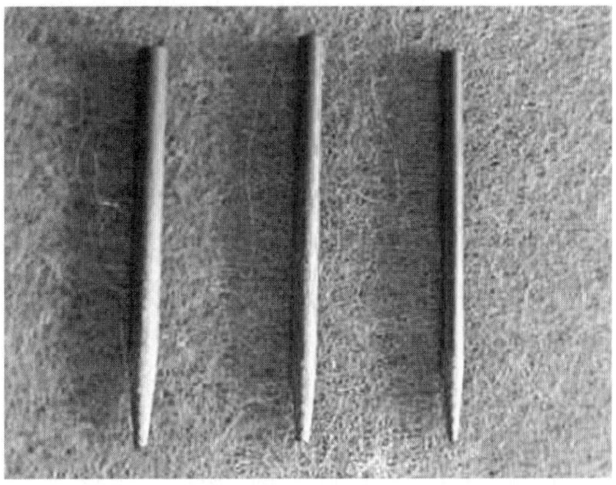

图 28-49　碳纤维桩

1. 碳纤维桩　以同向排列的纤维复合于环氧树膜基质中，经模具加工而成不同长度、直径的预成桩(图 28-49)。使用时，根据根管的解剖特点选择合适的桩，在根内适合后，以树脂粘结剂粘固。然后用复合树脂完成根外段的冠核。其不足之处是稍显碳纤维的暗灰色，强度不及金属桩。

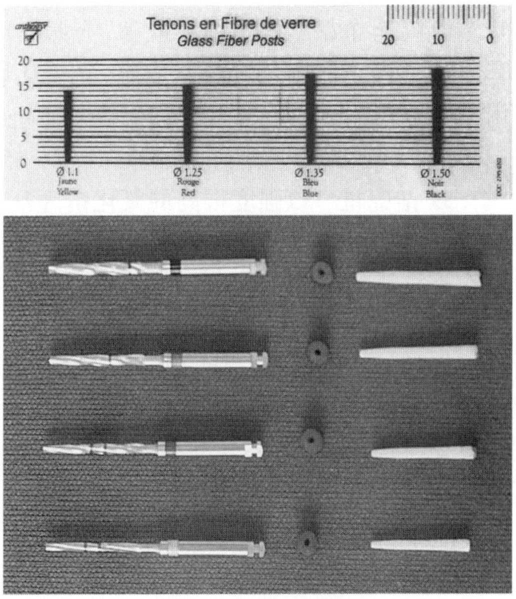

图 28-50　玻璃纤维桩

上图：测量胶片；下图：玻璃纤维定型钻，定深橡胶圈，玻璃纤维桩

2. 玻璃纤维桩　以 ParaPost Fiber Lux 为例，该桩通体透明，由玻璃纤维和复合树脂材料制成，能够反射出牙体组织的自然色泽，消除了金属桩常见的透过复合树脂核产生的阴影；玻璃纤维占纤维桩成分的 60%，并呈同一方向排列，这样不仅强化了桩的结构，同时不会削弱桩的韧性(图 28-50)；ParaPost Fiber Lux 机械强度良好，其抗压强度高达 630MPa，挠曲强度为 1600MPa，能够完全满足临床要求；其弹性模量接近牙本质，有效避免应力集中，最大限度地防止了剩余牙体组织发生不可修复性的纵折；透明的导光性纤维树脂材料用光固化的水门汀粘固，便于控制水门汀的固化时间，因而在粘结剂的选择上有了更大的自由度，可以使用化学固化、双重固化或光固化水门汀；在外形设计上，根外段的圆头设计降低了核材料内部的应力，避免出现应力集中点而产生微裂；此外，它的平行柱状外形设计、被动粘结的固位方式，都使得根管内部应力分布更均匀，有利于保护剩余牙体组织；该桩型号齐全，包括 6 种型号，并以不同颜色相区分，如 3

号 0.09mm(棕色),4 号 1.00mm(黄色),4.5 号 1.14mm(蓝色),5 号 1.25mm(红色),5.5 号 1.40mm(紫色),6 号 1.50mm(黑色),每种型号根管桩佩戴不同颜色的橡胶圈以便于识别;同时配有 6 种直径的扩孔钻;该桩容易去除,不会发生金属桩可能出现的根折现象。它尤其适合全瓷冠等非金属修复体进行的美学修复,是金属桩的理想替代体。

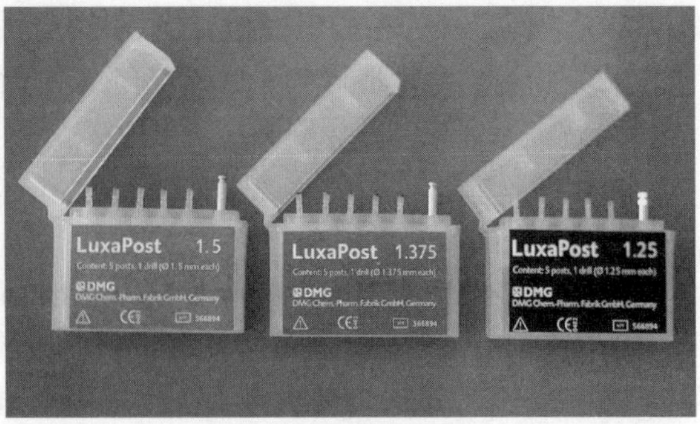

图 28-51 石英纤维桩

3. 石英纤维桩 以玻璃纤维桩与树脂材料复合而成,由模具加工成不同的规格(图 28-51)。虽然其机械性能略低于碳纤维桩,但由于玻璃纤维是半透明的,对修复体没有颜色干扰,因而较受欢迎。使用时方法同复合树脂核。其不足之处是强度略低。

该类桩核以 LuxaPost(DMG Quality Post)为代表,规格全,配有核材料,虽然它的 X 线透射性低,但是可通过粘固材料显示出其长度。透光、有一定锥度、低应力、阻射、纤维复合材料、包装合理。自身固位力强,弹性模量类似牙本质,而且可通过粘结增加强度、美观,不同直径的配套钻头,根管预备的外形与桩外形精确配套,容易切割和去除,容易操作和推广。包装上并配有三个直径(1.25~1.5mm)和硅橡胶深度标记盘。有资料显示,在临床上主张使用玻璃纤维桩核代替金属桩核(Sonia Kachel,Susanne Effenberger)。

4. 可塑形高强纤维桩核 以 everStick POST 伢典为代表的复合树脂高强可塑纤维桩,其挠曲强度可以和金合金相比,它的弹性模量与牙本质近似。可以根据需要任意成形,较铸造金属桩有着操作快速省时、适应性广、生物机械相容性好等优点。使用时,根据 X 线牙片测量的结果,从包装中剪取相应长度的纤维,放入根内成形,初始固化 20 秒,从根管内取出,再用树脂粘结剂根管内成形,以光固化 40 秒。硬化后使用自酸蚀处理剂处理根管 30 秒,涂布粘结剂 20 秒,吹薄,光照 30 秒。使用成形套或者直接将双固化核树脂成形,光固化后备牙,最后使用排龈线排龈、取模。常规使用冠修复体进行最后治疗(图 28-52)。

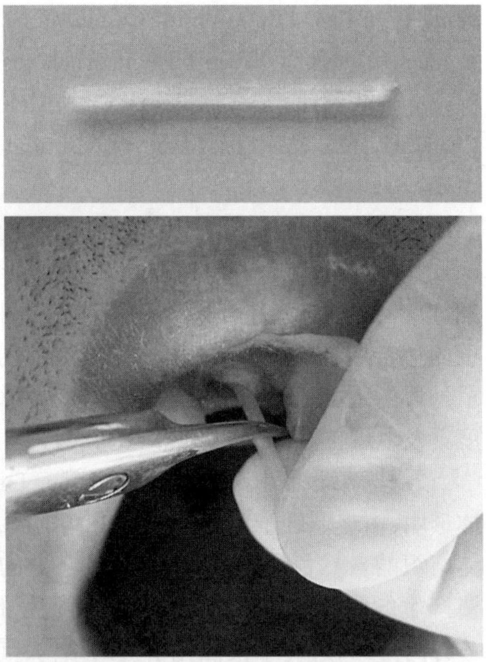
图 28-52 可塑形高强纤维制作桩核
上图:可塑纤维桩;下图:可塑纤维桩在根管内就位并根据需要剪断

5. 锆瓷桩 以强度很高的氧化锆为基本材料,在模具中烧结成不同形状。或预制成氧化锆棒,使用时以预成瓷棒作桩核蜡型的核心,形成桩核的蜡型,然后包埋、铸瓷完成桩核。试戴合适后常规粘固。氧化锆是一种高强度瓷,有较高的抗弯强度,与之匹配的特制铸造陶瓷能与氧化锆核结合在一起构成瓷桩核,透光性最好。不足之处是以铸造法完成桩核者,方法相对复杂,氧化锆脆性较大,抗疲劳性能较差。在选择适应证时,需要考虑承受的咬合力及根管壁的抗折性能,以提高其成功率。

(二) 纤维桩核临床基本过程

1. 适应证 术前拍摄 X 线片,确定是否是适应证。目前主要是解决前牙的美观修复或大面积缺损牙的加强固位。

2. 残根根管预备 常规进行残根保存修复的根管预备。

3. 试植入纤维桩,并以蓝色硅橡胶圈做标记(图 28-53)。

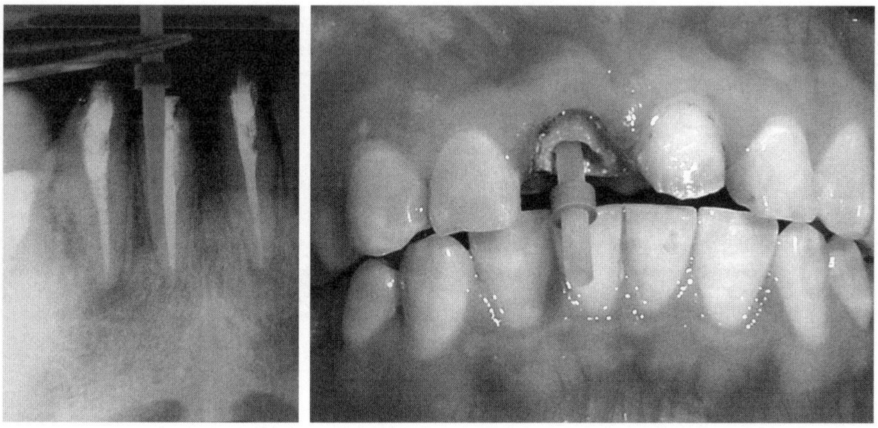

图 28-53 术前拍摄 X 线牙片，试植入纤维桩并以蓝色硅橡胶圈做标记

4. 以专用纤维桩根管粘固剂将桩粘固在根管内（图 28-54，55），并以光固化照 20 秒。

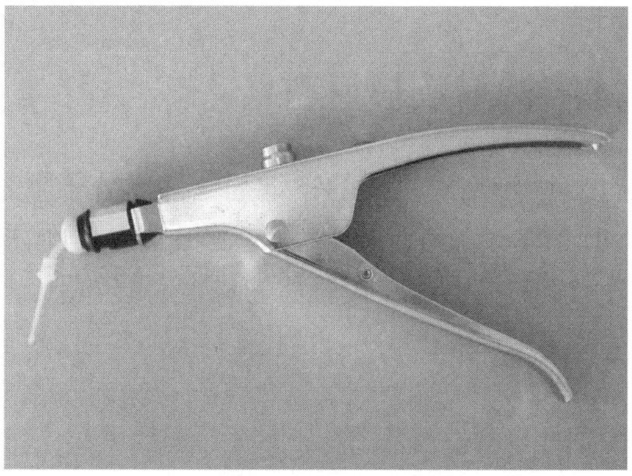

图 28-54 以专用树脂粘结剂混合并粘固

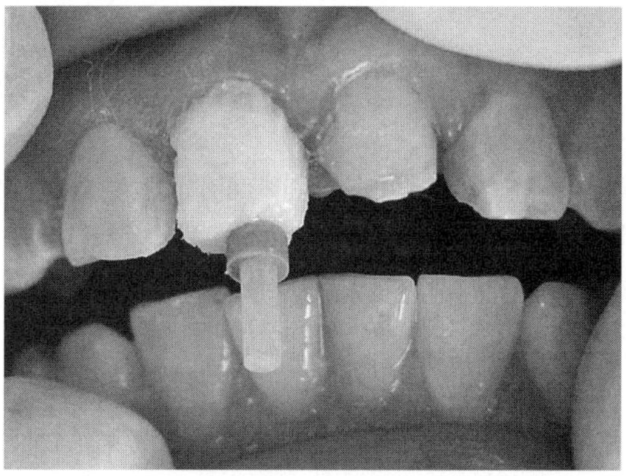

图 28-55 在根面围绕纤维桩堆塑核材料并光固化

5. 根面堆积核树脂材料，用高速手机以锥状车针切断纤维桩（图 28-56），常规完成基牙预备。

6. 完成冠桥修复（图 28-57）。

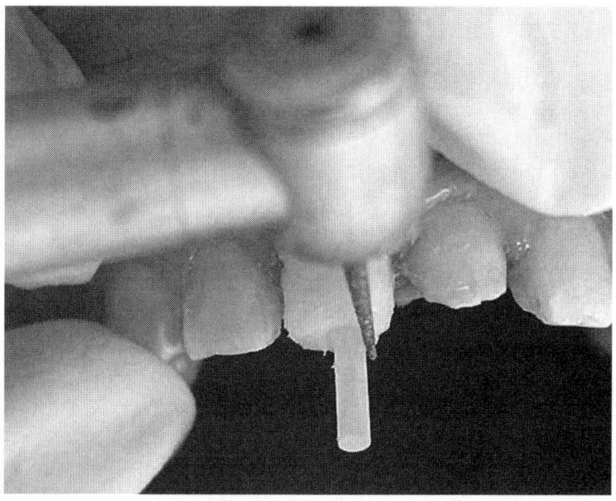

图 28-56 用高速手机以锥状车针切割纤维桩并做基牙预备

（三）注意事项

1. 根管预备时尽量保存牙体组织，确保根管壁的厚度不得少于 1.0mm，预防根折。并在根管预备时使根管外形与牙根外形一致。

2. 根管预备时保证根尖处的牙胶 4~5mm 的长度，并且不得破坏牙胶充填剂的密封性，以减少根尖周围炎。

3. 核成形后要过 5~10 分钟再进行根面颈缘预备，这有助于保持粘结界面的密合性。

4. 选择粘结剂时，要考虑对纤维桩核材料中树脂基质的相容性，有利于桩核与粘固剂的结合。

5. 不得使粘结剂超过冠边缘，避免对牙龈组织的刺激或暴露于口腔，引起吸水膨胀或溶解，引起边缘缝隙。

6. 冠的长轴尽量与根管、桩核的长轴一致，避免侧向力。

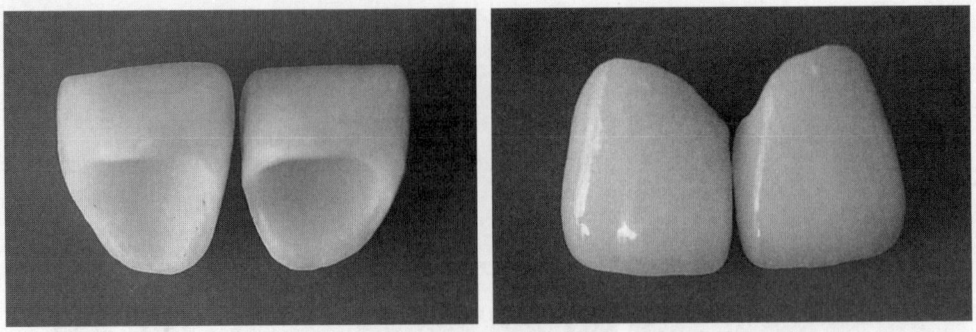

图 28-57 完成的全瓷冠

7. 冠的颈缘应建立在健康的牙体组织上，颈袖至少要有 1.5mm 的高度，是减少根面牙折的有效措施。

8. 选用高强度、耐受旋转力强的专用复合树脂材料，尽量不使用银汞合金，以免引起金属基底冠或桩核金属与银汞合金的电化学腐蚀。有研究证明少用磷酸锌粘固剂及玻璃离子，特别是在牙体组织大量破坏时不宜使用玻璃离子粘固剂作为核材料。

第四节 用于桩核的粘结材料及核材料

高质量的粘结剂可提高桩核的固位、稳定和封闭性。用于粘固桩核的粘结剂分为高分子聚合物类（粘结树脂）、聚合物类（如聚羧酸水门汀）和无机盐类（如磷酸锌水门汀）。因为是在根管内粘固，所以粘结桩核的粘固剂主要是以化学固化型的，有时也用双固化型的。下面把代表性的材料介绍如下。

一、Prime&Bond NT——粘结剂

Prime&Bond NT 是用于光固化纳米填料的粘结剂树脂材料，与牙釉质、牙本质、金属、瓷粘结而设计的化学固化型牙科粘结剂。

Prime&Bond NT 的树脂基质和粘结剂装在同一个瓶内。其成分少和操作步骤简单，并保持了更强的粘结力及抵抗微渗漏的能力。当将 Prime&Bond NT 和引发催化剂混合在一起时，双组分的引发的粘结剂开始聚合。

其基本组分为：双甲基丙烯酸酯或三甲基丙烯酸酯树脂，功能性的非晶形的二氧化硅，PENTA（2，5-赤藓醇、5- 丙烯酸酯磷酸盐），光敏剂、稳定剂、丙酮。

1. 应用范围

(1) 粘结剂用于光固化复合树脂修复，与 Dyract 复合材料配套粘结修复等。

(2) 银汞合金修复体下的窝洞粘结剂。

(3) 过敏牙颈部区的保护剂。

2. 禁忌证 直接或间接盖髓术，对双甲基丙烯酸酯树脂有过敏反应者。

3. 基本操作步骤

(1) 清洁，窝洞清洁对于粘结非常重要。

(2) 如果未做洞形预备，用浮石粉和橡胶杯或预防贴片来清洁牙面。用抛光车针预备一个新鲜的粘结面，将显著提高对釉质的粘结力。

(3) 用水雾对粘结面进行彻底的清洗。用气枪轻吹或用干棉球擦拭粘结面进行彻底的清洗。不要对牙本质表面进行除湿。

(4) 牙髓保护对于洞底距髓室顶 <1mm 并用氢氧化钙垫底的直接盖髓或间接盖髓者，应用 Prime&Bond NT 粘结窝洞的轴面。

(一) 用于光固化复合树脂修复

1. 牙面酸处理方法　用36%的磷酸从釉质边缘向窝洞各面涂布，为了达到理想效果，应对牙釉质酸蚀15秒以上，对牙本质酸蚀15秒或稍短。用三用枪对酸蚀过的表面冲洗15秒以上。用气枪轻吹以去除窝洞内的水分。对于牙本质应保持其表面潮湿，避免干燥。一旦正确处理过粘结面后，应避免其受到污染。如果出现了唾液污染，用三用气枪彻底清洗，对牙釉质重新酸蚀5秒，并像上面描述的那样冲洗、干燥。

2. Prime&Bond NT的使用　把Prime&Bond NT直接挤在专用小输送尖上或一个适用的刷子上。最好放在登士柏专用的粘结剂混合盘或标准的Dappen盘上。立即将足量的Prime&Bond NT涂湿窝洞的各个粘结面。这些粘结面应保持20秒的全湿状态。用气枪轻吹5秒以上以去除溶剂，表面呈现一种均匀的、像舌表面一样的状态。否则，重新操作并吹干。然后光固化灯照射10秒以上，确保窝洞各面的均匀固化。迅速地将复合树脂放在已光照过的Prime&Bond NT上。

(二) 用于Dyract复合材料

1. 牙面处理　多数用Dyract的修复，都不必进行牙体预备。为了美观而在釉质上磨出斜边，推荐使用NRC™ Non-Rinse处理剂进行处理(参见NRC的使用说明)，除了NRC外，可用36%磷酸像酸蚀复合树脂一样酸蚀复合体材料。

2. Prime&Bond NT的应用

(1) 把Prime&Bond NT直接挤在专用小输送尖或一个小毛刷上。另外还可放在干净的登士柏粘结剂混合盘或标准的Dappen盘上。

(2) 立即将Prime&Bond NT涂湿窝洞的各个粘结面，保持20秒的全湿状态。用气枪轻吹5秒以上以去除溶剂。表面应是一种均匀的、像舌表面一样的状态。否则，重新操作并吹干。

(3) 光固化灯照射10秒以上，确保窝洞各面的均匀固化。迅速地将复合树脂放在已光照过的Prime&Bond NT上。

(三) 用于间接法修复

首先应对修复体表面粘结面进行酸蚀或机械粗糙处理，用橡胶杯和浮石粉或清理贴片如Nupro预防贴片来清理已预备的牙釉质和牙本质。用三用气枪清洗牙釉质和牙本质的新鲜断面然后吹干，常规进行牙釉质和牙本质磷酸处理。若用于全冠修复，只对牙釉质边缘进行处理，然后进行修复。

用Prime&Bond NT粘结的方法：①用Prime&Bond NT粘结光固化树脂：用小刷子将Prime&Bond NT涂在修复面上，用气枪吹干其涂剂，光照10秒以上。并确保窝洞表面均匀、规整地暴露。②用于预备好的窝洞：把Prime&Bond NT直接挤小刷子上。另外还可放在干净的混合盘上。立即将足量的Prime&Bond NT涂湿窝洞的各个粘结面。这些粘结面应保持20秒的全湿状态，并且需要另外的混合粘结剂装置。用气枪轻吹5秒以上以去吹薄粘结剂，光固化灯照射10秒以上，确保窝洞各面的均匀暴露。迅速地将复合树脂放在已光照过的Prime&Bond NT上。

此外，Prime&Bond NT还可按照厂商的使用说明用于自凝或光固化树脂的粘结，及Dyract Cem PLUS的粘结。

(四) 用于复合树脂的重新修复

该材料可以用于树脂表面的修理，方法如下：①用金刚砂车针尽可能多地把树脂断面磨粗糙，并在旧树脂上预备出一定的机械固位形。②为达到理想效果，应使用橡皮障，在口内用50个氧化铝粉末微粒提供增加微机械性固位。③彻底清洗，用不含油、不潮湿的气体将其吹干。④用36%磷酸酸蚀每个暴露的釉质边缘和树脂面15~30秒。用水冲洗15~20秒后吹干。⑤按照直接修复放粘结剂Prime&Bond NT，并光固化。⑥用合适的复合树脂进行彻底的充填修复。

(五) 用于瓷-金属的再修复

可用于金瓷烤瓷修复体瓷崩后的瓷层断裂或暴露金属的金瓷界面脱落。修理的具体方法是：①用金刚砂车针将瓷和金属的断面磨粗糙。如果需要，在金属上预备出机械固位形。为了达到理想效果，用口内微蚀刻对瓷和金属的断面进行喷砂，它用50μm氧化铝微粒对每一个金属面进行喷砂。此过程必须使用橡皮障。②用干净的金刚砂车针将瓷断面边缘磨成斜面，然后冲洗、吹干。③按生产商指示，在暴露的瓷边缘上涂上偶联剂。④在暴露的瓷边缘和金属上使用 Prime&Bond NT 并光固化。⑤用合适的复合树脂进行充填修复。

（六）用于银汞合金的再修复

该材料可以用于银汞合金表面的修理，方法如下：①用金刚砂车针将银汞断面磨粗糙并制作出机械固位形。为了达到理想效果，用口内微蚀刻对瓷和金属的断面进行喷砂，它用 50μm 氧化铝微粒对每一个金属面进行蚀刻。此过程必须使用橡皮障。②冲洗微蚀刻区 15~20 秒，然后吹干。③用 36% 磷酸酸蚀每个暴露的釉质边缘（而不是已微蚀刻过的银汞合金面）15 秒以上。用水冲洗 15 秒以上然后吹干。④像用于直接修复那样在银汞合金上使用并光照 Prime&Bond NT。⑤用合适的复合树脂（如 Esther·X™）或复合体（如 Dyract AP，Dyract flow）进行彻底的充填修复。

（七）使用银汞充填时的窝洞粘结剂

该材料可用于银汞充填时的窝洞粘结剂，方法如下：①完成基牙预备。②如果洞底接近髓腔，用氢氧化钙垫底（如 Dycal）。③仔细冲洗并吹干窝洞，但不要吹干暴露的牙本质表面。④像用于直接修复那样使用并光照 Prime&Bond NT。⑤常规充填银汞合金。

（八）牙颈部过敏区的保护性涂布

该材料可用于牙颈部过敏区的保护性涂布，方法如下：①用预防性贴片（Nupro）和橡胶杯清理过敏牙的牙颈部区域。②用水枪去除预防性贴片。用不含油和水的气体将其吹干，要留下一个湿润的表面。③像用于复合树脂修复那样使用并光照 Prime&Bond NT。

（九）注意事项

1. 避免 Prime&Bond NT 浸透龈收缩线，否则就可能使排龈线变硬，并将排龈线与下面的牙面粘在一起，造成取出困难。

2. 阻聚反应，不应将含有丁香油酚的牙科材料与本产品并用，因为其可能影响结固并导致本材料中的聚合成分软化。

3. 用水清理窝洞，应正确操作。牙面的水可能干扰材料的聚合。

4. 如果与含丙酮的产品过长时间、直接接触可能导致氢氧化钙材料的最外层的溶解。

5. Prime&Bond NT 含有可能刺激眼睛的甲基丙烯酸酯。一旦接触了眼睛，立即用大量清水冲洗并寻求医生的帮助。

6. Prime&Bond NT 通过接触皮肤和黏膜能使易感者产生过敏反应，当偶然接触后，立即用大量肥皂水洗去或用大量清水冲洗。如果已经发生过敏，应停止使用。

7. Prime&Bond NT 含有丙酮。丙酮高度易燃。保存、使用时应远离热源，禁止在一旁吸烟。

8. 不要吸入 Prime&Bond NT 挥发的气体。注意减少气体的挥发。

9. 由丙酮溶液和丙烯酸酯单体产生意外接触可能引起口腔黏膜炎症。

10. 注意按照厂商的说明保存，不使用过期产品。

二、PermaCem 粘结剂

PermaCem（图 28-58）是 Bis-GMA 为基质的牙科树脂中的玻璃离子、激活剂、催化剂和添加剂。其使用范围较广，可用于冠、桥、嵌体和高嵌体的永久粘固的双固化复合体水门汀。

它适用于全瓷修复，能自动调和，黏度小能提供出色的密合性，可以隔离热刺激，具有 X 线阻射性、能释放氟化物等优点。

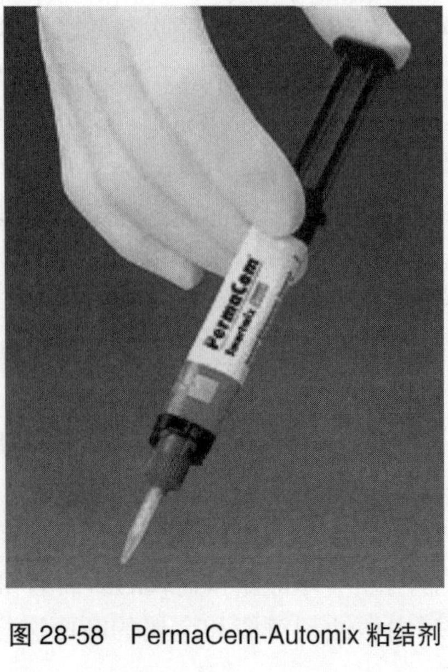

图 28-58 PermaCem-Automix 粘结剂

1. 使用前的准备

(1) 在粘固前对修复体组织面进行彻底的清洗和干燥。为了易于清理，在修复体的外侧面涂分离剂，如凡士林、甘油等。

粘固全瓷修复体时，对修复体组织面进行酸蚀和硅烷化，请遵照其各自的使用说明进行操作。

(2) 彻底清除基牙上的临时粘固剂。

(3) 冲洗基牙并用气枪或棉球对其进行除湿，不要残留过多水分，但也不要完全干燥。

2. 使用 PermaCem-Automix Dual 注射枪系统

(1) 装入材料管：扳动枪体后部的小舌以确保滑杆插入了枪体，扳起枪体上部的塑料锁扣并将材料管放入枪体，扣下塑料锁扣将材料管扣锁在枪体上。

注意材料管底部的切迹要与枪体上相应的切迹吻合在一起。

(2) 连接混合头：装混合头前，将材料管上的封帽旋转 90°并拔除，然后将混合头后部的双孔与材料管上的双孔对接，并将混合头旋转 90°至混合头与材料管紧密扣锁在一起。

(3) 挤出材料：扳动枪体上的扳机，材料通过混合头被挤出，并可被直接使用。用新材料时，先挤出豌豆大的一块材料并丢弃不用。把使用过的混合头留在材料管上起封闭作用。

(4) 拆卸材料管：扳起枪体后部的小舌，并将滑杆向后拉，然后掀起枪体上部的塑料锁扣，取下材料管。

3. 使用 Clever 注射器系统

(1) 在安装混合头前，将材料管上的封帽旋转 90°并拔除。

(2) 将混合头后部的双孔与材料管上的双孔对接在一起。

(3) 将混合头旋转 90°，直至混合头与材料管紧密扣锁在一起。材料在混合头中混合并可被直接使用。

把使用过的混合头留在材料管上起封闭作用。

4. 使用粘结剂　当不能取得平行的轴壁预备时，请选用一种合适的粘结剂进行粘结。若不用粘结剂，可利用传统的水门汀固位取得 PermaCem-dual 材料的粘结力。

不要把 PermaCem-dual 材料与单瓶装的粘结剂系统混用，而应参照使用说明使用亲水性的底物和粘结剂系统（两瓶装或三瓶装的粘结剂系统）。

5. 修复体的粘结

(1) 通过混合头把 PermaCem-Dual 材料放置在修复体上。材料可供操作时间为 2 分钟。

(2) 将修复体在基牙上复位并施以轻压。确认修复体与基牙的密合性，然后让患者慢慢地咬在牙尖交错位上，利用患者的咬合力防止修复体脱位。

(3) 修复体在基牙上复位后，PermaCem-Dual 材料在口腔环境中约 1.30~2.0 分钟达到易于清理的结固状态。应在修复体复位后 1.30~2.0 分钟内清理多余的粘结料。

(4) 用口腔科常用的卤素灯对材料进行 20 秒的光固化，此时修复体已被初步粘固在基牙上。

高度不透光的瓷材料，如带有氧化铝核的瓷材料，可能会影响光固化的效果。修复体的粘固需要 20 秒的光固化。5 分钟后修复体可以发挥其具备的各项功能。修复体在复位 5 分钟后被完全粘固。

6. 清理　在面团期清理多余的粘结料（粘结后 1.30~2.0 分钟内）。邻间隙的粘结料只有在面团期才易于清理。

(1) 从邻间隙处开始，用刮匙刮除牙颈缘部的多余粘结料。

(2) 轻轻用牙线清理邻间隙。

7. 注意事项

(1) 不要把 PermaCem-dual 材料与含有丁香酚的材料混用。推荐使用不含丁香酚的暂时粘结料（如 DMG 公司生产的 Tempo CemNE-Automix）。

(2) 套筒冠和桥的粘结时防止冠边缘的粘固剂残留。

(3) 在室温 18~23℃ /64~73°F 的条件下储存和使用（冷却后的材料黏性更大，结固更慢）。

(4) 不要使用过期产品。

三、不含丁香油的暂时粘固剂 TemproCem NE

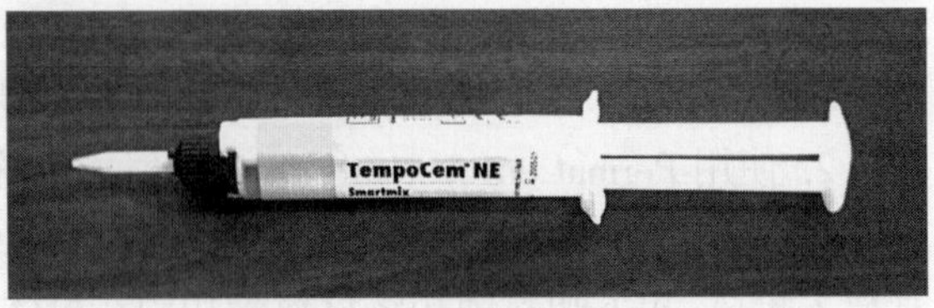

图 28-59 TemproCem NE

TemproCem NE 是一种以氧化锌为基质、不含丁香酚的自动混合型水门汀(图 28-59),被用做粘结各种暂时修复体(如暂时冠、桥、嵌体、高嵌体)的暂时粘结材料。TemproCem NE 具有良好的流动性,使暂时修复体便于放置。它不溶于唾液,并能在口腔中保持稳定状态。它能较好地抵抗咬合力,并保证修复体易于拆除。它的主要成分包括催化糊剂:天然树脂、脂肪酸、添加剂;基质糊剂:石蜡、添加剂。

它适用于暂时冠、桥或永久冠、桥的暂时粘固及暂时嵌体、高嵌体或永久嵌体、高嵌体的暂时粘固。其主要优点是:①不含丁香酚,对树脂基质材料无影响。②可直接挤在暂时修复体上以供使用。③具有最佳的密封性并使修复体易于拆除。④低温环境下在口内有较快的聚合速度。⑤可以隔离热刺激。

1. Automix Dual:注射枪系统

(1) 装入材料管:扳动枪体后部的小舌以确保滑杆插入了枪体,扳起枪体上部的塑料锁扣并将材料管放入枪体,扣下塑料锁扣将材料管扣锁在枪体上。注意材料管底部的切迹要与枪体上相应的切迹吻合在一起。

(2) 连接混合头:装混合头前,将材料管上的封帽旋转 90°并拔除,然后将混合头后部的双孔与材料管上的双孔对接,并将混合头旋转 90°至混合头与材料管紧密扣锁在一起。

(3) 挤出材料:扳动枪体上的扳机,材料通过混合头被挤出,并可被直接使用。使用新材料时,先挤出豌豆大的一块材料并丢弃不用。把使用过的混合头留在材料管上起封闭作用。

(4) 拆卸材料管:扳起枪体后部的小舌,并将滑杆向后拉,然后掀起枪体上部的塑料锁扣,取下材料管。

2. Clever 注射器系统

(1) 在安装混合头前,将材料管上的封帽旋转 90°并拔除。

(2) 将混合头后部的双孔与材料管上的双孔对接在一起。

(3) 将混合头旋转 90°,直至混合头与材料管紧密扣锁在一起。材料在混合头中混合并可被直接使用。把使用过的混合头留在材料管上起封闭作用。

其使用方法是:

(1) 把 TemproCem 放在干燥的暂时冠或暂时桥粘固面内。

(2) 把暂时冠或暂时桥复位到干燥的基牙上并施以轻压。室温下操作时间约为 1 分钟。口内结固时间为 4~5 分钟。

(3) 用探针可轻易地将大块多余的粘固料去除。

(4) 用牙线仔细地将邻间隙内的粘固料去除。材料具有较亮的颜色,易于和牙体区分。

3. 注意事项

(1) 目前尚未发现副作用;但请不要对以下两类患者使用 TemproCem 材料:对本材料组分过敏的患者;对本材料有接触性过敏的患者。

(2) 储存条件:室温储存(18~25℃ /64~77°F),不要使用过期产品。

四、核材料

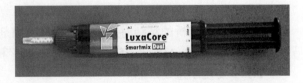

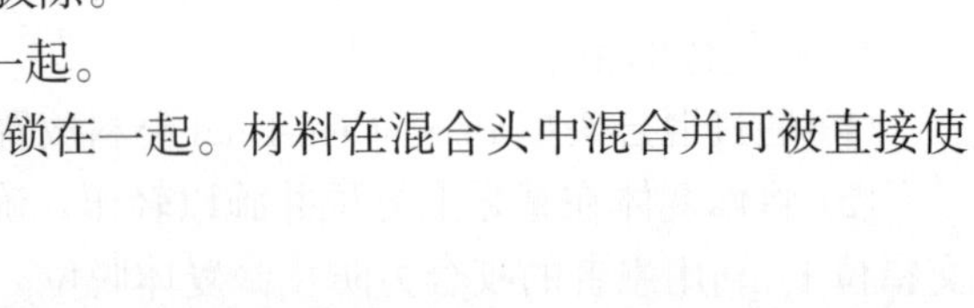

图 28-60 LuxaCore 双固化型核材料

核材料 LuxaCore(图 28-60)是一种自动调和的自凝复合树脂,主要用于各种类型的桩核制作。X 阻射性的 LuxaCore 材料不仅具用较高的抗压强度,而且具有类似于牙本质的切割特性。口内注射头使得应用 Luxa Core 时更精确而直接。适应证:各种类型的桩核制作，根管桩的粘固。时间分配：工作时间：1 分钟，口内凝固时间为 4 分钟。

技术数据：抗压强度 300MPa，横向断裂强度 100MPa，径向抗拉强度 50MPa，最大吸水率每立方毫米 25μg。副作用：至今没有发现全身性副作用。然而，在已知对所含成分过敏、明显存在苯酰过氧化物的情况下不要使用 Luxa Core。极少数情况下，可能存在个别接触过敏。组成：基于牙科树脂基质 Bis-GMA 的钡玻璃、焦棓酸盐和硅土充填物。填料含量：72%（质量比）=49%（体积比）（0.02~4μm）。

配有自动调和头，糊剂具有两种颜色，即自然色系和蓝色系，后者有利于分辨树脂材料与牙体组织，前者有利于美观，可作为全瓷冠的核材料。

（一）自动调和系统 Automix System

1. 向前推动位于压缩枪尾部的杆，并充分回拉杆，提拉枪上部的塑料，入材料管并下推杆将其固定。确认材料管上的凹槽与压缩枪上的相应部分吻合。

2. 逆时针旋转 90°移去材料管盖并将其丢弃。将一个新的混合针头装入材料管，确认相对应的槽沟后，顺时针旋转 90°将其固定。口内注射头用于将材料直接使用到牙上。

3. 推动扳机可以使材料混合，并直接使用。第一次使用材料管时，挤出豌豆大小的材料并将其丢弃。使用后的针头可以作为盖子保留至下次使用。

4. 向前推动位于压缩枪尾部的杆并充分回拉杆，提拉枪上部的塑料杆，插入材料管并下推杆，将材料管移出。

（二）使用方法

1. 建议用橡皮障隔湿。

2. 去除制备牙上所有修复体和龋坏组织。

3. 如所用粘结系统需酸蚀，可根据你选用的酸蚀技术（例如，全酸蚀技术），按照酸蚀剂的使用说明进行酸蚀。

4. 选用适宜的粘结系统（例如，Contax）并按照使用说明书应用。禁止使用单瓶粘结系统。

5. 为便于核材料充填，可在制备牙周围放置成形片。将调和头直接放在制备牙部位，扣动扳机，将核材料挤到制备牙上。如使用预成冠套，可将调和头直接置于预成冠套内，扣动扳机，将 Luxa Core 糊剂挤到预成冠套内，然后将冠放回到制备牙上。

6. 使用常规复合树脂充填器械，例如使用平头邻间雕刻器，在 1 分钟内完成核材料的操作。将粘结剂当作分离剂使用可使操作更容易。

7. Luxa Core 有 4 分钟凝固时间，可使用探针检查 Luxa Core 是否完全凝固。过低的温度，例如在前牙区会延长核材料的凝固时间。

8. 使用常规牙预备器械将修复体最终制备成所需形态。

9. 如需要在制备牙上制作临时冠，必须使用合适的分离剂（例如，凡士林）。

（三）根管桩的粘固

必要时，可根据制造商提供的根管桩的建议对桩进行预处理。

1. 按照选用桩的要求预备根管。

2. 如果使用的粘结系统需要酸蚀，应根据使用说明酸蚀根管内壁。

3. 按照说明书使用粘结系统。如果粘结系统组分中含有光固化成分，可用纸尖去除多余的粘结剂，过多的粘结剂可能会阻塞管腔。

4. 将 Luxa Core 注入根管腔内。必要时也可用 Luxa Core 湿润根管桩。Luxa Core 的工作间为 1 分钟。

5. 插入根管桩。材料在 4 分钟后完全凝固。LuxaCore 也可像核的制作一样用于制作牙冠部分。此时，假如材料的流动性很好，建议使用成形片进行操作（也见核制作的推荐用法）。由于含有丁香油酚的材料会阻碍 LuxaCore 的聚合反应，因此暂时桩的粘固应使用不含丁香油酚的粘结剂。

另外，近年来，又出现加了纳米氧化锆填料的新型核材料 LuxaCore Z，其各项性能又有所提高，特别是在强度（图 28-61）方面的提高，其操作方法同 Luxa Core 核材料。

(四) 注意事项

1. 采取合适的牙髓 / 牙本质保护措施以避免产生牙髓反应。禁止使用单瓶粘结系统进行粘结。

2. 不要将含有丁香油酚的材料和 LuxaCore 一起使用,这将阻碍 LuxaCore 的聚合并会导致牙变色。

3. 避免水和含油空气,它们会阻碍与之接触部位的 LuxaCore 的聚合反应。如果不能充分隔湿,禁止使用复合树脂。

4. 避免与皮肤和眼睛接触。如果发生意外接触,立刻用足够的水进行冲洗,必要时应该向医生咨询。

5. 不要在高于 25℃ /73°F 下储存。建议将未开封的材料贮存在冰箱内。不要使用过期的材料。

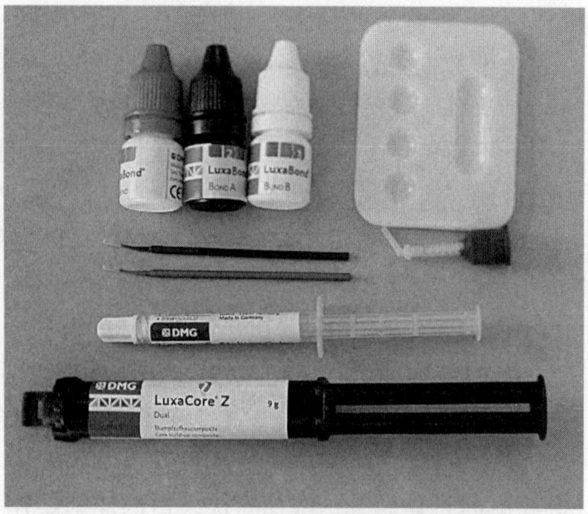

图 28-61 LuxaCore Z 含锆纳米填料的核材料

五、暂时冠修补树脂 LuxaFlow

LuxaFlow(图 28-62)是一种修补树脂材料,它特有的化学结构使其与 Luxatemp 和其他丙烯酸基暂时冠材料具有良好的相容性。它特有的黏滞性使其具有良好的流动性。它是一种光固化修补材料,具有如下优点:①能阻射 X 线。②它特有的化学结构使其与 Luxatemp 和其他丙烯酸基暂时冠材料具有良好的相容性。③有良好的流动性。④可高度抛光,能达到理想的美学效果。⑤光固化使操作者可以控制操作时间。⑥有不同的颜色可供选择。⑦它有配套的注射头,能简便、精确地注射材料,操作性好。

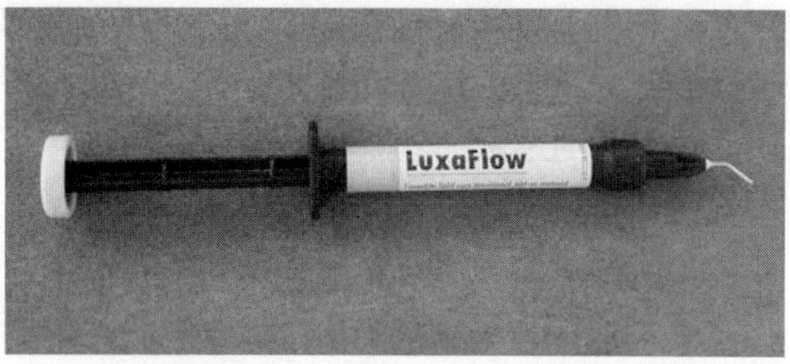

图 28-62 LuxaFlow 修补树脂

使用方法如下:

1. 清洗并干燥暂时修复体。
2. 用车针将待修补的粘结面磨粗糙。
3. 按照粘结剂系统的使用说明,涂一层粘结剂。
4. 选用装有合适颜色的 LuxaFlow 的注射枪,去除封盖,装上注射头。建议使用塑料膜包裹注射枪,并在使用后消毒。
5. 将 LuxaFlow 挤在要修补的区域,厚度不超过 2mm,以便达到理想的光固化效果。
6. 在口外用光固化灯照射 30 秒。必要时重复步骤 2 和 3,直至修补完成。

注意事项:

1. 光固化灯应具有 450nm 的输出量并经过正规的检测。光固化时光源应尽可能地靠近本材料。
2. 按相应的操作说明使用其他材料,防止不匹配。
3. 仔细问诊,预防易感者出现过敏反应。
4. 避免接触皮肤,一旦接触,立即用肥皂水清洗。若万一接触了眼睛,立即用大量清水清洗。
5. 不要使用含苯材料和含油气体,以免抑制聚合。
6. 使用阳离子漱口剂和菌斑指示剂可能引起本材料变色。
7. 室温下储存,不要使用过期产品。

(马轩祥 张 翼 张 恒 韩 勇 孙艳燕 吴 张)

参 考 文 献

1. Malone WFP, Koth DA. Tylman's Theory and Practice of Fixed Prosthodontics. 8th ed. America: Inc. St.Louis ,1994:407-416
2. Herbert T. Shillingburg, Sumiya Hobo, Lowell D. Whitsett, et al.Fundamentals of Fixed prosthodontics.3rd ed. Chicago:

Quintessence Publishing Co., 1997: 194-206
3. 马轩祥．口腔修复学．第 5 版．北京：人民卫生出版社，2003：89-98
4. 徐君伍．口腔修复理论与临床．北京：人民卫生出版社，1999：348-362
5. Abramovitz L, Lev R, Fuss Z, et al.The unpredictability of seal after post space preparation: a fluid transport study.J Endod, 2001, 27 : 292-295
6. Nissan J, Dmitry Y, Assif D. The sue of reinforced composite resin cement as compensation for reduced post length.J Prosthet Dent, 2001, 86: 304-308
7. Reid LC, Kazemi RB, Meiers JC. Effert of fatigue testing on core integrity and post microleakage of teeth restored with different post systems.J Endod, 2003, 29: 125-131
8. Herbert T. Shillingburg, Sumiya Hobo, Lowell D. Whitsett, et al.Fundamentals of Fixed prosthodontics.3rd ed. Chicago: Quintessence Publishing Co., 1997: 181-224
9. Ralph Bellizzi, Robert Loushine. 根管外科临床图谱．王勤涛，译．北京：人民军医出版社，2005
10. 范兵，边专，樊明文. 根管预备的工作长度、宽度和锥度．中华口腔医学杂志， 2006，41(3)：184-186
11. 黄定明，周学东．根管治疗难度分析的要点．中华口腔医学杂志，2006，41(9)：532-533
12. 马轩祥．残根残冠保存修复的概况与进展．中华口腔医学杂志，2006，41(6)：333-335
13. 程祥荣．非金属桩及其临床应用．中华口腔医学杂志，2006，41(6)：336-337
14. 吴悦梅，张富强，宋宁，等．石英纤维根管桩复合材料的力学性能研究．上海口腔医学，2006，15(3)：304-307
15. 王翰章．中华口腔科学．北京：人民卫生出版社，2001：2413-2420
16. 韩勇，马轩祥，王艳清，等．预成金属桩植入根管口后直接数字成像系统的判读误差分析．实用口腔医学杂志，2009，25(2)：163-165
17. 张翼，马轩祥．不同预成桩钉在离体牙根内的固位力比较．实用口腔医学杂志，2003，19(4)：384-388
18. 张春宝，马轩祥 .5 种根管封闭材料应用于根骨内种植体的根尖封闭性研究．实用口腔医学杂志，1997，13：181

第二十九章

贴　面

当今社会上人们追求各种美丽与时尚时，自然与“完美微笑”密切相关的口腔美容也成为其中之一。一方面，牙科医生面临着众多患者的特殊美学要求，另一方面，又要对不断涌现的未经验证的新技术进行选择。在选择未被长期研究所证明的新技术、新产品时，赶时髦者有之，慎之又慎者也有之。在我们国家的历史上曾一度出现过因一哄而起、滥用新技术、新材料的教训。贴面修复也不例外，但现在口腔修复学日臻成熟，稳健发展的可喜前景，特别是在强调无损伤、微损伤修复治疗观念时，贴面修复在满足前提条件下应该推广应用。

一、粘结贴面的种类

贴面（laminates）是仅覆盖在牙体唇、颊侧表面的薄片状部分修复体。根据制作材料的不同，有树脂类贴面（成品树脂牙贴面，复合树脂贴面）和瓷贴面。根据临床方法的不同，有直接贴面，间接贴面。根据制作工艺的不同，瓷贴面中又分为预成瓷片贴面，常规烤瓷贴面，铸造陶瓷贴面，压铸陶瓷贴面和CAD/CAM 切削陶瓷贴面等。

1. 直接树脂或复合树脂贴面（direct bonding resin or composite laminates） 即直接在患者口内牙冠的唇、颊侧酸蚀过的牙釉质表面应用树脂牙片或光固化复合树脂进行椅旁粘结完成的贴面（图 29-1）。

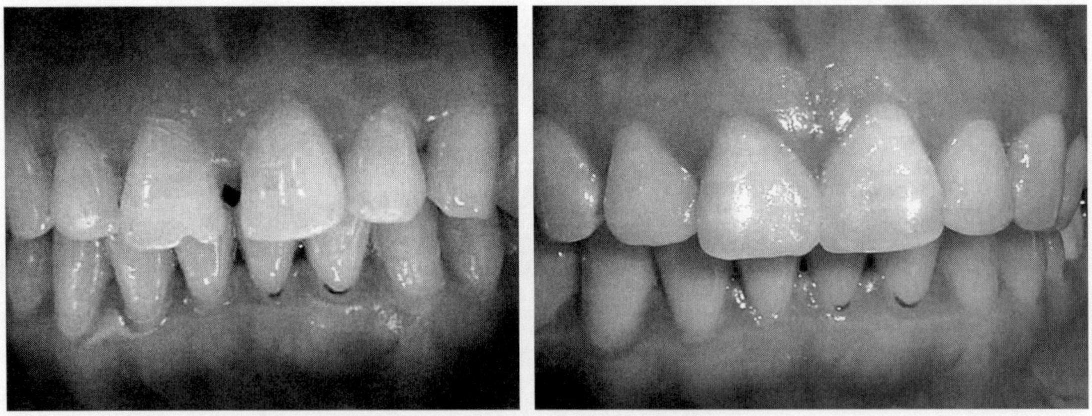

图 29-1　直接树脂或复合树脂贴面

直接树脂贴面的优点有：①患者只需一次就诊即可完成修复；②牙医可直接控制修复体的外形和颜色；③费用低廉；④树脂贴面易于修补。

2. 间接树脂或复合树脂贴面（indirect bonding resin or composite laminates） 即利用粘结技术将模型上个别加工（经高温或高温 - 高压处理）树脂或光固化复合树脂贴面粘结到牙面上（图 29-2）。

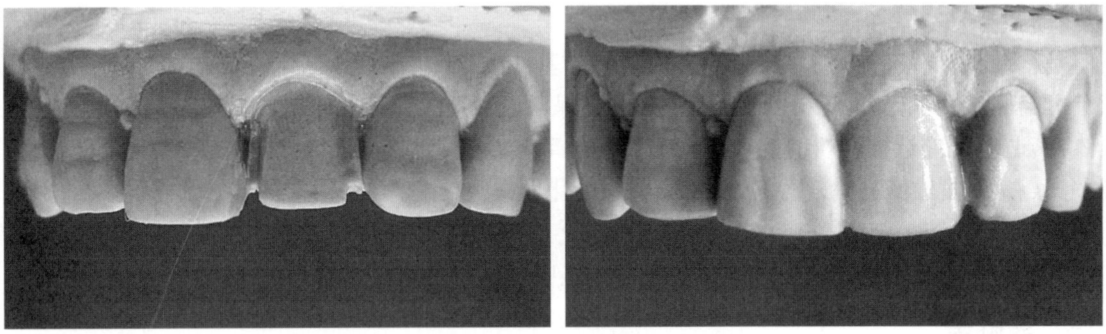

图 29-2 间接树脂或复合树脂贴面

间接法完成的树脂贴面较直接法光固化贴面的物理性能好，但粘结强度不如直接粘结者。树脂类贴面的效果也不如瓷贴面者。一项临床调查报道，应用间接树脂贴面一年的失败率为 16%，而瓷贴面不超过 1%。

3. 间接的瓷贴面 该技术弥补了直接树脂贴面的不足。临床操作时间短，可以充分利用技师富有艺术性的经验。瓷贴面色泽稳定、美观、耐磨损、组织相容性好，是一种理想的材料（图 29-3）。但粘结多个单位的贴面时会感到操作时间紧张。

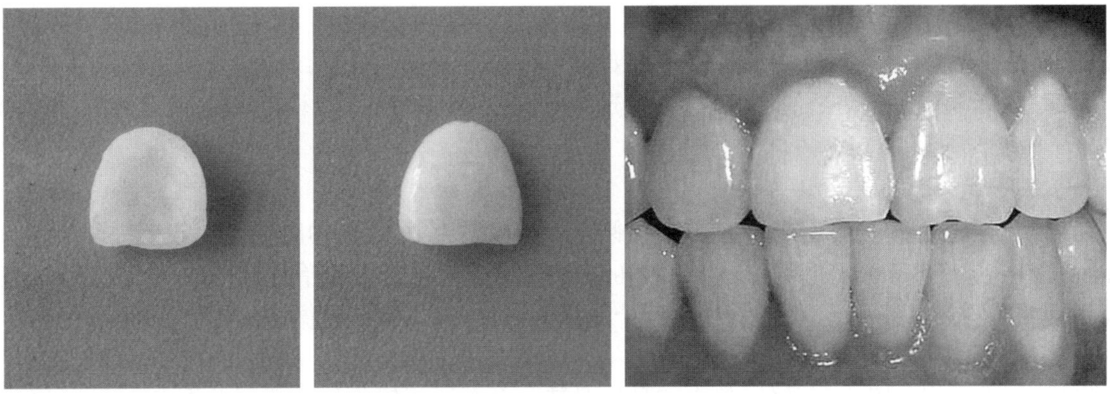

图 29-3 瓷贴面

瓷贴面可以采用铸造陶瓷制作，也可以用 CAD/CAM 切削陶瓷制成贴面，还可以用常规烤瓷完成瓷贴面。

铸造陶瓷经蜡型制作，有优良的透光性，菌斑附着少。但铸瓷技术敏感性高，在物理性能和美观方面并没有较大改进。

根据材料的物理性能、粘结强度、釉质变色程度、牙医的临床经验、需治疗的患牙数目来选择贴面材料和技术。

二、粘结技术

"粘结技术"（bonding technique）在 20 世纪 50 年代作为一项革命性的新技术被引入口腔医学。Buonocore 首先提出经由磷酸处理的牙釉质可与丙烯酸树脂获得很强的粘结。单一树脂可以进入酸蚀后牙体表面产生的微观缝隙。但丙烯酸树脂聚合收缩较大，温度膨胀系数比自然牙高，边缘适合性不好，容易被磨损和变色。20 世纪 60 年代初期，Bowen 研制了一种新的树脂单体系统，即 Bis-GMA，其中加入了石英和重金属玻璃无机颗粒做填料。复合树脂较非填料树脂在性能上有了很大提高，但难于抛光。如今的复合系统因为混入更小的亚微米填料或纳米填料后，粘结材料的综合性能有了很大的提高，加上采用可见光聚合工艺，使粘结美容修复有了很大进步，可以作为一种比较成熟的临床修复技术应用于有限时效的病例。

但是粘结技术存在的问题是：界面上因为树脂基质的老化，热力学匹配性的局限，树脂基质对牙龈组织有一定刺激性等，使得该技术目前还属于“有保留地被接受”。因而，单纯依靠粘结作为固位方式的修复体，其适应证的选择、设计、制作和与患者沟通时均需要针对这类技术的特点全面考虑。但该技术的最大优点是重复性修复治疗容易，对于因材料老化而失败的病例，可采取再次粘结修复。

随着粘结理论的进展和材料性能的改进，广泛用粘结技术完成的修复体，如牙体缺损的无损伤充填、牙冠成形、光固化贴面和烤瓷贴面、粘结桥等，其中贴面就是比较受欢迎的一类美容修复形式。

三、瓷贴面

瓷贴面(porcelain laminates)是利用复合树脂粘结技术将预成的薄片状瓷牙面直接固定于牙表面(图29-3)。与直接树脂贴面不同，烤瓷贴面是在用弹性印模复制的耐火代型上制作。瓷贴面的内表面用氢氟酸处理，增加有固位作用的粗糙表面积，以利于与树脂的机械粘结。在酸蚀表面加上有机硅烷偶联剂会加强机械结合效果，使得最终结合强度超过釉质-复合树脂间结合强度，与瓷的内聚强度相当。

尽管对瓷贴面的临床效果存在不同观点，但是间接瓷贴面技术逐渐被临床所接受。有调查表明，20世纪80年代50%的美国牙医提供间接贴面服务，其中41%提供瓷贴面。甚至有学者认为“在迄今为止的前牙缺损修复中，瓷贴面技术将达到登峰造极的美学效果”。近十年来，瓷贴面修复在我国也越来越受到重视。

瓷贴面修复的优点：①贴面基牙制备不需要麻醉；②牙体预备量相对较小，预备深度基本不涉及牙本质，因而很少激惹牙髓；③维持现有的牙的接触关系和切导斜度；④组织与修复体边缘接触基本只局限于唇面；⑤修复体边缘粘结剂不溶解、可抛光；⑥不压迫牙龈组织；⑦不含金属，没有龈缘黑线问题；⑧可以不做暂时冠。

(一) 关于治疗计划

在当前，把全冠修复的适应证有扩大化倾向和临床思考太简化的时候，尤其应该了解 Jerry W. Nichlson、Ronald Highton 和 Willian F.P.Malonedeng 等人提出的关于治疗计划的观点：“牙医应掌握由简到繁的美容修复程序”。面对着处于各个病程的大量患者，应该以循序的原则去更好地选择治疗计划。

当然，这个顺序是因人而异的，但应该是针对某一个个体而优化的。基本上临床治疗应按照下列由简到繁的顺序选择较为合理：①美容外观修形(cosmetic contouring)；②漂白(bleaching)；③美容修复(esthetic restorations)；④粘结修复(bonding restoration)；⑤部分人造冠(partial artificial crown)如嵌体；⑥人造全冠(complete artificial crown)；⑦正畸(orthodontics)；⑧正颌手术(orthognathic surgery)。

随着技术进步，对有些患者也可以采取上述程序的联合治疗。

(二) 适应证

着色或有缺损的牙(stained/defective restorations)，牙间隙过宽(diastema)，折裂牙(fractures)，磨耗牙(attrition)，年轻恒牙(adolescent teeth)髓腔宽大者，变色牙(discoloration)，牙冠形态异常(malformations)或牙体较小者，牙的位置轻度异常(malpositions, slight)，牙根暴露(root exposure)，不严重的蚀损牙/磨损牙(erosion/abrasion)。

贴面粘结适用于轻度到中度牙的颜色、位置、形态均异常者。如果仅是外形异常，美容修形即可；如果是牙的着色，进行漂白治疗。如果问题仅局限在牙的特定部位，考虑用树脂修复。如果牙没有足够的釉质供粘结或临床牙冠中重度缺损，考虑牙冠修复。瓷贴面特别适用于瓷熔覆金属冠制作困难的情况，如年轻恒牙髓腔较大，殆面间隙不足，或属于牙体较小的下切牙。

Albers 指出被粘结的牙面至少应有50%的可酸蚀的牙釉质面积。要保证釉质-树脂结合的长期边缘完整性。贴面也可以粘结在复合树脂或玻璃离子充填料上，用树脂修复会形成树脂之间的结合，但强度低，体外的研究证明存在局部微渗漏。玻璃离子经磷酸酸蚀后，有利于机械结合并促进氟离子释放。但是，瓷贴面与充填物之间的粘结长期疗效有待观察。

瓷贴面技术较为保守，不会引起患者类似对烤瓷全冠的抱怨。但像全瓷冠一样，瓷贴面一旦破损很难修理，而且贴面质量依赖技师水平。由于贴面透明，试戴时遮色效果也较难准确估计。贴面颜色只能通过选用不同树脂颜色，不同的遮色层，以及染色进行调整。与全冠粘固相比，贴面粘结过程繁琐，要经过遮色、酸蚀、聚合、边缘成形、抛光等，这些操作的技术敏感程度高。

就目前而言，烤瓷全冠常是首选。一部分原因是有些国家的保险公司把贴面归于选择性美容范畴。但基牙有足够的可酸蚀的釉质面积或结构适合做贴面修复情况下，贴面作为具有良好美观效果的保守修复是应该肯定的。

（三）牙体预备

1. 术前准备　术前修形应首先确定美观的排列和切牙外形。对扭转牙、锥形牙和唇侧突出牙的外形应做适当调整，以便贴面唇侧外形协调一致（图 29-4）。同时应注意修复充填物的缺陷，矫正牙冠外形和颜色偏差之后，再进行牙体预备。有条件时，矫正牙冠缺陷和外形异常，有利于贴面切缘的设计。

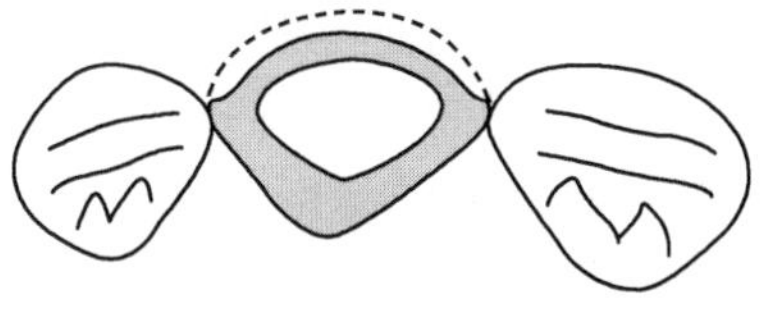

图 29-4　贴面的牙体预备

2. 选色及充填物的处理　在牙体预备开始前，从比色板中选择比理想的颜色亮一阶半的颜色，以便为将来选择复合树脂粘结剂留有余地。因为瓷贴面的透明性，修复前必须用树脂材料或薄的遮色树脂去处理变色区。已有的变色树脂充填物要打磨其表面，有继发龋的充填物应去除后重新充填。龋坏、损蚀或磨耗造成的超过 1mm 的外形缺损都应用合适颜色的玻璃离子水门汀充填。存在Ⅲ类洞的牙，粘结前去除足够的充填物以暴露釉质边缘，酸蚀后粘结树脂封闭。并保证贴面和粘结剂厚度均匀，防止聚合过程中收缩不均，造成贴面残留应力，带来瓷裂的风险。

3. 确定贴面牙体预备的细节　预备量取决于边缘位置、釉质厚度、变色程度、牙在牙弓的位置和功能要求。上颌切牙中部平均牙釉质厚度大约 1.0mm。瓷贴面最小厚度应为 0.5mm。同时要保证牙冠切龈向的正常曲度。有关瓷贴面光弹应力分析表明，邻面、唇颊面和切缘预备后，分布在瓷贴面上的应力是可以接受的。所以，要降低瓷贴面和牙体间的应力，推荐在牙龈部、邻接部和切缘部进行预备。

4. 制备引导洞或水平引导沟　用不同直径的球钻或碳钢车针在釉质制备不同深度的引导洞或水平引导沟，控制磨切量。引导沟位于龈端近远中径中部及两邻接角。用同样的方法在切龈向中部制备三个更深的引导沟与其平行。如果切缘需要磨切，用柱状车针直径的一半（0.7mm），在切缘平行制备三条沟。因为制备局限于牙釉质之内，不需要麻醉。但如果基牙预备接近龈端，釉质逐渐变薄，需要麻醉解除敏感和便于排龈。推荐使用排龈技术，以便直接地观察釉牙骨质界（CEJ）和避免预备时可能造成的牙龈损伤。

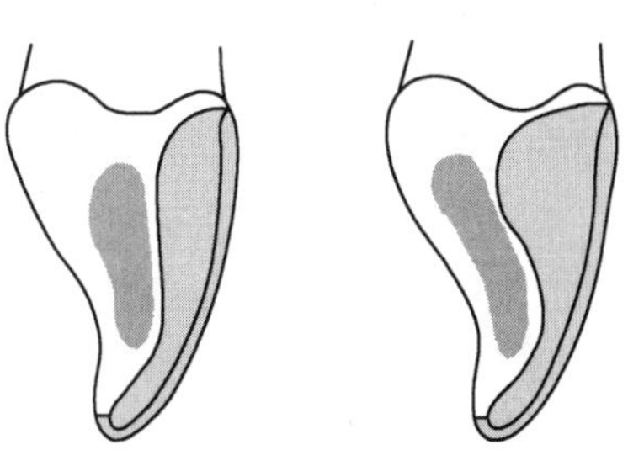

图 29-5　贴面邻接点下边缘的延伸（右图）

5. 肩台预备　一般情况下，龈部肩台平齐龈边缘，除非严重的变色牙需要预备至龈边缘下以获得足够的贴面厚度。用粗颗粒金刚砂肩台车针或有定深环的 8 号钻控制肩台深度。

6. 边缘及邻面预备　边缘延续至邻接区颊腭或唇舌外形高点，以便隐蔽粘结线（图 29-5）。如果邻面没有充填物，预备边界可延伸至邻接接触区的颊侧。但如果因为存在充填物或牙的位置异常，邻接破坏时，避免近远中倒凹而影响贴面就位。

7. 切端预备　如果牙冠长度正常，在切端预备一颊切向斜面。但当有下列情况时，如：切端牙体组织太薄不能支持贴面，可把切端延长 1~2mm，也避免唇颊侧边缘可暴露，切端应该预备成“切端包绕”，贴面的切端终止线位于舌侧肩台（图 29-6A）。如切端牙釉质较厚时，可预备成平接式（图 29-6B），也可预备成唇面开窗式，以防止切端功能应力集中（图 29-6C）。

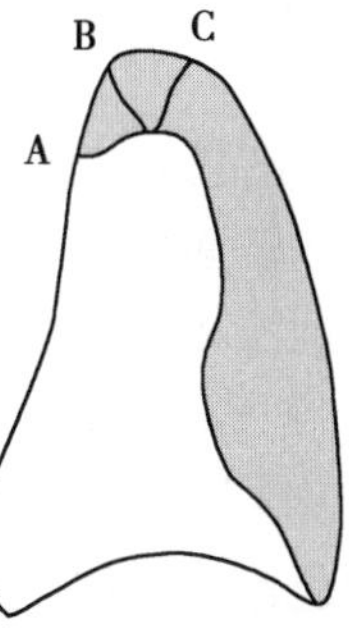

图 29-6　贴面的切端三种位置

A. 切端覆盖式；B. 切端平接式；C. 切断保留式（唇侧开窗式）

8. 精修 用标记有黄色或白色环的精修车针均匀磨切唇颊面至周边达到引导沟深度，喷水冷却。进一步精修抛光去除不规则外形、尖锐边角、车针留痕，尽量减少贴面应力集中。精修后的牙釉质光滑，一般不用制作暂时修复体。

(四) 印模

选择弹性印模材料，以个别托盘取印模。特殊者也可以在牙体预备前先印模料取印模，制作个别托盘，以保证印模料厚度均匀一致。个别托盘边缘超过预备的牙体龈缘肩台 5mm，并包绕舌面、殆面或切端，以及邻牙。当下颌前牙贴面修复时，应该取得整个下颌牙列印模，并取印模、制备对颌模型以便观察功能运动。

(五) 暂时贴面修复

个别患者在贴面预备基牙的冷热刺激明显，或强烈要求美观者可以做暂时贴面。对于局部暴露的牙本质，取印模前使用一薄层牙本质粘结剂覆盖。处于功能应力下的暂时贴面，可以通过局部点状酸蚀唇、颊面牙釉质的方法来增加暂时贴面的固位力。在酸蚀前用自凝塑料或复合树脂直接置于预备的牙面上，聚合后进行修形，抛光。

(六) 瓷贴面的制作

有两种不同方法制作瓷贴面：①传统方法，即临床制取印模，技工室制作贴面。②CAD/CAM 方法，在牙科椅旁一次完成。预备后通过 3D 口腔摄像机获取数据，合成三维虚拟模型。用软件设计虚拟贴面，并进行精细修正，计算机可最终形成磨切加工预览。将颜色理想的瓷块放入六轴打磨单元，经过 10~15 分钟的打磨获得实物。此方法不仅减少了就诊次数，而且由于省略了制取印模和技工操作，从而减少了发生错误的几率。此外，可以避免医技交流中的沟通困难，让患者直接参与贴面设计过程，明显提高对整体效果的满意度。

(七) 瓷贴面试戴

1. 检查贴面 仔细检查制作好的贴面有无裂痕或厚度问题。试戴前要验证颜色的准确性，因为贴面内面在酸蚀后会呈现一种不透明的白色。必要时可以放置排龈线，防止粘结时酸蚀的釉质受到污染，也可以方便作精修边缘。

2. 牙面准备 先清洁预牙体预备面和邻间隙。贴面在试戴就位时，使用同色的甘油试粘结剂，以获得稳定和准确评价颜色的适合性。

3. 调整邻接 检查每个贴面的邻接关系，必要时以磨瓷专用的磨具做邻接区调整。不影响就位的调整应等到脆的瓷贴面被光固化复合树脂粘结以后。

4. 粘结剂配色 选择处于中间的贴面来测试复合粘结剂的基本颜色，确定是否需要增加遮色或外染色。如果牙色和着色的贴面基本相同，建议选用中性色或通用色树脂来进行颜色确认。如果牙变色严重，贴面不足以遮盖，选用加有不透明的基色。色度和明度均可以通过在树脂基色中加入色彩修饰来调节。树脂颜色修饰也可以直接用于贴面内表面，以产生混色效果。

贴面被放置在未经过酸蚀的牙釉质上，二者之间是粘结树脂和颜色修饰。当使用光固化树脂时避免直接牙科灯照射。可以多次试戴，未固化的树脂可以用丙酮或乙醇清除。粘结前征求患者意见，准备粘结。

(八) 瓷贴面的粘结

1. 清洁贴面 丙酮或乙醇超声清洁贴面，去除污染物。

2. 酸蚀涂布偶联剂 蒸馏水冲洗、吹干，在瓷贴面的内表面用 HF 酸处理剂处理，然后冲洗、气吹干 1 分钟，刷一薄层硅烷偶联剂，依次排列贴面。一些硅烷偶联剂需配合磷酸酸蚀剂使用。实验证明硅烷偶联剂能够显著增加其化学结合强度。

3. 颜色修饰 如需要颜色修饰，色彩可以直接加在硅烷后的贴面上。然后涂一薄层光固化釉牙本质粘结剂或非填料树脂，但不要光固化。低黏稠的粘结树脂通过表面作用减少复合树脂和牙釉质界面气孔，增加拉伸结合强度。牙本质粘结剂也可以改善复合树脂和牙釉质边缘封闭并减少边缘变色。

如果仍存在固有深度变色，可在贴面粘结时覆盖一层不透明复合树脂，加上瓷贴面和粘结树脂共同完成颜色矫正。

4. 涂抹低黏度的复合树脂 在贴面均匀涂抹复合树脂并避免发生光聚合。

5. 放一薄层高黏稠度复合树脂 加树脂后需要摆动加压。切端包绕贴面者需要首先唇面就位，然后龈向施压保证完全就位。放置一条聚酯薄膜，一边给贴面稳定加压，一边向舌侧拖拽，轻轻去除邻面边缘多余的树脂。用一个小毛刷清除所有可到达的边缘。

6. 手指加压、聚合 手指加压的同时阻挡光线照到龈 1/2，光照 20 秒初步固定贴面，然后以光固化灯追加固化。再一次清除边缘多余的树脂，根据贴面厚度、颜色、透明度不同，固化整个牙面 1.5~2 分钟。

7. 检查邻面边缘 以树脂刮器或外科刀片去除瓷或釉质上的树脂菲边。在放大镜下用尖锐的探针仔细清除残留树脂，精修瓷边缘。用细的和超细的金刚砂低速喷水下修整边缘。用抛光盘或瓷专用磨光轮和糊状抛光膏抛光，以获得高度光洁的表面。特别注意邻接边缘的抛光，抛光的工具由粗到细。

8. 调𬌗 为防止瓷贴面受力碎裂，应在各功能方向调𬌗，尤其是切缘延长者。消除瓷釉边缘的正中接触。根据美观要求修整切缘外形。调改过的表面以抛光膏高度抛光。

总之，瓷贴面修复只要严格按照技术规范，在一些病例上既能够满足美观，又能最大限度地保存牙体硬组织，代表了美容修复发展的趋势。

由于瓷贴面应用较为普遍，这里仅介绍瓷贴面修复方法。

关于直接光固化树脂贴面的修复，其主要是参照瓷贴面的适应证与禁忌证选择病例，按照粘结技术原理和修复原则进行设计，牙体准备，酸蚀处理，涂布粘结剂，树脂或光固化树脂的直接成形，抛光处理等步骤，具体方法可参见相关书籍。

（丁弘仁 马轩祥）

参考文献

1. Malone FP, Koth DA. Tylman's Theory and Practice of Fixed Prosthodontics. 8th ed. America: Inc. St.Louis , 1994: 407-416
2. Herbert T. Shillingburg, Sumiya Hobo, Lowell D. Whitsett, et al.Fundamentals of Fixed prosthodontics.3rd ed. Chicago: Quintessence Publishing Co., 1997: 194-206
3. 马轩祥 . 口腔修复学 . 第 5 版 . 北京：人民卫生出版社，2003：89-98
4. Josef Schmidseder. 美容牙科学彩色图谱 . 章魁华，译 . 北京：中国医药科技出版社，2003：85-162，205-224
5. 刘峰. 口腔美学修复临床实战 . 北京：人民卫生出版社，2007：158-171
6. PascalMagne, Urs Belser. 前牙瓷粘结性仿生修复 . 王新知，译 . 北京：人民军医出版社，2008：107-149
7. 赵云凤 . 现代固定修复学 . 北京：人民军医出版社，2007：74-98，295-310，420-421
8. 赵铱民 . 口腔修复学 . 第 6 版 . 北京：人民卫生出版社，2008：189-198
9. 王军，施长溪，陈天池，等 . 陶瓷厚度和颜色对光固化复合树脂聚合程度的影响 . 实用口腔医学杂志，1995，11(2)：107-109
10. 何帅，陈吉华，王光耀，等 . 两种饰面瓷材料与牙科氧化锆支架材料烧结界面的研究 . 口腔医学，2006，26(3)：161-163
11. 刘亦洪 . 瓷贴面修复复合树脂充填前牙的受力分析 . 现代口腔医学杂志，2006，20(4)：445
12. 陈吉华，施长溪，王玫，等 .546 例四环素牙烤瓷贴面修复的临床观察 . 中华口腔医学杂志，2003，38(3)：199-202

第三十章 暂时性修复

在修复过程中，为缩短无牙期、保证患者的舒适美观、保护预备后的基牙及牙龈组织，考察基牙的承受能力及设计方案，或在牙体预备完成到正式修复体戴入之前给患者戴用暂时性修复体，这些非正式的过渡性修复（provisional；temporary restoration）习惯上被称为暂时性（temporary）修复，以示与正式修复体区别。戴用这类修复体有助于减少患者的痛苦，增强其信心，并借此判断牙的排列，基牙的负重反应，咬合关系等因素，有利于后期的正式修复。

一、暂时性修复体的类型

暂时性修复体按照使用目的基本上有下述三种类型：

1. 过渡性修复（provisional r.） 如局部可摘式义齿和固定桥。按照制作方法可分为临时过渡性与正式过渡性义齿。

2. 诊断性修复（diagnostic.r.） 如暂时粘结固定桥。按照制作方法分诊断性修复有：暂时性修复体的诊断性修复（3个月以内）和正式性修复体的诊断性修复（暂时粘固）。

3. 临时性修复（temporary.r） 如暂时冠。临时性修复按照制作方法可分为：直接法暂时冠桥、间接法暂时冠桥和间接-直接法暂时冠桥。

在使用时限上，通常认为患者戴用暂时性修复体的过渡性修复的时间为1~2个月，诊断性修复为3个月以上，临时性修复为3~14天。

按照暂时冠桥的制作方法可分为间接法、直接法和间接直接法三种类型。间接法适合于较长期的戴用，如做过渡性或诊断性修复，以及老年患者的临时性修复。后两者利用印模在口腔内直接制作暂时冠桥，使用于冠桥牙体预备后的临时性修复。

二、暂时性修复体的目的与要求

（一）目的

根据过渡性修复体的类型不同，有如下使用目的：

1. 过渡性修复的目的 观察基牙变化、观察、等待邻牙变化；观察患者适应力；等待牙列的其他治疗；等待患者下决心；等待确定最终设计方案。如正畸集中间隙后的修复（图30-1），以及发育中的患儿过渡性修复等（图30-2）。

2. 诊断性修复的目的 确定最终修复设计方案；观察基牙负荷能力及牙周反应；判断基牙治疗效果；留有后续治疗的余地；留有改变设计的余地；验证修复计划，有助于医-患下定决心。如牙周病等待治疗后待确定最后的修复方案（图30-3），或咬合重建的过渡性咬合垫等（图30-4）。

3. 临时修复的目的 保护活髓牙牙髓；保持修复间隙；维持牙列、咬合位置关系；保持牙龈状态；判断基牙负荷能力；判断修复体排列、大小、发音、咬合、形态等；判断色别；对修复体的适应；及时恢复患者丧失的各种功能（图30-5）。

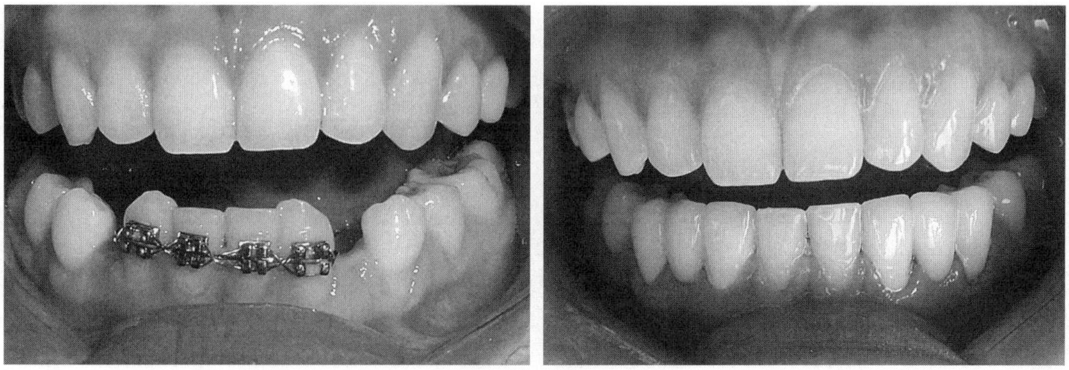

图 30-1　正畸后的过渡性修复

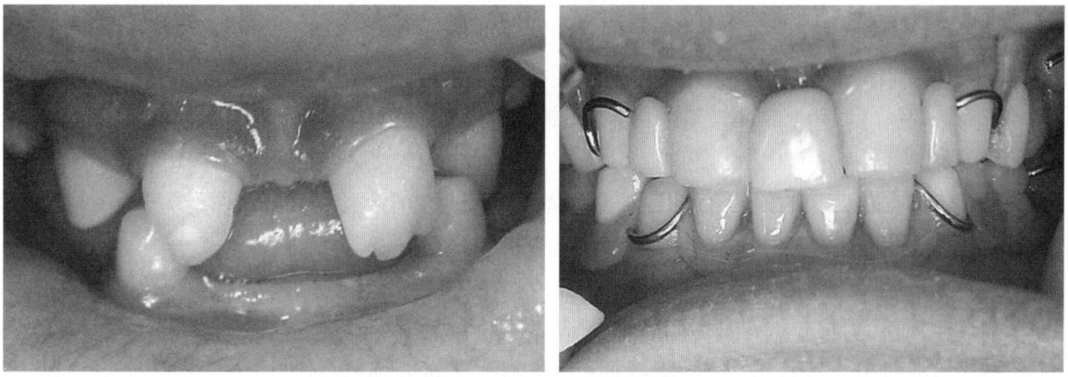

图 30-2　发育中的过渡修复体

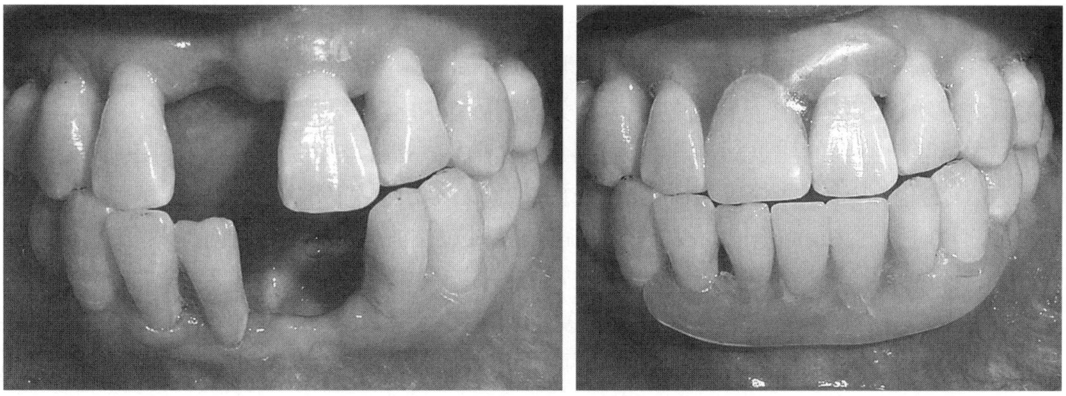

图 30-3　牙周病待确定最终修复计划

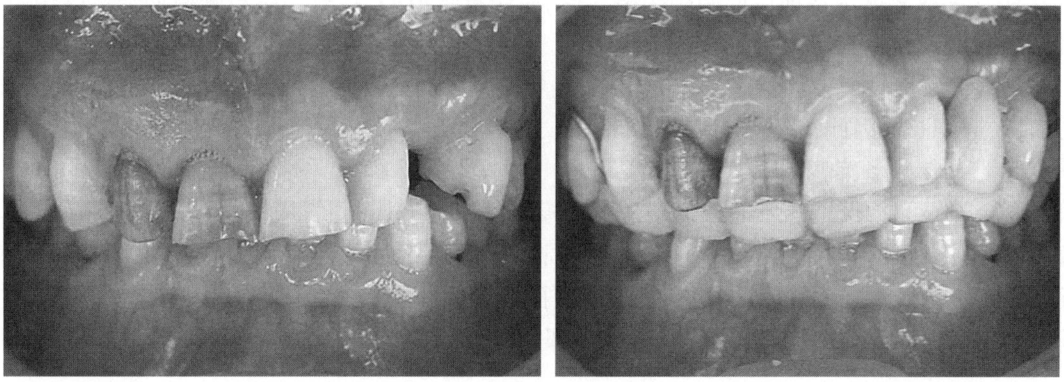

图 30-4　过渡性咬合垫

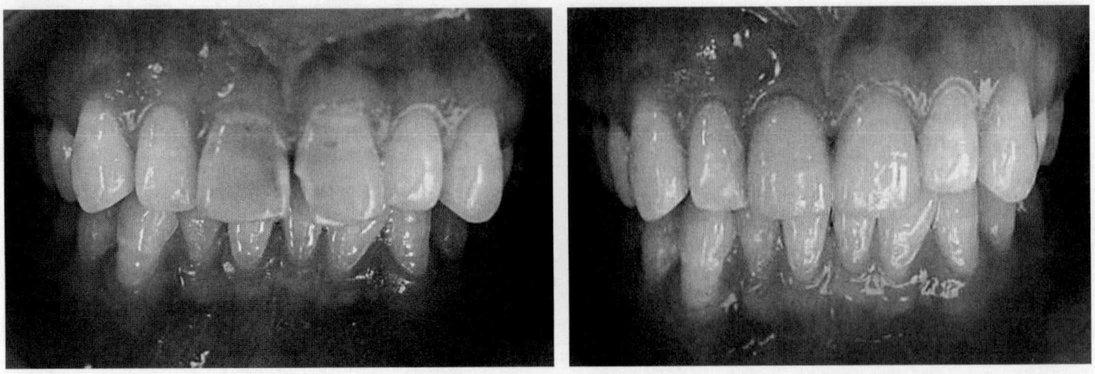

图 30-5 暂时冠修复体

(二) 对暂时性修复体的要求

1. 保护牙髓。制作暂时冠的材料应能降低冷、热温度传导;边缘适合性要好,以防止唾液的渗漏。

2. 就位稳定,固位良好。暂时修复体的制作应精良,粘固材料具备一定的粘结力,并容易取下和清除,不妨碍其后的恒久性粘固。

3. 良好的咬合功能。暂时冠具有的良好的咬合功能应防止牙的移位,有利于关节和神经肌肉的平衡,让患者感到舒适。

4. 冠边缘合适。①暂时冠不能压迫牙龈组织,发炎的牙龈可导致牙龈增生、退缩,或至少在取模或粘固时引起牙龈出血;②预成金属或树脂暂时冠应做很好修整外形防止出现冠边缘悬突,避免牙龈组织增生;③冠边缘亦不能短于完成线,防止龈缘回缩,影响正式修复体就位。

5. 适当的强度。暂时冠应能承受正常咬合力而不破裂。破裂的暂时性修复体可能使牙移动,因此,必要时应重新制作或修补。

6. 易于清洁。暂时冠的外形及材料应使患者在佩戴过程中易于清洁。如暂时冠能很好地维护牙龈组织的健康,正式修复体粘固后牙龈发炎的可能性就很小。

7. 美观。前牙和前磨牙,修复体特别要考虑美观问题。

8. 暂时性修复应达到的质量标准:除了材料质量外,各项指标均应达到或尽量接近正式修复体;防止误导、误判、误适应;防止发生修复条件的变化;防止牙髓损伤、牙髓炎;防止固位不良造成误吞等。

9. 适当的暂时粘固力。临床上最常见的问题是暂时冠桥脱落,要求暂时冠桥具备一定的粘固力。因此牙面应在彻底消毒、干燥情况下粘固。如为冠的殆龈较小者,可适当多放置些粘固剂,保证患者使用时不致暂时冠脱落。另一方面,为防止正式修复体试戴时不易取下暂时修复体,粘固剂适当调拌得稀薄些,如为冠的殆龈大者可适当少放些粘固剂,有时只在冠的轴壁 1/2 至龈边缘处放置粘固剂。

三、间接法制作暂时冠桥

间接法常采取牙体预备前后取两副印模,分别灌注石膏模型,在第一副石膏模型上再取印模,然后在牙体预备后的模型上制备印模,并以自凝或热凝树脂在此印模内填胶完成暂时修复体,然后在牙体上粘固。它适合于过渡性或诊断性修复体的制作,优点是患者舒适,精确性较好。不足之处是需要技师配合,占用椅位时间长。因此,该方法越来越少采用。

(一) 制作牙体预备前的印模

如牙体完整,可在牙体预备前,以海藻酸盐印模料从口内直接制取暂时冠桥印模(第一次印模)。如果预备基牙有缺损,可在模型中先以软蜡恢复缺损(图 30-6),表面吹光后,再制取暂时冠桥印模。印模用湿纸巾包好放入塑料袋中密闭或放置在保湿箱内存放备用。

根据牙体缺损情况可以取全牙列印模或局部印模(图 30-7),通常局部印模应覆盖至少一个正常邻牙。

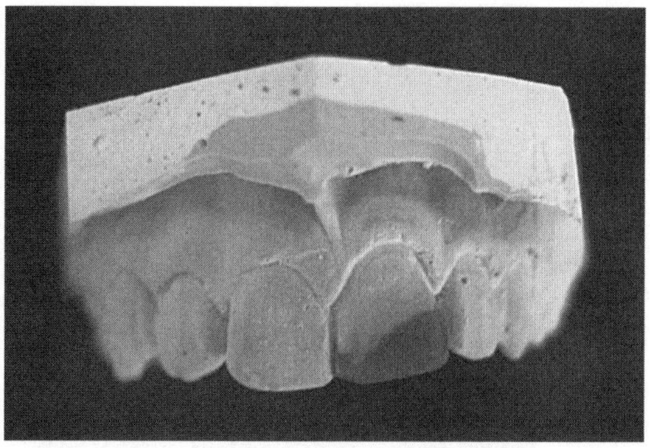

图 30-6　在模型上牙体缺失处用蜡恢复其外形

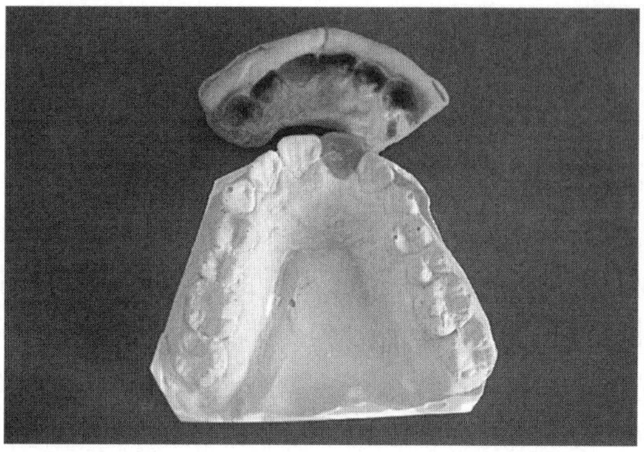

图 30-7　在石膏模上制备暂时冠桥印模

（二）制备牙体预备后的暂时冠桥印模及石膏模型

于牙体预备后，在用硅橡胶或海藻酸盐制备冠桥印模前，先制备暂时冠桥印模用海藻酸盐印模料取印模（第二次印模）。如牙列关系恒定，可取局部印模，其覆盖范围包括预备基牙两侧至少有一个正常牙。常规灌注石膏模型，脱模后检查模型上䝞面以及颈缘处是否有石膏小瘤以免影响就位。

然后用 25 号刀刃的工作刀修整多余的印模材料。去除颈缘处的菲边以保证印模能在研究模上顺利就位（图 30-8）。将修整好的石膏模型放入印模中以确定能完全就位（图 30-9）。

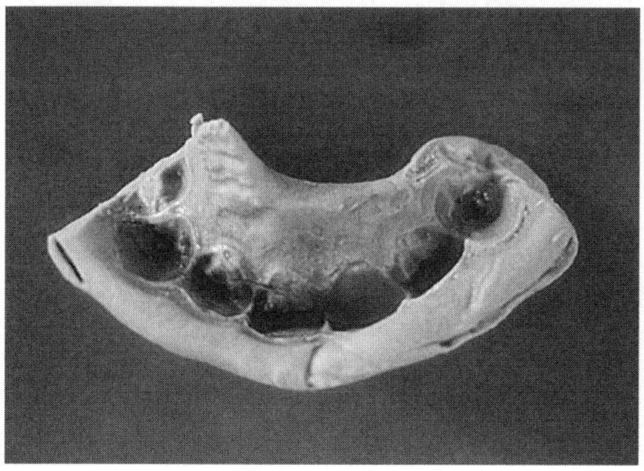

图 30-8　去除印模颈缘处的菲边

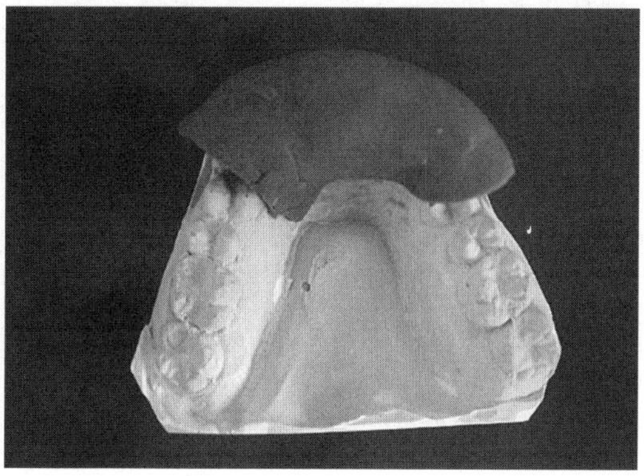

图 30-9　将石膏模型放入印模中检查能否完全就位

在模型的预备基牙及相邻部位涂一层分离剂，用气枪吹气以促进干燥。

（三）制作暂时冠桥

用粘固剂调拌刀调拌白色自凝塑料或热凝塑料，将调拌好的树脂置入需制作暂时性修复体的印模内。

将模型放入盛有暂时冠桥材料的印模中，保证石膏模型上的牙与印模上的吻合。将模型放置于海藻酸盐印模中，模型就位准确，均匀加压。挤压出多余的树脂后，用粗橡皮圈固定。模型应垂直放入印模，使树脂均匀充满间隙，保证暂时性修复体不变形。

将固定好的模型放热水中 5 分钟。或置于压力锅中，在 20psi 的条件下压力聚合，可降低修复体的孔隙率，提高抗弯强度 28%。

树脂完全聚合后，拆除橡皮圈，将模型从中取出。然后用小而尖的器械去尽暂时性修复体上余留的石膏。

修整暂时性修复体多余的树脂（图 30-10），在修复体就位前，仔细检查边缘的伸展。最后用细砂纸磨光轴面近颈缘处的部位。

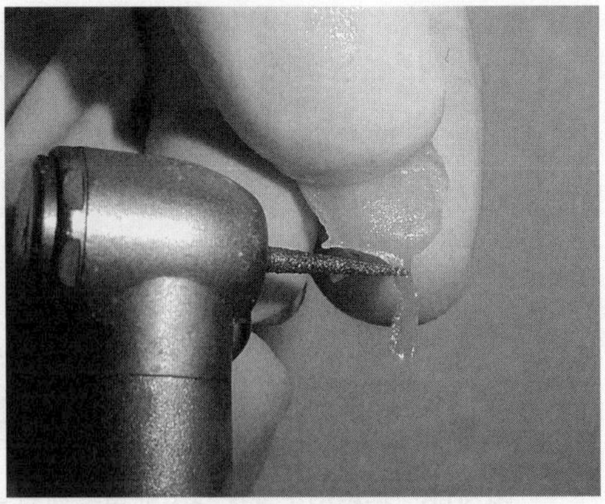

图 30-10 去除暂时冠的树脂菲边

(四) 暂时冠桥的粘固

将暂时性修复体放置于口内预备基牙上,用咬合纸检查咬合关系。取出修复体,在口外调整咬合、用浮石粉抛光,然后在布轮上用抛光剂抛光。

对于活动义齿处的暂时冠,如𬌗支托或卡环未能与之形成良好的接触,在树脂处于面团期时,在暂时冠外加树脂,将暂时冠置于牙上。在局部义齿上涂抹液状石蜡,然后将局部义齿放在暂时冠上。在冠上形成𬌗支托和导平面的位置。反复取戴局部义齿以免多余的树脂锁结到倒凹中。固化后从牙体上取下暂时冠,打磨粗糙部位,最后抛光。

氧化锌丁香油粘固粉调拌好后,可将等同于粘固剂容量 5%~10% 的液状石蜡与之混合,可减小粘固强度。患者在下一次复诊时易将暂时冠取出。但如果暂时冠固位不好,则不应添加液状石蜡。

粘固时氧化锌丁香油粘固剂不需要完全干燥,湿润可增强其硬度。粘固前在修复体外层涂一薄层液状石蜡有助于去除多余的粘固剂。待粘固剂固化后,用探针除尽龈沟里的粘固剂,用牙线去除邻面多余的粘固剂(图 30-11)。

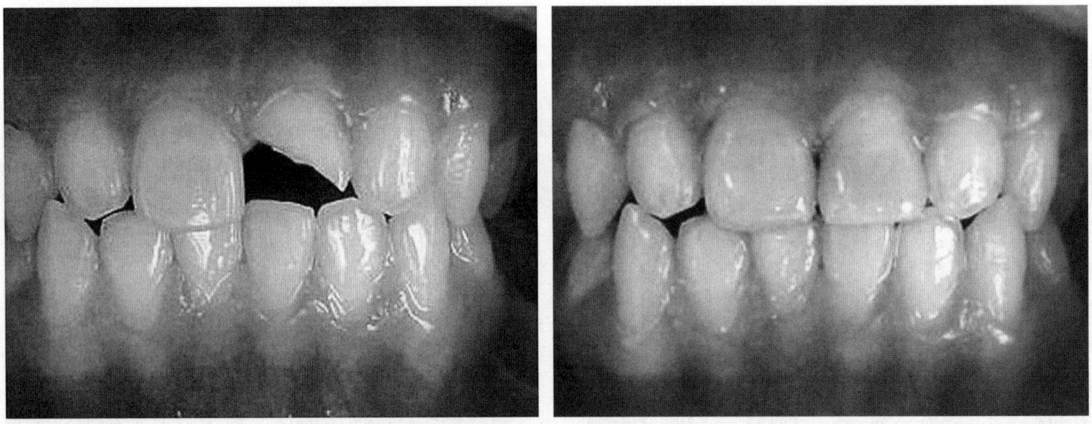

图 30-11 暂时冠在患牙上粘固
左图:修复前;右图:暂时冠粘固后

四、专用暂时冠桥材料制作法

口内印模法专门暂时冠材料(图 30-12)制作,它适合牙体形态完整者,如变色牙的烤瓷冠修复。

暂时冠桥材料属于复合树脂,聚合时不产热,收缩性小,质地坚硬,由于有不同色别的材料,可以配色。万一局部有气泡,可用该材料修补。而且可以用高速车针磨改,不粘车针,外形修好后还可抛光,光洁度好,用上光剂上光。该方法较为省时,方便患者,因此现在被广泛应用于临床。

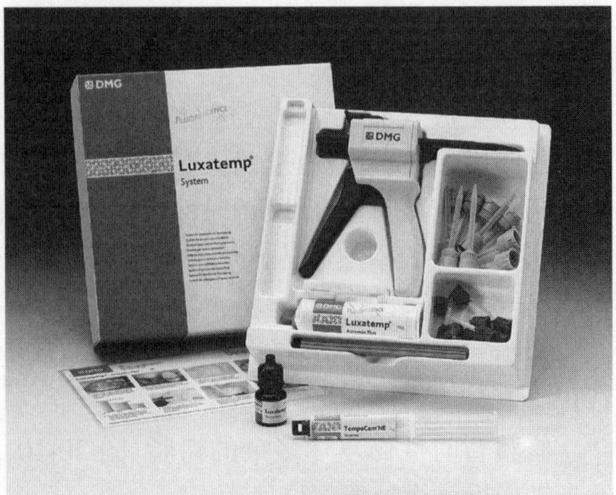

图 30-12 暂时冠桥修复材料

(一) 成形模片法

1. 术前用暂时冠成形模片浸入 80℃热水中 3~5 分钟,软化模片后,取牙冠印模(图 30-13~15)。

2. 基牙预备完毕,注入暂时冠材料(图 30-16)。

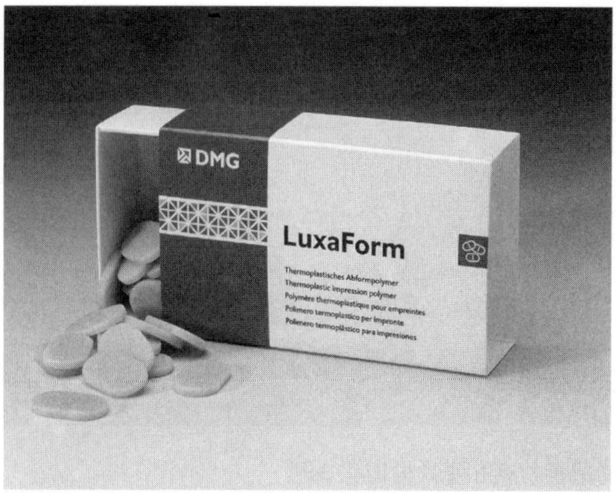

图 30-13　印模模片

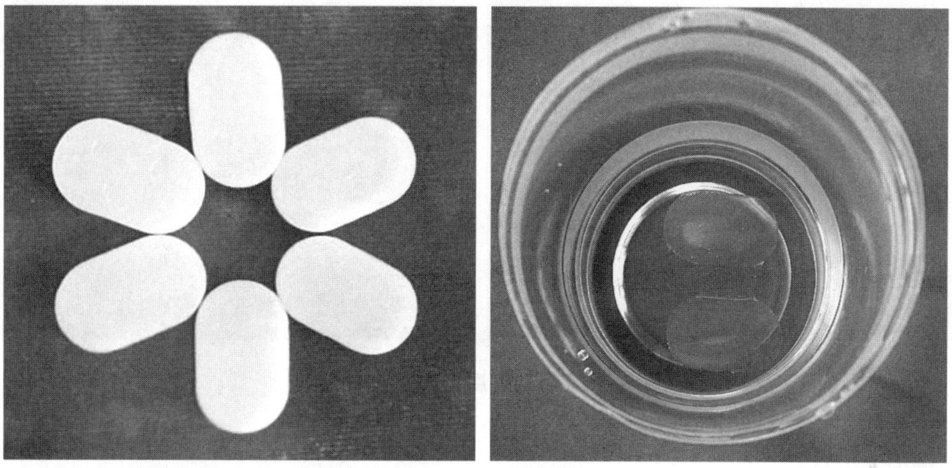

图 30-14　软化模片
左图：成形膜片；右图：放入 80℃水中软化变透明色

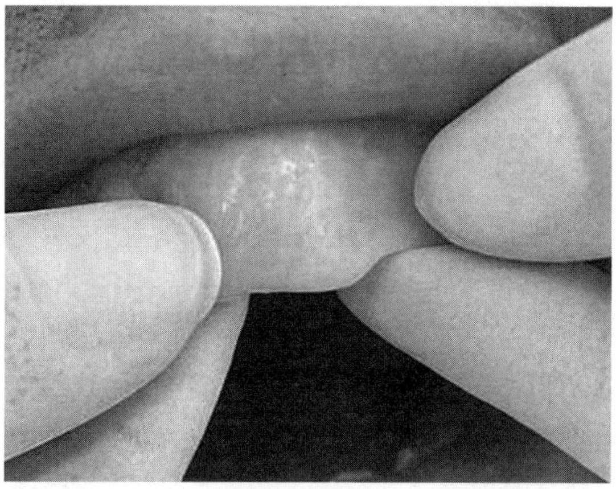

图 30-15　以软化的模片在牙体上取印模

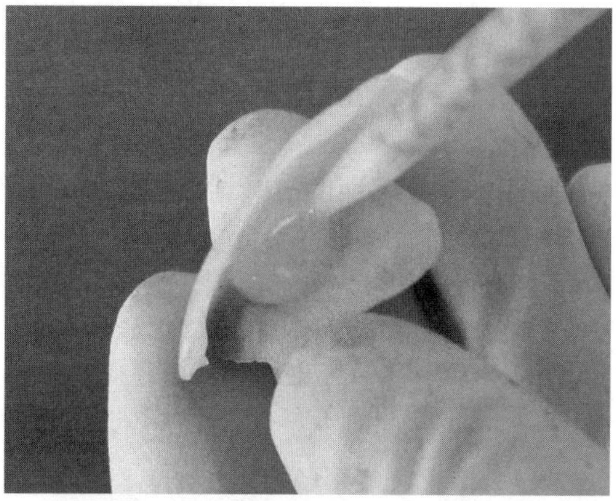

图 30-16　向印模内注入暂时冠材料

3. 口内就位、固化成形（图 30-17）。
4. 调咬合、抛光、粘固（图 30-18）。

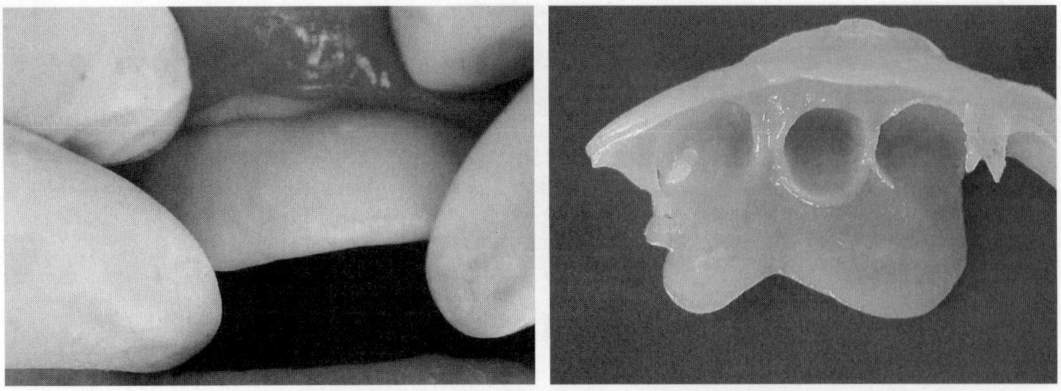

图 30-17 暂时冠桥材料在膜片内固化成形

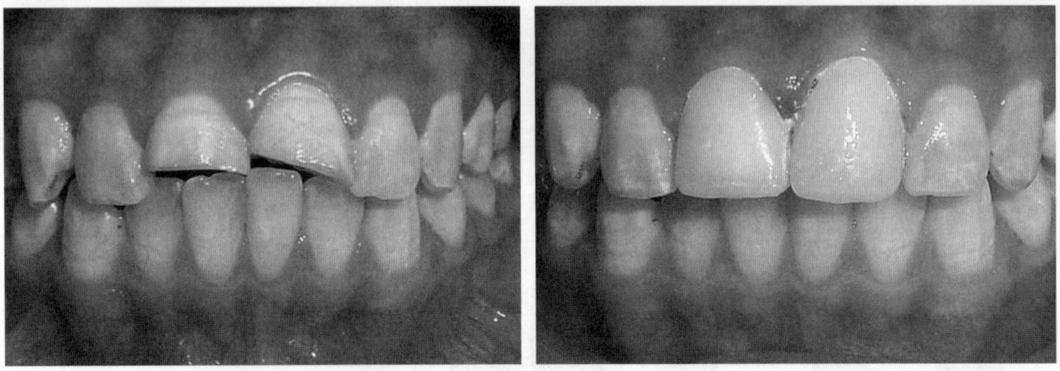

图 30-18 暂时冠磨光，在基牙上粘固

(二) 蜡模法

也可用软蜡在术前制备完整印模，如遇到牙体缺损或牙列缺损，可用软蜡恢复成品树脂牙修复缺损外形(图 30-19)，然后制备蜡模。在完成牙体预备后，将暂时冠桥材料注入蜡模内(图 30-20)，在基牙上就位(图 30-21)，待暂时冠桥材料结固后，取出暂时冠桥毛坯，以高速车针修正外形(图 30-22)，在口内试戴、调整咬合、抛光，以暂时粘固料(如金属烤瓷冠采用丁香油粘固剂)或不含丁香油的暂时粘固剂(全瓷冠采用不含丁香油的粘固剂)粘固(图 30-23)。

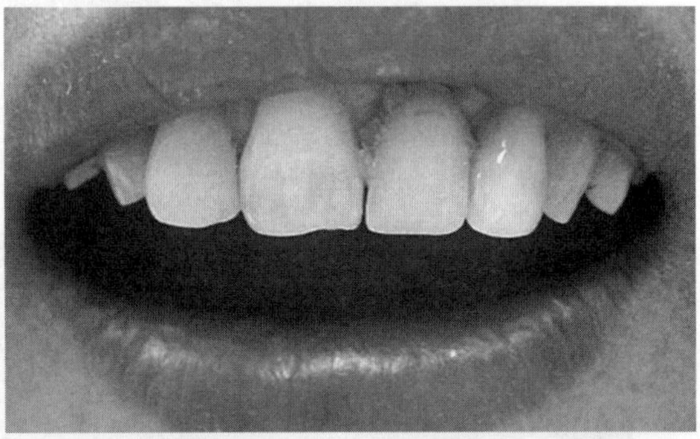

图 30-19 将 21 缺失牙以蜡及成品树脂牙恢复外形

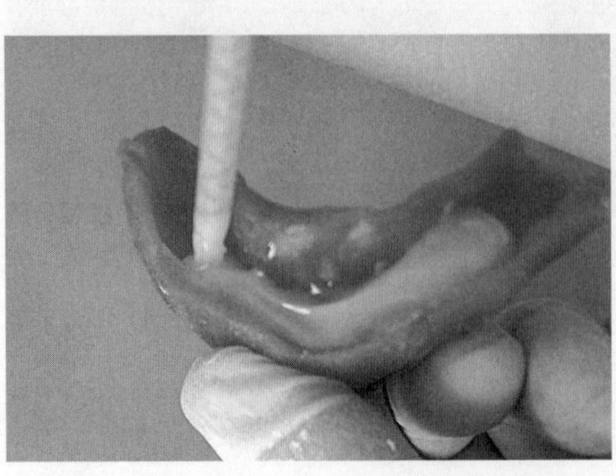

图 30-20 向蜡模内注入暂时冠桥树脂材料

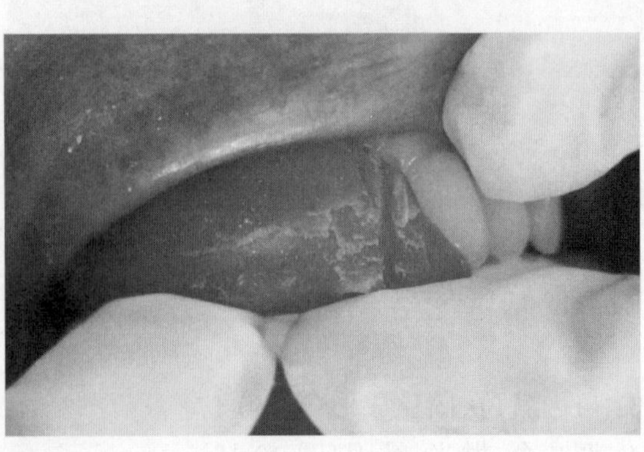

图 30-21 在牙体预备后，将盛有暂时冠桥材料的印模在基牙上就位

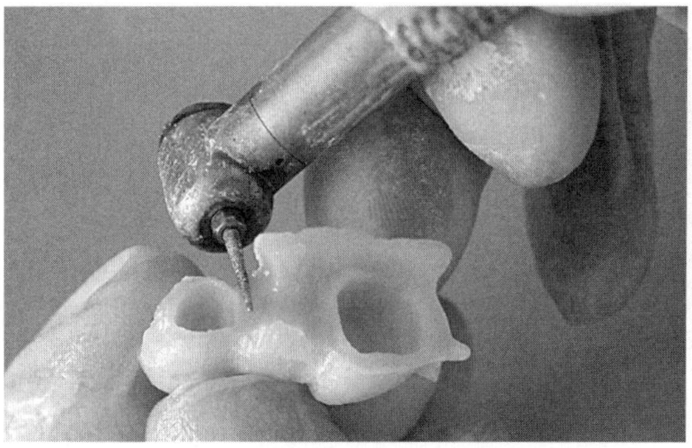

图 30-22　修整暂时冠桥

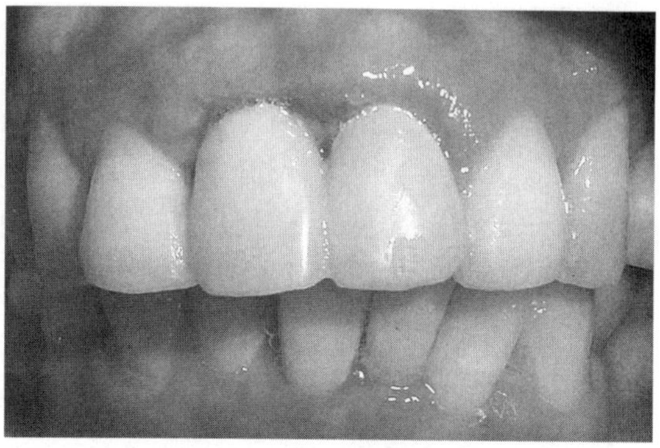

图 30-23　暂时冠桥在基牙上粘固

(三) 海藻酸盐印模法

口内印模法专门暂时冠材料制作——适合于牙体缺损者。

1. 以软蜡恢复牙冠形态(图 30-24)。

2. 用海藻酸盐 / 油泥印模材料取印模(图 30-25),在海藻酸印模上覆盖湿纸巾以防止印模干燥变形(图 30-26)。

3. 常规牙体预备。

4. 向印模内注入暂时冠材料,并使印模在口内就位(图 30-27,28)。

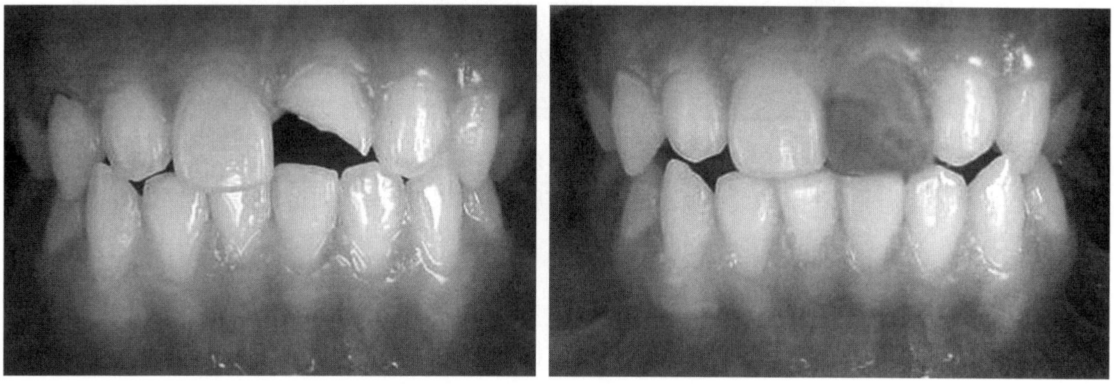

图 30-24　以软蜡恢复牙冠形态

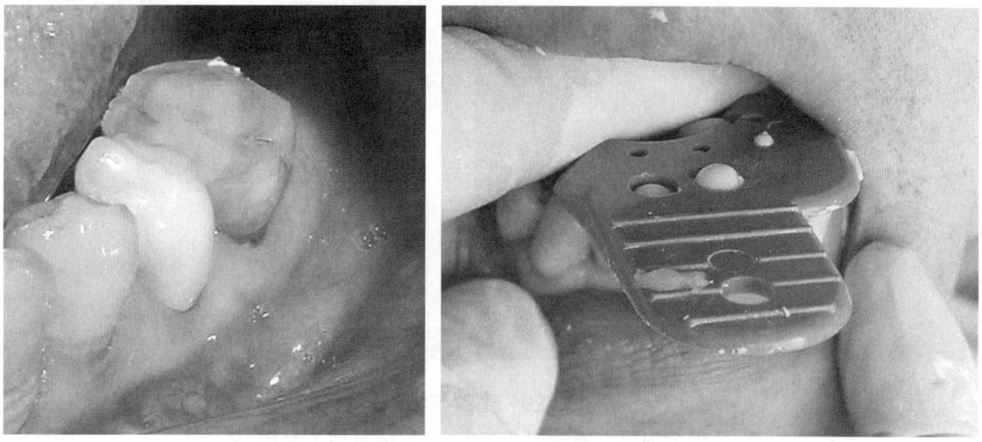

图 30-25　用海藻酸盐印模材料取暂时冠印模

左图:牙体预备前;右图:在牙体预备前制作印模

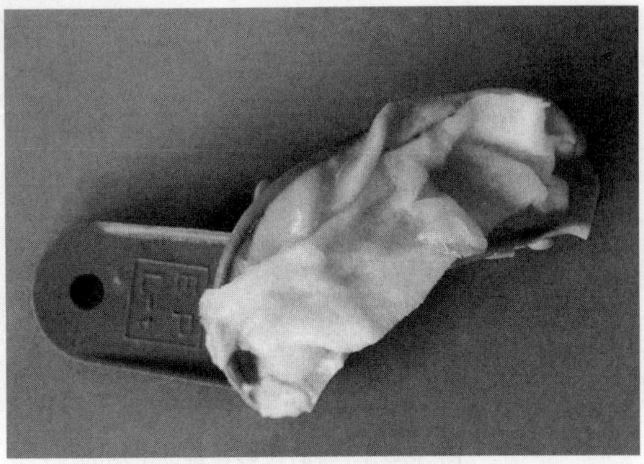

图 30-26 将海藻酸印模覆盖湿纸巾

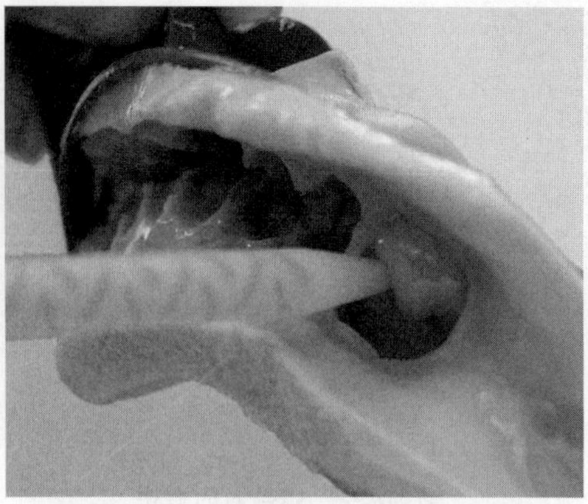

图 30-27 向印模内注入暂时冠材料

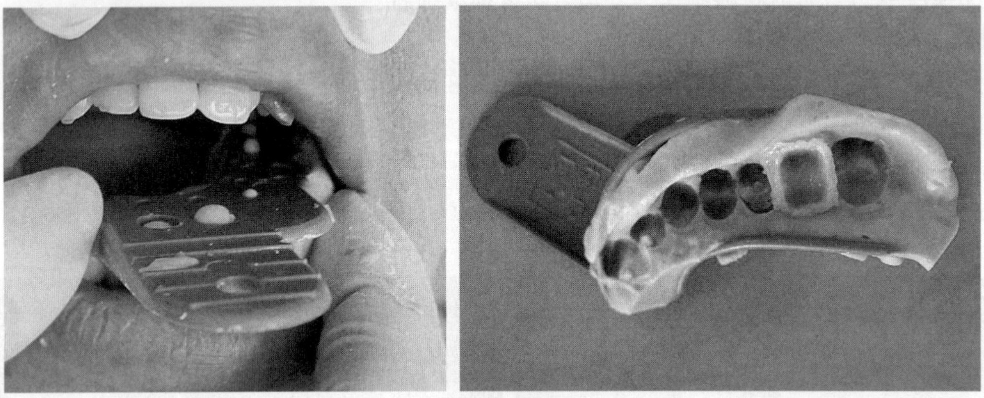

图 30-28

左图:印模内的暂时冠材料在口内就位;右图:在印模内固化成形

5. 常规完成暂时冠。
6. 按照前述方法进行暂时冠调咬合、抛光、粘固(图 30-29)。

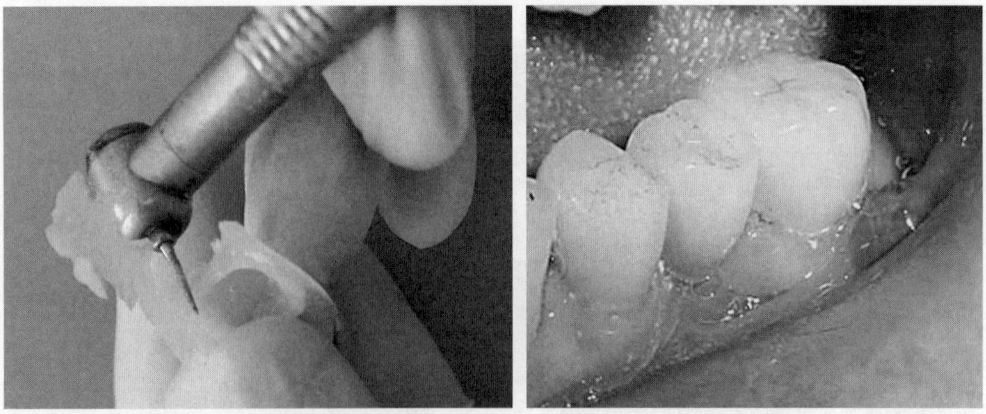

图 30-29 磨改与粘固

从模型内取出暂时冠并修整,在口内基牙上粘固

(四) 注意事项

1. 蜡的温度要适合塑形。
2. 边缘需要压实。
3. 覆盖患牙区包括 1~2 个邻牙。
4. 做出蜡模就位标志。
5. 冷却定形,防止变形。
6. 暂时冠桥及时在初步固化时脱位,防止过早脱位,使暂时冠桥变形;过晚脱位造成脱位困难。

五、成品暂时冠法

口内冠模成形法——适合于牙体完整 / 缺损者。

(1) 选择合适成品暂时冠(图 30-30)。

(2) 修剪成品暂时冠颈缘(图 30-31)。

(3) 向暂时冠印模内注入暂时冠材料(图 30-32)。

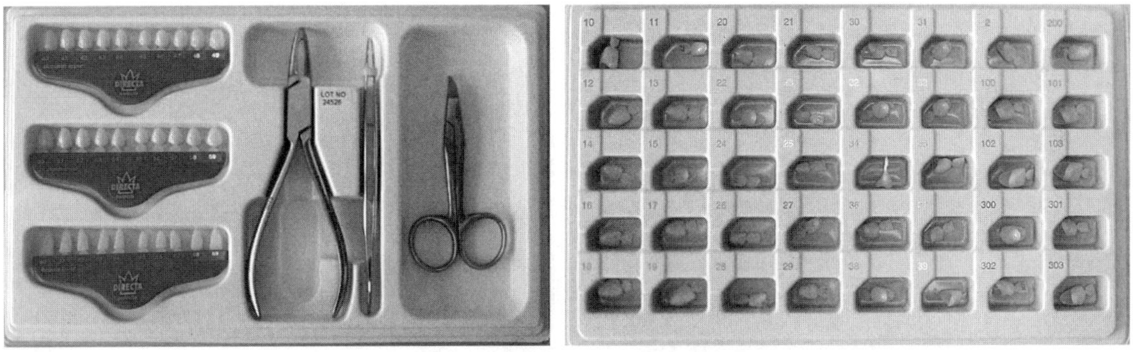

图 30-30　选择合适成品暂时冠

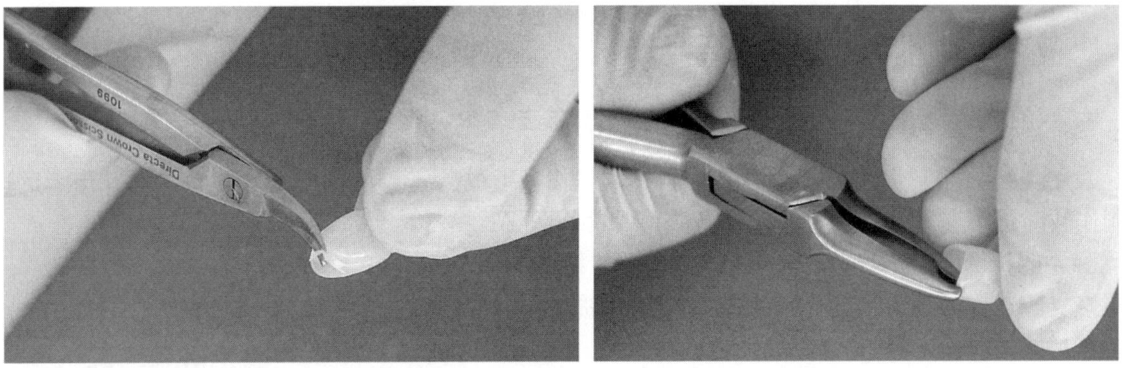

图 30-31

左图:修剪成品暂时冠颈缘;右图:鹰嘴钳修整冠边缘

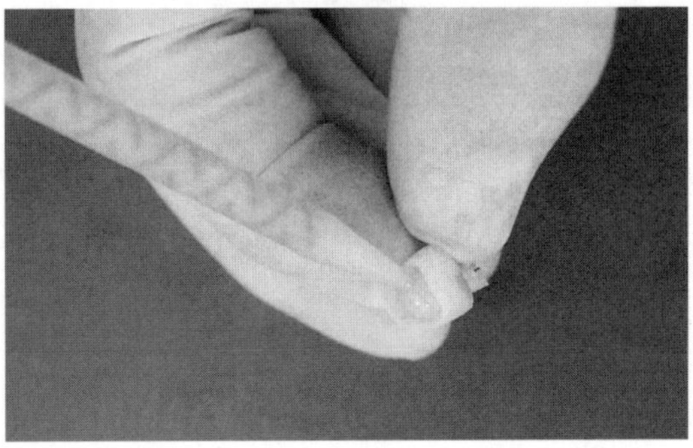

图 30-32　向暂时冠印模内注入暂时冠材料

(4) 印模在预备的牙体上就位、完成暂时冠成形、固化(图 30-33)。

(5) 暂时冠修形、抛光、粘固(图 30-34)。

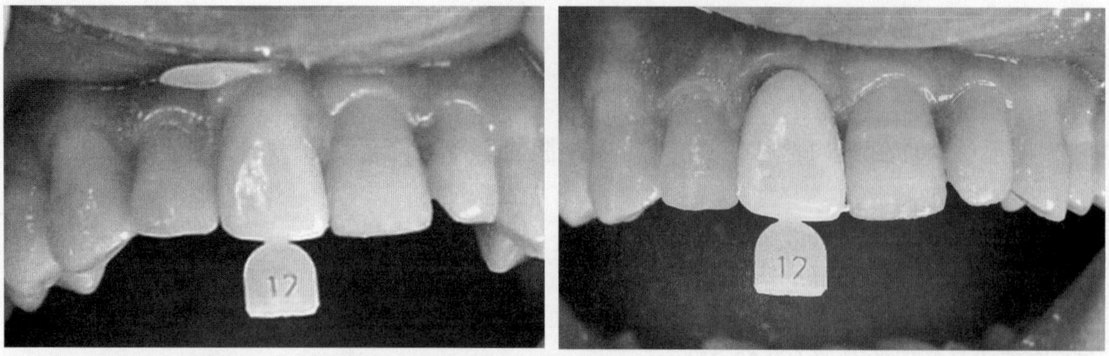

图 30-33 印模在预备的牙体上就位、完成暂时冠成形

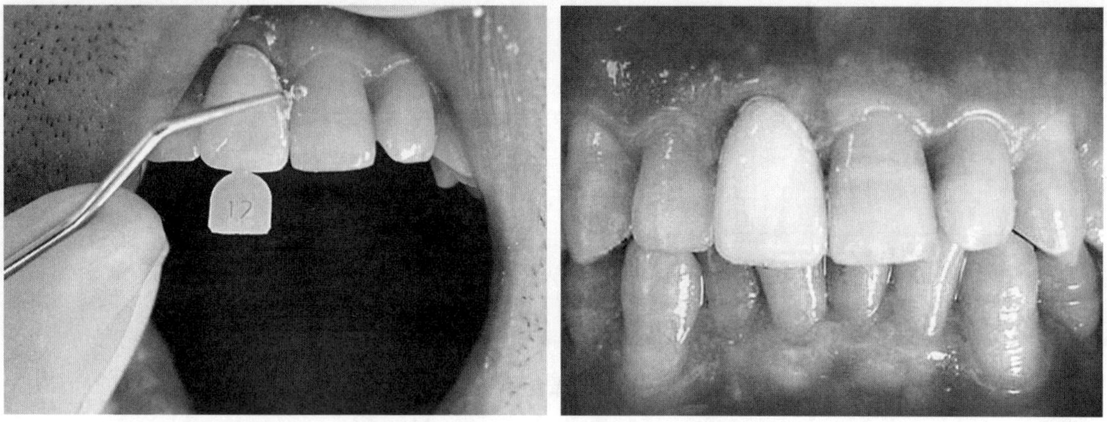

图 30-34 将暂时冠修形、抛光、粘固

六、预成聚碳酸酯暂时性修复体的制作方法

采用传统方法制作丙烯酸树脂暂时冠并不是临床上的首选。用预成的聚碳酸酯冠在患者的前牙上制作暂时冠可获得更为美观的效果。患者因紧急情况导致后牙的折断,又没有时间进行牙体预备和传统的暂时冠修复。这样的病例,可用预成的金属冠来保护牙体,患者有足够的时间来等待完成最后的修复。

用聚碳酸酯冠(图 30-35)可制作出单个前牙美观舒适的暂时性修复体。但为了达到与预备基牙密合一致的形态,预成冠需作较大的改动。如果不仔细修整形态,易产生水平悬突损害牙龈。完成外形的修整,且能达到必需的固位后,预成冠应用树脂重衬。重衬应在由预备基牙制备的快速凝固的石膏模型上精确完成。

用模标选择大小合适的预成冠尺寸。然后将选好的冠置于模型或口内的预备基牙上。用铅笔在唇面的颈缘部分作标记,使标记线与邻牙的颈缘线一致。

参考标记线,用碳化硅磨石或丙烯酸酯磨头修整颈缘处多余部分。再将修短的冠戴回到预备基牙上。如果

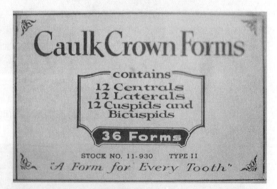

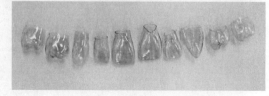

图 30-35 聚碳酸酯暂时冠

邻间隙太紧，可修去少许。

在模型的预备基牙上涂一层分离剂。用气枪吹可加速其干燥。调拌树脂前一定要保证模型的干燥。

在调拌杯中滴适量单体，再加入白色的复合树脂。当只有一种颜色的聚碳酸酯预成冠时，可通过选择不同牙色的丙烯酸树脂重衬来调整。将调拌好的树脂置入冠中。树脂刚失去光泽时，将它放置在石膏模型上，慢慢挤压让多余的树脂从周围颈缘处排出，保证冠的准确就位。然后将模型和冠一起置入盛有热水的橡皮碗中，加速聚合。

树脂完全聚合后，从模型上取出暂时冠，必要时可破坏模型。用装于直机头上的粗金刚砂磨片修整颈缘处多余的树脂。在多数情况下，聚碳酸酯冠的颈缘会被部分磨除重新塑形。在颈缘处不要形成锐利的边缘以及粗糙的外形。必要时，可在中轴处重建颈部形态。采用这种方法通过这种方式可以获得满意的暂时性修复体。

如果是死髓牙，或采用的是丙烯酸树脂而不是聚甲基丙烯酸甲酯，可在口内的预备基牙上直接制作。应在预备基牙上涂一层液状石蜡，而且暂时冠应在树脂完全固化前取出以免多余的树脂进入邻面倒凹区造成锁结。用弯剪修去颈缘处多余的树脂。重新置于牙上直至重衬的树脂完全固化。

将暂时冠放入口内预备基牙上，用咬合纸调改咬合关系。从口内取出暂时冠用砂石尖调改高点。用直机装上布轮磨光舌面、切端以及颈缘处重塑的轴面。

在布轮上用抛光剂抛光暂时性修复体的所有面。用这种方法可使暂时冠达到预成冠原来的光泽。暂时冠用氧化锌丁香油粘固剂粘固。用探针去除颈缘处多余的粘固剂。邻间隙处用牙线去除多余的粘固剂。

七、预成牙列暂时冠桥

预成牙列法暂时冠桥即使用专门的预成树脂牙列(图 30-36)制作暂时冠桥。该树脂牙列具有三种型号，可按照患者的牙弓大小选择，根据需要剪取其中某个区段的牙列，然后做颈缘修整，在患者口内试戴，边缘合适后，以暂时冠桥材料或自凝树脂放入冠桥内，在预备的牙列上就位，待暂时冠桥材料初步固化后，从牙列上取下，去除多余的菲边，戴入口内，做调整咬合，必要时抛光，常规以暂时粘固剂粘固(图 30-37)。其优点是，方法简便、快捷，占椅位时间短，经济实惠。缺点是型号少，特别是牙弓形态影响其应用。

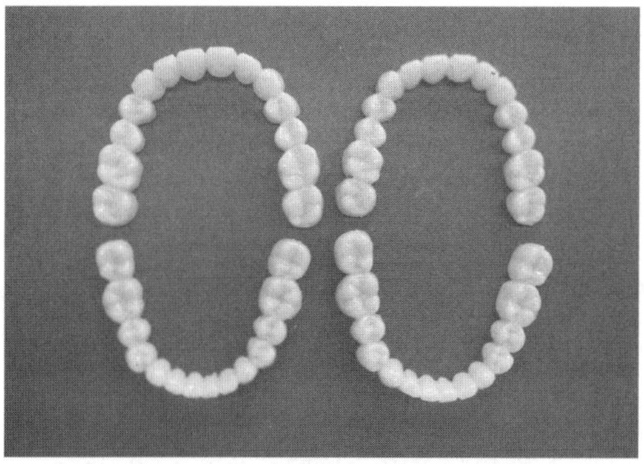

图 30-36 暂时冠桥的预成牙列

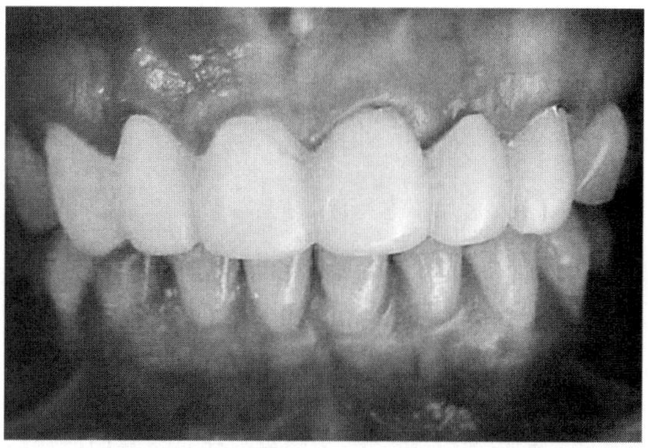

图 30-37 氧化锌丁香油粘固剂将预成暂时冠粘固

八、预成的解剖式金属冠

外伤急症引起的磨牙折裂最好应用预成的金属冠制作暂时冠。单独的氧化锌和丁香油对牙体无粘结性，传统方法制作的丙烯酸树脂冠不能维持太长的时间。用预成的解剖式金属冠(图 30-38)制作暂时冠可维持足够的时间，利于对折裂患牙的保护，可阻止锐利边缘对舌和黏膜的刺激。牙外伤造成上颌磨牙舌尖折裂的情况较多见。用预成的金属冠很容易制作暂时冠进行短期保护。

同样，预成金属冠还可用于牙体预备后，经过测量和选择预成冠，修整颈缘，调整咬合关系，粘固。

牙体预备以留出修复体的位置，首先磨除殆面间隙，非功能尖应磨除 1.0mm，而功能尖应磨除 1.5mm。功能尖的斜面(上颌舌尖的舌斜面)应磨除 1.5mm 以保证咀嚼过程中有足够的空间。

邻面也应磨除足够的间隙。如果牙体上存在邻颌银汞充填物，除去箱形里的银汞充填物就很容易预备出邻面间隙。用车针预备出箱形固位形，同时去尽龋坏组织，根据需要可保留部分充填物。

将测量仪放置在牙弓的殆面使它与两侧的接触点一致。两接触点之间的距离就代表应选择冠的适宜直径。

将冠置于牙上。如果颈缘太紧，可将冠稍许扩张。必要时扩张出颈缘肩台完成线。用冠剪剪去颈缘处多余的部分。按龈缘组织的形态修整冠的外形。

用砂纸片修整冠颈缘至光滑。用 114 号成形钳在冠的轴面形成一定的凸度。最后少许收缩颈缘。

将暂时冠置于牙体上用咬合纸调整咬合关系。取出暂时冠，抛光因磨除咬合高点时形成的粗糙面。然后磨光邻面。

在暂时冠的外面涂一层液状石蜡以便最后除去多余的粘结材料。然后在调拌纸上调拌氧化锌丁香油粘固剂。将调拌好的粘固剂放入暂时冠内层然后置于预备基牙上，用手指施压就位(图 30-39)。

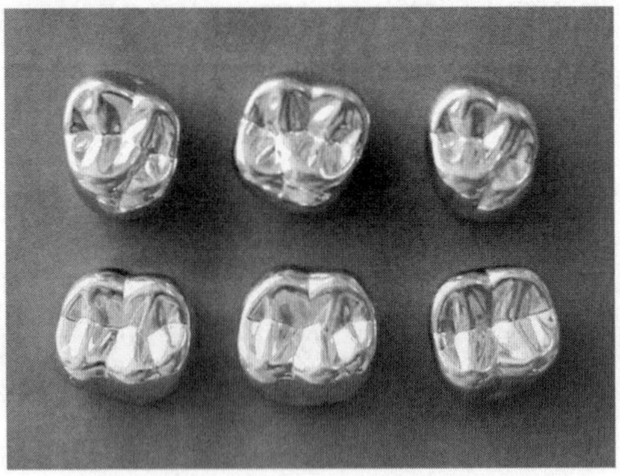

图 30-38 预成的解剖式金属冠

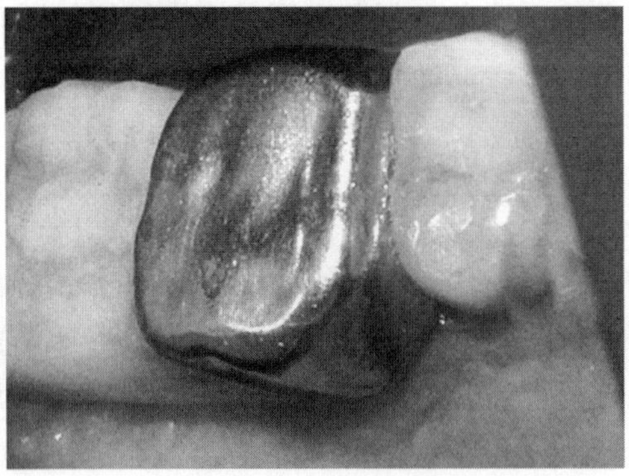

图 30-39 将软质的预成金属暂时冠在口内基牙上粘固

在粘固剂硬固前，磨光暂时冠的颈缘。用牙线通过邻接触点去除邻面多余的粘固剂。用探针去除龈下所有的粘固剂。最后再进行一次全面仔细的检查，以确保牙龈处无悬突。

(袁 林 马轩祥)

参 考 文 献

1. Malone WFP, Koth DA. Tylman's Theory and Practice of Fixed Prosthodontics. 8th ed. America: Inc. St.Louis , 1994: 255-271
2. Herbert T. Shillingburg, Sumiya Hobo, Lowell D. Whitsett, et al.Fundamentals of Fixed prosthodontics.3rd ed. Chicago: Quintessence Publishing Co., 1997: 225-256
3. 马轩祥. 口腔修复学. 第 5 版. 北京: 人民卫生出版社, 2003: 63-71
4. 苏剑生, 俞懿强, 张志升, 等. 不同材料暂时冠戴用后牙龈组织中蛋白的表达. 实用口腔医学杂志, 2006, 22(5): 647-650
5. Moulding MB, Teplitsky PE.Intrapulpal temperature during direct fabrication of provisional restorations, Int.J Prosthodont, 1990, 3: 299-304
6. Driscoll C F, Woolsey G, Ferguson W M.Comparison of exothermic release during polymerization of four materials used to fabrication interim restorations.J Prosthet Dent, 1991, 65: 504-506
7. Nayyar A, Edwards WS.Fabrication of a single anterior intermediate restoration.J Prosthet Dent, 1978, 39: 574-577

第三部分

桥修复体篇

第三十一章

牙列缺损后的修复时机

牙列缺损后如何为患者恰当选择、确定修复治疗计划既是技术问题，也是人文问题，它涉及多方面的因素，也考验着修复医师的执业能力。

原则上，为了维持牙弓的完整与稳定，一般情况下牙缺失后应尽快修复。但牙弓并非静态，它常是处于一种动态的平衡，每个牙之间相互支持。例如第一恒磨牙缺失，牙弓的结构完整性被破坏，邻牙向近远中的水平性移动，或伴有对殆牙移向缺失空间的垂直性移动，尤其是缺隙远中的邻牙漂移的可能性更大。当牙缺失后，牙列即失去原来的平衡，应该尽快修复牙列中缺失，通过其邻接以恢复牙列的平衡(图 31-1)。

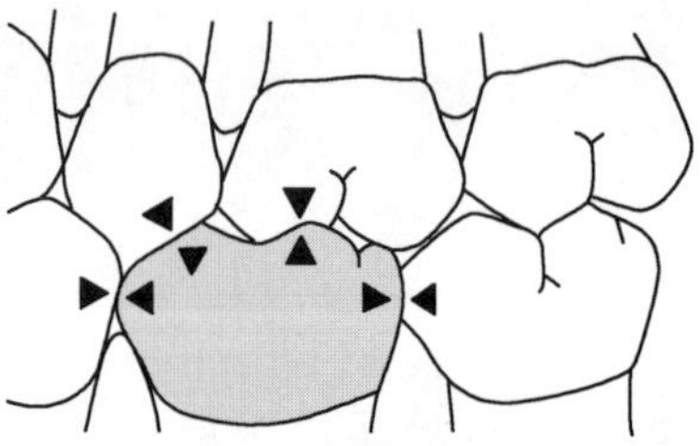

图 31-1　牙弓每个牙通过邻接处于一种动态的平衡

第一恒磨牙修复示意

一、修复时机

通常拔牙后的创口愈合分为软组织愈合期和骨组织愈合期，一般情况下前者需要 1~2 周，后者需要等待 3 个月的时间。所以通常建议患者在拔牙 3 个月后，即骨改建完成后再进行正式修复(图 31-2)。但为了缩短无牙期，体现人文关爱，可在正式修复前进行暂时性修复，如进行预成义齿、粘结桥、弹性义齿修复(见第三十章)，等待骨组织愈合完成后再进行正式修复。

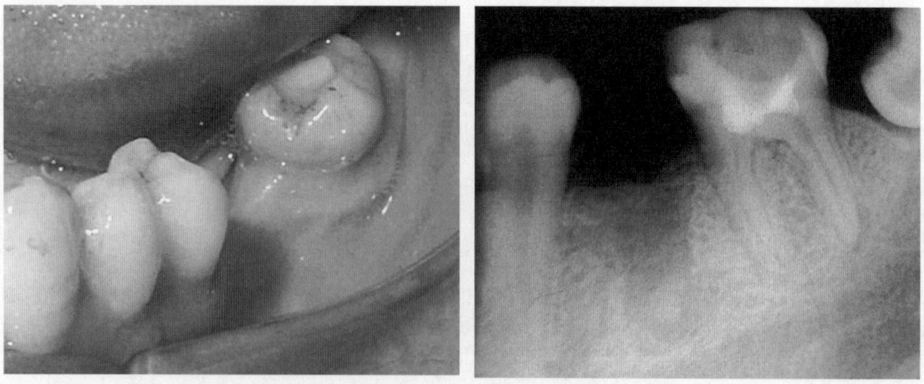

图 31-2　拔牙后软硬组织的改建

左图：拔牙后牙槽窝处的软组织愈合但骨改建尚未完成；右图：拔牙 3 个月后缺牙区牙槽骨小梁初步形成

有些情况下，如需要采用牙龈成形改善桥体外形和美观，有时需要桥体区尖锐骨突修整、植骨修复缺牙区组织缺损、或骨内种植手术后方可正式修复，但前提条件是等待软组织改建(约 2 周)、骨组织改建(3 个月)完成后才能进行。

而对于尖牙至后牙区可能形成的尖锐骨尖，则尽可能在拔牙时修平，以便骨愈合时形成平滑的牙槽嵴(图 31-3)。

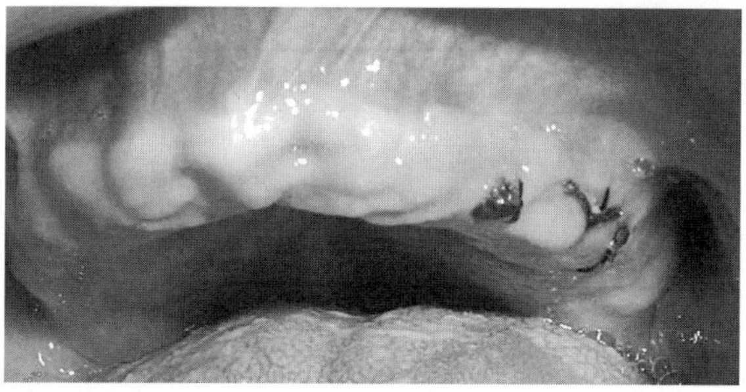

图 31-3 尖锐骨突修整、植骨修复缺牙区组织缺损或骨内种植手术后方可正式修复

二、建𬌗要求

修复治疗应符合𬌗学要求尽可能重新建立正常𬌗。有些患者缺牙后由于长期没有修复，出现对𬌗牙伸长；而有些患者缺牙前就属于异常𬌗；对于这两种情况都应该在修复前仔细进行咬合状况检查，修复时，尽量争取将上述两种异常𬌗改建成理想的𬌗关系。

如果对𬌗牙伸长进入缺牙区间隙，不但影响修复缺空间，还会造成𬌗运障碍。为在修复的同时，恢复口腔的完整功能，去除𬌗干扰，经常需要磨改异常的对𬌗牙，进行咬合重建。

在严重的病例中，有可能将过长的对𬌗牙牙髓失活，以便做大量磨改，纠正咬合平面，纠正异常的𬌗曲线(图 31-4)，否则会造成不良修复。必要时，进行咬合设计，义齿制作时，按照建𬌗要求制作修复体的咬合平面。详见第四十一章。

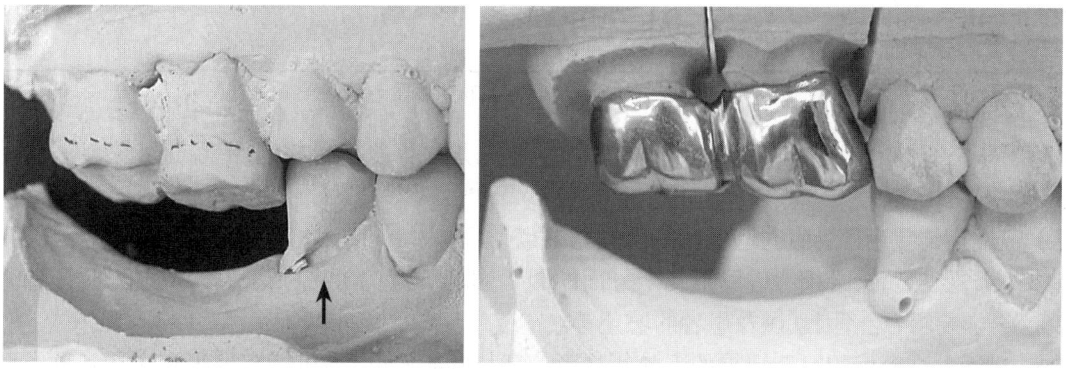

图 31-4 磨改对𬌗牙，恢复正常的修复体𬌗曲线

三、修复类型的选择

(一) 修复类型的比较

牙列缺损患者的修复，可结合各种修复类型的特点，并根据患者的情况和要求进行选择(表 31-1)。通常可选择的修复形式有：可摘局部义齿(removable partial denture，RPD)，常规固定部分义齿(fixed partial denture，FPD)或称固定桥(fixed bridge)，种植体支持的固定义齿(implant supported fixed partial denture，IS-FPD)或称种植固定桥(implant supported fixed bridge)，过渡性或暂时性修复的粘结桥(bonding bridge)，以及非修复性治疗(treatment without prosthesis，TWP)。

表 31-1 各种修复类型的比较

	RPD*	FPD*	Bonding Bridge*	IS-FPD*
缺牙间隙数	多个或单个	宜单个	单个	不受限制
缺牙间隙跨度				
前牙	1~6 个牙	≤4 个牙	2 个牙	单个牙(或更多)
后牙	≥1 个后牙	≤2 个牙	单个牙	单个或 2 个牙(固定修复)
基牙位置	可无远中基牙	需要近远中基牙	需要近远中基牙	不需要基牙
基牙倾斜	允许倾斜	25° 基预修正	近远中 15°	—

续表

	RPD*	FPD*	Bonding Bridge*	IS-FPD*
基牙状况	牙冠短、弱基牙	固位好的死 / 活髓牙	基牙无缺损	—
咬合关系	规则或不规则牙列	规则	不适合深覆𬌗	规则
牙周状况	可增加辅基牙	好的骨支持	牙不松动或牙周夹板	骨密度大
牙槽嵴形态	剩余牙槽嵴吸收	轻度骨吸收	轻度骨吸收	扁平牙槽嵴
牙槽软组织	允许缺损	无软组织缺损	无明显软组织缺损	可手术纠正
适应证	宽	较窄	窄 / 过渡	较宽
禁忌证	少	多	牙松动、粘结面少	多
年龄	老年患者	成年	年轻	不适合体衰者
全身健康	差	好	—	好
持久性	长期 / 过渡性修复	长期	过渡性	长期
口腔卫生	较好	好	好	好
治疗过程	治疗简单	复杂	简单易行	时间长而复杂
修理	容易	难	较易	较难
修复难度	较小	大	小	较大
价格	较低廉	高	低廉	昂贵

*RPD- 活动义齿，FPD- 常规固定桥，Bonding Bridge- 粘结桥，IS-FPD- 种植固定桥

而对于非修复性治疗，由于材料学、治疗观念的进步，加之修复体价格的因素，近年来越来越受到牙医和患者的重视。

(二) 在确定修复治疗计划时应考虑的因素与要点

当选择修复类型时，必须考虑以下几个方面的因素：即生物力学的原则、基牙牙周情况、牙槽嵴及软组织状况、美学要求、经济因素以及患者的愿望等。

例如，对于条件允许的复杂缺损的青壮年患者，有时在同一牙弓内可能需要采用上述各种类型的混合修复，如可摘局部义齿与牙支持的固定桥的混合设计，种植体支持和牙支持固定混合固定桥的并用，附着体义齿与其他义齿的混合设计等形式，以实现完美的目标。而对于年老体衰的患者，则尽量采取简化的设计或进行简便的修复治疗。

因此，在商定治疗计划（treatment planning）时，还需要体现以下要点：①简化方案，尽量“治疗简单化（treatment simplification）”，特别是老龄体弱患者的治疗实际承受能力；②评价技术难度与可行性，如采用某一治疗在技术可行，但太复杂，则花费的时间也多；③义齿加工单位的条件、能力、义齿加工质量与信誉；④医患关系方面的评估，充分倾听患者的要求，告知相关情况并达成共识；⑤风险意识，特别是涉及风险承担责任与预后的特殊患者，如心理因素和过敏体质等；⑥花费与时间限制等因素；⑦尽量满足患者的需求，遵照循序渐进的原则制订系统的治疗修复方案，尽量缩短无牙期和后续的、动态的修复计划；⑧治疗方案、器材与治疗过程要符合法律、法规。

(三) 选择可摘局部义齿的要点

在对待局部可摘义齿的选择上，应从下述要点中与患者一起仔细权衡后作出决定。

1. 可摘局部义齿适应证　该修复类型较为常用，其优点是：①采取基牙和黏膜混合支持，对基牙条件要求不像固定义齿那么高；②适应证较宽，既可做正式修复（从缺失一个牙到只余留一个牙的缺失的 Kennedy 四个类型均可采用），也可作为过渡性修复或拔牙前的预成义齿；③对基牙的损伤不像固定义齿那么大；④义齿制作过程相对简单，费用较低；⑤设计灵活，如可以更改设计，如日后部分义齿视情况可改为固定义齿或种植义齿；⑥种类多样，如可选择常规塑料基托的局部可摘义齿、金属基托式义齿、无卡环的弹性义齿、附着体义齿以及简单的过渡性义齿；⑦容易加牙、衬垫修理等。

但局部可摘义齿存在如下缺点：①通常异物感较固定义齿大，要求患者有较强的适应能力和较长的适应期；②咀嚼效率偏低；③戴用不方便，如饭后需要清洗，每天需要自行取戴；④部分患者可能暂时影响发音等。

目前，需要强调的是随着技术、工艺、材料的进展，现在有扩大固定义齿适应证的倾向，修复医师和患者都倾向于将原来认为的局部可摘义齿适应证扩大为固定义齿。但应该严格按照固定义齿的设计原则选择，如遵守“殆力比值”、“牙周膜面积”等（详见口腔修复学有关章节），防止任意地、不科学地、盲目扩大固定义齿的适应。

2. 游离端缺失　一般情况下多选择可摘局部义齿，包括各种附着体结构的义齿。如缺牙间隙满足种植者可设计种植固定桥。在极少数情况下，如近支持能力强等前提下可使用悬臂单端固定桥（但这种方法要慎用），关于悬臂单端固定桥的详细介绍见后面的有关章节。

3. 多个缺失间隙　①可选择做多个固定局部义齿修复，此设计花费大，技术也较复杂。如遇到两个相邻的固定桥需要共用一个基牙即中间基牙，应仔细衡量该基牙的支持能力。②也可选择可摘局部义齿修复。如双侧多个牙缺失，特别是遇到游离端缺失者，可选择可摘局部义齿。对于牙周条件不理想者尽量少采用两个相邻的固定局部义齿或混合固定桥。

4. 基牙条件差　对于牙周情况不良的基牙，如牙槽骨吸收超过根长的 1/4 者，应尽量设计可摘局部义齿，而避免设计固定局部义齿。并且在选择可摘局部义齿基牙时，尽量使固位卡环安放在健康基牙上。

5. 临床牙冠短的牙或截断的牙冠　这类牙往往不是固定局部义齿的最佳基牙。特别是在基牙数目不足，或咬合间隙偏小时，可选择可摘局部义齿，如在短基牙上可设计套筒冠、磁附着体固位。必要时采取咬合重建加高咬合。

对于因牙冠抗力形不足截冠者可采取桩核加强根外段的固位（详见第二十八章）。

6. 缺牙间隙周围软组织严重缺失　可摘局部义齿则能更容易从美观和功能上修复组织缺损的空间。但患者必须接受口腔卫生，并且能够及时复诊。对有条件者，也可采取缺损部位植骨恢复牙槽嵴外形，再进行修复设计，但需要更多的时间和费用。

7. 老龄患者　对于年龄大、有全身系统疾病者，除术前需要专门的相应治疗计划外，尽量减少复诊的次数，或采用简便易行的修复治疗计划，如粘结修复、预成可摘义齿等。

8. 禁忌证　应注意区分绝对禁忌证和相对禁忌证。除进行全身疾病病史的询问外，术前仔细做口腔检查及辅助 X 线牙片检查，以排除是否有禁忌证，并确定设计上的可行性。对于舌的体积过大、口周肌肉不协调，或口腔基本卫生无法保证等多种情况，不适于设计可摘局部义齿。对于口腔内有活跃龋存在，应在修复前积极进行龋病治疗和采用防龋措施后再进行修复。对于正式修复的时间未达到者，如拔牙后不足 3 个月，或基牙牙周条件不理想者，可先进行过渡性修复等处理，等待正式修复的合适时机。

（四）选择常规固定桥的要点

常规固定桥具有美观舒适、咀嚼效率高、适应期短、基本不影响发音、自洁作用好、复诊率低等优点，但也存在对基牙条件要求高、适应证较窄、基牙牙体组织磨改多、可能有牙髓损伤，对技术要求较高、制作过程复杂、修理困难、价格相对较贵等缺点。应结合其特点选择并按照下列要点进行设计：

1. 一个牙缺失　固定义齿是大多数患者的首选。通常固定桥是利用缺牙间隙两侧的基牙来支持修复体。如果基牙牙周条件许可，缺隙不大，固位良好者可考虑此设计。固定桥可能的舒适度、咀嚼效能、使用寿命及美观程度平均优于局部可摘义齿，但需要磨改邻牙，费用也较后者高。

2. 缺牙间隙牙槽嵴软组织缺损大（图 31-5）　要通过移植增加软组织，这种治疗适合于有强烈愿望的并能支付这种特殊治疗费用的年轻患者。否则，应考虑保守方法进行金属烤瓷桥修复或可摘部分义齿修复。

3. 两个牙以上的缺失　应结合评价以下因素：基牙条件，如涉及支持力的根周牙槽骨的质和量、牙周膜面积、根径，牙体长轴与牙槽嵴的角度；涉及固位力的牙冠形态，牙冠原有充填物的部位、体积和牙体组织的质量；涉及固定义齿承荷能力的因素如对殆牙的类型，殆面牙尖角度以及咬合关系等，再针对

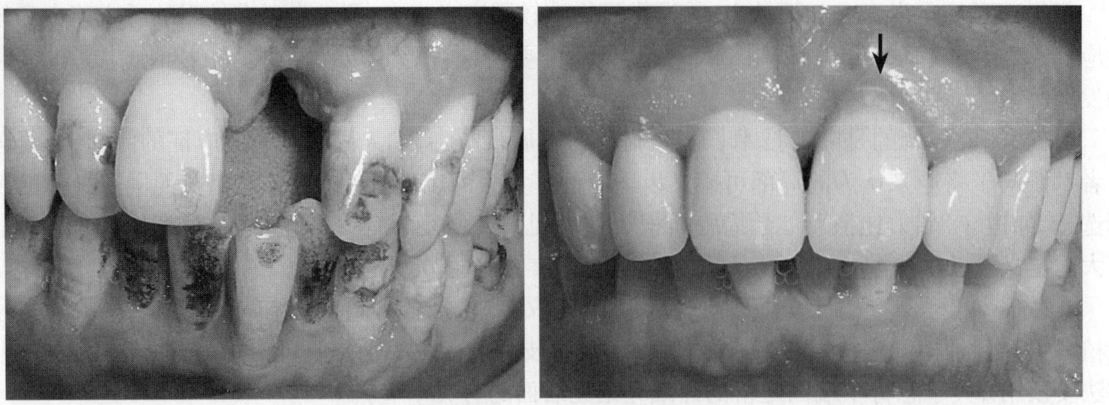

图 31-5 缺牙间隙牙槽嵴软组织缺损

左图：上颌中切牙缺损后外形；右图：以保守方法用龈色瓷进行金-瓷固定修复

性地进行选择修复类型。上述条件满意时再设计固定桥。另外，在确定缺牙数目的修复材料时，应结合缺牙间隙大小和材料的刚性来定，凡是跨度大咬合力大的后牙多单位固定桥，尽量选择金属固定桥；随着材料性能的改进，前牙全瓷桥长度也有逐渐扩大的趋势（详见第二十七章）。

4. 多个缺牙间隙　在固位、支持、抗力、就位道、𬌗力、自洁、功能、美观与耐久性以及患者承受治疗的身体条件和支付费用能力等多个方面综合考虑后，再作出选择。可把握如下原则：①凡能满足固位、支持条件者尽量争取单独设计，形成若干个小单位的固定桥；②若相邻间隙中间存在一个基牙时，不得不再设计多单位固定桥，但不得使中间基牙负担过重；③若从经济上考虑，对于前后左右均有缺牙者，且牙周情况不良者可考虑设计成活动义齿；④对于设计成固定桥无把握时，可设计成活动义齿过渡，在观察若干时间后再根据情况修改设计（具体操作详见本书及口腔修复学有关章节）。

需要注意的是，干燥的口腔对于固定部分义齿是一种不良的环境。固位体的边缘具有高度患龋的危险性，缩短了固定义齿的使用寿命。对于可摘义齿来说也同样造成不利的影响。无论何种设计，均应让患者懂得相关的风险：可以通过日常应用氟化物和定期复诊来减少这种危险性，但不能完全消除。

5. 短冠　临床牙冠短小（图 31-6）即𬌗龈径低，可采用下述方法增强修复体的固位力：①增加轴面辅助固位沟或咬合面箱形固位形；②减小轴壁𬌗向聚合角，如争取轴壁平行；③适当延长𬌗龈长度，如采用龈切术，或设计龈沟内肩台，或采取冠延长术；④适当加宽龈部肩台宽度和邻接面积，增加冠的稳定性；⑤减少间隙涂料的厚度，即增加修复体的密合度；⑥修复体粘固面清洁处理，如采用喷砂处理；⑦尽量降低粘固剂被膜厚度，如粘固料调拌均匀、及时使用，防止黏稠；加压就位等；⑧注意取模、灌注模型以及义齿加工质量；⑨减低修复体咬合面的牙尖高度，增加机械便利以减少修复体的侧向力；⑩适当减少咬合力，患者注意保护等。临床经验证明采用上述措施后，许多短冠的固位都有很大提高。

图 31-6 临床牙冠短小

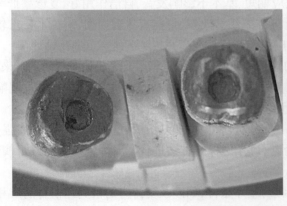

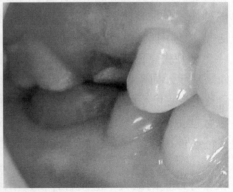

左图：增加箱形辅助固位形；右图：延长冠边缘

（五）选择种植固定桥的要点

种植固定桥（图 31-7）具有如下优点：支持、固位、稳定性好；咀嚼效率高；舒适等。但其缺点是对患者的全身及口腔状况有特殊要求，技术难度大，费用贵，需要定期复查。因此，在设计种植固定桥时应全面考虑以下因素：

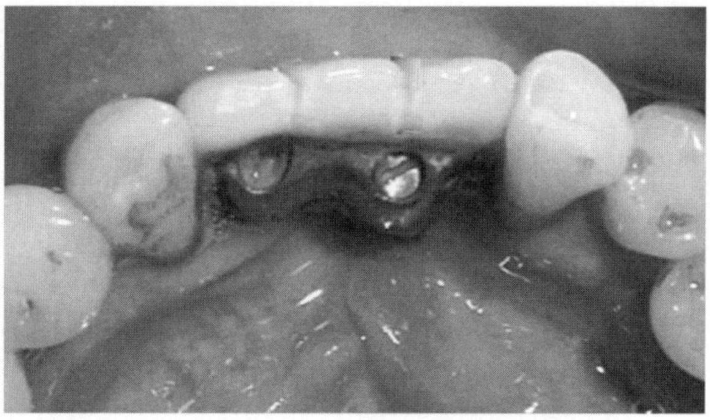

图 31-7　种植固定桥

1. 如常规固定桥缺少足够数目的基牙或基牙的支持力不足，或患者口内的环境不适应于制作可摘局部义齿，或患者愿意接受种植义齿又具备种植条件者。

2. 如缺牙间隙的远中没有基牙者可以选择种植固定桥。

3. 单个牙缺失，邻牙已经存在固定修复体，或邻牙完整患者不愿损伤邻牙，且缺牙间隙能满足种植条件者可以选用种植体，这样可以避免损伤邻牙。

4. 缺失 2~6 个牙可以选用多个种植体，既可以是一个单独的修复体，也可以是种植体支持的固定桥。同时，种植体也可以用做 3 个或更长缺牙间隙的中间基牙。在同一缺牙修复中联合应用不动的种植体和自然牙具有一定的危险，在这种情况下推荐使用种植体作为两端的基牙或长跨度的中间基牙。

5. 全牙列缺失，对于年龄不高、骨质条件满足或经过植骨后能满足种植体植入者，可选择种植体支持的全牙列固定桥或覆盖种植义齿。

6. 大多数种植系统的固位体需要比牙支持式固定桥的基牙有更为精确的共同就位道。若种植体不是由修复科牙医植入，则需要修复牙医和外科医生之间更为密切的协商。必要时制作定位咬合板，使种植体基牙位置和植入方向更加合理，以减少具有破坏作用的侧向力。实际上，全口缺牙可由种植体支持的全牙列固定桥。

7. 干燥的口腔中种植义齿是较好的选择。对于那些复杂的设计，如基牙需要进行牙髓治疗，钉核修复，牙周治疗、长跨度、昂贵的固定义齿，种植义齿的成功率更高些。

8. 注意种植床的条件，对于牙槽突骨吸收严重，牙槽骨基骨高度不足 8mm，条索状的牙槽嵴或骨质疏松等，会限制种植体的植入，需要做术前治疗以改善种植条件。具体操作详见本书第三十六章及口腔种植学。

（六）选择粘结桥的要点

粘结固定桥分为正式性固定桥和过渡性固定桥，前者通常指马里兰金属翼板粘结固定桥（图 31-8），后者指暂时性直接粘结固定桥（图 31-9）。粘结固定桥的特点是简单易行，对邻牙基本无损伤，价格低廉，设计的灵活性大，容易修理等。缺点是属于临时性、过渡性修复，使用寿命较短，对粘结面积要求高。设计这种修复形式时需要考虑下述要点：

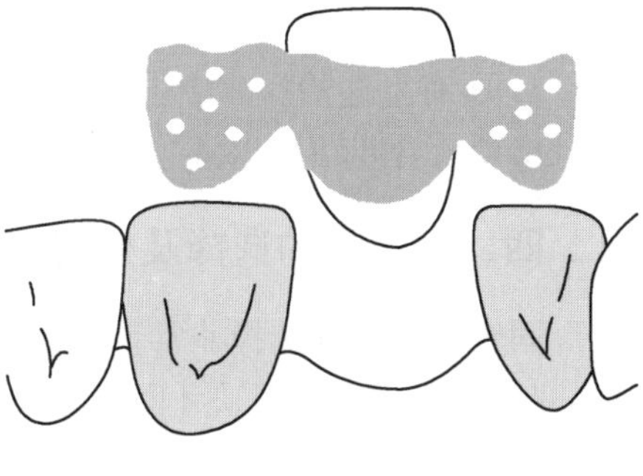

图 31-8　马里兰粘结桥（舌面观）

1. 树脂粘固牙支持式固定部分义齿或称粘结桥是一种保守的修复方式，它被用于单个切牙或前磨牙缺失，并且基牙无缺损的过渡性修复。缺失单个磨牙，如果患者的咀嚼肌肉系统发育的不很完善时也可采用这种方式，但必须采取减低殆力的措施。

2. 设计粘结桥需要缺牙间隙的近远中都有健康的基牙，且基牙邻面面积大，能提供足够粘结力。

3. 粘结桥适用于牙槽嵴中等程度吸收并且没有大量的软组织缺失。由于它仅需要在釉质范围内进行表浅预备，因而粘结桥特别适用于基牙发育不成熟、牙髓腔容易暴露年轻患者。

4. 如果有足够的空间可以改变基牙的轴向，也可以用倾斜的基牙。但应限于釉质层内磨切。

5. 禁忌证　若前牙有深覆殆；或缺牙间隙的邻牙邻面存在充填物；或基牙唇舌径小；或被粘结的基牙松动等，不应选择粘结桥。

曾经有人提出在两侧邻牙上以金属栓体作为固位体的粘结固定桥。关于栓体式粘结固定桥的选择

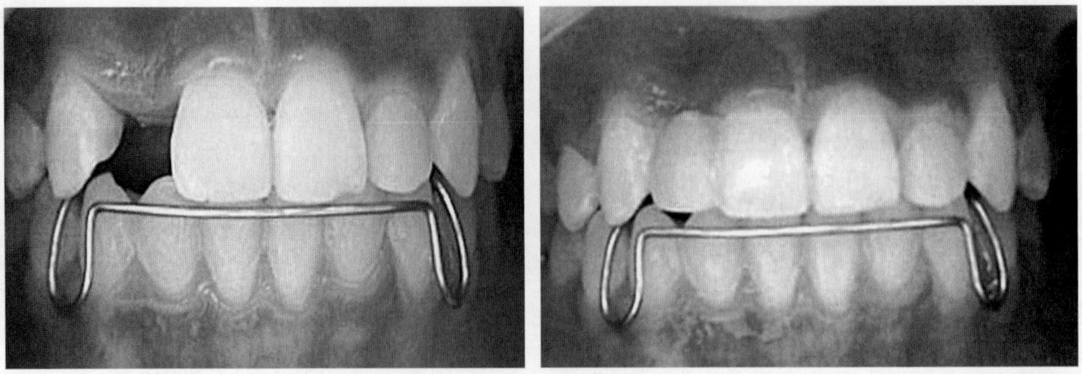

图 31-9 暂时性直接粘结桥

应该慎重。因为健康基牙有自己的生理动度，在行使功能时难免出现微动，从而可能破坏粘固面，带来日后的继发龋。

但在下列情况下可作为权宜性选择：①作为过渡性修复，且需告知患者警惕因粘固失败带来的继发龋等损坏；②基牙健康，牙周膜支持力足够；③牙体组织足以提供栓体的固位空间；④牙体动度小，能够及时临床监控，允许日后改变设计，可以改成常规固定桥者。但应事先告知患者。

（七）选择非修复性治疗的要点

1. 需要纠正"缺失了一个牙就一定要进行修复"的观念。如患者的牙列接触紧密，𬌗面接触点无侧向力使邻牙移位，而对𬌗牙无伸长倾向，可长期保持后牙牙列的理想形状者。若遇到这类患者的咬合已经达到平衡，没有出现咬合紊乱或异常症状，在密切观察的同时，并提醒患者留心观察，暂时不做修复，而只做非修复性治疗。

2. 患者长期个别后牙缺失，但很少或没有邻牙倾斜或漂移，也无对𬌗牙延长，患者已经适应个别牙缺失后的咬合现状，对其是否进行修复需要由患者的愿望决定。若患者没有感到功能、咬合、美观上的损害，对这类没有修复要求的患者，也不宜对其进行修复。

3. 一些特殊情况，如第三磨牙缺失，或最后两个磨牙缺失，且无对𬌗牙者，患者长期习惯于这种情况者，也不做修复，只做相应的调𬌗治疗。

4. 对于年老体衰或经济条件承受不了修复治疗费用者，也可采取简化的治疗措施，如光固化复合树脂进行咬合加高、简单的酸蚀复合树脂技术充填等。

5. 所有上述治疗前应告知患者需要密切观察，如个别牙缺失后的变化，暂时性治疗需要定期观察。一旦出现咬合问题，应及时复诊，必要时及时采取修复治疗等。

四、对基牙的选择及处理

固定桥的基牙选择非常重要，因为基牙除要承受它本身所接受的𬌗力外，还要承受原先由缺失牙承担的咬合力。而且，若缺牙间隙的邻牙遭到破坏需要冠保护时，则基牙上的固位体还兼具恢复牙冠外形和固位的双重功能。当多个牙需要冠修复体保护时，更应审慎选择固定义齿这种修复形式。

基牙周围的支持组织应健康、无炎症。基牙因需要负担更多的咬合力而应牢固、无松动。对牙根和支持组织状况可通过临床检查、辅助检查和对患者的充分了解来认识，并需要通过以下五个因素进行判断：基牙健康，冠根比，牙根状况，牙周膜面积，牙槽骨状况等因素。综合分析每位患者特点，作出恰当的设计，才能保证其长期修复效果。

（一）对基牙的要求

1. 争取活髓牙 为了增加固定桥基牙的支持力，尽量争取基牙是活髓牙。虽然临床上也常遇见基牙已做牙髓治疗而且没有症状，X 线牙片显示根管良好且密封完整，被选用基牙。但这个牙必须有一定量的牙冠组织以保证修复质量。即便如此，也应对缺损的牙冠组织进行加强，可以通过钉核或钉固位加银汞或树脂核完成。

临床经验表明，许多固定桥基牙折断或出现失败的病例都与失活的基牙牙体组织脆性增加或牙髓腔感染有关。因此，在基牙预备时，若牙髓暴露，应尽量争取护髓处理，而不轻易失活做根管治疗。有时，可采取切除冠髓，保留根髓。只有在无法保存活髓时才进行根管治疗。除了牙髓腔异常、前牙大角度改向、开辟必要的修复空间时牙髓大面积暴露等因素外，不要为了修复方便，或为了减少日后牙髓并发症轻易失活牙髓。

2. 基牙根管治疗的条件　对于损伤至牙髓、根尖周异常或已经出现临床症状而未做牙髓治疗者不能作为基牙。若修复体粘固后不得已再进行牙髓治疗，则大大增加了余留牙体组织和固位体本身遭到破坏的危险性。因而在固定义齿修复前，应对无法争取活髓的基牙进行根管治疗，牙髓治疗不但更容易、也更合理，以保证基牙的健康。

为谨慎起见，对于牙髓有感染或出现牙髓炎症状者应作完善的根管治疗，一周后无任何牙周症状时再修复；对于陈旧性根管感染，通常进行完善的根管治疗后观察1~2周，必要时适当延长观察期1~2周，待复查X线照片根尖周恢复正常，无临床症状时再进行固定桥的牙体预备。

3. 患有牙周病的牙做基牙　应在积极进行牙周病治疗的同时，设法增加患牙的稳定性和改善受力状况，如调整咬合，做过渡性夹板等。待牙周病稳定后，拍摄X线牙片，证实符合基牙条件后再进行正式修复。必要时，对于牙槽骨吸收的患者增加基牙数量。

（二）对冠根比的认识

通过拍摄X线牙片判断牙根的冠根比是否符合基牙条件：

1. 理想的冠根比　冠根比（crown-root ratio）是从殆面到水平牙槽骨顶端的长度与埋在牙槽骨内牙根长度的比。牙槽骨的吸收由冠向根方，因而临床牙冠的长度随牙槽骨吸收而逐渐增加，有害的侧向力也会逐渐加大。适宜作为固定义齿基牙的牙的最佳冠根比为2∶3。但在临床的实际情况下，若牙周健康时冠根比接近于1∶1是可接受作为基牙的最小的比例（图31-10）。

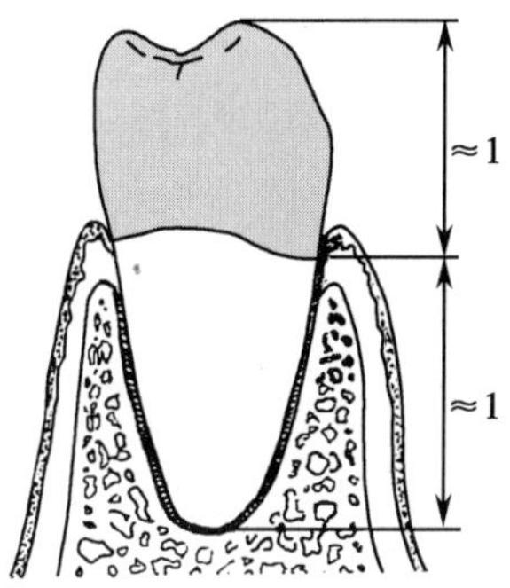

图31-10　修复体与基牙牙根骨内段≈1∶1的最小比例

2. 不理想的冠根比　有时会遇到冠根比超过1∶1的情况，此时，要参考下述因素选择基牙：①牙周状况，如骨质致密，牙周健康者；②跨度状况，只缺失一个牙，或跨度小者；③颌位关系，上下牙弓及颌位关系基本正常，承受侧向力小者；④桥体承受力状况，如为开殆或咬合曲线小者，仍然可试选用冠根比超过1∶1的牙作为基牙。但是，此灵活掌握的原则是要保持修复体的实际安全性。

3. 对殆牙因素　如果对殆牙是自然牙，则修复体的咬合力应减小，以减小基牙的应力。咬合力测试显示，修复体的咬合力小于自然牙。有人测得可摘义齿的咬合力为9.7kg，固定义齿者为20.3kg，而自然牙最高，为56kg。对殆牙的健康状况同样影响固定桥的成功率。当其对殆牙为局部可摘义齿或人工牙，或对殆松动、牙周有问题时，可适当减低对固定桥基牙的要求。

总之，应在临床上全面结合上述情况考虑，既要参考冠根比例，又不能只把冠根比作为判断牙是否适宜做基牙的唯一标准。

（三）对牙根状况的认识

对于残根或存在损坏的牙，术前需要拍摄X线牙片，以判断牙根的状况是否符合基牙条件：

1. 基牙的根径　牙根形状（root configuration）是从牙周角度判断基牙适宜性的重要标准。在冠状截面上，颊舌径宽于近远中径的牙根比圆形的更适宜（图31-11）；粗而直的牙根比弯曲而细的牙根支持力更强；牙根不规则外形较完全锥形的要好；后牙牙根分散者较融合根支持力强。

2. 牙根的长度　在同样根径下基牙牙根长者，支持力大。

3. 牙根的数目　多根的后牙较单根、融合根、锥形根能提供更好的牙周支持。若其他条件适宜，锥形牙根的牙可以作为短跨度的固定义齿的基牙。

4. 牙根的结构　作为基牙的参考条件，多根牙牙根分开者支持面积大，较牙根融合的基牙支持力强（图31-12）。

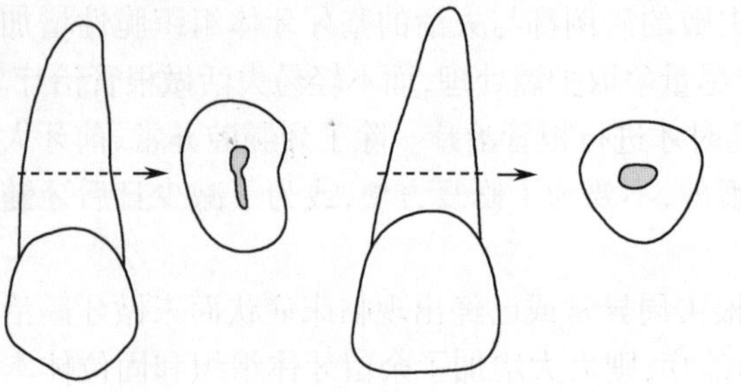

图 31-11 作为固定义齿基牙根径形状

左图:牙根呈扁平或哑铃状有利于承力;右图:牙根呈圆柱状不利于承力

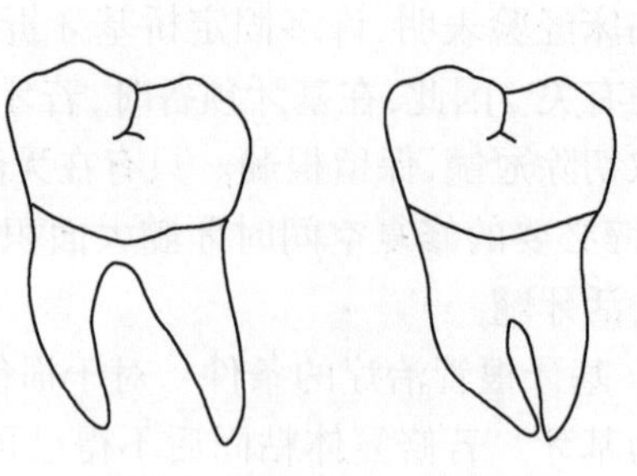

图 31-12 磨牙根分叉因素

左图:根叉分开有利于基牙支持;右图:牙根融合不利于基牙支持

(四) 基牙的牙周膜面积

1. 牙周膜临界标准 牙周膜面积(periodontal ligament area)即牙周韧带附着在根骨上的面积。体积大的牙其牙根的表面积往往也大,适合承担更大的咬合力。不同牙的牙根表面积数值如图 31-13 所示。对于特定的患者,牙根面积的相对值更为重要。当支持骨由于牙周疾患丧失时,其支持能力明显减弱。Jepsen 把上颌侧切牙和下颌中切牙当作 1,分别计算出上下颌每个牙的牙周面积之比;Tylman 等人则按照牙周膜面积、𬌗力的大小和牙体形态排列顺序,魏治统测得上下颌牙根的牙周膜的面积如图 31-14 所示,这些数据都可作为选择基牙的参考。

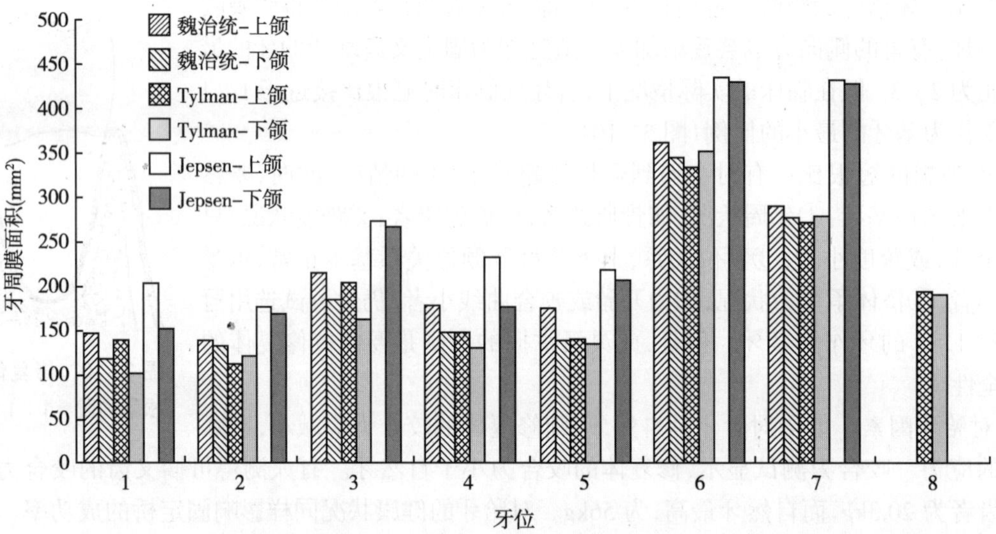

图 31-13 不同牙的牙根表面积比较

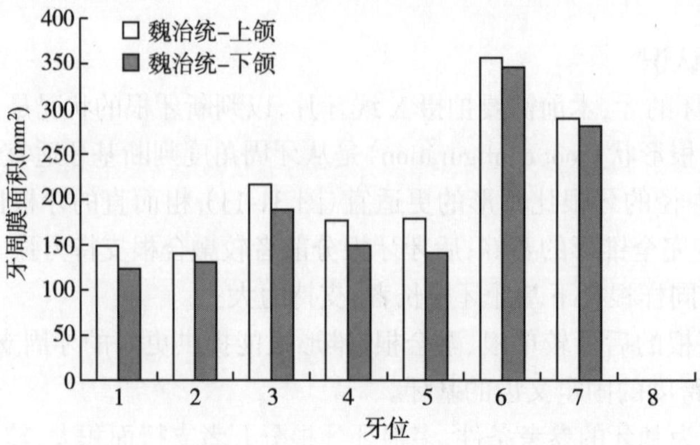

图 31-14 魏治统等测得上、下颌牙根的牙周膜面积

有资料显示当牙根的骨吸收到根长的 1/4 时，则牙周膜面积比正常牙根减少约 1/3，当骨吸收到根长的 1/2 时，则牙周膜面积比正常牙根减少约 2/3。可见在临床上认真判断牙根骨吸收的重要性。但经验告诉我们如果基牙的其他条件可以，仅骨吸收的标准通常掌握在不超过根长的 1/4（也有人主张不超过根长的 1/3），当然还要参考其他条件，并采取相应减少咬合力的措施。关于牙槽骨丧失的基牙的临界标准（critical criterion of abutment）虽然有不同尺度，我们认为把此标准当作一个范围掌握较好。在此范围内决定基牙时还要参考患者实际的牙周健康状况、承受𬌗力、桥体的跨度、宽度以及对𬌗牙的情况等具体因素来定。

2. 桥体的跨度因素　桥体跨度与固定桥承受的力有关。跨度小者，可相对降低对基牙的要求。正常情况下，一个牙缺失可利用两个邻牙作为基牙。当两个牙缺失时，特别需要观察缺牙区的近远中跨度，小者可适当降低基牙的标准。

3. “Ante 定律”　Johnson 等提出的基牙牙根表面积应等于或大于缺失牙牙根的表面积的 Ante 定律，通常作为选择基牙的重要标准。

但应注意该定律的前提和变数：若基牙是健康的，则一个缺失牙通常可用固定桥成功地修复（图 31-15）；若两个牙缺失，固定桥可以修复缺失牙，但需要严格选择适应证（图 31-16）；若缺失牙牙根表面积大于基牙的则视为不可接受（图 31-17）。

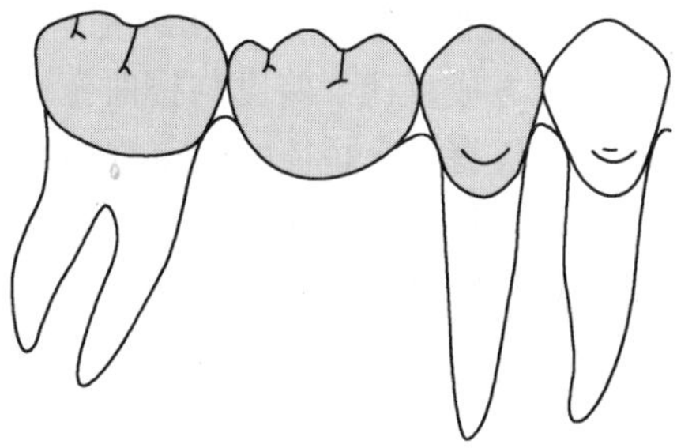

图 31-15
⑦-6-⑤固定桥的基牙牙周面积大于桥体（46）牙根表面积

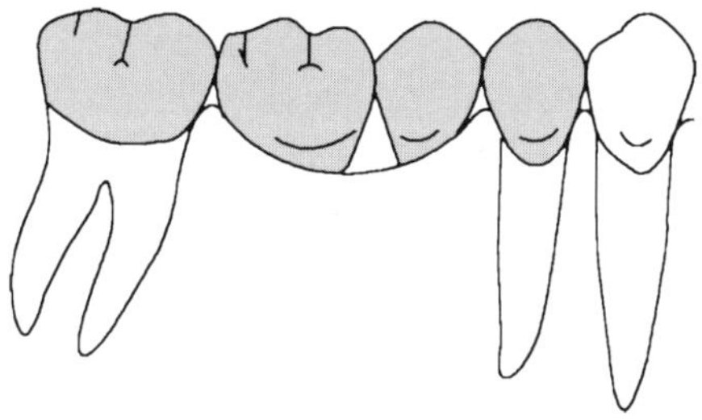

图 31-16
⑦-6-5-④固定桥基牙牙根表面积之和接近于桥体（45 与 46）牙根表面积之和

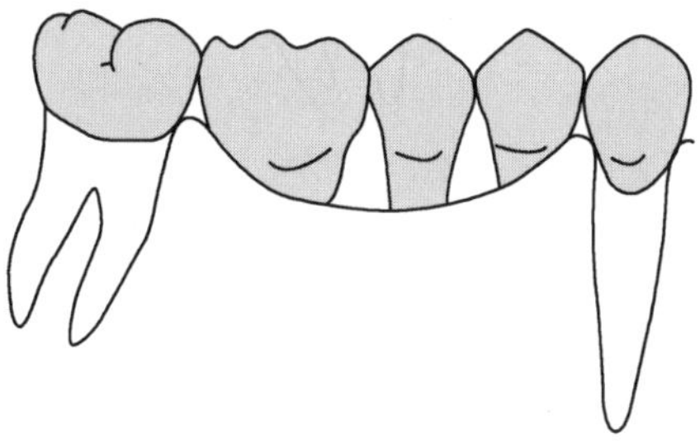

图 31-17
⑦-6-5-4-③固定桥基牙牙根表面积之和小于桥体（44、45 与 46）牙根表面积之和，固定桥因基牙负荷过重而视为不可接受

（五）基牙的牙槽骨状况

考虑基牙条件时，除了估计牙周膜面积外，牙槽骨的状况是十分重要的因素。这涉及牙根在骨内的实际长度即骨内长度和牙槽骨的质量即骨小梁的致密度两个方面。

1. 原则要求　临床上经常见到中老年患者或牙周病患者表现的牙槽骨吸收，造成基牙牙周支持不良。需要强调的是：①确定基牙时，参考基牙的临界标准，即牙槽骨骨吸收不超过根长的 1/4；②对于骨小梁稀疏的患者，如牙周病，糖尿病患者的基牙标准应从严掌握；③设法改善基牙牙槽骨条件，如植骨术，全身治疗，增加骨质密度等。

2. 灵活性掌握　临床经验证明，对于严重牙槽骨吸收、松动明显的牙只要精心考虑和设计，也可用于固定桥的基牙，但要适当增加基牙数目，如近年来，把松动的多数前牙作为夹板式基牙。这种设计的好处是不但减少了松动度、修复了个别缺失牙，也增加了牙列的稳定，防止松动度的增加，还可减少感染的机会。Nyman S 等人的资料也显示，这类患者的跟踪研究表明取得了非常低的失败率：在观察期超过 6 年的 332 个固定桥中，仅有不到 8% 的技术失败。

但采用此设计的修复必须是精心设计、严格制作、密切观察加上患者的很好配合，几个方面缺一不可。

五、修复中的生物力学要素

生物力学要素(biomechanical consideration)是选择修复形式与结构的重要内容。它涉及固定桥的结构(桥体的跨度、厚度、宽度等)、形状(如桥的曲度)、材料(如材料本身的刚性和实际质量)等因素。比如长跨度固定桥除对牙周膜产生更大的载荷外,还会因长跨度引起挠曲的加大而考虑材料刚性问题等。从生物力学的规律中认识如下要点有助于保证修复质量。

(一) 对固定桥破坏因素的认识

1. 挠曲与桥的厚度和跨度 许多研究结果证明,挠曲和偏转与长度的立方成正比,与桥体的𬌗龈厚度的立方成反比。跨度与挠曲变形有着密切关系,且有一定规律。Smyd 提出理论上具有两个桥体的挠曲度是仅有一个桥体的固定桥的 8 倍,三牙桥体的挠曲是单牙桥体的 27 倍。

桥体厚度减半其挠曲比𬌗龈径的桥体者增加 8 倍(图 31-18)。临床上证明在下颌𬌗龈径小的情况下设计长跨度固定桥往往会失败。长跨度桥体也会对固定桥产生潜在的更多的扭曲力,尤其是弱基牙。为减少长或薄的桥体产生的弯曲,应选择基牙的𬌗龈径更长,也可选择屈服强度更大的合金材料,如镍铬合金。

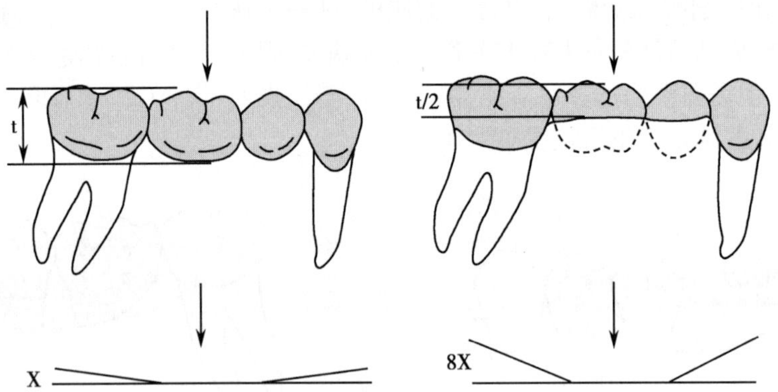

图 31-18

厚度(t)的单牙桥体的挠曲强度为 1(X)厚度减半(t/2)则挠曲强度增为 8 倍(8X)

2. 𬌗曲线与𬌗力 通常用固定桥可以修复两个缺失的切牙。若其他条件理想,上颌的尖牙到第二磨牙的固定桥也是可能的。而在下颌因为𬌗曲线与𬌗力的原因,却会冒更大的风险。若超过两个缺失牙用固定桥修复,特别是牙弓曲度大者,设计时应充分减少不利因素,规避潜在的风险,提高其长期修复效果。

3. 杠杆和扭矩作用 需要在设计中考虑杠杆和扭矩作用,它们较过载更易导致不正常应力,导致修复失败。作为临床设计原则,关于"Ante 定律"有一定的正确性。如以往大量病例证明短跨度的固定桥疗效一般较长跨度者好。但要防止过于强调牙周膜面积而忽视杠杆和扭矩作用,使复杂的问题简单化。

4. 颌骨质量 固定桥所在的颌骨质与量与其挠曲变形有密切关系。事实证明颌骨质量差,骨密度低,颌骨的垂直高度低等因素,都会增加固定桥的挠曲变形,即固定桥失败的风险。有经验的修复医师对于长跨度的固定桥设计前,都要仔细检查患者颌骨的质与量,对于长跨度固定桥需要颌骨垂直高度大,骨小梁致密以提高固定桥的寿命。

5. 固定桥的失败与材料 使用刚性小的材料,是贵金属桥出现瓷裂的主要原因之一。对于长跨度的固定桥,应采用刚性大的材料,如Ⅳ型金合金或非贵金属铸造合金,适当加厚固定桥的固位体的金属基底厚度等措施。

同时,不可忽视的另一方面是铸造缺陷,如铸造过程中形成的气孔、缩松等缺陷对长跨度固定桥的失败也常有重要的作用,应尽量避免上述技术缺陷。

(二) 对抗固定桥变形的措施

1. 增加修复体的抗力 所有的固定桥,无论长或短都会产生弯曲。桥体受力与单个修复体上承受的𬌗力无论从大小上和方向上均不相同。固定桥上的力趋向于近远中方向，而作用在单个修复体的力通常是颊舌向的。因此，应根据能产生更大的抗力和结构强度来调整基牙预备，或采用颊舌面的沟槽来增加桥体的抗力。

2. 增加基牙　可用增加邻近基牙的“第二基牙”来解决不良的冠根比和长跨度所产生的困难，并应遵守以下的原则：增加的基牙最好与邻近缺牙间隙的基牙牙根表面积和冠根比相当。例如：尖牙可以作为第一前磨牙基牙的第二基牙，尽量避免牙根虚弱的侧切牙作为尖牙基牙的第二基牙。第二基牙上固位体上的固位力最好要与第一基牙相当。如尖牙和第一前磨牙缺失，除适当增加基牙外，要考虑到挠曲带来的变形作用（图 31-19）。在相邻基牙间必须要有足够的长度和空间以缓冲对连接体下牙龈的冲击。

另外，若桥体在基牙轴线之外，则桥体相当于游离臂，会产生扭曲移动。这在固定桥修复上颌四个切牙缺失是常见的问题，在前牙区和前磨牙区也经常出现。必须采取一些措施以防止扭曲。最好的解决方法是从游离臂相反方向获得额外的固位体，而且它们与第一基牙轴线间的距离要和游离臂与第一基牙轴线间的距离基本相等（图 31-20）。上颌从尖牙到尖牙的固定桥有四个桥体，因为前磨牙固位体上的拉应力，第一前磨牙有时候可以作为第二基牙，但它们必须要有良好的固位力。此外，在条件许可时尽量减少桥体的超覆𬌗，降低游离距。

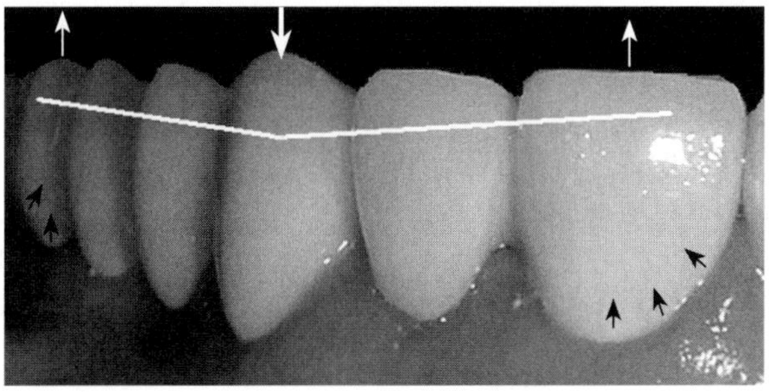

图 31-19
当桥体受压应力弯曲时，第一基牙作为支点，第二基牙的固位体为拉应力（黑色箭头处）

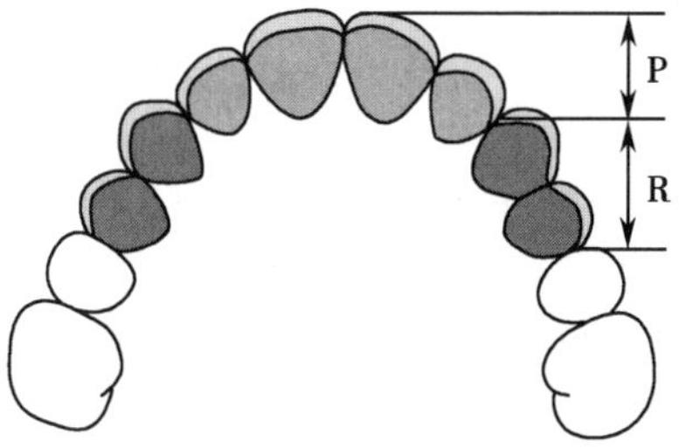

图 31-20
第二固位体轴线与第一基牙之间距离（R）略等于桥体游离臂与第一基牙轴线之间距离（P）

3. 控制𬌗力　通过控制𬌗面形态，适当减少颊舌径，合理分配咬合接触点，减少固定桥的振动等措施，来提高固定桥的成功率。

4. 提高材料性能和工艺的质量　选择刚性大的材料，如使用Ⅳ型合金制作固定桥，避免铸造缺陷，保证修复体正确的外形等。

（三）中间基牙与刚性连接、非刚性连接体

1. 固定桥中间基牙　当缺牙间隙发生在一个牙的两侧，会形成了一个孤立的中间桥基牙（pier abutment）。牙周动力学研究表明，牙的颊舌向的移动为 56~108μm，下沉 28μm。在不同部位的牙其移动方向也有不同(图 31-21)。而且由于牙弓的曲度，前牙的颊舌向移动方向与磨牙形成一定的角度。牙的生理性移动、牙弓中基牙的位置、固位体固位力的不同等因素以及刚性连接可能使这类固定桥遇到力学问题。

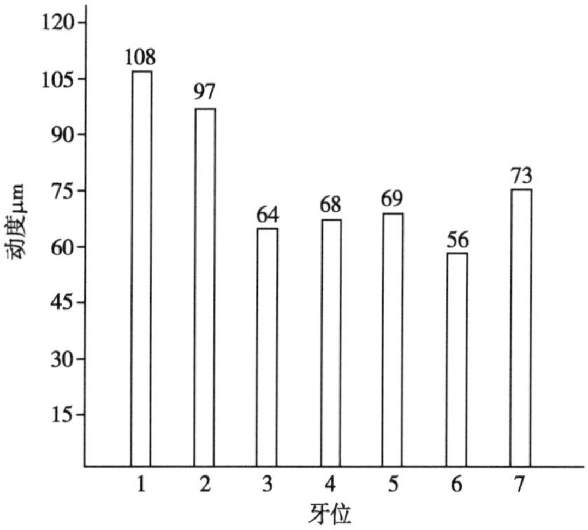

图 31-21　上颌牙弓中每个牙颊舌向的动度（基于 Rudd 等的数据）

如基牙移动对长跨度修复体可产生应力，并被作用到基牙上。当力作用于末端固位体上时，使得中间基牙成为支点，减弱固位力。Standlee 和 Caputo 提出：导致机械失败不是因为中间桥基牙支点，而是末端固位体和相应基牙间的张力。负载后基牙的下

沉也可导致任何固位体和相应基牙间的粘固失败(图 31-22)。另外,松动的铸造固位体会引起边缘的泄露,造成继发龋而使固定桥失败。因此,应采取措施降低中间基牙的负担,如适当缩小桥体的咬合面积、采用非刚性连接体等。

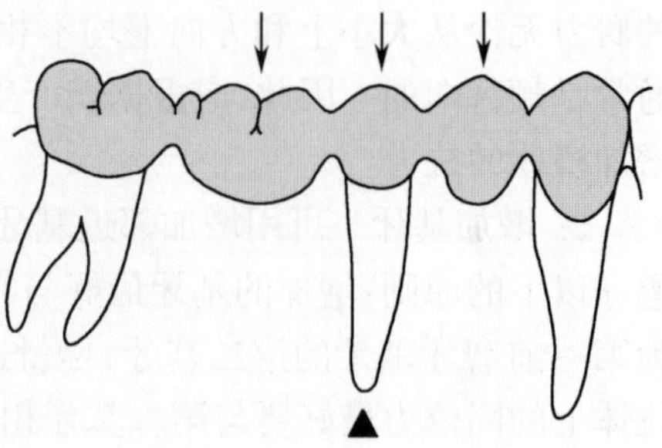

图 31-22 中间基牙因应力集中而容易损害

2. 刚性连接体 修复学中的刚性连接体(rigid connector)即在桥体和固位体之间的硬性连接体。常见的刚性连接体如铸造连接和焊接连接体,是大多数固定修复体的连接形式。固定桥中桥体刚性地连接有助于义齿所需要的强度、稳定性,并可传递应力。但长跨度固定桥的刚性连接如遇到弱基牙,则可能对它造成损伤。

3. 非刚性连接 采用非刚性连接(nonrigid connector)是一种固位体和桥体之间应力中断式的机械装置。它是保护固位体的措施之一,特别是固位力小的前部基牙或弱基牙,推荐应用非刚性连接来对抗旋转,以阻止将应力从加载部位传递到固定桥的其他部分。最常用的非刚性连接体包括桥体上的 T 形栓体和固位体上的鸠尾形栓道。

非刚性连接固定桥传导剪应力到支持骨,而不是集中在连接体上。理论上分析,当发生各自独立移动时,会减少基牙上的近远中扭矩。若后牙基牙和桥体的对殆为可摘局部义齿,或前牙三单位桥对殆为自然牙,则在通常情况下很少或不受咬合力的不良影响。

为保护中间基牙,应力中断装置(stress-breaking device)常放在五单位固定桥中间桥基牙修复体上。Shillingburg 等主张连接体的栓道(keyway of the connector)应放置在中间桥基牙的远中,而栓体则放置在远中桥体的近中。后牙的长轴通常轻微倾向近中,垂直向的咬合力产生更进一步的这种方向上的移动,因为有大约 98% 的后牙受咬合力影响向近中倾斜。若连接体的栓道放在中间桥基牙的远中,则近中向的移动将使栓体进入栓道更为牢固。但将栓道放在近中,会导致栓体在近中移动中脱离栓道,而这会导致尖牙的病理性松动,使得尖牙固位体修复失败。如果放置在末端基牙会导致桥体成为游离臂。也有人证明在非刚性连接体为精密附着体时,而且栓体栓槽密合、就位很深的情况下,并非能够有效降低应力对中间基牙的损伤。

另外,因为非刚性连接的密合性问题,不主张短跨度固定桥使用非刚性连接体。固定桥的非刚性连接更不能在基牙明显松动的情况下使用。

(四) 倾斜磨牙做基牙的条件

对于倾斜的基牙,在设计和牙体预备时,应注意采用以下措施:

1. 牙体预备修正倾斜的基牙 通常基牙倾斜的限度为其长轴与垂直线的夹角不宜超过 25°,临床上对于个别情况如桥体跨度小、承受殆力不大、基牙支持力强,其倾斜角度的限制可以适当扩大,但不得超过 30°。

下颌后牙缺失后,邻牙向缺牙侧发生倾斜,倾斜的磨牙基牙(tilted molar abutment)可通过基牙预备改变牙的长轴取得固定桥的共同就位道(图 31-23)。如第三磨牙存在,它通常会随着第二磨牙倾斜,如就位道与近中倾斜前的磨牙的长轴接近平行,而末端第三磨牙的近中面经常侵占固定桥的就位道,导致固定桥不能顺利就位(图 31-24)。

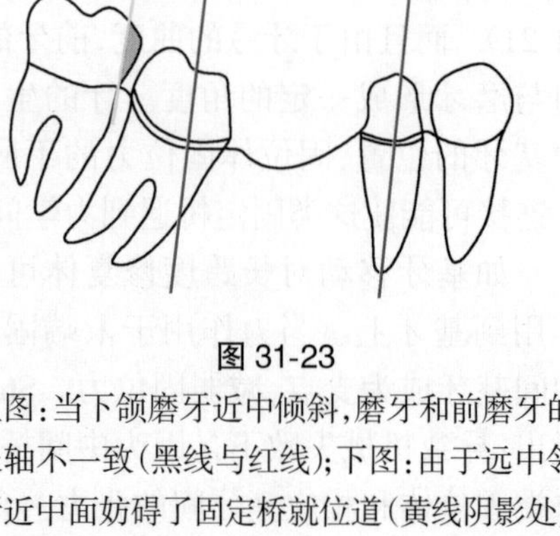

图 31-23

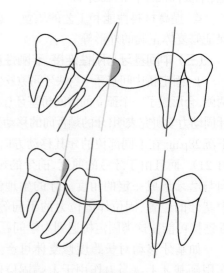

上图:当下颌磨牙近中倾斜,磨牙和前磨牙的长轴不一致(黑线与红线);下图:由于远中邻牙近中面妨碍了固定桥就位道(黄线阴影处)

若侵占就位道比较轻微,可以通过适当磨改第三磨牙近中面的外形来治疗解决。如果第二磨牙锥度过大,可通过预备额外的颊舌沟来加强固位。

2. 正畸矫正倾斜的磨牙 若牙体长轴倾斜严重,最好的办

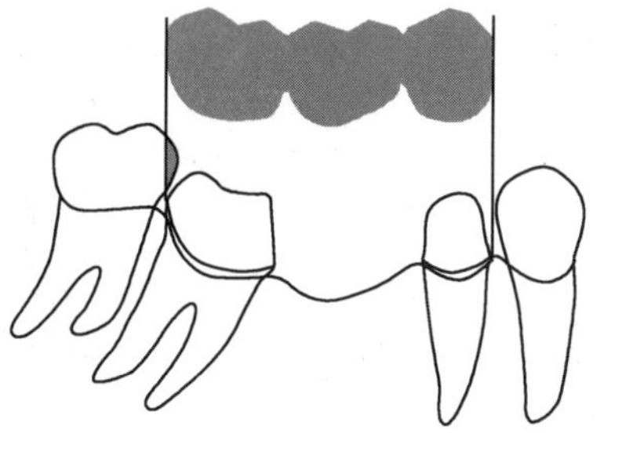

图 31-24　邻牙的近中邻面突度（阴影部分），妨碍固定桥就位

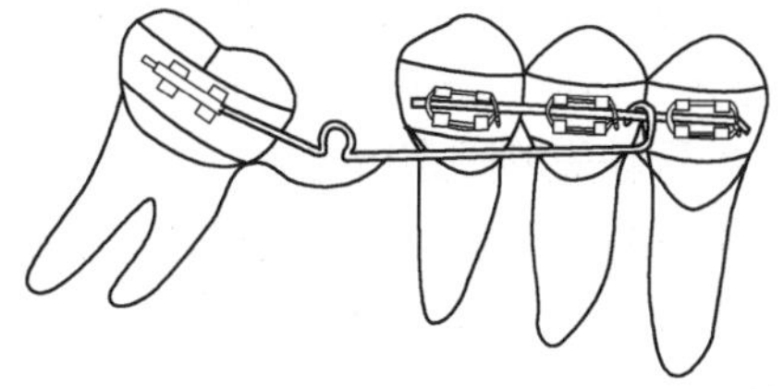

图 31-25　正畸装置用于扶正倾斜的第二磨牙

法是通过正畸治疗扶正倾斜的磨牙。这样有利于固定桥就位和分配咬合力，还有助于减少牙根近中面的骨吸收。

其方法是将前磨牙和尖牙连扎在一起，螺旋扶正簧插入磨牙上的粘结带环的颊侧管，游离端钩挂在前面的支抗牙上（图 31-25）。随后多用开放曲完成扶正并调整磨牙到固定桥基牙的最佳位置。治疗时间需要 3 个月以上，且要拍摄 X 线牙片，确保基牙牙周质量。

如第三磨牙存在，通常要拔除，以方便第二磨牙的近中移动。第二磨牙近中移动时会影响咬合，因而需要密切观察并消除咬合的影响以便继续移动。去除装置后，应立即进行牙体预备并制作临时修复体以防止治疗后复发。

3. 部分冠固位体　在能满足固定桥固位力的前提下，远中基牙有时可以使用半冠（half crown）或部分冠作为固位体（图 31-26）。这样的预备设计相当于旋转了 90° 的 3/4 冠，使得冠的远中部分不被覆盖。这种固位体仅适用于冠的远中部分没有龋坏或脱钙，而且整个口腔中龋坏的发生率非常低的情况，但患者必须确保这个区域的清洁。若第二磨牙远中和第三磨牙近中的边缘嵴的高度差异较大，半冠则为禁忌证。

4. 套筒冠　套筒冠（telescope crown）可以作为远中基牙的固位体来解决倾斜基牙问题。沿倾斜磨牙的长轴做牙体预备、制作内冠（inner coping），用义齿上的套筒冠与内冠来改变基牙的长轴。这种修复形式覆盖了全部的临床牙冠，并能适应两个基牙就位道方向的差异（图 31-27）。

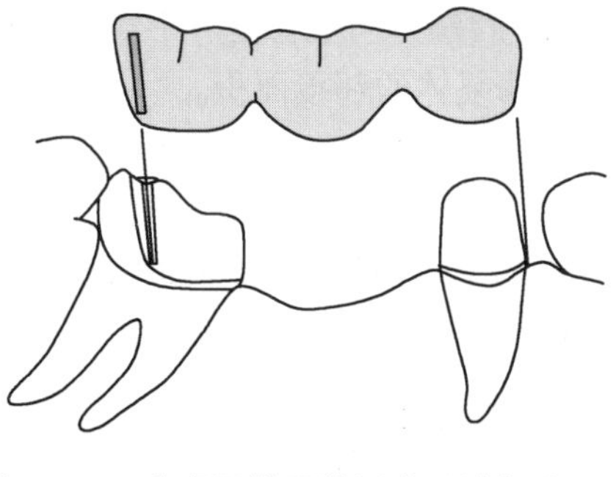

图 31-26　在磨牙基牙的近中设计部分冠以适应倾斜磨牙的倾斜度

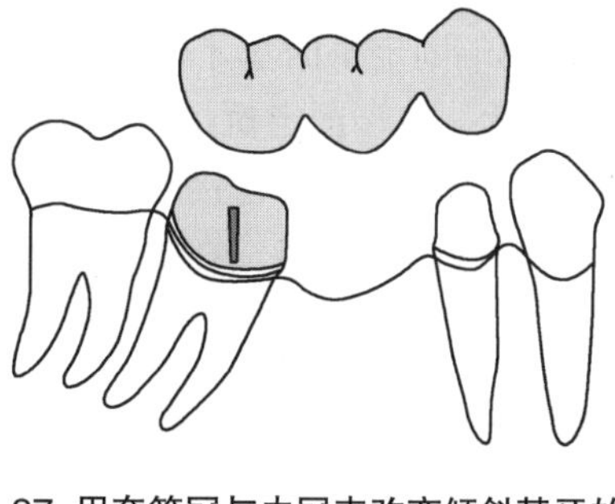

图 31-27　用套筒冠与内冠来改变倾斜基牙的长轴

5. 非刚性连接体　解决固定桥倾斜基牙的另一种方法是非刚性连接体。当磨牙近中向倾斜合并明显的舌向倾斜，可设计非刚性连接体。在磨牙上沿其倾斜的长轴做全冠预备。前磨牙的远中面预备箱形（box form），以提供前磨牙冠远中面上的栓道。将连接体放置在磨牙桥体的近中面上。对于近中和舌向的倾斜的基牙，如按常规固定桥设计，会导致过度的锥形预备而丧失足够的固位力。

需要注意的是，由于套筒冠和非刚性连接体的牙体预备均需要磨除更多的牙体组织，因而要根据基牙自然破坏的程度选择它们中的一种。如前磨牙上有钉核或远中殆面存在银汞充填物，适合于在牙上安放非刚性连接体，而倾斜磨牙上有颊或舌面的修复体，则适合选用套筒冠。同时，牙体预备时应注意保护牙髓。

如远中基牙（磨牙）向舌侧倾斜不显著，也可把磨牙做全冠预备，近基牙（前磨牙）远中安放非刚性连接体（图 31-28）。需要注意的是，前磨牙牙体应足够宽大，保证栓道有足够的空间和固位力。

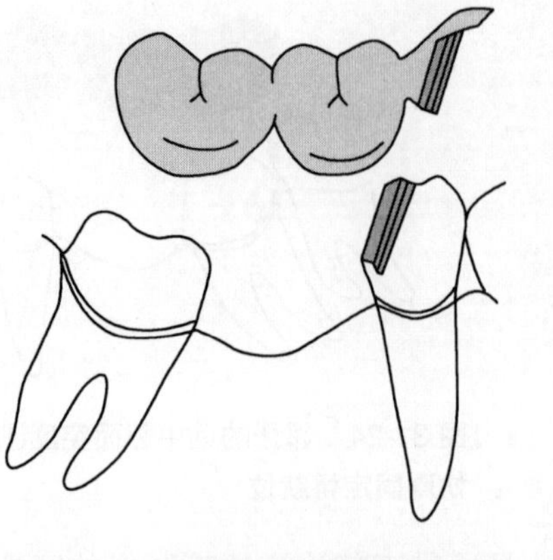

图 31-28　前磨牙安放非刚性连接体

（五）尖牙缺失的固定桥修复

尖牙缺失的固定桥修复应注意其如下要点：

1. 通常由于尖牙桥体在基牙轴线之外，因而为固定桥修复缺失的尖牙缺失带来一定难度。除适当降低固定桥的曲度外，应减轻咬合力，防止挠曲破坏。

2. 基牙常常是侧切牙和第一前磨牙。由于殆力的传递在上颌是向唇侧，背离基牙连线（图 31-29），下颌是向舌侧，与外部曲线相反。因而修复上颌尖牙的固定桥较下颌会受到更大的应力。任何修复尖牙的固定桥均有力学方面的难度，在设计时应注意减少桥体至基牙支撑线间的距离。因而如遇缺失了尖牙和邻近的两个牙的最好的修复形式是可摘局部义齿。

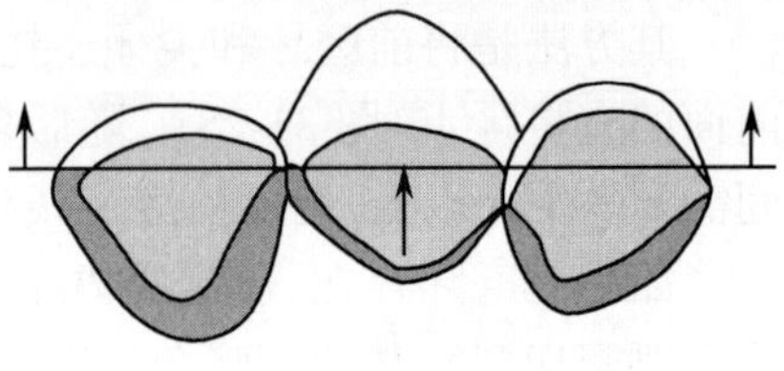

图 31-29　修复上颌尖牙的固定桥桥体远在轴线之外，易受破坏应力的影响

（六）单端固定桥的设计

单端固定桥（cantilever fixed partial denture）是只有一个基牙或基牙全在同一端，而桥体的另一端没有基牙支持。这种设计的桥体形成游离臂，具有潜在的破坏性，影响固定桥的长期效果。

当设计单端桥修复一个缺失牙，其作用在桥体上的力与作用在基牙上的完全不同。桥体作为游离端，在咬合力的作用下趋向于被压低。

1. 单端固定桥的基牙条件　单端固定桥的基牙必须具有长的临床牙冠，良好的冠根比和健康的牙周状态。一般而言，单端固定桥通常仅能修复一个缺失牙，通常是小间隙的侧切牙或前磨牙。如果是最后的磨牙单端固定桥，最好有两个基牙。

2. 修复上颌侧切牙　单端固定桥可以修复上颌侧切牙（图 31-30）。在正中殆和侧殆中桥体均应无咬合接触。使用尖牙作为基牙，而且它应具有长的牙根和良好的骨支持。在桥体的近中最好要有支托，即在中切牙的远中嵌体或其他铸造金属修复体上预备支托窝，以抵抗桥体和基牙的旋转。桥体的近中面可以轻微“包绕（wrapped around）”中切牙远中部分，以使桥体在唇颊方向上稳定。中切牙牙根的形状使得它不适合做单端固定桥的基牙，因此要注意适当扩大基牙上修复体的邻接面积。

3. 修复前磨牙　单端固定桥也可以用于修复缺失的一个前磨牙（图 31-31）。其条件是近远中缺牙间隙小，承受的殆力不大，如咬合接触仅限于远中沟。需要在第二前磨牙和第一磨牙上设计全冠形式，这些牙也必须有良好的骨支持。在尖牙没有损伤而第一磨牙需要全冠修复时，这样的修复体可以是不错的设计。

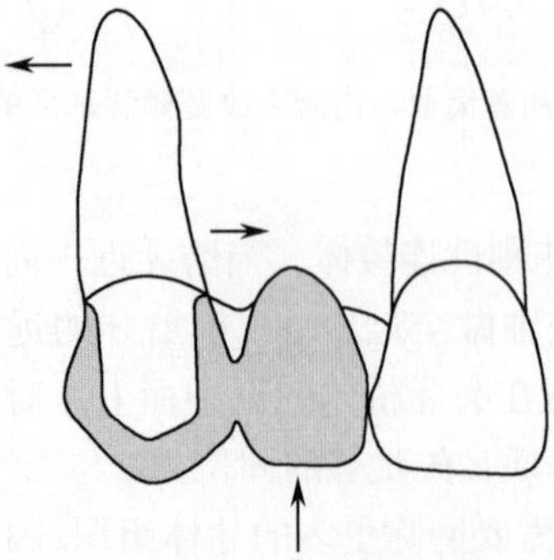

图 31-30　作用在单端固定桥桥体上的力 P 使固定桥和基牙倾斜

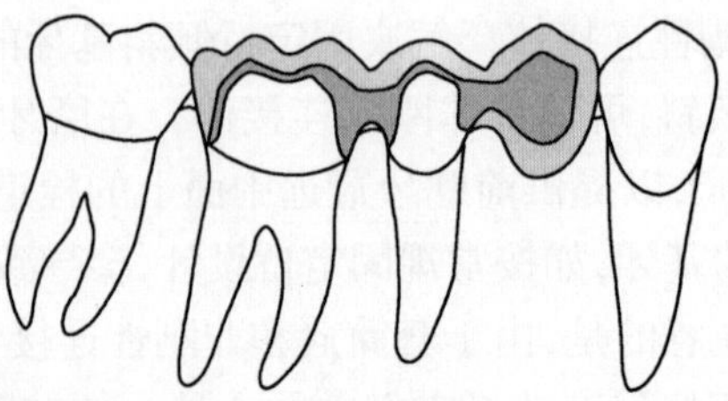

图 31-31　单端固定桥修复第一前磨牙，利用第二前磨牙和第一磨牙作为基牙

4. 单端磨牙修复　单端固定桥还可以用于修复远中没有基牙存在时的磨牙缺失。若能合理应用，可以避免使用单端可摘局部义齿。常用的情况是用这种形式修复一个第一磨牙，用来修复第二磨牙，以防止对殆牙的伸长。

当桥体受到咬合力，邻近的基牙成为支点，在最远端固位体上产生向上的趋势。若悬臂梁较大，做成一个磨牙外形，基牙承受的力较大。为减少杠杆作用，应尽可能减小桥体形态，更像一个前磨牙而不是一个磨牙（图 31-32）。正中咬合时殆面应当有轻微的咬合接触，而咬合运动时无殆接触。桥体应有最大的殆龈高度，以保证修复体强度。

需要强调的是，后牙单端固定桥需要固位体最大的固位能力。即使基牙有足够的临床牙冠长度以允许预备出最大的长度和固位力，也应该慎重选用；单端固定桥的成功部分取决于牙周情况；基牙应具有足够的临床牙冠保证固位体的固位力。

总之，单端固定桥是一种保守而又有风险的修复形式，它对基牙存在潜在破坏性，因而，在选择、设计、基牙预备、修复体制作、调整咬合、修复后使用指导与监控等方面均应十分慎重。

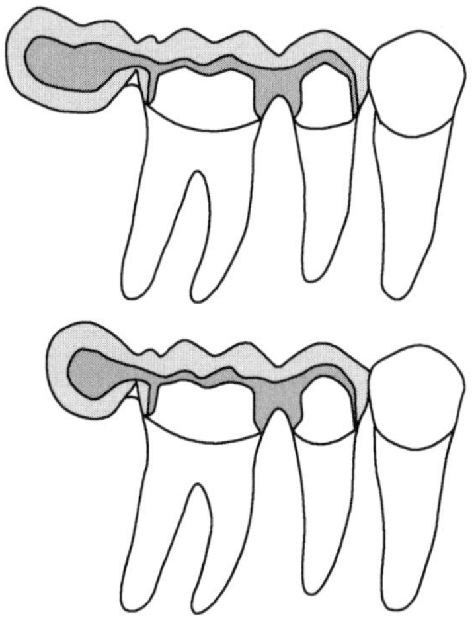

图 31-32
上图：作用在全尺寸磨牙桥体上的力会对近中基牙产生更大的应力；下图：作用在减径的磨牙桥体上的力会对近中基牙产生较小的应力

六、选择固定桥修复的相关因素

（一）修复技能

临床上可见到患有严重牙周疾患但修复却很成功，也有很有利的基牙条件而失败率很高的报道。这说明还应考虑不同个体对殆力的反应及余留牙体组织耐受力的因素。个别成功的病例不意味着每一个牙医都可以把严重牙周疾患的牙作为固定桥的基牙。但不少复杂而又困难的病例被有经验的牙医成功地进行了固定桥修复，并且通过长期随访，具有很好的疗效。这说明成功的治疗还依赖于宽厚的专业知识、责任心很强的设计、高度熟练的技能技巧。

（二）医患配合

患者积极的配合十分重要。进行良好的修复治疗需要医患双方共同努力，建立一个共同的目标。让患者懂得成功治疗中自身的作用，修复后的患者经过良好指导，他们通常会积极地配合，保持良好的口腔卫生，非常爱惜地使用、保养修复体。

另外，这种高风险性的修复治疗需要高难的技术和高昂的花费，选择高质量的修复材料和工艺是其中一个积极的因素。术前，让患者充分了解修复可能带来的风险，并认同可以接受失败的危险和花费。相反，那些未经专业训练的从业者遇到患者不积极配合，或患者未被告知或未充分理解的情况下，或者术前未与患者认真讨论、沟通，未建立互动、互信、心理上未做风险准备的患者很容易在治疗中、治疗后不配合，遇到问题时不认可修复结果甚至失败，导致医患纠纷或诉讼的发生。

（三）设计方案的菜单式选择——知情与共识

固定桥修复成为主要修复形式，也容易出现设计、质量、预后、并发症甚至医患认识方面的诸多问题。当进行固定桥或可摘义齿的选择不明确时，应对患者介绍两种或更多种修复、治疗方案，简明指出各个方案优点和缺点。在患者考虑美观和经济因素方面时，牙医应帮助患者从综合的、全面的最佳角度进行考虑。

最终，牙医和患者要统一在可行的方案上。若患者懂得并愿意接受牙医给选择的方案，并明白所产生的危险性时，必须向其强调各种方案可能产生的结果，并由患者签名。若牙医能确信在患者所倾向的某种选择是绝对错误的，应用你的观点来说服患者。若患者还不相信，你可以向患者推荐其他牙医。总之，防止因为意见分歧而恶化医患关系，避免勉强接受患者不合适的选择而影响修复质量，达不到预期修复治疗效果。

（马轩祥　李明勇）

参考文献

1. Kalkwarf KL, Krejci RF, Pao YC. Effect of root resorption on periodontal support. J Prosthet Dent, 1986, 56: 317-319
2. Jacobi R, Shillingburg HT, Duncanson MG. Effect of mobility, site, and angle of impact on tetention of fixed partial dentures. J Prosthet Dent, 1985, 54: 178-183
3. Reynolds JM. Abutment selection fot fixed prosthodontics. J Prosthet Dent, 1968, 19: 483-488
4. Herbert T. Shillingburg, Sumiya Hobo, Lowell D. Whitsett, et al. Fundamentals of Fixed prosthodontics. 3rd ed. Chicago: Quintessence Publishing Co., 1997: 85-102
5. 马轩祥. 口腔修复学. 第 5 版. 北京：人民卫生出版社，2003：137-173
6. 徐君伍. 口腔修复学. 第 4 版. 北京：人民卫生出版社，1999：100-133
7. 王翰章. 中华口腔科学. 北京：人民卫生出版社，2001：2427-2449，2458-2467
8. 郑麟蕃，张震康，俞光岩. 实用口腔科学. 第 2 版. 北京：人民卫生出版社，2000：1175-1191
9. Malone WFP. Tylman's Theory and Practicace of Fixed Prosthodontics. 8th ed. St. Louis Ishiyaku EuroAmerica, Inc. 1994: 357-369

第三十二章

固定义齿的设计要点

一、固定桥的组成

固定部分义齿(fixed partial denture)又称固定桥(fixed bridge),是由固位体(retainer)、桥体(pontic)和连接体(connector)三个部分组成(图 32-1)。固定桥通过固位体与基牙(abutment)的粘固形成一个功能性整体。支持固定桥的牙又称为桥基牙(abutment of bridge)或基牙(abutment),固定桥的基牙包括自然牙或人工牙根。支持固定桥的基牙多是完整的自然牙,也可以是具备一定条件的自然牙牙根或人工的牙种植体。基牙除承担自身的𬌗力外,还要额外承担桥体传递来的𬌗力。

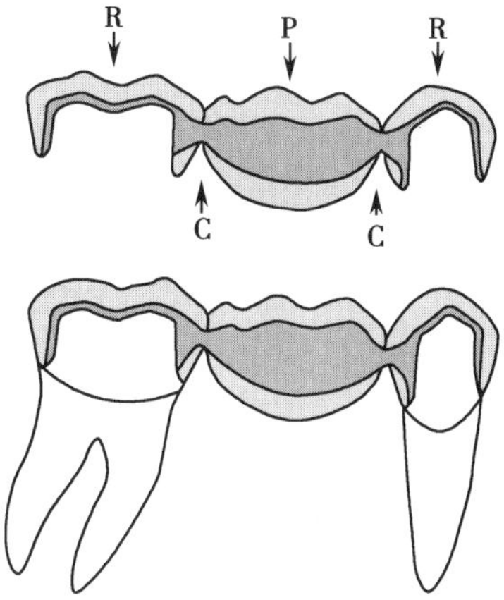

图 32-1　固定桥的组成

R:固位体;P:桥体;C:连接体

固定桥承受的𬌗力几乎全部经过基牙传导至牙槽骨及其支持组织上。因此,基牙及其周围组织是固定桥修复的重要基础。所以,也有学者将基牙作为固定桥的组成部分。

(一) 固位体

固位体(retainer)通常指在基牙上制作并粘固的全冠、桩冠、部分冠或嵌体等,通过连接体与桥体相连接,使固定桥和基牙形成一个功能整体,并使固定桥获得固位。它除了提供固定桥的固位外,还兼具修复基牙牙体组织缺损的功能。

桥体所承担的𬌗力通过固位体传导至基牙及牙周支持组织。要使固定桥发挥正常功能,固位体必须牢固地固定在基牙上,并有足够的固位力才能抵抗咀嚼运动时产生的各种方向的外力,而不发生松动或脱落。制作固位体的材料,应具备足够的机械力学强度,能够抵抗𬌗力而不发生破裂;还应兼备良好的生物学性能,避免刺激基牙及牙周的硬、软组织。

(二) 桥体

桥体(pontic)即固定桥上的人工牙,是固定桥恢复缺失牙的形态和功能的部分。桥体借连接体与固位体相连。固定桥的桥体的形态要尽量与缺失牙相似,功能与基牙及其牙周组织相适应,有条件时,色泽力求自然美观,不刺激牙龈组织,且有良好的机械强度,承受𬌗力时,不致发生弯曲变形或折断。

(三) 连接体

连接体(connector)是固定桥的固位体与桥体之间的部分。主要起到传递𬌗力与保持修复体外形的作用。按连接方式的不同分为刚性或固定连接体(rigid connector)和非刚性或活动连接体(nonrigid connector)。

刚性连接体通常是用整体铸造法铸造而成,或是将桥体和固位体焊接,桥体承受的𬌗力可直接传导到基牙上。活动连接体是通过桥体一端的栓体与相对应的固位体一端的栓道相嵌合而成,桥体的另一端则常规设计为刚性连接体。

非刚性连接体具有一定的应力缓冲作用，可在一定程度上减小基牙所承受的应力。非刚性连接体均应该有足够的强度和连接牢固度，外形流畅，允许唾液流通，不影响美观和自洁，容易保持清洁（图 32-2）。

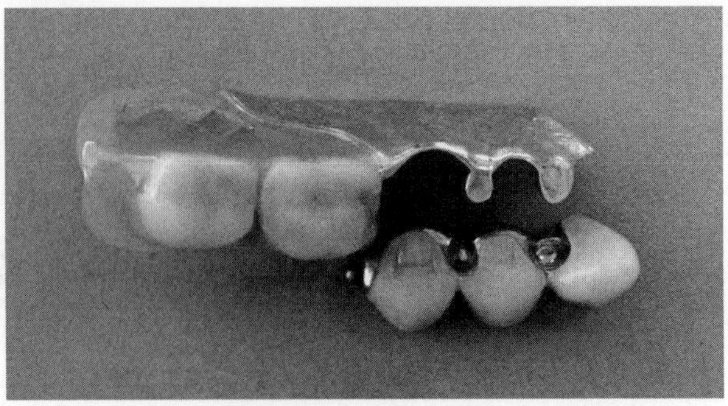

图 32-2 非刚性连接体

二、固定桥的分类

固定桥的分类方法很多，临床上最常用的是根据传统固定桥的结构分类，可分为双端固定桥（rigid fixed bridge）、单端固定桥（cantilever fixed bridge）、半固定桥（semi-rigid bridge）和复合固定桥（compound fixed bridge）（图 32-3~6）。

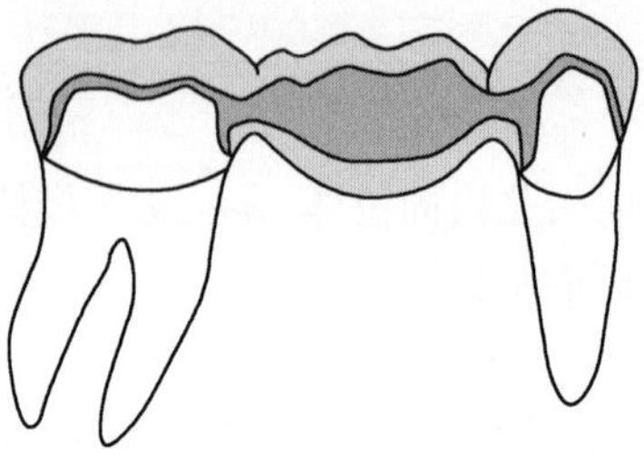

图 32-3 双端固定桥

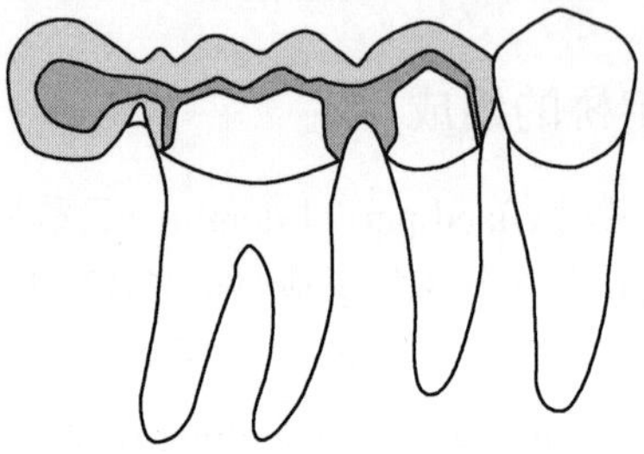

图 32-4 单端固定桥

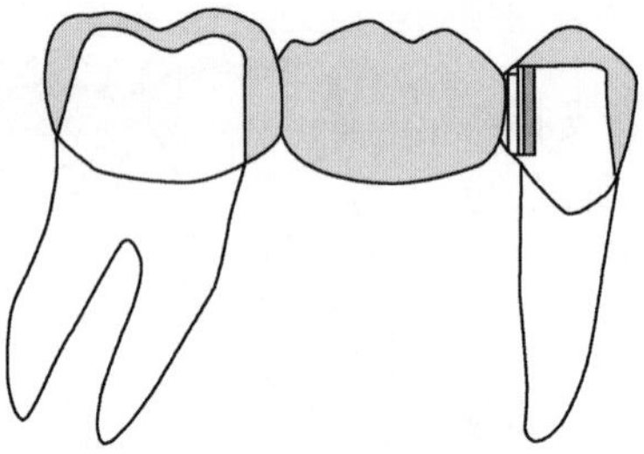

图 32-5 半固定桥

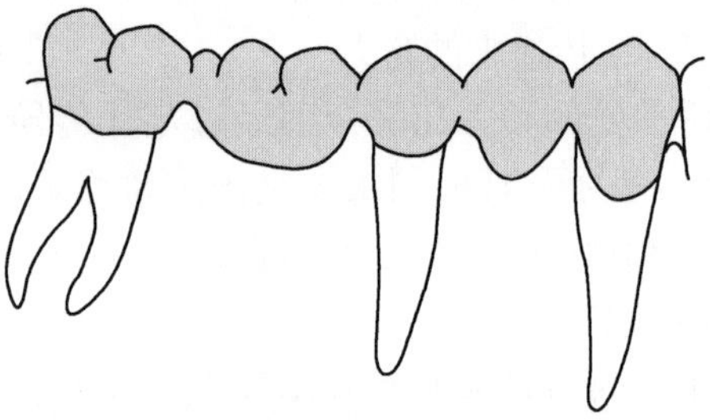

图 32-6 复合固定桥

（一）双端固定桥

双端固定桥（rigid fixed bridge）又称完全固定桥，其两端都有刚性连接的连接体与桥体连接。当固定桥的固位体粘固于基牙后，基牙、固位体、桥体、连接体形成一个刚性的整体，组成了一个新的咀嚼单位。它所承受的𬌗力，几乎全部通过两端基牙传导至牙周支持组织。与其他类型的固定桥比较而言，双端固定桥不仅可以承受较大的𬌗力，而且要求两端的基牙上承受的𬌗力大体相近。在固定桥的设计中，双端固定桥是一种最理想的结构形式，也是临床应用最常采用的设计类型。

（二）单端固定桥

单端固定桥（cantilever fixed bridge）又称悬臂固定桥。单端固定桥仅一端有基牙，其桥体与固位体之间为刚性连接；另一端无基牙支持，该端的桥体是悬臂结构。悬臂端如有邻牙，可与邻牙维持接触关系。单端固定桥承受𬌗力时，一端的基牙不仅要承受基牙的𬌗力，还要承受桥体因𬌗力产生的杠杆作用，使基牙发生扭转和倾斜。因而对单端固定桥桥基牙的支持、固位条件要求更高。

因单端固定桥对基牙不利的杠杆作用力，所以在临床上应严格控制其适应证。只有那些缺失牙间隙小，患者的𬌗力不大，基牙牙根粗大，牙周健康，有足够的支持力，牙冠形态正常，可为固定桥提供良好的固位与支持时，才可以采用单端固定桥的设计。

（三）半固定桥

半固定桥（semi-rigid bridge）是桥体的一端为刚性连接体，另一端为非刚性连接体的固定桥。非刚性连接体可以是栓体栓道式结构，也可以是其他类似的活动连接体。

栓道通常应位于固位体的近缺隙侧。当半固定桥固定连接侧粘固就位后，位于桥体上的栓体嵌合于非刚性连接侧固位体的栓道内，形成一个具有一定动度的活动连接。在制作达到要求时，半固定桥对应力具有一定的缓冲作用，可以减轻活动连接端基牙的负担，故被称为应力缓冲式固定桥（broken-stress bridge）。

半固定桥可用于一侧基牙倾斜度大；或者两侧基牙倾斜方向差异较大，设计双端固定桥很难取得共同就位道时；或一侧基牙需要减轻负荷时采用此类设计。

（四）复合固定桥

复合固定桥（compound fixed bridge）是指固定桥结构由上述三种类型中的两种或者三种类型的复合，用于修复较为复杂的两个以上缺牙间隙的牙列缺损。

常见的设计有：一个双端固定桥连接一个单端固定桥；或者是双端固定桥连接有半固定桥结构。故复合固定桥一般包含至少两个或三个至多个分散的基牙，包含四个或四个以上的牙单位。复合固定桥的基牙可能有前牙、后牙或者同时包含前后牙，形成一个沿牙弓的弧形长桥。

在咀嚼运动中，各基牙的受力反应多不一致，基牙相互支持有利于固定桥的固位和支持，但设计、制作不当，也可以产生不利影响。当复合固定桥的基牙数多，基牙离散，桥体跨度较长时，不易取得固定桥共同就位道（图 32-7）。

除了上述四类主要固定桥之外，还有下面多种结构形式的固定桥。

（五）种植固定桥

种植固定桥（implant supported bridge）又称种植体固定义齿（图 32-8）。由骨内种植体、种植体支持的上部结构或人工牙共同组成种植固定桥。种植固定桥有种植基牙支持的种植基牙固定桥，也有种植基牙和相邻缺隙侧的天然牙共同支持的游离端种植基牙固定桥以及中间种植基牙固定桥三种类型。

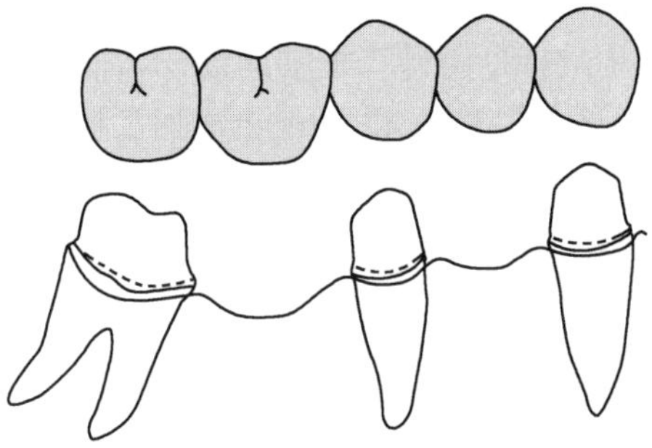

图 32-7　复合固定桥多基牙的共同就位道

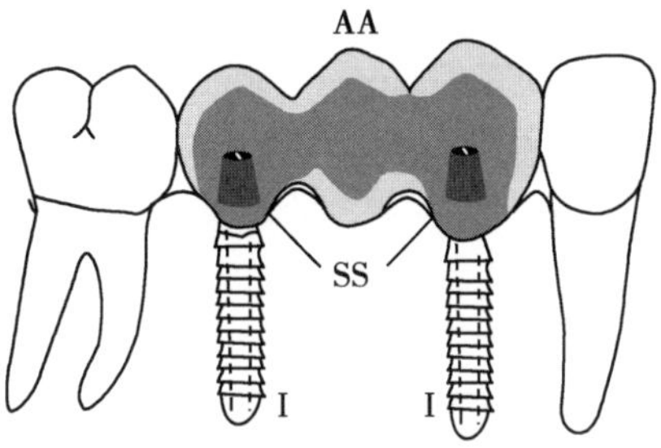

图 32-8　种植体固定义齿

AA-人工牙，SS-上部结构，I-骨内种植体

种植基牙固定桥在缺牙间隙内至少有二枚种植体支持人工牙，缺牙数量多时，种植体数目也相应增加。如在牙弓的游离缺失的部位植入种植体，可用种植体和天然牙共同支持，将通常只能设计可摘局部义齿或单端固定桥修复的病例设计为双端种植基牙固定桥。在较长的缺牙间隙中植入种植体作中间基牙后，参与到缺隙两侧天然牙共作基牙，将长的固定桥改为复合固定桥，这种中间种植基牙固定桥减轻了两端基牙的负担（详见第三十六章）。种植固定桥的应用改变了原来的设计观念和适应证。

（六）固定 - 可摘联合桥

固定 - 可摘联合桥（fixed-removable combined partial denture）是由基牙承担𬌗力的，患者可以将固位体从基牙上自行摘戴的一类义齿（图 32-9）。这类义齿的固位主要靠基牙上的内冠或附着体（如阴性沟槽）与可摘义齿上的匹配部件（如套筒冠或阳性栓体）间产生的摩擦力；或基牙上的软磁体与义齿基托内的永磁体间的磁力。常见的固定 - 可摘联合桥修复形式有磁性固位义齿、附着体固位义齿和套筒冠义齿。固定 - 可摘联合桥是上述义齿的总称。它的适用范围较广，临床修复效果好，但制作的技术难度大，精度要求高。

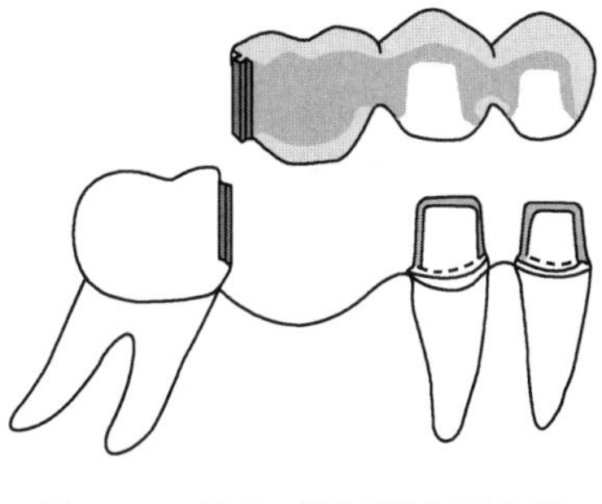

图 32-9　固定 - 可摘联合固定桥

（七）粘结固定桥

粘结固定桥（bonding bridge；resin-bonded fixed partial denture）是利用酸蚀、复合树脂粘结技术将树脂桥体和固位体直接粘结在缺隙两侧的基牙上的固定桥。应用较广泛的粘结固定桥类型是金属翼板粘结桥（metal wing bonding bridge，又称马里兰桥 Maryland bridge）和作为过渡性修复的直接粘结桥（direct bonding bridge）（图 32-10）。

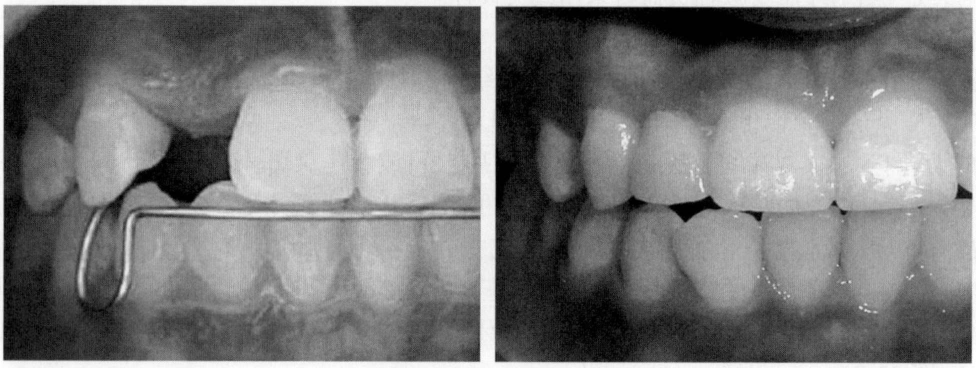

图 32-10 直接粘结固定桥

左图：修复前；右图：粘结桥修复后

粘结固定桥具有磨除牙体组织少，患者易于接受；不显露金属或极少暴露金属；对基牙就位道的要求低和价格低廉等优点。容易更改为其他固定桥设计。但是，粘结固定桥对粘结材料的性能要求较高，容易因使用不当、咬合力量过大或粘结树脂老化而造成粘结失败（详见第三十四章）。

（八）CAD/CAM 固定桥

CAD/CAM 固定桥（fixed bridge manufactured by CAD/CAM）是由计算机辅助设计和辅助制作的固定桥（图 32-11）。用于牙科的 CAD/CAM 是集光电技术、微机图像处理技术、数控机械加工技术于一体的口腔修复体制作新工艺技术。除牙体预备外，固定桥制作主要由 CAD/CAM 在一次就诊中完成。根据制作固定桥的材料不同，有用于后牙的金属桥和用于前牙、前磨牙区的全瓷桥。

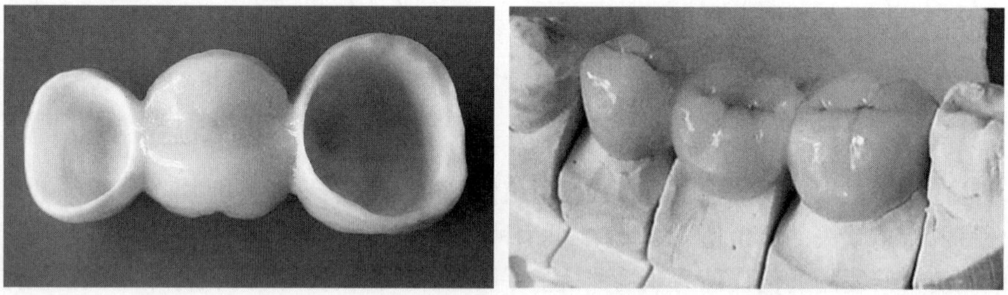

图 32-11 CAD/CAM 固定桥

这类固定桥的特点是自动化程度高，修复效率高，精度高，但价格贵，技术敏感性强。目前已有 Cercon、Procera 等几个商品化 CAD/CAM 固定桥机加工系统。随着社会的发展，义齿的计算机辅助加工显示了良好的应用前景（详见第四十八章）。

（九）固定桥的其他类型

固定义齿分类较多，主要是因为修复过程中的侧重点不同。根据缺失牙的数目和缺牙区在牙弓上的位置，固定部分义齿（固定桥）还有简单和复杂类型之分。典型的简单固定部分义齿是指修复单个缺牙的形式。跨度较长的缺牙区固定义齿修复通常对牙医的技术、固位体的抗力、基牙和牙周的支持有较高的要求。

按固定桥的制作材料分类，将固定桥还可分为金属固定桥（metal bridge）（图 32-12）、金属烤瓷固定桥(metal-ceramic bridge)(图 32-13)、金属 - 烤瓷混合固定桥(metal-ceramic compond bridge)(图 32-14)、金属 - 树脂固定桥(metal-resin bridge)(图 32-15,16)、全瓷固定桥(all ceramic bridge)(图 32-17)。

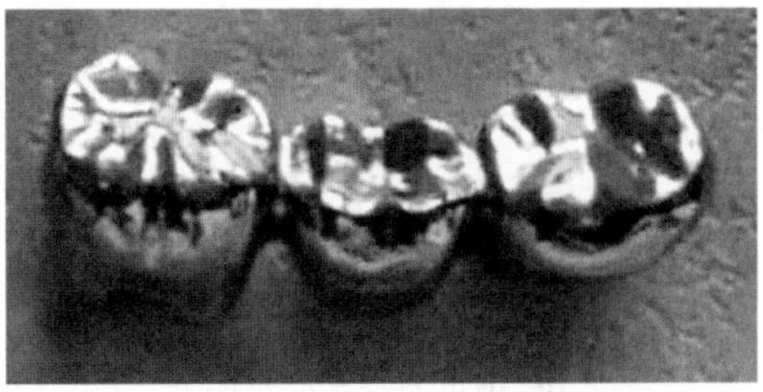

图 32-12　金属固定桥

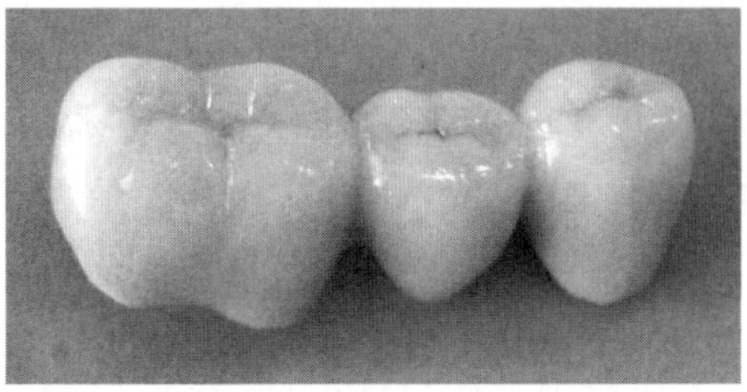

图 32-13　金属烤瓷固定桥

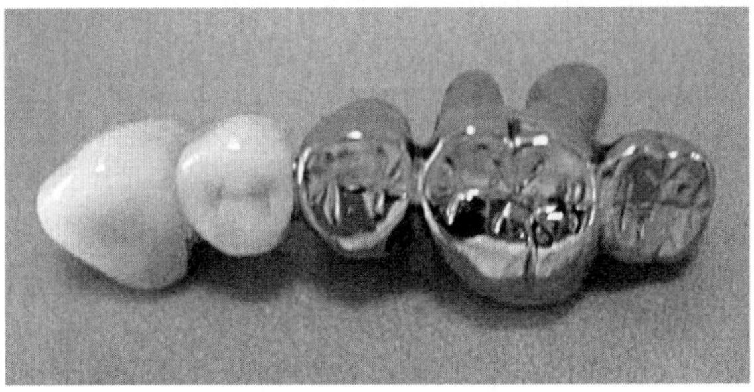

图 32-14　金属 - 烤瓷混合固定桥

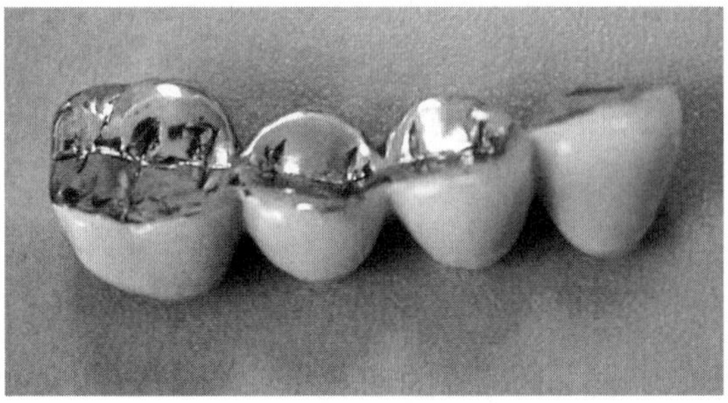

图 32-15　金属 - 树脂颊面固定桥

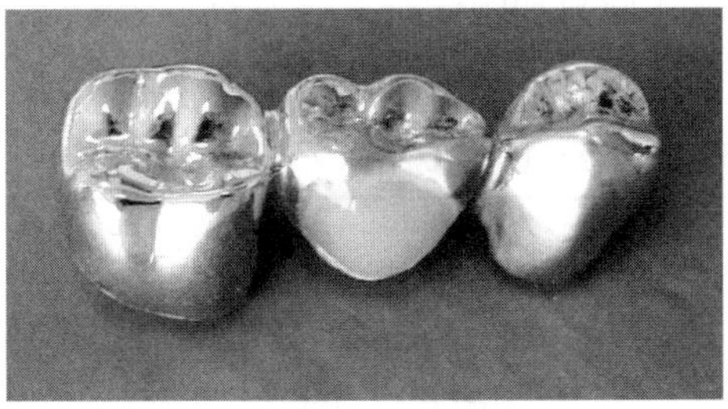

图 32-16　金属 - 树脂混合固定桥

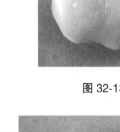

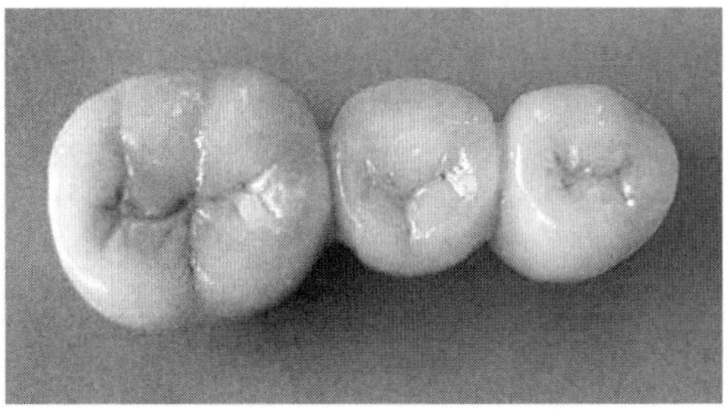

图 32-17　全瓷固定桥

根据桥体龈端与牙槽嵴黏膜之间的接触关系,又有桥体接触式固定桥(contact pontic bridge)和桥体悬空式固定桥(sanitary pontic bridge,或称卫生桥 hygienic pontic bridge)之分(详见第三十三章)。按照传统加工方式还可分为整体铸造固定桥、分段焊接固定桥、粉浆涂塑烧结固定桥等。今后随着科学技术的发展,还会出现一些其他特殊结构的固定桥。

三、固定桥的设计要点

在牙列缺失的情况中,按照单颌牙列中从单个牙缺失到单个牙余留不同状况的排列组合,就有 65 534 种单颌牙列缺失情况。正常情况下,最常选择固定修复的牙列缺损也有 40 余种。加之对殆牙以及特殊情况下的变异,更有数百种不同的固定桥设计形式。为方便讨论,需要对临床常见的设计类型做简要描述,并适当融合常见的异常情况下的变异设计方案简要介绍。

在通常理想的情况下,采用固定义齿修复后牙连续缺失的最大数目是 3 个。与 4 个切牙缺失不同,连续缺失四个以上后牙,最好采用可摘局部义齿或由种植体支持的固定义齿修复。如果在同一牙弓中存在一个以上的缺牙间隙,如果每个缺牙间隙都具备基牙选择的条件,可以采用单独的固定部分义齿修复;如果存在基牙支持、固位、固定桥受力等方面的不合理因素,还是采用可摘局部义齿修复为好,尤其是双侧存在大的缺牙间隙,且每个间隙包括两个以上的后牙(前磨牙和磨牙或两个磨牙)缺失。

下面给出的是在正常、理想状况下实际应用的示例。列出了常用的基牙和满足固位、美观和牙体组织的保存的固位体形式。

临床遇到的情况是千变万化的。当基牙有龋坏、脱矿或一些异常形态特征的存在(如较短的临床牙冠)时,则需要一些非常规的设计。这些结构形式是假设预计的基牙仍在它们正常的位置。如果基牙的位置有漂移,对基牙的要求将会根据基牙的实际位置发生改变。当基牙漂移或者有骨组织的丧失时,对基牙数目的要求也会不同。基牙与桥体(缺失牙)的牙周膜面积的比例可作为指导设计的依据,通常基牙-桥体比例(abutment-pontic root ratio)在等于或大于1.0以上较为合适(Shillingburg HT,1997)。下面列出的该比例为按照魏治统等人测量的中国人牙周膜面积计算的结果。缺牙间隙是按照王惠芸完成的中国人牙体测量数据计算。

在选择固定修复时,首先需要明确的是:口腔现有条件是否适合永久性修复或现在只能做永久修复前的过渡性修复;有无因身体特异性对材料的选择有限制性;患者对不同类型修复体的主观愿望与偏好;患者身体、生理和经济方面的限制。传统的部分冠固位体可以用于很多修复体。但是,许多患者不能接受任何金属外露的设计,因而只能有选择地应用在后方的基牙上。诸如此类的许多临床因素需要牙科医师结合原则和患者的愿望灵活运用。

总之,修复原则是死的,患者的情况是活的,可能与可行有时候并不等同,这要视具体情况而定。既能体现修复原则,又有结合患者具体变化的情况而进行恰当的、适时的、综合的、动态的设计才体现修复医师的水平(马轩祥,1999)。

四、牙周膜的变化

具体设计时,如何根据患者余留牙的实际状况判断基牙的条件和数目在临床工作中有着十分重要的意义。下面介绍牙槽骨吸收的异常情况下不同牙位的实际牙周膜和耐受𬌗力能力的判断标准,供临床设计时参考(表32-1,32-2)。

表32-1 牙槽骨骨吸收不同程度的余留牙周膜面积百分比(上颌)(%)

牙位	1	2	3	4	5	6	7	8
牙槽骨正常	100	100	100	100	100	100	100	100
骨吸收1/4	65.0	68.4	65.4	65.0	66.3	76.6	76.3	64.5
骨吸收1/2	35.3	38.8	35.2	36.3	36.4	48.0	45.2	36.2
骨吸收3/4	12.2	14.3	12.0	12.5	11.2	18.0	17.6	14.6

表32-2 牙槽骨骨吸收不同程度的余留牙周膜面积百分比(下颌)(%)

牙位	1	2	3	4	5	6	7	8
牙槽骨正常	100	100	100	100	100	100	100	100
骨吸收1/4	67.0	65.0	66.5	66.0	65.0	73.0	68.7	66.0
骨吸收1/2	37.4	36.0	35.0	36.3	33.3	39.0	36.3	35.0
骨吸收3/4	13.5	12.0	10.0	12.0	10.7	11.5	11.4	12.0

(张春宝 马轩祥)

参考文献

1. Shillingburd HT. Fundamentals of Fixed Prosthodontics. 3rd ed. Chicago: Quintessence Publishing Co, INC, 1997: 105-118
2. 徐君伍. 口腔修复学. 第3版. 北京:人民卫生出版社,1996:104-148
3. 朱希涛. 口腔修复学. 第2版. 北京:人民卫生出版社,1990:17-19,144-147
4. 马轩祥. 口腔修复学. 第5版. 北京:人民卫生出版社,2003:137-181
5. 王翰章. 中华口腔科学(下卷). 北京:人民卫生出版社,2001:3578-3615
6. 郑麟蕃,张震康,俞光岩. 实用口腔科学. 第2版. 北京:人民卫生出版社,2000:1175-1198
7. Malone WFP. Tylman's Theory and Practice of Fixed Prosthodontics. 8th ed. St. Louis Ishiyaku EuroAmerica, Inc, 1994: 357-369

第三十三章

固定桥的桥体与连接体

一、对桥体的要求和分类

桥体(pontic)是固定桥(partial fixed bridge)结构中恢复缺失牙形态、功能和美观的重要组成部分。桥体的形态应满足患者的舒适感和长期保持缺牙区的组织健康,因此它的设计非常重要。

(一) 桥体应具备的条件

1. 能恰当恢复缺失牙的形态和功能并维持牙弓的完整性。
2. 桥体承受的𬌗力与基牙的支持和固位条件相适应。
3. 桥体龈面积适当,既不压迫黏膜,也不造成食物滞留,对缺牙区无害。
4. 轴壁有良好的外形保证自洁作用,符合生理学要求。
5. 色泽美观,舒适。
6. 桥体结构有足够的机械强度。
7. 使用的材料具有良好的化学稳定性和生物安全性。

(二) 桥体的类型

1. 根据制作桥体的材料不同分类

(1) 烤瓷桥体:由烤瓷合金和烤瓷瓷层融覆而成。常见于前牙、前磨牙金属烤瓷固定桥。具有耐磨损、色泽美观自然、生物相容性好等优点。其缺点是可能会发生瓷裂。金属烤瓷桥体是临床上应用最为广泛的桥体类型,其机械强度和色泽都优于其他类型的桥体。

(2) 金属桥体:金属桥体由金属或合金铸造而成,其机械强度高,基牙磨除的牙体组织相对较少,能够高度抛光;缺点是不美观,适用范围小,临床上的应用日渐减少。对于后牙区缺失牙间隙小、𬌗龈距离小或基牙牙冠短的病例,是常用的设计形式之一。

(3) 塑料桥体:由牙色塑料制作而成。塑料材料的机械性能差,通常只能用作暂时固定桥。

(4) 全瓷桥体:由可切削陶瓷或压铸陶瓷制作而成。其硬度大,美观,舒适,生物兼容性好,随着韧性的提高,全瓷固定桥有临床应用的前景。

(5) 金属与塑料联合桥体:桥体分别由金属和塑料联合制成。这种桥体兼有金属和塑料的优点,金属底层桥架由金属制作,桥体和固位体系整体铸造而成,强度高,塑料部分恢复缺失牙的色泽和形态。以单一塑料——造牙粉制成的金—塑桥体,因塑料材料的强度低,常磨损,金属和塑料联合桥体已基本被淘汰。金属和树脂联合桥体的强度和美观均能兼顾,且具有一定耐磨性,目前仍有一定的临床应用价值。

2. 根据桥体龈面和牙槽嵴黏膜的接触关系分类

(1) 接触式桥体(ridge contact pontic):桥体的龈面与缺牙区牙槽嵴黏膜接触,固定桥行使功能时,桥体随基牙的生理动度对牙槽嵴黏膜起到一定的按摩作用;少许的𬌗力经桥体龈面传导至牙槽嵴,产生一定的生理刺激,起到减缓牙槽嵴的吸收和能减轻基牙负担的作用。此外,它可恢复缺牙区颈缘的美观和有助于发音。是最常采用的一种形式(图 33-1)。

(2) 悬空式桥体(sanitary pontic):又称卫生桥(hygienic pontic),桥体与缺牙区牙槽嵴黏膜不接触,最好留有 3mm 以上的间隙,此间隙有利于食物通过而不积聚,有较好的自洁作用。缺点是悬空式桥体下面的牙槽嵴黏膜缺少生理性刺激,外形不够美观,而且颊舌有缺牙的空隙感,因而仅适用于后牙缺失,对于缺牙区牙槽嵴吸收明显的病例可供选用(图 33-2)。

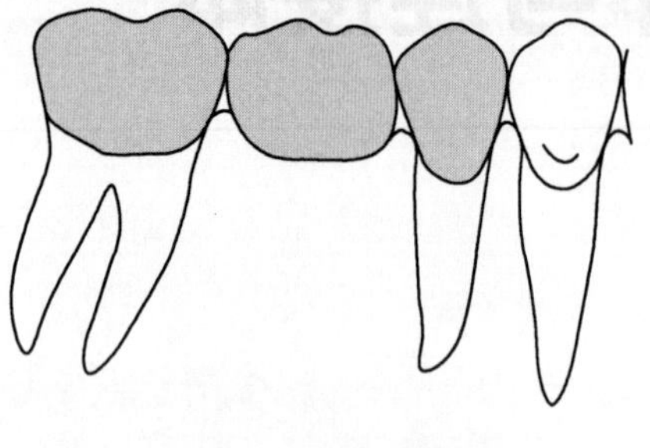

图 33-1 接触式桥体

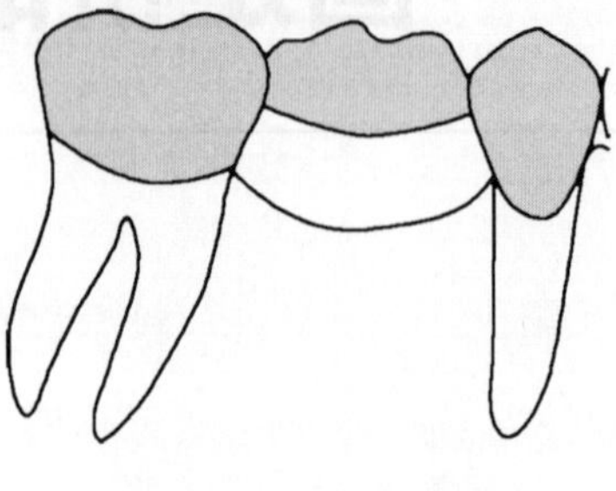

图 33-2 悬空式桥体

3. 根据桥体龈面与牙槽嵴的接触形态分类

(1) 鞍基式桥体(saddle):是一个传统的设计,桥体的龈底像一副马鞍覆盖了牙槽嵴的唇颊侧(图 33-3A)。优点是外观自然,舌感好,问题是被覆盖的黏膜组织面往往因为桥体材料的生物相容性问题而发生充血、糜烂甚至增生。

(2) 盖嵴式桥体(ridge lap):盖嵴式桥体又称偏侧型桥体,桥体的龈底覆盖牙槽嵴顶及唇颊黏膜的一部分(图 33-3B)。其优点是接触面积较小,问题是舌侧感觉有空隙感,但良好设计仍使其自洁作用好。主要用于上牙牙槽嵴吸收较多者。

(3) 改良盖嵴式(modified ridge lap):改良盖嵴式桥体又称为牙槽嵴顶型桥体或者改良偏侧型桥体,将唇颊侧的接触区扩大至龈嵴顶,即舌隆突延长与牙槽嵴顶接触(图 33-4)。其特点是可以防止食物进入龈面,自洁作用好,患者感到舒适,固定桥桥体多采用此设计。

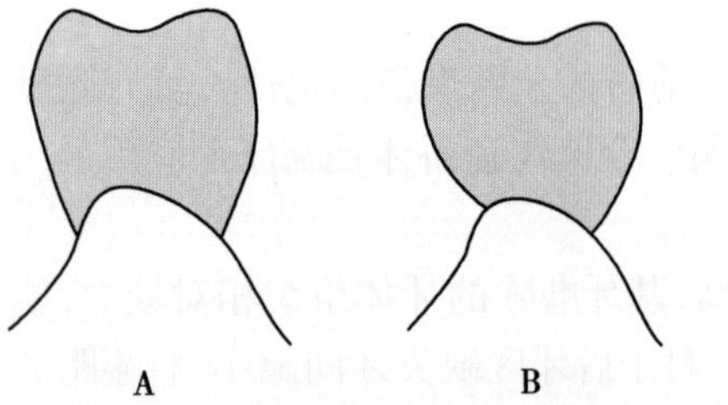

图 33-3 鞍基式与盖嵴式桥体
A. 鞍基式桥体;B. 盖嵴式桥体

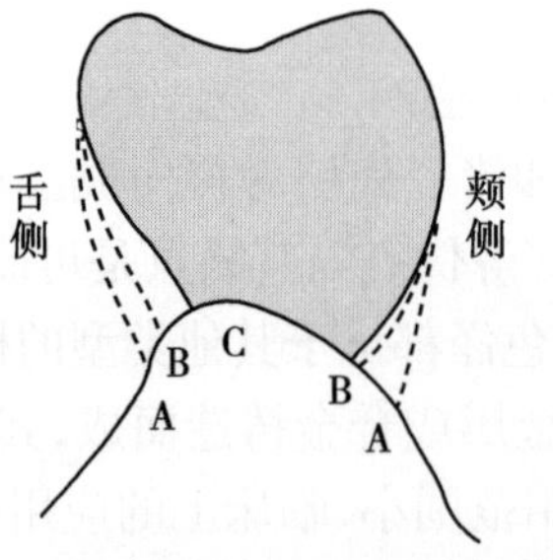

图 33-4 改良盖嵴式桥体与其他桥体的比较
A-A:鞍基式 B-B:盖嵴式 B-C:改良盖嵴式

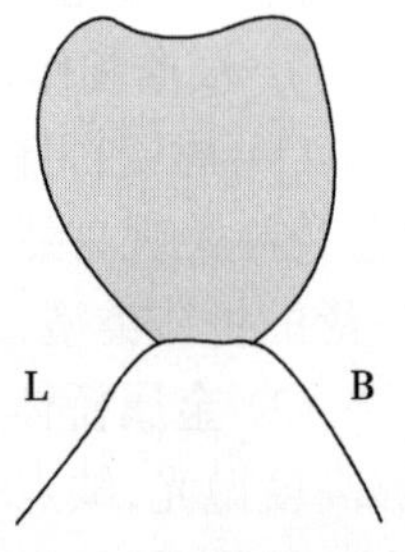

图 33-5 圆锥形桥体
L. 舌侧;B. 颊侧

(4) 圆锥形(conical):桥体的龈面与牙槽嵴的接触面呈圆锥性或船底形(图 33-5)。特点是容易清洁,但颊侧和舌侧的三角形空隙容易停滞食物,用于下颌牙槽嵴狭窄的病例。

(5) 卵圆形桥体(ovate):由于它的美观,成为最常用的设计。1930 年它就被用来替代鞍基式桥体,其桥体龈底呈圆突状与牙槽嵴的凹陷相接触(图 33-6)。拔牙后的即刻暂时桥的桥体龈底常采用此设计。也可在以后圆突的牙槽嵴上用外科手术的方法修整出凹陷,使桥体有从牙槽嵴上长出的真实感。此设计更适合于前牙牙槽嵴丰满者(图 33-7)。

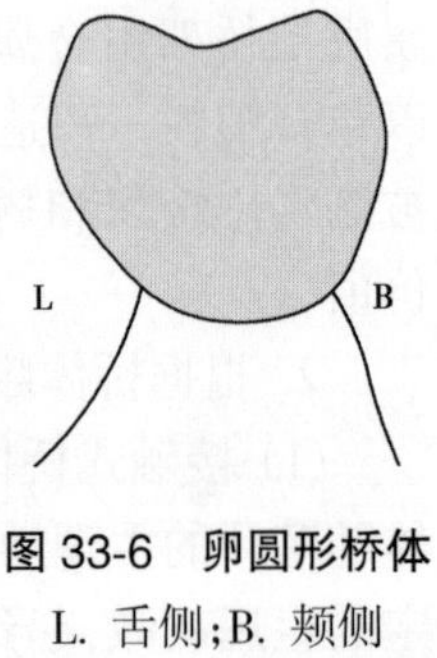

图 33-6 卵圆形桥体
L. 舌侧;B. 颊侧

(6) 悬空式桥体(hygienic or sanitary pontic):悬空式桥体与黏膜不接触,龈底侧呈流线型以利自洁。根据牙槽嵴缺损程度可设计成龈底凸面和凹面两种形式(图 33-8)。前者适合于大多数情况下、特别是基牙殆龈径大者,后者在基牙殆龈径偏小

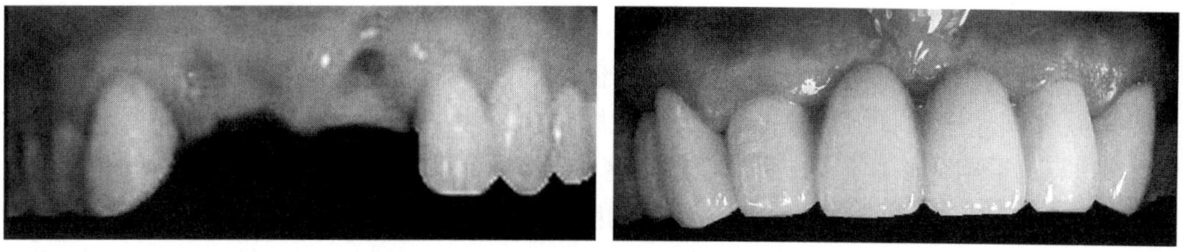

图 33-7　前牙牙槽嵴丰满者的卵圆形桥体

者采用此设计。需要注意的是事先应向患者讲明此设计的优缺点，确保龈底最好有 3.0mm 以上、至少有 2mm 以上的间隙，保证桥体的自洁作用。

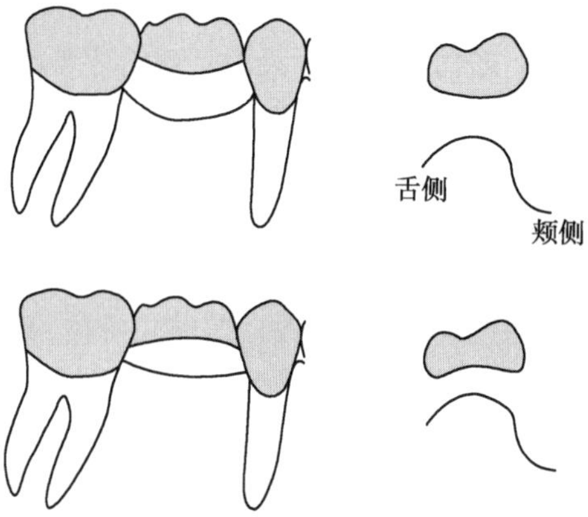

图 33-8　悬空式桥体的两种形式
上图：凸面式；下图：凹面式

二、桥体的设计

（一）桥体的𬌗面

1. 𬌗面的形态　桥体的𬌗面是桥体的功能咬合面。其𬌗面的形态应根据口颌系统的特点，特别是与对𬌗牙的咬合关系来设计，𬌗面的尖、窝、沟、嵴都应与对𬌗牙相适应。此外，还应该参照缺失牙的𬌗面解剖形态，参照邻牙的磨损程度来恢复。

上前牙的舌面与下牙切缘在正中𬌗位时均匀接触，应无前伸和侧向运动的任何早接触；在前伸𬌗位时，上、下切缘能够对刃接触。根据患者具体情况，甚至可以适当减轻正中𬌗接触。

后牙𬌗面应形成颊沟和舌沟，桥体和固位体之间形成适当的𬌗、颊、舌外展隙及龈外展隙，以利食物排溢和自洁。𬌗面功能尖、窝的位置尽量靠近基牙𬌗面中心点连线，同时适当降低非功能尖斜度，以减少固定桥产生的侧向力。在𬌗面的舌侧边缘嵴处添加副沟和加深颊、舌沟，可以减轻其承受的𬌗力。特别应避免前伸和侧向咬合运动时的早接触。

2. 𬌗面的大小　桥体𬌗面面积大小与固定桥承受的𬌗力和咀嚼功能相关，也与基牙的支持力、咬合关系、缺牙部位有关。

通常，桥体的颊舌径应略窄于原缺失牙者，一般为缺失牙颊舌径的 2/3。如基牙支持条件差，甚至可将桥体减至原有𬌗面颊舌径的 1/2（图 33-9）。

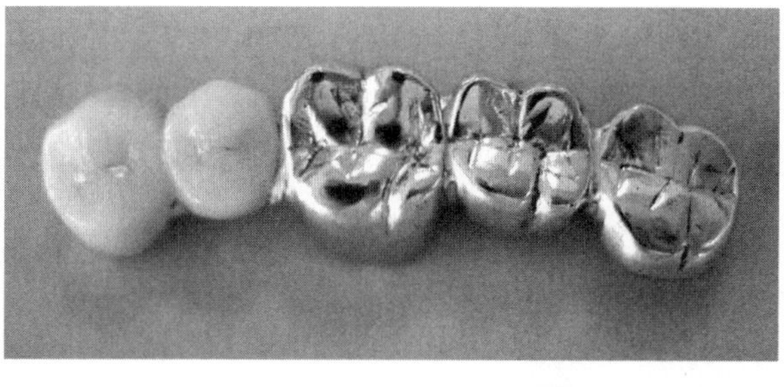

图 33-9　桥体的颊舌径略窄于原缺失牙的颊舌径（桥体 25，27 小于原冠的颊舌径）

桥体𬌗面减少的颊舌径视缺牙间隙的大小而定。如果基牙条件良好，桥体仅修复一个正常缺牙间隙，可恢复原𬌗面面积的 90%；如桥体修复两个缺牙间隙，可恢复原𬌗面面积的 75%；若桥体修复三个缺牙间隙，仅可恢复原𬌗面面积的 50% 左右。为减少𬌗力，减轻基牙负担，除了减小桥体的颊舌径外，还可以加大桥体与固位体之间的𬌗、舌外展隙，增加食物的溢出道，减小𬌗面的牙尖斜度等。

3. 𬌗力与咬合接触点的设计　应针对基牙承受𬌗力的大小及桥体和对𬌗牙的关系，进行牙尖斜度、边缘嵴形态的设计。同时，咬合接触点的数目与位置应按照均衡分布在支持线周围，而且尽量保持对称。此外，还应与桥体受力和患者牙列的振动相适应，为此，最好在修复加工单上做标识。

（二）桥体的龈面

桥体的龈面是桥体与缺牙区牙槽嵴黏膜接触的部分。桥体与牙槽嵴黏膜组织的接触形式由缺牙区牙槽嵴的状况而定，与桥体的自洁能力和可清洁能力有关。

1. 对缺牙区牙槽嵴的要求　由于拔牙后的牙槽嵴有愈合和骨改建过程，所以通常在拔牙后3个月左右才开始固定桥修复。如果拔牙后过早修复，桥体龈面和黏膜之间可能因为骨吸收而出现缝隙，造成食物滞留。若缺牙区牙槽嵴骨组织缺损较大，可在修复前行齿槽外科成形术；如缺牙区牙槽嵴软组织缺损影响桥体排牙，可采用牙龈成形术；而对于缺牙区的骨突、骨棘应在修复前作牙槽嵴修整术。

2. 桥体龈面的设计形式　通常情况下，桥体的龈面采用接触式桥体的设计。其要求是：桥体龈面应与牙槽嵴黏膜密合而无压力，食物不会在桥体下滞留；组织面也应高度抛光，易于清洁；桥体龈面材料的生物兼容性良好；桥体龈面的唇颊侧颈缘曲线与邻牙协调。

桥体龈面的形状有多种形式，其中鞍式桥体龈面与牙槽嵴黏膜的接触面积大，自洁作用差，不容易清洁，所以现在很少采用。而前牙盖嵴式桥体龈面与唇颊黏膜为线性接触，接触面积小，但食物容易在舌侧间隙停滞，也不常用。

与龈面脱离接触的卫生桥桥体适合于豁龈径大的老年患者。其自洁作用有赖于自己对龈底做彻底清洁，否则，其龈面仍有牙垢和菌斑附着，舌感也不好。故这种桥体只有在满足上述前提下使用（图33-8）。

现在常用的是改良盖嵴式桥体，又称为牙槽嵴顶型桥，将唇颊侧的接触区扩大至龈嵴顶（图33-4），可以防止食物进入龈面，自洁作用好，舒适感好。

3. 桥体龈面与牙槽嵴顶黏膜的接触要求　桥体龈面与牙槽嵴顶黏膜的接触紧密又不压迫。固定桥在非功能状态时，桥体龈面对黏膜无静压力，固定桥就位后桥体龈底的黏膜无明显苍白；咀嚼时，对黏膜组织产生轻微压力，起一定的按摩作用，可促进组织健康。如果桥体龈面对牙槽嵴黏膜产生压迫，则黏膜组织血运循环不良，严重者还会出现炎症，加速牙槽骨吸收。为此，无论是固定桥技术制作或者试戴时，均应仔细检查，必要时做调整。有经验的技师往往在处理代型龈底部分时刮除一薄层以补偿材料收缩，保证桥体龈底的密合（图33-10）。

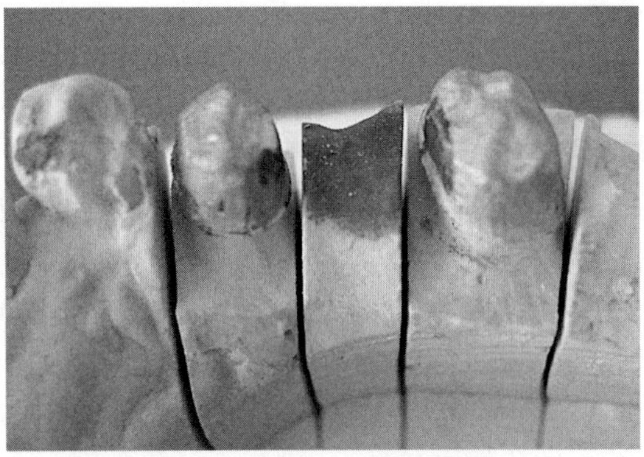

图33-10　代型上桥体龈底的处理

（在代型的桥体部分刮除一薄层以保证桥体的密合性）

当然，在完成蜡型时就余留出金属桥体的抛光损失量，以保证抛光后桥体的密合性。如果固定桥戴用一定时间，发现龈底因骨吸收而不密合，应卸下添加材料修理或拆除重新制作。

4. 桥体龈面的光洁度　任何材料的桥体龈面都应该高度抛光，以防止菌斑附着，避免刺激黏膜组织。桥体龈面在设计时，接触牙龈的材料要考虑其生物相容性，如尽量设计烤瓷桥体龈面为瓷层覆盖，必要时在修改后做上釉处理。设法避免使用残留单体多的直接修复树脂材料接触牙龈组织；不得将金属桥体龈面未经抛光就粘固。这可从拆下的固定修复的桥体处经常见到肉芽组织增生及修复体桥体的外观得到证实（图33-11）。

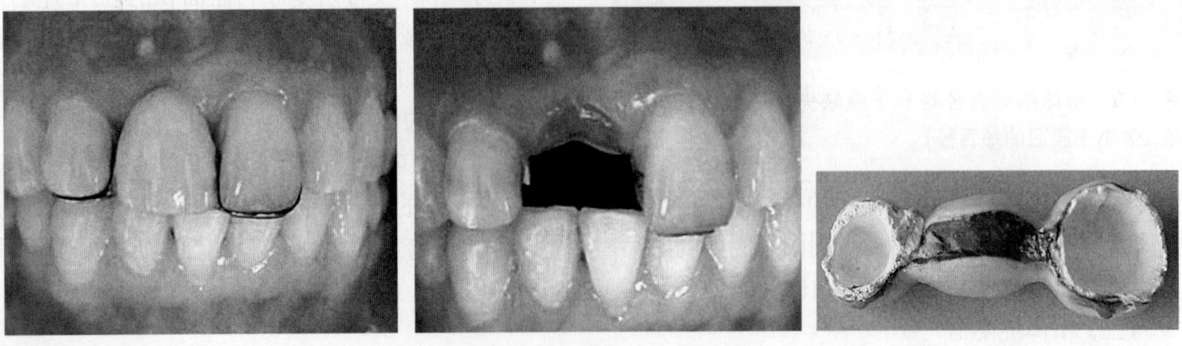

图33-11　拆下固定桥的表现

左图、中图：3/4冠固定桥拆下的桥体龈底处有肉芽组织增生；右图：桥体龈底有粘固料和不光滑外观

（三）桥体（修复体）的轴面

桥体的轴面是指桥体的唇颊面和舌腭面，也包括单端固定桥桥体有近中面或者远中面。轴面应尽量恢复缺失牙的解剖形态和生理突度。桥体的轴面的设计要求是：

1. 正确恢复唇颊面和舌腭面的外形和突度　应参照天然牙的解剖形态特点和缺牙区的具体情况，且按照美观要求合理地恢复唇颊面。正确恢复唇颊面突度有利于食物在咀嚼运动中的排溢，及食物流对龈组织产生生理性按摩作用。如果轴面突度恢复过小或无突度，牙龈组织会过多地受到食物的撞击；而突度过大，则会失去食物的生理性按摩作用，且会造成食物和菌斑滞留，不易自洁。虽然桥体舌腭面对美观的要求不高，但也需要适当的突度保持舌感，形成合理的舌外展隙有利于清洁。单端固定桥桥体有毗邻牙接触关系时，应与邻牙保持良好的接触；桥体的游离端按常规恢复其临面外形，并保持光洁。

2. 唇颊面合理的排列位置　通常桥体的排列位置应和缺失牙间隙和余留牙弓的弧度相一致，形态与同名牙相似，与邻牙协调。

如遇缺牙区间隙过宽或过窄，可以用相应的方法调整。

(1) 当缺区间隙略大于同名牙时，可利用视幻觉原理改善修复外观：

① 如上颌中切牙偏大，通过扩大唇面近远中邻间隙，加大桥体唇面突度，制作轴向发育沟；可采取适当加宽侧切牙（如磨改切缘，突出切角），以及控制待修复牙唇面宽度等于对侧同名牙等措施，使修复的修复体外形自然（图 33-12）；切忌中切牙加个小牙缝的修复设计。

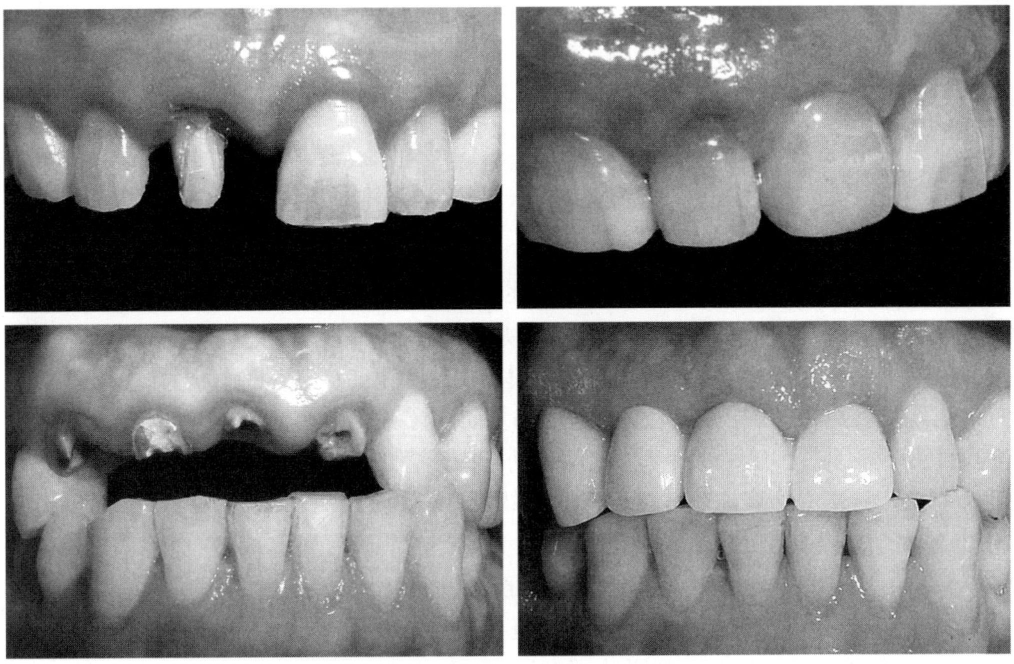

图 33-12　上颌切修复体过大的调整

上左图：11 修复间隙大于 21 约 2mm；上右图：加大 11 唇面突度，扩大近远中邻面外展隙，使正面反光宽度等于 21；利用视幻觉原理使 11≌21；下图：重新分配间隙修复残根前后比较

② 如上颌第二前磨牙缺失而缺牙间隙较大，可将桥体颊面的颊嵴向近中移动，使近中面 A' 颊嵴的宽度与第一前磨牙的宽度 A 相等，而远中面 B' 大于正常宽度 B，但从正面观察，两个前磨牙显示基本正常的外观（图 33-13）；如果缺牙间隙明显大于同名牙，可酌情增加一个人工牙桥体。

(2) 当缺牙间隙小于同名牙时，可采取下述方法处理：①减小桥体唇向突度，制作近远中向横行沟纹，形成桥体的大小和形态接近同名牙的印象。②可适当多磨除缺牙区两端基牙的近缺隙面，加宽间隙，重新平分前牙近远中径（图 33-14）；也可将桥体适当扭转或与邻牙重叠。③如第二前磨牙缺牙间隙偏小，可将颊面颊嵴偏向远中，使颊嵴近中颊面的宽度与第一前磨牙相等，从前面观，形成牙冠形态近似的美观效果（图 33-15）。④酌情减少一个人工牙桥体，或做成联冠。

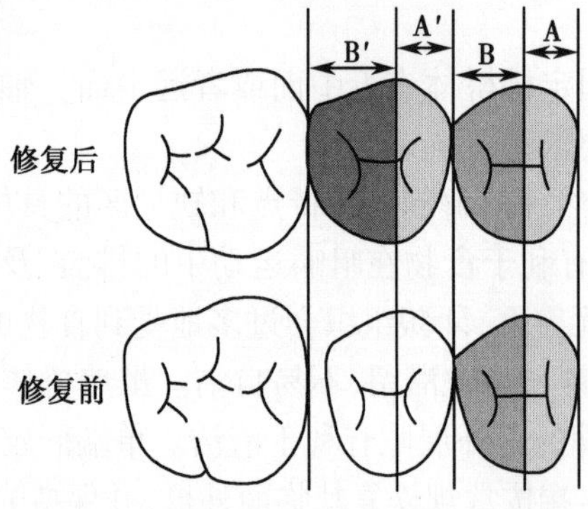

图 33-13 第二前磨牙桥体间隙过大的调整（修复前后比较）

B'>B；A'≈A 加宽第二前磨牙的远中面，消除两牙间隙，从正面观看起来第二前磨牙大小近似

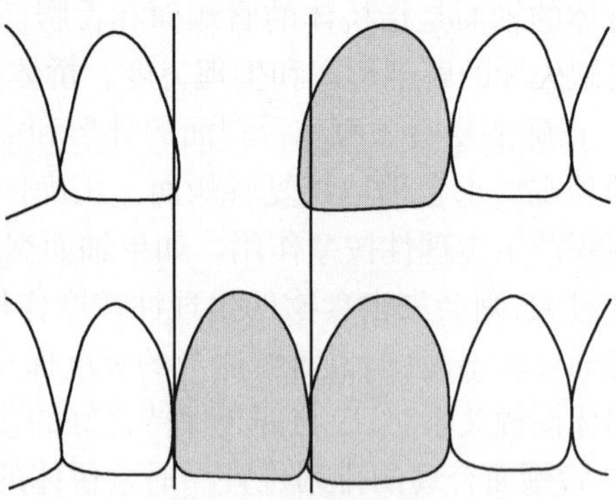

图 33-14 前牙缺牙间隙偏小的调整

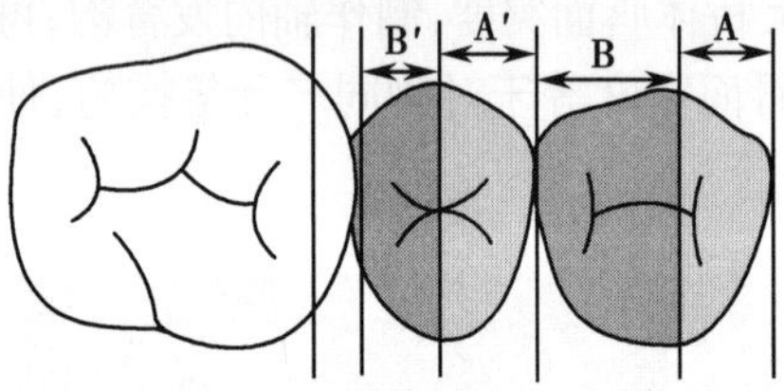

图 33-15 第二前磨牙桥体间隙过小的调整

B'<B；A'≈A 缩小第二前磨牙的远中面；适当磨改远中的第一磨牙近中邻面；近中面保持正常宽度使正面观看起来第二前磨牙大小近似

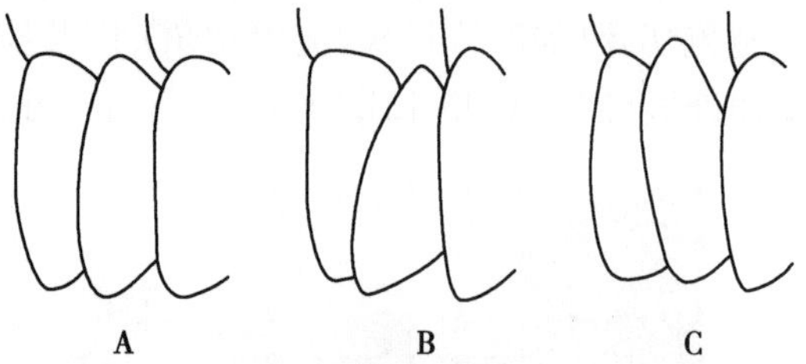

图 33-16 前牙桥体唇侧颈缘及突度设计

A. 颈部突度适中；B. 颈部突度过小；C. 颈部突度过大

3. 和谐的唇颊面颈缘线 桥体唇颊面颈缘线的位置、弧度应与邻牙相协调。如果缺牙区存在牙槽嵴吸收而影响桥体牙的长度，为了使颈缘线与邻牙协调，可将桥体颈 1/3 适当内收，加大唇面龈 1/3 至中 1/3 的突度，改善对桥体牙形态和美观的要求。桥体的颈部突度应形成正确的外形（图 33-16）。如果牙槽嵴吸收严重，明显影响桥体的排列，则需要通过修复前的牙龈成形术解决。

4. 自然的邻间隙形态 自然的桥体邻间隙有助于固定桥的自洁和美观。前牙桥体唇侧邻间隙的形态尽可能与同名牙一致，并注意在龈乳突处形成自然而密合的形态，防止出现黑三角（black triangle）（图 33-17）。为此，与桥体连接的连接体的位置应安排正确，保证外展隙的形成和桥体宽度的调整，并使前后牙舌、腭侧的邻间隙适当扩展，以便食物溢出和清洁；后牙颊侧的邻间隙对美观影响不大，也可适当扩大。另外，上下前牙的龈外展隙应保持自然外形，防止形成黑三角。同时，在固定桥粘固后，桥体、固位体的龈外展隙应能通过探针或牙线，以便做保健清洁。

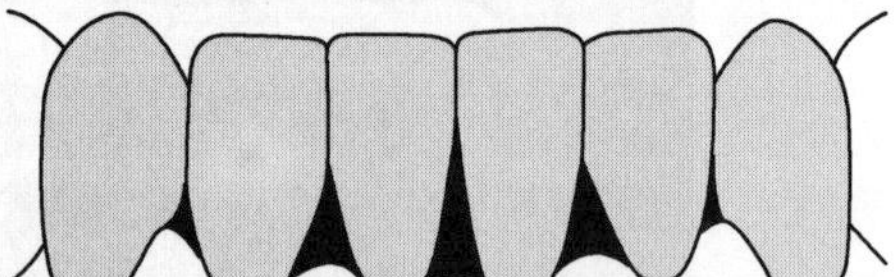

图 33-17 下颌切牙龈外展隙形成的黑三角

（四）桥体的色泽

修复体的色泽、色调往往是患者评价修复成功与否的关键。桥体的颜色、光泽、透明度应该尽量与邻牙、同名牙以及固位体相接近。桥体的色泽要受制作材料性能的制约，全瓷桥体、金属烤瓷桥体和金属树脂桥体通过临床比色，分层塑形后，大部分修复体可以满足普通患者的色彩要求。在患者对美观要求不高时，后牙金属桥体也常被接受。

但对于苛求美观特别是对色泽敏感者，除术前强调比色、配色的专业技术局限性外，应在比色、配色的精细准确性方面认真处理好每个环节，如严格比色程序和条件，准确向口腔修复技师传递色彩学信息，电脑比色手段、染色调配色调技巧的运用等，确保患者满意。近年来研制成功强度更大、色泽品系更多的锆瓷材料，及高强度的铸造陶瓷，可以较好地解决桥体的颜色问题。

（五）桥体的强度

当桥体在承受𬌗力时会发生弯曲变形，基牙上所产生屈矩反应，会使固位体松动、脱落。如果固位体的固位力足够大，则过大的屈应力会损伤基牙，造成固定桥的失败。因此，应采取措施避免或减少影响桥体的弯曲变形。

1. 桥体材料的机械强度　选用机械强度大的材料制作桥体，如采用Ⅳ金合金或钴铬合金制作固定桥。规范工艺流程中的每个技术环节，不降低材料的各项性能，如注意桥架的抗力形等是确保桥体不发生弯曲变形的重要措施。

2. 金属桥体的厚度和跨度　在相同条件下，桥体的弯曲变形量与桥体厚度的立方成反比；与桥体长度的立方成正比。在缺牙区间隙较大时，应适当加大金-瓷、金-塑混合桥体里金属结构的𬌗龈径和连接体处的尺寸。贵金属烤瓷桥的桥架应避免为节约金属用量而采用过薄的桥体。

另外，为减少固定桥的跨度，必要时加用种植体中间基牙。

3. 桥体的结构形态　桥体的结构形态对其强度有较大的影响。理论上，构件截面形态近似工字形、T形、拱形者，其抗弯曲强度的能力明显优于平面形者。桥体截面形态应尽量避免出现向𬌗面的凹形。

此外，还要注意避免因桥体表面的非流线形态而出现对金瓷结合的破坏应力。

4. 𬌗力的大小　不当的𬌗力常是导致弯曲变形的主要原因之一。

在患者咬合力偏大时，应该采取减轻𬌗力的措施，如降低牙尖斜度，减少桥体的咬合面面积等措施。必要时应增加基牙，以保护基牙及牙周组织。

存在弱基牙时，靠近弱基牙的桥体，其咬合接触点不能多，绝对不应该存在偏离牙支持轴的形成过大力矩的咬合接触点。桥体𬌗面的咬合接触点力求平衡于牙长轴两侧。

固定桥粘固前后，仔细调整咬合，做到在任何颌位运动中无𬌗干扰，无咬合应力集中点。

注意桥体𬌗面的设计与基牙支持能力以及与患者咬合力的大小相适应。

三、连接体的设计

连接体（connector）是固定桥中连接固位体和桥体的部分。按连接方式的不同可分为固定连接体和活动连接体。连接体的设计应考虑强度、功能、美观、自洁作用、可清洁性能。连接体是固定桥结构上的薄弱环节，容易出现强度、美观和清洁问题。前牙固定桥的连接体，在不影响咬合的情况下应适当向舌侧增厚，在唇侧外展隙适当加深以满足美观要求。连接体龈方的邻间隙，有利于自洁和清洁。但邻间隙不能过大，否则会对前牙固定桥的美观有影响。而后牙固定桥的邻间隙应适当加大，以保证牙龈健康。

（一）固定连接体

固定连接体（rigid connector）将固位体和桥体连接成为一个完全不活动的整体，它是固定桥的主要连接形式。按制作工艺不同可分为整体铸造连接体和焊接连接体。整体铸造连接体在制作固位体和桥体蜡型时就同时形成其外形，经铸造后成为一个不活动的整体。它适用于跨度小的固定桥。焊接连接体是将固位体和桥体的金属部分分段铸造后，再用焊接的方法把固位体和桥体连接为一个整体。它适用于多单位、大跨度的固定桥。

固定连接体位于基牙的近中面或远中面，相当于天然牙的邻面接触区，其截面积约6~10mm^2。前牙固定桥的连接体面积小，位于中1/3偏舌侧；前磨牙、磨牙固定桥的连接体面积大，位于中1/3偏𬌗方（图33-18）。

连接体的四周分别形成颊、舌、𬌗、龈外展隙，其外形应圆钝，表面高度抛光，连接体不得占据整个邻间隙而影响美观，更不能压迫牙龈，妨碍自洁作用。

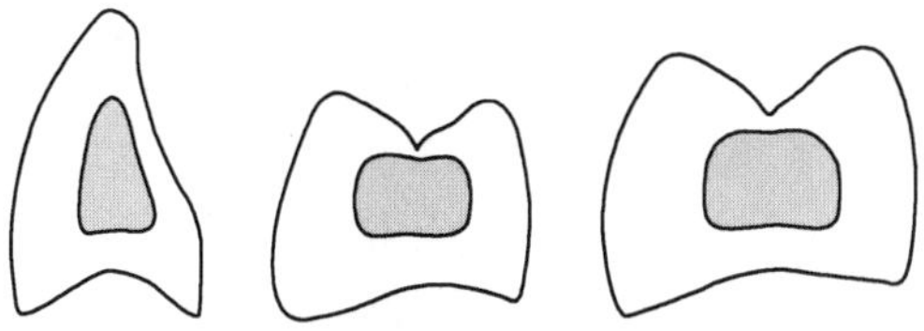

图33-18　前、后牙连接体的正确位置

左图：唇舌向；中图：前磨牙颊舌向；右图：磨牙颊舌向

（二）活动连接体

活动连接体（nonrigid connector）通过栓体、栓道式活动关节等结构将固位体和桥体连接。栓道位于活动连接端的固位体上，多为凹槽形；而栓体位于活动连接端的桥体上,多呈凸形。栓体嵌合于栓道形成活动连接体。栓体和栓道通常是硬质合金预制的成品,或是预成蜡型,将成品的栓体和栓道或蜡型分别固定于桥体和固位体的蜡型内,然后铸造而成。活动连接体适用于半固定桥的活动连接端,一般用于基牙倾斜、难于取得共同就位道的后牙固定桥病例。

有文献报道若活动连接体就位道深、部件密合的情况下,并不能有效降低应力而保护弱基牙,加之活动连接体部件存在自洁问题,因此在临床使用并不广泛。

四、缺牙区牙槽嵴

在开始进行固定桥修复前,应仔细检查牙槽嵴的状况。确定牙槽嵴的类型和缺损的量有助于桥体的设计或决定是否做牙槽嵴外科成形术。

(一) 前牙缺失后牙槽嵴的形态类型

关于缺牙区牙槽嵴的形态,有 Siebert 的分类法(实际上为四型),即按照缺牙区的𬌗龈距离和牙槽嵴的厚度将前牙缺失区分为:

Ⅰ类,牙槽嵴的唇(颊)舌径较宽,缺牙区𬌗(切)龈距离正常。

Ⅱ类,牙槽嵴的唇(颊)舌径正常,缺牙区𬌗(切)龈距离大。

Ⅲ类,牙槽嵴的唇(颊)舌径薄,缺牙区𬌗(切)龈距离大。

Ⅳ类,缺牙区牙槽嵴稍有骨吸收,其厚度较正常薄,高度均比正常稍低。

从四型的发生率来看,Abrams 等人研究了 416 例诊断病例,其中Ⅰ类占 32.4%,Ⅱ类占 2.9%,Ⅲ类为 55.9%,仅 8.8% 的人没有牙槽嵴缺损。

其实,临床的情况远不止上述四种类型,本作者提出下述分类方法,可能更方便临床的桥体设计和修复前处理(图 33-19)。

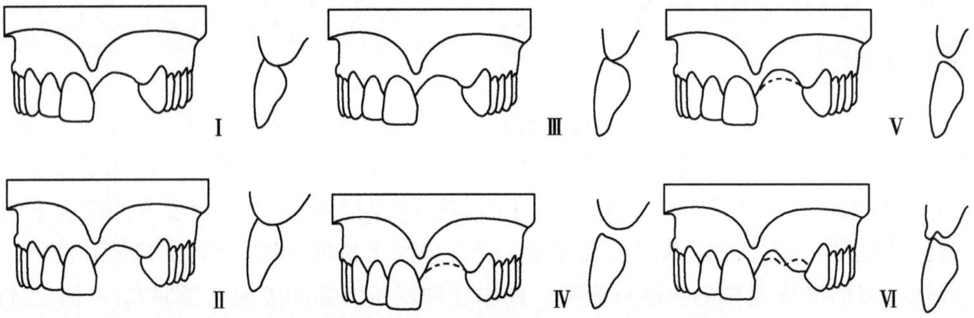

图 33-19 在 Siebert 基础上将前牙缺失后牙槽嵴形态的六类分类法

Ⅰ类,缺牙区牙槽嵴的唇(颊)舌径及𬌗(切)龈距离正常。

Ⅱ类,缺牙区牙槽嵴的唇(颊)舌径较厚,𬌗(切)龈距离正常。

Ⅲ类,缺牙区牙槽嵴的唇(颊)舌径偏薄,𬌗(切)龈距离基本正常。

Ⅳ类,缺牙区牙槽嵴的唇(颊)舌径基本正常,𬌗(切)龈距离大。

Ⅴ类,缺牙区牙槽嵴的唇(颊)舌径偏薄,𬌗(切)龈距离大。

Ⅵ类,缺牙区牙槽嵴骨吸收严重或伴随牙龈组织不均匀畸形。

(二) 不同牙槽嵴形态的处理方法与桥体设计

Ⅰ类,采用桥体的正常外形设计。

Ⅱ类,常见于拔牙时间不太长,或拔牙前上颌牙槽嵴增厚的患者,如内倾性深覆𬌗硬骨板过厚。前者,需要等待,在拔牙后3个月内的牙槽嵴吸收稳定、牙槽嵴变薄后再进行修复。后者严重的牙槽嵴过厚,可采取手术修薄过厚的牙槽嵴。

Ⅲ类,为了增加桥体的对称美和龈底与牙槽嵴的密合性,因骨缺损造成的畸形,以植骨的方法解决,属于软组织畸形,可采取牙龈成形术(如转瓣术等)恢复缺损部位的形态。

Ⅳ类,一般情况下,不影响桥体的设计,但唇侧接近龈底的形态不能过厚,否则会妨碍自洁。唇侧有明显的骨缺损时，可考虑手术矫正，以便保证桥体龈底的正常形态。

Ⅴ类，此类病例应尽量采取手术植骨或膜诱导成骨或三明治式扩张牙槽嵴的唇舌径，并加高牙槽嵴。

Ⅵ类，牙槽嵴吸收严重（超过邻牙颈缘线 4mm）者，修复前最好做牙槽嵴加高术。另外，还要做牙龈成形手术。

如果Ⅴ类、Ⅵ类不做手术矫正，也可采取保守的处理方法，即桥体做龈色瓷处理，尽量使桥体与邻牙对称（图 33-20）。

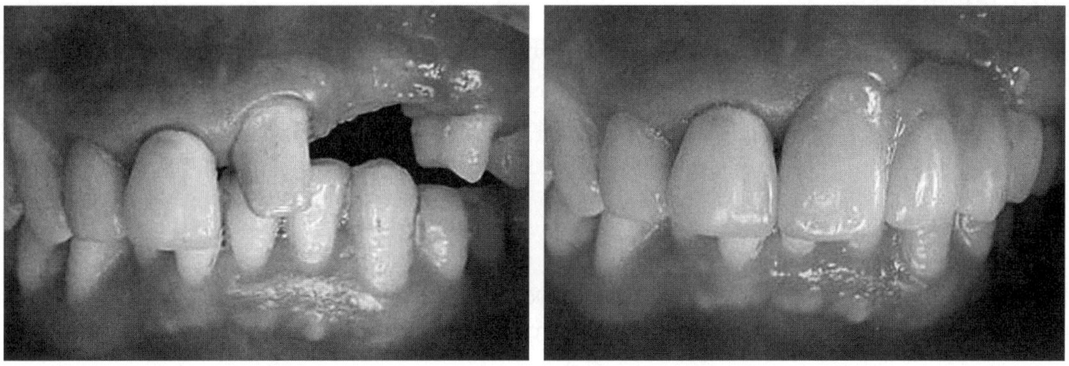

图 33-20　牙槽嵴的金瓷修复体龈色瓷

（三）牙槽嵴缺损造成美观问题的处理

为了使桥体与牙槽嵴黏膜更密合，并要保证其美观与自洁，对于异常的牙槽嵴应做外科修整术。但有许多情况下患者无接受手术修整的要求或不愿意接受手术治疗。因而临床上有多种方法达到上述目的。

黑三角（black triangle）或称黑洞（black hole）现象，由于拔牙后牙槽嵴吸收和牙龈组织退缩，牙龈乳突丧失，桥体与邻牙间出现黑三角现象。它会严重影响前牙的美观和前后牙的自洁，特别是下颌前牙更是如此（图 33-21）。

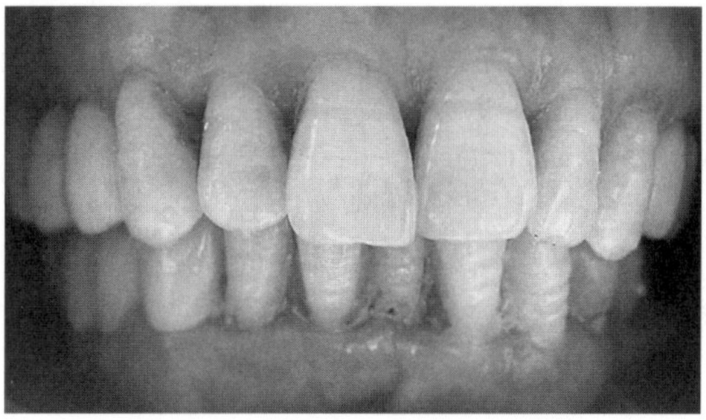

图 33-21　牙间隙黑三角的危害

而且，固定桥戴用一段时间后，桥体龈底和外展隙积存菌斑，造成牙线不易通过，甚至还会影响桥体的强度。消除黑三角的方法有：

1. 非手术方法　对于缺牙区大的缺损可以采用桥体加龈色瓷的方法解决美观问题，特别适用于下颌区前牙的桥体，也可用于上颌前牙。需要在做桥架蜡型时适当扩展，以便瓷层有金属支撑。另外，也可采取局部可摘义齿的简单方法修复这类前牙列缺损，其优点是患者不需接受外科手术就可满足基本需要，价格相对低。

2. 手术方法　牙槽嵴骨吸收严重影响桥体外观者，患者愿意并能够接受手术矫正者，采用手术矫正可取得满意的美观和实现良好的自洁作用。

手术类型有：

（1）自体骨移植加高缺牙区牙槽嵴或修补局部骨缺损。

（2）异体骨植骨加高缺牙区牙槽嵴或修补局部骨缺损。

（3）自体骨或异体骨合并膜诱导成骨，加高缺牙区牙槽嵴或修补局部骨缺损。

（4）软组织转瓣手术，龈乳突成形，改善龈外形，消除“黑三角”或龈缘畸形或修补局部软缺损。

（5）骨成形合并软组织转瓣（tissue graft）手术，龈乳突成形，改善龈外形，消除“黑三角”或修补局部软、硬组织缺损。

（6）畸形的牙槽嵴修整术，消除影响桥体设计和美观的骨嵴、骨突以及过宽的牙槽嵴。

（7）高频电刀切割过低位或增生的牙龈组织，使桥体龈缘外形与邻牙对称。

(四) 软组织转瓣及牙槽嵴加高手术

该手术由 Langer B 和 Calagna L 等人于 1980 年介绍,在腭侧牙槽嵴顶距后牙游离龈缘 1mm 处做水平切口,其两侧的垂直切口以能使组织瓣形成反折为度。瓣下切开的结缔组织移动到缺损区作为组织供体放在缺损部位的移植瓣下。在缺牙区牙槽嵴距两侧 1mm 处做切口,并在腭侧做牙槽嵴的切口。腭侧瓣的厚度为 1.5~2.0mm,而在唇侧保持部分厚度或全厚带蒂组织瓣。供恢复牙槽嵴缺损的组织供体放于组织瓣下直到完全恢复缺损处的应有外形。然后缝合切口,使组织供体保持在预定的位置上(具体方法参见有关牙周手术介绍)。

假如缺牙区牙槽嵴外形突起或不规则,则需要在修复前行电外科手术修形,以便于桥体的安置和自洁。另外一个常见的问题是邻近缺牙区有袖口状(cuff)软组织,假如不做处理,会减少连接体处的殆龈径,或在固定桥粘固后妨碍桥体外展隙处的自洁。在取固定桥修复的印模前 1~2 周完成软组织修整。

(马轩祥)

参考文献

1. 徐君伍 . 口腔修复学 . 第 3 版 . 北京:人民卫生出版社,1996:105-145
2. 马轩祥 . 口腔修复学 . 第 5 版 . 北京:人民卫生出版社,2003:140-172
3. Parkinson CF, Schaberg TV. Pontic design of posterior fixed partial prostheses: Is it a microbial misadventura ? J Prosthet Dent, 1984, 51: 51-54
4. Stein RS. Pontic-residual ridge relationship: A research report. J Prosthet Dent, 1966, 16: 251-285
5. Siebert JS, Cohen DW. Periodontal considerations in preparation for fixed and removable prosthodontics. dent Clin North Am, 1987, 31: 529-555
6. Siebert JS. Ridge. augmentation to enhance esthetics in fixed prosthetic tratment. Compend Conyin Educ Dent, 1991, 12: 548-560
7. 曹采芳 . 牙周病学 . 第 2 版 . 北京:人民卫生出版社,2003
8. 郑麟蕃,张震康,俞光岩 . 实用口腔科学 . 第 2 版 . 北京:人民卫生出版社,2000:1181-1187
9. 王翰章 . 中华口腔科学 . 北京:人民卫生出版社,2001:2427-2449

第三十四章

粘结桥修复

粘结局部固定义齿(bonding partial fixed denture)常被简称为粘结桥(bonding bridge),是利用酸蚀-复合树脂粘结技术将树脂桥体直接粘结于邻牙上的固定修复体。

传统固定义齿在基牙预备中,需要大量磨除牙体组。如果基牙完整健康,更是让患者难于下决心。同样,牙医也要权衡利弊,要花气力向患者解释磨除大量牙体组织的得失。

1955年,Buonocore首先提出通过牙釉质酸蚀增强树脂粘结强度,被证明是一种可以少磨切基牙的局部固定义齿。Ibsen首先描述了用复合粘结树脂将丙烯酸树脂桥体粘结在未经常规预备的基牙上。此后,有人试图将此技术用于"长期的暂时修复"以修复缺失牙。为了提高粘结桥的强度和使用年限,在20世纪70年代出现了带金属翼板的粘结桥。从Rochette开始应用粘结式固定桥以来,有许多实验研究和临床探索,粘结式固定桥在粘结机制、粘结材料等技术进步的前提下,有了长足的进步。先后出现带金属翼板的Rocheete式粘结桥,Marry Land Bridge粘结桥,Virginia粘结桥,直接粘结桥,栓体支架式粘结桥等多种形式。

在粘结修复的发展过程中,曾有一段时间不顾修复原则,粗糙地进行使用粘结修复,有人曾经错误地一味强调"不磨牙或少磨牙"而盲目扩大其适应证,由此带来许多不良后果。如冠边缘的不密合造成许多固定修复的失败,不仅在随后增加了患者花费,而且还因继发龋使原本健康的基牙丧失。另外有人用活动局部义齿修复来避免牙体组织的破坏,但相当多的患者对该类修复体的固位、稳定、舒适感以及咀嚼效果不甚满意。

从21世纪以来,当人们认识到无损伤、少损伤疗法的重要性时,粘结修复又被重新认识其新的意义,临床上粘结美容修复又有进一步扩大应用的前景。

概括起来,粘结修复分为正式修复和过渡性修复。前者是以半正式、以修复为目的的修复,后者以治疗、过渡性修复为目的。

一、暂时性粘结桥

直接粘结桥(direct bonding bridge)又称暂时粘结桥或过渡性粘结桥。主要用于暂时性或过渡性修复,如正畸后的暂时性修复(图34-1),拔牙后至正式修复前的缺隙保持等。其优点是:基本不损伤邻牙,制作简便,占用椅位时间短,价格低廉,失败后可以重新修复等(图34-2),颇受欢迎。其缺点是:材料耐久性差,容易脱落,唇外展隙美观性差。

(一)适应证

根据马轩祥对于上下颌前牙邻面面积测量和计算结果,上颌前牙邻面面积为16.4~22.4mm^2,下颌前牙邻面面积为17.1~21.9mm^2,而前牙三单位粘结桥能够承受的咬合力为36.6~45.7kg,如果增加舌面及洞形预备,其承受咬合力可高达82.6kg,修复时注意调整咬合,修复后患者适当注意勿要啃咬硬物,基本上可满足暂时修复的要求。特别是那些个别牙缺失,缺牙间隙小,两侧基牙邻面粘结面积大,咬合力小的情况下,有些病例甚至可以成功使用数年。

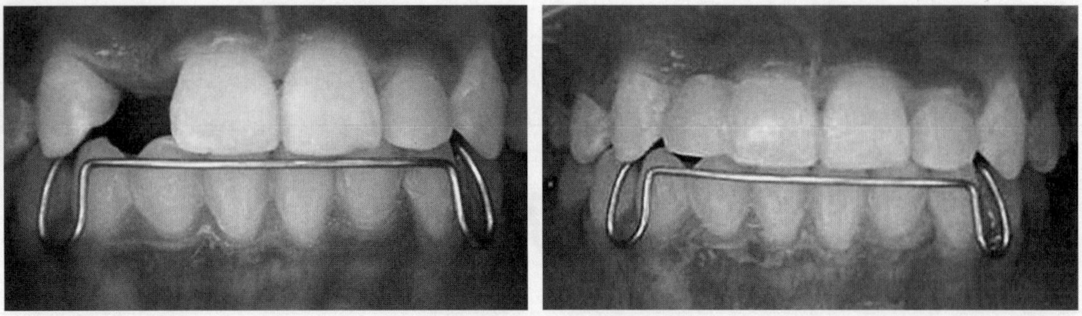

图 34-1 直接粘结桥

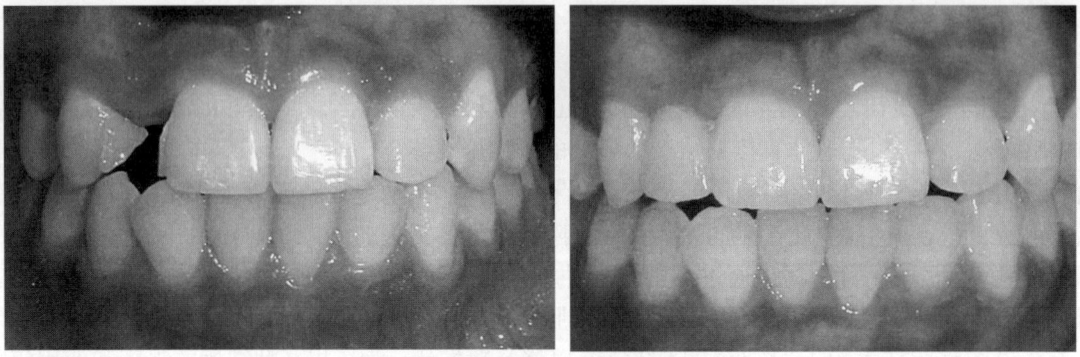

图 34-2 直接粘结桥失败后重新修复

禁忌证是:①缺隙两侧邻牙松动;②邻面存在充填物或缺损;③邻面面积过小;④咬合力过大;⑤缺牙间隙过大,如两个牙以上的缺隙等。

(二) 修复方法

直接粘结桥的修复方法分为直接法与间接法。此处仅介绍口内简易直接粘结方法。具体操作过程是:①根据缺牙间隙和邻牙颜色选择合适的塑料人工牙,并以慢速车针修改邻面外形,在人工牙背面磨出固位形(图 34-3);②清洁邻牙表面,最好以湿喷砂清洁牙结石、软垢,必要时用高速车针磨除牙釉质表面无结构层;③常规以 37% 磷酸酸蚀牙体表面 15~30 秒钟,并彻底冲洗、干燥;④以粘结剂均匀涂布在邻牙粘结面,以三用枪的压缩空气吹薄,光固化 10 秒;⑤人工牙事先以单体溶 3 分钟;⑥按照使用说明调拌自凝塑料,在面团前期将塑料放在人工牙粘固面,并在橡皮期之前完成外展隙塑形;⑦舌侧以塑料薄膜或成形片隔离,并让患者做咬合;⑧待塑料结固后,以高速手机装上裂隙车针修形、调整咬合;⑨以塑料抛光车针及抛光盘磨光修整面,完成暂时粘结桥。

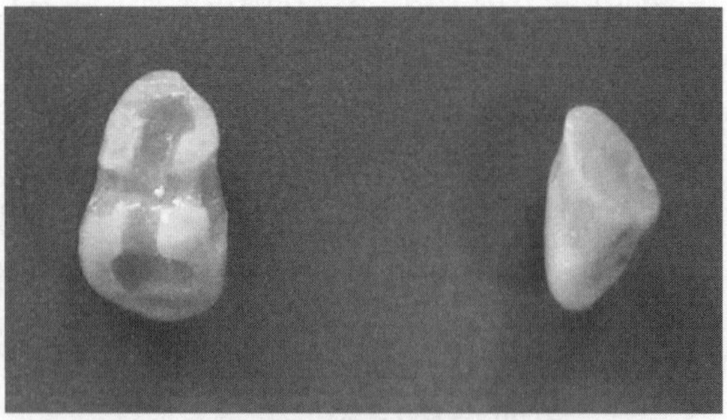

图 34-3 塑料人工牙背面固位形的磨改

二、金属桥架粘结桥

为了长期修复的目的,粘结桥可以采取带有金属桥架的粘结桥,即以金属构架(metal substructure)作为桥架(framework)。把延伸至基牙上的翼板作为固位体,利用粘结技术固定在基牙上,这个设计是金属表面处理技术和粘结技术的结合。

(一) 优缺点

要知道哪种情形可以用粘结桥哪种情形不可以用,必须了解粘结桥的优点和缺点。

1. 优点

(1) 价格低。粘结桥不需要传统的基牙预备，只需要牙体组织表面的清洁或少许磨改去除无结构层。

(2) 不需要麻醉。绝大部分基牙预备局限在釉质层内，不需要麻醉。

(3) 修复体边缘在龈缘以上，对牙龈的刺激小。

(4) 基牙预备量小。仅磨除少量牙体组织，不易引起基牙问题。

(5) 可以重新粘结。如果粘结修复体脱落，或金属部分没有变形或弯曲，可以重新粘结。

2. 缺点

(1) 修复体的寿命不确定。这是医患双方都十分关心的问题。针对粘结固定局部义齿的使用寿命的27个研究结果表明，戴用时间分别为7~120个月不等(多数为1~4年)，成功率也有很大差别(33%~100%)，多数在80%~90%之间。

在Marinello的一项研究中，成功率3个月后为95%，6个月降到91%，1年81.5%，18个月后仅73%。一篇综述回顾了大约60篇有关于粘结桥服役率的文献，4年服役率为74%。与此对照，Kerschbaum和Gaa对552个三单位传统固定桥统计研究，4年后仍有96%的服役率。另一项对487个金瓷固定修复体的研究表明服役18~23年，成功率为95%。虽然更高的服役率让人鼓舞，但必须清楚许多研究反映的是修复体的早期发展。在对27个粘结桥长达11年的追踪调查，成功率达93%。但不能调整间隙。虽然可以在邻近基牙的金属固位体上加瓷，但如果缺牙区间隙比桥体近远中径宽很多，调整就会受到限制。

(2) 调整牙的排列困难。因为不能改变基牙的唇面、邻面和切缘，所以粘结桥改变牙排列的余地不大。

(3) 需要密切观察。如果粘结桥的一侧松动，而长期没察觉，那么会在固位体下形成龋坏，不得不重新制作传统固定桥。

(二) 适应证与禁忌证

1. 适应证

(1) 粘结桥的首要条件是：基牙基本无龋坏，牙体有一定的牙釉质粘结面积，基牙能够符合固定桥要求的支持条件。

(2) 下颌切牙如果缺牙间隙不太长，对健康基牙少量磨切即可用粘结固定局部义齿修复。

(3) 上颌切牙基牙健康时，可选择粘结固定局部义齿修复一到两个缺失上颌切牙。

(4) 下颌切牙修复当存在开骀、对刃骀、中度覆骀时，可以用粘结固定局部义齿修复下颌切牙。

(5) 牙周夹板粘结固定局部义齿，基牙的数目适当增加，部分基牙稳固，其他基牙松动度不超过1~2度，预备时能提供足够的抗力形和粘结固位力者。粘结固定局部义齿牙周夹板的失败率比固定局部义齿高13%。如果用粘结固定局部义齿作为牙周夹板，必须注意基牙预备时的抗力形，必要时基牙上使用沟固位，牙周夹板成功率提高15%。

(6) 单个后牙粘结修复可用于邻牙正常，缺隙不大者。如对骀为活动义齿时，可考虑试用三单位以上的粘结固定局部义齿，并要采取减轻骀力、增加基牙的措施。有报道三单位以上的粘结固定局部义齿比三单位粘结固定局部义齿失败率高10%。

2. 粘结固定桥的禁忌证

(1) 大范围龋坏粘结固定局部义齿覆盖基牙表面很少，依靠与釉质的粘结获得固位力，任何大小的龋坏都将使修复选择变得更保守。

(2) 对镍过敏绝大部分的粘结固定局部义齿都是酸蚀后的镍铬合金修复体，如果患者对镍过敏，则必须选用其他金属或其他修复形式。

(3) 深覆骀、深覆盖患者需要在上颌切牙舌侧磨除大量牙体组织，以维持正常的骀关系，但由此暴露的牙本质较差的粘结性能使修复体的固位极差。因为釉牙骨质界附近釉质厚度有限，故粘结桥不能用于严重的Ⅱ型垂直覆盖。

这类修复技术在过去三十年里一直在不断发展，现仅介绍有代表性的几种。

(三) 金属翼板粘结桥

金属翼板粘结桥(metal wing bonding bridge)是Rochette于1973年首先用带有漏斗小孔的金属翼状

固位体来完成的粘结固定桥(图 34-4)。他在机械固位的基础上使用了硅烷偶联剂,增强与金属的粘结力。多年来,带孔的金属翼固位体一直是个典型设计类型,用于前后牙固定局部义齿。

(四) 马里兰粘结桥

马里兰粘结桥(Maryland bridge)是在 Rochette 粘结桥基础上,由 Livaditis 和 Thompson 设计的金属翼板和金属支架与树脂的混合固定桥。他们采用了电化学点状腐蚀技术或类似技术产生金属点状腐蚀,以增强丙烯酸树脂贴面对金属基底的结合力(图 34-5)。

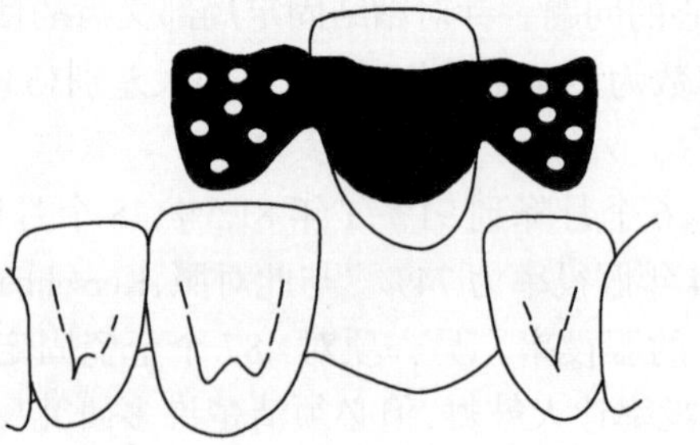

图 34-4 Rochette 金属翼板粘结桥

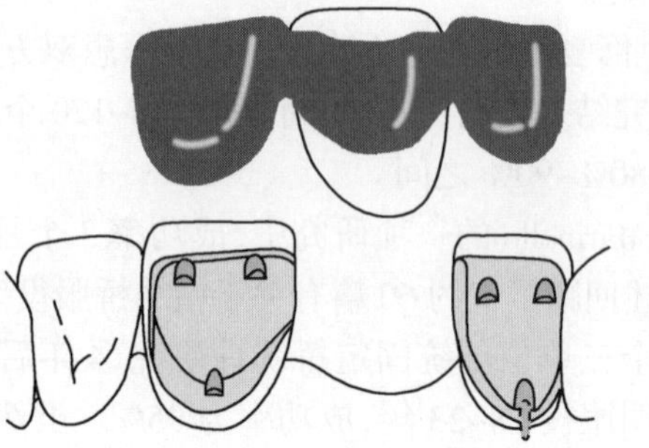

图 34-5 马里兰粘结桥

(五) 网状加强的粘结固定桥

将尼龙网铺在工作模基牙的舌面,然后覆盖蜡制作蜡型,铸造完成后就在固位体内面形成网状表面。不需要酸蚀,用于贵金属合金。但该方法因尼龙网较僵硬,很难与基牙表面密切贴合,如果蜡流入尼龙网内,填充了倒凹,固位力会降低。为了简便制作方法,还有人提出纤维加强的间接法塑料固定桥(图 34-6),在邻牙上利用缺损处预备出洞形,在洞内放置纤维束,以光固化树脂完成间接法固定桥。

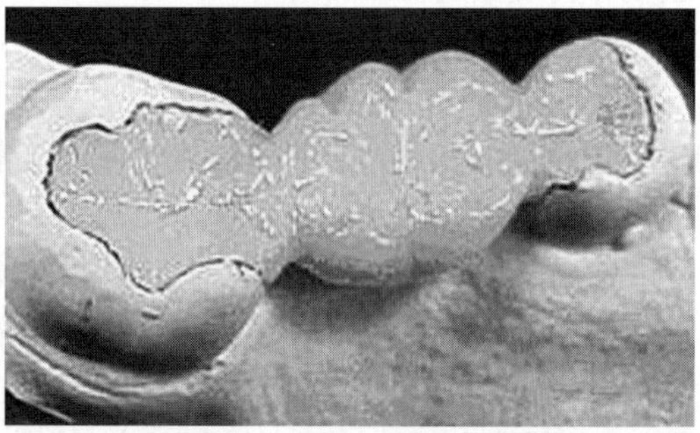

图 34-6 纤维加强的粘结桥

(六) 金属失晶粗化粘结桥

失晶粗化粘结桥是粘结桥的一种,又称 Virginia 桥。由 Moon 和 Hudgins 提出通过在固位体蜡型内表面撒布盐粒产生粗糙面,利用铸造过程可在任何铸造金属面产生粒度可控的粗糙面。常规完成了金 - 塑或金 - 瓷桥体制作后,以粘结剂将桥粘结到基牙上。失晶粗化法可以用于贵金属的粘结桥。后经马轩祥等人证明,在金属铸造工艺中利用不同粒度、形状的可溶性盐对蜡型表面实施可控的粗化,成功实现各类金属界面的粗化,从而提高了金属 - 树脂的抗张结合强度达 245.2~377.8kg/cm^2,而且实验结果表明长方形晶体盐粗化后的效果更好,比不做金属粗化的金属塑料结合强度提高 56.7%(图 34-7,8)。

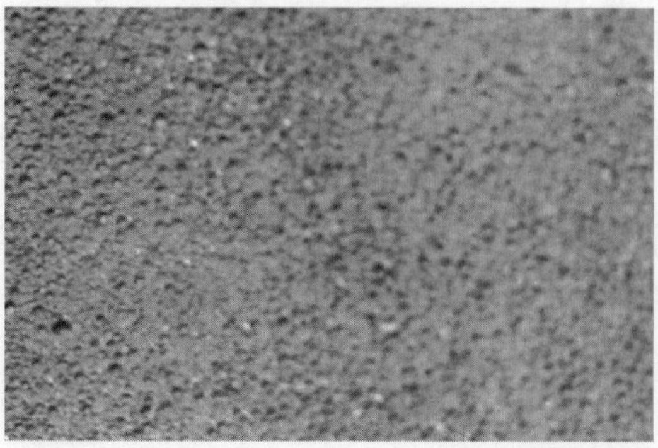

图 34-7 金属表面失晶粗化后金属 - 树脂粘结面

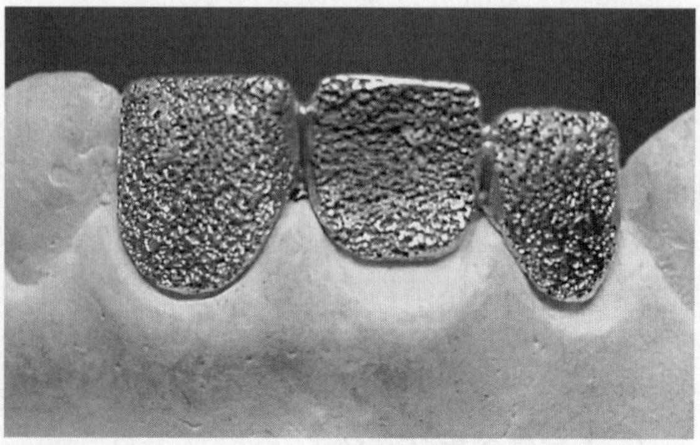

图 34-8 金属表面失晶粗化桥的金属 - 塑料界面

三、金属-树脂粘结桥的基牙预备

为使金属粘结桥的长期效果更好，往往对基牙的外形做必要的修改或称为牙体预备。其基本要求和方法如下：

做牙体粘结面的预备，其目的在于一方面去除牙釉质表面的无结构层，另一方面为金属支架提供必要的固位形。虽然也有一些学者不主张基牙预备，强调其不可逆性，但为增强粘结桥的抗力有必要进行基牙舌面和轴面的预备。其具体方法如下：

1. 邻面、舌面预备　在基牙舌面均匀磨除0.5mm的牙釉质，并向轴面和邻面延伸，形成稍向唇面的导平面，以获得唇舌的制锁固位。预备应使修复体至少包绕基牙180°，才能满足固位体的抗力。预备应尽可能提供最大的粘结面积，临床经验表明如果修复体覆盖面积太小，容易因抵抗脱位力不足而失败。

2. 预备出肩台　肩台在牙龈以上1.0mm处。极个别粘结桥的基牙上需要预备出𬌗间隙。在上颌切牙舌面需要预备0.5mm厚，防止磨透牙釉质层，造成粘结力下降。

3. 垂直钉孔预备　为了加强固位，在切牙舌面预备出两或三个钉孔(图34-5)，如果基牙涉及尖牙，可在尖牙舌面隆突支托窝。

4. 𬌗支托　它可传导桥体受力至基牙，如果基牙涉及前磨牙或磨牙，可在前磨牙或磨牙𬌗面上预备𬌗支托窝，最好在两侧基牙均预备出𬌗支托。

5. 沟、洞固位形的利用　酸蚀型粘结桥基牙预备常采用沟固位形。一项研究表明，在前牙预备出沟，可以增加脱位抗力31%~77%。但如果存在银汞合金补料，可去除所有补料，或在固位好的汞合金上制备固位洞形。

四、金属-塑料界面处理与粘结

1. 金属酸蚀处理　有人报道采用非电解方法，即将镍铬铍合金70℃恒温水浴浸泡在腐蚀液中1小时。还有人用稳定的王水凝胶进行化学酸蚀以取代电化学蚀刻等技术。为了增加金属-树脂界面的结合。

2. 电化学蚀刻　将非贵金属粘结面用3.5%的硝酸溶液，以250mA/cm^{2}电流强度处理5分钟，然后浸入18%盐酸溶液超声处理10分钟。这样处理的粘结面，其树脂-金属粘结强度达27.3MPa，树脂-釉质为8.5~9.9MPa。

Thompson等报道了用10%硫酸溶液300mA/cm^{2}电流强度处理，然后相同的清洁程序，对含铍的镍铬合金产生相似的结果。Mclaughlin提出在硫酸与盐酸的混合溶液超声清洁90秒的一种更快的固位体蚀刻技术。电化学蚀刻表面产生的固位力是带孔固位体的2.9倍。

3. 硅烷偶联剂　Rochette描述了第一个塑料粘结修复体，用非填料树脂将金属薄片粘结在经酸蚀处理的牙釉质上。由此后的一代粘结固定桥都叫Rochette桥，他们采用了带孔的固位体，但忽视了硅烷偶联剂在提高树脂金属粘结中的作用。

4. 粘结树脂　填料/非填料复合树脂用于带孔固位体。紧随电化学蚀刻的发展，又开发出一种专用于粘结固定义齿的填料/非填料复合树脂。

随后是“化学活性”粘结树脂：4-META和MDP。这些树脂是靠与金属的粘合而不是金属表面的微固位装置产生结合强度，不再需要酸蚀。因而有人认为，界面粘结强度的差别不在于金属表面处理而在于粘固剂的粘结性质。近年来又推出许多粘结用的新型树脂材料，其强度和操作性能均有改进。建议粘结时使用专门调拌盘及树脂输送器(图34-9)。

5. 喷砂　小粒度三氧化二铝喷砂(50μm或更小)如今不再是使表面粗糙以便于粘结的方法了，而化学粘结前金属表面的清洁方法之一镀锡使贵金属表面易于粘结。Imbery等发现金钯合金经喷砂，镀锡，用bis-GMA树脂和磷酸酯粘结、镍铬铍合金经喷砂，硅烷化处理，用4-META树脂粘结可获得最大粘结强度。Breeding和Dixon得出的结论相同，高贵金属含量合金与非贵金属合金剪切强度相当。

三氧化二铝喷砂最先用于表面处理。Tanaka等用50μm三氧化二铝喷砂处理钴铬合金。钴铬合金也要用硫酸和高锰酸钾稀释溶液氧化。Tanaka等也用50μm三氧化二铝喷砂造成贵金属结合界面出现

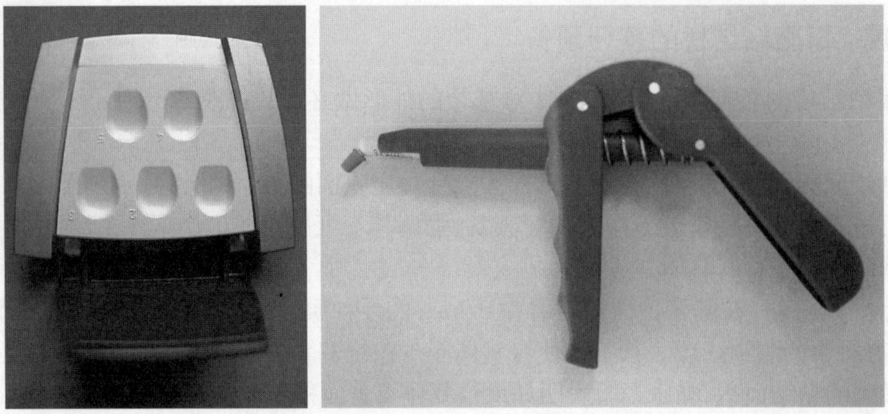

图 34-9 粘结材料调拌
左图：专用调拌盘；右图：树脂输送器

聚氧化铜沉积，产生易与 4-META 树脂粘结的表面。Wiltshire Tanaka 用 250μm 三氧化二铝喷砂，发现效果与电化学蚀刻无显著差别，而另一些实验结果却是喷砂好于电化学处理。

五、粘结完成

在粘结剂固化之前一定将粘结桥准确就位并完成粘结。不同的粘结剂各有相应的要求。

1. 口腔准备 最好用橡皮障隔离基牙，或者有效除湿。

2. 铸件粘结面喷砂处理 戴入修复体前，固位体组织面重新喷砂处理(30~50μm 氧化铝个粒)。为保证表面的喷砂质量，喷砂的时间根据 2~3s/cm^2 来掌握，压力为 4.2~7kg/cm^2(60~100psi)。然后用自来水冲洗 1 分钟，在洗涤剂内超声清洁 2 分钟，再次用水冲洗干净。

3. 贵金属的粘结面处理 如果支架金属为贵金属，如 Olympia，修复体组织面应镀一层厚约 0.5μm 的镀锡。连接电镀设备和金属支架，用带有浸满电镀液的棉球的阳极头擦拭两固位体组织面各 5~10 秒。组织面将会出现淡淡的亮灰色。用洗涤剂彻底超声清洁修复体。再以水冲洗、吹干，备用。

4. 牙面处理 用橡皮杯蘸无氟的浮石粉清洁牙体预备面。冲洗浮石后用 40%~50% 磷酸溶液涂预牙体预备面酸蚀 60 秒，冲洗，吹干，再酸蚀 15 秒。用水冲洗牙面 20 秒，吹干。轻吹预牙体预备面。用聚酯薄膜条隔离两基牙和邻牙。

5. 调拌粘结剂 调拌单体和树脂。A 和结合剂(primer)各一滴混合 4 秒。用小棉签将调拌的结合剂涂抹在预牙体预备面上。结固 60 秒，轻吹，其中易挥发物质充分挥发，留下光泽表面。金属表面不需要涂结合剂。

如有椅旁助手，可使用双糊剂型手动混合粘固剂。将足量的 A、B 粘结剂糊剂挤到调和垫上，迅速均匀混合 20~30 秒。该粘结剂属于厌氧性物质，只有氧气少的情况下才易固化，所以调拌的面积不宜过大，而且注意不要混进气泡。将调拌好的糊剂置于固位体粘固面一薄层。预备的牙体预备面上不要放置糊剂，因为结合剂会加速其固化，导致修复体无法完全就位。

如果没有助手的情况下建议使用自混合型注射式粘结剂，粘结剂的注射器换上细的输送头，加压推杆，除去刚开始的一小段，然后直接向粘固面涂布一薄层粘结剂。

6. 粘固完成 将粘结桥准确在基牙上就位，用示指施压并持续 60 秒，用小毛刷清除多余的树脂，检查固位体就位情况。用毛刷将 Oxyguard Ⅱ 刷在固位体边缘，以便隔绝氧气促进树脂固化。以聚酯薄膜条将基牙和邻牙隔离，避免被粘结在一起。义齿就位前在基牙和邻牙间放置一根牙线，等树脂完全结固后从接触点拉出。5 分钟后用棉球擦除掉 Oxyguard Ⅱ，并用水冲洗。

在树脂硬化前，在牙龈边缘可使用探针或刮匙仔细去掉多余的粘结剂，以免刺激牙龈组织。固位体和邻牙间邻接区域应仔细检查并用牙线清洁。如果修复体边缘有粗糙的粘结剂，可使用慢速手机装上细抛光锥磨光、蘸抛光糊抛光。

六、复诊与修理

粘结桥目前还属于暂时性或过渡性修复，有人把金属-树脂粘结桥称为半永久性修复。因此，术前告知患者粘结桥的这一特点，为其制订复诊计划就特别重要。修复后应常规交代注意事项，建议患者认真保持口腔清洁，勿啃咬硬物，发现断裂、缺损等异常及时复诊。

通常情况下，在修复后1周应安排一次复诊，检查外形、咬合状况，3个月后复查X线牙片，观察基牙负荷情况，必要时做咬合调整。出现使用异常时应及时复诊。使用正常情况下以后每年复查一次。观察基牙负荷情况，咬合状况，粘结面有无异常，如桥体破损、松动，粘结界面冒气泡，树脂牙面变色染色以及牙龈刺激等。

对于树脂桥体的破损，可以用光固化材料直接修补。即在断面用车针磨出直角界面，清洁后，除湿、干燥，用粘结剂涂覆界面，光固化10秒，再以光固化复合树脂修复缺损处。表面修整外形，光固化20秒，必要时调整咬合，磨光，然后以上光剂上光处理。

对于粘结界面出现失败现象，如桥体松动、界面冒气泡，应及时去除旧粘结桥，重新磨除桥体及基牙表面的粘结剂，准备桥体，酸蚀处理新鲜牙面，完成修复体。必要时针对失败原因修改设计方案。

（丁弘仁　马轩祥）

参考文献

1. Buonocore MG. A simplified method of increasing the adhesion of acrylic filling materials to enamel surface.J Dent Res, 1955, 34:849-853
2. Howe DF, Denehy GE. Anterior fixed partial denture utilizing the acid-etch technique and a cast metal framework. J Prosthet Dent, 1977, 37:28-31
3. Livaditis GJ. Cast metal resin-bonded retainers for posterior teeth. J Am Dent Assoc, 1980, 110:926-929
4. Thompson VP, Del Castillo E, Livaditis GJ.Resin-bonded retainers.Part Ⅰ: Resin bond to electrolytically etched nonprecious alloys. J Prosthet Dent, 1983, 50:771-779
5. Moon PC. Bond strengths of the lost salt procedure: a new retention methodforresin-bonded fixed prosthses. J Prostht Dent, 1987, 57:435-439
6. Herbert T. Shillingburg, Sumiya Hobo, Lowell D. Whitsett, et al. Fundamentals of Fixed prosthodontics. 3rd ed. Chicago: Quintessence Publishing Co., 1997:579-561
7. Malone WFP, Koth DA. Tylman's Theory and Practice of Fixed Prosthodontics. 8th ed. Louis: Ishiyaku EuroAmerica, Inc. St.Louis, 1994:219-227
8. 马轩祥，徐君伍，施长溪 . 牙用粘结材料对酸蚀牙釉质粘结力的实验研究 . 中华口腔科杂志，1984，19(3)：140-142
9. 马轩祥，徐君伍，谢贺明 . 失晶粗化金属界面提高金-塑界面结合强度 . 实用口腔医学杂志，1990，6(2)：122-125
10. Ma Xuanxiang, Xu Junwu, Xie Heming. An vitro study on metal surface with lost crystal salts for increasing meta-resin bond strength Int Quintessence, 1991, 22(11):911-914
11. 马轩祥 . 口腔修复学 . 第5版 . 北京：人民卫生出版社，2003：400-423
12. Xuanxiang Ma, Junwu Xu, Heming Xie. 金属-レシソ間の結合力向上を目的とした脫結晶鹽によゐ金屬の粗面化 . Quintessence of Dental Technology, 1992, 17(1):109-113
13. 马轩祥，徐君伍，施长溪，等 . 牙釉质剪切粘结力的实验研究 . 第四军医大学学报，1982：289-293
14. PascalMagne, Urs Belser. 前牙瓷粘结性仿生修复 . 王新知，译 . 北京：人民军医出版社，2008：215-268

第三十五章

固定-活动义齿修复

固定 - 活动义齿（fixed removable prosthodontics）泛指以人造冠等固定修复体作为支撑、覆盖基牙或作为与连接体相连接基牙的可摘义齿。这个定义虽然不够准确，而且容易混淆固定义齿、可摘局部义齿及覆盖义齿的界限，这也可能是科技发展的必然。在临床上会不时遇到单独设计传统的固定义齿或可摘局部义齿都不理想的情况。由于病例往往较为复杂，常常是既需要做人造冠修复，或残根的保存修复，同时，又要利用这些固定修复体作为支撑的基牙，或安置附着体连接装置，或作为覆盖基牙，因而在诊断、设计和制作上有一定的特殊性。

由于固定 - 活动义齿改善了固位与稳定、提高了咀嚼功能、基牙受力更合理，患者舒适美观，受到患者的欢迎。伴随着近年来残根残冠的保存修复和固定修复的发展，它的应用也越来越受到口腔界的关注。

本章讨论的内容涉及下述几个方面，即用于活动义齿的基牙人造冠修复，覆盖基牙修复，局部可摘义齿式固定 - 活动义齿修复以及种植义齿支持的固定 - 活动义齿修复。

一、用于可摘局部义齿基牙的人造冠修复

在临床上常常遇到牙列缺损不适合局部固定桥，而选择局部可摘修复方案时，会遇到缺牙区的邻牙存在牙体缺损需要做人造冠修复，面对复杂的牙列缺损，往往需要一个涵盖固定修复和可摘义齿联合修复完整治疗计划。

（一）诊断和治疗计划

1. 适应证　①牙列缺损需要可摘局部义齿修复时，缺牙区邻牙存在牙体缺损需要先进行人造冠修复（图 35-1）；②缺牙区内存在可以利用的残根，如安放附着体或作为覆盖基牙（图 35-2）；③局部可摘义齿的基牙需要冠保护（图 35-3）；④局部可摘义齿的基牙需要通过人造冠改向（图 35-4）；⑤复杂的牙列缺损需要固定义齿和可摘义齿联合修复（图 35-5）；⑥局部可摘义齿固位体的特殊需要，如需要安放套筒冠或附着体改善美观和固位者（图 35-6）。

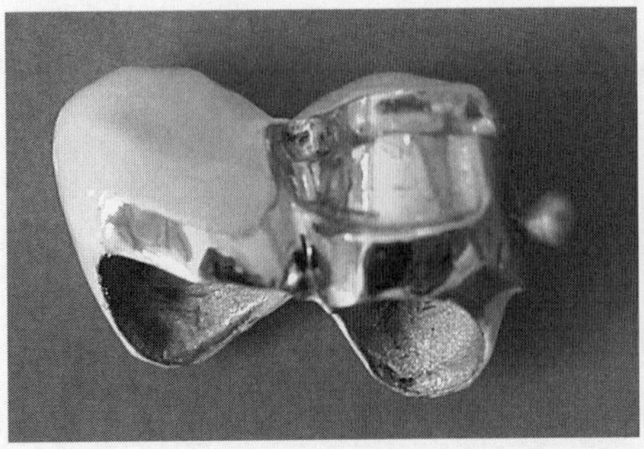

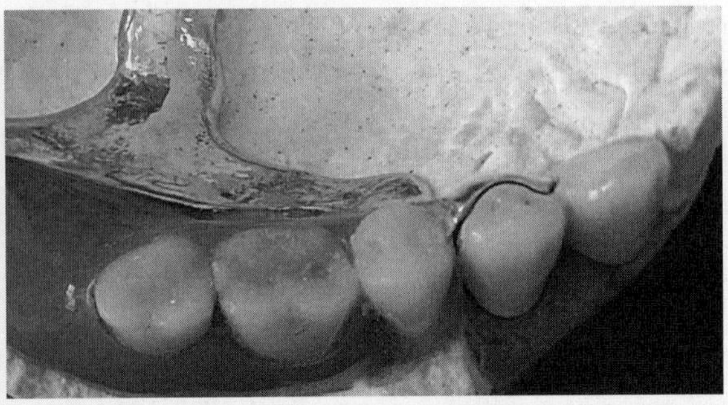

图 35-1
可摘局部义齿修复时，缺牙区邻牙存在牙体缺损或作为基牙需要先进行带附着结构的人造冠修复

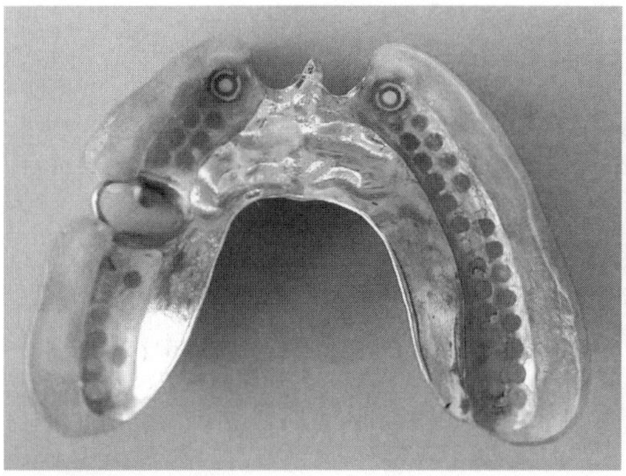

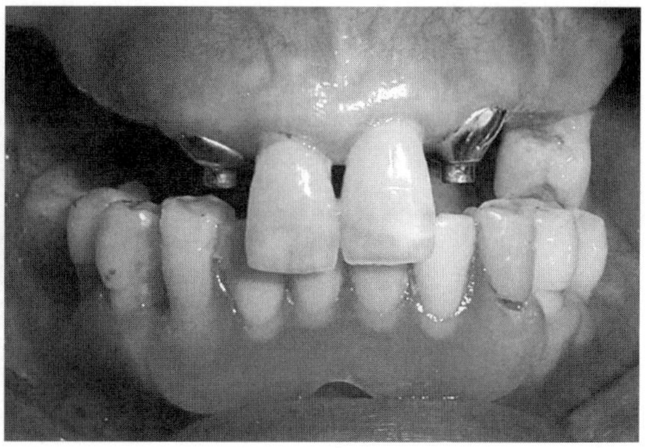

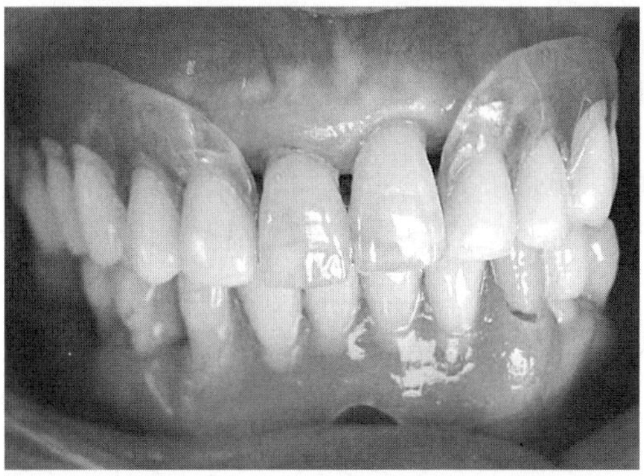

图 35-2

上左图：利用残根做附着体基牙，减少卡环；上右图：在可以利用残根（12,22）上安置附着体作为覆盖基牙；下图：附着体义齿口腔内就位

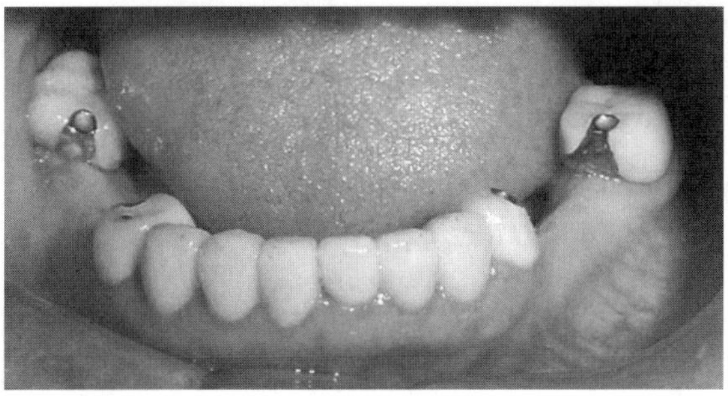

图 35-3

局部可摘义齿的基牙（37,47）需要冠保护人造冠修复时留出局部可摘义齿的殆支托窝

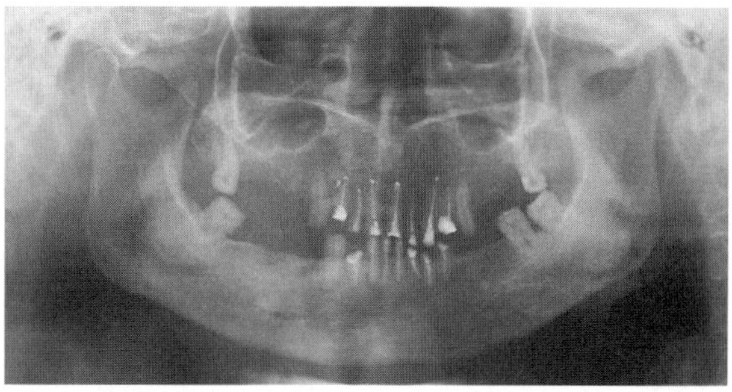

图 35-4 X 线片显示：局部可摘义齿的基牙（36,47）需要通过人造冠改向

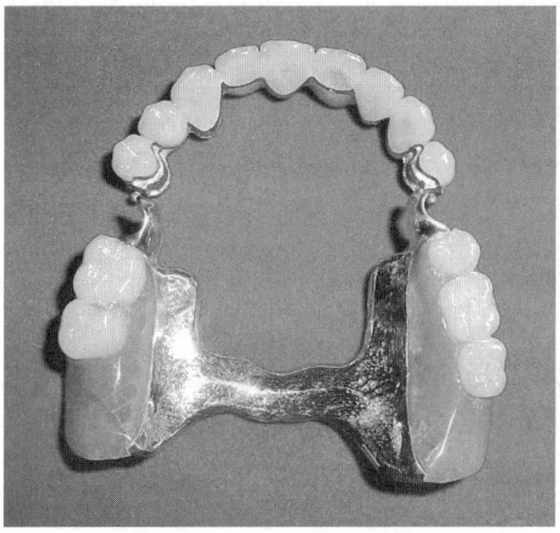

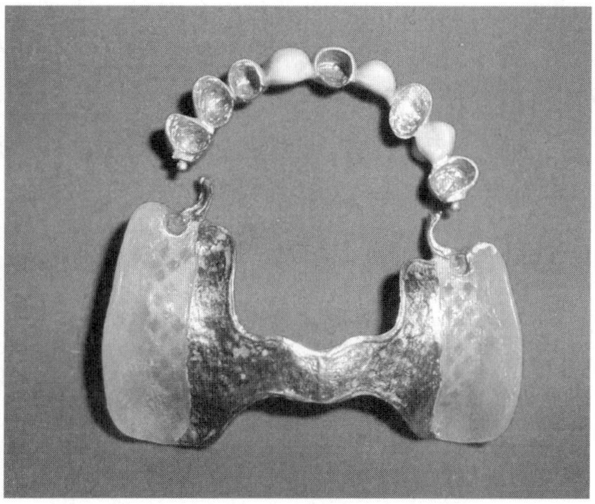

图 35-5 复杂的牙列缺损需要固定义齿和可摘义齿联合修复

左图：附着体式义齿咬合面；右图：附着体式义齿粘固面

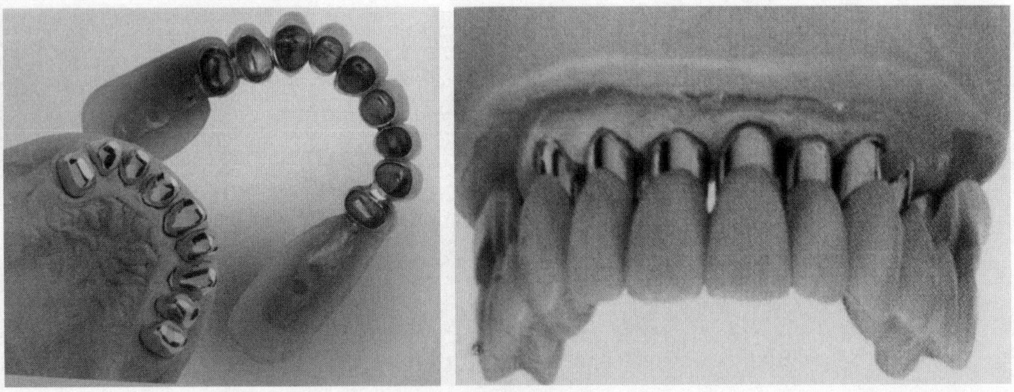

图 35-6 安放套筒冠改善固位

引自（U Heker etel）

2. 治疗计划 成功的治疗来自于正确的诊断和合理的治疗计划。对于上述情况修复时，需要进行详细、周密的口腔检查、拍摄清晰的 X 线片，良好的诊断模型，加上睿智地综合分析与明智让患者了解并参与决定，在初诊时应与患者充分沟通。

必要时，制备研究模或诊断模，用牙科导线观测仪观测，确定可摘局部义齿的就位道，并在模型上标出观测线作为就位道的记录（图 35-7），在诊断模型上画出完整的支架设计形式，以及基牙上人造冠修复体的设计等，并与可摘局部义齿的设计统筹兼顾，制订出完整、系统的治疗计划。

通常这类治疗分两个阶段进行，即先进行人造冠桥修复，然后再进行局部可摘义齿修复。

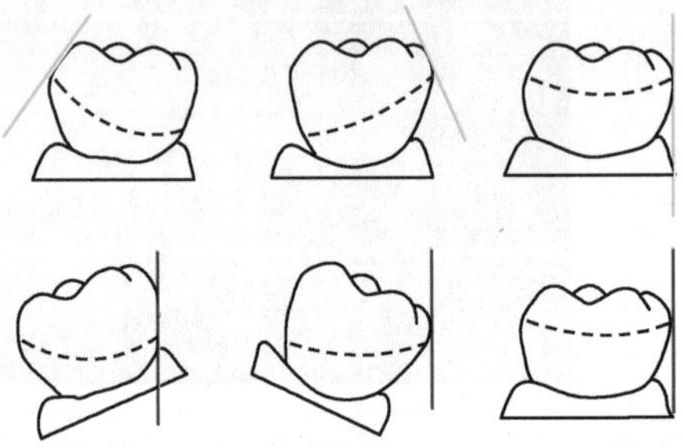

图 35-7 导线与模型位置关系示意图

上图：当模型底座都放在水平位置上，三个不同导线的位置，黄线为义齿戴入方向；下图：在导线测绘仪上，改变观测台即模型底座的倾斜度，在模型导线的不同位置，红线为垂直观测杆

（二）基本步骤

1. 口腔检查与设计 对余留牙及口腔情况进行细致检查，包括余留牙的位置，长轴方向，确定戴入道方向，然后对需要行人造冠修复的基牙做出设计。

2. 制备诊断模型 在诊断模上划定的支架设计形式是基牙制备时最基本的参照，并要求在整个操作过程中执行。在对人造冠修复的基牙进行牙体制备前，需要先在基牙上制备戴入道一致的导面（guiding plane）。

3. 牙体预备 牙体组织的磨切一般从传统的咬合面制备开始，随后是轴面的制备。轴面牙体组织的磨切须参照预先计划的导面进行。在设计中需要安置支托的位置要制备出足够的间隙。为克服舌杆的就位阻力，在下颌后牙的舌侧可能需要磨除较多的牙体组织，如磨除的牙体组织过多，则需要以全冠修复，以便可摘局部义齿舌杆的就位（图 35-8）。

4. 义齿加工 按照就位道在模型上画导线，并根据局部义齿戴入道制作人造冠蜡型，特别是轴壁的突度和方向应与局部可摘义齿戴入道一致。

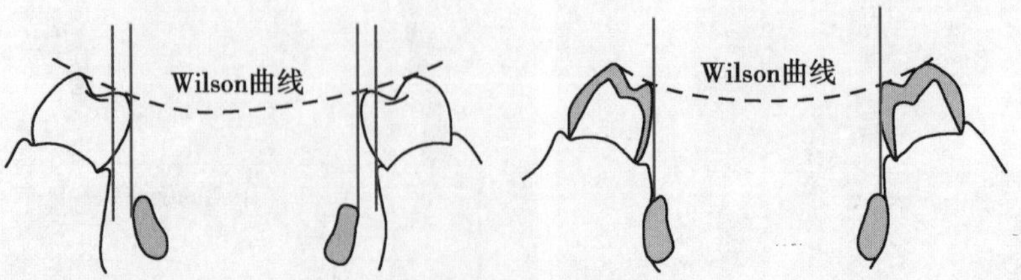

图 35-8

左图：舌杆应与就位道（红线）平行且容易戴入，可能为避免舌侧突度过大而切削舌侧牙体组织（蓝线）；右图：为减低舌侧倒凹，在倒凹大的基牙上做全冠修复，有利于舌杆就位

5. 固定义齿部分试戴与粘固　基本步骤同常规的人造冠。在人造冠粘固后制备局部可摘义齿工作模。并根据设计方案填写加工单,注明注意事项。

6. 局部可摘义齿部分的试戴　基本步骤同常规局部可摘义齿。

(三) 临床上常见问题及处理方法

1. 牙体制备量不足　常见全冠修复体不能制备正确的突度和支托凹间隙,甚至调整咬合时将殆支托磨穿(图 35-9)。应常规检查牙体预备的空间,加强目测训练,及时纠正牙体预备不足,特别是侧咬合和前伸咬合时。

2. 导面与就位道不平行　其原因是工作模型在观测台上定位不准,或者观测仪没有正确地指示出导面,或者邻面制备不足造成实际戴入道与人造冠轴壁导面不一致,从而导致与义齿就位道不一致,发生戴入困难(图 35-10)。需要按照就位要求固定观测台,并根据导平面修整蜡型邻面。

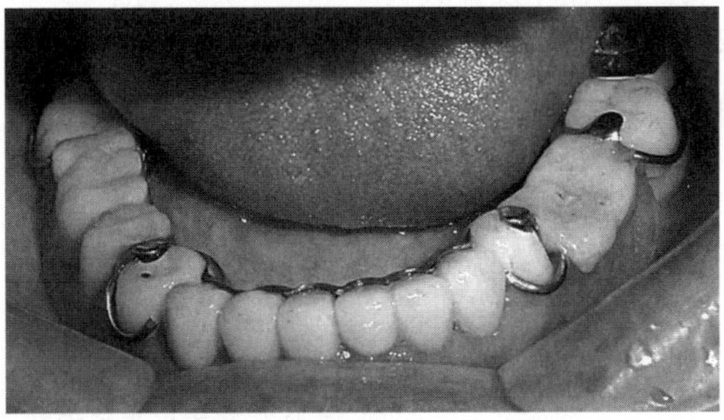

图 35-9　由于对殆牙伸长,支托凹预备量不足,调整咬合时将殆支托损伤

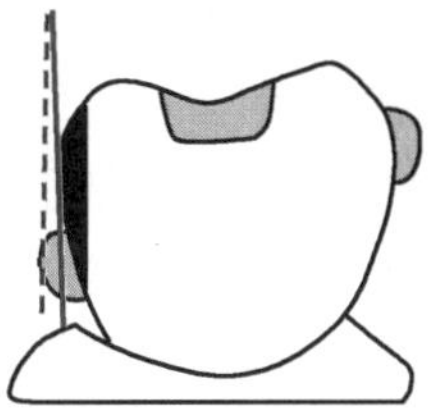

图 35-10　导面与就位道不平行

蓝线—按照现有观测线确定的卡环位置与戴入道(红线)不一致,由于卡环进入倒凹区过大(黑色阻力区)而使义齿戴入困难

3. 支托凹问题　常见问题是牙体组织预备时支托凹形态修整不良。按照支托凹形态修正牙体预备,在蜡型上应按照支托凹要求的外形修整支托凹形态;若支托凹有锐边角,支托凹形态在蜡型上修整不到位(图 35-11),或者完成和抛光步骤的不足,以抛光钻修正支托凹形态成匙形。支托凹咬合面的间隙,特别是跨越边缘嵴的位置,需要在工作模型上仔细检查。

4. 唇面形态不良　由于工作模型在观测台上定位不准,或者在对冠唇面形态调整中没有用观测仪进行测量。应修正人造冠导线形态使之有正常突度(图 35-12)。另外,唇面固位倒凹深度不足或过大,没有或者没有正确使用观测仪和倒凹规。根据卡环使用材料的弹性不同,完成的人造冠理想的突度应根据义齿戴入道的方向保证倒凹深度在观测线下的水平深度为 0.25~0.5mm(图 35-13)。还有,如遇完成的人造冠突度过大,常因牙体组织制备不足,或者冠形态塑形不良,导致突度过大或过小,此时,需要修人造冠的轴面形态,以保证卡环足够的固位力(图 35-14)。

5. 人造冠的导线位置过高　工作模型在观测台上定位不准,或者没有用观测仪对支持面进行检查,

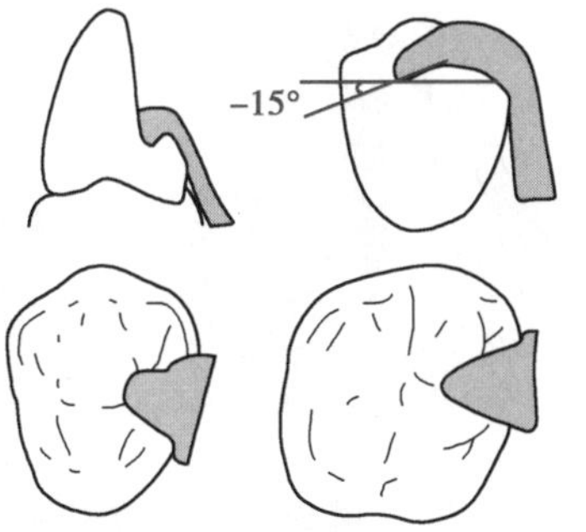

图 35-11　支托凹的正确形态

左上图:前牙舌隆突支托凹;右上图:殆支托凹底部与水平线呈 -15° 角;下图:前磨牙、磨牙殆支托凹外形

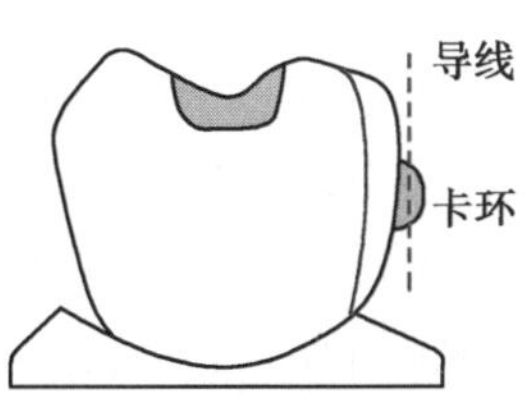

图 35-12　应修正人造冠导线形态

蓝线为人造冠突度过小

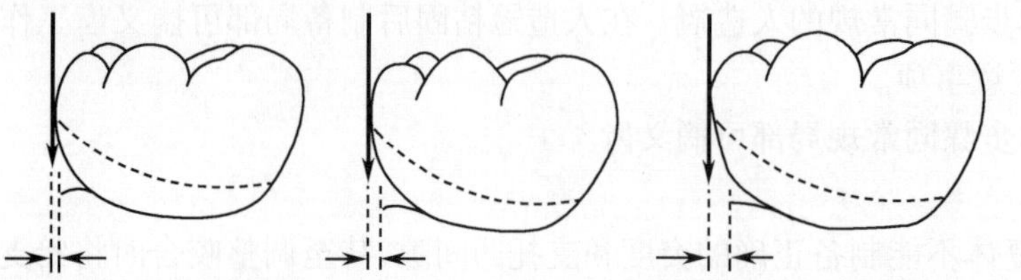

图 35-13　倒凹规直径应根据卡环类型及卡环进入倒凹深度确定(示意)

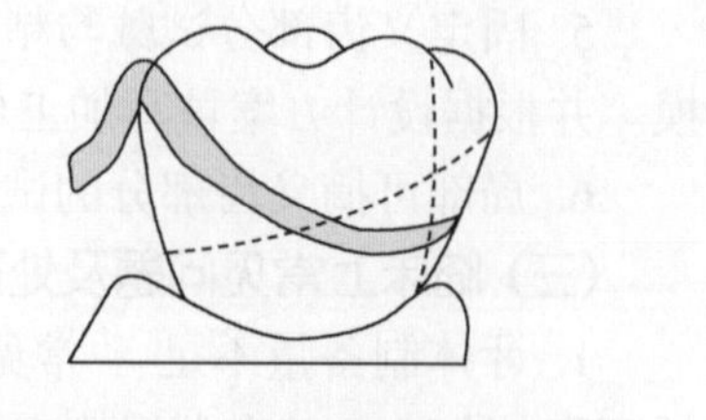

图 35-14　冠形态塑形不良

竖虚线为人造冠突度过小，卡环固位力不足

或者牙体制备不足。发现问题应重新观测，必要时重新预备。

6. 轴壁突度问题　如人造冠的轴壁突度过大或过小等。为防止造成固定 - 活动义齿不可挽回的错误，除对初诊病例认真检查，循序设计、仔细做牙体预备和严格制作蜡型外，在粘结可摘局部义齿基牙的人造冠之前，如发现就位道与人造冠突度不一致，可在观测台上对人造冠的形态和导面再次进行详细观察。

实践证明，许多问题通常由于草率的治疗计划和低水准的技术操作所造成，强化精品观念，加强牙医与技师之间坦率的交流等都是及时弥补差错的有效手段。

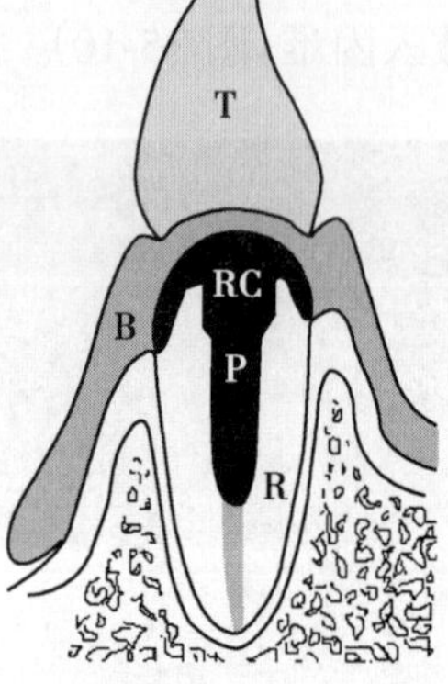

图 35-15　覆盖义齿根帽基牙的基本结构(示意图)

P—根内桩，RC—铸造根面帽，T—人工牙，B—塑料基托，R—牙根

二、用于覆盖义齿的基牙的人造冠修复

覆盖义齿(overdenture)是覆盖在余留牙上的全口义齿或可摘局部义齿。还被称为牙支持义齿、高覆盖义齿、套筒冠义齿、混合修复体等称谓。其基本结构是残留牙根、根面覆盖结构和覆盖可摘义齿(图 35-15)。

(一) 诊断和治疗计划

当余留的天然牙被确定不宜作为固定桥或者可摘局部义齿的基牙，应尽量争取保留作为覆盖义齿的基牙。除认真分析牙周状况外，应做全面的临床和放射线检查，必要时制备诊断模，用全面、动态的观点评价残根的利用都是必要的。

(二) 𬌗间空隙和倒凹

在休息位检查𬌗间空隙，判断人工牙、基托和附着体或根面结构的必要空间是否足够。根据𬌗间空隙的大小设计覆盖基牙的种类，防止因空间位置而影响义齿基托的强度。此外，还应检查牙槽嵴是否存在倒凹，必要时可将诊断模型放在观测台上仔细检查。由于长时间缺牙常导致对𬌗牙和牙槽骨的过度伸长，此时应作记录颌位关系，将诊断模型上𬌗架进行检查。通常在下颌舌骨后窝和上颌结节易与尖牙隆突形成相对倒凹。如果准备保留尖牙，则常常预示会遇到倒凹问题。必要时上颌结节的倒凹可通过外科手术修整。

(三) 基牙的种类和条件

覆盖基牙可以是符合条件的残留残根，也可以是种植体基牙(图 35-16)。残留残根作为覆盖基牙时，根据龈以上的长度又分为长基牙(约 3mm)和短基牙(平龈)。

覆盖基牙的条件是：牙周健康；有足够的牙槽骨支持；完善的根管治疗，近期已经无任何根尖周症状；根面平齐或在牙龈边缘以上；能够承受一定的支撑力。

预计余留牙的变化和牙槽骨吸收程度有助于固定 - 活动义齿的设计。如部分缺牙的下颌前牙的牙槽

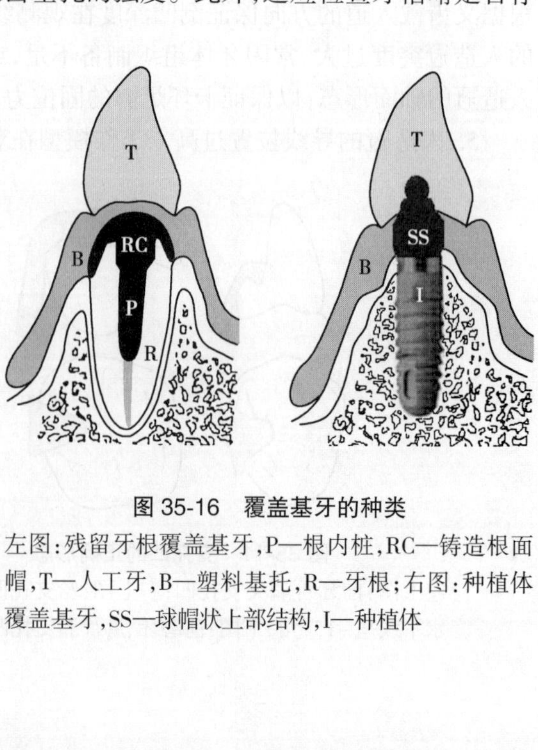

图 35-16　覆盖基牙的种类

左图：残留牙根覆盖基牙，P—根内桩，RC—铸造根面帽，T—人工牙，B—塑料基托，R—牙根；右图：种植体覆盖基牙，SS—球帽状上部结构，I—种植体

骨吸收很快，通常优先考虑下颌尖牙的保留。

(四) 基牙的位置和数量

理想的覆盖基牙的位置是下颌保留四个牙，即两侧的尖牙和牙弓的每一侧各保留一个磨牙。但临床上很少有保留四个覆盖基牙的情况，多数情况下利用分布牙弓两侧的残根（尖牙）作为覆盖基牙。有时候仅仅一个尖牙的保留也可获得较好的支持和固位作用（图 35-17）。

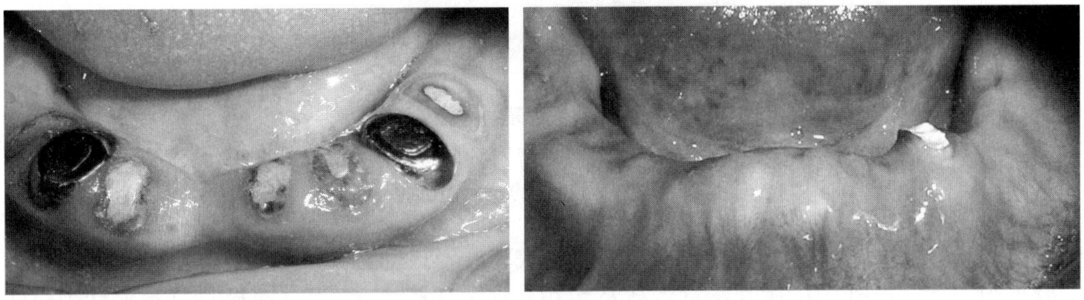

图 35-17　覆盖基牙的位置

左图：两侧尖牙作为覆盖基牙；右图：左侧单个尖牙作为覆盖基牙

也有人认为，在一般情况下，不需要保留连续的余留牙，其原因是保留牙所需的费用较高，而且牙间龈乳头易发生炎症。

当预计进行上颌全口义齿和下颌双侧游离端可摘局部义齿修复时，通常需要保留的是上颌尖牙和下颌的磨牙，因为上颌后牙区的牙槽嵴骨吸收进度很小。很少有需要保留上颌磨牙，除非由于拔牙或颌面部的损伤造成了上颌结节的丧失。

(五) 基牙的牙周和牙髓

为保证覆盖义齿的基牙有良好预后，牙槽骨高度至少应具有 5mm 以上的高度，这有助于牙根的稳定。患者若有活动性的牙周炎性疾患需要进行积极治疗，以通过牙周治疗获得健康的牙龈间隙和约 3mm 宽的附着龈。临床经验证明，在残根牙周健康的前提下，轻到中度的松动牙仍可选作基牙，因为冠根比例的改善有助于其松动度自然消失。

多数覆盖基牙都需要进行牙髓治疗，以保证残根的健康和预后。根管异常的牙通常预后较差，因而当有较多选择余地时，不考虑保留此类牙作为覆盖义齿的基牙。已经进行过成功的牙髓治疗的牙优先考虑保留。

而对于长期无症状的根管已经钙化闭合的残根，或者已经做了根管治疗，虽然根管充填不理想、但长期以来无任何症状的、特别是老年患者，可考虑不再做根管治疗，但前提是残根能够长期健康的行使功能，而且根面应作抛光、充填或根帽覆盖处理。

(六) 根面处理及义齿修复

1. 根面磨改防龋　在有效的预防措施下，暴露的牙本质可以保持健康无龋。如果保留牙有足够的牙体组织可以修整为高于牙龈 2mm 凸起形态，通常不需要根帽。牙经过磨改后，根管口以银汞合金充填，暴露的牙本质和银汞合金高度抛光（图 35-18 左图）。而并非所有截冠后的牙都一定要以铸造金属根帽修复。暴露的牙本质可以采用树脂类封闭材料覆盖，这种方法具有短期的防龋作用，封闭材料需要经常更换。口腔卫生条件较差的情况下，根帽也不能避免龋坏的发生。

2. 根帽保护　如果牙以前有龋坏，或者由于修复体等原因使保留的牙不能磨改成高于牙龈 2mm 以上的凸起形态，则需要制作表面光洁、顶部平的根帽保护（图 35-18 右图）。如果对殆为天然牙，保留的牙根可能会由于夜磨牙造成重度磨损甚至折裂。采用根帽覆盖在牙根上可以避免这种现象发生。另外，它也具有防止进一步龋坏的作用。

3. 根帽与附着体　对于下颌牙槽嵴吸收严重、舌体过大、口腔轮匝肌功能亢进者，为增进固位，可设计按扣式或杆卡式附着体作为覆盖义齿的固位装置。在覆盖基牙根面上制作根帽和附着体装置，并要

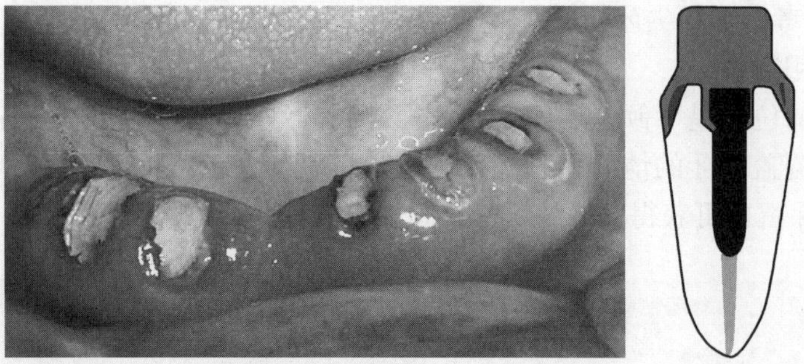

图 35-18 覆盖基牙的根面处理

左图：根管口以银汞合金充填，33，34，35 暴露的牙本质和银汞合金应高度抛光，32，42，43 根管口汞合金尚未抛光；右图：示意根面做铸造的根帽，表面高度光洁，顶部应平滑

在连接处呈流线型(图 35-19)。常用的附着体有按扣式和杆卡式附着体。

4. 磁性附着体 磁性固位体常被推荐代替按扣和杆卡式附着体，设计简单是这类磁性固位体的主要优点，并且不对牙根产生有损害的机械应力，且常常不需要制作根帽(图 35-20)。因为磁性固位体不是依靠摩擦力取得可摘义齿的固位，覆盖义齿的反复取戴不会使固位力降低。但该附着体会随着时间而退磁，需要定期更换磁体。

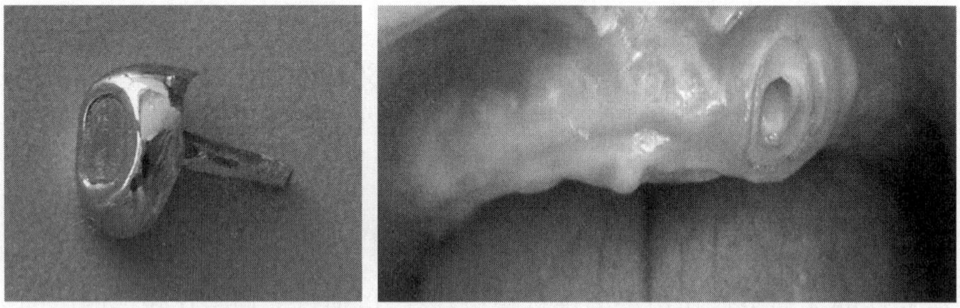

图 35-19 在覆盖基牙根面上制作根帽和附着体装置，并要在连接处呈流线型

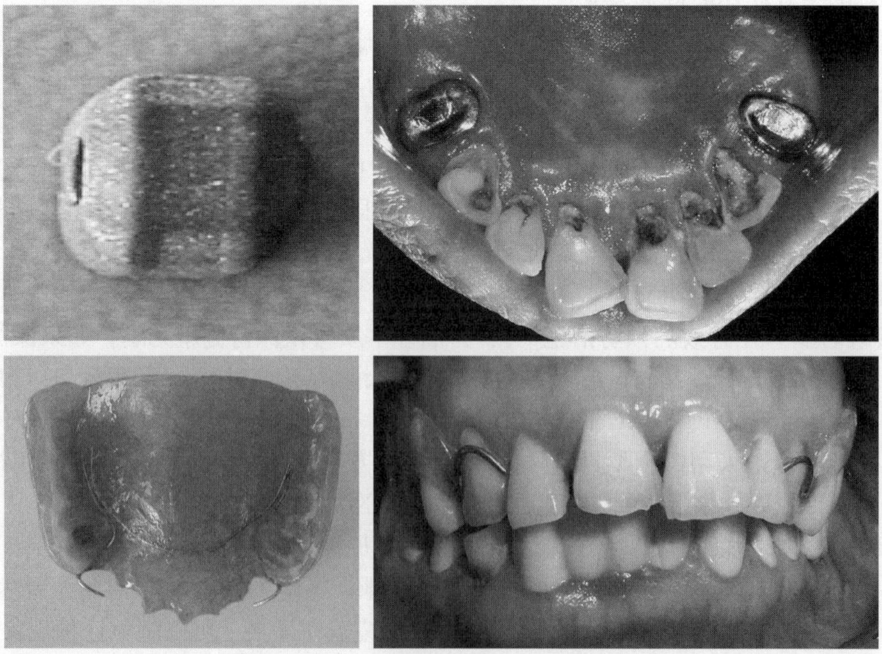

图 35-20 磁性附着体固位的覆盖义齿

上左图：离体磁性附着体；上右图：根管内磁衔铁粘固前；下左图：局部可摘义齿基托内磁附着体；下右图：磁附着体式义齿口腔内就位

（七）临床基本步骤

1. 铸造覆盖义齿的桩帽　孤立的单个牙做覆盖基牙需要事先做根管治疗，然后截冠、做根面保护性根帽。对于残留牙根，应根据下述步骤做根面处理。其具体方法如下：

（1）用金刚砂车针在牙龈上方 3mm 高度截去牙冠。

（2）用轮形金刚砂车针在牙龈上方 1mm 磨改牙根，形成向上凸起的形态。

（3）用导航钻去除根充材料，在根尖部分余留 4mm 的根充剂。可通过放射线检查确认根管制备的程度和根尖余留的根充材料。

（4）扩大并平滑根管壁，去除倒凹和根管壁上存留的封闭剂。上述步骤参考桩核冠根管预备。

（5）用锥形圆头金刚砂车针在根管口制备防旋转洞形，此洞形需位于根管口牙体组织最厚处，通常在舌侧部分。

（6）制备颈缘肩台，肩台稍至龈缘下，根管唇侧面牙本质磨除稍多，以便于排列人造牙和降低义齿唇侧边缘的厚度。

（7）用白矾石磨头或细颗粒金刚砂车针预备并抛光根面。牙体制备使根帽就位后理想的位置在龈上 2mm 左右，呈圆顶型，无倒凹。冠根比得到明显改善。

2. 印模步骤　常规采用排龈线暴露牙制备的肩台，取印模。根管内印模方法参见有关印模一章。

（八）覆盖义齿的缓冲

覆盖义齿的临床和技工操作步骤与普通的义齿制作过程基本同全口义齿。值得注意的是：需要在工作模的桩核帽的表面做义齿下沉的缓冲处理，即在根的桩核帽表面用石膏约 0.2mm 的厚度或在取印模时覆盖一层胶布，保证基托下沉的空隙。另外，需要注意基托在桩核帽处适当的厚度，要有足够的强度避免以后折裂。

（九）戴牙和复诊

戴牙时，需要向患者着重强调保持良好的口腔卫生的重要性，所有的患者都要学习日常的菌斑控制技术和坚持防龋氟化物的使用。

安排患者定时复诊以检查、监控根帽余留牙的卫生及支持组织状况。

（十）注意事项

1. 预防基牙龋坏　覆盖义齿最常见的问题是基牙龋坏，应强化预防措施降低龋坏的发生率。患者必须能够保持合格的口腔卫生，并且强烈推荐每天应用氟化凝胶。铸造的合金根帽并不能防止较差的口腔条件和埋入龈下的牙根的龋坏。

为了预防龋坏，有些医生曾提出将牙根的高度磨低至龈下，用外科转瓣的方法以牙龈覆盖牙根。初始时对这种技术的反应较好，但两年的长期研究证实被牙龈覆盖的牙根的失败率在 40% 以上。这么高的失败率对采用牙龈覆盖牙根的有效性提出了疑问。

2. 重视牙周疾患　术前检查与定期复查，如牙龈呈粉红色，可能预示有牙周袋存在，应及时发现潜在的疾患，积极地治疗。否则，牙周疾患会在义齿基托下进行性发展，导致基牙被拔除。

3. 根帽的高度　残根根面应在龈上 2mm。过高的牙高度会造成人造牙的排列困难，并使基托的某些位置过厚或过薄，对牙槽骨也会产生不良的侧向应力，加速牙周组织的损害。也要防止残根磨除过多，如果牙根面在软组织以上 1mm 以内，牙龈会受到损伤，发生慢性炎症。如果由于龋坏或修复要求等原因，牙根不能保存龈上 2mm 的高度，则应制作铸造合金根帽以支持周围的牙龈。

4. 戴入困难　如果有多处的组织倒凹存在，或者根帽的轴壁相互不一致，就会造成戴入困难，或缓冲基时容易破坏基托的光洁和强度。制订计划时，应对诊断模型进行仔细的研究以确定组织倒凹，提前行外科手术修整可避免以后对义齿基托的过度缓冲或固位不良。

5. 保证足够的修复空隙　如果覆盖义齿的𬌗间空隙不足，往往形成咬合垂直距离过高或干扰生理性的息止颌位。如果残根或保存牙的高度降低不足，在正常的垂直距离间隙内可能会造成排列人造牙困难。

牙伸长和牙槽骨的增生可能会使𬌗间空隙减小，在正常的垂直距离下，即便是过度降低保存牙的高度也可能无法留出排列人造牙的间隙。因而,在诊断和制订治疗计划时需对殆间空隙做仔细分析。

6. 防止基牙负荷过重 由于在根帽处的基托没有做适当的缓冲,其他软组织处的基托下沉时,基牙受力过大,容易造成牙槽骨吸收。除工作模的基牙上做缓冲处理外,戴牙一周后,复查咬合并用印模材料衬垫,检查有无根帽负荷过重的情况。

7. 义齿基托折裂 义齿基托折裂的情况可能会发生,尤其是在保存牙磨改不足时造成基托的某些位置较薄时。如果义齿基托与组织密合性不好,没有良好的组织支持,保存的牙可能会形成支点,则易于造成义齿基托的折裂。

如果保存的牙得到充分的磨改,义齿的基托密合性良好,有足够的厚度,并且采用高强度的基托树脂制成,基托折裂的发生率则会显著降低。义齿基托可以采用钴铬合金网状加强,但这并不是常规需要。

8. 根帽的适合性 牙制备的不足或者印模的不准确以及技工制作的缺陷会导致铸造根帽的不密合,根帽边缘的不密合会导致保存牙的龋坏和牙周组织损害。桩钉不得强迫就位,不应有阻力,否则易造成牙根折裂。

9. 固位力 如牙根预备时磨除了大量的牙体组织,或残根余留牙体组织不足,常规需要桩钉来获得根帽的固位力。桩钉需要有足够的长度来获得固位和稳定性,而不产生应力,同时需要在根尖部分保留4mm的根充材料保持根尖封闭。尤其是在设计附着体的覆盖义齿时更为重要。桩钉在粘固前需喷砂处理,可以提高桩核的固位力。

对于牙髓进行性退化的老龄患者残留牙及牙根,为了增加义齿的稳定和固位,则采用余留牙作为覆盖基牙(图35-21)。只要颌间空隙允许,可采用长基牙,但要对牙和根面涂覆树脂作防龋处理。

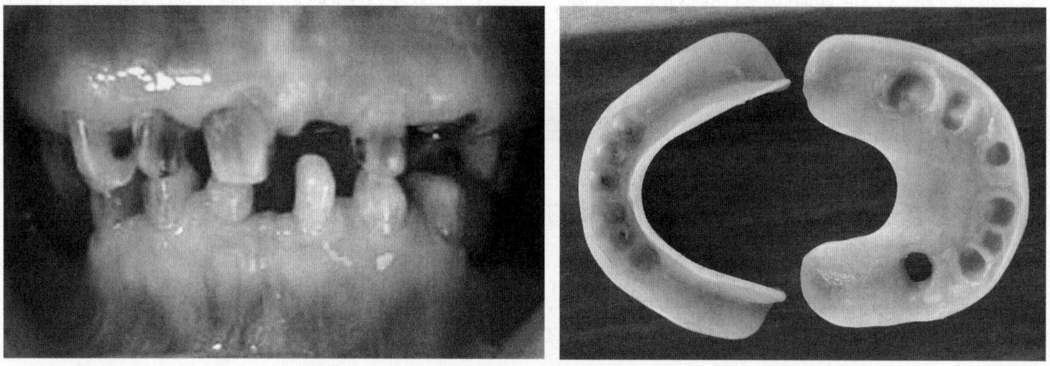

图35-21 完成的长基牙覆盖义齿,根面应涂覆树脂涂料做防龋处理

三、固定式局部可摘义齿

为了减少基托面积和异物感,增加义齿的美观,对于后牙游离端缺失的患者可以设计成固定式局部可摘义齿(图35-22),又称横栓固定式局部可摘义齿。

它主要适合于第一磨牙或第二磨牙缺失的游离端义齿修复,其特点是需要可卸的特殊固定结构及

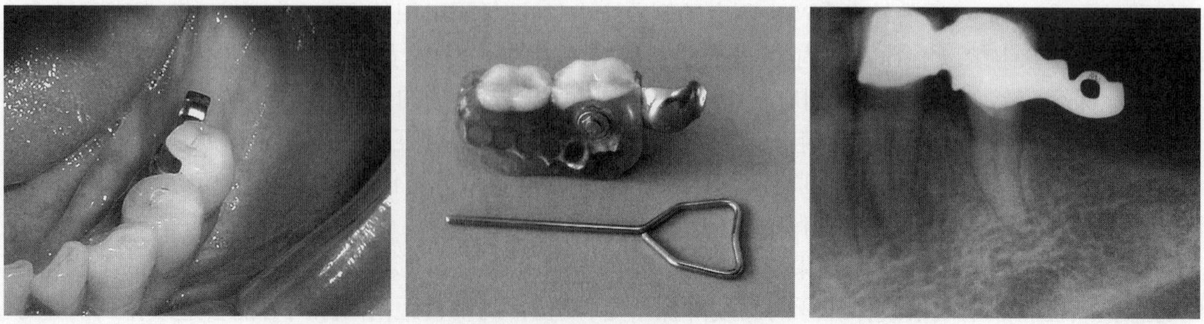

图35-22 固定式局部可摘义齿(横栓固定式局部可摘义齿)

左图:基牙上烤瓷牙及横栓式固位体;中图:离体附着体义齿及栓子固定工具;右图:X线片

辅助固位装置,与常规局部可摘义齿比较基托面积小,不需要卡环固位体,美观、异物感少。但其缺点是需要特殊固定装置,戴卸时需要熟练技巧,对基牙有特殊要求,各项技术操作应更严密,需要定时更换磨损的部件,价格较高。

临床方法是:通常设计成第二或第一磨牙、第二磨牙缺失的游离端义齿,首先确定戴入道,再进行牙体预备。在基牙上(以第二前磨牙 - 第一磨牙或第一二前磨牙为基牙)安放固定联冠,冠预备时留出半精密附着体的位置。常规牙体预备后,以硅橡胶制备印模,翻制两副工作模。先在第一副工作模上制备固位体。制备固位体时,先将预成的插销式固定装置埋植在蜡型内,其他连接体及网状加强结构同局部可摘义齿。完成基牙上的铸件后,在第二副工作模型上将固位体就位,并将连接体及插销固定,常规排牙、完成蜡型,装盒,完成义齿制作。最后在口内基牙上粘固固位体,然后试戴、完成局部可摘义齿戴入,并调整固定栓,教会患者自行取代方法。

需要注意的是:①应首先确定戴入道,然后按照设计进行牙体预备。②取压力印模,否则,可摘义齿戴入后可能下沉而加重基牙负担。③认真调骀,防止咬合面负荷过重。④制订复诊计划,及时观察基牙负荷,防止基牙损伤。⑤教会患者取戴义齿和使用保养方法,防止误吞固定栓或取出工具,保持基托清洁。

四、种植体支持式附着体义齿

种植体支持式附着体义齿是由种植体支持的附着体式可摘局部义齿。其附着固位部分分为球帽状附着体义齿(图 35-23,24)和杆卡式附着体义齿(图 35-25,26)。该类型的义齿主要用于下颌牙槽嵴吸收严重、传统下颌半口义齿固位差者。其优点是:固位稳定性好,与种植固定桥相比,需要的种植体基牙数目少,并发症发生率低,易于取戴和清洁维护。不足是完成修复的周期较长,价格较局部可摘义齿贵,必须满足种植手术的条件。

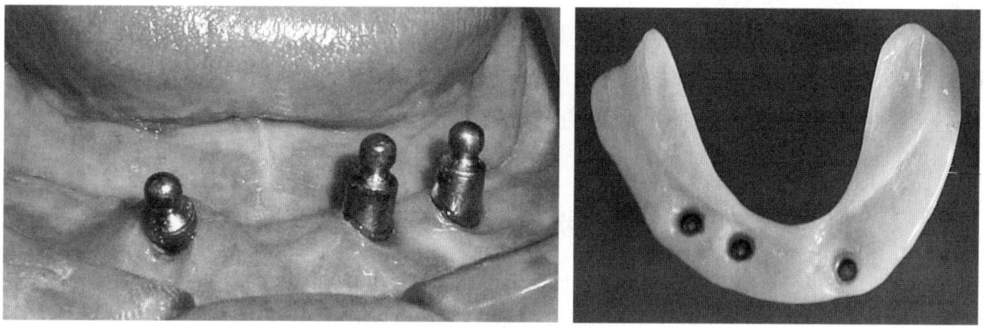

图 35-23　种植体支持的球帽状附着体义齿

左图:口腔内球帽状种植桩;右图:下半口义齿基托内金属帽

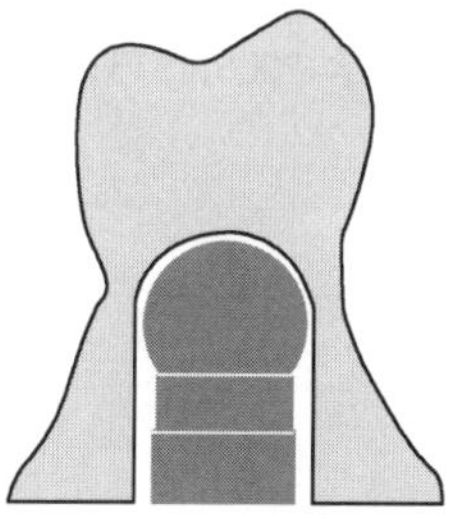

图 35-24　种植体支持的球帽状附着体义齿剖面图

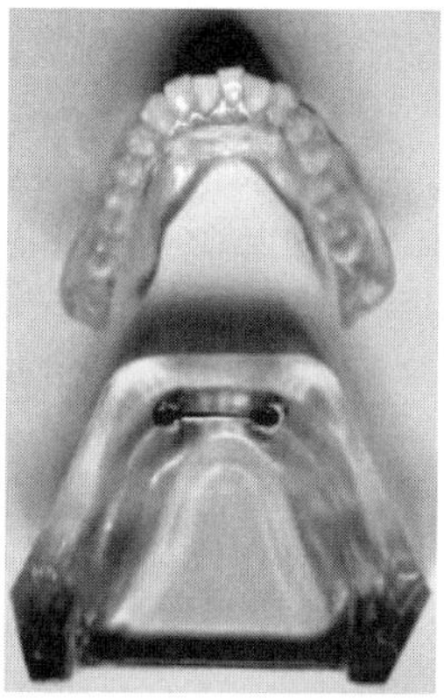

图 35-25　种植体支持式杆卡式附着体义齿

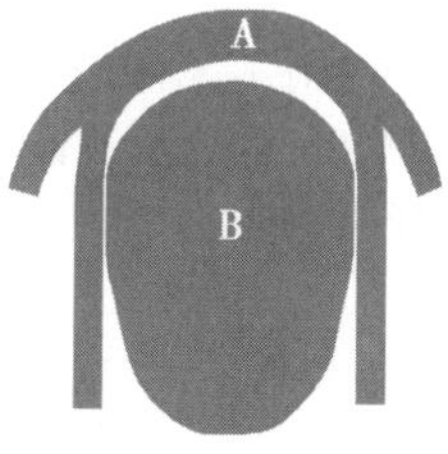

图 35-26　预成金属杆卡式附着体横断面图

A. 杆式附着体基托内金属卡抱环状结构;B. 杆式附着体金属横梁

种植体植入的临床技术操作步骤同种植固定义齿，参见种植义齿。

种植体支持的覆盖义齿以种植上焊接杆卡式附着体覆盖义齿为例，其临床过程如下：

1. 热凝法　该法利用义齿加工过程完成卡抱环的埋入，不需口内固定，方便简洁，但容易在加工过程中损伤附着体部件。

(1) 严格确定适应证，常规进行咬合和结构设计。

(2) 在二期穿龈手术时，接上龈接圈，然后在其上端固定印模柱，以硅橡胶制备印模，旋转卸下印模柱后旋转上紧替代体，灌注工作模。

(3) 在工作模上卸下印模柱，暴露出替代体的上端。

(4) 以固定针将桥架接圈固定在替代体上。

(5) 完成杆式附着体的制作，根据牙槽嵴形状和种植体基牙间的距离选一段厚 2mm，宽 3mm 预成贵合金杆卡预成件，以软蜡将其固定于固定桥接圈上，杆的底部离工作模表面 1mm 为宜。以含砂石膏包埋金属杆和模型上的替代体，留出焊缝。然后在连接处以吹管火焰融化焊条将桥架接圈和金属杆焊接在一起，并打磨光滑，表面抛光。

(6) 在口内将试焊接好的杆以固定螺丝固定在种植体龈接圈上端。并制备覆盖义齿印模，灌注工作模。

(7) 在工作模上，将金属杆下的空隙以石膏填除，将卡抱环安置在金属杆上。

(8) 常规确定垂直距离，转移颌位关系，上架排牙，覆盖义齿的蜡型及塑料部分的制作。

(9) 在口内试戴种植体杆式附着覆盖义齿，必要时调整咬合，修改基托外形、患者满意后，抛光，交代注意事项，安排复诊计划，完成初戴。

2. 室温塑料固定法　该法较为常见，但需要在患者口内操作，要求技术熟练。

具体方法是：用在常规完成塑料义齿后，采取口内直接将卡抱环埋于基托内的方法。即卡抱环在金属杆上就位，以软蜡填除金属杆下的空隙，将塑料基托相应处的塑料磨除留出固定卡抱环的空间，以室温固化塑料将卡抱环固定于基托内，待塑料硬固后一起取下、磨光，试戴、完成。

注意事项基本同种植义齿和局部可摘覆盖义齿。

（张春宝　马轩祥）

参考文献

1. 姚江武. 冠内外精密附着体. 北京：人民卫生出版社，2001：111-120，1-14
2. 马轩祥. 口腔修复学. 第 5 版. 北京：人民卫生出版社，2003：230，281-316
3. Malone WFP，Koth DA. Tylman's Theory and Practice of Fixed Prosthodontics. 8th ed. America：Inc. St.Louis，1994：371-383
4. 张富强. 口腔修复基础与临床. 上海：上海科学技术文献出版社，2004：280-307
5. 徐普. 可摘局部义齿和全口义齿修复设计原理与应用. 北京：北京医科大学出版社，2000
6. 冯海兰. 覆盖义齿. 北京：中国科学技术出版社，2002
7. 马辰春，袁一铭，唐吉飞. 栓体-栓道全冠桥体固定桥在双侧倾斜基牙修复中的应用. 现代口腔医学杂志，2006，20(5)：550-522
8. 张富强. 附着体义齿的临床设计. 中华口腔医学杂志，2006，41(9)：568-569
9. 马楚凡，李冬梅，陈吉华，等. 采用 ERA 弹性附着体修复牙列游离端缺损. 实用口腔医学杂志，2006，22(4)：575-577
10. 何惠宇，朱明，吴燕倪. 圆锥形套筒冠义齿修复牙周病伴牙列缺损的龈下菌丛分析. 上海口腔医学，2006，15(3)：282-284
11. 杨涛. 牙尖斜度对套筒冠义齿基牙位移的影响. 实用口腔医学杂志，2006，22(5)：599-604

第三十六章

种植固定义齿

一、概述

种植义齿(implant supported denture)是由牙种植体(dental implant)及其支持的上部结构(super structure)组成的修复体。

种植(implantation)是用非生命的材料植入人体内(Rateitschak et al,1989)。移植(transplantation)是将活体组织植入人体内。口腔种植体(dental implant)是用人工材料(如金属、陶瓷等)制成的植入口腔颌面骨组织内的人工牙根。以手术方法埋入缺牙部位的牙槽骨内,然后利用该人工牙根作为支持,在人工牙根上通过一些特殊的连接装置接上义齿,使义齿获得固位,以修复缺失的自然牙。

口腔种植学(implantology)是以非生命材料制成的种植体植入颌面骨为恢复缺失牙及其辅助组织的修复体提供支持和固位的一门新兴的科学技术。它是现代口腔修复学的重要组成部分之一,属于生物医学工程学范畴,涉及基础医学、临床医学、生物医学、工程力学、材料学等诸多学科,是一门新兴的边缘学科。

种植义齿具有以下优点:①种植义齿的支持、固位和稳定功能较常规义齿好,适应证较宽;②种植义齿可避免固定义齿大量磨切作为基牙的邻牙,减少可能发生的不良后果和给患者带来的心理负担;③种植义齿与局部可摘义齿比较,无基托或基托面积较小,具有良好的舒适度。

牙种植术的出现由来已久,而现代口腔种植学始于1947年,当时Formiggini用钽丝扭成锥形体植入颌骨内作种植义齿获得初步成功,自此以后,许多学者曾尝试用不同材料和方法来进行种植学研究和临床应用,但成功率较低。20世纪60年代以后,随着骨融合种植技术的研究成功,口腔种植学才开始真正得到医学界的认可,并得以迅速发展;其中瑞典的Branemark所领导的研究组,他们经过10余年的基础研究工作,于1965年将设计定型的骨融合螺旋圆柱状钛种植体应用于临床,获得了成功,并在临床得到普遍公认和大量应用。

此后,先后有人将针型种植体(1967)、螺旋种植体(1968)、锚状种植体(1971)、下颌支种植体(1981)等类型种植体相继应用于临床。20世纪70年代后期,随着生物材料研究、应用的发展,各种复合材料的种植体引起人们的注目,相继出现了碳涂层覆盖金属种植体(1979),钛丝烧结覆盖铝钒钛种植体(1981)、羟基磷灰石涂覆钛合金种植体(1986)及生物活性玻璃陶瓷涂覆钛合金种植体(1987)等。目前已形成了以金属类、陶瓷类、复合材料类为中心的多种不同类型、规格及用途的种植体系。

近三十年来,口腔种植学经过口腔种植材料、种植外科、种植修复、种植义齿保健等几个主要途径的发展,在以下几个方面取得了重要研究进展:

1. 种植材料方面　纯钛及合金由于具有较好的生物相容性和高强度、低比重、低弹性模量、良好的机械加工性能和化学稳定性好等优点而已被广泛用做种植材料。根据研究,纯钛一旦与空气接触就会被氧化,而这层微薄的氧化层厚度一般为10nm(10^{-8}m),非常稳定,几乎不被组织吸收;且该氧化层有利于与骨组织中的-OH基结合,所以与组织结合的实际是氧化钛,并且这是一种物理—化学性结合。

从理论上讲，生物陶瓷材料，如羟基磷酸钙（HA）、磷酸钙复合物（TCP）等由于能和骨组织形成一种化学结合，更优于金属材料，但这类材料的物理性能不如金属。所以人们设想以钛为核心，表面喷涂生物陶瓷的复合材料种植体，希望既保证了种植体表面的生物亲和性，又保证了种植体的高强度和弹性。但由于HA被吸收而易造成种植体松脱；TCP材料不易与钛表面形成牢固的结合，可能会因两者间的分离也同样造成种植体脱落。

2. 种植体的宏观形态方面 多数学者主张采用旋转对称性设计，即单圆柱体，这是由于圆柱体不仅利于机械加工，植入工具及术式也易规范化，过去曾流行的锚状或翼状种植体已逐渐被淘汰。带螺纹的种植体由于易旋转就位、对骨组织机械损伤小、与骨组织密合程度高、接触面积大、初期稳定性好而在临床上更受欢迎。

3. 种植体微观表面形态方面 一些学者认为粗糙表面能与骨组织结合得更紧密，同时增大了接触面，因而许多种植系统在种植体表面喷涂了钛浆或其他生物性材料。但Branemark体系的研究者通过实验发现，当一个凹面直径小于100μm时，就会有碍于大细胞生物膜的长入，所以一个粗糙表面种植体的骨结合并不一定优于光滑表面种植体。

4. 种植体穿出黏膜的时机方面 以此问题为焦点，形成了两种种植体系。一类为两段式，即种植体骨组织部与骨上部分开的一类，如Branemark系统，该类在愈合期能够保证种植体处于密闭、无负荷状态；另一类为一段式，即种植体骨组织部与骨上部连为一体的系统，如Bonefit系统，该系统简化了手术过程，但种植体不易保证在愈合期无负荷。临床应用证明一段式种植体失败率明显高于二段式种植体，故多数学者主张使用二段式种植体。

学者们普遍认为，种植体与硬组织之间产生骨性结合，与软组织之间产生生物性结合是种植成功的必要条件，为实现这两种结合，需从种植技术的各个环节上严格选择，精心设计，精细操作。

5. 种植时机与负荷方面 10多年来，即刻种植和即刻进行修复方面，进行了许多研究和临床应用。基本观点是，即刻的含义包括拔牙后即刻种植和在满足种植床要求的前提下即刻种植后即刻负重，即种植后即刻装上修复体行使功能。即刻种植在理论上是可行的；在严格掌握适应证的条件下，保证种植床骨密度、种植体长度、直径的要求、具有稳定的种植后初期稳定性的前提下，即刻修复具有较好的长期效果，早期合理负荷有助于新生骨形成。所谓“one day procedure”是在种植前让患者戴一段时间过渡性义齿，再行种植体植入术，当天接出上部结构，并在基托上磨除部分塑料，使基托与种植体附着连接，患者当天即刻利用义齿行使功能。特别对于牙槽骨条件好、骨种植床宽厚、种植体初期稳定性好、咬合关系正常，事先经过过渡性义齿适应期，或个别前磨牙拔牙后即刻种植的年轻患者实施即刻修复较为实用。

种植义齿的原理

以植入颌骨内的人工种植体作为支持的种植义齿，不但体积小，患者感到比较舒适，而且彻底改变了义齿传统的固位模式，实现了义齿与颌骨的机械连接和生物性结合，因而大幅度提高了义齿的固位与稳定能力，咀嚼效率恢复到接近天然牙的程度。要了解种植义齿的原理，必须清楚了解种植体与周围组织之间的相互结合关系。

1. 种植体与骨组织的结合 各种类型的种植体，无论骨内、骨膜下或穿骨型等，都必须依靠支持骨的高度和稳定性。种植体—骨组织结合界面有两种基本类型：一种为间接的种植体骨界面；另一种为直接的种植体骨界面。

(1) 间接骨界面：多见于叶片型和骨膜下种植体，界面中所含的纤维成分较多，骨组织成分较少，种植体主要由平行于种植体表面的纤维结缔组织所包绕。当种植体与骨组织间的间隙较小时，种植体通常不发生移动，而一旦该间隙较大时，种植体受咬合运动的影响就会松动，随着松动度的增加，最终可导致种植体失败。一些学者认为，这种纤维组织界面可视为生物容许性界面，因为该纤维起着假性牙周膜的作用，在𬌗力传递方面的作用是不容忽视的；但这种结合对长期维持种植体的稳定有一定的副作用。

(2) 直接骨界面：指在种植体与骨组织之间没有纤维组织存在，而是直接的骨性结合。最先提出骨性结合的Branemark将其定义为：在光学显微镜下，高分化、活的骨组织与种植体形成直接接触。这种骨性结构由于将人工种植体与骨组织连接成为一个整体，受力时无相对运动，不发生摩擦，可以有效地将殆力传递至颌骨上，既保证了种植体的稳固，又防止了牙槽骨的萎缩与吸收。因此对于这种形式的骨结合，已被大多数学者所接受。

种植体植入后，与颌骨发生骨性结合一般分三个阶段逐渐完成：

第一阶段：种植体植入后，其表面被血块包绕，随后骨髓内蛋白质、脂质及糖蛋白等吸附形成适应层，一般术后一周内完成此过程。

第二阶段：术后7~30天，由于钻骨等操作损伤，使种植体周围骨损伤，发生多处骨吸收。7天后可见成骨细胞活动，骨形成与吸收同时进行。适应层被巨噬细胞及其他吞噬细胞吞噬，在此阶段骨髓内细胞聚集，种植体与细胞间形成有机结合。

第三阶段：术后1~3个月，在种植体周围胶原纤维、网状纤维形成有机结合，同时在种植体周围成骨细胞形成骨化带。骨融合种植体（intergration implant）必须等骨化带形成后，方可进行义齿修复。义齿修复后，由于种植体负载，骨小梁方向则发生适应性重新排列。

2. 种植体与龈组织的结合　口腔种植体与体内其他部位应用的人工代用品最大的不同之处是它必须穿入口腔这一微生物环境中，因此种植体穿龈部的生物学封闭便显得尤为重要。实验结果表明：在光滑清洁无污染的种植体颈部，上皮细胞是极易附着的，而在粗糙材料表面，上皮细胞和纤维细胞的附着受到抑制。加上菌斑、牙结石的附着，很容易因牙周病变而导致种植体松动、脱落。所以种植体颈部提倡以光滑面材料为佳。龈上皮与钛种植体接触，通过氧化膜上的糖蛋白薄膜，上皮细胞以半桥粒结构与种植体连接，深部富于血管，在成纤维细胞周围有强大的胶原纤维网络，起到袖口封闭效果，这与天然牙的正常龈附丽极为相似。尽管不是所有的材料研究都证实有半桥粒式结构的存在，但实验结果和临床应用都表明绝大部分种植体，尤其是骨融合种植体具备优良的生物学封闭作用。

3. 种植体骨界面应力分布与传导　一般认为，该界面处的应力有三种形式：压应力、拉应力和剪应力，而后两者具有使界面连接破坏的趋势。拉应力可使界面分离，剪应力可使界面相互错位，这两种破坏力都需要某种结合力来抗衡。如果界面没有结合力或结合力过小，那么界面连接就很容易被破坏，形成承受载荷时应力中断和应力集中，久之会发生骨吸收、坏死或骨折，继而导致种植体松动，最终造成种植失败。

因此种植体界面应力的分布很大程度上决定了种植体能否长期健康存在。天然牙根与骨组织之间有强大的牙周韧带缓冲殆力，而至今尚无任何一个种植体系统能较好地解决这一问题。加上各种种植材料与骨组织、软组织的弹性模量不同，因此，如何在这些不同材料之间建立一种稳定、牢固的结合区是非常重要的课题；同时种植体的外形设计方面也必须考虑到提供适宜的力的传导，使界面组织不会出现应力集中而产生骨吸收；并且种植体在承受载荷时本身的力学性能、自身强度也是不容忽视的一个问题。通过多年的研究，这几个问题得到了大多数学者们的共识，即骨融合种植体形成的骨性结合是最稳定、牢固的结合，具有良好的力的传导形式；圆柱形种植体可以将绝大部分应力均匀传递到颌骨内，不会形成明显的应力集中；钛及合金由于具有良好的生物相容性和优良的理化及力学特性，可满足种植体的力学性能和自身强度要求，已成为应用最为广泛的一类种植体。

二、种植体基本结构、分类

（一）牙种植体的组成及结构

牙种植体（dental implant）在基本结构上有一段式和两段式之分。一段式种植体由体部（body）、颈部（neck，post）及基桩（abutment）三部分组成。二段式种植体被设计成骨内种植体（fixture）、基桩、愈合帽（healing cap）、黏膜周围扩展器（gingival former/healing abutment）、卫生帽（hygiene cap）、中心螺丝（center screw）以及用于工艺技术或修复过程中的暂时/试戴固定螺丝（guide pin）、桥架固定螺丝（bridge fixed screw/prosthesis screw）、印模转移柱（impression coping）、基桩替代体（abutment replica）和桥架接圈（bridge cylinder）等构件，如Branemark种植体系的代表结构（图36-1）。

1. 体部（body）　该结构是种植义齿植入组织内，获得支持、固位、稳定的部分。植入骨内的体部称为植入体或固定桩或固定体（fixture），又称种植体骨内段（endodontic fixture）。根据临床需要，有六种常见长度，其上端做成外六方形，以便与龈接圈下端的内六方相衔接，见图 36-1E。

2. 基桩 基桩（abutment）既包括一段式种植体露出黏膜的、供桩孔粘结的结构，又包括二段式种植体在颈部有肩台的基桩，即基桩包括所谓的"基台"。当种植体体部的长轴与上部结构的牙冠长轴不在一条直线上时，可采用角度基桩（angled abutment）。根据基桩的形态结构，将其分为与上部结构连接部分、与种植体体部连接部分和穿龈部分。对于两段结构的种植体，基桩又称为龈接圈（gingival cylinder）或称牙龈成形器（gingival former）亦称黏膜周围扩展器（permucosal extension）或愈合基桩（healing abutment）。该部分为空心圆柱状，上部结构通过中心螺丝与桥架接圈和人工牙连接，见图 36-1D。

龈接圈通过其下端的内或外六面体抗旋转结构（hexlock）与种植体体部上端的外或内六面体结构相连。穿龈部分有不同的高度，规格在 1~5mm 之间。选择应用时，其高度应与牙龈厚度一致。

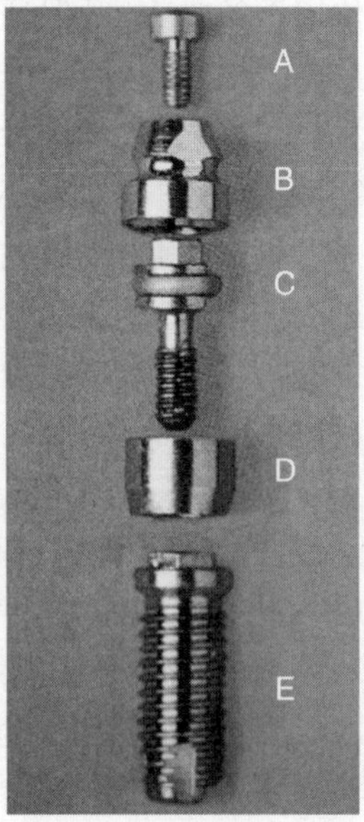

图 36-1 骨内种植体的基本构件名称
A：桥架固定螺丝，B：桥架接圈，C：中心螺丝，D：龈接圈，E：骨内种植体

3. 中心螺栓 中心螺栓（center screw）又称中央螺丝、中心螺丝或中央螺杆，是贯穿基桩并使之与体部连接成为一整体的杆形螺丝。中心螺丝有长短区别，其长度分别与龈接圈的长度相配。为了增加密封性，中心螺丝颈部装有尼龙结构的密封环。为了增加义齿的稳定性，中心螺丝上端做成六角形，与桥架接圈的内六方相衔接，见图 36-1C。

4. 桥架接圈 桥架接圈（bridge cylinder）为中空的柱状结构，外面与桥架和人工牙相连，内部以桥架固定螺丝固定于中心螺丝上端，见图 36-1B。

5. 桥架固定螺丝 桥架固定螺丝（bridge fixed screw/prosthesis screw）为短柱状螺丝，通常以金合金加工而成，用以固定桥架接圈，见图 36-1A。

上述六个部件是两段式种植体的标准配件。另外，作为手术过程中使用的部件还有：

（1）愈合帽（healing cap）又称覆盖螺丝（cover screw）或愈合螺丝（healing screw），是利用螺纹旋入并固定于种植体体部的构件，起暂时覆盖体部与基桩相衔接的孔的作用。愈合帽在第一次手术时旋入体部，在第二次手术中撤除（图 36-2A）。

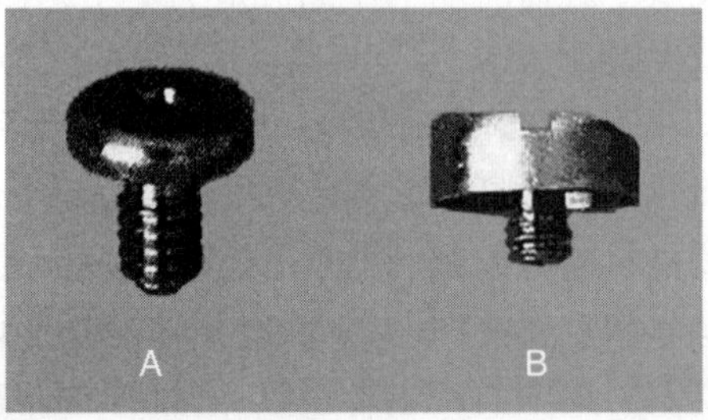

图 36-2 手术中种植体配件，愈合帽（A），卫生帽（B）

（2）卫生帽（hygiene cap）亦称卫生螺丝（hygiene screw），是基桩顶端的螺丝，其作用是在二期手术后使用，即基桩安装就位而上部结构未装上之前，为防止食物残渣等进入基桩的螺孔（图 36-2B）。

（二）种植体的分类

1. 根据种植体植入部位分类

（1）骨内种植体（endosteal implant）：种植体位于颌骨内，种植体穿龈部穿过牙槽嵴顶的黏膜，种植基桩暴露于口腔内，常用螺旋状种植体、柱状种植体和叶状种植体。

（2）骨膜下种植体（subperiosteal implant）：种植体位于黏骨膜下的骨面上。常用的种植形式是支架式。

（3）根管内种植体（endodontic implant）：种植体位于已经根管治疗的根管内，种植体尖端穿过根尖孔进入颌骨内一定的深度，以加强固位作用。有铸造和预成螺纹两种主要类型。多用于骨内的残根的保存修复。

（4）穿下颌骨种植体（mandibular staple implant），又称穿骨种植体（stable transosteal implant）：种植体从下颌骨下缘植入颌骨，底板两侧附着的两个螺纹柱穿过下颌骨，穿出牙槽嵴顶黏骨膜，常选用针板型种植体。常常用于下颌骨严重骨吸收,下颌骨基骨垂直高度不足的患者。

(5) 下颌支支架种植体(ramus frame implant),利用下颌升支和下颌体联合支持,其下部结构为网状支架式,往往与人工颞下颌关节相连,修复下颌升支及颞下颌关节切除的患者。

(6) 叶状种植体(blade implant),基本结构是埋植在骨内的种植体呈叶片状,穿出颌骨的部分呈圆柱状,与义齿相连。根据骨内段的形状,有单翼状、双叶状不同类型。主要用于牙槽骨宽度不足的患者,现在这种种植体已经很少应用。

(7) 锚状种植体(anchor implant),是较早的种植体类型,有预成和铸造之分,呈开口叶状(blade vent)或翼式叶状(wing-blade),骨内分支埋植于颌骨内,有圆柱状分支穿出颌骨,与义齿相连。现在已基本不再应用。

(8) 盘状种植体(disk implant),由骨内的盘状和穿出颌骨的圆柱组成,有大、中、小之分,以纯钛制成。用于后牙区,可避免下颌齿槽神经损伤。现在基本不用。

2. 根据种植体的制作材料分类

(1) 金属种植体(metal implant):用金属或者合金材料制成的种植体,常用的如采用商业纯钛、钛合金等制作的各类种植体。

(2) 陶瓷种植体(ceramic implant):用陶瓷材料制成的种植体,如采用钙磷陶瓷、氧化铝陶瓷等材料制作的种植体。

(3) 复合种植体(composite implant):用两种或多种材料共同制成的种植体。常用的复合种植体材料有钛合金和羟基磷灰石复合、钛合金和陶瓷复合等。

(4) 玻璃碳种植体(vitreous carbon implant):用玻璃碳制成的种植体。

(5) 聚合体种植体(polymer implant):用高分子材料制成的种植体,如上个世纪初曾经采用聚甲基丙烯酸甲酯、聚砜等。

(6) 其他材料的种植体:如磁体种植体(magnetic implant),现在已很少使用磁体埋植于颌骨内的方法。

3. 根据种植体形态分类　根据形态与力学的关系,曾先后设计了许多不同形态的种植体。常见类型有:螺旋状种植体(screw implant)、圆柱状种植体(cylinder implant)、叶状种植体(blade implant)、盘状种植体(disk implant)、锚状种植体(anchor implant)、骨膜下支架式种植体(subperiosteal frame implant)、穿下颌骨种植体(mandibular staple implant)、下颌支支架种植体(ramus frame implant)和根骨内种植体(endodontic stabilizer/endodontic implant)等。

4. 按照种植体体部植入方式分类　有一段式(single-stage)和两段式(two-stage)种植体。一段式种植体即上部结构与下部结构为一个整体,一次手术植入,上部结构即穿出牙龈组织。两段式种植体为上部结构与骨内段通过螺丝连接,即第一次手术将种植体骨内段植入,第二次手术才把上部结构连接穿出牙龈组织。

(三) 常用的骨内种植体系

尽管曾经出现过许多不同类型的种植体系,但经过大量临床验证,许多类型逐渐被淘汰。目前,占主导地位的是骨内种植体。下面仅介绍几种有代表性的常用的骨内种植体系(图 36-3):

1. Branemark 种植体　该体系由瑞典 Branemark 教授首先于 20 世纪 60 年代成功地运用于临床,也是目前得到最广泛应用的种植体。它由纯钛制成,经典的种植体由多重结构的构件组成,外形呈螺旋柱状。体部的直径一般为 3.75mm 和 4.0mm,长度有 7~18mm 五种规格,末端有 4 个槽形沟和 2 个相通的大孔,冠端有凸起的抗旋转六面体。基桩的根端面为凹陷的抗旋转六面体,与体部冠端吻合,其中央有孔穴,供中央螺杆和卫生帽穿过和固定[图 36-3(1)],并配有系列的上部结构、外科手术器械、修复和技工用的辅助工具。

虽然该系统的长期成功率居世界主导地位,但由于种植体在结构上的多重套叠,构件较易发生断裂,修复过程较为繁复,价格也较贵。

2. Ledermann 种植体[图 36-3(2)]　是以纯钛制作的疏螺纹柱状种植体,表面喷砂处理。需要一次性植入,适合于牙槽嵴较为宽厚,即刻植入、即刻负重的患者。

3. TPS种植体 TPS种植体(titanium plasma-sprayed implant)又称钛浆喷涂螺旋种植体[图36-3(3)],属于Ledermann Screw种植体系。该种植体由Straumann公司于1977年生产,为一段式种植体(single-stage implant),由钛制成,其表面为钛浆涂层。

4. ITI种植体 ITI种植体由一个跨国研究组推出,分别有一段式、两段式钛种植体[图36-3(4)]。有中空柱状(hollow cylinder)、中空螺纹状(hollow screw)以及实心螺纹状(solid screw)种植体三种设计,其表面有钛浆喷涂,柱壁上有许多孔。该类种植体在形态和结构上有许多类型,1985年设计出的一种新型号定名为Bonefit。

5. 陶瓷叶片状种植体 以Blade Biolox为代表[图36-3(5)],是早期的种植体类型,因为在手术时先备好缝隙样种植床,需要压迫就位,故又属压迫植入(press fit)种植体,也属于一次性简单桩,适合于下颌骨唇舌径较薄弱者。现在已经基本不使用。

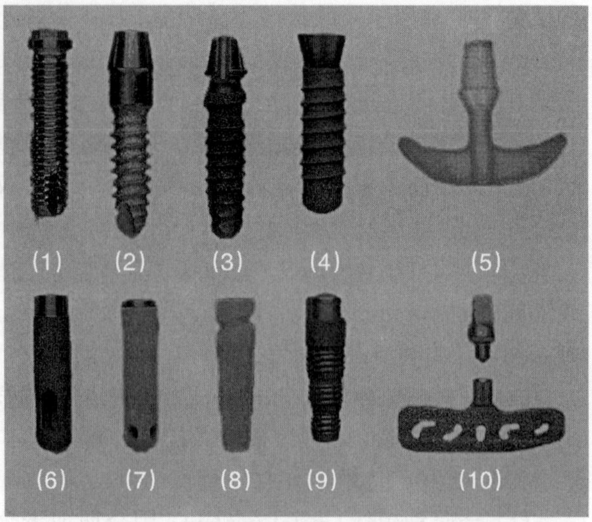

图36-3 各种种植体系的根内桩外形

(1) Branemark,(2) Ledermann,(3) TPS,(4) ITI,(5) Blade Biolox,(6) IMZ,(7) Integral,(8) Friali-1,(9) Frialit-2,(10) Blade Oratronics

6. IMZ种植体 IMZ种植体(intramobiles cylinder implant)是由钛金属制成的圆柱形种植体[图36-3(6)],表面有钛浆或羟基磷灰石喷涂,根端圆钝,并开有两组椭圆形横贯孔。该种植体的特点是在种植体与上部结构之间设计有塑料层或塑料垫圈,以缓冲咬合力,起到类似牙周膜的作用。主要用于远中游离端,作为种植基牙,以改变悬臂梁的义齿结构。

7. Integral种植体 是采用生物陶瓷涂层的种植体(bioceramic-coated implant),即在金属种植体表面涂层生物陶瓷[图36-3(7)]。由于生物陶瓷的生物相容性良好,与骨组织能形成牢固的结合,目前应用较为广泛。较为成熟的系统是由瑞士Calcitek公司于20世纪80年代初发明的Integral种植系统,该系统无创伤测量患者颌骨形态,采用计算机技术为患者设计和定制种植体。

8. Frialit-1 又称Step-cylinder种植体[图36-3(8)],最早被称为Tubingen种植体,由三氧化二铝陶瓷制成的阶梯状种植体。Frialit-2也称Step-cylinder种植体,是钛金属制成的阶梯状种植体[图36-3(9)],后来为德国Frialit公司于1991年生产的纯钛阶梯状种植体(stepped implant)。表面采用钛喷涂和羟基磷灰石喷涂处理,并设计有阶梯柱状(stepped cylinder)、螺纹纹状(stepped screw)不同外形,上部采用六角形抗旋转结构和密封圈。唯直径较别的种植体大,不适用于牙槽嵴较窄的患者。

9. 纯钛叶状种植体 此种类型以Oratronics为代表,由钛制成,其表面喷涂钛浆,或喷涂生物陶瓷,其基本形态是叶片状,叶片上有各种形式的孔隙[图36-3(10)]。属于一次手术植入的单桩型,需要事先备好缝隙状植入床,靠敲击就位。该种植体的优点是适用范围广,可用于狭窄牙槽嵴。但是,叶状种植体的体部为叶片状,在长期受到咬合力作用下容易造成种植体颊舌向摆动,因此其长期临床效果评价不甚理想,应用有所减少。

三、上部结构

种植体的上部结构(super structure)是指种植体骨内段上方的连接装置及人工牙的部分的统称。作为种植体产品部件,又常常把诸如龈接圈、中心螺丝、桥架接圈、桥架固定螺丝等称为上部结构。

(一)上部结构的组成

不同的种植体系需要各自上部结构相配套。有的上部结构较为简单,只有以下一两种结构;有的则由多个成分组成。

1. 基桩 与种植体骨内段相接,以中心螺丝固定。为了美观,前牙区通常用带角度或锥度的基桩来保证牙冠的排列(图 36-4)。根据牙龈组织的厚薄和桥架的高低,可选用不同长度的基桩,有些种植体系设计有多种不同的长度(3~8mm)。

2. 金属支架或桥架(metal frame)　金属支架常用于种植固定义齿。它的作用是连接人工牙,传递咬合力到种植体,增加上部结构的强度。除了与固定或可摘修复体有相类似的结构外,有些金属支架包括桥架接圈(bridge cylinder)。接圈可为金属预成品,亦可由燃烧挥发性材料制成,称为可铸帽(castable coping)。在制作金属支架过程中,将接圈与蜡型一起包埋,铸造完成后,预成帽与支架其他部分熔铸在一起,而可铸帽被铸造金属置换。采用接圈的目的是为了使上部结构与基桩"确实"吻合(positive fit),即不需施力即可使支架与基桩最大面积的贴合。如支架与种植体上端不密合,不仅会影响上部结构的固位和稳定,而且会造成应力集中,引起螺丝松动、断裂,甚至影响种植体骨界面等。

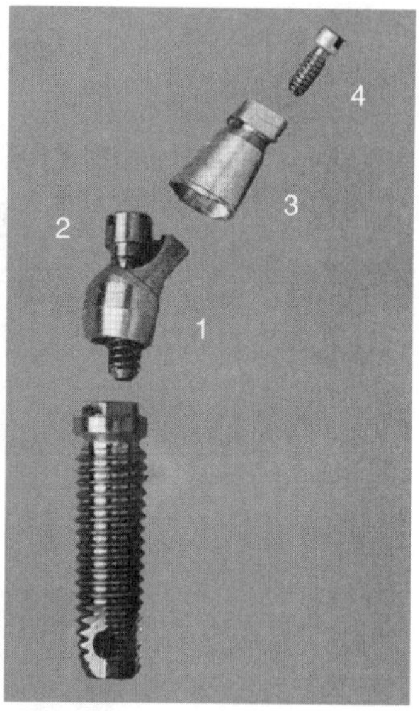

图 36-4　角度基桩

1. 龈接圈,2. 接圈固定螺丝,3. 桥接圈,4. 桥固定螺丝

3. 固定螺丝　固定螺丝(fastening screw)又称修复体螺丝或固位螺丝(prosthetic screw)。它将上部结构与种植体的基桩相连接(图 36-5)。在 Brannemark 种植系统中固定螺丝称为金合金螺丝(gold screw)。在杆卡式覆盖种植义齿中则称为固定螺丝(coping fastening screw)或接圈固定螺丝(cylinder fastening screw)。在桥架式种植固定义齿中被称为桥接圈固定螺丝。为了避免在殆面出现固定螺丝孔影响咀嚼,还可使用螺丝在舌侧进行水平性的固定,该螺丝则称为水平螺丝(horizontal screw)。

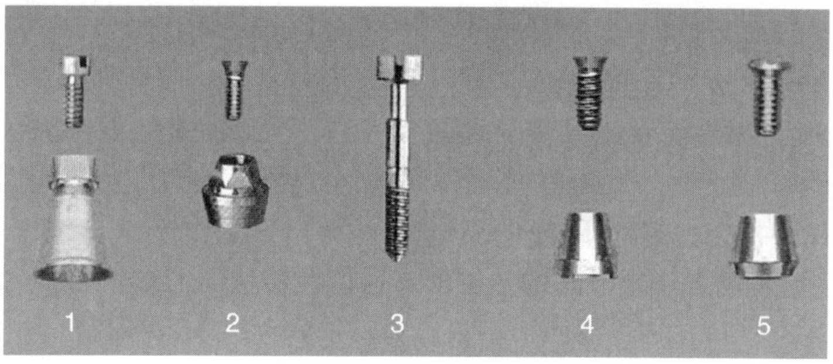

图 36-5　各种固定螺丝

1. 角度基桩固定螺丝,2. 桥架固定螺丝,3. 中心固定螺丝,4、5. 附着体上部结构及固定螺丝

4. 人工牙(artificial tooth)　以人工材料制作的牙冠代替缺失的天然牙。一般位于金属支架的殆方及唇颊侧。人工牙的材料选择、排列高度及殆面设计直接影响到种植义齿的效果及成功率。种植单冠或联冠的上部结构是含有接圈、固定螺丝或铸造核桩的人造冠,其材料和制作与常规冠类似,但固位形式除常规以固定螺丝连接外,还可采用粘结固定。

5. 基托(base plate)　在基牙少的情况下,可设计可摘式种植义齿,其基托与常规可摘义齿者相类似。组织面应与黏膜紧密贴合,以便使其在功能运动中能与基桩较均匀地分担咬合力,但其边缘伸展范围可适当减小。

6. 附着体　在种植体数目少、支持力不足时设计带附着体的种植覆盖义齿。与采用附着体与半固定或活动 - 固定联合桥者相类似,可使用杆卡式、栓道式、套筒冠式及球帽状附着体等精密或半精密附着体(图 36-6)。

(二) 修复用的其他辅件

1. 印模帽(impressing coping)　又称转移帽(transfer coping)或转移器(transfer)、取模桩、桩帽等,它通常有圆柱形和方形两种(图 36-7),用以将患者口腔内的基桩位置转移到工作模型上。

2. 基桩代型　基桩代型(abutment analog)又称基桩复制器或替代体(abutment replicator),印模完成

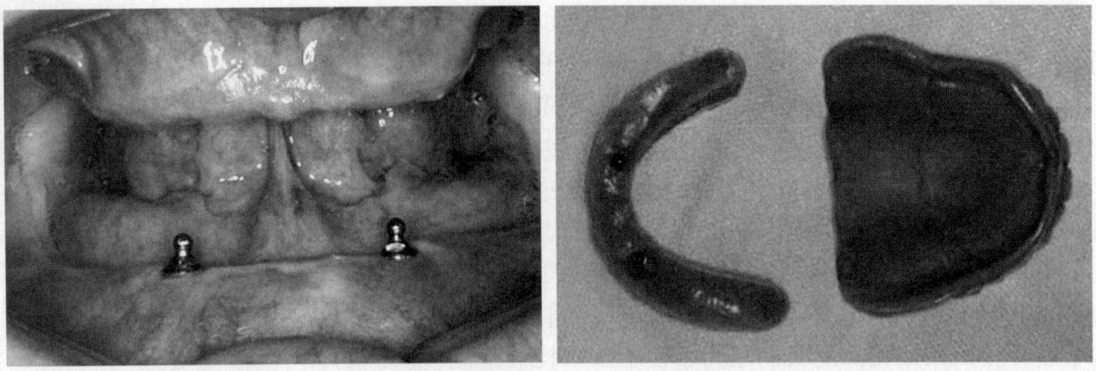

图 36-6 种植体球帽状附着体义齿

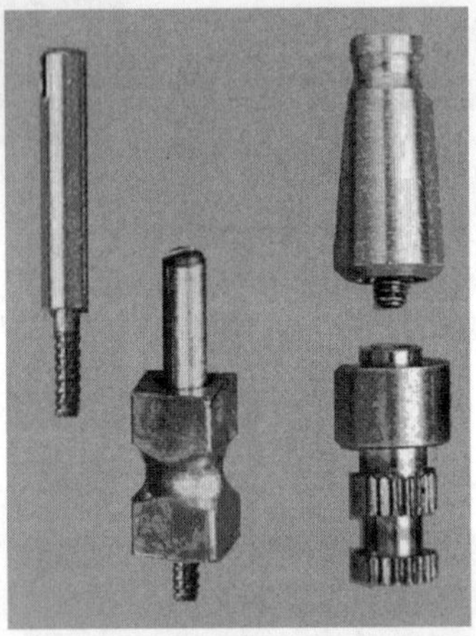

图 36-7 转移帽、替代体及固定螺丝

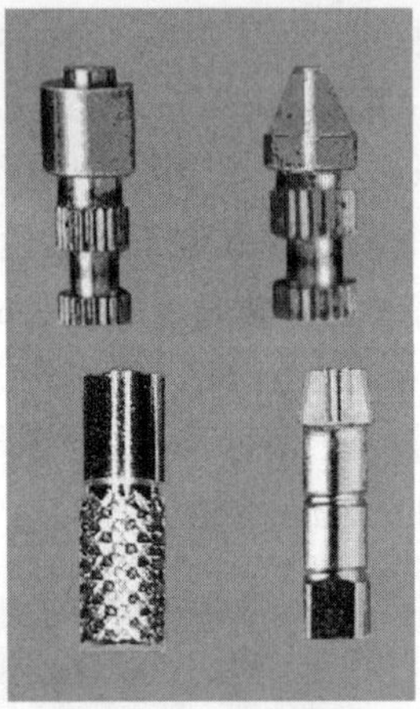

图 36-8 四种替代体

后，将印模帽与基桩代型拧在一起，在印模中复位，灌注人造石工作模。基桩代型埋入人造石代型，将黏膜上显露的基桩形态和位置转移到工作模型上（图 36-8）。

3. 导针 导针（guide pin）是一种直径和螺纹与桥架固定螺丝相同的螺丝，只是长度不同（图 36-9）。主要用于在转移颌位关系时将船堤固定在基桩代型或种植体体部，也用于取模时在口内固定转移帽和技术室制作固定桥架蜡型或排牙时固定桥架。根据柄的长度分为短针（用于临床）和长柄（主要用于技工室）。有的系统没有此附件。

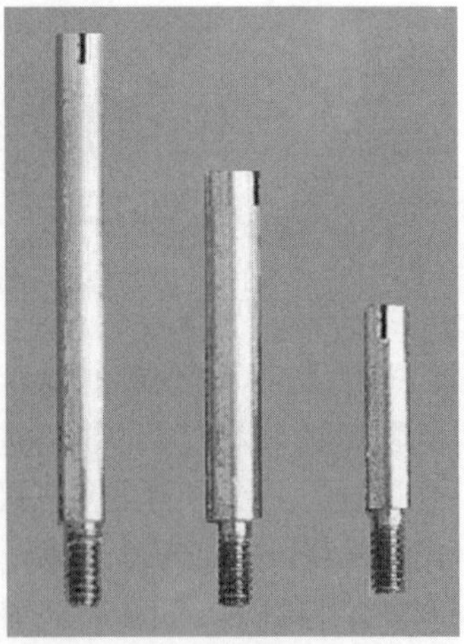

图 36-9 导针（技工工作螺丝）

（三）上部结构与基桩的连接

1. 粘固固定（cementing connect） 上部结构上的固位体与基桩上的桩核以粘固剂直接粘固。粘固式种植体义齿的固位体通常是全冠，或者在种植体上部预成桩核与外冠粘固。多用于种植体单冠修复体。此种粘结形式较为少用，一旦出现上部结构连接失败，拆下修理困难。故只有一段式种植体选用。

2. 螺丝固定连接（fixed screw connect） 是将基桩上的义齿以固定螺丝固定于基桩上，故又称为可拆卸式连接。这种连接对金属支架的精度要求高，便于拆卸上部结构，对义齿清洗和检查，较粘固式的连接方式适用范围广。多用于种植体基牙支持力较强的种植体固定桥。

3. 附着体式连接（attachment connect） 即利用附着体对种植义齿的上部结构与下部结构连接。该类连接包括两种，一种是在基桩上设计栓体，在金属支架上或连接杆上设计栓道，另一种是在基桩或天然牙上的固位体设计栓道，上部结构上设计栓体。多用于种植体基牙支持力不足时或患者难于自洁或难于有效清洁义齿者。

4. 套筒冠式连接（telescop connect）　利用套筒冠式附着形式连接，即采用内冠粘固在种植体基桩上，外冠固定于义齿基托的相应组织面内。主要用于基牙较少的患者。

5. 杆卡式连接（bar-clasp connect）　利用常规固定活动联合义齿的杆卡结构连接种植体基牙和上部结构，即在种植体基牙上制作铸造杆，通过水平杆与固定于义齿基托内的卡（clip/rider/sleeve）产生卡抱固位。主要用于种植基牙较少的患者。

6. 球帽状连接（ball attachment connect）　利用球帽状附着体连接种植体基牙与义齿基托。连接体阳性部分呈球形，位于种植体基桩顶部，阴性部分呈圆筒状，位于基托组织面。主要用于两个基牙长轴不一致、基牙支持力不足的患者。

7. 磁性固位连接（magnetic retention connect）　利用磁性附着体连接种植体与上部结构。磁性固位的衔铁设置在基桩顶端或者在连接杆上，永磁体埋入基托组织的相应部位，义齿就位后，产生磁力固位。主要用于种植体基牙数目少、义齿相对稳定的患者。

四、种植义齿的类型

种植义齿（implant restoration）有许多分类方法，一般按种植部位、种植方法、种植材料、种植体形态和种植义齿的功能等进行分类，迄今尚无一个令人满意的分类方法。从修复学角度来看，根据缺牙多少及种植义齿上部结构的连接方式可将种植义齿分为五种类型：

1. 单个种植牙冠　适用于单个前牙或后牙缺失，而口内相邻牙比较健康，患者不愿磨切邻牙的情况；要求缺牙区间隙应大于 8mm，且局部的骨组织质量符合要求，咬合关系基本正常。其特点是制作简单，成功率高；修复后戴用舒适、美观、无明显的异物感；特别是该修复体不需磨切或仅少量磨切邻牙，成为应用较广的一类修复体（图 36-10）。

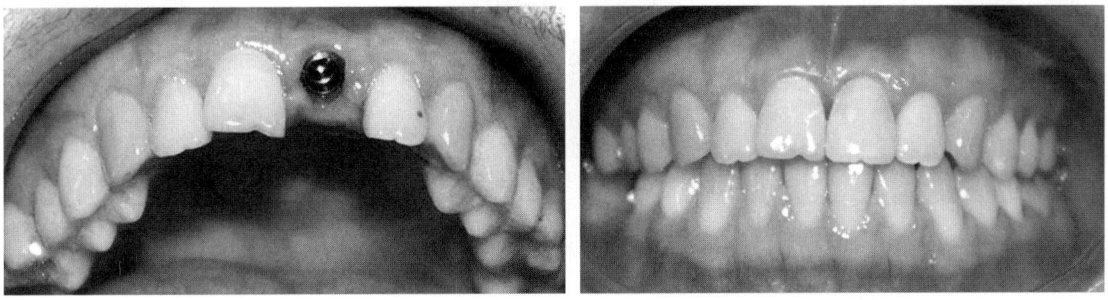

图 36-10　单个种植牙（冠）

2. 局部种植固定桥　多用于修复连续 2 个以上牙的缺失，特别是前牙多个连续缺失和后牙游离端缺失，而相邻牙不能或不足以作为固定义齿的基牙，患者又不愿接受可摘义齿修复者。该义齿的特点是义齿体积小，美观、舒适；患者使用方便，不需每天取戴；义齿固位、稳定可靠，咀嚼功能恢复较好（图 36-11）。

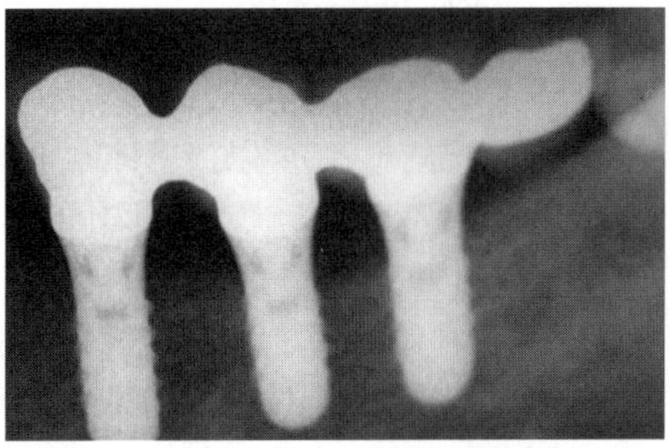

图 36-11　局部种植体固定桥

3. 全口种植固定桥（图 36-12）　适用于全颌牙缺失，牙槽骨有一定宽度和高度，有健全的骨小梁和健康的软组织，且全身状况较好的患者。该类义齿的特点是能为无牙颌患者提供良好固位和稳定的义齿，大幅度提高了咀嚼效率，比较接近天然牙水平，且义齿体积相对较小；但手术、制作要求较高，过程复杂，价格昂贵。

4. 全口种植覆盖义齿（图 36-13）　是以种植牙根为支持，患者可自行取戴的全口义齿；适用于单颌或全口牙列缺失，但因颌骨条件限制等原因不能接受种植固定桥修复者；通常单颌需植入 2~4 个种植

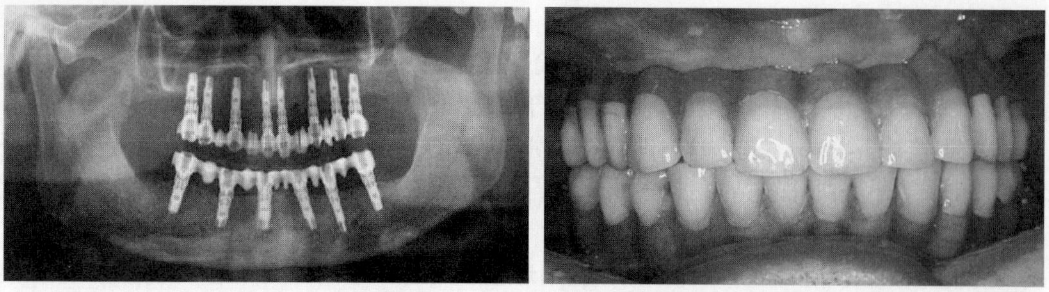

图 36-12 种植体全口固定桥

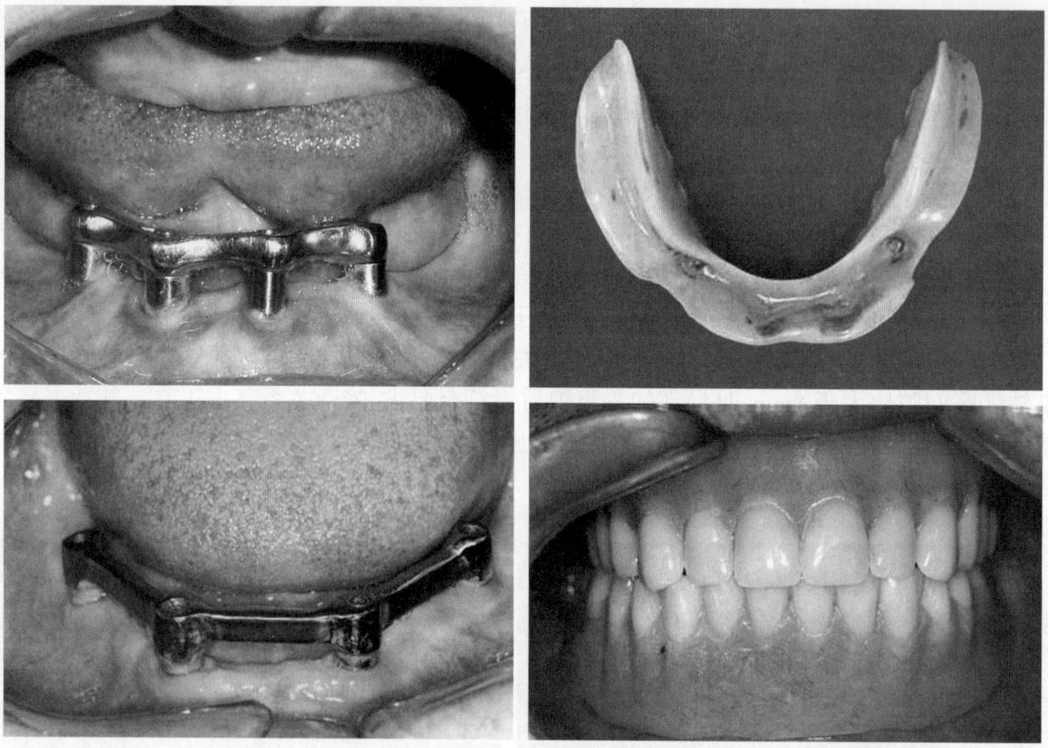

图 36-13 种植覆盖义齿

体。其特点是可以有效改善义齿的固位和稳定、制作简单、价格合理，患者可自行取戴，易于清洁。

五、适应证的选择

(一) 口腔种植术的适应证

以下情况的患者，可以接受种植体修复。

1. 缺失 1 个牙、多个牙、全部牙的患者。
2. 戴用传统固定、可摘、全口义齿有困难者，如固位不良、功能较差者。
3. 因种种原因，不能用传统修复方法修复或用传统方法修复较困难者。
4. 对义齿的美观、功能有特殊要求者。
5. 义鼻、义耳、假颜面及助听器等需要用种植体来固位者。

具备以上情况之一的患者，还必须完全具备以下几个条件才能够接受种植体修复：

1. 身心健康的成年人，骨、牙发育已定型者。
2. 颌骨、牙槽骨手术、外伤、拔牙后至少 3 个月后，骨质良好者。
3. 口腔软组织无明显炎症、病损者。
4. 患者本人强烈要求，经济条件许可者。

5. 患者自愿，并能按期复查，全身条件良好，缺牙区软、硬组织无严重病变和无不良咬合习惯的前提下，只要患者缺牙区有理想的骨量和骨密度，或者通过特殊外科手术解决了骨量不足的问题，可考虑种植义齿修复。

（二）种植义齿的禁忌证

1. 患有全身性疾病，如严重的心血管疾病、血液病、糖尿病、高血压、肾病、代谢障碍等，身体状况不宜施行手术或不能承受手术者。

2. 种植床区或缺牙区患有骨髓炎、鼻窦炎、颌骨囊肿、严重骨缺损及较严重的软组织病变的患者。

3. 患有明显的颞下颌关节疾患，无法建立正常𬌗关系者。

4. 患有严重的咬合疾病，如有严重错𬌗、紧咬合、夜磨牙症、偏侧咀嚼等不良咬合习惯，可能造成种植体周围骨组织创伤吸收而导致种植修复失败的患者。

5. 缺牙区骨量和骨密度无法满足种植要求，即使通过特殊种植外科手术也不能满足种植体植入条件者。

（三）手术时机的选择

各类患者接受种植手术时机是不同的。一般来讲，通常应在拔牙、牙槽骨手术或轻型外伤后至少3个月以上，骨缺损处恢复、骨质较致密时方可考虑种植手术；如果外伤伴有颌骨骨折，接受种植手术的时间应适当推后，一般为6个月，待骨折愈合、骨痂吸收稳定后才能进行；对于游离移植骨后需作种植体修复者，必须在植骨后十个月左右，大部分移植骨被新骨代替、新的哈弗系统形成后才能进行；带血管骨移植应能及时建立移植骨的血液供应，骨的愈合与骨折愈合相似，植骨同时植入种植体，在接骨端愈合的同时，可以同期完成种植体界面的骨融合；恶性肿瘤术后患者，应在完成放射治疗后1年，经复查无肿瘤复发迹象时慎重接受种植体修复。

另外，种植手术的时机应最好选在气候凉爽的季节，以避免天气炎热易造成的感染；女性患者应避开月经期接受手术，以免术后出血过多；患有轻度贫血、凝血机制障碍的患者，应先进行对症治疗，待病情好转后再行手术；轻度高血压、冠心病等患者应先进行治疗，待症状、指标恢复正常后再行手术，以免发生意外。

（四）患者年龄的选择

一般来讲，种植手术本身并无特殊的年龄限制；但是，年龄过小的患者，骨骼、牙尚未完全发育成形，不适合接受种植义齿修复；而年龄过大的患者，一般多为体弱多病、生活难以自理，无法承受手术创伤的痛苦或无法保证种植义齿修复后的保健和复诊。所以，大多数年龄在20~70岁的患者从理论上讲只要没有外科手术的禁忌证者可接受种植修复。

但是，由于种植义齿修复是一系列较为复杂、永久性的修复，患者不可能口内每缺一个牙就去医院作一次种植手术，因为这样不仅会使自己承受多次手术痛苦、增加了就诊次数、加重了医疗费用，而且也给医生的修复设计造成了一定困难。因此，在目前医疗水平下，医生一般都较为慎重地为患者选择种植义齿修复，大多是选择全牙列缺失的患者或个别牙缺失而余留牙健康的患者；而像许多中年患者（年龄多为40~60岁），口内牙因龋病、牙周病的影响，不是龋损就是松动，并且病情发展迅速，口腔情况处于极不稳定时期，所以对于这一年龄段的患者应根据口腔情况来确定是否进行种植修复。

（五）患者心理素质与种植义齿修复

患者的心理素质状况是否稳定、健康对于他们能否接受种植义齿修复及修复效果有着密切的关系；因为种植义齿是一套计划性很强的永久性修复，不仅需要医务人员的精心检查、设计、制作，而且需要患者在经济上、时间上、信心上高度配合，才能达到满意的修复效果。

种植医师应首先对患者的年龄、性别、职业、家庭状况、受教育程度、经济能力、既往病史、家族史等基本情况进行全面了解；然后应通过患者的叙述，了解要求作种植义齿的原因；通过全面的口腔检查及原有义齿修复情况、使用效果的检查，作出正确诊断及客观的评价；并了解患者对种植义齿的认识程度、对种植义齿的理想要求是否实际以及对种植义齿利弊的反应；还需向患者介绍种植义齿修复的基本过程、治疗计划以及实施治疗计划的可能性和困难。通过以上的调查和检查，可以对患者的基本情况，特别是心理状况有一个全面、准确的掌握，以便确定患者能否接受种植义齿修复以及患者对修复过程中可能出现的问题的态度及配合程度作出恰当的估计和评价。

六、种植义齿修复前的检查

种植义齿修复前应由修复科、颌面外科、牙周病科、放射线科等专科医师进行检查及会诊，共同确定治疗方案。检查内容包括全身检查、局部检查及特殊检查等。

(一) 全身检查

全身检查的目的是了解患者全身状况如何，有无一般外科手术禁忌证。如慢性消耗性疾病、传染性疾病，包括糖尿病、结核病、病毒性肝炎等；血液病、心脑血管疾患及治疗情况；中、晚肿瘤疾病，是否有手术或放疗病史；有无精神疾病、生活能否自理、行为能否自控；有无吸毒、酗酒史以及年龄较大、体质衰弱、长期神经衰弱等均不宜接受种植体手术。

(二) 局部检查

局部检查主要是指口腔、颜面部的一般状况检查。检查内容包括颌位关系、咀嚼运动状况；天然牙的位置、形态、牙体、牙周情况；牙槽嵴的高度、宽度、牙弓间距等。系带附丽的高低、舌位及舌体的大小、动度，口腔黏膜的状况有无炎症、增生等也是应检查的内容。另外还需对口周肌肉动作协调性、收缩力的估计、颞下颌关节状况及下颌运动状况进行全面检查和评价。

(三) 特殊检查

除了上述常规的全身及局部一般状况检查外，种植义齿修复前，还必须完成一些特殊的检查与分析，其内容主要有：

1. 放射线检查与分析　可利用颌骨曲面断层片、根尖周X线牙片等配合毫米尺检查、测量缺牙区骨质愈合情况，牙槽骨的高度、宽度及皮质骨的厚度、骨质疏密情况等，并了解颏孔的位置、下颌神经管的走向、上颌骨与上颌窦的关系等，必要时用CT作断层扫描检查。

当缺牙间隙两侧有邻牙存在时，必须拍片检查邻牙的牙周及尖周情况，因为邻牙牙周及尖周的病理情况会对种植体的骨融合质量产生一定的影响。对于缺隙较小的缺牙区，通过拍片还可了解两侧邻牙间的实际骨质宽度及牙根倾斜和弯曲等情况，以便选择适当直径和长度的种植体。

2. 研究模分析　种植体手术前，特别是个别牙缺失欲行局部种植义齿修复者，必须取研究模进行测量、分析，必要时上𬌗架。研究模分析的目的主要是评价种植体预期牙冠的位置、形态，并和口内的参照物相对照，如邻牙、同名对侧牙的位置和形态；在𬌗架上可进行咬合功能面的设计以及确定固定螺丝孔的位置，对于前牙覆𬌗过大(超过4mm)的患者，应注意种植牙冠的过度负荷，使其在下颌功能运动中不会造成创伤咬合。

必要时可纵向锯开研究模型，根据局部骨质情况，参照邻牙长轴方向、咬合状态等在模型的剖面上标出种植体植入的方向及位置。或在研究模上制作丙烯酸树脂导板，在种植体植入的相应部位打孔，消毒后在种植手术时帮助术者准确定位。

3. 微笑线检查及分析　对于上前牙缺失、局部骨质缺损的患者应特别注意微笑线的检查与分析，因为前牙种植义齿仅能在骨组织和软组织之间关系较理想时才能达到较美观的修复效果；如果种植义齿龈边缘与邻牙牙龈曲线不协调，而患者的微笑线又较高，那么美学效果就会较差。对于牙列缺失，微笑线较高的患者，同样应慎用全颌种植固定桥修复，因为暴露的牙龈接圈，可能会因美观方面的原因使患者无法接受。

4. 黏膜厚度的检查与分析　检查与分析黏膜的厚度，不仅可以使牙槽骨的真实情况得以再现，而且我们也需要根据准确的黏膜厚度来确定种植体植入的深度并选择恰当的龈接圈。另外黏膜的性质是高弹性黏膜还是瘢痕组织对种植手术后骨融合的质量及穿龈部生物性封闭的效果也有一定的影响。最常用的测量方法是在局麻下用无菌针来测量。

七、种植义齿修复的术前设计

种植义齿的设计是一个非常重要的问题，直接关系到种植义齿修复的成败，应体现在种植义齿设计、手术、制作、使用等每个环节中，本节仅将一些基本问题从生物力学方面进行初步探讨。

(一) 种植体大小的选择

种植体的大小主要是指种植体的长度和直径。种植体大小的选择除取决于种植区骨质、骨量外，着重应考虑种植体大小的选择与周围骨组织之间应力分布的关系。

从理论上讲，为了使负荷在最大面积的骨组织上分布，应尽可能选用粗大的种植体；实验结果也表明：种植体长度与牙槽骨及骨界面应力状态有较大关系，随着种植体长度的增加，其支持组织牙槽骨及种植体骨界面的应力值逐渐减小，两者呈负相关关系。这一结果可以用种植体表面面积的变化来解释，选择了较长的种植体，既增加了种植体的表面面积，也就增加了骨结合的面积，其界面应力也就相应降低，承受载荷的能力就越强，从而有效地减缓了种植体周围的骨吸收，维护了种植体的长期稳固。

常用的骨融合种植体直径多在 3.5~4.0mm 范围内。实验结果显示当种植体直径在这一范围内由小到大变化时，由于可变化的幅度较小，未能引起应力值明显变化，但牙槽骨和骨界面的应力值变化趋势是逐渐减小的。因此我们认为在可能的条件下，应优先选择在正常范围内的较长和直径较大的种植体，以降低骨组织内的应力，增强种植义齿的整体负荷能力，减缓牙槽骨及种植体周围的骨吸收。

需说明的是，由于颌骨的解剖特点及缺牙区骨质条件所限制，我们不可能选用过大的种植体；据文献报道，当种植体的大小超过一定限度后，对应力分布的改变意义不大；而且过大的根面积可能导致骨内应力过小，而应力的过大和过小对骨组织都是不利的。

(二) 种植体数目的选择

通常认为，4~6 个种植体可以支持全颌种植义齿。在相同的固位条件下，种植体数目越多，固位力越强，而且每个种植基牙上承受的力量越小。因此在患者口腔条件、经济状况许可的情况下，从增强义齿固位、支持能力来看，应尽可能多地增加种植体数目，以减小单个种植体的负荷，增强义齿的总体负荷能力，并增强义齿的固位效果，从而提高义齿的咀嚼功能、维护种植体的健康。

但是，由于颌骨的解剖条件所限制，特别是下颌欲在颏孔之间有限的空间内依靠增加种植体数目受到了制约，因为在有限的区域内种植体过于密集，不仅不利于分散殆力，还会影响种植体之间牙龈组织的健康。随着种植技术的不断发展，人们开始尝试在颏孔之外的区域种植，磨牙区种植已有一些成功的报道和经验。从一些实验结果来看，使用了磨牙区种植后，无论是牙槽骨还是种植体骨界面，其应力值大大降低，其原因不仅是因为增加了种植体数目，更主要的是由于磨牙区种植大大缩短了种植义齿的游离臂，使义齿受力方式更加合理，从而改善了种植义齿支持组织的应力分布状况。

从下颌骨解剖特点来看，磨牙区骨量充足，颊侧有外斜线使其骨质增厚，且内部骨小梁排列致密，可承受较大的负荷，是较理想的种植区域，已成为目前研究和应用的一个热点。

(三) 连接设计

种植体与义齿之间的连接方式，主要由种植基桩上的固位形所决定。种植义齿发展到现在，已出现了多种规格、形式的种植基桩，相应也出现了多种形式的种植体与义齿之间的连接，诸如固定式和可摘式、螺钉紧固式和粘固式、杆卡附着式和球帽附着式、磁性固位式等，但连接部分的基本设计多为金属支架式、金属帽状冠式和附着体式三种。

我们在临床工作中以什么原则去选择使用恰当形式的连接呢？除了根据缺牙的部位、多少、天然牙的健康状况、牙槽嵴的条件等因素来选择外，还需参考各种不同连接方式的受力特点及力学传导方式来决定。

在临床跟踪调查中，常出现两个位于远中的种植体因骨质吸收而松动以及一定比例的机械并发症，如固定螺丝或种植体中心螺丝折断，且种植固定义齿的发生率明显高于种植覆盖义齿。这些现象提示我们各种连接方式由于其本身独特的结构特点，在行使功能时其内部力学特性也有所不同。实验结果显示：在相同的实验条件下，种植覆盖义齿种植体周围骨界面、牙槽骨的应力值均比种植固定义齿低，且远中种植体周围的应力大于近中的种植体。分析造成这些现象的原因主要是由于种植固定义齿多采用的是悬空式卫生桥架，义齿一般不与牙槽黏膜接触，义齿与种植基牙之间为不动连接，殆力全部由种植基牙承担；而种植覆盖义齿多由种植基牙和牙槽黏膜共同承担殆力，且义齿与种植基牙之间是可动连接，能起到应力中断作用，所以当𬌗力一定时，种植固定义齿每个种植基牙上的载荷就大于种植覆盖义齿；且由于两者均存在着游离臂，必然对远中种植体造成较大的侧向力，从而加大了远中种植体的负荷，久而久之就会造成种植体的松动及一些机械并发症。

因此，从力学角度来看，种植覆盖义齿具有相对较好的力学特性及固位效果，建议在临床上推广应用。而种植固定义齿由于将义齿与种植基牙固定在一起形成了统一整体，虽然能以整体的力量共同承受、分散载荷，但𬌗力不容易得到必要的缓冲，使种植基牙载荷过大而发生种植体松动及一些机械并发症。所以在选择这种修复形式时应非常谨慎地掌握好适应证，并在设计时采取必要措施减轻𬌗力、缩短游离臂，并适当增加种植基牙的数目，以提高整个种植系统的承受载荷能力。

(四) 种植体手术前定位

种植义齿修复是个系统工程，从确定进行种植修复时即应建立完整的治疗计划，包括种植手术前的准备、术前定位、种植义齿修复设计，其中种植体植入定位更不容忽视。

牙种植体植入的位置、方向和分布与种植义齿上部结构的设计紧密相关，这些因素决定着义齿的人工牙排列和修复效果。末端种植体的植入位置与悬臂的长度及上部结构末端位置有关。种植体的植入方向与日后修复体是否能取得共同就位道密切相关。

为了确定理想的牙种植体的植入位置、方向和分布，可采用模板（dental stent or diagnosticate indicator）。模板的采用是为了准确地判断种植部位的骨量和骨质，掌握植入的位置与方向，便于术者在术前就能根据患者的条件来设计将来的修复体，提高临床种植修复的质量。模板的制作步骤如下：

(1) 牙列恢复：在研究模上，按修复要求用人工牙将缺损或缺失的牙列修复完整，然后用印模材料及石膏将整个模型翻制成牙列完整的石膏模型。

(2) 模板的塑形及修整：采用涂布自凝塑料或热压成形的方法，将透明树脂或树胶片成形于石膏牙列模型上。按固位和就位要求修磨多余部分。

(3) 植入标志设置：为了正确地确定种植体的位置及方向，可根据种植体的数量，种植体骨内段与义齿上部结构的方向关系，在模板上制备植入孔。为了给术者提供较大的手术的选择空间，寻求满足于更佳植入部位及方向的解剖条件，在保留模板的颊面的前提下，磨削其舌侧，形成一弧形植入窗。

(4) 试戴：将模板在患者口内试戴，检查其固位力，种植部位的范围及导向定位作用，然后磨改，抛光，消毒备用。

(五) 种植义齿龈缘的美观设计

种植义齿龈缘的美观涉及术前设计、种植前外科手术、种植体植入术及二期手术、上部结构修复等各步骤。但是，近年来对种植义齿龈缘美观的研究和改善方法主要是通过植骨、软组织处理及基桩设计等来进行。

1. 植骨　多数牙缺失导致牙槽嵴严重吸收，常出现缺牙区颌间距离较大。如采用牙槽骨增高术，既可为植入较长种植体提供足够的骨量，又可改善缺失牙周围组织的外观、增加垂直高度和改善面部外观。对于上颌前牙区的个别牙缺失情况，由于拔牙后，唇侧骨板吸收较多，牙间乳头消失，常会影响到修复美观，植骨对美观的改善简单而奏效，也可采用包括正畸、植骨、转瓣等方法，以改变植入区形态。

2. 软组织处理　软组织处理包括转瓣和软组织引导生长。前者多是在种植术前或术中采用，它使上部结构制作完成后，其龈缘软组织外形与邻近牙列协调。在上前牙区，由于缺牙区牙槽嵴吸收，种植义齿的龈缘常较邻近牙者高，采用在龈缘处转瓣可达到与邻近牙龈缘协调的目的。

软组织的引导生长，是指采用愈合基桩及暂时上部结构一定时间，使软组织的外形符合于生理、美观及卫生要求后，再更换成常规基桩和永久性上部结构。在临床种植修复中，一般在二期手术中采用在愈合帽靠近腭侧作切口，将黏骨膜瓣翻起，推向唇侧，基桩安装后其唇面的软组织堆积生长，从而使软组织生长一定时间稳定后，即获得与邻牙龈缘齐平的美观龈缘。

3. 基桩设计　在种植义齿龈缘，种植体颈部及其上方的上部结构分别为圆柱状和非圆柱状，这给龈缘外形的美观恢复带来困难。通过改进基桩外形和颜色来解决这一难题。在通过基桩外形来改善美观方面，上述引导软组织生长的基桩的外形设计也属于该范围。为了获得理想的种植义齿龈缘外形，通常选用较粗的基桩。从与天然牙牙根形态一致的角度出发，可采用与天然牙颈部外形相似的骨内种植体穿龈部构件，该构件称为解剖基桩。

在通过基桩颜色改善美观方面，有学者设计了铝锆可切削基桩，用于修复上颌前牙区的单个牙缺失。这种美观的可切削陶瓷前牙种植基桩是通过氧化铝、氧化铈和氧化锆烧结成一定形态的基桩胚体，可切削加工，然后玻璃料渗透而成。

八、种植义齿修复基本过程

骨融合种植体二期手术后两周，基牙接圈已接入口腔内，切口缝线已拆除，这时如果切口愈合情况良好，黏膜已无明显炎症，即可开始进行种植义齿的修复。现以全口种植固定桥为例，将种植义齿修复的基本过程简介如下。

（一）取印模

1. 取印模方法　用专用扳手卸下种植体基牙接圈顶部的愈合帽，清洁基牙接圈龈上部的软垢、牙石等；将取模柱旋在基牙接圈顶部的螺丝孔内后，选择大小及深度合适的托盘盛放水胶体印模料，放入口内取模；待印模料硬固后小心从口内取出，此时硬固的印模料中相当于取模柱的部位留有相应的取模柱的阴模。此后从口内卸下取模柱，依靠螺丝将它与种植体铜基替代体固定在一起后，将每个取模柱放回印模孔内，以硬质石膏灌注工作模型。

2. 注意事项

(1) 取模是种植义齿制作过程中非常重要的一个步骤，过程较为繁琐，所以操作中应认真、细心，发现问题及时纠正。

(2) 种植义齿患者，特别是牙列缺失的患者，牙槽嵴多数比较低平，唇颊舌黏膜与牙槽黏膜的反折线比较模糊，容易给取模带来困难。这时除应仔细检查口腔情况外，最好采用二次印模法，在初印模上制作适当的个别托盘，然后制取终印模。

(3) 取模柱与基牙接圈、铜基替代体连接时，应注意螺丝旋转到底，不能使它们之间的结合部存有缝隙。

(4) 取模柱放入阴模孔内时应复位准确，并需用一定压力使它就位到底。

(5) 灌注石膏模型时，应缓缓振动，既要防止气泡产生，又要避免振动过大造成取模柱移位。

（二）颌位关系记录与转移

一般要先制作丙烯酸树脂恒基板，然后在恒基板上制作蜡堤后，按照常规方法确定正中关系位、垂直距离等，并转移至殆架上。

需要提出的是，制作恒基板时由于基板下有种植体基牙接圈存在，两者之间有两种处理方法，一种是在基牙接圈顶部覆盖棉花，然后在模型上制作恒基板，即恒基板与基牙接圈不接触。这种方法制作简便，避免了因基牙接圈存在而可能对恒基板形成的支点，但应用这种方法恒基板固位不良，确定颌位关系时易发生移动。另一种方法是在模型上直接制作恒基板，然后在恒基板上基牙接圈相应的部位打孔，恒基板嵌入基牙接圈的龈上部，增加了恒基板的固位力，有助于取得正确的颌位关系；但该方法操作较繁琐，孔的大小应合适，并应注意制作时防止丙烯酸树脂堵住基牙接圈螺丝孔。

（三）排人造牙

应按照排牙的一般原则，兼顾美观、功能、发音等要求，将成品树脂牙排在恰当的位置上，完成义齿蜡型后在口内试戴。试戴合适后用石膏取牙列导模，以备在制作桥架时帮助确定桥架的空间位置。

（四）桥架制作与试戴

1. 桥架制作与试戴　在工作模型上将桥架接圈分别用固定螺钉固定在基牙接圈顶端，以铸造蜡包绕桥架接圈，并完成桥架蜡型；按照常规方法安插铸道、包埋，以金合金或其他合金铸造，磨光后在模型上和口内完成试戴。

2. 注意事项

(1) 桥架在蜡型制作及铸造时应采取一系列措施提高桥架制作精确度，并防止桥架变形。

(2) 桥架制作时应注意其强度设计，桥架宽度和厚度应适宜，基牙接圈周围蜡型应足够厚，桥架游离端部分不宜过长，一般不超过 1.5mm。

(3) 桥架暴露于口腔内的部分应呈流线型，并高度抛光，以利于自洁；与人工牙和基托相接触的部分应设置固位环、突等装置，以增强桥架与树脂的结合强度。

(4) 桥架制作时应考虑到其空间位置关系，龈底部应离开黏膜 2.0mm；唇颊面方向上应利于正常排牙和美观；殆面方向以不影响正常咬合为宜；舌向不宜过厚，以免影响舌的正常运动。

(5) 试戴时桥体应能主动就位，或通过少量磨改而顺利就位；绝不能勉强就位，以免产生系统内应力。

(五) 完成义齿及戴牙

将试戴合适的桥架固定在工作模上，在殆架上排牙、恢复咬合关系、制作蜡基托，然后按常规方法完成种植义齿的制作。经磨光后将义齿用固定螺丝在口内基牙接圈上固定，调整合适后用牙胶或丙烯酸树脂将螺丝孔封闭。

(六) 卫生指导及复诊

戴用种植义齿后，医护人员应向患者指导和示范种植义齿保健、清洁方法。并要求患者在戴牙后 7 天、1 个月、3 个月、6 个月来院复诊；遇有异常情况随时复诊，如无异常情况出现，以后每年复查 1 次。

九、种植义齿的维护

种植义齿完成后应安排复诊(revisiting)时间表，由医务人员做定期的洁治保健。

(一) 时间表

1. 种植义齿完成后，分别在患者戴牙 1 周、1 个月、3 个月、6 个月安排复诊。检查患者对种植体义齿的使用情况，进一步判断患者自我做口腔保健的方法和制度是否正确。及时发现问题并予以纠正。

2. 以后每年定期复诊一次。对于那些个人保健有困难，或更换种植体配件后，可根据患者情况加大复诊密度。

3. 对于每一位患者主动电话、网上或书面保持联系。对于失约患者，设法采用多种途径联系，但无论如何，让患者把家庭、工作单位、办公室或至亲的联系地址留下来是十分重要的。定期电话问候是个成功地进行患者随访的好办法。

(二) 种植体洁治时不宜使用的器材

不锈钢洁刮器、钛合金刮治器、超声波洁牙器均因工作端为金属，其硬度大于种植体的钛材料，洁治时，容易在钛表面形成点窝状刻痕，且会破坏钛表面的氧化层，或造成龈接圈处的异种金属元素污染，影响组织附着。

(三) 建议使用的洁治器材

1. 高分子树脂类或硬木类洁治器　因其硬度小，不会破坏种植体龈接圈表面的光洁度，也不会破坏其氧化层。但有时不能有效地去除牢固附着在种植体表面的菌斑和结石。

2. 纯钛洁治器　因其材料与纯钛种植体一致，避免了不同金属元素对种植体表面的污染，且在有效地去除菌斑和牙结石的前提下，在种植体表面留下的痕迹较浅。

3. 气压喷磨系统　可溶性晶体在气压下对种植体表面产生冲击作用，可以去除种植体表面的菌斑。加之工作端喷头较小，口腔操作灵活，往往不必卸下种植体义齿即可做口腔维护。但如果长时间喷洗，在钛表面也可能形成一些小凹陷，使其变粗糙，并在一定程度上可破坏钛氧化层。然而，这些不利的影响远远小于不锈钢等常规金属洁牙器，是个简单易行的方法。

十、口腔卫生的自我维护

(一) 漱口

进食后及时漱口能洗除附着疏松的软垢，减少口腔中微生物的数量，但不能清除菌斑，不足以维持良好的口腔卫生。因此，漱口和刷牙应配合进行。

(二) 刷牙

坚持正确的刷牙是种植义齿口腔卫生维护措施中最有效的方法之一。为此,应向患者介绍有关知识,包括如何选择适宜的牙刷,示范正确的刷牙方法。为防止钛种植体表面易形成划痕,应选用刷毛较柔软,其末端为圆头的牙刷,并使用含软性摩擦剂的牙膏。刷牙的动作应轻柔,避免牙刷损伤其周围软组织。

(三) 患者使用的洁治器具

1. 牙线 有常规牙线和膨化粗牙线之分。

常规口腔保健牙线又分为浸蜡牙线和非浸蜡牙线。前者摩擦力较小,易通过邻间隙,后者的摩擦力稍大,容易去除菌斑。常规牙线常用于清洁基桩间的空间,将其穿过基桩之间,并绕基桩一圈,手握其两端来回抽动,清洁基桩及上部结构龈面菌斑。

膨化牙线直径较粗,质地蓬松柔软,通过缠绕种植体龈接圈,可有效除去菌斑及软垢。

2. 纱布条 适用于上部结构的悬臂端与牙槽嵴有间隙的患者,用纱布条来回拉动,可去除悬臂端组织面的食物残渣,并对上部结构组织面和基桩起到抛光作用。

3. 牙间清洁器 牙间清洁器(interdental cleaning aids)有不同类型,一种是工作端为单束毛刷,故又称锥状刷。还有一种是工作端为锥形橡皮头,且具有各种不同的形态,称为牙间隙橡皮锥。它们用于清除难以自洁的邻间隙和基桩近远中邻面的菌斑。

十一、种植义齿成功的因素及要点

近20年来,种植义齿的临床应用经历了一段缓慢发展过程之后,20世纪80年代以来进入一个飞速发展阶段。目前国内外已有数十个系列的种植体系可供选择,因种植体的材料、设计、植入方法、上部结构及义齿制作规范不相同,长期疗效也有一些差异,下面就确保义齿的成功率及修复要点简述如下。

(一) 种植材料的综合性能评价

制作种植体的材料性能是种植体成功的关键因素之一。20世纪70年代以前的种植体成功率不高,正是因为种植材料的综合性能低下所致。评价种植材料的性能应从三个大方面综合考查,即生物相容性、机械强度及加工、使用性能。

1. 生物学性能 生物陶瓷和纯钛是生物相容性最好的两类种植材料,置入骨组织2~3个月即可实现骨融合,种植体表面具有骨生成的诱导作用,骨细胞可通过结合蛋白与种植体表面层直接结合。两种材料均具有在生物环境下的稳定性和抗腐蚀性能。金属钛表面覆盖着一薄层均匀的氧化膜,它属于陶瓷范畴,可与骨、口腔黏膜上皮、皮肤实现生物性结合,这一特性使得它成为最常用的种植材料。

2. 机械性能 种植体材料应具有高的抗弯强度、低的弹性模量,这样才能与骨组织稳定地结合,受到咬合力和冲击力时不破损。一般生物陶瓷的弹性模量高于骨组织20倍,其耐冲击性能较差。因此生物陶瓷单独作为种植体使用的体系相对较少。

3. 加工性能 成功的种植体系列要求种植床及种植体均要精细加工,充分利用机械结合力才能保证种植体的初期稳定性。钛金属可通过精密车床、铣床、刨床、钻床、磨床等一系列精加工手段完成种植体的制作,骨内段密螺纹、穿龈部表面光滑有利于组织附着,保持上皮袖口的封闭。而陶瓷材料完成上述制作则十分困难,且加工成本高。

综合考查及临床验证结果表明,纯钛是目前较理想的种植材料。因此,骨融合式种植体所有与组织直接接触的部件均采用钛制作成。

(二) 种植体的外形设计

1. 种植体外形设计要求 ①不损害宿主;②尽可能减少对种植床的损伤;③保证其自身强度;④不产生骨界面的应力集中;⑤有利于精确、便利植入;⑥尽可能扩大与骨的接触面积,增加生物性和机械性结合。

2. 螺旋式骨融合种植体外形设计及加工 表面高精度密螺纹(精度 $\pm 10\mu m$),螺纹无尖锐棱角以避免引起细胞突变，增加与骨组织的结合面积；颈部浅凹形防止受力折断；下端有贯穿孔及竖行沟槽，以便植入时种植床内的残屑集中于根端，保证植入顺利且利于新生骨形成；基桩下端内收，以防止植入孔缘应力集中，减少骨吸收，并增强封闭作用；上下三级套叠螺丝结构，便于两次植入完成种植术，也有利于骨融合期不受外界影响，中心螺丝上端可连接多种类型的上部结构，方便义齿设计和制作，所有种植体部件均为高精度预成件，可互换，规格统一，使用方便。上述设计使得螺旋式骨融合种植体的成功得到了形态设计上的保证。

（三）种植体的界面处理及保护

种植体生物学性能与表面的处理：①无生物性污染（细菌、异体蛋白等）；②无污物污染（油污、残屑等）；③无有害金属元素污染（机械加工刀具元素残留及异种金属器械接触）；④无氧化膜的损害（过厚、松散等）。种植体采用一系列防污染措施，种植体从界面加工、后期处理、消毒、保存、植入过程中均有一套措施，并设计有专用器材作保证。

（四）专用辅助器材

质量高的种植体系列应配有专用的种植孔钻孔系列钻头、夹持接头、测量工具、种植体夹持工具、旋入工具、种植体架台。此外还有螺丝系列扳手、修复用系列器材及种植专用变速手机和种植电机。这些辅助器材的设计、质材选择及制作均按技术规范制备，因而保证了该技术的完整性、系统性和科学性。

（五）系列上部结构

患者口颌条件的千差万别，成功的种植体系需要提供不同的上部结构以满足义齿制作的需要。

瑞典骨融合式种植体产品中的上部结构部件包括：①种植固定桥桥架接圈及其固定螺丝；②中熔合金桥架接圈及预成金属杆；③锥台状覆盖义齿基桩；④球帽状基桩；⑤卡抱式附着桩；⑥种植体用磁附着体；⑦前牙用角度基桩；⑧后牙单个种植体基桩；⑨圆锥状粘固式基桩。使用上述系列上部结构，可方便地完成从单个牙缺失到全牙列缺失的固定、可摘式种植义齿及赝复体、助听器的固位装置，同时也使种植义齿的制作更精密、简便，并可缩短戴牙时间。

（六）手术方法的设计

1. 种植体植入手术应按照下述要求事前设计　①有利于骨性结合，减少创伤；②种植孔、道精确，有利于种植体的稳定和骨融合；③避免钻孔器材产热而灼伤骨界面；④骨界面和骨融合无污染；⑤种植体的位置、方向有利于义齿的设计及制作，保证种植义齿的正常咬合关系、功能、美观和力学要求。

2. 种植手术方法　一般主张两次手术，一期手术植入种植体到骨组织内，经过 3~6 个月骨融合期，其间种植体被封在黏骨膜以下的骨内，不受外界因素干扰。二期手术将基牙接圈（基桩）穿过黏骨膜接上至口内，两周后，再进行义齿修复。现在多数种植学学者主张二期手术法，正是因为该方法安全可靠，成功率高。种植手术分 5 步备种植孔，最后以 15~20r/min 的慢速手机备种植床，加上以生理盐水冷却，形成的骨界面阴性螺纹清晰光洁，无骨灼伤，保证了骨融合的条件。

近年来，随着手术方法的改进和植入床的植骨、成骨新技术的出现，只要能满足种植体骨结合的需要，采用一次手术植入，也获得了同样的成功率。

（七）种植义齿的设计及制作

1. 术前设计　在种植体一期植入术前，应进行种植义齿的总体设计。这就要求手术医生、修复医生共同对患者口颌情况作系统检查，确定骨质质量、颌骨解剖条件、颌位关系，必要时取印模，灌注研究模，上架以确定种植体的类型、数目、位置、方向、长度、角度、直径、上部结构连接方式、咬合平面的位置、前后牙距种植体的游离距，以及支架、基板、人工牙的材料选择等。

2. 工作模上完成种植义齿　一般不允许在口内种植体基桩上直接制作义齿，以防止直接修复材料刺激龈组织，破坏基桩周围的龈附丽。义齿制作的各项技术操作应规范、准确、高质量。

3. 种植体与天然牙混合支持问题　除非上部结构采用缓冲装置，或者基牙有足够强的支持力，否则尽量避免混合支持，以免引起种植体骨界面或基牙牙周膜的损伤。

4. 种植义齿粘固式连接问题　直接粘固的种植牙冠修复体可能会出现并发症，给复诊造成困难，因此，即使是单个冠修复也应尽量采用固定螺丝连接，除非不存在螺丝松动、支持力不足等后续修理问题。

(八) 患者的条件及配合

1. 种植义齿属永久或终生性修复 必须严格掌握适应证。患者的自身条件、颌骨解剖条件、颌位关系等往往限制种植义齿设计的自由度。如患者的条件不理想，可采用可卸式连接及应力中断式上部结构，适当增加种植体数目、控制咬合力大小和方向，种植区预先植骨、种植床使用BMP骨诱导蛋白等技术处理，以增加种植体的支持和固位能力，提高其成功率。

2. 争取患者的积极配合 患者积极的配合是种植体义齿成功的关键因素之一。戴牙后患者坚持每天对种植义齿的维护，清除种植义齿及基桩四周的菌斑，可有效地预防种植体周围炎。对种植体定期复查，及时纠正咬合、连接问题，处理好机械、组织并发症，动态观察，分析骨吸收情况，对避免种植义齿早期失败有重要意义。

总之，种植义齿的成功受到种植体材料、外形设计及加工处理、界面处理及保护、辅助器材、上部结构、手术方法、义齿设计和制作质量以及患者的自身条件和配合程度等诸多因素影响。正确地把握好各个环节，整体优化种植义齿修复的全过程，才能确保高质量、高成功率的种植义齿修复。

十二、对种植义齿的评价

对种植义齿的评价(evaluation for implant restoration)包括对种植义齿的完成过程与术后的随访，对所用种植体系的评价，对医护人员的工作状况及服务质量以及医疗单位工作条件及水平的判断。评价方法涉及临床方法学、病理学、X线学、统计学、美学、𬌗学及心理学评价。

种植义齿的评价即成功与否应按照患者临床主客观情况，在一个特定的时期内(>5年)得到改善而又没有造成任何永久性的损害(Spiekermann，1995)，而不是达到完全“复原”。总的说来，近三十年来种植义齿经过一系列研究和临床改进，已基本达到了“成功”这个总目标，但并非是所有的种植体系、所有的病例、所有的从事种植义齿修复的单位和个人都能达到“成功”。这就要求对种植义齿按照一定的规定和标准进行评价。

(一) 种植体成功与失败的评价标准

1. 种植体成功的标准，见表36-1。

表36-1 种植体成功标准

研究指标	1978年NIH Consensus会议制定标准	1986 Albreutsson等人 1989 Smith，Zarb标准	Spiekermann建议的标准
动度	在所有方向上动度<1mm	单个独立的种植体无临床动度不大于0，Periotest值-8~+10	单个独立的种植体稳固，临床动度
X线影像	垂直骨吸收不大于种植体长度的1/3	种植体周围无透射区第一次术后平均每年骨吸收<0.2mm	种植体周围无透射区两次复诊期间垂直骨吸收不大于4mm
附加标准	能控制的龈炎无感染症状 无由于神经损伤造成的感觉异常或麻木 无上颌窦及鼻窦损伤	无疼痛、感觉神经病变感觉异常，或神经管损伤，修复体美观满意	无神经损伤及鼻窦或上颌窦损伤，种植体周围袋深度在近、远中、颊舌侧不大于5mm
最小成功率			
5年后	75%	85%	85%
10年后		80%	80%

2. 判断种植体失败的标准

(1) 种植体骨结合失败而脱落。

(2) 独立的种植体松动度大于1mm，或Periotest值大于+10。

(3) 种植体四周透射区宽度大于 0.5mm。

(4) 垂直骨吸收大于 4mm;或超过种植体长度的 1/3;或骨种植体积分 BlS 值 <0.3。

(5) 牙周袋流量率(SFFR)大于 40。

(6) 由于神经损伤造成的感觉异常或麻木无法治愈,最终导致种植体取出。

(7) 由于鼻窦、上颌窦损伤引起的炎症无法治愈,最终导致种植体取出。

(8) 因设计、手术植入、义齿制作不当,患者使用后口腔保健不良导致单个种植体废用。

(9) 因美观、咬合、心理等因素导致种植义齿无法修改弥补的问题而导致种植体废用或取出。

(10) 单个种植体因折断无法利用或修理者。

(二) 判断成功率的统计分析

1. 成功率统计的前提条件 为使成功率有更好的可靠性、可比性,统计资料的搜集必须有以下前提:

(1) 所有种植体病例及每个种植体必须有详细记录。

(2) 每个病例必须制订严格的复诊计划。

(3) 所有患者至少有 2/3 以上能按期复诊,即 75% 的种植体患者有随访记录。

(4) 每个种植体应单独记录其成功或失败情况,而不是以义齿为单位。

(5) 失随访患者不应计算在内。

2. 成功或失败概率的统计方法

错误的统计方法:

(1) 将若干年的总病例数减去记录在案的失败病例数 / 总病例数,其中将刚植入不久的种植体数也算在内,或把刚完成的种植义齿未经复查者也算在总病例内。

(2) 把成功率与保存率混为一谈。

(3) 把若干个种植体共同支持的种植义齿临床成功看作这若干个种植体都成功。

(4) 未按定期复查的每年成功率计算成累计成功率,或将几年的成功率叠加取平均值作为累计成功率。

脱落失败率或保存率:以每年的脱落种植体个数 / 种植体植入总数的百分比表示失败率,该方法统计值偏低,100% 减失败率即成功率,相对偏高。

3. 严格标准下的失败标准:

(1) 种植体脱落。

(2) 垂直骨吸收大于 4mm。

(3) Periotest 值大于 +10。这个标准更能代表种植体及种植义齿实际行使功能情况,但是显然成功率会偏低。

4. Garpland 累计成功率 任何一大组临床研究病例都存在失随访问题,因此只有将失随访病例排除在外,成功率才有实际参考价值。

计算公式为 NCSR=ISR × PCSR(上一个时间段的成功率)

Bolind 计算新失败率公式为

NCFR=PCFR+(IFR × 100-PCFR/100)

其中新失败率(NCFR=new cumulative failure rate)

以前失败率(PCFR=previous cumulative failure rate)

时间段失败率(IFR=interval failure rate)(随访时间段内失败的种植体个数 / 复查开始时已有的种植体个数)

新累计成功率(NCSR=new cumulative success rate)

以前成功率(PCSR=previous cumulative success rate)

时间段内成功率(或现在复查成功率)(ISR=interval success rate)

例如 Garpland C. 1992 年介绍的两种计算成功率的对比,表 36-2 可看出传统方法与累计成功率方法的不同。

表 36-2　两种成功率方法对比表

时间段	随访数	失败数	传统的组内成功率	累计成功率
0-1	100	5	95.0%	95.0%
1-2	90	3	96.7%	91.8%(95.0% × 96.7%)
2-3	75	1	98.7%	90.6%(91.8% × 98.7%)
3-4	40	0	100.0%	90.6%(90.6% × 100%)
4-5	10	1	90.0%	81.5%(90.6% × 90.0%)

(三) 种植义齿研究与评价的要求

1. 报告包括每个植入的种植体。
2. 每年的随访。
3. 所有取出种植体的记录。
4. 所有并发症的记录。
5. 采用的成功标准的定义。
6. 种植体周围骨高度的 X 线测量。
7. 去除上部结构后每个种植体动度的测量。
8. 种植体周围软组织情况的记录。
9. 如果仅是存留而未达到成功标准的种植体也应作为失败种植体记录。
10. 所有失败的种植体的报告。

要对一个种植体系或一个种植义齿工作组的工作作出评价应在至少 5 年甚至 10 年以上病例的随访之后。

(四) 种植体体系的评价

1. 两种评价方式与途径

(1) 权威性机构作出全面技术鉴定和临床考察。

(2) 实际、长期、大量的临床检验,社会医疗大环境的筛选,优胜劣汰。

2. CDMIE 认可情况　美国牙科材料、器材、设备委员会(CDMIE)对国际上几种主要种植体的认可情况(JADA,1992)。

(1) CDMIE 普遍接受的骨内种植体系有:①Nobelpharma Implant System 即 Branemark 骨融合种植体系,用于无牙颌或牙列缺损的两个或多个种植体的全口或局部修复;②一次法 Weiss 标准的叶状种植体系用于牙列缺损的部分种植义齿。

(2) CDMIE 有保留的接受下列种植体系:①Core-Vent 种植体系;②IMZ(4.0mm)种植体系;③ ITI 种植体系;④Integral 无牙颌种植体系;⑤Nobelpharma Implant System(单个牙种植修复)。

(五) 种植义齿的复查随访

1. 制订一个严格的复诊随访时间表　患者能否自愿遵守或能够遵守复诊安排,应在术前制订治疗计划时,作为一个重要因素把握是否属于适应证。

骨融合种植义齿的复诊时间表一般是:

第一次手术后两周,第二次术后 1 周,戴义齿后 7 天,戴牙后 1 个月、3 个月、6 个月、1 年常规复诊。

2. 复查的目的及内容　种植义齿戴牙后复查的目的主要是:①及时发现种植义齿存在的问题;②验证义齿设计、制作是否合理;③监控患者口腔保健情况,以便及时处理、预防并发症,指导患者自行保健,纠正不良倾向,动态观察种植体的情况。

复查的主要内容有:①固定螺丝,中心螺丝固位衔接是否稳固密合,有无松动;②咬合情况,颌位关系;③种植体龈接圈周围软组织附丽情况;④种植体动度及骨结合质量;⑤种植体周围骨吸收情况;⑥口腔卫生情况;⑦种植义齿的美观及发音问题;⑧种植体及其上部结构有无折断、磨损、弯曲变形等。

(六)种植义齿检查项目及方法

1. 种植体连接结构的检查 三段式骨融合种植体的中心螺丝、桥架固定螺丝因𬌗力及谐振作用,容易出现螺丝倒退、松动,进一步出现折断。应以专用螺丝刀依次先按顺时针方向试用力旋紧,并判断出松动程度。若疑为中心螺丝松动,应先将义齿及桥架卸下,再用基牙接圈钳夹基牙接圈。

2. 种植体松动或折断的检查 单独测定每个种植体的松动度,可按近远中、颊舌向及垂直向三个方向以牙科镊施压,或用动度测量仪测定。

3. 种植体周围龈附丽的检查 检查时宜用小圆头树脂探针或专用树脂质的牙周袋测量探针,不可用力过大,否则会造成龈附丽的损伤。

4. 牙周袋流量检查 早期检查有牙周指数、菌斑指数、龈指数等,但这些指标与种植体周围炎的关系尚不恒定。

5. 菌斑、牙结石检查 早期的菌斑可用菌斑检出液涂布,不管是检查或是清除菌斑或牙结石,均不能用金属器械,更不能用超声清洁探头清除。

6. 放射线学检查 每年定期应作X线检查,以确定种植体骨界面、种植体周围骨吸收、颌骨骨质变化及各螺丝固定情况。因它的清晰度、对比度好。

照X线片的时机,值得注意的是有人提出在种植体植入3个月内不宜大量照X线,否则会影响新生骨的形成。

为使每次根尖周片的种植体位置更准确,每次拍摄X线片应由专人负责,最好采用定位装置。

7. 对种植义齿患者口腔保健能力与效率的考查 应注意检查患者对口腔卫生和种植体卫生的保健能力与效率。检查种植义齿的卫生情况,有无难以清洁到的"死角",检查他们会不会正确使用洁牙工具,动作是否准确熟练,老年患者有无动作、能力障碍。

8. 微生物学检查 有条件的单位对典型病例的细菌学培养,敏感试验,找出用药的规律性,有效地治疗、控制种植体周围炎。

9. 咬合检查与评价

(1) 建立双侧相同的最大牙尖交错位的稳定的𬌗关系。

(2) 整个咬合面正中自由(freedom in centric)。

(3) 从最大牙尖交错位到前伸和侧方接触位无𬌗干扰。

(4) 在侧𬌗、前伸𬌗运动中,下颌运动自如、和谐。

10. 咀嚼效率测定 咀嚼效率测定方法可选用定量食物咀嚼后,过筛称重、分光光度计,食物个粒照片微机测量等。种植义齿的咀嚼效率一般为60%~90%。

11. 种植义齿稳定性评价 应仔细检查咬合接触,螺丝上紧时是否同步,桥架接圈接口是否均匀接触。用手指放在义齿的前庭区及后牙区,在上下义齿反复咬合接触时,扪诊义齿振动大小。谐振的危害主要是破坏骨界面,也造成种植体部件疲劳、折断。

12. 其他 包括下颌运动轨迹描记、肌电图检查、触压觉和辨别感觉的检查等。

综上所述,种植义齿修复是口腔外科、修复科、牙周病科及放射科等多学科合作的结合,任何步骤的疏忽都会导致种植体的失败。在种植义齿的复查和评价过程中,应严格标准和程序,同时要求从事口腔种植修复工作的医、护、技人员掌握丰富的相关知识,才会有利于口腔种植科学的进一步发展。

十三、 种植义齿的并发症及其处理

从种植修复临床操作(种植体植入手术、修复体戴用及复诊维护)一开始,就可能因种种原因在不同治疗阶段出现一些困难或病症,即种植修复并发症(complication of dental implant restoration)。

(一)种植修复并发症的种类

1. 按种植体植入、修复过程不同阶段分类。并发症可分为两大类:手术并发症及修复并发症。

(1) 手术并发症:①种植手术中并发症:包括出血,血管、神经损伤,下颌骨骨折,颌骨穿孔或骨壁裂开,邻牙损伤,手术器械故障等。②种植术后近期并发症:包括出血,血肿,水肿,早期感染,伤口裂开,气肿，种植体暴露，种植体松动等。③种植术后远期并发症：种植体暴露于口腔，种植体周围感染，慢性上颌窦炎，继发性神经损伤，种植体松动，上皮袖口炎等。

(2) 修复并发症：①修复体戴入后近期并发症。②修复体戴入后远期并发症。

2. 按并发症出现的部位、性质、原因分类。并发症可分为：

(1) 软组织并发症。

(2) 硬组织并发症。

(3) 机械并发症。

(4) 功能性并发症。

(5) 器械并发症。

(二) 术中并发症

1. 出血

(1) 症状及病因：种植体植入一期手术制备种植床的过程中，可见到种植床内有少量血液渗出，若骨松质疏松，血管网丰富可有血液自种植床内渗出，若未损伤软组织血管，种植体植入后压闭了小血管，出血可自行停止。

若下颌骨种植床内有大量涌出或呈波动状出血说明有下颌齿槽血管损伤，上颌骨手术中损伤腭动脉或鼻动脉也会出现类似情况。出血若流入口底，可能会阻塞呼吸道，造成窒息，危及生命。

(2) 预防及处理：预防术中术后出血的最好办法应是术前拍摄颌骨全景 X 线片，并加上测量标尺（或钢球），准确判断下颌管的位置及 X 线片放大率。种植床末端应距下颌管至少 1mm 以上。种植孔的方向需严格控制，保证在颌骨颊舌侧硬骨板之间。必要时拍 CT 片定位，配合术中直接扪诊或测量下颌骨后牙区的厚度。若对殆牙干扰种植床器械预备，应设法排除干扰（去掉上颌可摘义齿，采用短连接器或短头手机）以确保植入方向准确无误。

因伤口血管结扎失败致术后大面积出血，应及时找出出血部位，重新结扎血管。如下后牙区种植体床预备方向、深度有误，损伤舌动脉时，应在舌下凹处暴露舌动脉，结扎之。若毛细血管渗血宜采用冷敷或加压包扎或棉卷压迫出血部位，必要时口服止血药。渗血后皮下淤血待伤口愈合后可采用热敷加速淤血的吸收，淤血紫瘢一般数周即可逐渐吸收。必要时口服抗生素预防感染。

2. 神经损伤

(1) 下齿槽神经损伤：下齿槽神经损伤后可能出现患侧牙周膜、牙槽骨的麻木、疼痛等异常感觉，同时有颏神经损伤症状（见下文）。常见原因有：第三磨牙区种植床预备时直接损伤，下后牙区种植体过长，X 线片测量偏大等。值得注意的是下颌管的位置在人的不同年龄阶段是变化的，而且从下颌骨侧面 X 线片上无法看到下颌管在颊舌向呈 S 形的走向。若手术中器械触及下齿槽神经，即使是麻醉情况下患者也会感到剧痛。预防下齿槽神经损伤的方法是术前拍摄 X 线侧位片，咬合片，准确计算出放大率，准确测量种植孔可达到位置，留出下颌管以上足够的安全骨厚度，术中接近下颌管时，密切注意患者疼痛反应。

(2) 颏神经损伤：颏神经损伤后可能出现患侧前磨牙区至切牙区疼痛及唇颊侧牙龈和口腔前庭黏膜麻木感。常见原因是：前磨牙区种植床预备时损伤，翻开下颌前弓区黏骨膜瓣时损伤，或牵拉损伤出颏孔后的颏神经。预防颏神经损的方法是前磨牙区种植时准确判断颏孔区神经走向，颏孔方向，前弓区手术切口不要超过颏孔，接近颏神经时手术动作轻柔，钝性分离暴露颏孔，而且牵拉黏骨膜瓣时勿用力过大，整个术中注意保护暴露的颏神经。

(3) 舌神经损伤：舌神经损伤后可出现患侧舌前 2/3 及口底感觉丧失，若神经纤维损伤还会出现甜、酸、咸味觉障碍。舌神经损伤发生率较小，多为在第三磨牙区种植床制备时，手术波及舌侧会意外损伤舌神经。Spiekermann 介绍的预防方法是在下颌骨与黏骨膜瓣之间先放置一宽板或不锈钢保护板。

(4) 鼻腭神经损伤：鼻腭神经损伤后可能出现前牙区腭黏骨膜及牙龈的疼痛或麻木。其常见原因是在切牙孔区或上前牙区制备种植床时，种植孔方向偏斜伤及该神经。预防方法是拍摄 X 线片确定切牙孔的形态及位置，切牙区种植孔预备时应注意保证 0.5mm 以上的安全距离，方向不要向近中偏斜。

至于上下颌骨区其他神经的损伤几率不大或症状不严重，手术后可慢慢恢复感觉。总之神经损伤后的症状与神经损伤的部位、程度有关，神经末梢性损伤或轻微损伤一般在术后数周即可恢复。若神经损伤症状在伤口愈合后一直不减轻，可采取局部理疗、热敷、服加强神经代谢的药物可能有助于改善症状。

3. 颌骨侧壁穿孔

(1) 症状：种植孔预备时部分穿通颌骨侧壁硬骨板称为穿孔（perforation）。一般指在上前牙区或后牙区制备种植孔时，造成种植孔的一部分穿通颌骨皮质骨板，使种植体部分外露，影响种植体与颌骨的接触面积，使种植体骨支持、固位力量下降，若处理不当还会加重此处骨吸收或造成感染。

(2) 原因：穿孔的主要原因是：①种植体植入方向设计不当或手术钻孔方向把握不当；②前牙区颌骨倒凹大，特别是上颌，术前对上颌牙槽突的唇侧倒凹认识不足，或钻孔方向偏向腭侧；③内斜嵴较发达的颌骨，颌下腺窝较深者，若植入时定位偏向舌侧易造成颌骨内侧骨板穿孔。

(3) 处理方法：一旦出现穿孔，可取一小块自体颌骨升支覆盖穿孔部位；或用骨诱导修复技术（GTR），剪一片骨诱导膜覆盖于穿孔部位；也有人用复合 BMP（骨形成蛋白）的羟基磷灰石填塞于骨膜下，若穿孔位置局限而且靠近种植孔末端时，可在不明显影响种植体支持与固位的情况下，另选一个稍短一些的种植体。

预防颌骨侧壁穿孔的措施有：①术前通过扪诊、测量颌骨厚度、X 线片（CT 片更准确）确定颌骨形态；②利用旧义齿或种植导板正确设计种植孔的位置及方向，取研究模，上殆架确定最佳植入方向。在植入区纵向锯开石膏模观察上下齿槽嵴中轴方向，并作出植入方向的校正设计线，为手术医师提供参考，也是一个较实用的方法。

另外一类侧穿孔同样不可忽视，即种植体顶端性裂开（clehiscence）或穿孔。由于植入点位置偏向唇、颊侧或舌腭侧，种植孔顶端一侧骨壁薄弱，在手术时易发生骨壁裂开或骨缺损，此类穿孔同样影响固位，而且往往因术后骨吸收加速而造成种植体修复困难或基桩暴露过多的美观问题，其主要原因是牙槽嵴过厚，加之种植孔定点不正确。处理方法是局部植骨，或用 GTR 技术，万不得已时，修复体采用龈色修复材料（基托塑料、软质赝复材料假牙龈或龈色瓷），遮盖暴露出的基桩。

4. 上颌窦穿通

(1) 症状：种植孔预备时，钻头或种植体植入后进入上颌窦并穿通窦黏膜，会造成上颌窦炎及种植体周围炎。是否穿通上颌窦的检查方法是用探测针直接探查或请患者捏鼻鼓气，检查是否已穿通上颌窦黏膜。有些学者认为若种植体穿入上颌窦，但窦底黏膜未穿通还是允许的，因此不会发生并发症。

(2) 病因：上颌窦穿通的原因主要是：①上颌窦底位置低，窦底颌骨组织太薄；②上颌骨质过于疏松；③术前定位或对窦底位置判断有误；④手术中动作过大，球钻或扩大钻用力过猛，攻丝钻或种植体旋入过深。

(3) 治疗方法：即刻拍一张 X 线片了解上颌窦穿通情况，若无严重出血，可选用一个稍短些的种植体植入，术后用有效抗生素预防炎症发生。若出血严重，可行上颌窦开窗、结扎、缝合止血，封闭窦底穿孔。预防上颌窦穿通的有效方法是严格控制上颌窦区的种植体适应证，窦底颌骨高度应不小于 10mm，或者采用上颌窦底植骨升高术，保证窦底种植体获得足够的骨厚度。近年来许多学者采用髂骨骨松质加羟基磷灰石混合物植入上窦底黏骨膜下，半年后再植入种植体；也有人直接植入自体骨，都可能解决这一问题。

5. 颌骨骨折

(1) 症状及病因：因种植手术或种植体引起的颌骨骨折的发生机会并不多。一旦发生颌骨骨折，可造成骨折处种植体失败，咬合紊乱等问题。其主要原因是下颌骨骨吸收严重，骨质疏松，下颌体垂直高度过低，厚度不均，本身有应力集中。若在下颌骨前磨牙或磨牙区的骨质薄弱部位作种植床预备时，用力过大过猛，加之种植体间隔过小，会大大降低颌骨抗抵能力，术中可能出现骨折。若义齿结构设计不良，也会在种植体行使功能时出现继发骨折。

(2) 处理方法：因种植体手术造成的颌骨骨折，发现后，去除骨折线处的种植体，加微型钢板两端固定，缝合伤口。根据情况改作种植覆盖义齿或传统义齿。若是种植义齿使用过程中发现骨折，可根据情况采用微型钢板行颌骨加压固定，或卸下种植义齿，去除骨折处种植体，改作种植覆盖义齿。

6. 邻牙损伤　种植孔预备时可能发生余留邻牙的牙根损伤。这常见于单个或少数种植体植入手术时。表现为术后邻牙疼痛，出现牙髓炎症状。其主要原因是：①缺牙区邻牙牙根倾斜；②缺牙间隙过小，妨碍种植体植入；③种植床预备时定位、定向不当等。邻牙损伤的治疗可采取牙髓失活，常规进行根管治疗，Jent建议作根尖切除术。术前仔细检查口腔情况，严格掌握单个种植体的适应证，缺牙间隙近远中，包括牙冠及牙根不得少于7~8mm，且邻牙牙根较直，无明显偏斜，必要时球钻定位性钻入后拍牙片证实定位定向准确与否，术前制作定向导板等都是预防邻牙损伤的措施。

7. 种植体早期松动

(1) 症状：种植体早期松动是指种植体植入时或植入后最初阶段即发现不稳定，触诊检查发现颊舌向松动。一个良好的种植手术，种植体植入后即刻检查即无任何方向动度，Branemark系统的技术规范规定，任何程度松动应视为失败。种植体早期松动会严重影响骨结合质量，延长骨结合期，甚至结缔组织长入，形成间接骨界面或破坏龈上皮袖口封闭，进而发生种植体周围炎，造成种植体脱落失败。

(2) 病因：种植体早期松动的原因主要有：①种植孔预备时术者技巧差，从球钻定位，导航钻扩孔，裂钻扩大，攻丝钻制备骨内螺纹一系列操作、方法粗暴，手机位置不稳，钻头不能从同一方向进入，攻丝时手法不稳定或晃动，造成种植孔大于种植体直径；②种植孔内骨螺纹未形成或螺纹紊乱，原因是手术者操之过急，未按手机本身转速自动旋进，退出，不适当加压或加压过急将攻丝钻抽拉损伤骨螺纹，这种现象在初学者最常见；③种植体系手术器材不配套，攻丝钻过大或无标准系列钻头，单靠裂钻粗略地制备种植孔，或选用种植体型号不准，误将较小直径种植体植入；④种植体过短或骨质过疏松，种植孔内螺纹形成太少；⑤种植孔方向不良，造成颌骨侧穿，支持骨不足，或发生种植孔壁骨折等。

(3) 治疗方法：一旦发现种植体早期松动，应在术中及时去除松动的种植体，另换一个直径稍大一号者重新植入。否则，可在半年至一年后重新制备种植孔，再完成一期植入术。若在二期手术即龈接圈接出后，发现种植体松动，应在局麻下将种植体去除（以逆时针方向慢慢旋出），重新植入一个直径大一号的种植体，若仍出现松动，可关闭伤口，等半年至一年后重新作一期种植术。若种植体轻微松动，且种植体较短者，可去除更换一个长一些的种植体重新植入。对于存在轻微松动的种植体，Lekbolm（1985）主张采取延长骨结合期，即在半年或更长的时间后再行二期手术。若二期手术时发现种植体有轻微松动，延迟修复期也可作为保护骨界面，改善骨结合质量的方法。也有人主张在骨界面上加用BMP或TGF-β等骨诱导因子，改善骨结合，防止出现种植体松动。

（三）术后近期并发症

1. 伤口水肿　水肿是一期种植手术术后近期并发症。伤口水肿会造成缝线脱开、伤口裂开，影响局部血液循环，影响伤口愈合。预防伤口水肿的最好措施是正确、短时、轻柔的手术操作，加上局部冷敷，用清洁液清洗伤口防止菌斑集聚或感染，适当使用抗生素及止痛药是减少伤口水肿预防术后早期并发症的基本措施。

2. 黏膜穿孔　一期种植术后，可出现覆盖种植体的黏膜穿孔，种植体过早暴露，影响伤口愈合或引起种植体周围感染、骨吸收。其原因主要是缝线过紧，组织瓣内血液循环障碍，组织坏死而穿孔。或一期术后两周，原可摘义齿基板未作适当缓冲，种植体顶端覆盖的黏膜被压迫溃破穿孔。前一种穿孔可用过氧化氢溶液、生理盐水每天清洗，局部用抗生素糊剂，控制炎症后再缝合覆盖已暴露的种植体。后一种穿孔，应对义齿基托相应的部位作缓冲磨改，软衬垫材料垫底，控制局部炎症，缝合穿孔部位的黏膜。若种植体已完成骨结合，也可等到二期手术，但应每天用棉签仔细清洗穿孔部位，或口洁素漱口液漱口，必要时上抗生素糊剂。

预防种植体因黏膜穿孔过早暴露于口腔的有效措施是正确缝合伤口，义齿基板作正确缓冲。

3. 黏膜下气肿　手术区黏膜下或皮下气肿在螺旋式种植体二次法手术较少见。常见于一次法植入或叶片状种植体术后。出现气肿会影响伤口愈合和种植体的骨结合质量。其主要原因是伤口关闭不当，黏骨膜瓣未严密缝合，患者打喷嚏时或呼气时口内气压升高，使气体进入黏膜下，表现为突发肿胀，局部扪诊可查到捻发音。处理方法是局部冷敷,并加压包扎。

4. 术后早期感染

(1) 症状及处理:一期种植术后数天,可发生手术区肿胀、疼痛、伤口出现脓性分泌物。其原因可以是术中感染或术后口腔卫生不良造成伤口感染。其治疗方法是拆除 1~2 针缝线,使引流通畅,每天清洗伤口争取二期愈合。若出现发热或分泌物较多,可考虑全身用抗生素治疗。

(2) 预防方法:值得指出的是器材条件与术中感染有一定关系。手机的消毒、敷料的设计与使用、手机导线的处理,污染手机的备用件更换,手机内的清洗与消毒都应严格按无菌的条件配制与处理。一个开展种植手术的单位最好有备用手机及其配套工具,现在已有可供高温消毒的手机,比熏蒸消毒更可靠。患者全身状况的术前准备,如术前抵抗力、营养、血压、心理等调理也不应忽视。

(四) 术后远期并发症

1. 种植体折断

(1) 症状及病因:种植体折断是指种植体骨内段及其中心螺丝的断裂损坏,属术后远期并发症。种植体折断的主要原因有:①种植体材料的疲劳如钛种植体长期行使功能后出现的折断;②创伤,慢性创伤如反复咬合冲击或突发外部撞击,陶瓷类种植体多见;③不合理的受力,挠屈和应力集中而断裂;④种植体加工制作质量问题,如中心螺丝颈部或侧壁过薄等;⑤腐蚀,如应力腐蚀,电化学腐蚀,缝隙腐蚀,微生物腐蚀等。

种植体断裂表现为单个种植体修复体松动,咬合紊乱,X 线片显示有裂隙或无裂隙,有错位或无错位,骨内种植体段的折断更常见的则是局部感染,咬合疼痛等症状。

(2) 治疗方法:折断种植体的处理有以下几种方法:①水平性折断在种植体根尖 1/3 处,或在中心螺丝孔底部折断时,取出种植体上 2/3 断端,清洁伤口后缝合软组织,未感染的残留种植体留在颌骨内,不再作基牙使用。若残留断端有感染,可用小骨凿或长杆技师螺丝刀嵌入到中心螺丝孔逆时针方向取出,等骨质完全正常后再重新植入一个种植体,重新调整或制作义齿支架。②若断端在近龈缘处,卸下中心螺丝,用一直径与种植体直径相当的消毒金刚石流水冲洗下磨平断端,必要时翻开龈组织瓣暴露出断端。选一个稍长一些的基牙接圈(abutment cylinder)试合断端接口,调整后能均匀平衡接触后,以中心螺丝重新固定,上面的桥架或冠修复体重作或桥架锯开重新焊接,调整合适。为确保折断端接口质量,可拍 X 线牙片了解接口是否密合。若原义齿桥架接圈与基牙接圈之间有小缝隙,可用自凝塑料填塞纠正。

2. 中心螺丝折断

(1) 表现:中心螺丝(central screw)是三段式种植体中间固定基牙接圈的主要部件,下面实体螺纹状与骨内种植体连接,上接桥架固定螺丝(bridge screw),上半段中空,有内螺纹,这一结构形式容易出现上段折断。中心螺丝折断可表现为单个冠修复体脱落,或局部种植固定桥架松动移位,多个种植体连接的桥架,中间种植体的中心螺丝折断也可不表现修复体松动。有时只到定期复查卸下桥架时才发现。X 线牙片也不一定能发现断缝。但却影响邻近种植体的受力状况,甚至会接连出现多个种植体中心螺丝折断。

(2) 原因:中心螺丝折断的主要原因是受力过大,或受到侧向力,或金属疲劳,或是种植体制作加工质量存在缺陷,现经过改进的中心螺丝已加强了颈部抗力形,减小折断的可能。对于长期服役的中心螺丝(5 年以上者),可考虑定期更换。制作义齿时控制殆力及侧向力是有效措施。

(3) 处理方法:中心螺丝断在颈部时,可用最小号钻(2/0)磨出一个小槽,用小螺丝刀放在槽内逆时针方向将断端旋出。若不成功,可用小号钻头钻一个洞,再用稍大一号圆钻放入孔后逆时针方向旋转退出断片。如果还未成功可用小裂钻将中心螺丝从中心磨断成近远中两半,分别取出断片,然后再清洁种植体内螺孔,重新装上一个同型号中心螺丝。若中心螺丝断在六角形结构以上,则可用尖头钳夹住旋出,重新更换一新中心螺丝。值得注意的是,所有操作均应以不损伤种植体内螺纹为要,否则即使是中心螺丝取出,新的中心螺丝无法装上或勉强旋入受力也不合理。还有些中心螺丝断端位置较深,无法顺利旋转。种植体或内螺纹被破坏,此种植体只好作废,缝合伤口,使其“沉睡”(sleep)于骨内,不再作基牙使用,不取出的种植体尚可起到防牙槽嵴吸收的作用。

3. 龈及黏膜组织增生

(1) 症状：龈组织及黏膜组织增生在种植修复 1 年以后，因基牙接圈周围组织处理不当或修复体设计制作不良或患者口腔家庭护理不当可出现此类并发症。表现为基牙接圈周围龈组织充血、水肿、肥厚、慢性炎性增生或在桥架龈底、单个种植体冠边缘出现肉芽组织增生等症状。

(2) 病因：软组织增生的主要原因有：①二期手术时基牙接圈周围软组织过厚，未作适当处理，或黏膜瓣未环切法暴露种植体上端而是长切口法加上缝合不良；②植骨块所带软组织过厚，龈上皮袖口区因软组织过厚而形成假附丽；③卫生桥架设计，但基牙接圈在龈上段小于 2mm；④人造冠形态不良，自洁作用差，菌斑、牙结石附着引起的龈刺激；⑤桥架与桥架接圈连接形态不良造成自洁作用差引起的对牙龈或黏膜的刺激；⑥患者口腔护理差，每天未按规定认真清洗义齿；⑦种植体基牙接圈表面不光洁，或用锐利器材刮除牙结石时引起表面粗糙，牙结石菌斑集聚向龈沟延伸，发生慢性龈炎所致；⑧种植体骨界面封闭不良，慢性周围炎或龈炎的结果所致等。

(3) 治疗方法：龈组织及黏膜组织增生应作外科切除。卸下种植义齿，局麻下电刀切除，同时作上皮袖口成形，使袖口处黏膜厚度以 2.0mm 为宜。伤口愈合后对基牙接圈周围菌斑及牙结石消除，并用纱布条或小橡皮绳、绒轮等抛光器材抛光。定期用菌斑检出液检查，嘱患者坚持严格的口腔护理，不能达到要求者加强复诊监督指导。手术切除时若基牙接圈周围黏膜游离，可作成形术或通过前庭部作黏膜瓣手术或颊沟成形术，或同时作黏骨膜固定，必要时在基牙接圈周围用牙周敷料压迫固定。

4. 瘘管

(1) 症状及病因：种植体植入区的唇颊侧出现的瘘管非常近似于根尖周感染形成的瘘管，唯位置往往较近于牙槽嵴顶。其形成的原因是种植体周围的感染，可能是种植手术中造成的感染，骨缺损处填塞材料（如羟基磷灰石颗粒）的感染，也可能是因袖口封闭不良造成的感染所致，或中心螺丝上的封闭圈失败所致。

(2) 治疗方法：对初发瘘管，每天可用 2% 过氧化氢溶液及生理盐水冲洗，瘘管口及种植体基牙接圈周围用 2% 碘合剂，一般冲洗 3~5 次，来控制炎症，严重者配合口服抗生素。若脓性分泌物较多，特别是种植孔内有填塞材料感染时，除彻底清洗外可局部外用甲硝唑粉或其他有效抗生素粉剂到瘘管内。若反复发作的瘘管可考虑卸下修复体，更换中心螺丝上的封闭圈，并将中心螺丝用 75% 酒精擦洗消毒，或更换新的中心螺丝。上述治疗失败，X 线片显示局部骨吸收明显时，瘘管久治不愈时还可考虑瘘管口作圆形切口，切除瘘管，重新严密缝合。再发生失败，并有种植体界面破坏者，考虑将种植体去除，根据具体情况于半年后重新植入一个新种植体。

预防种植体周围瘘管形成措施主要是强调严格无菌操作，种植体各部件及工具严密消毒，龈瓣严密缝合。此外，种植体周围骨缺损处的植骨材料或羟基磷灰石填塞料应彻底消毒，并不得弥散到上皮袖口区，不得影响上皮袖口封闭质量。修复体的外形及患者对种植体上部结构的护理同样不可忽视，嘱患者定期用氯己定漱口。

5. 种植体周围结缔组织长入

(1) 症状：至今为止临床经验证明种植体周围结缔组织尚不能发展为牙周膜，结缔组织是造成种植体松动、继发应力损害、最终种植体松动失败的重要原因。种植体周围结缔组织长入的主要表现为种植体垂直、水平向松动，松动度与结缔组织膜厚度成正比。X 线片见种植体周围有透射区。

(2) 病因：形成有害的结缔组织膜有以下原因：①种植孔预备不精确，植入时与骨表面有较大缝隙；②种植体初期稳定性差者，易发生炎症或应力损害；③一段式种植体，一次手术植入后，界面封闭差；④过早受到𬌗力及口腔理、化、微生物因素的干扰，骨结合未形成；⑤修复体设计、制作不合理，发生骨吸收。

(3) 治疗方法：种植体周围结缔组织膜不太厚时，可将修复体卸下，去除种植体，上皮袖口做环形切除，骨内种植孔内表面以小刮匙轻轻刮除结缔组织，再选一只大直径的种植体重新植入。若结缔组织膜较厚，种植体松动明显，X 线牙片显示种植体侧面透射区较大（>0.3mm），可将种植体去除，待骨愈合，一般一年后再考虑重新植入一只新种植体，或不用此种植体将种植义齿结构改为覆盖义齿。

6. 进行性骨吸收

(1) 症状：种植体周围进行性骨吸收，第一年骨吸收垂直高度超过1mm以上，以后骨吸收速度明显大于0.2mm以上者称为进行性骨吸收。其表现为定期复查X线片时，见种植孔近远中硬骨板未形成，且水平性骨高度降低，有些则表现为种植体的某一侧垂直性或呈杯状吸收。骨吸收严重者直接影响到种植体的稳定和对𬌗力的承受。

(2) 病因：进行性骨吸收的主要原因有：①种植体周围有感染，菌斑控制不良，或牙结石积聚向骨界面侵袭；②因义齿设计、制作、调𬌗不当造成某一种植体受力过大，或承受了侧向力过大；③全身疾病，骨代谢异常(如老年骨质疏松症等)；④种植体使用时间长，种植体受力不合理。

(3) 治疗方法：其治疗方法是针对病因治疗。首先确定骨吸收的部位、性质、速度及时控制菌斑、种植体周围炎。仔细调𬌗，降低牙尖斜度控制𬌗力大小及方向，必要时改变义齿结构，配合以全身疾病治疗等。对短种植体使用时间长，骨吸收已造成冠根比例不调者，可以考虑试作植骨手术。

7. 慢性疼痛

(1) 症状及病因：有些患者戴种植义齿后1~2年内偶有种植床疼痛，有些逐渐消失，有的患者长达数年都有间歇疼痛，甚者疼痛明显持续时间长。其主要类型及原因是：①手术时损伤了感觉神经末梢，术后近期疼痛，以后逐渐好转；②种植体太接近下颌管，咀嚼时，种植体传力到下齿槽神经引起疼痛，若种植体已进入下颌管，经X线片证实压迫神经干者，甚至不咀嚼时也有疼痛；③种植体周围炎。

(2) 治疗方法：一期种植术后若疼痛明显者，可及时去除种植体，更换一只稍短些的种植体，去除对神经干的刺激。若压迫神经症状不明显，可将种植体适当倒退出1mm左右。若戴义齿后近期发生咀嚼痛，X线片证实只是种植体靠近下颌管者，可减轻𬌗力或卸下义齿，观察疼痛发展情况，可暂改覆盖义齿，减轻疼痛区种植体的负荷。待种植体根尖端骨小梁愈合致密后可能慢性疼痛能消失。若慢性疼痛一直无好转，可去除种植体，并给患者作系统的抗生素治疗。若属炎症引起疼痛，应彻底控制炎症。对损伤神经末梢引起的轻微疼痛，也可用理疗缓解症状，必要时口服维生素B类药物。

8. 黏膜刺激

(1) 症状及病因：黏膜刺激指种植体上部结构引起的口腔黏膜刺激症状。表现为受刺激部位的口底、舌或颊黏膜充血、红肿、溃疡或增生。常见的原因是：①种植体位置、方向异常，如下颌后牙区种植体植入时偏向颊侧，因对𬌗自然牙干扰种植器材不能按理想角度植入常引起该区种植体偏向舌侧或颊侧，因而颊、舌黏膜常与种植体上部结构有占位矛盾；②颊系带附丽过高，颊黏膜肥厚，常见于肥胖者，颊脂垫过厚；③下颌骨萎缩明显，口底过高，说话及咀嚼运动时口底黏膜摩擦种植体上部结构，引起炎症、疼痛。

(2) 治疗方法：正确植入种植体，恰当设计种植义齿是有效预防方法，必要时做口底降低术、颊系带成形术，可有效治疗此类并发症。同时适当修改种植义齿的外形。切除已增生的黏膜组织，积极治疗口腔黏膜溃疡。

(五) 修复体戴入后并发症

修复体戴入后的并发症可表现为机械并发症(固定螺丝折断、桥架磨损、折断)，美观问题，发音问题，形态问题，设计问题及单个种植体牙冠旋转等几个方面。

1. 固定螺丝折断

(1) 症状：固定螺丝(fastening screw)又称桥架固定螺丝，它的折断在骨结合式种植体固定桥较为常见。表现为固定螺丝的颈部水平性横断，当最远端种植体之固定螺丝折断时或多个固定螺丝折断时桥架出现松动，当单个种植体牙冠修复体的固定螺丝折断时，修复体脱落。

(2) 原因：固定螺丝折断有以下原因：①种植固定桥架在种植体上端就位时受力不均，桥架制作时收缩变形，不能自动就位。②各种植体相互不平行，桥架接圈接口与种植体基牙接圈上端接触不稳定。③固定螺丝孔外形不规则，或有金属瘤，或磨改后四周不对称，固定螺丝就位后四周受力不均，侧向力过大。或用整铸法完成的桥架固定螺丝孔形态不规则，蜡型收缩变形导致固定螺丝孔不适当修改。④𬌗力不均衡或游离距过大负荷过重。⑤固定螺丝加工质量有问题。⑥使用时间长，出现金属疲劳未及时更换。⑦若干个固定螺丝旋紧时，未遵照对称同步，分步旋紧的原则，一侧螺丝先旋紧另一侧则无法完全到位，造成受力不均。

(3) 处理方法:固定螺丝折断后应及时更换,否则会使相邻固定螺丝相继折断。更换方法是:首先将桥架其他固定螺丝卸下,看清断端位置。若断在固定螺丝颈部,暴露在中心螺丝六角形上口以上者,可用小止血钳夹持逆时针方向退出。若夹持不牢,可用慢速手机以 700 号裂钻在断端正中磨出一小沟槽,深 1mm,以小号螺丝刀逆时针方向旋转退出。若固定螺丝折断前已有松动,一般比较容易退出。若断口在中心螺丝六角形以下,可用小裂钻磨出一沟槽,螺丝刀退出的方法,但应注意不要损伤中心螺丝内的螺纹,否则更换的固定螺丝无法就位。也可用 2/0 号圆钻在断端上备一小孔,再以逆时针方向倒转,使断端退出。若折断部位靠近中心螺丝根尖方向、位置较深,上述方法失败,或中心螺丝内螺纹损伤者,需要连同中心螺丝一起更换。方法是:基牙钳夹住基牙接圈,六角形扳手逆时针方向将中心螺丝退出,选一同型号中心螺丝将基牙接圈旋紧固定,然后将桥架或单个种植体冠修复体重新以新的固定螺丝固定。

还需指出的是每次装卸固定螺丝时,就位要准,丝扣不得错乱,若感旋入阻力大时,应检查丝扣是否准确,中心螺丝孔内是否有金属残屑、食物残渣等异物。旋紧动作应轻柔。建议尽量选用预成的桥架接圈,保证固定螺丝受力均匀。总之针对固定螺丝折断的可能原因认真预防,可大大降低这种并发症的几率。

2. 固定螺丝磨损

(1) 表现:固定螺丝的磨损指其顶端螺丝刀口的磨损和螺纹的损坏。前者表现有其上端刀口凹槽变得不规则,用螺丝刀无法卸下或旋紧。后者表现为整个固定螺丝表面的螺纹不清,接紧后与中心螺丝内螺纹间缝隙较大,螺丝不稳。

(2) 原因:螺丝刀口磨损是由于装卸次数太多,螺丝刀工作端未在其上端凹槽内完全就位,用力时未向根尖方向稍加压力造成刀口打滑,破坏了凹槽形态,反复多次打滑使凹槽严重变形。处理办法是用 700 号裂钻将固定螺丝上端刀口凹槽加深,再以螺丝刀仔细逆时针方向旋转将其退出,更换一只新的固定螺丝。

(3) 处理及预防:固定螺丝的螺纹磨损多是由于上卸次数过多,主要还是螺丝就位时错了丝扣,强行旋入造成螺纹的破坏,损坏轻微时,应更换一个新的固定螺丝,损坏严重时,中心螺丝旋紧时有明显阻力,不应强行用力,先检查是否完全对准了螺丝扣。

3. 桥架折断

(1) 表现及原因:种植体固定桥桥架折断是指桥架接圈与铸造桥架或焊接桥架的连接处折断或金属架杆状结构的损坏,其发生机会极少。表现为义齿变形,断裂或咬合紊乱。主要是由于:①铸造蜡型过细,与桥架接圈连接过薄,形态不良;②铸造有缺陷,如砂眼、缩孔等;③义齿远端游离距过大,桥架未加厚加宽;④𬌗力过大;⑤焊接质量差如假焊、焊接面积太少等也可造成桥架断裂。

(2) 处理方法:这类并发症处理方法是将义齿卸下,去除塑料部分将桥焊接,或重新制作一副新桥架,再常规完成种植义齿的塑料或瓷的部分。

4. 美观问题

(1) 表现:美观问题是种植义齿较为常见的一类并发症。主要表现为修复体外形、颜色、位置、对称性、排列等方面的不美观。其中以单个或少数种植体支持的上前牙冠修复体或局部固定桥以及覆盖义齿美观问题为主。

① 单个种植体冠修复体常出现的美观问题有:牙冠长轴偏向唇侧,牙冠过长,基牙接圈外露,固定螺丝孔太靠近切端或切角处,金属基底色外透,牙冠形态失调(过大、过小),及龈缘外形等问题。

② 两个种植体支持的种植体联冠或局部固定桥,除有前述单个种植体冠修复体的美观问题外,还有龈外隙暴露基牙接圈,牙弓排列偏向唇侧等问题。

③ 种植覆盖义齿可能出现的美观问题除上述问题外还有因附着体占位影响排牙,或牙弓偏向唇颊侧,显得上唇过度丰满或基托过薄,金属色透色,或附着体直接暴露等。

④ 种植固定全口义齿卫生桥结构的桥架在大笑时外露,或接触式桥结构龈缘外形无自然弧度美,种植体上部结构的金属部件外露。

(2) 原因:概括起来,上述美观问题的直接原因是种植体植入位置、方向、角度、深度不理想。内在原因是:①患者颌骨、口颌系统条件限制,如骨吸收严重,颌关系异常,上唇过短,骨质、骨量限制了种植体植入最佳位置;②技术原因,如种植体植入的位置偏向了牙槽嵴的唇、颊侧,方向未和邻牙舌隆突至根尖连线平行,种植体未在对应于中切牙或侧切牙的位置上植入;③未按种植义齿的设计规范要求操作,如术前无整体设计方案,未用定向导板定位、定向,植入深度未考虑到修复体的类型和要求;④单位条件限制或所选种植体系存在缺陷,无法保证各类复杂病例的义齿制作条件和相应多规格、品种的上部结构;⑤术后唇侧龈退缩或骨板吸收,种植体外露。

(3) 处理方法:一旦出现种植义齿的美观问题处理较为困难,应以预防为主,按单位工程要求全程优化,术前精心设计各类人员密切配合,强调每个人员掌握种植体各过程中的知识,严格掌握适应证等都会大大降低美观并发症的发生率。一旦发生美观问题可采取下述措施:①二期手术时,发现植入位置、角度有问题,可选用带角度的基牙接圈矫正种植体的方向;②采用超短基牙接圈克服种植体上部结构外露;③金属基底冠制作时尽量薄些,矫正烤瓷冠金属色外露;④采用龈色瓷或人工龈垫改善牙冠过长;⑤牙冠适当向唇侧加厚或适当旋转排牙克服固定螺丝太近切缘、切角;⑥唇侧龈瓣转移手术或移植手术改善牙冠颈部对称性,覆盖暴露的种植体龈接圈;⑦必要时植自体骨或结合 GTR 技术治疗骨缺损大的区域的种植义齿美观问题;⑧前牙尽量采用接触式桥架结构;⑨将种植体覆盖义齿的桥架、杆式附着体的金属杆制作精巧,少占排牙空间,用角度基桩使桥架向舌、腭侧移位,恢复义齿正常排列;⑩不得已时,去除有问题的种植体,一年后重新按要求植入新的种植体。

5. 发音问题

(1) 表现:种植义齿引起的发音问题并不多见,其症状为发音时漏气,发音变质或发音吃力,或存在舌运动受限,或说话不时夹杂哨音等。

(2) 原因:上述发音问题的可能原因有:①颌骨严重骨吸收,种植义齿设计为卫生桥式,基牙接圈过高,伴上唇松弛者,或上唇过短者说话漏气;②种植体过于偏向舌、腭侧,覆盖义齿基板及人工牙占据固有口腔的空间,舌运动受限,或基板过厚,附着体金属杆过厚、过大;③上颌覆盖义齿腭弓过深,牙弓窄小,加上下颌义齿占据了舌的部分空间,舌尖高位时易出现吹哨音;④长期缺牙,牙槽骨萎缩严重而且长期未戴义齿者,舌体变大,种植义齿修复后致发音不清。

(3) 处理方法:治疗措施应针对病因:①颌骨萎缩不严重者,将种植义齿卫生桥式结构改为接触式;②颌骨萎缩严重的种植卫生桥唇侧作人工牙龈垫,堵塞漏气道;③尽量将种植义齿支架,基板做得精巧,适当向颊舌侧排列人工牙;④调改上颌基托的腭弓深度及外形,加腭皱褶增加气流摩擦力及改变气体流向,消除吹哨音;⑤植自体骨或作龈、黏膜成形术,改善牙槽嵴形态,改善说话漏气情况;⑥必要时,外科手术矫正舌体过大;⑦有人主张在义齿表面涂缓冲膏改善发音变质问题。一般情况下绝大多数都能自行调整适应种植义齿的发音,短则数周长则 2~3 个月,学会避免发音变质问题。极个别的患者才采取上述治疗措施。

6. 种植义齿的修理　种植义齿使用一定时间后常常出现设计问题,磨耗、损坏等需要复诊修理。

(1) 桥架外形与桥架接圈的连接自洁作用差时,常引起菌斑、牙结石积聚、适当修改后仍不能改善者需要重做桥架。另外,进行性骨吸收明显,因桥架连接走向过弯,或两种植体基桩一高一低而桥架未作成平衡骀平面者也应尽早重作。

(2) 基板外形自洁作用差者应重新添加树脂或磨改,充分抛光,消除菌斑经常积聚区。

(3) 塑料牙因磨耗造成低骀大于 0.5mm 以上者,复诊时应用自凝塑料加高咬合,超过 3mm 者应重新换一副新塑料牙。方法是:先卸下义齿,除基托及塑料,利用原桥架重新转移关系完成种植固定桥的树脂部分。

(4) 添加树脂牙,因天然邻牙缺失,可在原种植覆盖义齿基板上添加树脂牙,方法同活动义齿修理。

7. 口腔异味、口臭　单个种植体冠修复或接触式种植固定桥可能在戴牙后出现口臭,其原因有以下几方面:①种植义齿自洁作用差,龈边缘不密合;②种植体上皮袖口有炎症;③组合式基桩各部件吻合程度差,特别角度基桩的中心螺丝孔内残留食物残屑。

预防及处理办法是:①注意种植义齿的各部外形呈流线型,避免连接处存在“死角”;②人工牙冠龈底及边缘做到密合、高度抛光；③嘱患者认真作口腔保健、必要时复诊作洁治；④加强组合式基桩组合件的密合度，安装紧密，角度基桩之中心螺丝孔内加少许牙胶改善密封性。

若发现种植体龈接圈表面变粗糙，容易积聚菌斑者，及时更换新的、抛光的龈接圈。容易黏着食物的塑料基板可用表面上光剂，改善表面光洁度。

嘱患者经常保持口腔清洁，配合口洁素，氯己定液漱口，增强消化能力及机体抵抗力，可有效避免口臭的发生。

综上所述，种植体及种植义齿并发症直接涉及种植义齿的使用年限，修复质量和患者切身利益，可能出现的并发症，又有许多方面，但只要坚持预防为主，按系统工程优化种植修复全过程，加上及时有效处理并发症，严格监控患者的复诊周期，加强患者认真的配合，许多并发症是可避免的，即使避免不了也将损失控制到最低程度，使种植义齿更好地为患者服务。

（马轩祥　宋应亮）

参考文献

1. 陈安玉．口腔种植学．成都：四川科学技术出版社，1991
2. 赵士杰，韩科．临床口腔种植学．北京：中国批准出版社，1994
3. 林松，王慧明．人工种植牙修复上颌前牙缺失的临床疗效观察．中国口腔种植学杂志，1997，2(2)：82-83
4. 徐君伍．口腔修复学．第3版．北京：人民卫生出版社，1996：318-338
5. Branemark PI，Zarb GA，Albrektsson T，et al. Tissue-Intergrated Prostheses. Osseointegration in Clinical Dentary Quitessence Publishing Co Inc Chicago. Illions，1985
6. 李彦，邓飞龙，曾融生，等．Branemark种植体的应用及修复中出现的问题探讨．中国口腔种植学杂志，1997，2(2)：75-78
7. 马轩祥，徐君伍，刘宝林．MDIC螺旋式骨融合种植义齿成功因素及要点．实用口腔医学杂志，1993，9(4)：275-277
8. 马轩祥，刘宝林，司徒镇强，等．MDIC螺旋式骨融合种植体全口义齿修复．实用口腔医学杂志，1993，9(4)：272-274
9. 马轩祥，刘宝林，张铁，等．MDIC单个种植体冠修复．实用口腔医学杂志，1996，12(3)：163-165
10. Spiewermann H.Color Atlas of Dental Medicine Implantology.New York：Georg Thieme Verlag，Stuttgatr，1995
11. 黄小枫．钛合金种植体在口腔医学中的应用．国外医学口腔医学分册，1998，15：23
12. 宫苹．种植义齿修复设计．成都：四川大学出版社，2004
13. Patrick Palacci，Ingvar Ericsson，Per Engstrandetal. Optimal Implant Positioning & Soft Tissue Management for the Branemark System，Quintessence Publishing Co，Inc Chicago，1995
14. Per-Ingvar Branemark，George A. Zarb，Tomas Albrektsson. Tissue-Intergrated Prostheses Osseointegration in Clinical Dentistry Quintessence Publishing Co.，Inc. Chicago，1985
15. 巢永烈，梁星．种植义齿学．北京：北京医科大学-中国协和医科大学联合出版社，1999
16. 孟翔峰．即刻加载种植的研究进展．中国口腔种植学杂志，2003，8(3)：136-138
17. 王远勤，王臻，吕杰，等．三维重建技术在口腔虚拟种植导航定位中应用的方法学研究．中国口腔种植学杂志，2005，10(3)：114-116
18. 袁林，马轩祥，金岩．Beagle犬埋植型与非埋植型种植义齿骨界面改建的超硬切片观察．2005，10(3)：111-113
19. 袁林，马轩祥，金岩．研究种植义齿骨界面改建的Beagle犬动物模型的建立．实用口腔医学杂志，2004，20(3)：312-325
20. 黄辉，马轩祥，朱光辉，等．粘附肽精氨酸-甘氨酸-天冬氨酸促进小鼠成骨细胞在材料表面的附着和铺展．实用口腔医学杂志，2001，17(4)：294-296
21. 黄辉，马轩祥，付涛，等．生物材料表面固定粘附肽调节小鼠成骨细胞成钙素的表达．实用口腔医学杂志，2001，17(4)：86-88
22. 希扬，刘宝林，马轩祥．种植义齿在创伤性齿槽嵴缺损修复中的应用．实用口腔医学杂志，1994，1091：63-64
23. 马轩祥，徐君伍，刘宝林，等．MDIC螺旋式骨融合种植义齿成功因素及要点．实用口腔医学杂志，1993；9(4)：275-277
24. 袁林，马轩祥，金岩．Beagle犬埋植型与非埋植型种植义齿骨界面改建的短期X线观察．中国种植学杂志，2005，10(4)：151-153
25. 黄卫东，黄秀芳，徐勇刚．影响种植牙成功率的临床操作因素分析，附830枚种植体植入修复报道．中国种植学杂志，2006，11(2)：85-87
26. 张爱华综述，黄建生，章锦才审校．种植体周围炎的治疗．中国种植学杂志，2006，11(2)：96-99
27. 罗玉平，胡爱知，黄宗强，等．联合支持早期种植修复前牙缺失临床观察．中国种植学杂志，2006，11(2)：71-72
28. 马轩祥，刘宝林，司徒镇强，等．MDIC螺旋式骨融合种植体全口义齿修复．实用口腔医学杂志，1993，9(4)：272-274

第四部分

特殊治疗篇

第三十七章

治疗性修复

修复是医疗范畴的一种治疗，因而应强调一种观念，即在任何修复操作或设计中尽量减少组织损伤，起到保护和治疗作用。它包括暂时性修复治疗与愈合过渡性治疗。

治疗修复（treatment restorations-temporization）是保护预备后的牙体组织和模拟正式修复体形态和功能或者为了治疗目的的一种修复方法。它包括两大类：①暂时性的（temporary）修复，即基牙预备后暂时保护性修复和过渡性修复体，如为考察基牙的承荷能力的暂时冠桥或用半正式性的修复体等待牙周、牙列稳定后的正式性修复。②治疗性修复体，如拔牙或颌骨手术后等待修复时机期间的暂时性修复体等。

这里不建议使用"永久性"修复的概念，因为即使所谓永久性修复，从材料学角度考虑也存在疲劳，例如固定桥平均使用寿命为不足十年，树脂材料更是老化快，加之口腔组织也会改变，因而所有修复体或修复治疗都应是有年限的，只有正式与过渡式之分。

一、减少组织损伤的措施

牙体预备时和预备后保护牙髓健康是十分重要而又容易被忽略的。

1. 牙体预备的损伤　牙体预备破坏了牙体组织对牙髓的保护，加之预备过程中也有许多有害因素，如机械性刺激、热刺激、化学刺激和微生物刺激，容易造成牙髓、牙龈损伤。牙医在牙体预备过程中和预备完成后均应考虑基牙牙髓的恢复能力，并应尽力采取措施减小对牙髓、牙龈的损伤。如牙体预备时使用手机冷却喷雾以降低磨切牙体产生的热量；采用间歇磨切及稳、准、轻、柔的手法以提高牙体切割的稳定性和准确性；牙体预备后制作暂时性修复体保护以阻断外界刺激，或对预备后的活髓基牙表面抗过敏处理，或丁香油粘固剂暂时性修复体等。

牙本质经过磨切后，口腔中的唾液是一个重要的刺激源。预备基牙过度暴露于干燥环境里会提高牙体的敏感性。安抚剂、水门汀绝缘体以及常规的镇痛封闭剂可起到暂时性的作用。在制订正式修复计划时，还应考虑到组织炎症、牙本质过敏以及继发龋问题。

2. 牙龈的反应　这与修复体龈缘位置、形状以及适合性有关。修复体龈缘应不刺激牙龈，不产生软组织对修复体的不良反应，不损伤牙龈附着上皮或结合上皮，阻止细菌的侵入，利于修复体的稳定。由于牙龈组织富含血管，很容易愈合，很少出现牙龈退缩。但若牙体预备时损伤牙龈可能产生修复后的龈缘问题，特别是长期修复效果（图 37-1）。

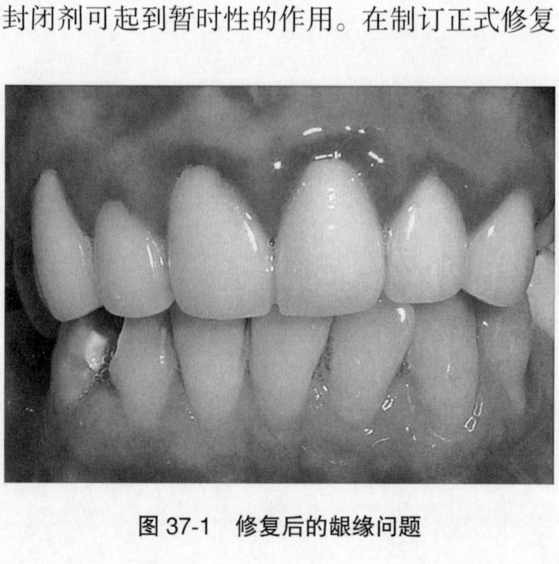
图 37-1　修复后的龈缘问题

修复体龈缘究竟置于龈上、平齐龈缘或是龈下，应根据临床情况而定（参见冠修复部分）。决定修复体龈缘位置时应考虑与龈边缘暴露有关的因素：①患者的年龄；②牙龈的健康状况；③龈沟的深度；④咬合关系以及修复体在牙弓上的位置；⑤口腔卫生状况及系统性疾病的影响。

有资料显示平齐龈缘有利于减少龈缘并发症，多数同行也愿意采用此设计，其优点是不刺激牙龈，不影响龈沟的形态和龈沟液的分泌。缺点是随着年龄的增长，牙龈会出现渐进性退缩而影响美观。如果多年后修复体边缘暴露影响到美观，应事先告知患者可能重新进行修复。而对于修复体边缘设计成龈沟内者，有助于防止上述情况，但在牙体预备和冠桥边缘制作时，其边缘质量、位置、形状和厚度等应避免对龈缘产生不利影响。从临床考虑，修复体龈缘在舌侧，或者后牙，或牙冠长者可考虑平齐或龈缘；而对于前牙唇测，龈沟宽或偏浅，或牙冠短者修复体边缘适合于龈沟内。需要强调的是无论哪种龈边缘位置，其制作质量是十分重要的。

3. 治疗性修复体的边缘　应与正式修复体有同样的质量要求，如修复体边缘过度伸展，或外形恢复过厚、过粗糙都会引起组织不可逆的损伤。修复体边缘如伸展不足，也会在因为龈缘收缩而在戴冠桥时遇到压迫龈边缘的问题。如在牙体预备后因为时间、人员观念、材料等问题，草率地采用收缩性大的自凝树脂制作暂时冠，或者干脆在死髓上不做暂时性修复，常常会引起组织的不良反应或冠桥许多边缘问题。

二、暂时性治疗性修复

牙体预备完成后行暂时冠修复是个必要的治疗措施。牙体预备过的牙无论是活髓牙或是死髓牙，都应该作暂时冠桥保护。

1. 暂时冠桥的作用　起到保护牙髓活力，防止术后牙本质过敏，维持预备的间隙和基牙位置关系，检验基牙负重反应，让患者适应修复体，试评价牙冠外形指导正式修复体制作，还可维护牙龈健康，使患者舒适、美观，克服心理上的压力。

但制作治疗性修复体常会存在一些困难：制作暂时冠往往占用椅旁工作时间；有些暂时冠未能及时被正式修复体取代，如患者因满意暂时修复而失约，或拒绝戴用正式修复体；制作暂时冠的材料价格还会增加部分患者的开支；此外，也会遇到因暂时冠脱落重新粘固的问题，给患者增加心理负担。

为此，用预成的树脂冠、金属冠，研制方便、快捷的暂时冠材料，改进制作工艺等可缩短工作时间，提高了修复体的质量和修复效果。

2. 对治疗性修复体的要求

(1) 保护牙髓，隔绝有害刺激，包括唾液的渗漏。

(2) 维持预备基牙所在牙弓的正常位置，防止邻牙倾斜，保证口腔与主模型的一致性。

(3) 治疗性修复体应避免刺激牙龈。

(4) 必要时对患者原来的异常牙冠进行美观改形，注意改善牙排列和外形美观。

(5) 建立舒适且具良好功能的咬合关系，防止对𬌗牙伸长，维持牙体预备时开辟的间隙不变。

(6) 具有足够的强度来承受正常的咬合力。

(7) 治疗性暂时冠应设计为具有正常生理性凸度的外形，尽量扩大外展隙，使修复体对周围组织能起到正常的生理刺激。

(8) 治疗性修复体应易于取出且对其支持牙的损伤很小。

虽然暂时性修复体很重要，但因为它使用的时间短而容易被忽视。如草率制作，它的不良后果会影响后期正式修复体的效果。

三、治疗性修复的类型及应用

治疗性修复是个广义的概念，原则上任何修复体都具有治疗作用。但这里专指以治疗为目的的暂时性、过渡性修复。它可以是单冠修复体，或起夹板作用的固定义齿，也可以是可摘式义齿，或者咬合垫。根据需要可以选择金属、塑料材料制作。但因为在口腔内的服役时间往往不长，故多采用简便的、预成的方法完成。

(一) 治疗性修复的类型

1. 用酸蚀复合树脂粘结技术制作的治疗性修复体
2. 铸造金属全冠(贵金属或非贵金属)
3. 预成金属壳冠
4. 预成软质合金壳冠
5. 预成带环
6. 预成聚碳酸酯壳冠
7. 预成乙酸纤维素壳冠
8. 预成丙烯酸酯塑料牙列
9. 热凝塑料个别制作的治疗性冠修复体
10. 自凝塑料个别制作的治疗性冠修复体
11. 真空压模成形塑料𬌗垫
12. 桩核冠材料和技术制作的临时性修复体
13. 上述各类形式的固定桥
14. 治疗性可摘式修复体
15. 各类治疗性夹板
16. 各类治疗性咬合垫等

以上各种技术或材料都可用来单独或联合制作治疗性修复体。预成金属全冠常局限于 1 个或 2 个单位修复体的应用。常用的预成塑料冠来制作单个治疗性修复体。在牙体预备前取印模、复制暂时单冠或多单位固定桥的方法比较方便易行。真空压模成形的模板技术也曾经被用于制作暂时性修复,起到愈合垫的作用。

下面仅介绍有代表性的几种治疗性修复体。

(二) 真空成形塑料模板技术

塑料模板技术(plastic template technique)是一种改良的多功能制作治疗性暂时修复体的简单方法,一种透明的真空成形片可用于直接制作前牙或后牙的暂时冠,具有良好的美观效果和较佳的功能。

制作基本过程是先将大小合适的专用塑料片置于石膏模上,置入热真空仪中(图 37-2)。牙体预备完后将真空成形片放入口内,利用诊断模型使用真空成形塑料片形成模板,检查大小是否合适。选择与牙色匹配的自凝丙烯酸树脂,将它充满塑料模板,待初步固化后取下修整、抛光完成(图 37-3)。

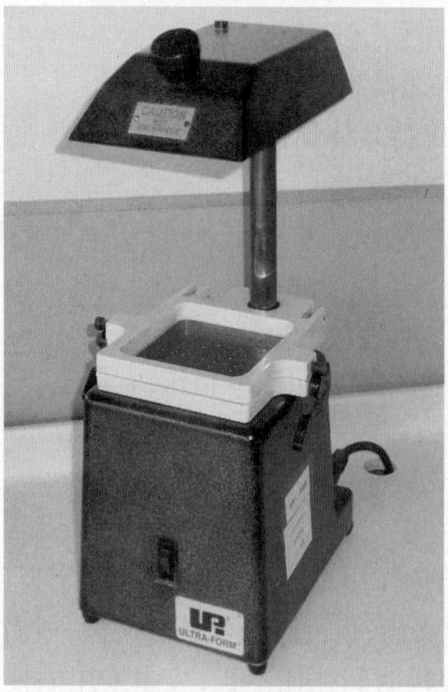

图 37-2 热塑真空仪

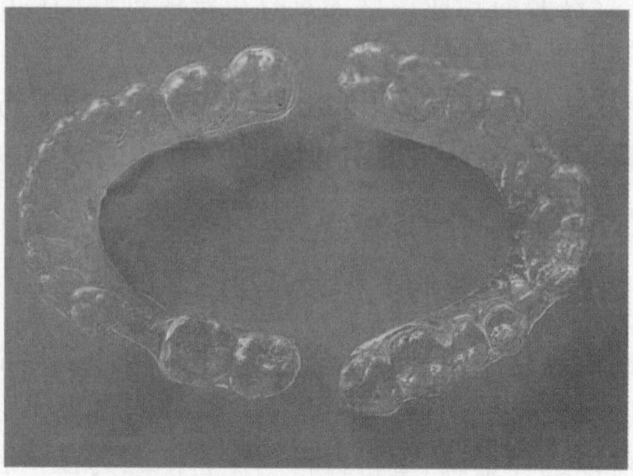

图 37-3 真空成形塑料片形成模板

其具体操作步骤是：

(1) 塑料片成形，当树脂片在真空热塑仪上失去其表面的光泽时，立即将模板在涂过润滑剂的预备基牙上就位。为了防止树脂进入倒凹，应将模板不断取戴。当树脂开始发热，特别在桥体部位，在反复戴取的过程中应用冷水冲洗。否则，制塑料凝固时产生的热量将会对牙髓和黏膜造成伤害。

(2) 塑料托修整，塑料完全固化后，取出暂时塑料托，用铅笔画出预备基牙的边缘线。锥形钻修整外形。用砂纸片扩大外展隙。舌面或腭面用细的锥形钻塑形。桥体按照最终的修复设计修整外形，凸面应易于清洁。

(3) 塑料充填，选择颜色合适的室温固化塑料，按照常规混合，在丝状后期将其充填于塑料托内，并在口内准确就位。

(4) 暂时修复体完成，检查边缘情况，待塑料初步固化后取出。防止有过度伸展或悬突，最后修形、调整咬合，抛光后用暂时粘固剂粘固。

(三) 暂时桩冠

暂时桩冠(provisional post crown)是插入根管内的暂时桩冠修复体。适用于铸造桩或桩核冠完成前的暂时性修复。

首先是选择与根管匹配的金属丝或金属成品桩，放置于预备好的根管内。

选择大小合适的聚碳酸酯壳冠，修整好冠边缘，将调拌自凝塑料放入聚碳酸酯壳冠内，将壳冠放置在基桩和牙的根面上。为防止聚合时多余的塑料进入倒凹，在聚合过程中应反复取戴暂时冠。

待塑料完全固化，连同核桩一起取出暂时冠。仔细修整根面多余的塑料以免刺激牙龈。调整咬合后，磨光、抛光。

用暂时粘固剂将整个桩及冠粘固于根管内(图 37-4)。这种暂时性修复体美观，且对牙龈组织的刺激性小，但固位常常欠佳。

常规完成修形、调殆、抛光、粘固(图 37-5,6)。

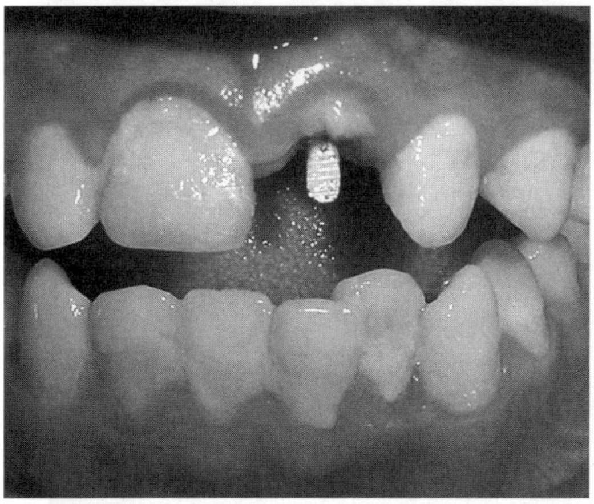

图 37-4 暂时粘固剂将整个桩及冠粘固于根管内

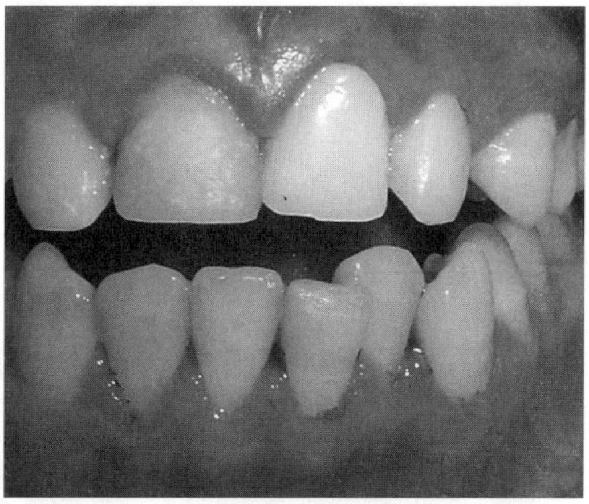

图 37-5 将暂时桩冠在残根上就位

(四) 暂时性夹板

暂时性夹板(provisional splint)是一种设计灵巧、用热凝塑料制作的具有“耐久性”治疗牙周疾患的修复体。它常与晚期的牙周治疗以及复杂修复体以局部可摘义齿联合应用。

热凝塑料暂时性夹板要求：

1. 能重建生理性的牙冠外形。
2. 在正式修复体修复前应扩大外展隙。
3. 如上、下颌关系不协调，可建立一种正常的咬合关系。模板美观、耐久。
4. 夹板可定期性取出以便检查组织愈合情况。

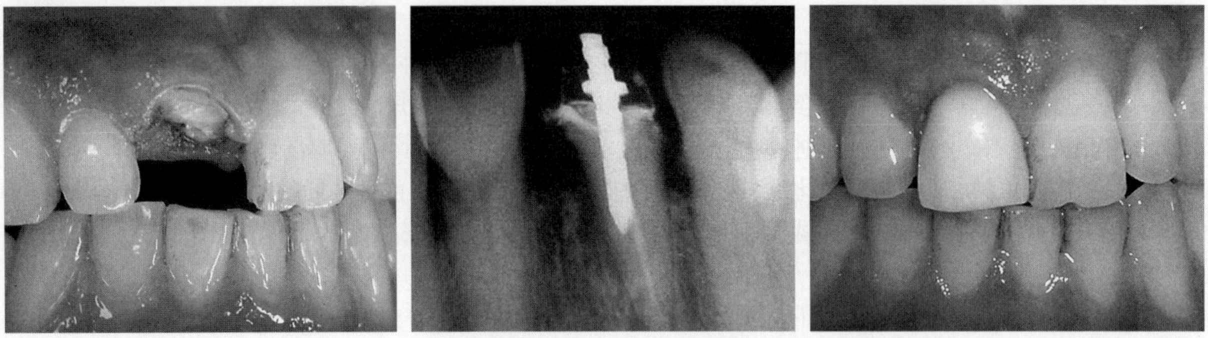

图 37-6 暂时桩冠治疗残根

左图：残根；中图：X 线牙片；右图：暂时桩冠在残根上就位

牙周夹板分为全牙列夹板和局部夹板。其具体制作方法与局部可摘义齿的制作方法基本相同。因为是为了固定松动牙，在前牙区常常设计成带唇弓的联合卡环，后牙常设计成带咬合面的塑料咬合垫，舌侧同可摘义齿的基托（图 37-7），也可采用活动义齿式夹板在前后牙加高咬合，用以诊断加高的高度是否合适，必要时做磨改（图 37-8），对于多数牙松动的牙周病也常采用热凝塑料夹板（图 37-9），用以做松牙固定的治疗用。

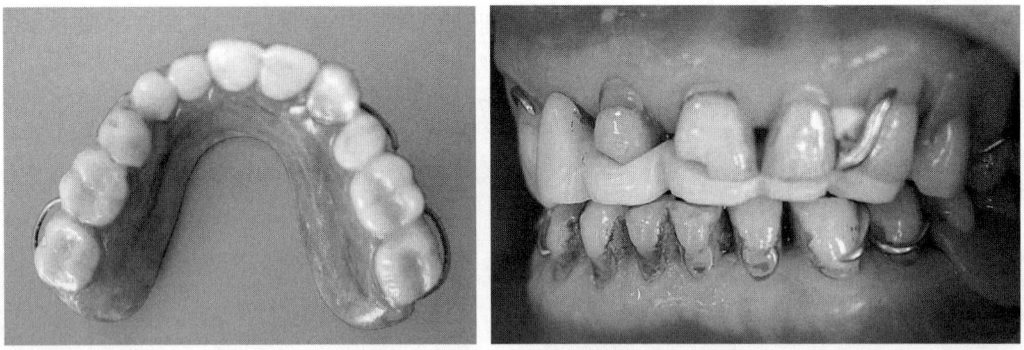

图 37-7 局部可摘义齿式咬合垫

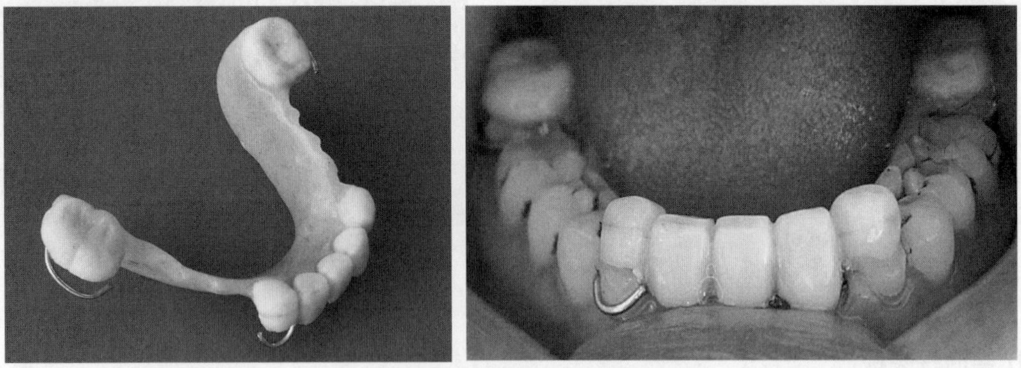

图 37-8 局部可摘义齿诊断式咬合垫

（五）复合树脂治疗性修复体

复合树脂治疗性修复体常用于暂时性中老年严重的咬合面磨损的患者（图 37-10）。用酸蚀 - 粘结技术制作的复合树脂暂时冠或愈合修复有很多优点：价格低廉，方便做咬合调整，可维持颌间距离，灵活性强，可等待组织愈合后的正式性修复计划，观察牙周的受力反应等。具体操作方法是事先采用局部可摘义齿式咬合垫确定垂直距离，观察数月后，再利用该咬合垫和酸蚀复合树脂技术部分恢复咬合接触关

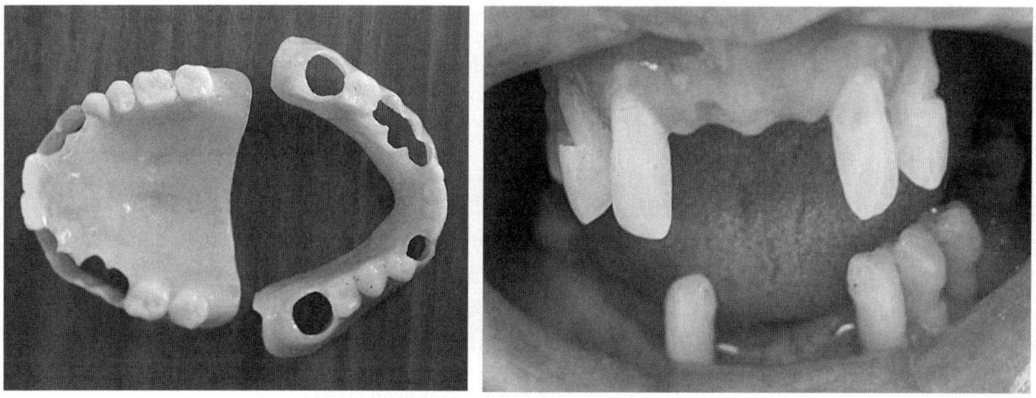

图 37-9　暂时性热凝塑料夹板

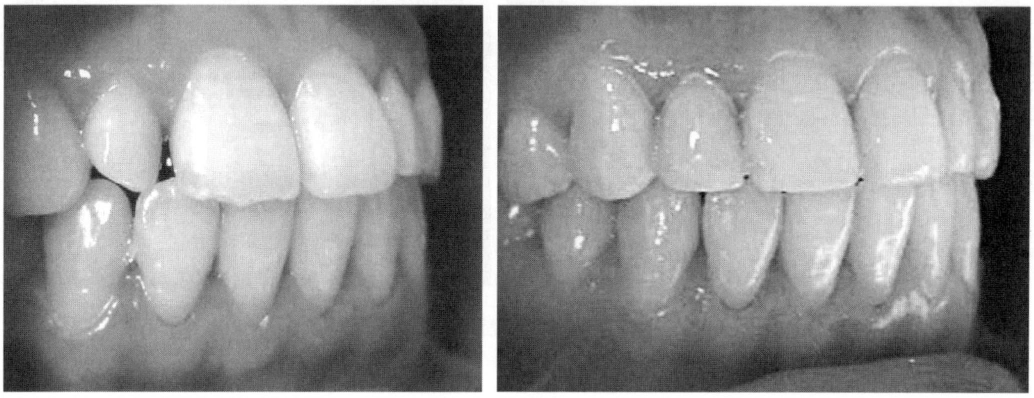

图 37-10　复合树脂治疗性修复体

系，最后完成全牙列咬合接触关系。在严密观察下进行性治疗咬合病，必要时做磨改，配合拍摄颞下颌关节片观察治疗效果。

（六）金属全冠治疗性修复体

铸造金属全冠常用于后牙牙列紊乱或牙周病患者（图 37-11）。因为这些疾病需要治疗的时间较长，能较常规暂时冠更好地完成治疗计划，可很好地评估咬合关系、牙周以及颞下颌关节的情况，因而常采用这种治疗计划。一般只用于患者对聚合物现过敏性时选择贵金属替代。铸造金属暂时性修复体有很多优点，可维持颌间距离，等待组织愈合后的正式性修复计划，观察牙周的受力反应，轴面及冠边缘可以高度抛光，对组织的刺激性很小，还可以利用粭面喷砂帮助检查咬合关系。因为金属颜色问题通常这类夹板只用于后牙。铸造金属治疗性修复体因为制作过程较为复杂，价格较贵，影响美观等问题而实际应用较少。

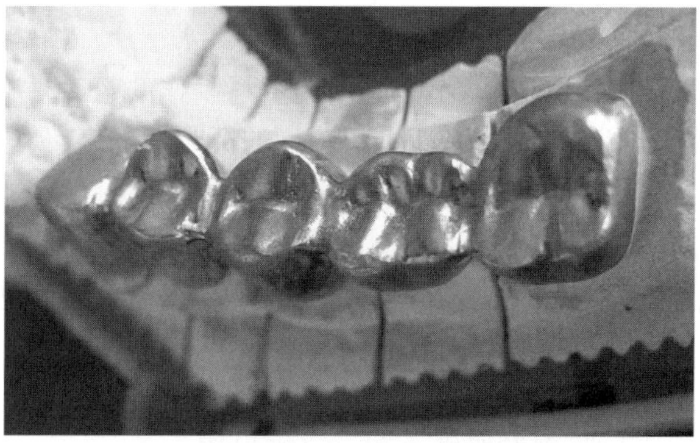

图 37-11　铸造金属全冠式夹板固定桥

（七）金属烤瓷固定桥式夹板

在牙列缺损者伴有需要矫正治疗且符合固定桥适应证者，可采用常规金属烤瓷固定桥设计（图 37-12），用以矫正牙列缺损。也可对反咬合患者进行常规固定桥，用以矫正中轻度反咬合（图 37-13）。临床实践证明上述患者只要设计得当，可收到满意的治疗效果。

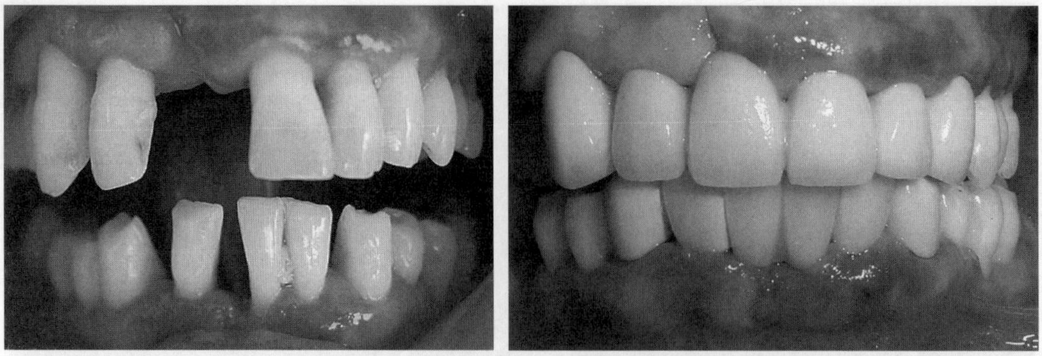

图 37-12 金属烤瓷固定桥式牙周夹板

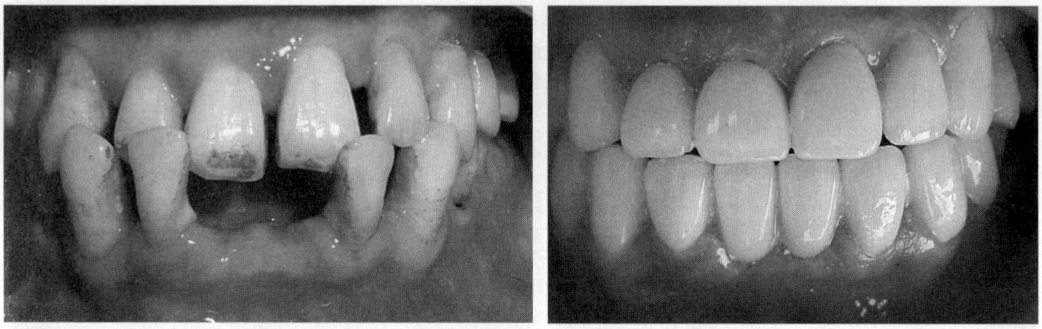

图 37-13 反咬合金属烤瓷固定修复式牙周夹板

四、暂时性修复体的注意事项

暂时性修复还不能完全适合临床上千变万化的修复情况，与高质量的修复体相比，它还存在着很多的不足，正确认识它的局限性，有助于正确地设计、使用和预防问题的发生。

1. 边缘适合性差。传统的自凝塑料制作的暂时行修复体只能达到一般的适合度，而这一固有缺陷很难克服。近年来改用专门的暂时冠桥材料可以克服此问题，但必须注意制作质量。按照正式修复体的龈缘要求保证其技术指标。

2. 塑料强度不够。采用塑料制作的暂时性修复体因为本身的强度低，特别是有磨牙症者，或息止
𬌗间隙减小的患者接受长跨度的暂时性修复，易导致修复体断裂。承受很大的𬌗力可出现脱位或扭转。若为了加大强度而增加体积，患者会感到明显的不适。

3. 耐磨性低。暂时冠调𬌗时，容易磨穿孔，咀嚼时容易破损。

4. 颜色匹配性差。材料的颜色稳定性差，配色也有一定局限性，应尽量选用色泽齐全的材料配色。

5. 注意修复体的形态。

6. 粘结性暂时冠桥容易脱落。

7. 接触龈缘者存在一定的刺激。

8. 粘固剂残留。位于牙间牙龈袖口和外展隙顶部的粘固剂不易完全除尽，容易忽略龈沟内残留的粘固剂。

9. 上述修复体仅仅是为了治疗目的的暂时性修复，需要告知患者，并在治疗结束后及时更换正式修复体。

（袁 林 马轩祥）

参 考 文 献

1. Malone WFP, Koth DA. Tylman's Theory and Practice of Fixed Prosthodontics. 8th ed. America: Inc. St.Louis, 1994: 255-271

2. Herbert T. Shillingburg, Sumiya Hobo, Lowell D. Whitsett, et al.Fundamentals of Fixed prosthodontics. 3rd ed. Chicago: Quintessence Publishing Co., 1997:225-255
3. 马轩祥．口腔修复学．第 5 版．北京:人民卫生出版社,2003:63-71,488-492
4. Crispin BJ, Watson JF, Caputo AA.The marginal accuracy of treatment restorations: a comparative analysis. J Prosthet Dent, 1980:283-290
5. Robinsen FB, Havijitia S. Marginal fit of direct temporary crowns. J Prosthet Dent , 1982,47:390-392
6. Newitter DA.Predictable diastema reduction with filled resin: diagnostic wax-up. J Prosthet Dent , 1986,55:293-296
7. 赵燕平,马绪臣．慢性疼痛与认知行为治疗．中华口腔医学杂志,2006,41(9):572-573
8. 王翰章．中华口腔科学(下卷)．北京:人民卫生出版社,2001,817-821,3655-3660
9. 赵云风．现代固定修复学．北京:人民军医出版社,2007:350-362

第三十八章

口腔功能异常

口腔颞颌系统疾病是个复杂而综合的病症，在临床上较为常见，且诊断、治疗困难。它包括口腔功能异常（stomatognathic dysfunction）或称口腔功能异常症状或综合征，是一类涉及“颞下颌关节痛—功能异常综合征”（temporomandibular joint pain-dysfunction syndrome）、“面肌痛功能紊乱症”（myofascial pain dysfunction syndrome，MPD）、心理性疼痛（psychogenic pain）、肌功能不协调以及肌肉痉挛、与肌肉的症状同时出现或单独出现的关节内部的结构紊乱、或关节退行性变的具有周期性或有亚临床症状（subclinic）的复杂的口腔颞颌系统疾病。

上述一系列描述，足以说明对该类疾患的认识存在多种角度和复杂性。它是一个常见的、表现为复杂症状的、治疗手段多方面的、治疗效果不甚确定的口腔颞颌系统的疾病。为方便讨论起见，这里把这类口腔功能异常疾病统称为口腔颞颌系统的疾病。

一、系列化口腔颞颌系统疾病的康复治疗

目前，一个优秀的口腔医学科学工作者，再也不应该是单纯谋求饭碗的工匠或手工艺人。口腔修复学工作者也早已应该跨出了狭隘的执业门槛，用系统的、科学的、全面的理论和多学科交汇的专业技能为患者提供治疗方案和矫治器——人工咀嚼器——义齿或赝复体。概言之，口腔修复医师是“师”而非一般工匠，是临床科学工作者，而不仅仅是一般义齿的提供者。

因此，牙医面对一个具有七情六欲、生理、心理活动高度复杂化的病患，特别是当器质性的、功能性的、心理性的症状交织在一起时，口腔医学领域里的各个三级学科从业人员，要学会协同各专业人员为患者提供最佳治疗，因为患者的救治需求不是单一的，而是与多个学科有关的综合治疗。

其中，口腔修复学工作者在面对复杂的口腔颞颌系统疾病，必须精于诊断，科学设计，恰当治疗。以更精细的治疗形式（modalities）满足患者的要求，并与患者的信任和付出相适应。根据病理情况进行从简单到复杂的诊断、系列化、一体化口腔颞颌系统疾病的康复治疗已成为可能。这里要讨论的是，最后做冠桥重建前对功能异常患者，在各种不同情况下进行诊断、治疗的认识和治疗手段。

二、对口腔颞颌系统疾病病因的认识

（一）对功能异常的认识

1. 口腔颞颌系统疾病的普遍性　该类患者不是一直表现有症状，有时可能是亚临床症状，患者甚至完全没有觉察。另外，患者在每天的功能活动中也可能周期性地出现功能异常，但这种不适的感觉又因为能够忍受而常被忽略，这种间断性的功能异常有时可以不需要治疗。

Agerberg 和 Carlsson 报道，已有过半数的成年人表现出一些功能异常的症状或综合征。但在许多病例中，这些患者未经治疗其症状也自行消失。一些患者在一段时间里，即使经过检查确属症状严重，但未经任何治疗过一段时间后也可多年无严重症状。这种现象表明这种疾病具有某种程度的周期性。

此外，在急性疼痛之后，一直用药物治疗的患者，其症状也并没有完全得到缓解。在这些患者中，疼

痛域值的个体差异变化不大；但同一个体在不同的环境中对疼痛反应的域值差异很大。另外，心理性疼痛（psychogenic pain）常是一种很复杂的感觉和反应上的疼痛。

2. “颞下颌关节痛—功能异常综合征”　Schwartz 首先提出“颞下颌关节痛—功能异常综合征”来描述其相关症状。在几百个病例报道中，钝痛、功能异常、下颌运动减少等都是最常见的症状。由于患者的颞下颌关节结构和功能性的紊乱，咬合关系迅速地或明显地发生改变。在突然或持续的紧张状态下，本体感受发生改变，开始出现症状。这一综合征表明已有下颌肌群的功能紊乱以及持续钝痛和下颌运动受限的症状。错𬌗被认为是唯一的最重要的原因。器质性病变的发病率一般很低，但女性患者的发病率是男性患者的 4 倍。

疼痛常集中在关节周围咀嚼肌的起止点处，这也是最常见的疼痛部位。患者的疼痛距关节较远，是一种持续性的钝痛。这种疼痛有时还可波及颈部和肩部，因而患者常常是到理疗科就诊。其治疗方法是按照咬合重建的要求，让患者戴入一副丙烯酸塑料夹板，通过重新建立一个良好的颞下颌关节关系来改善或消除症状。

3. “面肌痛功能紊乱症”　Laskin 1969 年报道，通过改变咬合关系，改变下颌的位置来达到治疗的目的，成功率为 75%。他把心理生理因素也作为病因。他的研究认为，生理性的口腔习惯的改变引起肌功能减弱，可导致肌肉痉挛。他把这种情况定义为“面肌痛功能紊乱症”。Travell 和 Rinzler 则认为面肌痛功能紊乱症还包括远在头颈部处肌肉的疼痛。这使得紊乱症的诊断和治疗应考虑的范围更加扩大。

4. 关节内部的结构紊乱　内部的结构紊乱可与肌肉的症状同时出现，也可单独出现。常见的是关节盘相对于髁突的移位。这种移位主要与创伤有关，引起关节盘前移，后面附着韧带的穿孔，导致下颌出现反射性运动。创伤损伤了颞下颌关节韧带，引起髁突—关节盘关系的不协调。

5. 关节盘垂直方向上的问题　盘垂直方向的移位或咬合关系的不协调改变了盘突关系，导致髁突从关节盘中央位置生理性移位。后牙未能完全萌出或后牙丧失导致不能维持正常𬌗关系的垂直距离，可引起髁突在关节盘中向后上移位。单侧后牙丧失可引起下颌余留牙产生扭力和摇摆力。这将产生Ⅰ类杠杆的力量，对关节和肌肉产生损伤。正常肌功能具本体感受的改变，当患者肌肉产生痉挛和功能不良时，肌张力增强。

6. 运动肌　翼状肌不协调的收缩将使突盘运动不同步，导致受影响的关节出现弹响。弹响是由于髁突与关节盘的前缘或后缘碰撞而引起的。最近有病例显示，关节盘的损害阻碍髁突的正常前移以至于髁突完全脱出关节盘。这将导致张口受限或闭口锁结。

过度运动表明关节结构出现紊乱。肌功能的不协调以及肌肉痉挛将导致下颌前脱位，髁突越过关节结节，加上咬肌、颞肌和翼内肌的痉挛将维持这一状态。也有少数病例，可通过注射利多卡因和手法复位治疗脱位。

最近有研究显示，脱位与精神紧张有关，可应用手术治疗，可阻止慢性复发。从解剖方面看，下颌在某一特定位置上暂时性的锁结或阻碍造成半脱位时，牙不能咬合。这是由于肌痉挛或过久张口导致不协调造成的。治疗去除肌痉挛，半脱位即恢复正常。脱位和半脱位都可能是面肌痛功能紊乱症状。

7. 颞下颌关节炎症　表现关节的功能障碍和疼痛。这种关节炎可以是类风湿性的关节炎，脓性关节炎，也可以是骨样性变（osteodegenerative）。这种关节痛是一种钝性的、压迫感的、很难定位的不适，下颌运动和压力可加剧它的疼痛。

颞下颌关节感染的情况很少见。它可由注射孔感染而来，或来自于直接的扩散，特别是耳部的感染和血源性传播。曾报道有淋球菌、链球菌和葡萄球菌感染关节的病例，追问病史，患者有系统性疾病感染的症状。感染的关节有明显的痛、热、肿的炎性表现，且伴有明显的运动受限以及组织结构的破坏。

类风湿性关节炎是一种慢性疾病，它伴有滑膜及关节周围结构的炎性改变以及骨的萎缩。关节的炎症通常是确定的，同时伴有系统性疾病的症状。患者如长期患有类风湿性关节炎，可引起严重的关节结构破坏，表现为前牙区开𬌗，以及关节强直。因为患者全身其他关节也波及，一般较易确诊及治疗。

8. 关节退行性变　关节炎是一种很常见的关节病。常见于老年患者，是关节的一种非炎性退行性变。主要症状为：

(1) 关节出现捻发音、爆裂音或弹响。

(2) 运动时关节区出现疼痛或有触痛。

(3) 关节脱位或半脱位。

(4) 由于关节在某一位置的锁结出现张口困难。

(5) 用力咬合时关节痛。

(6) 耳痛，头晕。

(7) 颈部或头后面感紧张(strain)、僵硬或疲乏。

(8) 关节疲乏或劳损。

(9) 下颌运动中下颌出现偏移。

Morgan 指出，非炎性关节退行性变在 60 岁以上年龄的患者中占 80%~90%。其病因主要为多年来关节受到的微创伤，但患者一般有明确的外伤史。X 线片对判断关节的改变非常重要。如仅为功能性改变，患者可选择调䄂治疗，可阻止骨的退行性变，并观察到治疗后出现了骨改建。

正常的关节，在髁突与关节结节斜面之间，关节盘和滑液起到分隔和软垫的作用。如果关节盘穿孔导致骨与骨的接触，会产生捻发音，这在 X 线片上能观察到髁突骨外形的改变。磨牙症可能是其病因，因为习惯性紧张是其主要的致病因素。因为关节盘无血管，它的恢复很困难，往往最终导致髁突的退行性变。

9. 继发性痛觉　当一些关节疾病开始变得疼痛时，四周躯体的疼痛诱导了中枢兴奋性增高，引起原发性疼痛、继发性痛觉过敏，以及肌痉挛造成的发散性疼痛。这些症状与急性下颌痛功能紊乱症相似。关于诊断关节痛的知识和技能很重要，它可指导选择正确的治疗方法。

10. 神经痛　症状是疼痛，沿着神经分布的区域发散。疼痛的性质是很剧烈的跳痛或刺痛。三叉神经痛，也叫面部痛性痉挛，常是患者就诊的原因。它与关节痛和肌肉痛不同，疼痛沿第 V 脑神经的分支分布。有时也可通过称之为“扳机点(trigger zones)”的敏感区域来诊断。患者通过限制下颌运动来减少诱发其疼痛。但这也可能导致功能性肌疲劳，增大了肌张力，诱发咀嚼肌的疼痛和触痛。这一独特的症状，用麻醉方法可封闭扳机点的特性，使它易于与颞下颌关节紊乱症相鉴别。

颞下颌关节在神经肌肉支配下进行着细致的平衡功能。TMJ 受很多外来因素的影响，包括咬合的不协调、情绪压力和心理的困扰等。这些因素可通过咀嚼肌的高张性和痉挛反映出来。此外，牙医还应注意颞下颌关节可能受到病理和功能紊乱两方面的影响。严重的疼痛是最明显的症状，它激发了肌肉的痉挛。因此，当分析患者的疼痛时，应考虑到内在和外在两方面的致病因素。

11. 颞下颌关节的其他疾病　异常的生长和发育、赘生物及髁突增生，其表现形式是面部不对称。它们的诊断和治疗参见其他参考书。

(二) 病因

归纳起来，功能异常的致病因素(contributing factors)包括：

1. 诱发因素　诱发因素(initiating factors)包括：①不良负重，TMD 症状的出现主要与外伤或咀嚼系统的不良负重相关，如偏侧咀嚼；②外伤，有资料显示外伤是不可忽视的致病原因，在 TMD 各亚分类诊断中 38%~79% 的患者曾有外伤史；③咀嚼过度，咀嚼系统持续反复的不良负重的结果，如习惯过度咀嚼过于费力的食物；④应激，如焦虑，睡眠不良以及某些药物等均可增加咀嚼功能的频率和强度。

2. 易感因素　易感因素(predisposing factors)指生理、心理或病理性的改变导致咀嚼系统的变化而使 TMD 发生的危险性增大。①心理性易感因素(psychologic predisposing factors)包括情感、个性和行为特征。如焦虑(anxiety)和抑郁(depression)不仅可能是 MPD 的易感因素，而且也可能是 MPD 发展的结果。②病理性因素(pathophysiologic factors)如血管性疾病，风湿病，神经性疾病，代谢性疾病，退行性变，新生物以及感染性疾病。③结构因素(structural factors)，这些个体性局部差异可能是遗传性的(genetic)、发育性的(developmental)或医源性的(iatrogenic)。例如：骨结构异常、牙列异常和上下颌骨关系异常、外伤后不当的牙科治疗、错䄂畸形、正中关系与正中䄂不协调、平衡侧有䄂干扰等。

3. 持续因素　持续因素(perpetuating factors)包括:①不良习惯,如紧咬(cleching)、偏侧咀嚼和其他不正常的口腔习惯以及颌骨不良的姿势;②社会因素(social factors)影响个体对疾病的感受及对疼痛的进一步反应;③情感因素(emotional perpetuating factors),如多疑症、抑郁、焦虑等情感因素继发于持续疼痛,并造成对疼痛耐受性的降低。因而使治疗不容易取得良好的效果;④认知因素(cognitive factors)如患者对疾病持否定或犹豫不定的态度、混淆和误解、愤恨和不服从等。

4. 复杂性　这些因素可单独成为病因,而更多的时候,特别是疑难病例是在上述因素联合作用下诱发或加重出现 TMD 的症状。因此,在诊断、治疗这类患者时,应该充分考虑这些致病因素的复杂性,全面收集病史,仔细检查口颌系统,结合深刻认识生理、心理、个性习惯等特点,方能正确认识其病因,有针对性地制订治疗计划。

三、检查与诊断

在对患者关节进行临床检查和诊断之前,应检查患者牙列的状况,询问其药物史及心理方面的情况。心理方面应包括患者生活中周期性的精神压力以及解决这些问题的方法。它可显示患者过去和现在的情绪变化。另一个重要的生理信号是,当伴随着器质性和功能性的复杂症状不是持续出现时,其症状主要表现为感觉上的疼痛。询问患者的内科经治医生可能会更准确地对其作出心理方面的评估。

关于疼痛,Bell 提出应从以下几方面考虑:

(1) 痛的强度——轻微与剧烈。

(2) 发作的方式——自发与诱发。

(3) 痛的方式——持续与阵发。

(4) 痛的性质——钝痛,剧烈疼痛,烧灼痛,刺痛,瘙痒感,跳痛。

(5) 局部症状——间断与持续。

(6) 每次疼痛的持续时间——时间长短。

(7) 痛的定位——局限与发散。

(8) 疼痛的产生——原发痛,扳机区域。

(9) 并发的神经症状——感觉与变化。

(10) 疼痛处解剖部位状况——肌肉或骨。

(一) 临床检查

1. 一般检查　临床检查是为了确认患者的主诉、目前的病情、致病因素,为明确诊断、实施正确的治疗方案打基础。检查的项目应依据患者目前的主诉症状和患者在生理、心理方面可能存在的变化而决定,以发现体征和确定诊断。

患者的初诊检查应由有经验的牙医来实施。客观的临床检查,对于评价患者主观的感觉和要求,分析特殊检查的结果,得出正确的诊断有重要意义。

Bell 列出以下四种临床症状有助于指导问诊和检查:

(1) 咀嚼肌和(或)颞下颌关节的咀嚼疼痛。

(2) 肌肉和(或)关节的原因造成下颌运动受限。

(3) 在正常功能运动中对下颌运动的干扰,如出现异常关节音、感觉和(或)运动。

(4) 咬合关系的改变造成急性错殆引起颞下颌关节紊乱,患者感觉到异常。

2. 头颈部检查(general inspection of head and neck)　对头颈部的解剖结构进行望诊和触诊,以排除肿瘤、感染以及其他病变的可能。

3. 颞下颌关节和颈椎检查(evluation of TMJ and cervical spine)　测量下颌开口度及侧向和前伸的运动度,包括最大主动开口度和被动开口度。确定下颌运动时的疼痛点和被动挤压时的疼痛点。检查开口型、下颌前伸及侧向运动状态、下颌运动干扰出现的位置。并检查有无可闻及的关节杂音,能否通过某种措施改变下颌位置以消除、减轻或加重 TMJ 疼痛、杂音或运动的不协调性。还需进一步检查大张口、闭口运动时在耳前区触摸髁突是否有正常的滑动运动以及闭口咬合时触摸外耳道内有无压痛点和局部肿胀。

观察头、颈椎的运动灵活性和伸展、弯曲及侧弯时有无疼痛。检查颈椎关节有无杂音，颈、肩部有无神经感觉异常。

4. 咀嚼肌和颈部肌肉检查（masticatory and cervical muscle evaluation） 通过触诊检查颞肌、咬肌浅层和深层、翼内肌和舌骨上肌群有无压痛、肿胀、肥大以及质地的改变。对颈部的一些肌肉也作同样的检查，如胸锁乳突肌（sternocleidomastoid muscle）、枕骨下肌群（suboccipitals）、椎骨旁肌群（paravertebrals）、颈后深肌群（posterior deep cervicals）和斜方肌（trapezius）。这是因为相当一部分颅面疼痛患者伴有颅颈疾患。

有时，患者能辨别出咀嚼诱发的疼痛。但可能出现疼痛症状不明显，仅在触摸肌肉和关节时能感觉到。因此，临床医生应按照正确的方法去进行正确的肌肉和关节触诊的训练。

5. 口内检查（intraoral evaluation） 对牙和口腔软组织的仔细检查能辨明患者的症状是否由牙、牙周、涎腺或其他口内病变引起。应特别注意以下情况可能与口腔习惯有关，如舌和黏膜的嵴状隆起、牙的过度磨耗、松动、叩痛等。检查牙列咬合情况，根据殆接触类型和殆接触点位置来评估下颌的稳定性。检查前牙的咬合关系，包括覆殆、覆盖，前牙切导类型以及其他的殆特征。

通常采用中华口腔医学会颞下颌关节病学组推荐的颞下颌关节紊乱病门诊病历记录检查内容。

（二）影像检查

影像检查（imaging）可根据诊断需要按照由简到繁的顺序选择如下检查内容：

1. X线检查

(1) 许勒位片，常用此方法在正中咬合位时从侧面显示颞下颌关节的髁突、关节凹、关节结节的骨性结构，在闭口位时的关节间隙。

(2) 关节侧位片，可较准确地显示一侧关节间隙、关节凹、关节结节和髁突的形态。

(3) 关节曲面断层片，在正中咬合位闭口X线片中能看到牙咬在正中咬合位时双侧髁突在关节凹内的位置状况、关节间隙大小以及两侧是否一致。在大张口位X线片中可看到在同一张口条件下，双侧髁突运动度是否一致。且在X线片上能较准确地测出张口度。

许勒位片和侧位体层片均需左右两侧分别拍照，且两侧在分别投照时张口度是否一致无客观根据，也不能看到牙殆的状态及其与颞下颌关节结构状态之间的整体关系。

(4) 大张口头颅后前位片，可看到髁突的内外径。如怀疑髁突纵行骨折时也可拍此片检查。

(5) 髁突经咽侧位片，此片可避免髁突与颅骨影像重叠，清晰地显示一侧髁突的骨质情况。

(6) CT断层片（computer tomograph），能清晰地显示关节硬组织结构，并能对其进行三维重建，从而能更直观地显示关节结构及其与邻近硬组织的空间关系。近年来采用专门的设备牙科锥状螺旋CT，有条件时用它可更直观地进行观察关节各部细微结构。

(7) 关节造影，可显示关节盘的移位，穿孔情况，但因造影剂的分布问题而有假阳性的可能。而且属于侵犯性检查，给患者造成痛苦，现已很少应用。

2. 磁共振成像检查 可采用磁共振成像（magnetic resonance imaging，MRI）检查颞下颌关节组织病变，如关节盘移位、变形、穿孔等，并可应用对比增强剂进行三维重建。可直接观察颞下颌关节各部分的形态及位置关系，是准确而简单的检查方法，但费用较高。

（三）辅助性临床检查

必要时，可以采用一些辅助性的检查以帮助进一步确定诊断。

1. 石膏模型上殆架，能提示殆关系情况。

2. 诊断性局部麻药注射（diagnostic anesthetic injection），包括神经阻滞、扳机点注射和关节腔注射，用来确定疼痛的来源。

3. 化验检查（laboratory test），根据需要可进行血常规、尿常规和其他特异性生化检查，以发现血液病、风湿病、代谢病或其他系统性疾病。

（四）其他检查

1. 下颌运动记录（mandibular movement recording），下颌运动测量仪能记录下颌运动轨迹、下颌运动速度及髁突运动轨迹等。可从运动轨迹的变化，分析异常轨迹对 TMJ 的意义。

2. 肌电图（electromyography），通过检测各个颌运肌的动作电位、静息期变化、神经传导速度、振幅大小和频率等信号，可了解各个肌的功能状况和肌群的功能协调性状态。使用肌动电流记录图 Myotronics EM2，被证明是判断咀嚼肌张力状态的很好的方法。通过电脑，在前、后颞肌，咀嚼肌和前二腹肌休息和功能状态下，准确地记录和打印数据。除记录肌肉系统治疗的效果外，牙医还应对比左、右肌群的平衡状态。

3. 关节镜（arthroscopy），必要时可采用颞下颌关节镜直视下观察关节内组织结构和病理性变化，以便发现结构性病理改变。

4. 温度记录（thermography），还可以通过核素扫描、红外热像检查等，检查两侧关节区的温度像是否对称，借以提示是否有关节异常。

（五）行为和心理评价

目前，社会人群在各种压力下诱发许多心理问题，对口腔功能异常的患者尤其应注意行为和心理状态的评价（behavioral and psychosocial assessment）。对某些患者而言，与应力有关的肌肉功能亢进可能是首要的致病因素。而另一些患者诸如焦虑和抑郁等情感问题可能继发于未解除的体征和症状。因此要强调牙科病史应包括对个体行为、社会性、情感和认知能力的了解，这些因素可能引发或者继发于 TMD。如果忽视这方面的评价，会直接影响治疗效果。

四、诊断

关于临床诊断有不同的病名，为了治疗的方便，公认的有以下四类诊断可供参考：

1. 咀嚼肌紊乱疾病　包括肌筋膜痛、肌炎、肌痉挛、肌纤维变性挛缩及局限性肌痛。此类疾病为关节外疾病。

2. 结构紊乱疾病　为关节正常结构关系的异常改变，包括关节盘各种移位（可复性盘前移位、不可复性盘前移位、关节盘旋转移位及关节盘内外移位等），关节囊扩张、松弛及关节盘各附着松弛或撕脱等。

3. 关节炎症性疾病　包括滑膜炎和（或）关节囊炎，可分为急性或慢性。可同时伴有或继发于骨关节病及结构紊乱发生。

4. 颞下颌关节的骨关节病　根据病因及临床情况可分为原发性颞下颌关节骨关节病和继发性骨关节病。

为了明确诊断（diagnosis），常常要进行鉴别诊断（differential diagnosis）。不仅要对患者作出正确的诊断，还要找出引起功能异常的主要致病因素。作出诊断的过程包括要从能引起同样症状的所有可能的诊断中逐一排除，有时需要治疗性观察。

当涉及某一方面的疾病时，需要及时请有关方面的专家会诊，必须全面考虑与咀嚼系统有关联的一些疾病，包括全身系统性疾病的诊治，以保证诊断正确和成功治疗。

五、治疗

该类患者的治疗应本着系统地、有针对性的原则制定治疗计划。

（一）治疗程序

1. 治疗的针对性，在明确病因的基础上采用针对病因的有效治疗手段。

2. 在病因或诊断不十分明确时，应遵照由简到繁、循序渐进、多种方法联合使用的程序。首选可逆性治疗方法，先从方便的、保守的、可逆性的、无创性的和非侵入性的方法入手，如：心理治疗、自我保健、物理性治疗、咬合板矫治，必要时配合某些药物治疗等。多数病例可通过可逆性保守治疗解除病痛。

3. 初步治疗不能完全消除症状时，再考虑不可逆的保守治疗方法，如广泛地调𬌗、正畸治疗，在确定垂直距离的基础上，进行固定义齿修复治疗。

4. 只有对少数，病程迁延，症状严重，特别是疼痛和严重开口受限、同时影响颞下颌关节其他功能异常的病例及已形成颞下颌关节强直的病例，才考虑采用不可逆性的手术治疗。但在手术后初期宜采用咬合板治疗，以对抗手术瘢痕挛缩、促进愈合和正常改建、防止复发。

（二）治疗诊断方法

对口腔功能异常的治疗，需要科学地诊断治疗效果，防止治疗的盲目性。要避免仅用描述性语言进行诊断，需要用客观的统一的定量标准，做符合流行病学的诊断，才具有学术研究价值和可比性。目前常用的有两种颞下颌关节紊乱的诊断指数；Helkimo 指数（1974）和 Fricton 指数（1986）。Fricton 指数较为简化和实用，见表 38-1。

表 38-1 Fricton 颞下颌关节紊乱指数评分方法

项　目	计 分 方 法	分值范围
下颌运动分（MM）	阳性项目数	0~16
关节杂音分（JN）	阳性项目数	0~4
关节压诊分（JP）	压痛点数	0~6
TMJ 功能障碍指数（DI）	DI=（MM+JN+JP）/26	0~1
肌肉压诊分（MP）	压痛点数	0~28
肌肉压痛指数（PI）	PI=MP/28	0~1
颞下颌关节紊乱指数（CMI）	CMI=（DI+PI）/2	0~1

（三）咬合板𬌗间诊断性矫治

一般根据病情采用不同的𬌗间矫治（interocclusal therapy），常用的方法有咬合板治疗。咬合板（bite plane）、𬌗垫（occlusal pad）、𬌗间装置（interocclusal appliance）属于简便、可逆的保守治疗方法，对于多数患者常作为首选。用咬合板治疗的过程往往也可进一步明确诊断的过程。临床应用证明戴入咬合板后症状解除，常是初选重要治疗措施之一。

1. 平面咬合板（flat plane） 稳定咬合板（stabilization appliances）或肌松弛咬合板（muscle relaxation splints）。可用于上颌或下颌，用自凝塑料制作成光滑的𬌗平面，并向唇颊侧延伸约 1~2mm，以保证整个牙列的稳定，同时也起到固位作用。必要时也可做钢丝隙卡帮助固位。在正中咬合时只与对𬌗牙的功能尖呈点状接触，而无尖窝交错关系。使前牙在正中𬌗时轻接触或不接触，前伸𬌗时接触。咬合板的厚度在第二磨牙中央窝处应保持在 2mm 左右，如条件许可，应尽量留出息止𬌗间隙。

开始治疗时，应全天日夜戴用，症状好转时平时可不戴，只在吃饭和夜间戴用；待其症状消失后平时和进软食时可不戴，只在进较硬食物和夜间戴用；逐渐过渡到只在夜间戴用；最后只在出现应激性症状期间间断（如夜间）戴用。如治疗效果理想，患者最后应完全不戴咬合板。疗程通常为 6~8 周。戴用后，要及时检查、调改咬合板的𬌗平面，直至上下颌骨关系稳定。

2. 枢轴咬合板（pivot splint） 它主要应用于颞下颌关节盘不可复位性移位性开口受限者。戴用该咬合板需要具备的前提条件是关节盘还未在错误的位置上粘连，关节盘后部的双板区还具有一定的生理功能。

枢轴咬合板的修复法与平面咬合板相似。只是在第二磨牙或第三磨牙区与对𬌗牙有尖窝接触关系，而其他区无𬌗接触，形成一类杠杆，使杠杆支点后方的髁突下降。为此，最好戴头帽使杠杆支点的前方受向上的力。也可在肌肉放松的情况下用手推颏部向上，利用Ⅰ类杠杆原理使髁突下降，从而使关节间隙宽松、关节内压降低，以利于关节盘的复位与改建。

使用枢轴咬合板期间应昼夜持续戴用，为防止咬合紊乱，不可连续长时间戴用，一般只戴 5 天。然后换平面咬合板，以巩固疗效。通常两周为一疗程。如果患者有后牙疼痛等不适，应及时换戴平面咬合板。

戴用枢轴咬合板治疗预后，有些患者一个疗程即获得预期疗效，改善症状后可换戴稳定咬合板有利于巩固疗效。有些患者经几个疗程渐渐见效，可改用平面咬合板或再定位咬合板治疗，也可在临床密切观察下再进行另一个疗程治疗，以期进一步使盘突关系恢复正常。对于未见疗效者需重新评估，考虑其他治疗方案。

事前要向患者及家属阐明患者的病情、治疗原理、治疗方法、注意事项以及不同预后的可能性,以取得患者的理解与配合。

3. 再定位咬合板(repositioning appliances)　即复位咬合板或下颌矫正性再定位咬合板(mandibular orthopedic repositioning appliances)。

制作时,常规完成印模、模型后,用一定厚度约 3~4mm 的烤软蜡片,或硅橡胶印模材置于牙弓𬌗面,记录下颌无弹响出现时下颌最大前伸的位置,上𬌗架,完成定位咬合板。咬合板与对𬌗牙有明显的尖窝锁结关系,以便戴入后能诱导下颌闭合在该特定的前伸颌位,使髁突前移位在与前移位的关节盘重新获得正常的盘突关系,避免关节盘双板区受损伤,有利于双板区的恢复。但因戴用后不能咀嚼食物,故吃饭时不能戴用。此类咬合板可能导致𬌗关系的不可逆性紊乱,因此临床上首先应考虑使用稳定咬合板。

4. 𬌗调位性咬合板(occlusal level adjusting splint)　对于垂直距离过低需要作咬合加高的患者,可先做成单颌稳定咬合板,戴用数周使咀嚼系统功能得以调整后,再加高𬌗面,建立正常的咬合关系。一般试用时间为 3 个月左右,以确定最佳咬合高度,并作为恒久性咬合重建的依据。因而该咬合板也是永久冠桥𬌗重建的过渡性修复,常用于正式咬合重建前的过渡。

5. 前牙咬合板(anterior bite plate)　为松弛咬合板(relaxation splint)。由于仅戴在上颌前牙区,所以只有下前牙与此板均匀接触。它可消除𬌗对咀嚼系统功能影响,降低升颌肌群的肌活动。由于可能增加颞下颌关节的负荷,且有导致后牙移位或前牙内倾的潜在风险,必须严密观察其治疗效果。在达到诊断或治疗目的后即停止戴用。

6. 软弹性咬合板(soft vinyl splint)　治疗性咬合板,是用弹性软硅橡胶片热压而成形覆盖单颌咬合板。由于软弹性𬌗接触对𬌗牙,因此对牙周支持组织、咀嚼肌和颞下颌关节有很好的保护作用。此外,戴用后若发现咬合面有穿孔,还可确定早接触点。此𬌗板主要用于治疗夜磨牙症或紧咬牙者,通常只在夜间睡眠时戴用。

(四) 义齿修复治疗

1. 可摘局部义齿　MD 的治疗往往是咬合板治疗的延续。在牙列缺损的情况下,可先制作人工牙—咬合板一体的简单可摘义齿修复体,经过一段时间的试戴和调整,确定适宜的治疗颌位后,可考虑设计铸造支架式义齿,给患者提供一个较舒适又坚固耐用的修复体。

在许多情况下以可摘局部义齿修复牙列缺损,起到在咀嚼系统中合理分布𬌗力负荷的作用。因此 TMD 也会有所改善。尤其是牙列远中端游离缺损的病例往往髁突后移位,用可摘局部义齿修复可避免 TMD 的发生、改善或治愈 TMD。

2. 固定义齿修复　颌的 TMD 患者,可能由牙列缺失前迁延而来,也可能因牙列缺损、牙列缺失后久不修复或戴用不良修复体所致。一副合适的全口义齿可能对颞下颌关节及咀嚼肌起调节作用,从而减轻或治愈 TMD。

3. 咬合重建　详见第三章,四十一章。

(五) 调𬌗治疗

1. 当明确功能异常与咬合干扰有关,且可以找到咬合干扰点时,应积极进行调𬌗治疗。

2. 但是当病因不十分清楚时,或不能确定与咬合有关时,因为调𬌗治疗是属于不可逆性的治疗方法,一般情况下应作为第二线选择,并且应在患者疼痛消失、功能紊乱症状明显减轻、下颌运动范围接近正常以及上下颌骨关系、神经肌肉功能、心理状态尽可能稳定的情况下进行。

3. 调𬌗治疗的基本原则是:必须慎重行事,尽可能少破坏原有的𬌗形式,要经常反复地评价治疗效果,并且不能进行预防性调𬌗。

调𬌗治疗的具体方法请见第三章、第二十二章第三节等内容。

(六) 常用的辅助治疗措施

为了提高疗效,在做上述治疗的同时常常需要配合一些辅助治疗措施。

1. 健康指导　听取患者的诉说,让他们说出所要解决的问题,经过对病情详细地了解和检查,运用通俗的语言向患者仔细解释其病情和治疗计划，使治疗能获得患者的信任和合作，这是治疗成功的前提。

2. 行为纠正　帮助患者了解不良行为方式的后果，通过自我去除如单侧咀嚼、过大张口、持续大张口、啃咬硬物、过度用力咀嚼等致病因素，使咀嚼系统中受累的肌肉和颞下颌关节结构得以充分休息和调整，起到辅助治疗并预防复发的作用。

3. 家庭物理治疗

(1) 热敷：让慢性疼痛患者自行家庭治疗，如在疼痛区热敷或用中药热敷，达到活血、止痛、松弛肌肉、促进血液循环、改善生理状态的目的。但需要告知患者有关注意事项，以防皮肤烫伤且应避免在急性损伤、急性炎症或局部感染区热敷。

(2) 冷敷：主要用于急性损伤的组织局部止痛、抗水肿。在受伤 24 小时后，用冰袋直接在疼痛区冷敷，每次 3~5 分钟，一天冷敷几次。告知患者不得在结核病变等局部循环不良区或开放性创口处冷敷。

(3) 姿势训练：包括下颌骨与舌的姿势，以及头、颈、肩的姿势及下颌骨休息位训练。避免因头部高度紧张或头向前倾易造成的颈、肩部肌肉紧张和下颌的后缩，引起因肌运动失谐而出现局部疼痛。

4. 肌松弛治疗　有些患者还可使用肌监测仪（Myo-monitor）等手段使咀嚼肌群充分松弛。

5. 全身联合治疗　患有全身系统性疾病的患者，还应积极进行支持性治疗，特别是疑难病例的中医诊疗。慢性疼痛患者时常出现明显的情感障碍，如焦虑、抑郁以及易怒。因此对于长期慢性疼痛或病情复杂的患者，应适时请心理健康咨询专家作一深入的心理评价和心理治疗，以获得满意的治疗效果。

6. 心理咨询　功能异常与精神心理状态关系十分密切。情绪压力可影响肌肉功能，加重夜磨牙。也可因交感神经系统亢奋而引起肌痛。因而对心理问题的评估和指导应该始终是初复诊的重要内容，而不应作为其他治疗失败后的补救措施。

（袁 林　马轩祥）

参考文献

1. Malone WFP, Koth DA. Tylman's Theory and Practice of Fixed Prosthodontics. 8th ed. America: Inc. St.Louis, 1994: 419-424
2. Agerberg G, Carlson GE. Symtopms of functional disturbances of masticatory system. A comparison of frequencies in a population sample and in a group of patients. Acta Odont. Scandinav, 1975, 33: 183
3. 马轩祥. 口腔修复学. 第 5 版. 北京：人民卫生出版社，2003：453-479
4. Bell WE. The president's conference on the examination, diagnosis, and management of temporomandibular disorders. Chicago: American Dent Assoc., 1983
5. 赵铱民，陈吉华. 口腔修复学. 第 6 版. 北京：人民卫生出版社，2008：508-530
6. 赵燕平，马绪臣. 慢性疼痛与认知行为治疗. 中华口腔医学杂志，2006，41(9)：572-573
7. 郑麟蕃，张震康，俞光岩. 实用口腔科学. 第 2 版. 北京：人民卫生出版社，2000：519-569，773-777
8. 王翰章. 中华口腔科学(下卷). 北京：人民卫生出版社，2001：263-264，781-782，3021-3225

第三十九章

老年冠桥修复

随着世界和我国老龄化问题的浮出，老年患者的口腔修复越来越受到重视。有人统计我国老年人中有 40% 的人不能吃如苹果、花生之类的食物。还有资料显示，老年人群的牙列缺损的发生率高达 76%，人均缺牙 10.52 个。余留牙的牙体缺损率、龋患率、继发龋也都很高。一个调查显示，在社区保健的老人中残根、残冠者占 60.63%。而全国老人的修复率一般都较低。可见老年患者的修复任务、特别是固定修复任务十分繁重。

老年修复学（geriatric prosthodontics）成为口腔修复学工作者关注的重要内容。其中，老年人群的许多生理、心理特点涉及冠、桥修复的各个方面，老年冠桥修复是老年修复学重要组成部分。在其初诊接待、口腔检查、设计、临床技术操作、义齿制作、修复后服务等方面均应反映出这组患者的特点，方能提高老年患者的修复质量和患者的生存、生活质量。

一、老年患者的一般特点与冠桥修复

1. 生理变化　老年患者全身的各种生理功能下降，器官代偿能力差。在接受治疗时，特别是能够引起疼痛等不适的活髓牙牙体预备时，由于耐受痛苦的能力下降，心脑血管的应激反应较强烈，加之本身的心脑血管疾病，容易诱发心脑血管以外等病症。

2. 口腔组织的变化

(1) 延迟性不密合，伴随全身骨质吸收，颌骨骨质密度下降，缺牙区牙槽嵴往往低平甚至凹陷。同时如有进行性骨吸收和牙周病，龈缘可能发生退缩，导致修复体出现延迟性不密合（图 39-1）。

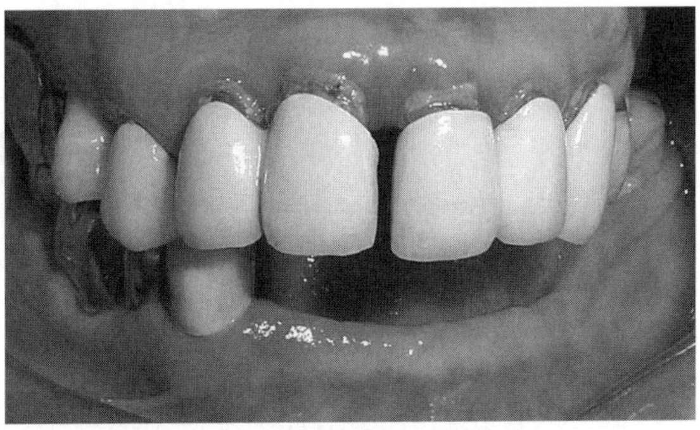

图 39-1　金属烤瓷修复体延迟性不密合

(2) 软组织松弛，伴随年龄增长，出现软组织松弛，牙槽嵴的黏膜组织变薄，取印模时容易移位；对义齿的压迫耐受力差，容易引起疼痛；后牙修复体如不加大覆盖就容易咬颊黏膜。

(3) 临床牙冠变长，伴随牙槽骨吸收，牙龈退缩导致临床牙冠变长，牙根在牙槽骨内的长度变短，冠根比例增大，出现不合理的杠杆作用，加速骨吸收；前牙容易向唇侧漂移，基牙向缺牙区移位或倾斜，给就位道设计和牙体预备带来困难，重者在牙体预备时容易损伤牙髓；牙槽嵴垂直高度降低，修复体因为冠根比例加大；或因为牙冠唇向漂移造成受力不合理（图 39-2，3）。

(4) 牙冠伸长，伴随临床牙冠变长，冠修复体的就位道延长，试冠困难；桥体切龈径增加，造成基牙受力不合理，也可引起外形突度、自洁和美观问题；同时，𬌗向伸长的牙使修复间隙不足，也增加了牙体预备和建立𬌗平面的难度（图 39-4）。

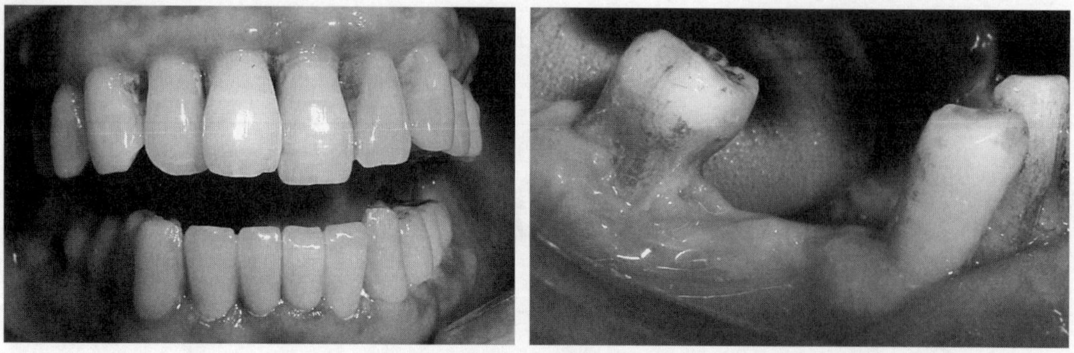

图 39-2 老年过长的临床牙冠
伴随牙槽骨吸收，龈缘退缩，临床牙冠变长，冠根比例增大

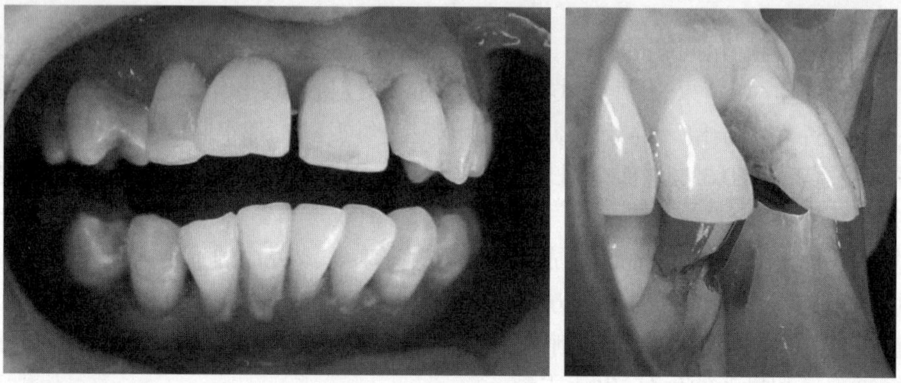

图 39-3 老年的前牙排列问题
左图：前牙出现缝隙；右图：上前牙向唇侧漂移

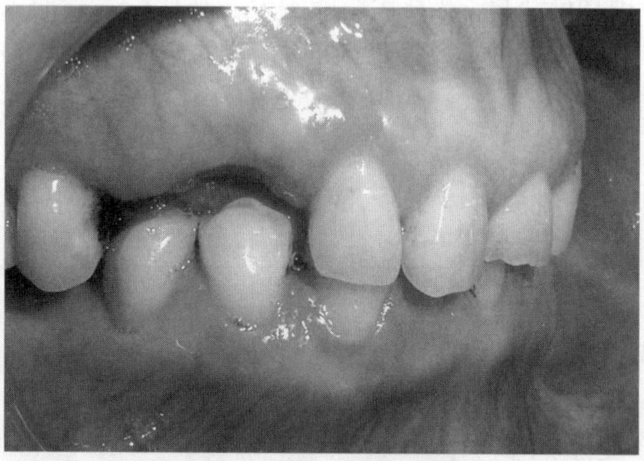

图 39-4 余留牙磨损，缺牙区对殆牙伸长使修复间隙不足

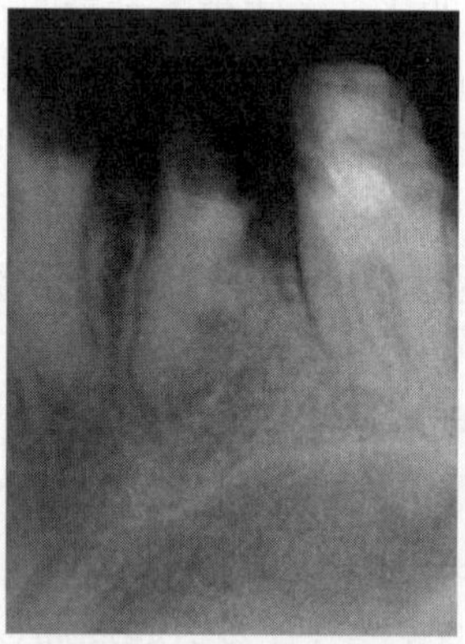

图 39-5 根管闭合，根管治疗困难

(5) 根管腔老龄变化，伴随牙体组织老化，如根管闭合，根的骨融合，使根管治疗、预备及根内桩的植入困难（图 39-5）；牙体组织脆性增加，冠桥戴入后容易出现根折、牙体预备或试冠时容易出现牙折。

(6) 殆面磨损，伴随殆面磨损严重或不均，部分患者临床牙冠短，固位体的固位形、抗力形差（图 39-6）。

(7) 根管治疗缺陷，伴随余留牙的龋损，或前期的根管治疗、牙体充填治疗不理想，给冠桥设计和牙体预备带来困难，也给综合治疗方案的制订和实施，如对残根的根管治疗、拔牙等治疗安排，以及如何权衡理论标准和实际可能性带来一定难度，最终会影响修复质量（图 39-7），如牙髓感染继而出现根部瘘管等。

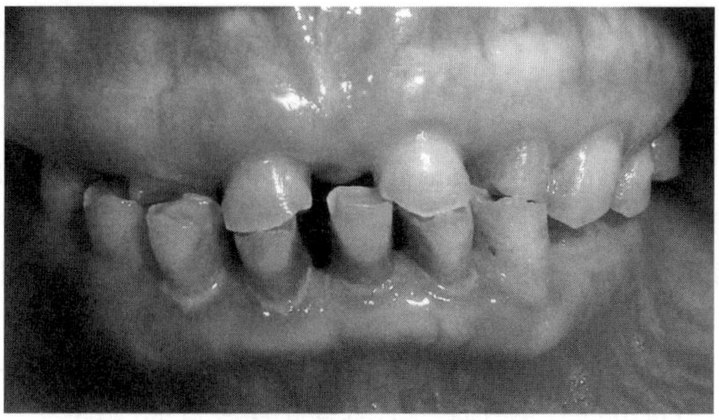

图 39-6　𬌗面磨损严重或不均影响固位与抗力形

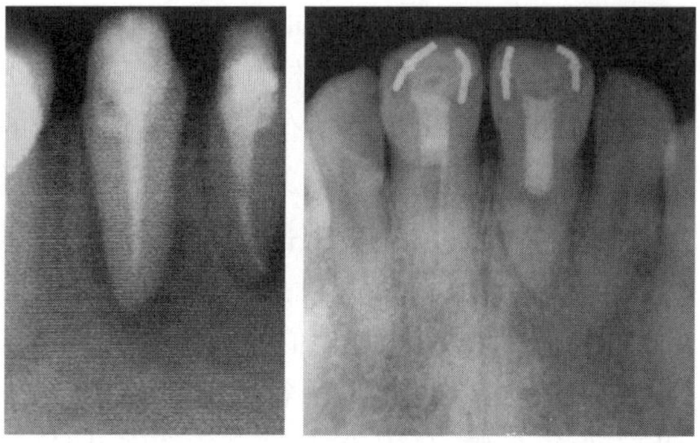

图 39-7　前期的根管治疗不达标，影响后续修复治疗质量
左图：根管欠填，尖周存在阴影；右图：未进行完善的根管治疗

(8) 上唇松弛，伴随着口周组织松弛，上唇下垂，给前牙排牙及𬌗平面的判断带来困难(图 39-8)。

(9) 牙槽嵴不平，伴随着牙列缺损的时间不同，缺牙时间长的部位骨吸收严重；近期拔牙的部位牙槽嵴突出，使牙槽嵴顶不在一个平面上(图 39-9)，给取印模、义齿设计和固位及建𬌗造成困难。

3. 心理变化　随着脑血管硬化，有些老人变得固执，或性格孤僻。表现为宽容度低，情绪不稳定；易受经验主义的影响，把别人戴义齿的成功言辞和感受当作衡量自己修复效果的标准；常常在义齿试戴期或适应阶段出现拒绝或不合作心理。另外，因大脑功能下降，反应迟缓等，给医患有效的交流和沟通造成困难。

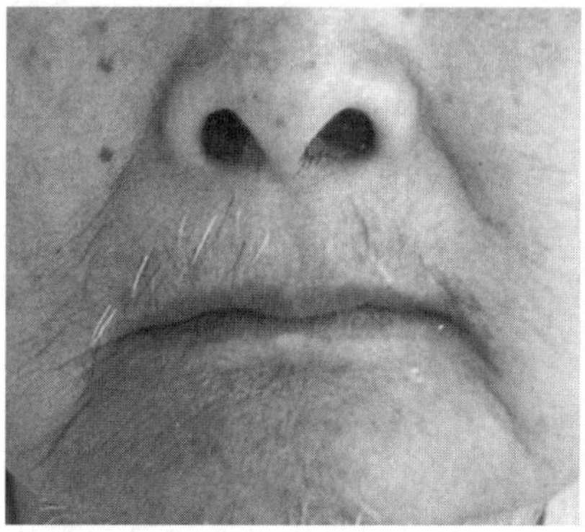

图 39-8　伴随着口周组织松弛，给前牙排牙及𬌗平面的判断带来困难

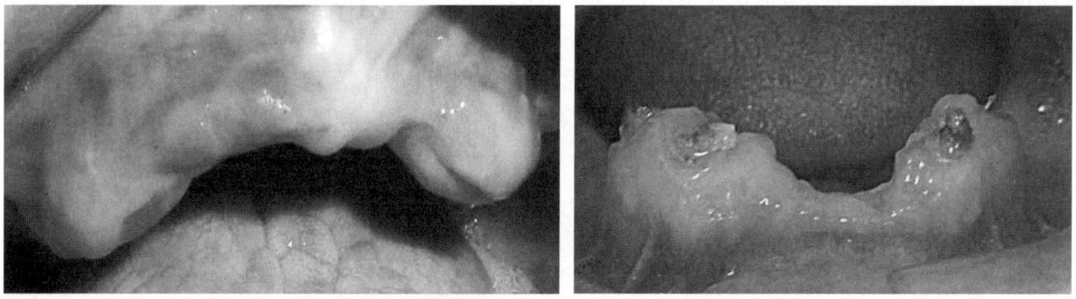

图 39-9　牙槽嵴平面因为骨吸收而不平
左图：因为拔牙时间不同造成骨吸收不一致；右图：牙槽嵴顶不在一个平面上

4. 老人观念　有两种倾向存在于老年患者中，一种情况是盲目追求高的修复标准，不顾身体、口腔客观条件是否可行，盲目和别人攀比；另一种情况是不顾基本治疗原则的要求，一味追求简单省事，过度节省，不顾及客观规律和医疗安全和效果。

前者在选择修复体类型时，主观地追求固定修复，如不现实的跨度很长的固定桥；或者不顾自身条件和别人比修复效果，导致不能客观评价义齿质量。后者贪图省事、省钱，不接受合理的治疗方案。为了合理义齿设计或医疗安全，要求医务工作者在治疗前应该与老年患者进行充分的交流和必要的宣教工作。

二、修复原则

1. 初诊制订系统的治疗计划　综合全面的治疗计划是保证这些年龄组患者进行安全、实用修复的关键。因年龄、体力、精神的原因，争取初诊时对患者全身健康状况、心理、精神的基本状况有个全面的了解。做较为系统的口腔检查，根据患者及家人的要求，初步制订一个切实可行的综合治疗方案。如果是年老体衰的患者最好到有条件的医疗单位的综合诊室就诊，在一个设备齐全的治疗单位接受治疗，最好有椅旁牙片机等常用辅助检查设备和急救设施，以提高诊治效率，节省患者体力和时间，提高就诊的安全性。必要时请有关科室的专科医师会诊和联合治疗，以减少患者频繁转科、换位之苦。

执行首诊医师负责制，或初诊时一次安排好系统的就诊计划或时间表，减少老龄患者就诊的盲目性，提高就医效率，增加他们的信任度。

2. 力求简单、实用、可行的治疗方案　由于历史或身体等多方面的原因，患者就诊时往往前期治疗没有到位，年龄、身体状况、经济条件许可时可按常规安排循序治疗计划。但对高龄体衰患者，力求治疗计划简单、以改善基本病情，满足或改善第一主诉，以患者能够承受治疗的现有条件为原则。如尽量采用粘结修复、一次性修复、过渡性修复为主。

3. 前后衔接的动态设计思想　老年患者多患有牙周病、复杂牙列缺失且伴有余留牙松动等，使用一段时间后，可能又有余留牙需要拔除，或经过牙体、牙髓治疗后因为支持、固位、抗力问题而改变设计，或现有义齿无法使用，需要重新修复。因此，在口腔状况不稳定的情况下，应采用过渡性修复，如暂时冠桥修复，等待以后的正式设计方案。

4. 趋向保存修复或保守修复　高龄患者耐受手术能力低，残根、残冠易多考虑保守治疗和保存修复为主。如根管钙化，多年没有根尖周感染，或根管旧桩钉尚可利用者，不一定重新做根管治疗或重新植入冠钉。对一些过度伸长牙采取截冠以改善冠根比例，减少拔牙。

5. 预防性早期治疗与全身支持性治疗　加强宣传，鼓励老年患者早就医、早治疗，如初步入老龄人群的患者趁体质尚好，拔牙、根管治疗、充填治疗继而进行复杂的冠桥修复宜早进行。患有高血压、心血管疾病者，就诊前最好经过内科相应支持性治疗，如牙体预备前几天和当天服用降压、强心、镇定药物，减少治疗风险，保证医疗过程顺利进行。

6. 人文关怀　老龄患者一般有更深的生活阅历，更好的修养和更高的行为准则，他们往往要求得到更高的尊重和体贴，用他们的尺度衡量事物。因此，接待老年患者应体现出这组患者的特点。从就诊的环境，接待方式、就诊的引导与椅位安置，全程的关注，四只手操作，说话的语气，计划的解释与家庭关怀的衔接等，应体现严密、周到、细心、热情和高水平。

常言道，“老返小”，特别是高龄患者应从“老人＋儿童”的服务方式出发开展修复医疗工作。总之，让老年患者在放心看病过程中，受到人文关怀，享受到高水准的口腔医疗保健服务的同时，使其身心均受益。

三、设计要点

1. 口内余留多数残根（图 39-10）

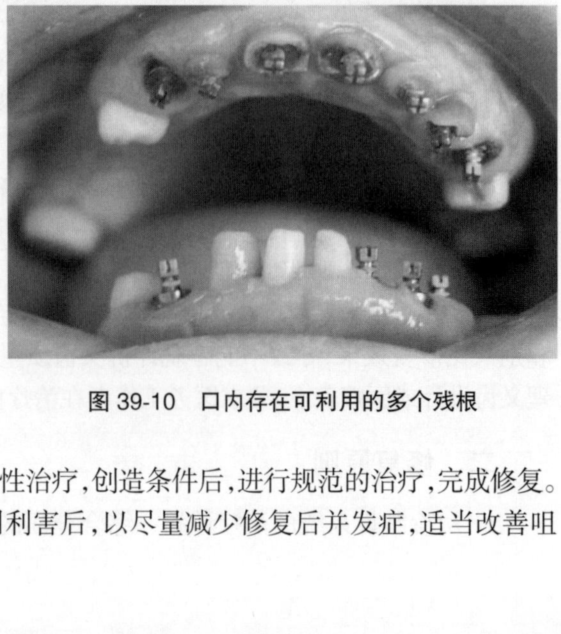

图 39-10　口内存在可利用的多个残根

（1）条件许可拔牙者，按照常规拔除没有利用价值的残根：如残根在骨内不足 5mm，严重根尖周病变；无法行根管治疗的弯根、细根、斜向位的残根；累及龈缘下的活跃龋的残根；反复出现根尖瘘管，长期难于控制炎症的残根等。

（2）身体条件不许可拔牙，但可以承受根管治疗者，尽量争取常规牙体、牙髓治疗；不宜作为基牙的残根，宜磨改残根根面，根管口预备小箱形，彻底消毒，以酸蚀粘结技术，覆盖光固化树脂保护根面；可作为基牙的残根，按照桩核冠预备根管和完成根上核。

（3）条件不允许做牙体牙髓治疗者，积极做全身支持性治疗，创造条件后，进行规范的治疗，完成修复。

（4）无治疗条件者，权衡利弊、并向患者及家人说明利害后，以尽量减少修复后并发症，适当改善咀嚼功能为目的。可试做口腔清洁，磨改残根龋坏根面，利用可支持的残根完成覆盖义齿或以过渡性修复，嘱患者定期观察残根病变发展情况。

(5) 避免在不符合理论要求的前提下行永久性冠桥修复或永久性粘固。

特别是长期患有慢性心血管疾病或肾脏病者，口内的残根可能就是其病灶，应说服患者进行积极的治疗，消除病因，改善全身健康。对于老年患者感染的残根无保留价值者，应建议在积极进行内科治疗的基础上，在心电监护下拔除残根。

2. 余留个别残根　积极治疗、保留残根，原则如前述。争取把保留下来的残根设计为局部或全口覆盖义齿的覆盖基牙。以龈上桩核或钉帽形式保存残根，增加义齿的固位和稳定(图 39-11)。

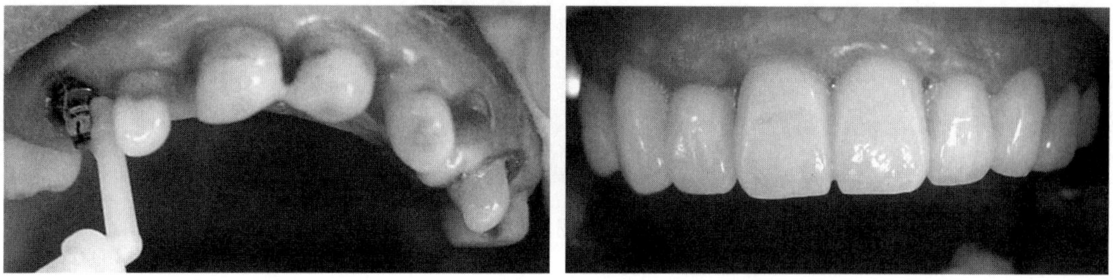

图 39-11　利用桩核保存残根的金属烤瓷修复

左图：在多个残根上做树脂桩核；右图：在桩核上金属烤瓷修复

3. 个别残冠　残冠的缺损没有累及牙髓者，后牙以汞合金、前牙以专用树脂类材料充填残冠，必要时，以螺纹钉或螺纹桩加固，然后进行充填，提高其抗力形(图 39-12)。对于支持、抗力、固位力条件好的前磨牙、磨牙残冠，可以考虑作为安放卡环或支托的基牙，但必须以全冠或桩核全冠形式修复后方可使用。

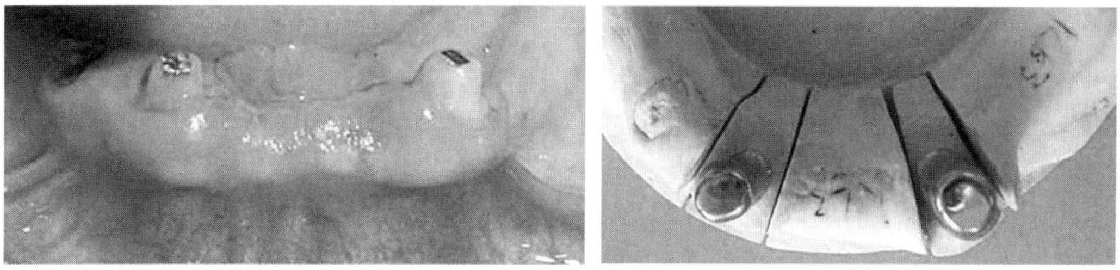

图 39-12　螺纹钉或螺纹桩加固，提高残冠的抗力形

4. 数个残根、残冠　如余留残根、残冠的牙槽骨吸收明显，可考虑根管治疗后按照覆盖基牙处理，或以联冠或套筒冠的形式加强基牙的固位、支持与稳定。如牙周状况理想，可分别做桩核冠，牙冠外形尽量减小颊舌径。如牙周、根径不理想，也可考虑联冠或连杆式固位体(图 39-13)。

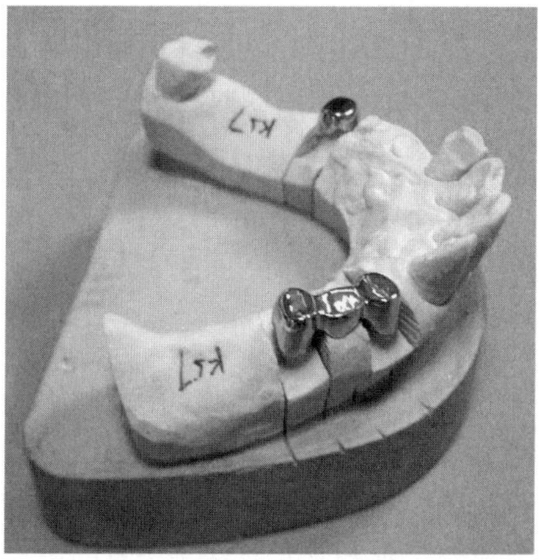

图 39-13　数个残根、残冠的保存修复

15 金属内冠，23-24-25 金属连杆式固位体

5. 个别孤立牙　老年患者个别孤立牙较为常见，往往严重磨损、过度伸长和倾斜等。对于孤立牙的牙体需要保护、加高咬合、矫正基牙方向者，可以全冠修复形式。

对于影响排牙的过度伸长牙、倾斜牙，特别是伴有根周骨吸收者，为降低冠根比例，常常需要牙髓失活、完成根管充填一周后，没有根尖周症状时，进行截冠或牙冠预备时改向，以全冠修复。

对于过度伸长造成锁𬌗的孤立牙，可考虑局部麻醉后，进行𬌗面磨改，严重者待牙髓失活后，截冠，以建立正常咬合。

修复时,按照咬合重建的程序进行,事先确定重建的𬌗平面,以此确定全冠蜡型𬌗面的制作,以保证冠修复体与义齿𬌗重建的协调。

6. 重度𬌗面磨损 年龄不太大而又健康的老年患者,有些因为颌骨骨密度高、咬合紧,或偏硬食、酸性食物者,往往有𬌗面重度磨耗。甚者,髓室暴露,垂直距离低,严重影响颞下颌关节及面容。如果患者身体、经济条件允许者,可以考虑采用冠或固定桥修复方式进行咬合重建(图 39-14)。

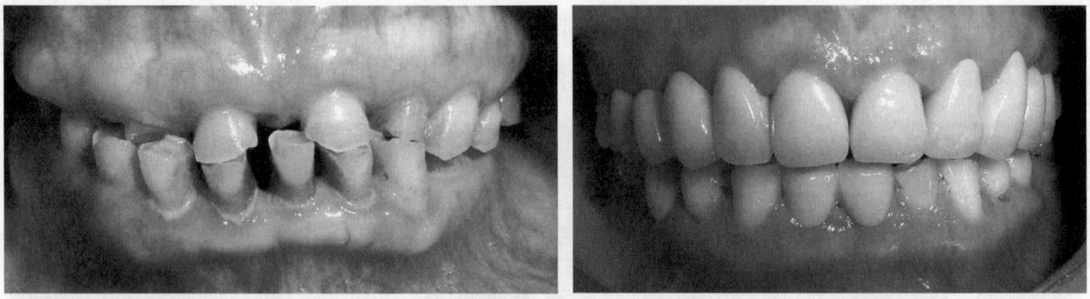

图 39-14 重度𬌗磨损的咬合重建(修复前后)

首先将过度磨损的牙进行必要的牙体牙髓治疗。根据咬合重建的程序,确定合适的垂直距离,制作过渡性𬌗板或可摘式𬌗垫。必要时,拍颞下颌关节片帮助诊断。可通过反复进行调整咬合直至患者恢复正常的咬合关系和垂直距离。试戴 3~4 个月后,再按照冠或固定桥的设计要求进行牙体或基牙预备。残根、残冠参照上述各项要求进行修复前准备。

对于身体条件差,承受复杂治疗能力低者,尽量避免如此复杂的咬合重建修复,而改为可摘式𬌗垫。

7. 生活自理能力低的患者修复设计 根据一些临床随访结果的报告,日常门诊中的义齿不良修复率很高(35%~46.75%),其中局部可摘义齿占 64.05%~65.44%;全口、半口义齿占 8.96%;固定义齿占 9.74%~10.61%;𬌗面赝复占 0.98%;咬合重建占 0.76%。可见,如何权衡生活能力低的老年患者承受修复治疗能力,保证患者修复体保健清洁和减少修复后并发症等是个值得认真研究的课题。

如果经过修复前全身支持性治疗,可以在安全的前提下完成固定修复,比采用可摘式义齿要更有利于这类行动障碍患者。同时,修复后应配以适用于他们的自洁牙具,如电动牙刷、漱口液等,并嘱咐患者身边生活护理员去协助他们作好后修复体卫生保健,以减少修复后并发症。当然,固定修复的类型以简单、方便制作为主,如尽量采用粘结技术一次完成冠成形和粘结桥修复等。

8. 牙周病患者的冠桥设计 首先应区分牙周病处于何阶段。对于处在进行期的牙周病患者,尽量避免固定桥修复。否则会因随后可能出现的拔牙而改变义齿的设计,或因基牙的松动而修复失败;或邻牙拔除而需要再次修复时遇到设计的困难。

处于相对静止期的牙周病患者,符合冠修复条件者,可以进行修复,但应拍摄全颌 X 线片,仔细评价余留牙的牙槽骨吸收趋势及龈边缘退缩情况下,必要时请牙周专科会诊后确定设计。特别是为松动牙做冠修复时,应评价是否会在将来成为基牙。对于现在看起来支持条件尚好的基牙,设计为固定桥基牙时,不妨设计成过渡性固定义齿,或在牙龈、缺牙区骨吸收发生后需要修改的情况下,将固定桥暂时粘固。考查数月或更长时间后再永久粘固。

9. 余留牙的防龋 老年患者余留牙的防龋是影响修复体长期效果的关键因素。口内存在大量残冠、残根的人往往是龋病易感人群,冠边缘或桥基牙出现继发龋是造成修复失败的重要原因。采用铸造性能好的贵金属合金、严格的牙体预备、合理的设计冠边缘、正确地控制冠边缘浮出量、使用高质量的粘结剂、暴露的牙体组织采用防龋处理、定期复查随访等,都是控制继发龋的有效措施。

10. 义齿设计中的侧重点 为高龄患者设计义齿,重点应是恢复、改善其咀嚼功能为主。力所能及地兼顾美观和发音。这类患者的余留牙𬌗面常常是呈光滑平面,有些完全丧失了基本的解剖学形态。在修复时,防止出现两个极端:①过分强调修复体形态,把𬌗面外形作得尖窝沟嵴十分明晰;②忽视𬌗面基本形态,平坦的𬌗面丧失机械便利,使患者感到义齿咀嚼不力(图 39-15)。比较合理的"折中"办法是

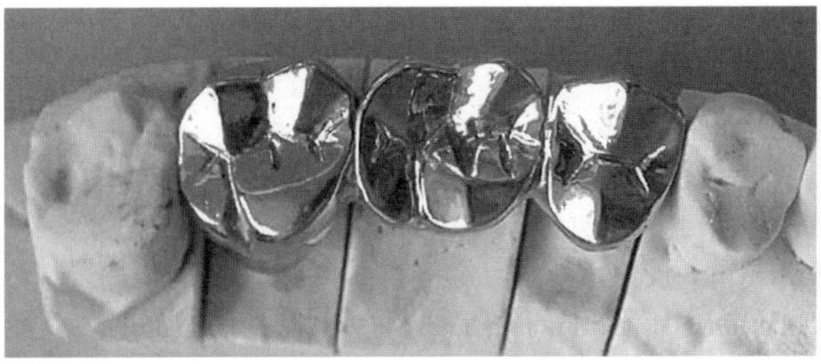
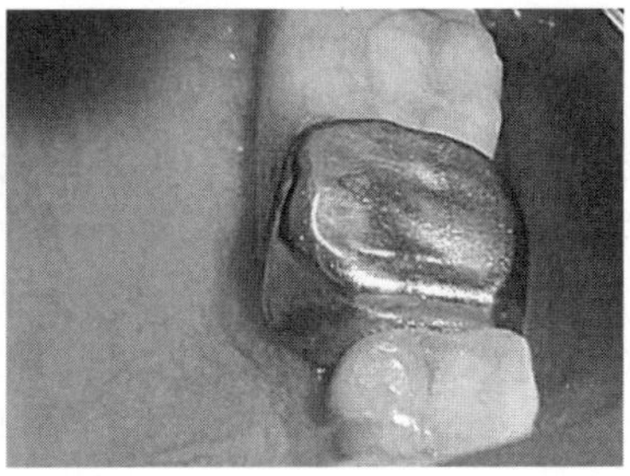

图 39-15 殆面形态设计防止两个极端

左图：牙尖嵴过陡；右图：牙尖嵴过平

既与对殆牙、邻牙殆面协调，又有颊舌面沟和基本的牙尖，以保证机械便利与自洁。

11. 修复消费与美观问题 时代在发展，老年患者也应在考虑恢复咀嚼功能的同时兼顾其美观需求。在我国当前，特别需要引导这类患者的潜在要求，纠正“老来不讲好”的传统观念。因为他们过去将有限的资金用于子女上，手头不宽裕时所形成的观念，并不是真的老人不爱美。现在老人人群中属于小康阶层者越来越多，他们人生的需求、美学需求再也不应被口腔医师所忽视。义齿的美学、心理学价值在“夕阳红”时更有其意义。

因此，前牙的设计中，不要因为是老年患者而盲目选择金属冠桥、低档次暂时性修复；另一方面，即使中青年患者的上颌磨牙、下颌第二磨牙也不一定全设计为烤瓷修复而错误引导消费。可根据患者的综合情况选择简便、实用、美观的保守性修复，如复合树脂直接修复体，或合并局部可摘义齿修复等（图 39-16）。

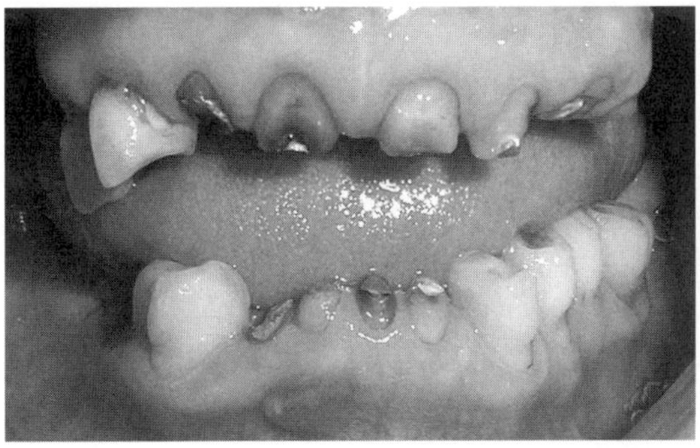
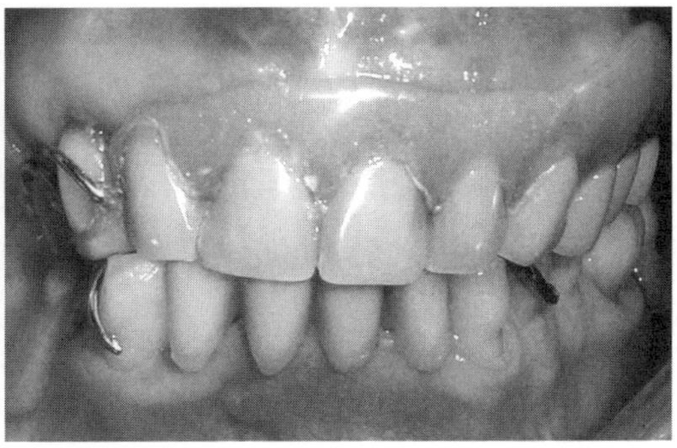

图 39-16 高龄患者的简便、实用、美观的保守性修复

总之，老年患者的冠桥修复，应综合其年龄、身体状况的特点，参照其承受治疗的能力、余留牙和咬合基本情况，进行动态的、全面的、审慎的设计和制作，从实际可能和可行出发，以确保安全和兼顾近远期疗效为前提，才能针对性地为老龄患者进行成功的修复治疗（图 39-17）。

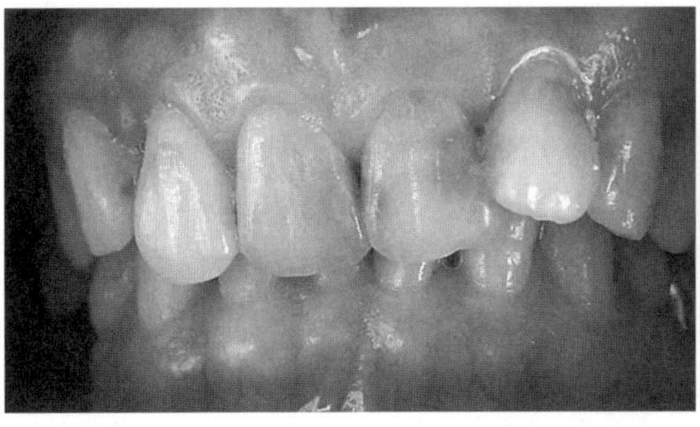
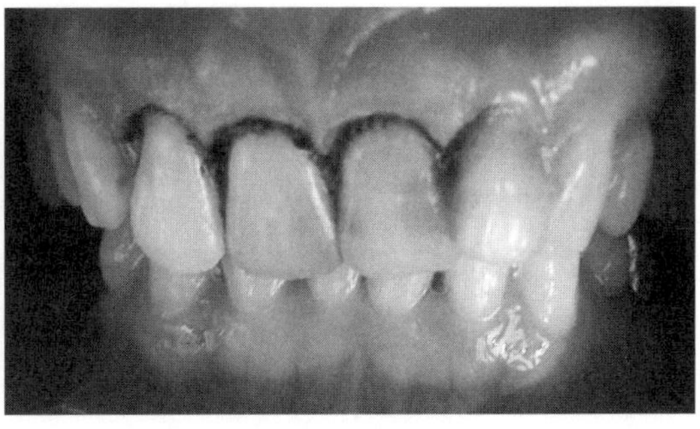

图 39-17 对于年老体衰的患者可采用磨改、简单龈切术等改善前牙外观

（黄 辉 马轩祥）

参考文献

1. 王翰章 . 中华口腔科学 . 北京:人民卫生出版社,2001:3655-3660
2. 马轩祥 . 实用医学技术 . 口腔修复学 . 沈阳:辽宁科学技术出版社,1999:345-353
3. 全国牙病防治指导组 . 第二次全国口腔流行病学抽样调查 . 北京:人民卫生出版社,1999:18-22,50-54
4. 邱蔚六,刘正 . 老年口腔医学 . 上海:上海科学技术出版社,2002:403-477
5. Herbert T. Shillingburg, Sumiya Hobo, Lowell D. Whitsett, et al.Fundamentals of Fixed prosthodontics.3rd ed. Chicago: Quintessence Publishing Co., 1997:485-508
6. 徐君伍 . 口腔修复理论与临床 . 北京:人民卫生出版社,1999:666-673
7. 郑麟蕃,张震康,俞光岩 . 实用口腔科学 . 第 2 版 . 北京:人民卫生出版社,2000:735-742
8. 陈思亚,陈秀梅,杜玉石 . 老年人牙缺失临床修复治疗的分析 . 华西口腔医学杂志,2004,22(5):396
9. 王美青,胡开进 . 实用口腔解剖学图谱 . 西安:世界图书出版西安公司,2002:7-53

第四十章

儿童、少年冠桥修复

儿童、少年这两个年龄段有其独特的生理特点，因此，青少年的冠桥修复（crown & bridge for teenager）在设计和技术环节上与成人有所区别。它涉及修复治疗的远期效果，更与青少年的发育有关，如修复处理不当，不但会给患者带来一系列生理、心理的危害，而且会给成人以后的修复带来遗留问题。因而，它也是儿童口腔修复学（pedia prosthodontics）的重要内容。

一、殆生理特点

（一）乳牙期（6~27 个月）

1. 乳牙萌出时间　一般为出生后 6 个月开始萌出，至 27 个月乳牙列完成。

2. 乳牙萌出期易出现的问题　乳牙或乳牙列先天缺失；乳牙冠畸形牙、牙异位或错位萌出；因龋坏造成的乳牙牙体缺损；乳牙外伤等。

3. 治疗原则　乳牙萌出期出现的问题一般情况下不需要修复。因该期患者颌面部发育进入快速期，任何妨碍发育的暂时修复物均可能制约颌骨的发育。

（二）混合牙列期（6~13 岁）

1. 时间段　恒牙胚从胚胎 3.5~4 个月形成，至 6 岁左右开始萌出，于 13 岁前后恒牙列基本完成（除第三磨牙外）。

2. 混合牙列期可以出现的问题　乳牙或恒牙先天缺失，牙列先天缺失；乳牙、恒牙牙冠畸形牙、牙异位或错位萌出；因龋坏造成的乳牙、恒牙牙体缺损；牙外伤或因拔牙造成的牙列缺损，尤其是第一磨牙的牙体缺损或缺失，牙列错殆畸形等。

3. 治疗原则　龋坏所致的牙体缺损或因外伤所致的牙体大面积缺损需要进行积极的治疗，特别是涉及牙冠缺损、进而危及恒牙萌出、排列者需要充填治疗或过渡性修复。

（三）恒牙列萌出、发育完成期（13~25 岁）

1. 时间段　自 13 岁前后第二磨牙萌出至 16 岁牙冠发育完成和 25 岁牙根全部发育完。

2. 恒牙列萌出、发育完成期可能出现的问题　牙或牙列先天缺失；牙冠畸形牙、牙异位或错位萌出；因龋坏造成的牙体缺损；牙外伤或因拔牙造成的牙列缺损，死髓牙变色、氟斑牙、四环素染色牙；尤其是因龋病造成的第一恒磨牙等牙体缺损或因缺失及牙列错殆畸形等。

进入恒牙列期以后的青少年外伤所致的牙体缺损、缺失发生率较高。完成恒牙列的初期，机体功能旺盛，代偿能力强，组织改建和愈合能力强，是进行自体牙移植和正畸矫治的最佳年龄。

3. 治疗原则　对于牙体缺损需要充填治疗者按照常规进行。复杂的牙冠缺损者可以考虑做嵌体修复，但应尽量减少与邻牙的接触面积，防止干扰邻牙的萌出和生理运动。需要做全冠修复者亦应如此。对于发育期的青少年原则上不用联冠修复。

这个阶段又是正畸治疗的最佳期，是否冠桥修复或是正畸治疗需要认真权衡。有条件者应优先考虑做正畸矫治以恢复牙列完整性，不得已再做暂时修复，等待发育完成后再进行永久冠桥修复。

有些情况下，还可利用自体牙移植，如将第三磨牙移植到缺失的第一磨牙或第二磨牙区以恢复牙列的完整性，或者做正畸治疗，移动第二或第三磨牙向近中，消除第一磨牙缺牙间隙。

二、涉及冠桥修复的相关疾患

(一) 牙的发育异常

异常牙的发生与其发育阶段有关。与冠桥修复有关的过小牙、牙尖异常、融合牙、巨形牙等发育畸形，是在患牙的形态发育期和基质形成期形成；釉质发育不全和牙钙化不全分别在其基质形成期和钙化期形成。

据一项在 10 804 名 2~6 岁幼儿乳牙发育异常发生率的调查结果显示：其中先天缺牙占 2.33%，过小牙占 0.26%，锥形牙为 0.97%，畸形牙尖占 0.45%，融合牙为 2.98%。其中，先天缺牙者以下颌侧切牙为主(占 51.40%)，其次为下颌尖牙(27.73%)；锥形牙发生最多的牙位为上颌尖牙(87.18%)；过小牙发生率最高的为下颌侧切牙(78.79%)，其次为上颌侧切牙(12.12%)。在我国临床中见到的情况于此不尽一致，比如过小牙及锥形牙常发生于上颌侧切牙。

1. 牙缺失(missing teeth) 先天性乳牙缺失(congenitally missing deciduous teeth)近年来发病率有升高趋势，有资料显示个别牙缺失(hypodontia)多见于下颌，尤其以侧切牙为常见，且伴有乳牙滞留，缺失乳牙的后继恒牙也缺失(图 40-1)，其发生率占 55.6%。先天恒牙缺失以第二前磨牙为主(81.2%)，其次为侧切牙(4.3%)。

2. 釉质发育不全(amelogenesis imperfecta) 与遗传、营养、代谢障碍和感染因素有关，受累牙位与致病因素发生的时间有关。乳牙常表现为全部受损，恒牙以前牙和第一磨牙为主。轻者牙冠表现为乳白色斑点，釉质厚度不匀，透明度降低；重者牙冠表面呈现条纹状褐色斑块、粗糙、甚至凸凹不平，影响美观，常常合并有釉质发育不全，也有时合并龋蚀或四环素变色(图 40-2)。

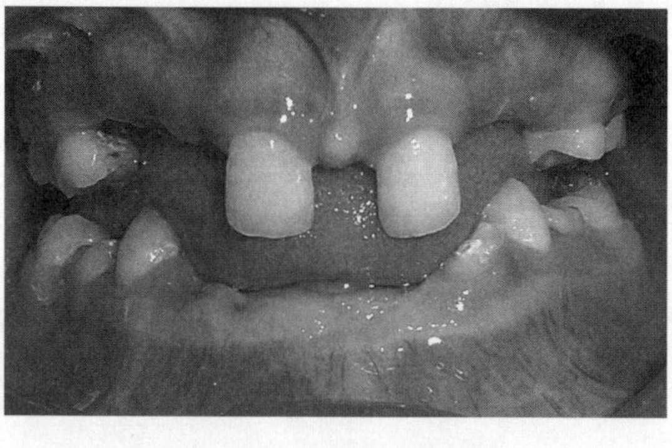

图 40-1 先天性牙列缺损

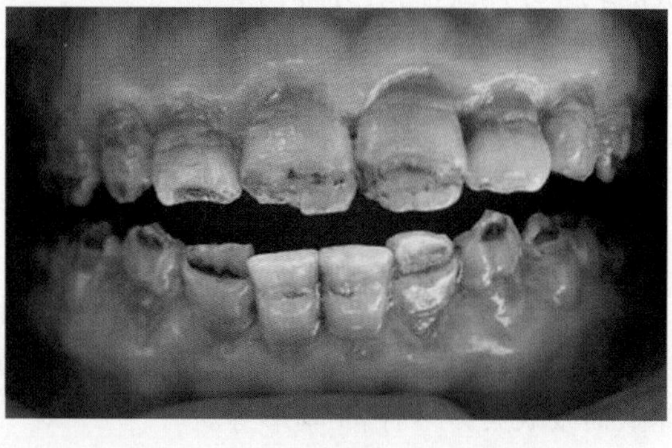

图 40-2 合并四环素染色的重度釉质发育不全

3. 氟斑牙(dental fluorosis mottled enamel) 是由摄取氟元素过多所致的釉质发育病。表现为牙釉质层不透明、牙冠表面呈水平性条纹，粗糙的釉质表面因色素沉着呈黄褐或棕灰色，影响患者的美观。轻者仅仅切缘或部分牙釉质变成黄色，重者不但病变范围广，颜色呈褐色，而且累及很深的牙体组织，且伴有釉质发育不全(图 40-3)。

4. 遗传性牙本质发育不全(hereditary dentinogenesis imperfecta)或遗传性乳光牙本质(hereditary opalescent dentin) 该病与家族性遗传因素有关。表现为半透明性牙釉质，且容易脱落、磨损，常有牙冠畸形，牙本质呈青灰、黄灰或灰褐色。牙本质结构异常，牙根常常很短，牙冠畸形，咬合混乱。在临床上常可见到乳光牙(图 40-4)。

5. 锥形牙(cone-shaped tooth)与过小牙(denticulus) 与遗传、发育等因素有关，表现为牙冠呈锥状、棒状(图 40-5)，影响美观、发音和咬合。此类型遗传性疾病多见于上颌侧切牙。

(二) 牙冠颜色异常

1. 变色牙(discolor tooth) 因外伤、炎症等原因使牙髓失活，根管治疗经过一段时间后，由于根管

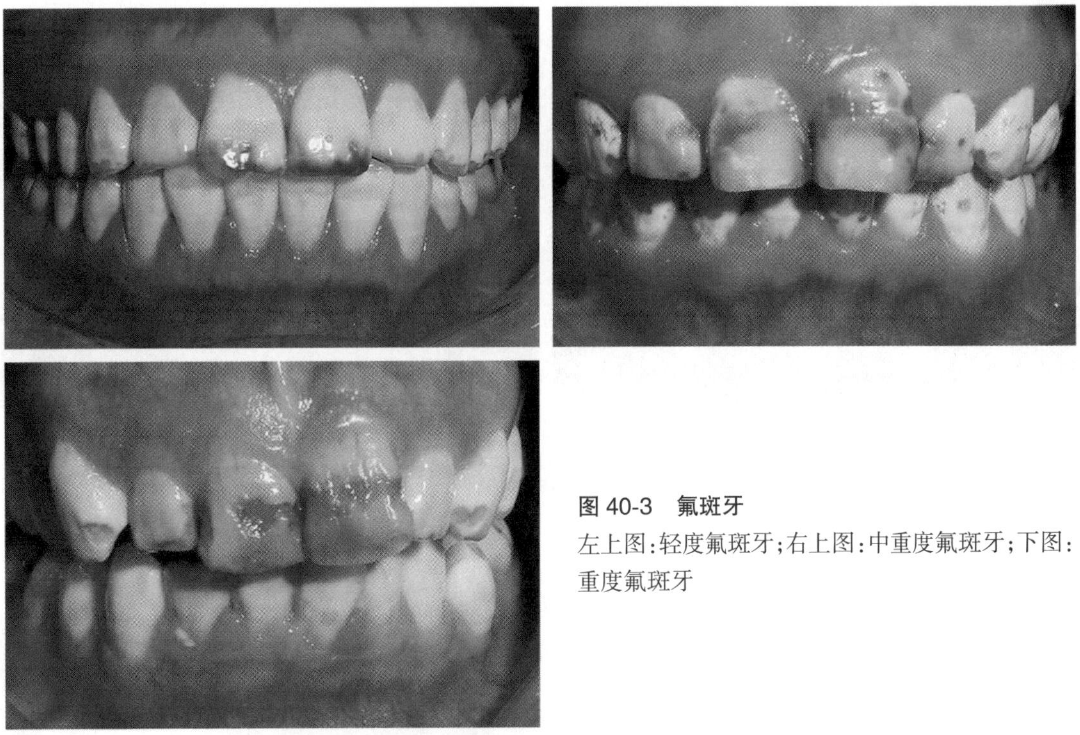

图 40-3　氟斑牙
左上图：轻度氟斑牙；右上图：中重度氟斑牙；下图：重度氟斑牙

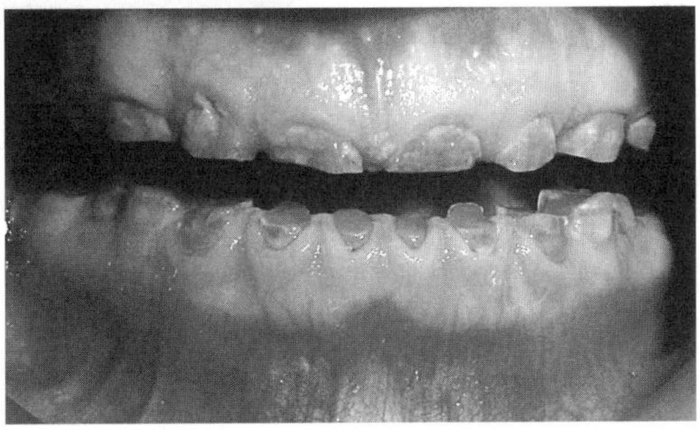

图 40-4　乳光牙

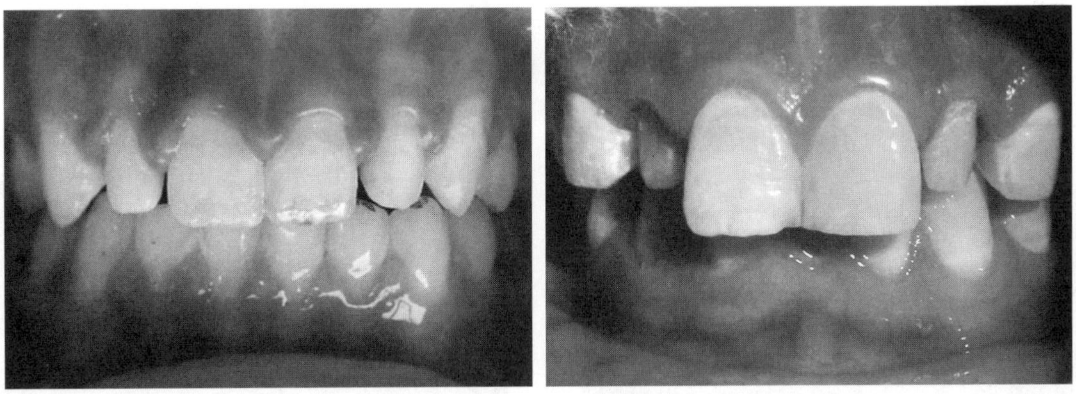

图 40-5　双上侧切牙锥形牙
左图：常见的侧切牙偏小；右图：棒状过小侧切牙

内有机成分的分解并沉积在牙本质，牙冠透出灰褐色（图 40-6），影响患者美观。常见于根管治疗后的牙冠变色。

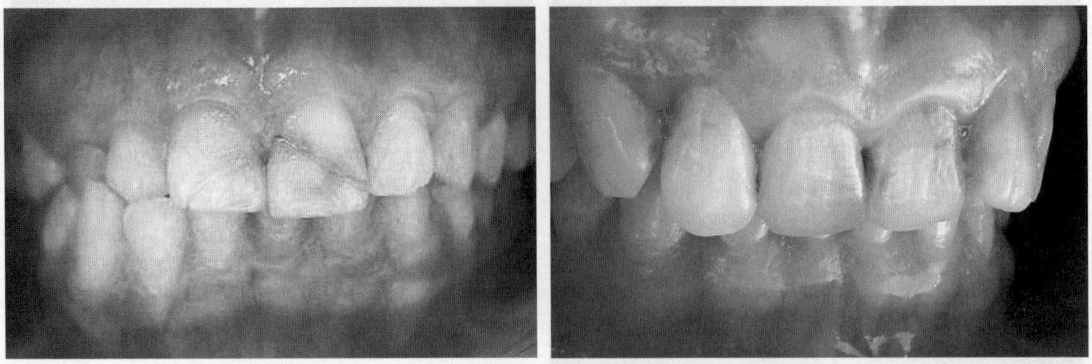

图 40-6 变色牙

左图：牙折后死髓牙变色；右图：龋蚀、根管治疗后变牙冠色

2. 四环素染色牙（tetracycline pigmentation tooth） 简称四环素牙，由于四环素代谢产物沉积在牙体组织内所致。其发生率乳牙为 1.95%~24.92%，恒牙为 8.21%~42.01%。表现为牙冠呈灰绿色、暗灰色，影响患者美观，有时呈波浪状与发育有密切关系（图 40-7）。

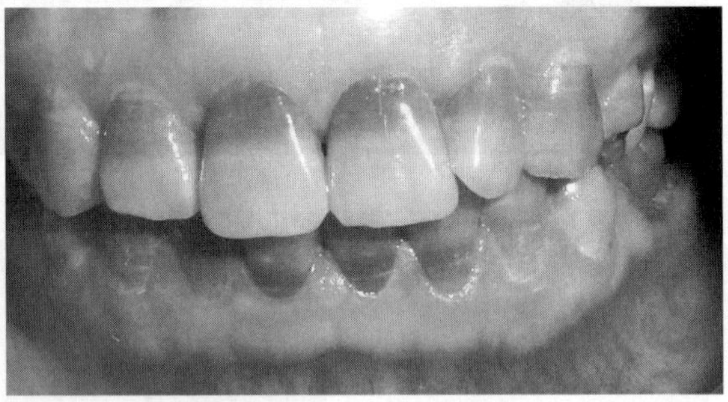

图 40-7 四环素族染色牙

（三）牙外伤

1. 牙外伤的发生 少、幼儿牙外伤是常见病。2 岁左右的幼儿刚刚学会奔跑，表现好动而肢体平衡能力不完备，因而容易出现乳前牙跌伤。7~8 岁学龄期儿童自我保护意识差，加之顽皮好动，常常发生恒前牙的跌伤、撞击伤。进入少年期后，通常是因为活动量大，常在体育运动、骑自行车跌倒或嬉戏打斗时发生轻重不同的恒牙外伤。牙外伤可分为乳牙牙折和恒牙牙折。由于乳牙临床牙冠短，出现牙折的几率很小。恒牙因裸露在面前部，因而前牙牙折发生率较高。

2. 牙折类型 可粗分为冠折、根折和冠根折三类。

其中冠折又可分为四种：

Ⅰ类：单纯切缘牙釉质折裂（图 40-8）。

Ⅱ类：牙本质折裂，但未累及牙髓（图 40-9）。

Ⅲ类：牙冠折裂暴露牙髓（图 40-10），包括后牙牙冠折裂（图 40-11）。

Ⅳ类：牙冠大部分折断。切缘折断、冠 1/2 斜折、横折，颈部折断及根折（图 40-12）。

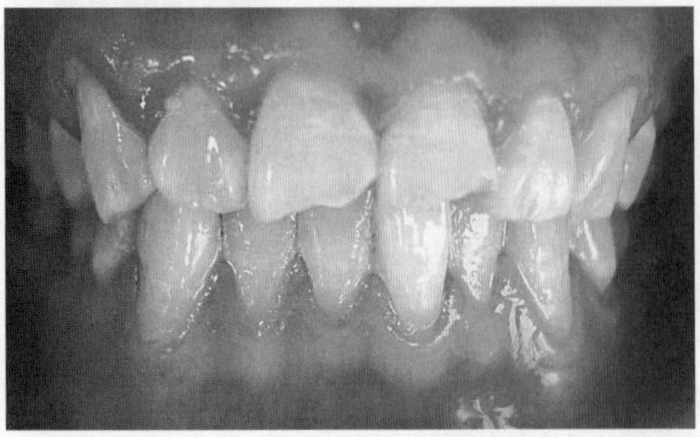

图 40-8 单纯切缘牙釉质折裂

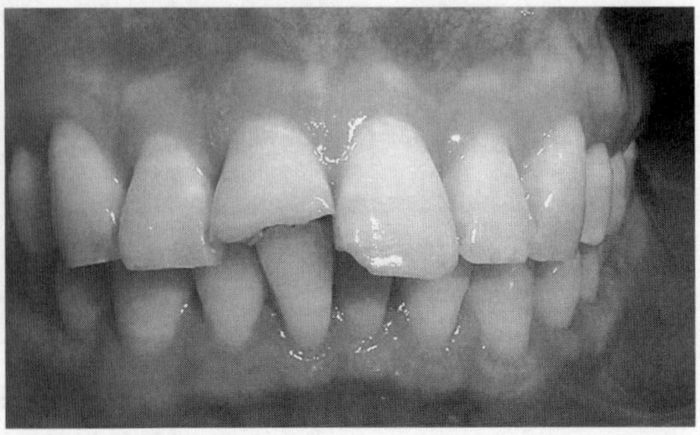

图 40-9 牙本质折裂，但尚未累及牙髓

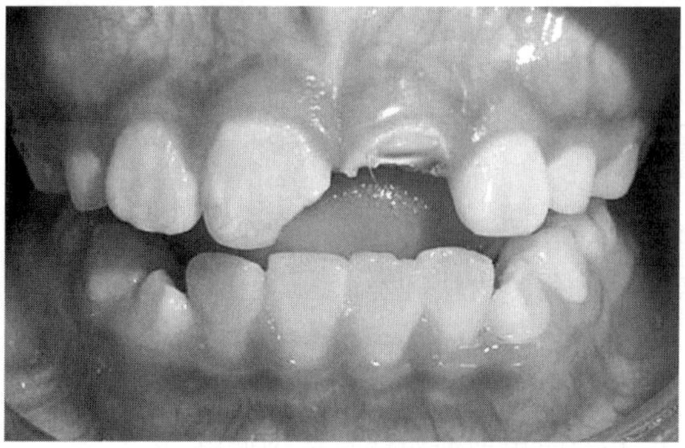

图 40-10　牙冠折裂暴露牙髓

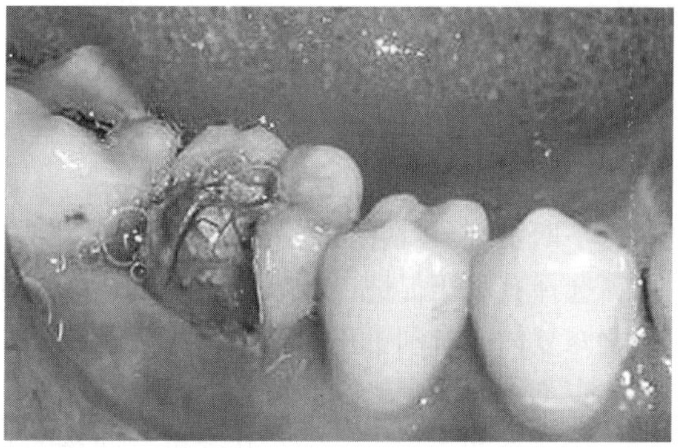

图 40-11　后牙病理性牙冠折

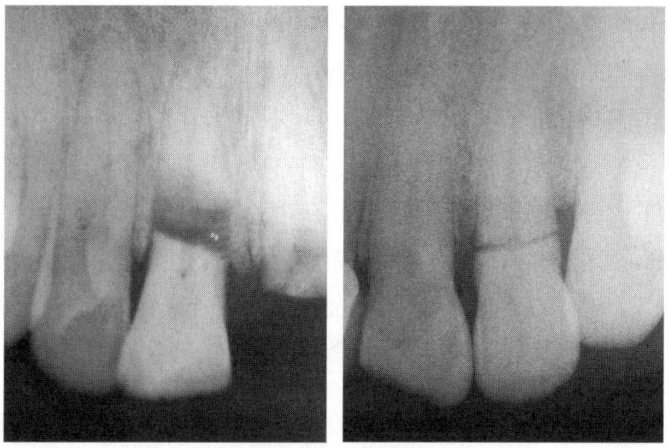

图 40-12　外伤性根折

3. 恒牙外伤的处理　牙外伤常有牙震荡，由此可能会出现牙周膜损伤、牙髓损伤和轻微的牙体损伤。

对于Ⅰ类牙釉质小范围损坏，可通过适当磨改，使之脱离或减轻与对殆牙的接触，让患牙休息数周即可恢复。

牙移位主要发生于牙体正在形成阶段的外伤时。受到外力后，由于尚未完成发育的牙根短，容易出现根向嵌入、侧向移位和切向移位，严重者牙根完全脱出。对于根向嵌入者密切观察，等待自行萌出，很严重者手术助萌。侧向移位和部分或完全脱出，以手法复位并粘结固定，必要时调殆，制作全牙列殆垫，观察数月至症状消失。

对于Ⅱ类牙冠损伤，可采取牙本质钉加复合树脂恢复外形。

对于Ⅲ类牙冠损伤，涉及冠髓损伤者，在牙髓尚健康者，力争严格消毒，保存根髓，而牙冠缺损部位可用牙本质钉和复合树脂恢复外形。凡涉及牙髓腔感染者，常需要行根管治疗，然后加桩核冠修复。后牙可进行银汞合金或复合树脂充填后，再进行全冠保护。

对于Ⅳ类牙冠大部分折断者，常规进行根管治疗，观察 1~2 周后，再植入根管桩，根面以核材料形成正式的核，然后进行暂时冠修复，等待牙冠发育完成后，再进行正式的冠桥修复。

4. 乳牙外伤的处理　根据损伤的程度，尽量采用牙冠固定、充填等保守的治疗方法。对于感染的乳牙损伤，应请儿童齿科专家处理。原则上以不损伤下面的恒牙胚，争取其正常萌出。

(四) 龋齿

乳牙和恒牙萌出后即可患龋，7 岁年龄段的发病率最高，我国人口流行病学的调查表明城市、农村 7 岁儿童龋患率分别为 83.65% 和 61.67%，乳牙龋均为 4.78 和 2.63。6 岁儿童的第一恒磨牙龋患率为 1.87%，而恒牙龋患率可达 10.42%~22.47%。混合牙列中的乳磨牙和第一恒磨牙的龋损往往是日后影响咀嚼功能和牙列紊乱的主要病因。多数牙龋损往往还会影响到营养、消化、颌骨发育及全身发育。

对于儿童龋齿的处理，参考儿童口腔病学有关章节。

三、修复治疗原则

儿童和少年正处在生长发育期，在生理、解剖、心理等方面有着不同于成人的特点，因此对于他们的牙体牙列缺损的冠桥修复应遵循如下原则：

1. 早期发现、早期治疗，及时恢复牙体牙列的形态和功能。
2. 选择有利于促进口颌系统正常发育的简便性、暂时性的修复方法和类型。
3. 修复体应有利于正常恒牙聆的建立。
4. 应不妨碍颌骨、牙列等口腔组织结构的发育。
5. 针对不同年龄段的发育状况进行动态的修复设计，并及时更换或对修复体做调整。

四、设计要点

1. 过小牙、锥形牙　采用粘结技术争取做单个牙冠口内直接成形或间接法塑料全冠修复，以树脂粘结剂粘固。如锥形牙伴牙髓腔畸形并有牙髓症状，应先完成牙髓治疗。对牙体过小，固位形不足，可首先考虑酸蚀处理增加粘结强度，如果锥度过大固位力不足者，也可在牙颈部预备直角肩台以增加固位力。注意尽量缩小邻接面，不得妨碍邻牙萌出。必要时 3 个月左右调整咬合和检查邻接。

2. 前牙牙体大面积缺损　凡缺损累及牙髓者，应在完善的牙髓治疗后修复缺损。前牙以复合树脂充填，修形后表面以上光剂涂覆(图 40-13)。如根尖已经发育完成，但牙冠固位形、抗力形差，可以用预成螺纹桩或铸造桩完成永久性桩核，再以树脂暂时冠材料或预成暂时冠修复，待牙颌骨、牙冠和龈组织发育完成后，再进行恒久性金属烤瓷全冠或全瓷冠修复。

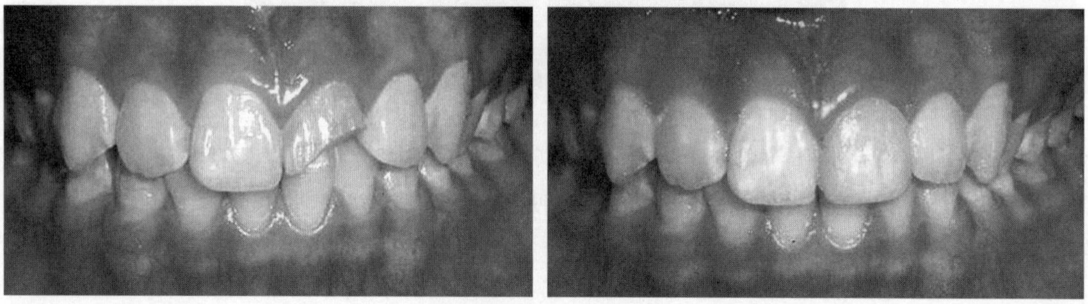

图 40-13　前牙牙体大面积缺损的直接复合树脂修复

3. 后牙大面积缺损　在保证牙髓健康前提下可直接用复合树脂充填，也可以预成金属全冠做过渡性修复。如残根、残冠的固位、抗力形不足，X 线牙片显示牙根已经发育完成，可以做永久性桩核，以暂时冠修复。待患者成年后再将外面的暂时冠换成恒久性修复体。

4. 牙外伤　牙外伤后应争取松动牙的保存，避免轻易拔牙。牙折后应尽量争取保存活髓。松牙固定常用粘结技术将患牙相邻的两个牙以粘结树脂固定，必要时制作聆板固定。

(1) 前牙小范围牙折，可用充填树脂材料直接做牙冠成形。稍大的牙折可以备出Ⅱ类、Ⅲ类、Ⅳ类洞形后，垫底后或直接以树脂材料充填。不严重的切端或牙尖折断，仅仅限于牙釉质层或牙折至牙本质浅层，不涉及牙髓治疗者，可用粘结技术做光固化树脂直接修复(图 40-14)。牙折重者折裂线深及髓腔，需要做牙髓治疗，然后再进行修复。

(2) 后牙牙尖折裂未累及牙髓者，为加强充填物的抗力，可在髓室壁的厚度 1/2 处以自断式牙本质钉加强，然后用汞合金或复合树脂充填，完成牙冠成形。

接近或累及牙髓的牙折，应先考虑牙髓的保存治疗。垫底充填后完成暂时冠修复。

感染的牙髓应做根管治疗，再完成牙冠修复。颈部龈缘处的横折或斜折，可以待牙髓治疗后观察一周，没有症状后进行桩核冠修复。

(3) 严重的冠折或根折，凡残留牙跟在颌骨内有 6mm 以上的长度，牙周膜正常者才可考虑保留牙根

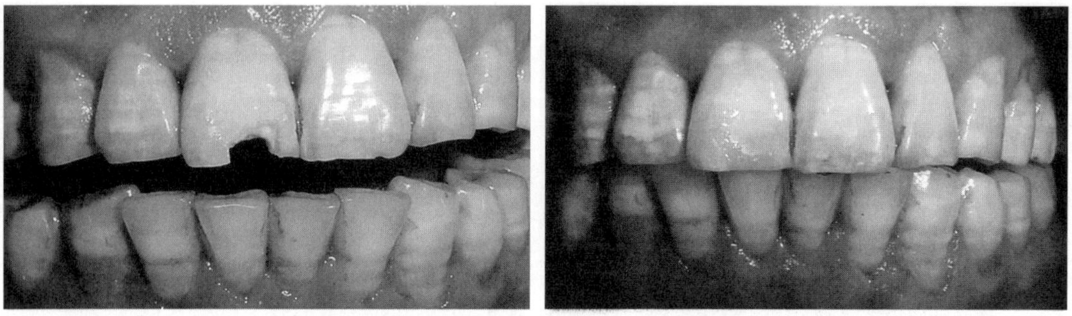

图 40-14　前牙小范围牙折，可用充填树脂材料直接做牙冠成形

桩核冠修复（图 40-15）。对于已经萌出的恒牙但是根管已经治疗者，为将来牙龈萌出的对称性考虑，可先行做牙根的正式桩，上面暂时冠修复，待发育完成后再行正式烤瓷冠修复（图 40-16）。有时为了不影响青少年的颌骨发育，在暂时冠邻面故意留出间隙以利于前牙区颌骨的发育（图 40-17）。

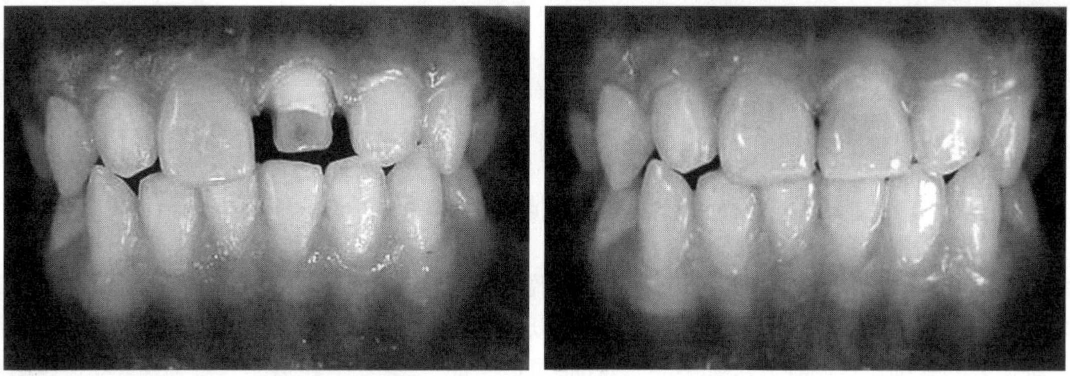

图 40-15　严重的冠折做根内及根面永久性桩核、暂时性冠修复

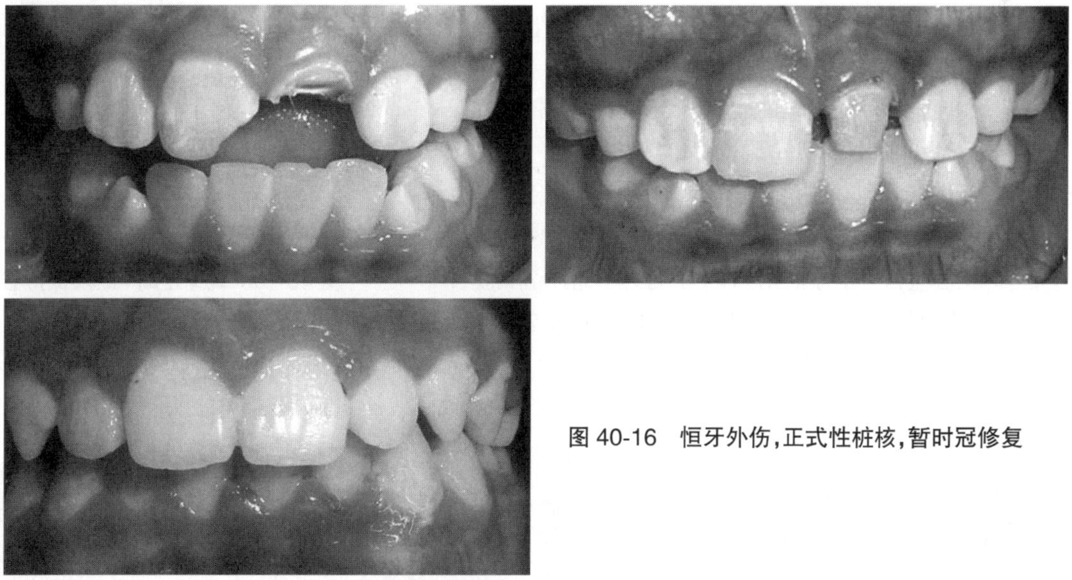

图 40-16　恒牙外伤，正式性桩核，暂时冠修复

牙冠斜折至舌侧龈下 2mm 或更深者，应做游离牙龈切除以消除盲袋。同时应将斜面在无菌条件下磨成平面或阶梯状。如果斜折面发生在唇侧，龈切后影响牙龈的对称和美观者，可以试做钛核桩，以盘状肩台钻将根面预备成平面，植入穿龈部为圆柱的螺纹桩。

5. 个别牙缺失　因为儿童颌骨正处于发育阶段，原则上不以常规固定桥的形式修复，以免影响颌骨

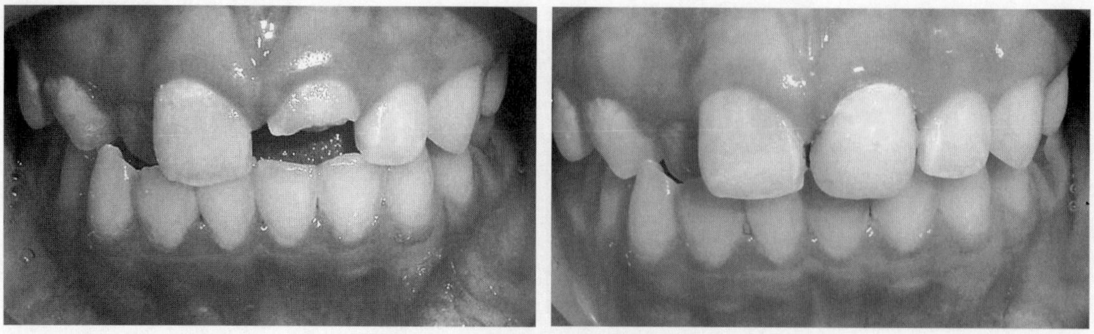

图 40-17 暂时冠邻面留出发育间隙

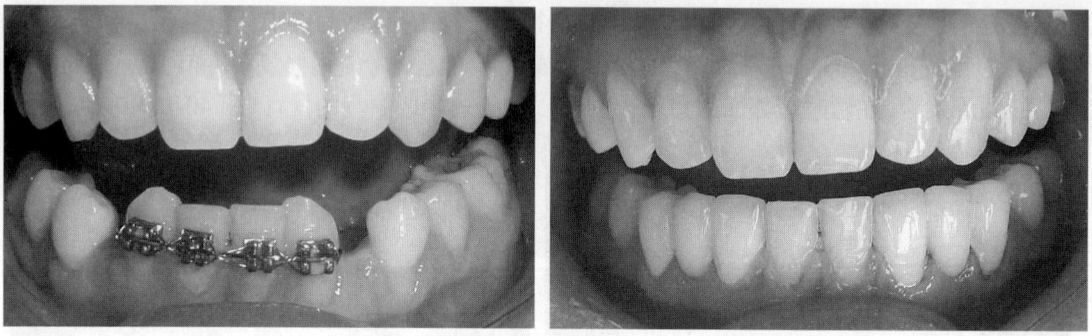

图 40-18 正畸方法移动邻牙、集中缺牙间隙后行正式烤瓷冠桥修复

的发育，引起局部颌骨畸形。最理想的方式是以正畸方法移动邻牙关闭缺牙间隙，或集中间隙后，在有条件时以牙移植的方法矫正牙列缺损。这两种方法都不能实现时，可以考虑以结构简单的局部可摘义齿修复，但尽量减少卡环固位体对余留牙的束缚，以免影响颌骨发育，并要定期复诊，防止干扰颌骨发育，必要时如年龄小的患者可分阶段做过渡性可摘局部义齿。待成人后可进行烤瓷冠桥修复(图 40-18)。

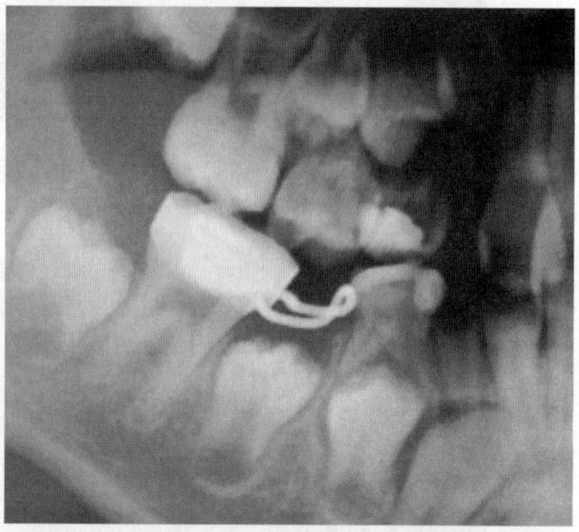

图 40-19 乳牙正畸 - 缺隙保持器

对于混合期牙列缺损，可采取在恒牙上做乳牙间隙保持器，为将来恒牙的萌出保持间隙(图 40-19)。

6. 先天性严重牙列缺损、缺失 常规拍全牙列 X 线片，证实牙缺失状况。如有埋伏牙，应请正畸和颌外医生会诊，争取导萌。如无埋伏牙，可根据口内牙列存在情况和患者年龄，设计简单的局部可摘义齿(图 40-20)。年龄小者，每隔 1~2 年更换一副新义齿，以便与颌骨发育相适应。对于先天牙列缺失患者，可采取设计过渡性全口义齿(图 40-21)，专门为其安排定期复诊，对妨碍发育的部位做修改。进入快速发育期的患者，应缩短复诊

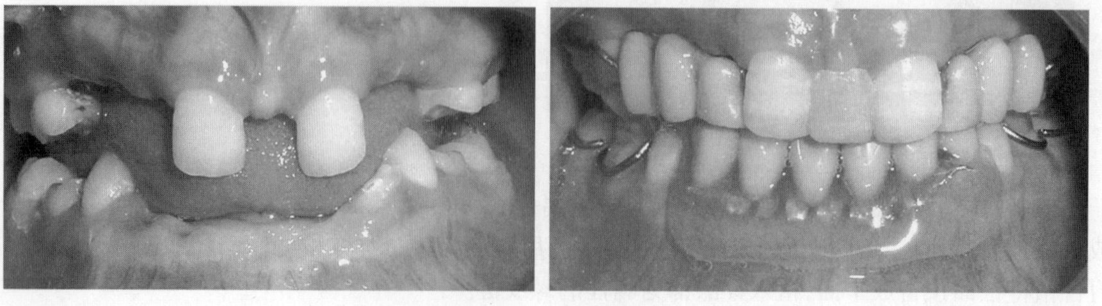

图 40-20 作为过渡的简单的可摘义齿

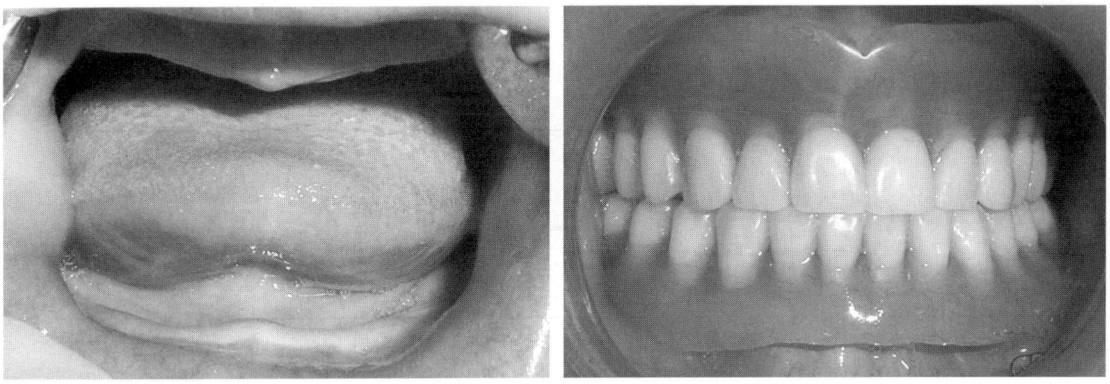

图 40-21　过渡性全口义齿

周期，最好每隔 1~2 个月复查一次。等到患者成年后，再根据牙列情况选择固定义齿或可摘义齿。

注意事项

对于儿童牙病的修复治疗原则应本着简便、无害、过渡、密切观察为原则。特别是复杂的牙列缺损，先天性牙列缺损、缺失，进行修复时，应告知患者监护人，过渡性修复需要根据患儿发育时期，及时观察、更换过渡性修复，谨防因为修复体妨碍口颌系统的正常发育。

（马轩祥）

参 考 文 献

1. 王翰章 . 中华口腔科学 . 北京：人民卫生出版社，2001：3578-3615
2. 马轩祥 . 口腔医学实用技术 . 口腔修复学 . 沈阳：辽宁科学技术出版社，1999，354-365
3. 全国牙病防治指导组 . 第二次全国口腔流行病学抽样调查 . 北京：人民卫生出版社，1999：18-22，50-54
4. 郑麟蕃，张震康，俞光岩 . 实用口腔科学 . 第 2 版 . 北京：人民卫生出版社，2000：710-734
5. 史俊南 . 现代口腔内科学 . 北京：高等教育出版社，2000：675-795
6. 杨是，石四箴 . 口腔预防医学及儿童口腔医学 . 第 2 版 . 北京：人民卫生出版社，1995
7. 张晓霞，冯海兰 . 多个恒牙先天的缺牙特点分析 . 现代口腔医学杂志，2005，19（1）：7

第四十一章

咬合重建——冠桥修复

一、概述

咬合重建(occlusal reconstruction)又称殆重建，是指用口腔修复方法对牙列的咬合状态进行改造和重新建立。它包括对全牙弓殆面形态的再造，颌位的改正，恢复合适的垂直距离，重新建立正常的殆关系，使之与颞下颌关节及咀嚼肌的功能协调一致，从而消除因殆异常而引起的口颌系统紊乱，恢复正常的生理功能。

(一) 分类

严格意义上，咬合重建包括自然牙异常殆面形态的改造和用义齿修复的方法进行的殆重建。

1. 殆面改造的殆重建

(1) 咬合面磨改，即对殆面不合理形态的修形。

(2) 利用制备洞形以充填恢复正常牙冠外形。该方法简单而常用。

2. 修复方法的殆重建

(1) 用可摘局部义齿修复牙列缺损的同时加高咬合。

(2) 用可摘式殆垫(树脂殆垫，铸造式殆垫)加高咬合。

(3) 用人造冠如嵌体恢复牙面正常形态。

(4) 用固定桥修复牙列缺损的同时进行整个牙列的殆重建。

从殆重建的手段上又有暂时性或过渡性殆重建和正式性殆重建之别。前者多为殆垫或可摘式义齿，后者有可摘式义齿和冠桥修复，其中以冠桥修复为主。临床上常指的咬合重建主要是指全牙列加高式的殆重建。本章将重点讨论采用固定修复方法进行的殆重建。

(二) 适应证

1. 牙列的重度磨耗、殆面形态破坏、咬合垂直距离降低而导致颌肌疲劳酸痛、颞下颌关节功能紊乱者。

2. 多数牙残根、残冠或多数牙冠短小畸形者。

3. 严重的牙列缺损，余留牙有重度磨耗，垂直距离过低者。

4. 牙缺失、邻牙移位、对殆牙伸长导致殆紊乱而无法单纯用可摘义齿进行修复治疗者。

5. 牙列排列严重紊乱，影响咬合或美观者。

6. 殆或颌位异常，如一些牙锁殆、跨殆、反殆及纵殆曲线和横殆曲线异常等，引起口颌功能紊乱，用殆垫治疗已取得疗效需以正式性修复体巩固疗效者。

7. 先天牙列缺损或部分乳牙滞留引起的低殆或咬合紊乱者。

(三) 禁忌证

1. 进行性的牙周病患者，未经系统治疗，或治疗后不是冠桥修复的适应证者。

2. 龋病易感性高的患者未得到有效控制者。

3. 没有使用咬合板等过渡性殆重建修复体的临床试戴，且咬合重建效果尚不能肯定者。

4. 仅个别牙或少数牙异常，没有造成垂直距离过低或颞下颌关节症状者的全颌修复性咬合重建，否则有不当修复治疗之嫌。

5. 患者不能理解或不合作，不愿接受咬合重建所必需的口腔余留牙的处理措施，经济能力不能承受治疗费用者。

6. 精神心理疾病患者。

二、𬌗重建的原则

（一）固定修复进行咬合重建的原则

1. 首先制订系统化的、完善的治疗计划，并按照治疗计划逐步进行咬合重建。

2. 固定式冠桥咬合重建能够达到或超过前期的过渡性咬合重建的修复效果。

3. 患者应具备固定修复的条件，符合冠桥修复要求和原则。

4. 力求按照咬合要求建成生理性𬌗，消除咬合紊乱或改善症状。

5. 咬合加高的范围一般应经过可摘式𬌗垫试用后确定。加高的高度让患者的口颌系统逐渐适应。一次不宜超过 3mm，如果加高的幅度超过 3mm 者，应通过过渡性𬌗垫分次加高。

6. 原则上平分加高的𬌗间空隙。加高在 2mm 以内者，根据牙缺失的情况，可以在单颌（上颌或下颌）内进行。超过 2mm 者，应该采用上下颌平分加高高度的办法。必要时可以戴暂时冠桥观察数月，待达到预期目的后再决定修复方案进行修复。

7. 重建的咬合平面应与患者的颞下颌关节结构相适应，必要时使用面弓法个别转移颌位关系。

（二）咬合面应达到的要求

随着𬌗学与咬合动力学的研究发现，𬌗面接触点的位置、数目、分布与基牙受力、振动损伤性骨吸收、根折、桥体折断、瓷裂等许多方面有关。如何避免不良的应力损伤，改善冠桥的受力，提高咀嚼效率和口颌系统的协调性，在利用冠、桥恢复患者的咬合时，建立正常的𬌗面是关键之一。

为此，首先应进行牙列的咬合设计包括尖窝形态及咬合接触点的设计。其次，技工室做蜡型时，熟练地掌握尖窝技术，实现蜡型𬌗面设计与制作。重视修复体最后完成试戴时的调𬌗。

临床医师与技师都应遵循下述要求，以确保建立一个生理𬌗。

1. 𬌗平面由前向后应无明显台阶和牙尖高度应相同，单个修复体应适合患者的𬌗平面。

2. 边缘嵴应与咬合曲线协调一致。

3. 应有利于食物分流，起到保护而不是损害龈组织。

4. 牙冠外形突度恰当，有利于食物对龈组织的按摩 - 自洁和保持口腔卫生。

5. 尽可能建立牙尖交错𬌗，引导牙尖和支持牙尖在中央接触（图 41-1）。

6. 重建的咬合应避免异常𬌗干扰，如正中咬合和侧方𬌗时工作侧或非工作侧的𬌗干扰（图 41-2）。

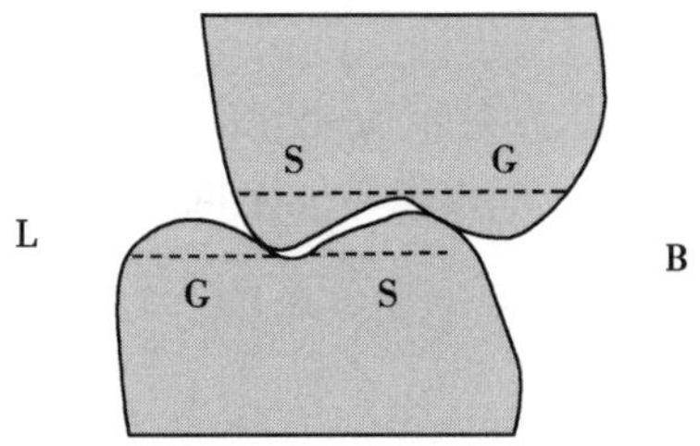

图 41-1　上颌第一磨牙的支持尖与引导尖的前面观

G—引导尖，S—支持尖，L—舌侧，B—颊侧

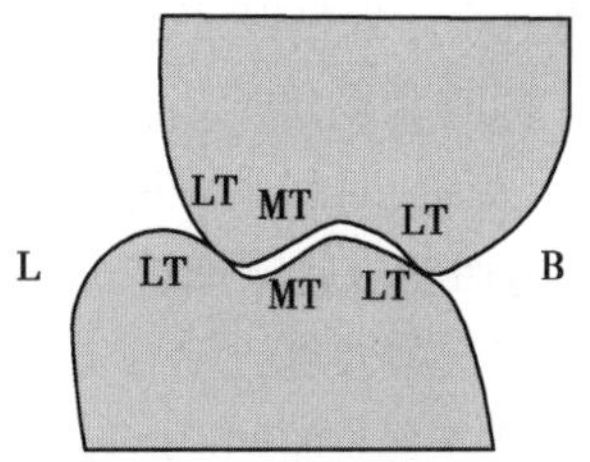

图 41-2　上颌第一磨牙的前面观，侧𬌗和正中𬌗的接触斜面

LT—侧咬合接触，MT—平衡斜面，L—舌侧，B—颊侧

三、咬合重建前的治疗

为确保咬合重建的科学性和安全、稳妥,应根据情况进行咬合重建前的基础治疗,其内容如下:

1. 牙体治疗,如去除龋坏组织,完成充填治疗。

2. 牙髓治疗,对牙髓存在感染无法保存活髓者,或根尖周炎,经X线摄片等检查确定可以保留的牙或残冠、残根,应进行完善的根管治疗。另外对于倾斜牙、错位牙凡影响共同就位道而涉及牙髓者,应进行完善的牙髓治疗。

3. 牙周治疗,常规进行全牙列龈上下洁治,积极治疗牙周疾病,使骨吸收等症状处于稳定状态。

4. 外科治疗,拔除过度松动牙,无利用价值的伸长牙及无法保存的残冠、残根,必要时根据需要进行牙槽骨修整。

5. 正畸治疗,必要时,有条件者,可通过正畸治疗集中间隙,纠正过度倾斜、严重排列异常的牙等。

四、检查与修复治疗计划

进行冠桥咬合重建是不可逆的修复形式,不但工作量大,而且有相当的难度,又是咬合重建治疗程序中的关键步骤。因此,术前必须认真、周密的检查,制订牙列的冠桥重建计划。

(一) 检查

1. 口颌系统检查 常规系统检查患者余留牙、牙列、𬌗及颌位关系,确定休息位𬌗间空隙和正中𬌗位的垂直距离,观察𬌗运状态,并检查咀嚼肌、颞下颌关节等情况,以确定是否为咬合重建的适应证和患者的咬合特点。同时,还要注意纵𬌗曲线和横𬌗曲线的观察,了解曲线曲度以便正确建立正确的咬合曲线。

2. 模型诊断 常规制备诊断模型或研究模,做咬合记录,将颌位关系转移至𬌗架上,明确诊断。确定进行咬合重建的范围、位置,如在单颌或是双颌进行𬌗重建,如果单颌咬合重建是在上颌还是下颌进行𬌗重建。

3. 试做过渡性𬌗板(图41-3) 让患者试戴以便观察患者对加高垂直距离的反应,必要时做咬合调整。

4. 肌电图 进行咀嚼肌肌电图分析,以便了解口腔肌群的功能状况。

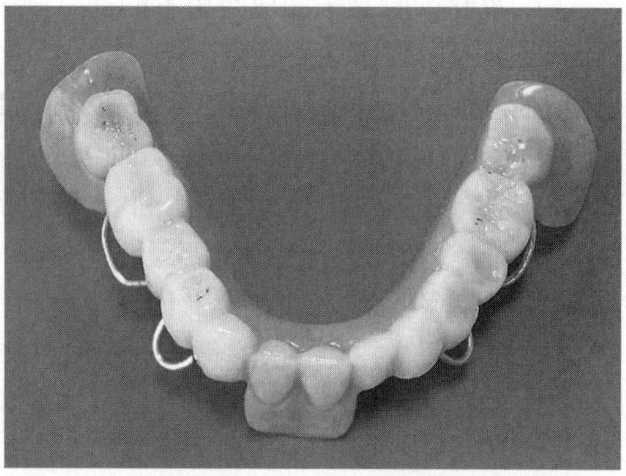

图41-3 过渡性咬合垫

5. X线检查 拍摄颞下颌关节X线片,拍摄曲面断层片、颞下颌关节正、侧位片等检查,观察髁突的位置及关节加高咬合前后的变化情况(图41-4)。

(二) 治疗计划

严密而系统的治疗计划是保证咬合重建成功的关键。

1. 医患交流。因咬合重建工艺复杂,费用昂贵,费时较长,治疗前应充分征求患者意见,将患者的病情、治疗设计、步骤、费用、时间及可能出现的不适等告诉患者,取得患者完全同意后方可正式进行。若对此修复治疗并无迫切要求且顾虑重者,不宜进行咬合重建。

2. 确定整个治疗方案及基础治疗方案和治疗时间表。

3. 确定过渡修复方案及时间。

4. 确定咬合重建的修复体类型:①选择可摘式或固定式;②𬌗垫式或活动义齿式;③固位体的类型,套筒式或是卡环式;④选择部分冠或是全冠,或固定桥等;⑤选择何种修复材料或修复体类型。

5. 根据不同的修复体类型,确定支持方式,选择合适的基牙。

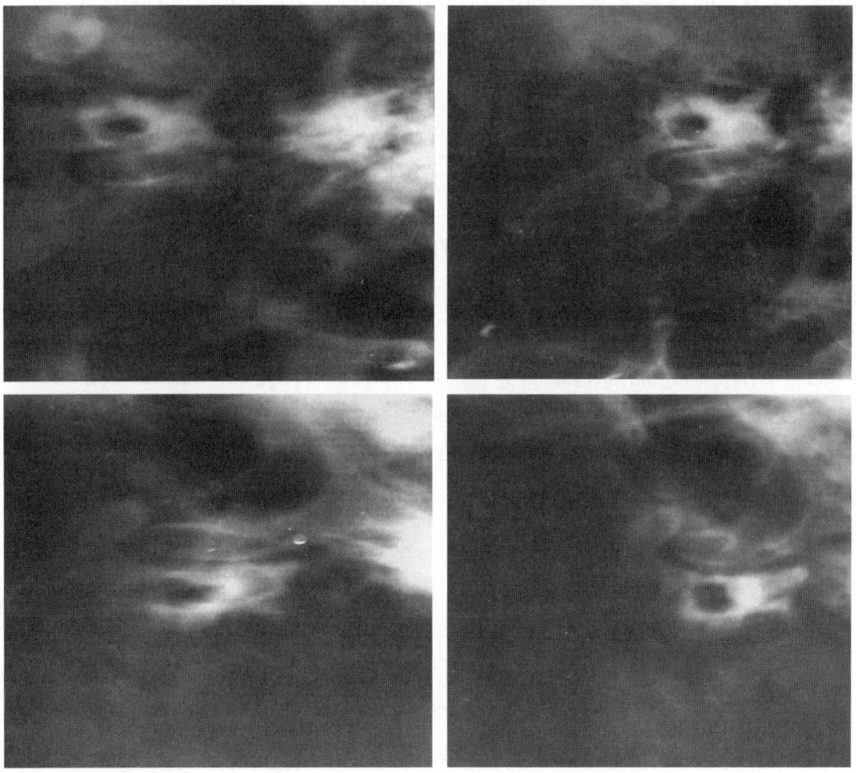

图 41-4　颞下颌关节侧位片，了解咬合加高前后髁状突的变化
左上图：戴𬌗垫前；左下图：戴𬌗垫前；右上图：戴𬌗垫后；右下图：戴𬌗垫后

五、冠桥咬合重建的方法

（一）确定垂直距离

让患者端坐，用垂直距离尺常规测定休息位和正中𬌗位的垂直距离。确定重新建立颌位的正中𬌗的垂直距离（图 41-5）。

（二）牙体预备

根据设计方案，按照固位体的要求，进行常规的术前准备和牙体预备（参见牙体预备章）。

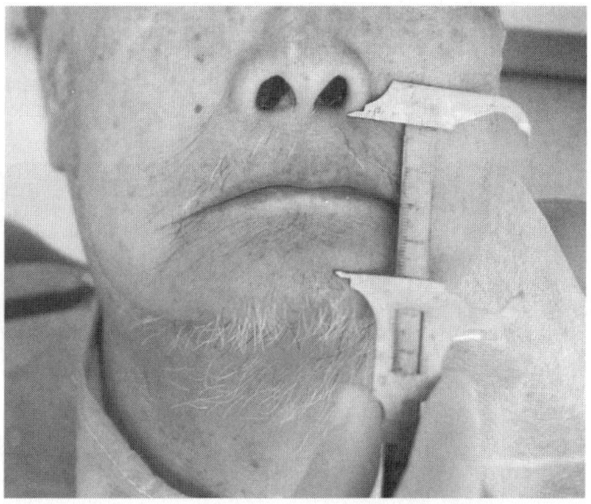

图 41-5　用垂直距离尺测定垂直距离

1. 磨改余留牙，将龋变组织去除干净，修整薄壁弱尖。
2. 磨损过度的𬌗面应尽量磨平整，如为了保留牙体组织，应将斜面陡坡形成阶梯状。
3. 常规预备固位形及辅助固位形。
4. 根据修复体的结构、跨度大小调整就位道。
5. 降低个别伸长牙的𬌗面，使之与所建𬌗的𬌗曲线和𬌗平面相协调。
6. 咬合重建的牙体预备一般包括全部的余留牙，争取一次完成。
7. 残根、残冠的桩核的根管预备和核的制作详见有关章节。

（三）暂时性修复

牙体预备后应及时为患者戴上暂时冠或桥。

1. 间接法制作暂时性修复体　牙体预备前取印模，完成重建颌位垂直距离下的𬌗记录，上𬌗架，在𬌗架上完成暂时冠桥的蜡型，常规完成热凝塑料的暂时修复。

2. 间接直接法制作暂时性修复体 利用上述殆架完成蜡型，用硅橡胶或海藻酸盐印模料取牙列印模。待牙体预备完毕，将自凝暂时冠修复材料调拌好，注入印模内，印模在口腔内牙列上就位，待塑料进入橡皮后期，取下印模，修整。磨光暂时修复体。

3. 直接法制作暂时性修复体 现在已经不主张利用自凝塑料在口内直接制作。少数情况下，不得已也可使用原来的旧活动义齿制作暂时修复体。即在活动义齿基托下放置自凝塑料，在口内直接衬垫。根据设计要求确定衬垫义齿的垂直距离。

暂时性修复体至少需戴用3个月，以检验垂直距离的增加和改变后的颌位是否合适，在此期间可根据患者的试用情况作选磨调整。

（四）颌位记录与转移

经过暂时性修复试用，确定加高的垂直距离后，利用硅橡胶殆记录材料或蜡殆记录（图41-6），将牙尖交错殆的颌位关系转移到精确度高的殆架上。因为制作咬合重建修复体的殆架要求较高，至少应为半可调节式殆架。

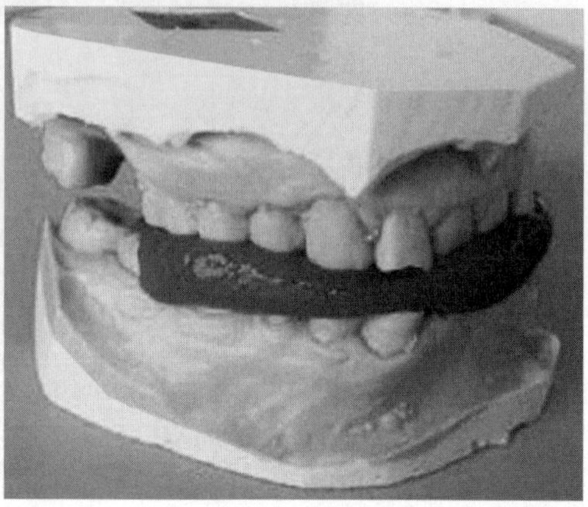

图41-6 蜡殆记录

（五）完成咬合重建修复体

1. 在殆架的模型上制作正式修复体的蜡型 以上颌后牙铸造全冠为例，蜡型制作顺序为：先在代型上涂分离剂，用蜡型成冠修复体的基础，根据上下模型间的对殆关系，确定各牙尖的位置，用蜡堆出锥形舌尖柱、中央窝接触区及颊尖柱，并形成近远中边缘嵴，再将各尖顶、边缘嵴、中央窝之间的空隙用蜡填满，修整牙尖形态，在殆架上反复检查修改，使各牙尖及中央窝与下颌运动相协调，并形成正常的殆面形态和理想的正中殆接触关系。

2. 制作修复体 常规包埋铸造、制作完成金属全冠、高嵌体等或加瓷制作完成烤瓷全冠修复体。

3. 完成修复 临时性粘固，试戴1~2周。酌情调殆，修改外形。修复体经试戴合适后，高度抛光、正式性粘固。

4. 向患者交代注意事项和复诊计划。

（六）咬合重建举例

1. 患者口腔内检查，见先天牙列缺损、乳牙滞留伴咬合偏低，拟进行咬合重建（图41-7）。

2. 为保证固定修复性咬合重建的质量，先进行正畸治疗，把缺牙间隙集中（图41-8）。

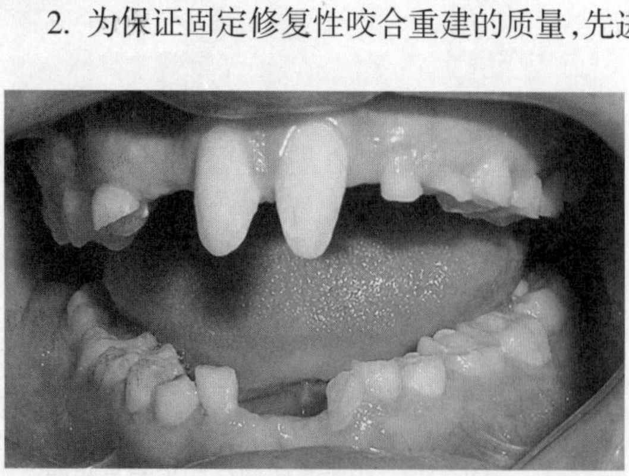

图41-7 先天牙列缺损、乳牙滞留伴咬合低的咬合重建

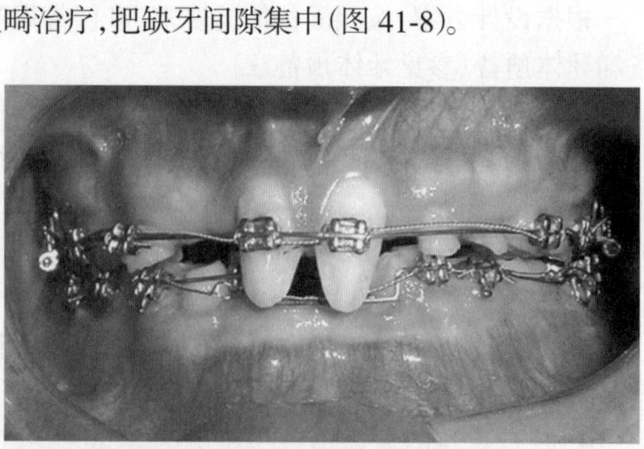

图41-8 正畸治疗，重新分配间隙

3. 常规进行口腔和颞下颌关节的检查，拍摄X线全面断层片（图41-9），以便全面了解口颌状况，进行系统设计。

4. 确定治疗方案后，行过渡性修复，即制作咬合板（图41-10），让患者试戴3个月，对咬合关系做及时调整，以便使患者适应改变的颌位关系，让正式修复方案更加稳妥和科学。

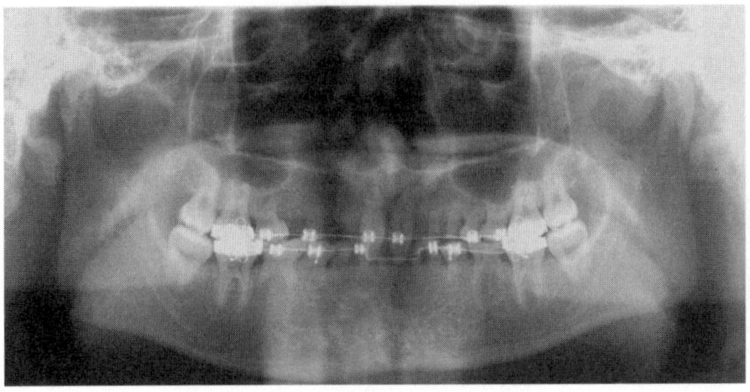

图 41-9　术前拍摄曲面断层片

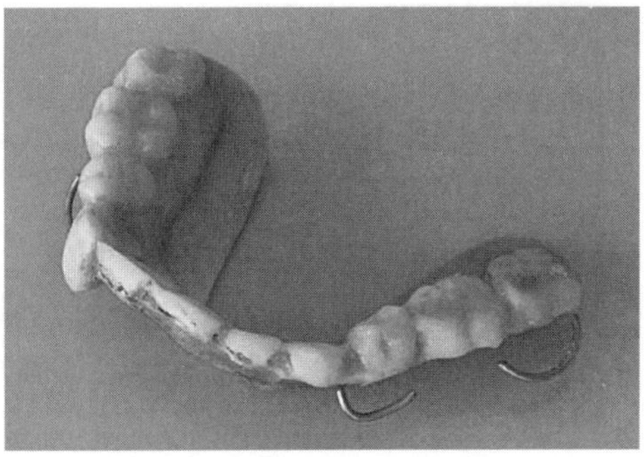

图 41-10　试戴咬合板

5. 患者戴用过渡性咬合板满意后，配合颞下颌关节侧位片，进一步确定咬合板加高的治疗效果（图 41-11）。

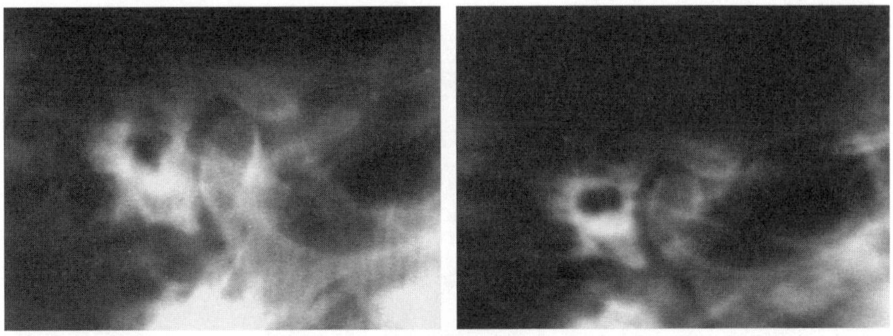

图 41-11　拍摄颞下颌关节侧位片了解过渡性咬合板矫治效果
左图：戴咬合垫前；右图：戴咬合垫后

6. 进行正式的咬合重建，常规进行冠桥修复。按照冠桥基牙预备的原则，行基牙预备，制备印模（图 41-12），完成修复体制作。

7. 将完成好的冠桥在口内试戴，暂时粘固（图 41-13），观察 1~2 周。

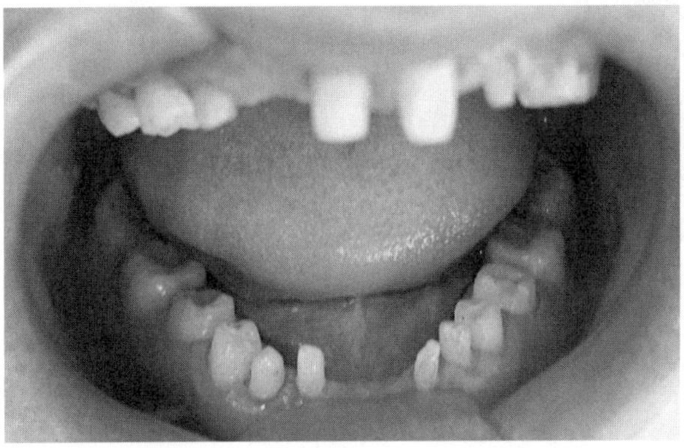

图 41-12　常规进行基牙预备

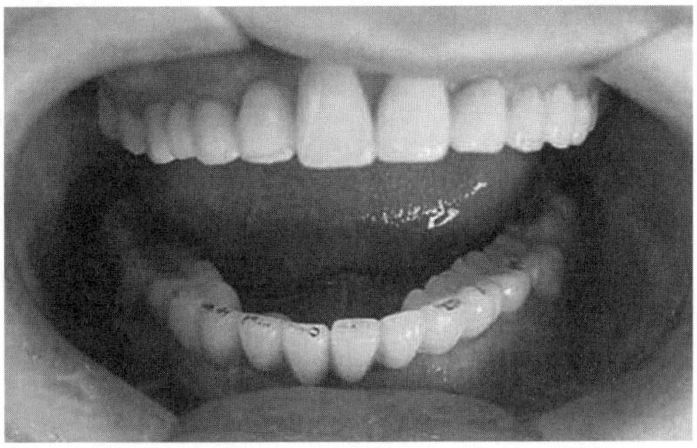

图 41-13　正式咬合重建的桥修复体在口内试戴

8. 完成上下颌修复体在口内正式粘固（图 41-14）。并安排好复诊计划。

在选择修复材料时，后牙征求患者意见，在认可美观效果情况下尽可能选择铸造收缩性小、硬度适当的金合金制作部分冠或全冠（图 41-15）。

对于牙列缺损的咬合重建，可设计成局部固定冠桥修复（图 41-16）。

而对于老年人，为了简化治疗程序，可采用酸蚀复合树脂技术，在咬合面复合树脂成形，恢复咬合面的缺损或磨损（图 41-17）。

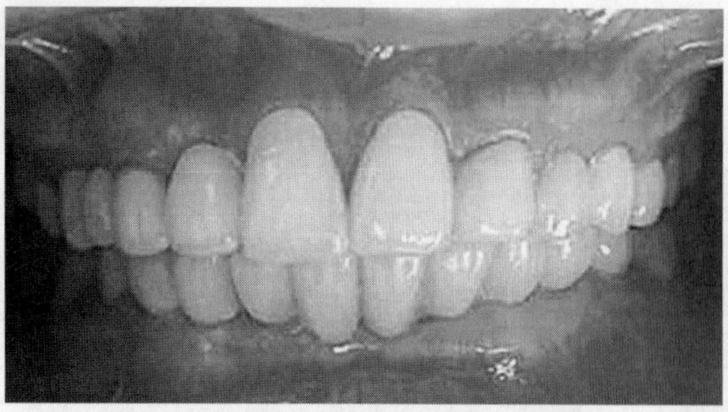

图 41-14　完成上下颌固定桥式咬合重建

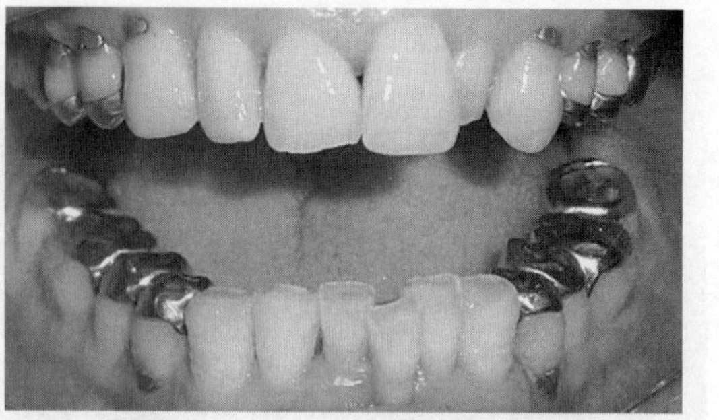

图 41-15　金合金后牙咬合重建

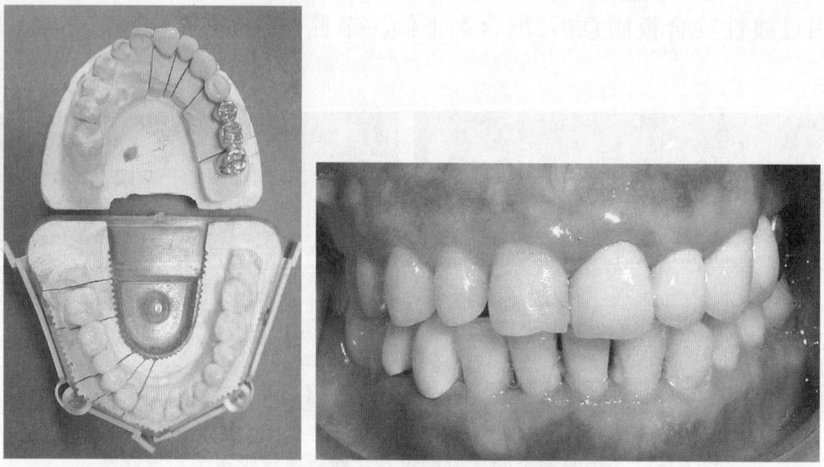

图 41-16　局部进行固定桥式咬合重建

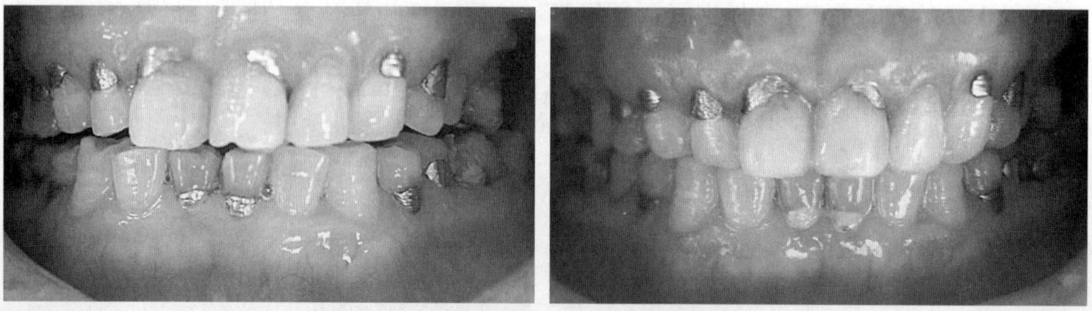

图 41-17　老年人采用复合树脂修复进行简易的咬合重建
左图：咬合重建前；右图：咬合重建后

对于深覆𬌗患者，在进行咬合重建时应仔细调整正中咬合、侧咬合和前伸咬合（图 41-18），并制订严格的复查计划。

为了准确确定垂直距离，在加高咬合时，可采取利用暂时冠桥的方法（图 41-19），观察患者对治疗计划的意见和对加高咬合距离的适应性，试戴时间根据情况而定，一般在 1~2 周为宜，对于复杂的病例可适当延长。

待患者满意后再正式完成咬合重建的口内粘固（图 41-20）。

如有后牙缺失，前牙可采取固定义齿，后牙设计局部可摘义齿修复，联合进行咬合重建（图 41-21）。

对于口内存在大量残根残冠者，可用桩核技术完成冠桥咬合重建，并根据情况适当延长暂时冠桥试戴期（图 41-22）。

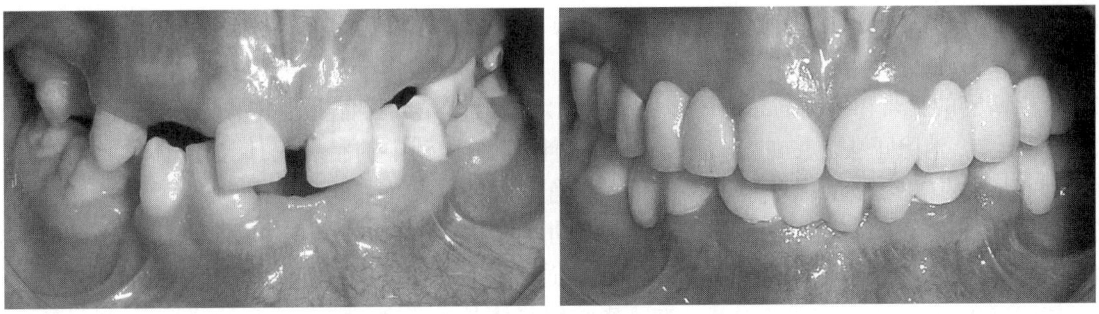

图 41-18　牙列缺损伴深覆𬌗的咬合重建

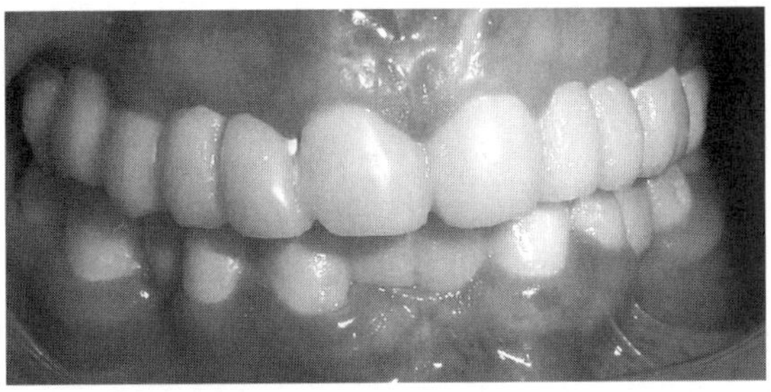

图 41-19　用过渡性暂时桥确定垂直距离

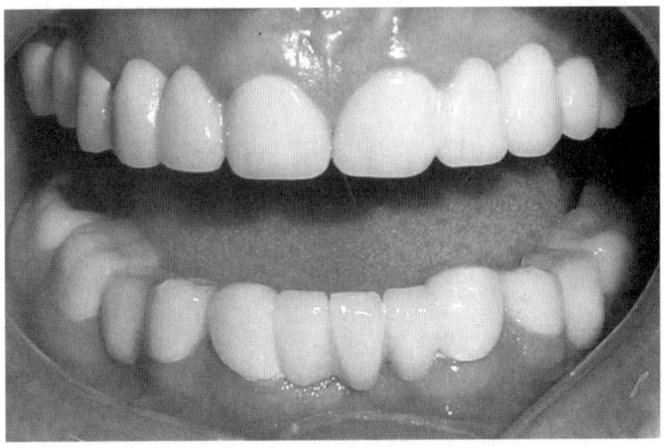

图 41-20　完成后的全牙列烤瓷冠桥

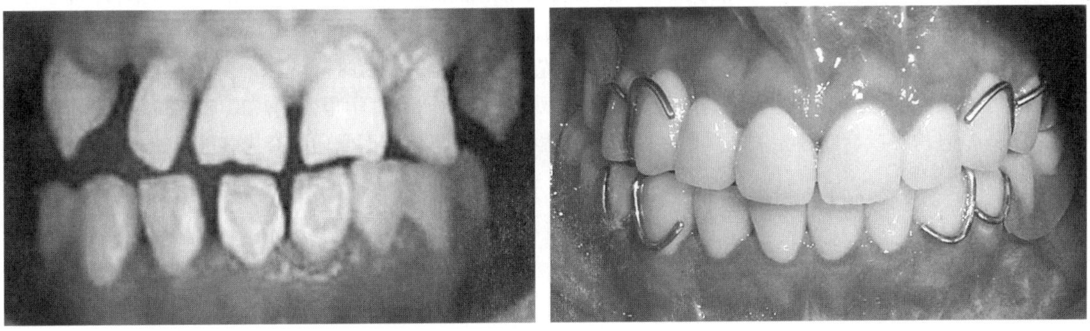

图 41-21　固定桥与局部可摘义齿联合进行咬合重建

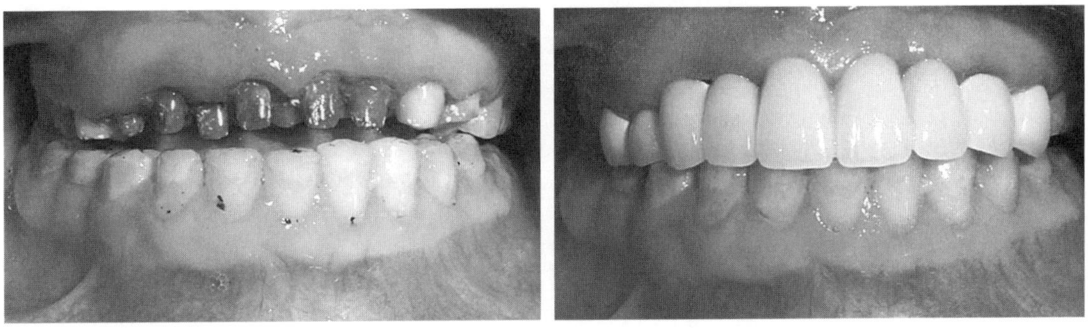

图 41-22　利用残根 - 桩核烤瓷冠桥进行的咬合重建

六、注意事项

1. 程序化治疗对咬合重建是非常关键的。通过试用过渡性𬌗垫的试戴过程中磨改，寻找最合适的咬合重建的颌位与垂直距离。试戴时间一般不少于 3 个月，不要急于求成。如过渡性𬌗垫的试戴没有达到治疗目的，可再延长试用期，直至症状完全消失、患者感到舒适为止。切忌在一次门诊或短时间内即完成此类殆重建工作。

2. 使用精密的殆架和精确的殆架转移是利用固定修复体完成咬合重建的重要条件。在殆架上模拟口内的下颌运动，消除正中殆位的早接触及下颌前伸、侧颌运动中的殆干扰，使修复体的殆形态能适应下颌的各种正常的功能运动，保证制作的修复体精确。

3. 争取用小修复单位完成。因每个牙的生理动度不同，固定式咬合重建时，若固位条件许可，各个牙的修复体应尽量分开制作，固定桥也宜短不宜长，过长的固定桥同样可能带来新的咬合问题。

4. 掌握好单、双颌咬合重建的设计。在不影响修复体基本厚度、强度、美观的前提下，尽量使重建的殆平面平分颌间空隙。在重度殆磨损致咬合垂直距离降低者做殆重建时，如息止殆间隙超过 4mm 以上，即正中殆位在 2mm 的咬合间隙者，建议选择双颌牙列殆重建；正中殆间隙在 2mm 以下者，通常作单颌殆重建较为方便。总之，应需根据牙列缺损的状况、牙磨损的程度、殆曲线的形状以及患者的具体情况决定。

5. 修复材料的选择。因金合金延展性好，铸造收缩性小、硬度适中，有条件时最好后牙选用金合金完成后牙区咬合重建，前牙选择贵金属烤瓷或铸造陶瓷全冠。

（马轩祥　孙艳燕）

参考文献

1. 施长溪．临床牙颌畸形治疗学彩色图谱．西安：世界图书出版公司，1999：129
2. 马轩祥．口腔修复学．第 5 版．北京：人民卫生出版社，2003：464-466
3. 张富强．口腔修复基础与临床．上海：上海科学技术文献出版社，2004：47-51
4. Malone WFP, Koth DA. Tylman's Theory and Practice of Fixed Prosthodontics. 8th ed. America: Inc. St.Louis, 1994: 301-322
5. 殷新民．咬合重建的序列治疗．中国实用口腔科杂志，2008，1(2)：75
6. 李彦．升高患者咬合垂直距离的修复计划．中华口腔医学杂志，2008，43(4)：218
7. 翁志强，徐辉，王灏．老年牙列重度磨耗患者咬合重建疗效观察．医学研究生学报，2007，20(7)：739
8. 李玉民，高平，殷恺，等．咬合重建相关病例回顾及修复流程研究．中华口腔医学研究杂志，2008，2(1)：41

第四十二章

牙体改建与美牙技术

牙体美(tooth esthetics)是美容、美貌的一个重要组成部分。牙体美正像美貌人群一样,只占自然人群的2%左右。社会生活中的美牙人群中,有一些是经过牙医成全的。殊不知演艺界美男靓女其令人羡慕的整齐牙列、比例得当、形态悦目的美牙形象有许多是经过高水平牙医的“修饰功夫”才得以锦上添花。

进入一定生活水准的人群早就盼望改善一下自己的“口腔风景区(mouth scenic zone)”,这里有生活的需求、工作的需要、心理的渴望、生理的满足。但部分人无意识,部分人难于寻求到实现其愿望的牙医协助;部分牙医忙于“治疗牙疾”,部分牙医缺少意识或时间去满足这一社会需求。

因而,长此以往,“美牙”成了渴想不可及,或“可为而缺少人为”的一件憾事。

一、美牙的概念与分类

牙体改建(tooth coronal reconstruct or tooth crown reforming)主要是指对形态、牙与牙的关系失谐的自然牙冠加以磨改、修整或适当修复治疗,使之更符合生理和美貌的需要的牙冠改形。达到上述目的的技术操作简称为“美牙技术”,即在简单磨改处理后即可达到改进美牙的效果(图42-1)。

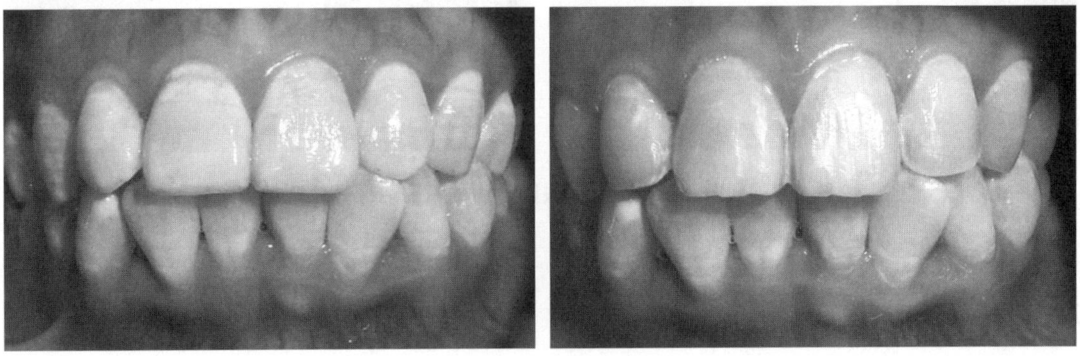

图 42-1 美牙效果

磨改法-减法美牙的效果(把过尖的侧切牙切缘修齐,磨除颈缘色素线,加上唇面及切端发育沟等修饰)

这里我把人类实现美的途径从技术形式上概括为:①“遗传美”——天生丽质(基本不需要牙科修形,只需要牙科美牙护理);②“加法美”——脸上涂覆化妆品,配戴首饰、假发,义齿修复(向患者口腔内放入人工装置,借以改善缺失的美);③“减法美”——节食瘦身,自然牙的牙冠磨改修形(如磨除不美观、不和谐的外形、修除颜色等);④“组合美”——在不拔牙前提下实现“不加不减的排列组合美”,如正畸治疗等。

与修复有关的美牙工作大体上有两大类:“修复性改形”(‘添加性美牙’)和“磨改改形”(‘减法美牙’)。修复性改形参见有关冠、桥修复及粘结修复等部分。本章重点介绍磨改改形即“减法美”。

另外,需要强调的是美观的实用概念是:①追求尽善尽美,或称为标致美;②做到在原来基础上的“美学改善”。遗憾的是经常见到排列理想化的全口义齿或过度整齐的义齿,反而觉得与自然美有差距,或称为美得与面形外观不和谐(图 42-2)。而后者在实际应用中更具有意义,即提升美观水平,由不美观向“大众水平”过渡(图 42-3),或称为“美观回归”到社会中去,摆脱尴尬的困境。当然也可作为美观目标的中间过渡,等待有条件时再用金钱和精力实现标致美。

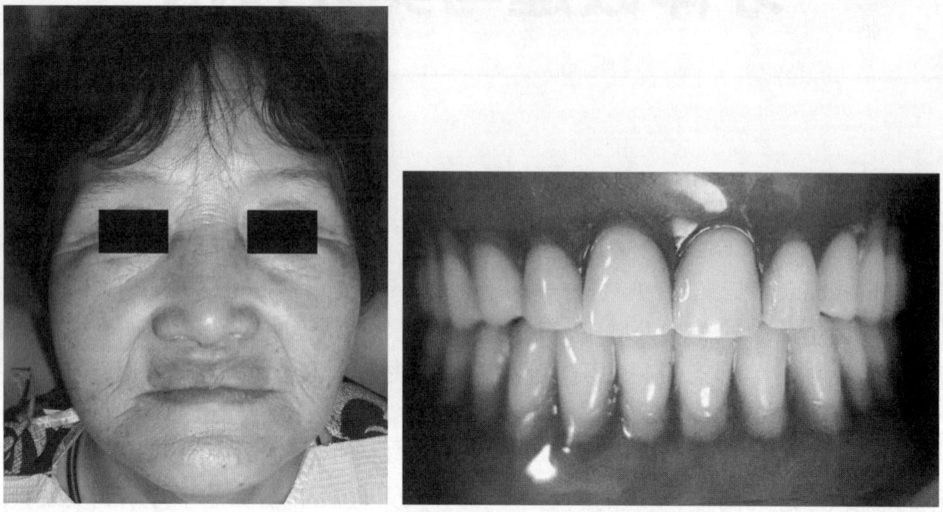

图 42-2 排牙过于“整齐”,美得与面形不和谐

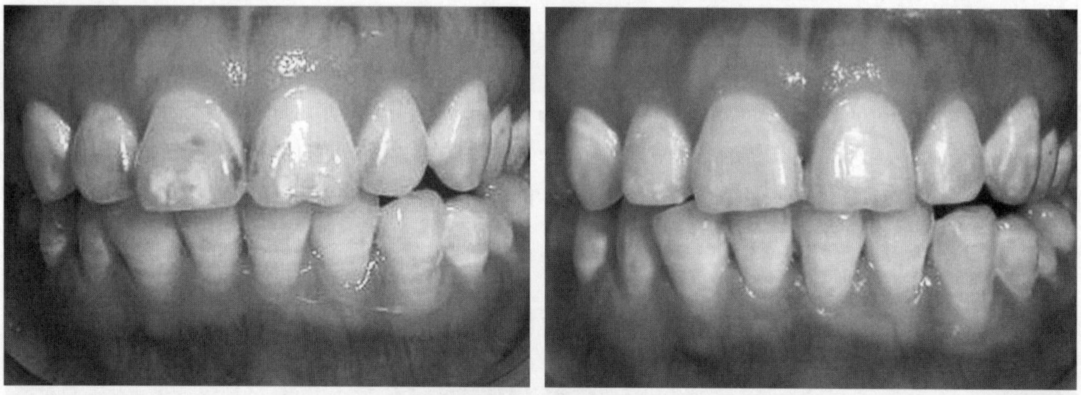

图 42-3 美观回归:简单地磨改,去除表浅的氟斑后牙冠外观得到改善

左图:磨改前;右图:磨改后

二、适应证与禁忌证

(一) 适应证

因为发育畸形、异常磨损、龋病、外伤及不良修复等原因,表现有下列症状者:

1. 牙冠的长度、宽度(形态过长、过短、过宽、过窄等)不和谐。
2. 牙冠长轴位置关系异常。
3. 牙冠切端异常。
4. 牙冠唇面形态不和谐。
5. 牙冠与邻牙、对𬌗牙不和谐。
6. 牙冠色泽、质感异常。

(二) 禁忌证

1. 牙冠改形后可能影响牙髓、牙周健康者。

2. 患者不愿或无法承受此治疗者。

3. 有心理障碍者。

三、原则

牙冠改形不是传统的治疗疾病的概念，属于医疗美容的范畴，同时又是做“减法”的美容技术操作，牙体磨改后的不可逆性，因而，应遵循一定原则：

1. 技术操作的原则基本同常规调𬌗。

2. 与患者充分讨论，患者有治疗的要求并能理解治疗。

3. 诊断准确，方案周密，效果预测，充分沟通，渐进性审慎操作，适可而止，牙体磨改后做磨光、防龋、脱敏、抛光完善处理，并留存患者术前术后的照相，必要时取研究模做记录。

4. 一般情况下，牙冠磨改尽可能局限在牙釉质内。不得已磨改牙本质层时，遵循少磨、磨改后严格做脱敏、防龋、磨光和抛光等处理。

四、临床常见的牙冠外形失谐的磨改方法

牙冠外形失谐是指与患者应有的正常牙冠比较其牙冠的形态与排列不和谐。其治疗方法可通过简单磨改修整牙冠外形，达到改善美观的目的。牙冠外形的磨改包括前后牙，但主要是前牙。磨改层一般应局限在牙釉质层内，如磨改深达牙本质引起过敏症状者，应作脱敏处理，同时牙面应磨光滑，使之反光均匀（图 42-4）。为了磨改的安全性，应采取边磨改边观察，最好先示范性完成一侧，再继续磨改其他牙（图 42-5）。

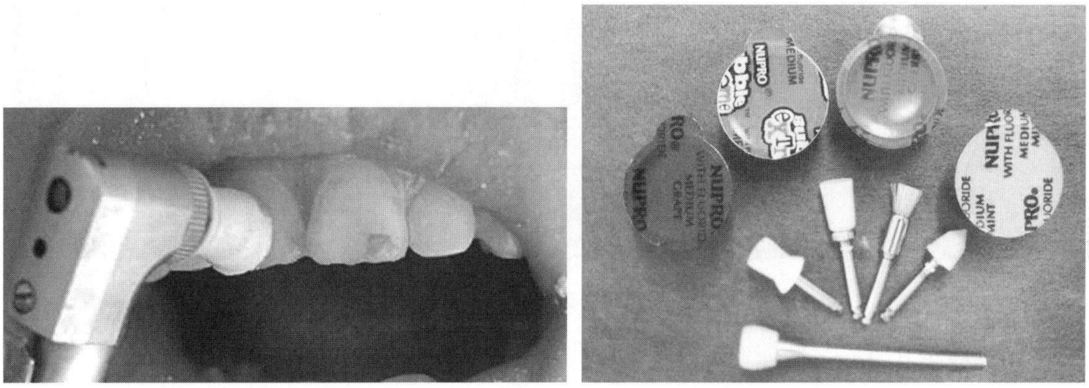

图 42-4　使用含氟抛光膏的磨光、脱敏处理磨改的牙面

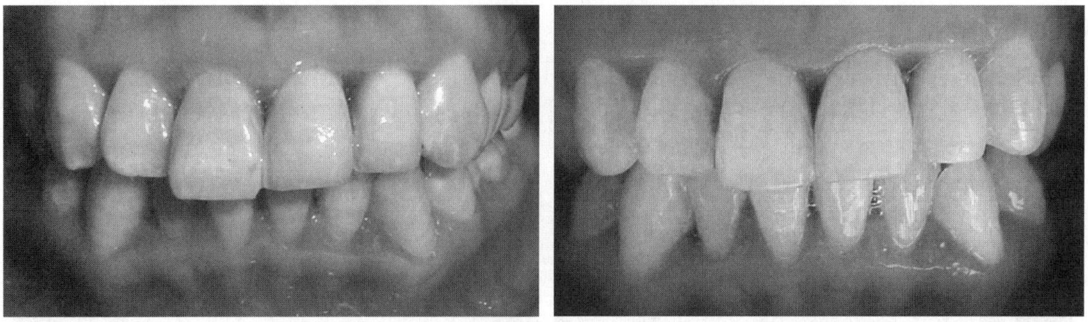

图 42-5　磨改时采用对比手法

左图：先磨改 21，满意后再继续磨改；右图：将两侧中切牙完成外形磨改

（一）牙冠过长

多见于老年患者，或牙周病患者的个别牙唇切向漂移，或中青年外伤后，个别前牙半脱位所致的切向伸长。

1. 测量前牙冠与邻牙的关系，确定磨改量，并以铅笔画出切割线。

2. 拍摄术前相片，必要时制备诊断模型。

3. 以柱状或锥状金刚车针从切端的一侧，以略少于切割量对牙体磨改，方向与邻牙切缘平行，并采取渐进性，随时观察与对侧同名牙的外形比较的磨改进度(图 42-5)。

4. 上颌切缘磨成与牙体长轴舌侧倾斜呈 45°的切斜面，下颌向唇侧倾斜(图 42-6)。

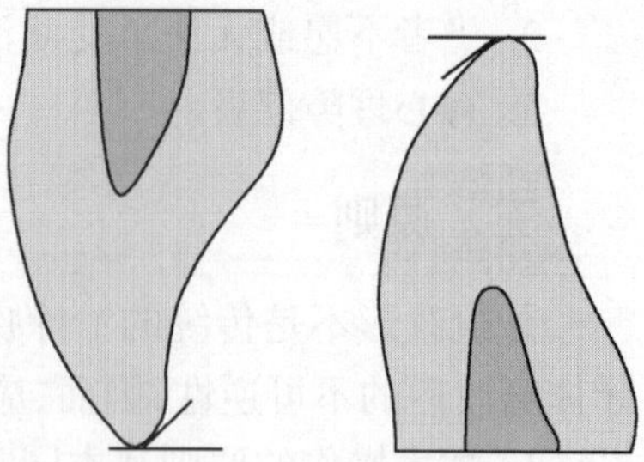

图 42-6 切斜面磨改

左图：上颌切端倾斜 45° 切斜面修整；右图：下颌切端唇斜面的磨改

5. 以磨光钻修整外形、磨光。

6. 以低速手机装抛光橡皮杯蘸抛光糊剂做牙面抛光处理。

7. 如牙本质暴露，应做严格的脱敏处理。

(二) 冠轻度扭转

多见于中老年因下前牙拥挤，或因为咬合错乱引起的个别牙扭转，或遗传性中切牙外翻。该方法适用于牙冠轻度扭转者。

1. 预测修正量，磨切量以不超过牙釉质层为准。

2. 常规拍摄术前照片，必要时制备诊断模，先在模型上试作磨改效果。

3. 以柱形或锥形车针将超出前牙弧线的远中缘适当磨改降低，逐渐使之与邻牙长轴方向近于协调，改变牙冠长轴，必要时配合切端磨改，达到矫正的目的(图 42-7)。

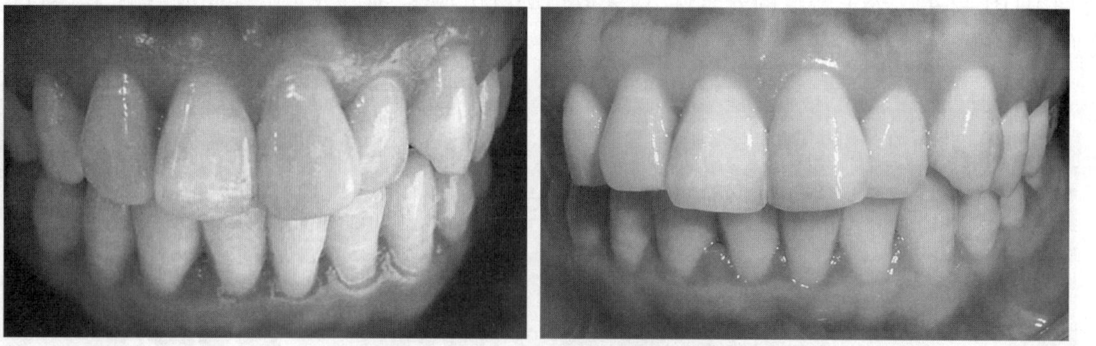

图 42-7 上颌前牙牙冠长轴轻度扭转的修整

4. 以磨光钻修平、磨光。

5. 以低速手机装抛光橡皮杯蘸抛光糊剂做牙面抛光处理。

6. 调𬌗，纠正咬合错乱，消除病因。

(三) 切缘不齐

多见于中老年患者前牙不均匀磨损(图 42-8)，中青年前牙切缘小范围外伤(图 42-9)，不良饮食习惯如形成的“瓜子缺隙”(图 42-10)，或特殊职业如吹管乐器的前牙磨损及发生于遗传因素所致的切牙切缘

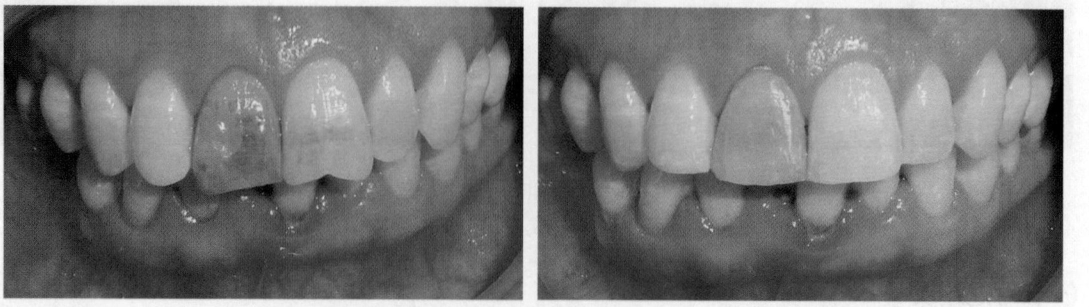

图 42-8

左图：上颌前牙外形不规则；右图：修平中切牙倾斜的切缘及双侧侧切牙弧形切缘

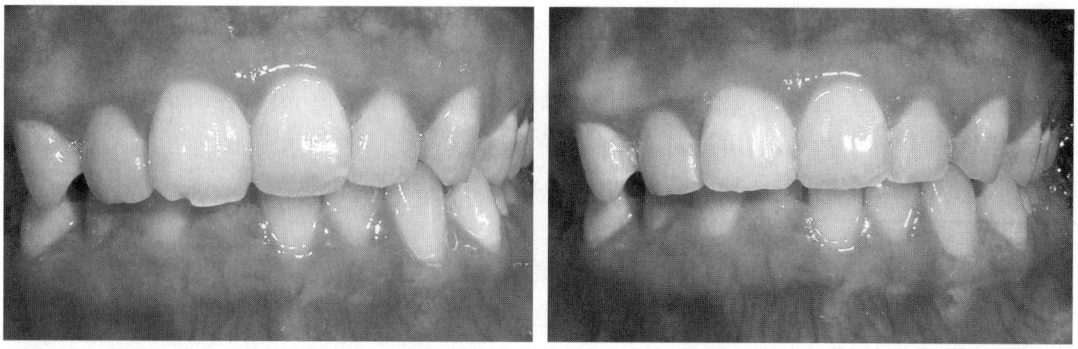

图 42-9　外伤致切缘不齐

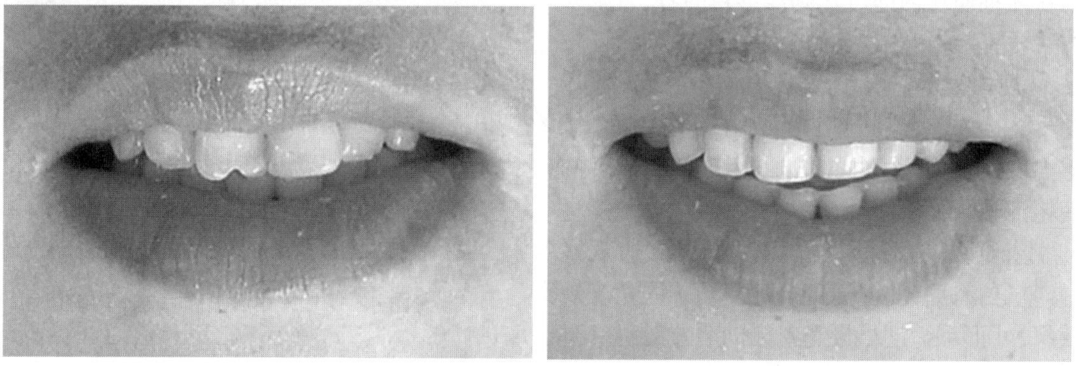

图 42-10　“瓜子缺隙”的磨改

过于弧形等不美外观等。

1. 预测修正量，切端不均匀缺损在 1~2mm 以内者可做适当磨改。活髓牙的切端磨切量如超过牙釉质层，应局麻后进行。

2. 常规拍摄术前照片，制备研究模。

3. 以柱形或轮形车针将患牙的切缘修整平滑，使之与邻牙协调。

4. 以磨光钻修平、磨光。

5. 以低速手机装抛光橡皮杯蘸抛光糊剂做牙面抛光处理。

6. 遇到有牙本质结构畸形或老年人、或瓜子磨损所致的“瓜子缺隙”已经到达牙本质层，而对侧同名牙又偏长，可做一定的切端磨改，以减少切端畸形。如对侧同名牙不长，应做切端树脂成形或冠修复。

(四) 中切牙牙面过宽，与侧切牙不和谐

多见于发育所致的中切牙过宽，侧切牙过小引起的不和谐(图 42-11)。采取视幻觉原理，加大唇面突度、加竖形发育沟、修圆远中切角及扩大唇外展隙等方法，减少患牙的唇面宽度感。

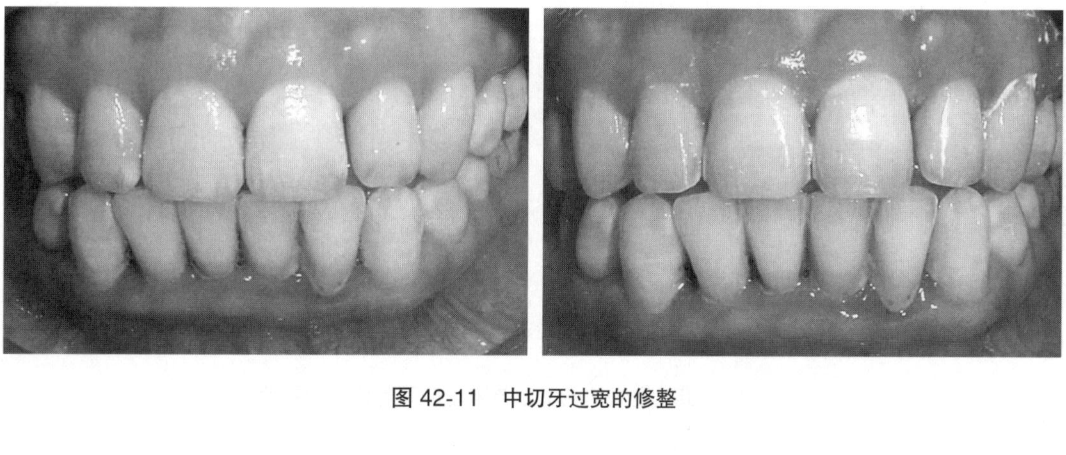

图 42-11　中切牙过宽的修整

1. 设计牙面磨改部位和磨切量。

2. 常规拍摄术前照片和制备研究模。

3. 以柱形或火焰状车针循序逐渐磨切,边观察效果,边修整,留有磨光、抛光的余地。

4. 从不同角度观察磨改效果,并不时征求患者的意见。

5. 达到修整的效果后,进行必要的预防性防龋、脱敏、磨光、抛光处理。

(五) 前牙唇面不平滑、不美观

表现为个别牙或全部前牙发育沟不均匀,釉珠高低差别大,或因局部缺损造成牙面反光散乱。首先磨平不均匀反光的牙面,或采用湿喷砂去除表面的色素,然后以磨光剂光滑处理(图 42-12,13)。

1. 观察前牙的牙面发育畸形的程度,确定磨切量控制在牙釉质层内即可达到修形目的者,否则采用其他方法矫正。

2. 常规拍摄术前照片,必要时制备研究模。

3. 以柱形或火焰状车针平行于牙冠唇面,在牙釉质层内做近远中及切龈向弧形磨切,消除过突的釉珠。使粗涩的牙面平滑。

4. 柱形或火焰状车针循序逐渐磨切,边观察效果,边修整,留有磨光、抛光的余地。从不同角度观察磨改效果,外形和弧度尽量与对侧同名牙对称。

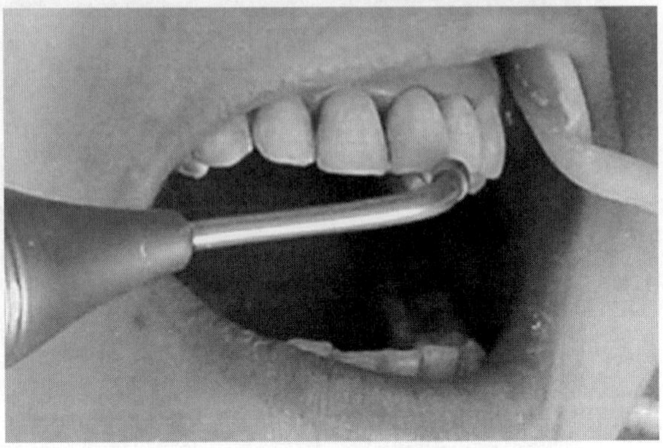

图 42-12 采用湿喷砂除去不均匀染色

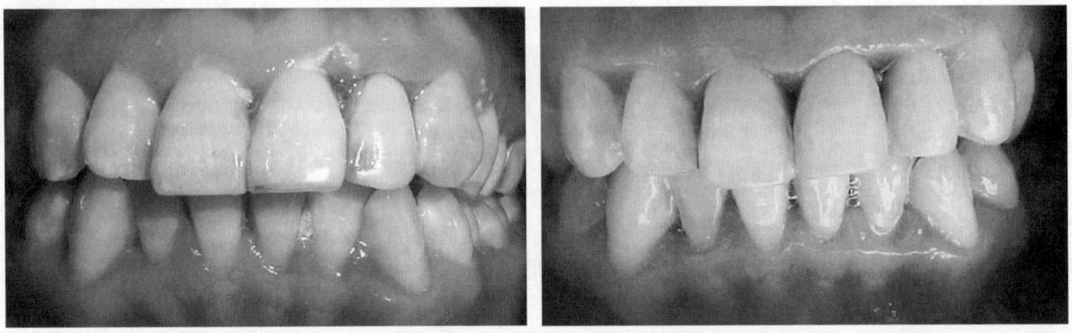

图 42-13 左侧切牙唇面粗糙、外形不美观的美牙修改

5. 达到修整的效果后,进行必要的预防性防龋、脱敏、磨光、抛光处理。

(六) 氟斑牙的处理

在氟牙症流行区常见到不同程度的氟斑牙,对于多数中轻度氟斑患者,当其美观要求并不十分高时,为了节约起见,可采取磨改方法去除表面氟斑及染色,以改善氟斑牙的外观(图 42-14)。

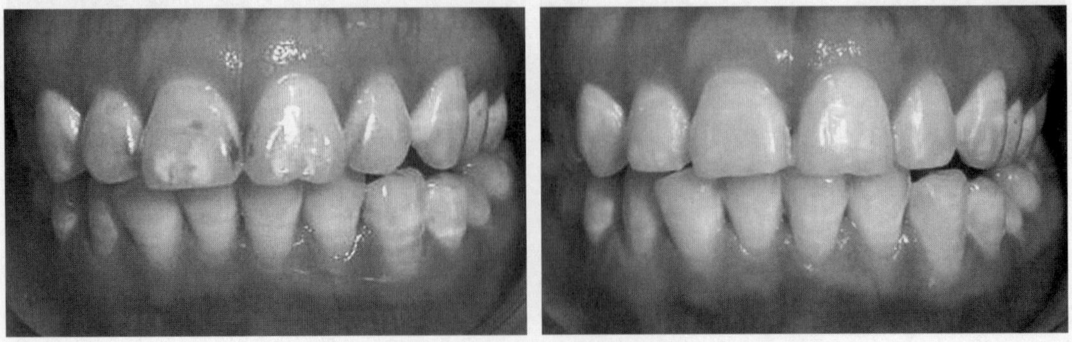

图 42-14 磨改表浅的氟斑或色素附着同时作外形修改

1. 术前常规同前。

2. 以中粗粒度的锥形车针平行于牙冠唇面，在牙釉质层内做近远中及切龈向弧形磨切厚度约0.1~0.2mm，消除氟斑及染色，使粗涩的牙面平滑（图 42-15）。

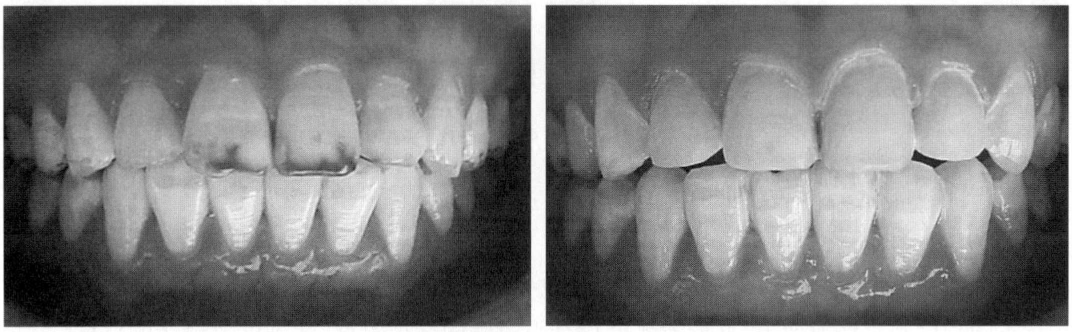

图 42-15　上颌前牙表浅的氟斑及色素沉着，磨除法改善美观

3. 更换火焰状粒度较细的磨光车针循序逐渐磨切，边观察效果，边修整。从不同角度观察磨改效果，注意外形和弧度尽量与对侧同名牙对称。

4. 达到修整的效果后，进行必要的预防性防龋、脱敏、磨光、抛光处理。

（七）牙冠基本外形与性别不和谐

表现为牙冠冠形与患者性别不和谐，或与性格、性别不和谐。常见的情况有：女士中切牙过于方直（图 42-16）；远中切角不圆钝；侧切牙切缘过于圆突；尖牙过于长而尖。男士前牙切缘过于圆钝；尖牙近远中切斜面不清；牙冠切龈径显得短而平，或短圆性外观等（图 42-17）。对于金属烤瓷冠外形的控制同样存在修正外形问题，如男性烤瓷牙表现为切缘过于圆钝等（图 42-18）。

1. 患者的面形、体形与牙形的关系，权衡其年龄、性别及性格的特点，确定使上述因素和谐的方案，征得患者的认同。

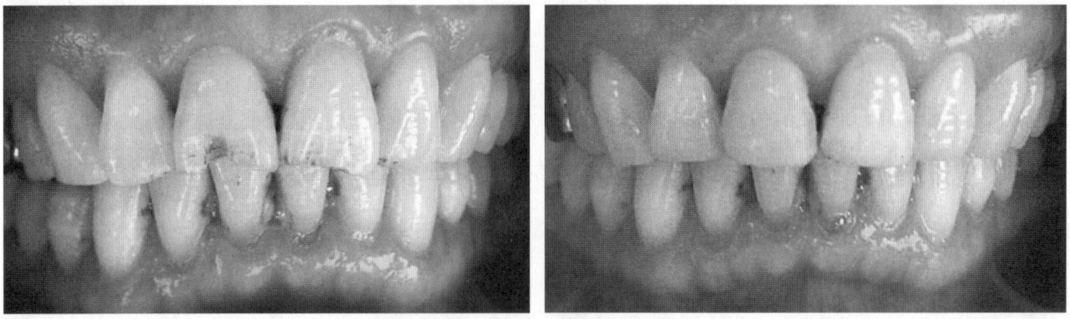

图 42-16　前牙切缘磨损通过修改使前牙外形秀美与女性相协调

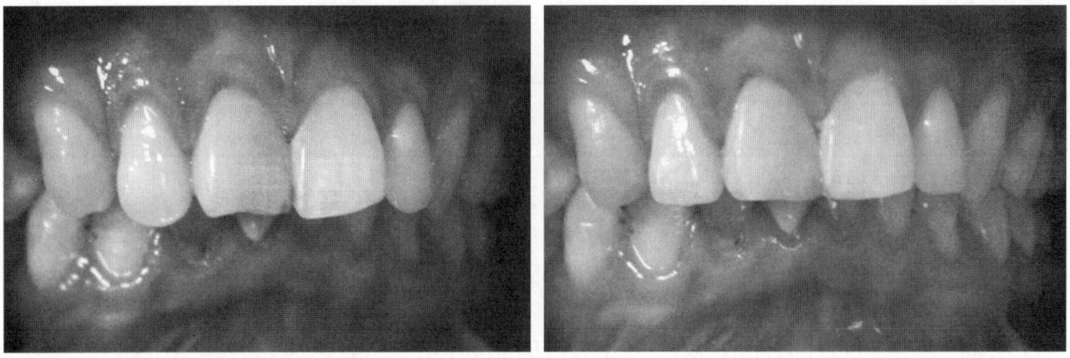

图 42-17　上颌前牙牙冠外形以及与面形不和谐，男性的切牙过于圆钝，改形后增进平直的男性美

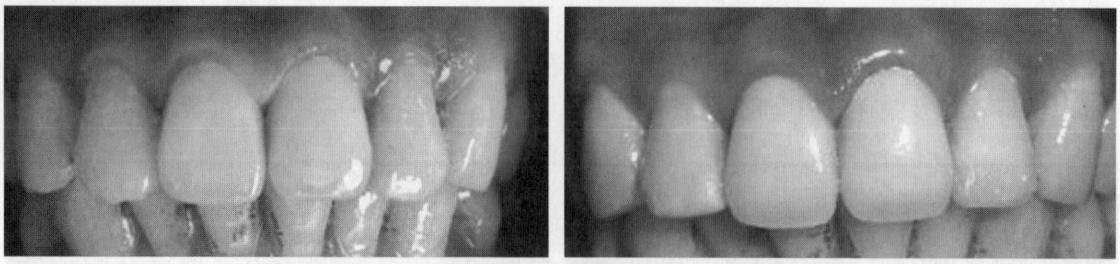

图 42-18 金属烤瓷冠的外形表现为前牙与性别不和谐

左图:改形前,男性的 12-22 切牙带有女性外观;右图:修改后,12-22 改为年轻男性

2. 常规拍摄术前照片,必要时制备研究模。
3. 以柱形或火焰状车针循序逐渐磨切,边观察效果,边修整,留有磨光、抛光的余地。
4. 从不同角度观察磨改效果,外形和弧度尽量与对侧同名牙对称,达到外形设计的目标。
5. 达到修整的效果后,进行必要的预防性防龋、脱敏、磨光、抛光处理。

关于牙冠的严重缺损、畸形、变色及咬合紊乱的修复治疗参见本书有关章节。

(八)牙冠改形

临床上常常遇到先天缺牙或早期侧切牙缺失,尖牙异位到侧切牙的位置,造成不美观,此时若能把移位的尖牙外形修改成为侧切牙,可以增进患者前牙的美观(图 42-19)。修改时注意两侧同名牙的外形对称性,如磨改尖牙成为侧切牙(图 42-20)。

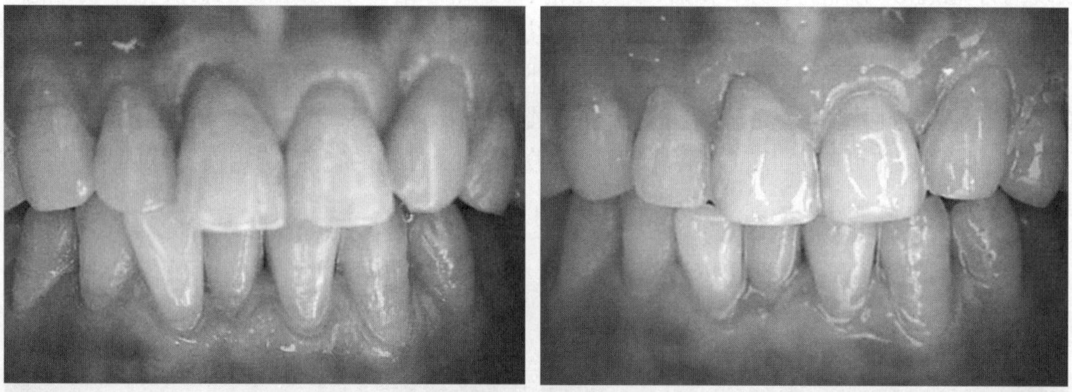

图 42-19 美牙效果,把 13 尖牙外形磨改成正常的两个斜面和把 22 尖牙磨改成切缘平直的侧切牙

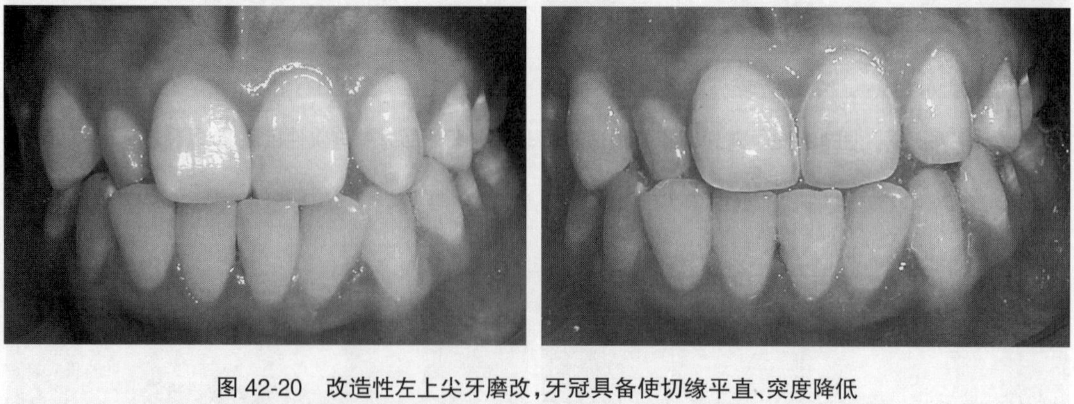

图 42-20 改造性左上尖牙磨改,牙冠具备使切缘平直、突度降低

左图:左侧磨改前 22 尖牙外形;右图:22 牙冠外形改造后

1. 术前常规同前。
2. 首先参考对侧同名牙的外形,设计尖牙磨改的轮廓,并与患者沟通,必要时在模型上或计算机上事先模拟磨改后的效果。

3. 以锥状车针按照设计的外形粗略地修整外形。

4. 以细粒度的磨光钻磨光，完成最终外形的修整，最后以抛光剂抛光。

（九）前牙角度倾斜的修整

由于发育、遗传、咬合病等多种因素使前牙牙列紊乱，发生牙冠长轴倾斜，影响前牙美观（图 42-21），表现为患者常常不愿意露齿笑。对于中、轻度倾斜有时可采取适当磨改，借以改变牙冠长轴，使患者恢复微笑（图 42-22）。当然，在磨改修正牙冠外形的同时，可适当对牙冠色素、牙冠过长等问题一并美化（图 42-23）。

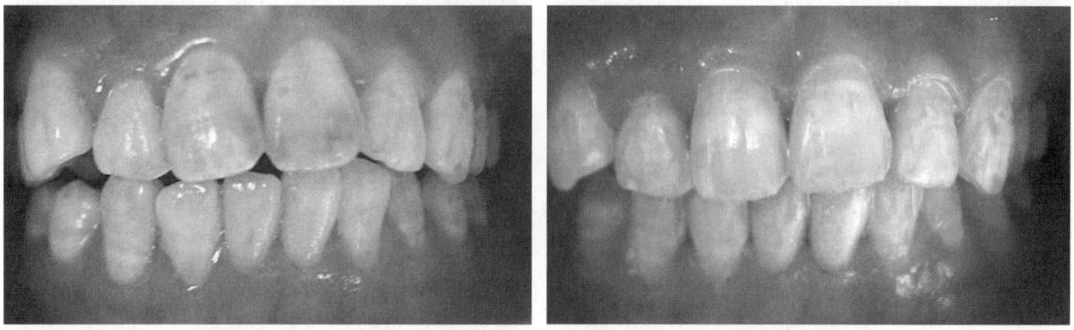

图 42-21　上颌中切牙牙冠长轴轻度扭转及轻度氟斑的外形修整

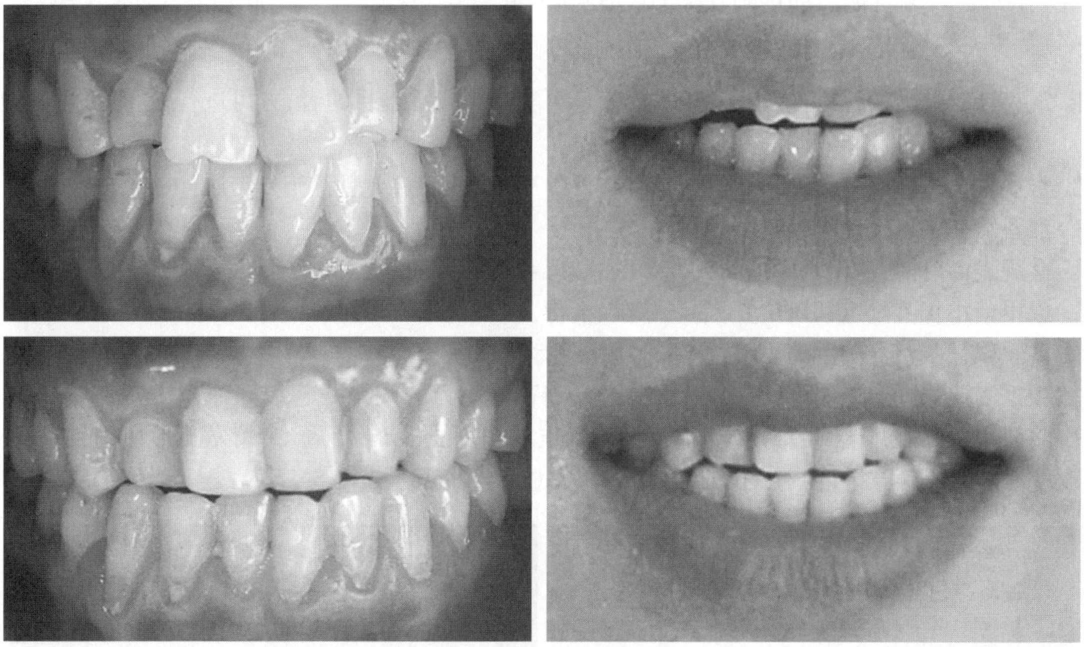

图 42-22　11-21 前牙角度倾斜及牙冠外形的磨改矫正，使患者愿意开口微笑

1. 术前常规同前。

2. 首先设计改变牙冠长轴的效果，并与患者沟通，必要时在模型上或计算机上事先模拟磨改后的效果。

3. 以锥状车针按照设计的外形粗略地修整牙冠远中边缘嵴外形，适当加大远中外展隙，借以改变牙冠长轴。边在牙釉质层磨改，边观察，征求患者意见，直到满意为止。

4. 按照常规完成细磨、磨光、加氟脱敏抛光。

五、牙冠外形失谐的其他美牙方法

（一）利用龈切手术方法改善美观

由于牙列发育、排列问题造成个别前牙牙龈不对称而影响美观者，可通过牙龈切除或修整术增进美观。

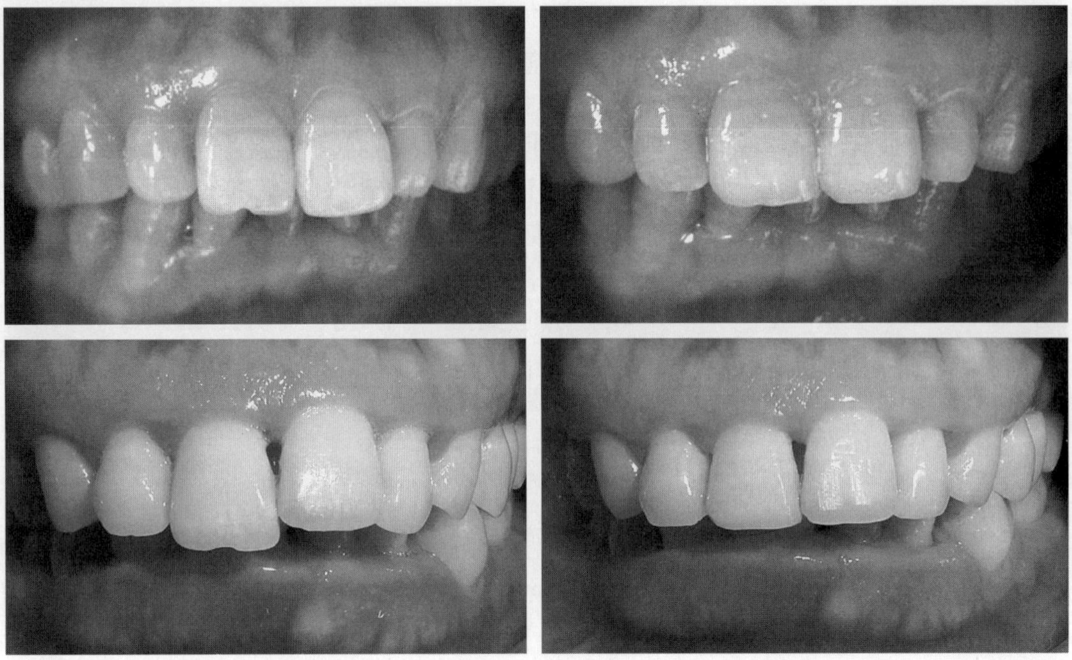

图 42-23

上图:11 牙冠长轴矫正方向的同时,磨改过长的牙冠和瓜子钦隙,使 11、21 更匀称;下图:11 过长牙磨改美牙前后比较

1. 观察牙龈畸形的程度,确定龈修整量,确定可实现患者手术目的者,方可进行,否则采用其他方法矫正。

2. 常规拍摄术前照片,必要时制备研究模,评价手术效果,并与患者充分沟通。

3. 准备龈切手术设备,如高频电刀等。

4. 常规表面麻醉,对于手术范围大,对疼痛敏感者可实行局部浸润麻醉。

5. 以甲紫小棉签画定切口位置,常规除湿、消毒。

6. 助手以强吸引器头距离手术野 1~2cm 处,启动开关。

7. 根据需要选择合适的电切头(常用弧圈形)将高频电刀的开关设定在切割范围。

8. 将导电板压在患者背部,启动开关,沿着预定的切割线,以与牙冠 45°角做弧形切割,初步完成牙龈成形,并随时参考对侧同名牙牙龈外形,精修完成(图 42-24)。

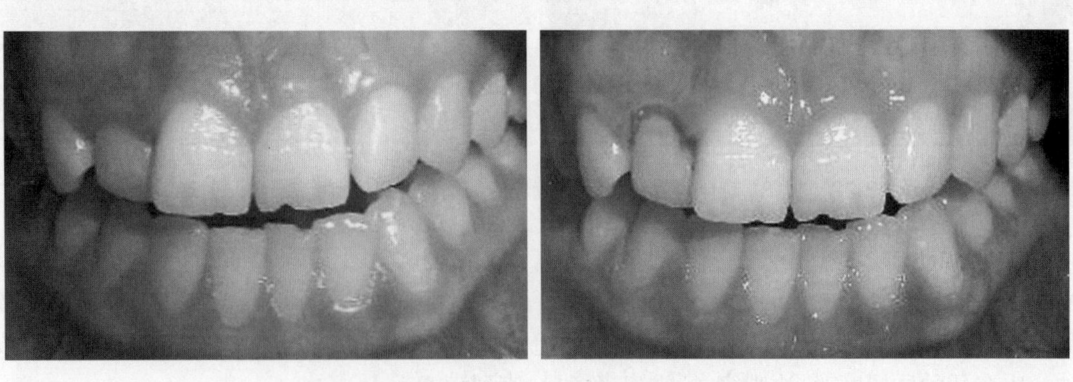

图 42-24 12 牙冠短圆,通过龈切术改善其外观

9. 关掉电源开关,撤除器材。注意在切割手术时,切割头不得接触任何其他软组织、金属或潮湿的物品。

(二) 采用正畸方法改变前牙间隙

对于前牙丧失邻接或存在小间隙者,在条件许可的患者,特别是年龄不大者,通常建议在正畸治疗关闭间隙或恢复正常邻接，以增进美观。对于牙冠存在不美观的外形，可在正畸治疗后，完成牙冠外形修整（图 42-25）。

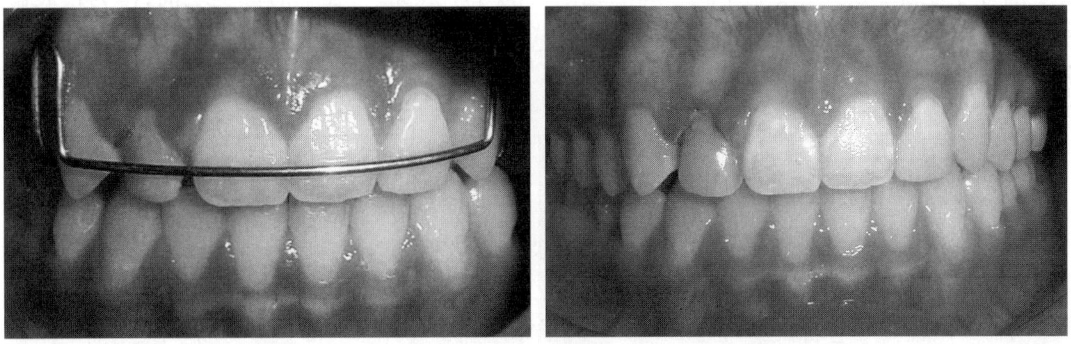

图 42-25　正畸消除 11-12 间隙、并用龈切术改善牙列排列及美观

1. 观察牙列畸形的程度，确定正畸治疗方案。
2. 常规拍摄术前照片，必要时制备研究模，评价正畸治疗效果，并与患者充分沟通。
3. 常规进行正畸治疗具体方法参照正畸学有关章节。
4. 完成牙龈、牙冠的修整，增进美观效果。

（三）利用修复时改变同名牙的对称性

有时个别牙伸长、变色需要修复改变美观时，邻牙存在邻接、形态、排列问题，在修复时，建议患者一并考虑美牙整形（图 42-26）。

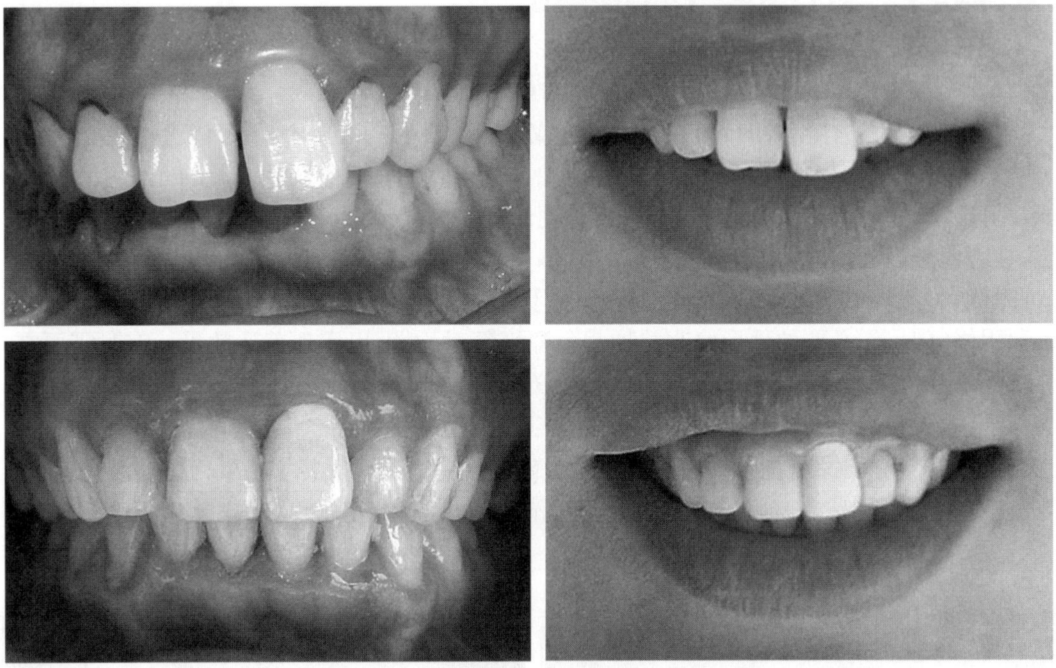

图 42-26　在修复 21 的同时，磨改 11 切牙外形，改变 11、21 外形的美观

1. 术前常规检查，并根据美观要求提出设计方案。
2. 常规拍摄术前照片，必要时制备研究模，评价美牙效果，并与患者充分沟通。
3. 在确定治疗方案时，最好在研究模上将美牙效果试排列出来征求患者认可。
4. 根据研究模上的方案，进行邻牙修形，并进行修复体的牙体预备，常规完成修复体的试戴，邻牙外形的最后修形。

5. 一切满意后，完成最后的修复体粘固和邻牙美牙抛光。

（四）利用复合树脂修复方法改变间隙过宽

对于前牙小间隙，特别是中老年因牙周问题出现前牙小缝隙，可在最后修复之前，作为过渡修复，以酸蚀和复合树脂技术加大牙冠外形，恢复邻接关系（图 42-27）。待牙周病治疗结束后，或病情相对稳定后再进行正式修复。

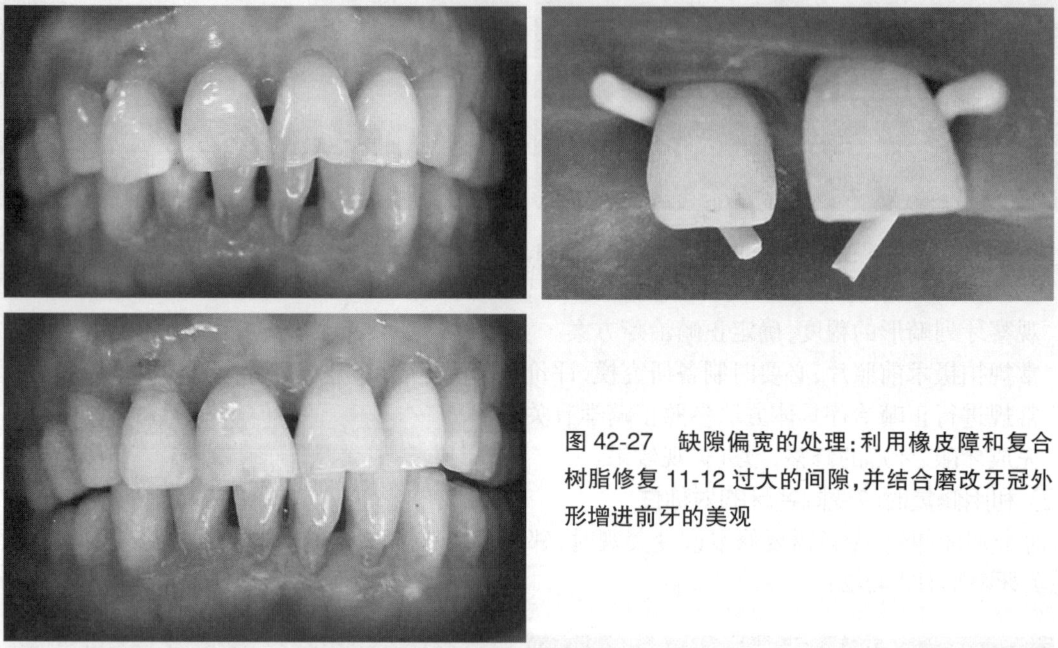

图 42-27 缺隙偏宽的处理：利用橡皮障和复合树脂修复 11-12 过大的间隙，并结合磨改牙冠外形增进前牙的美观

1. 术前常规检查，并根据美观要求提出设计方案。
2. 常规拍摄术前照片，必要时可制备研究模，或在计算机上模拟美牙效果，让患者认可。
3. 常规以车针磨除牙面表浅的无结构层，酸蚀，涂布粘结剂，以色调相匹配的光固化复合树脂完成牙冠塑形，抛光处理，完成美牙修复。为了获得长期修复效果，可使用橡皮障进行操作。

（五）利用修复方法修整前牙比例不和谐

有时因侧切牙过小（图 42-28），或者前牙部分牙缺失（图 42-29，30），在修复时需要调整牙间的宽度和外形，利用修复时，作必要的外形修改并加龈色瓷恢复对称性，以实现美牙效果。有时需要在牙体预备前进行对余留牙做美牙修形，如恢复正常超覆𬌗关系，再进行牙体预备（图 42-31）。

1. 术前常规检查，并根据美观要求提出设计方案。
2. 常规拍摄术前照片，严重时，可制备研究模，或在计算机上模拟美牙效果，让患者认可。
3. 常规完成牙体预备，并根据排牙要求，调整预备的间隙，为牙冠的对称性预备出合适的空间。常规制作修复体，完成修复。

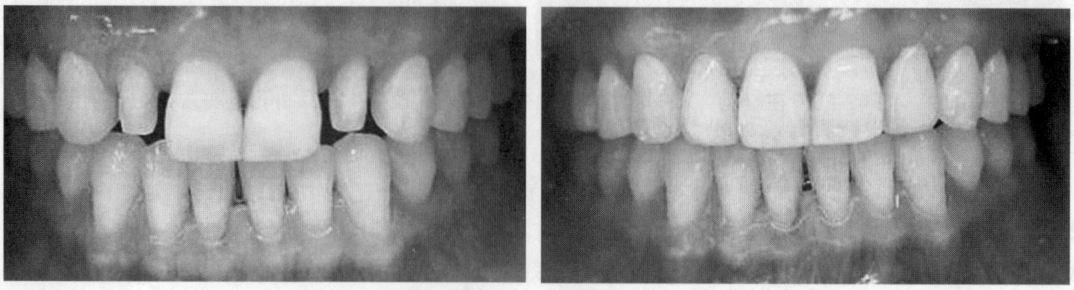

图 42-28 比例不和谐，用金属烤瓷冠矫正过小的侧切牙

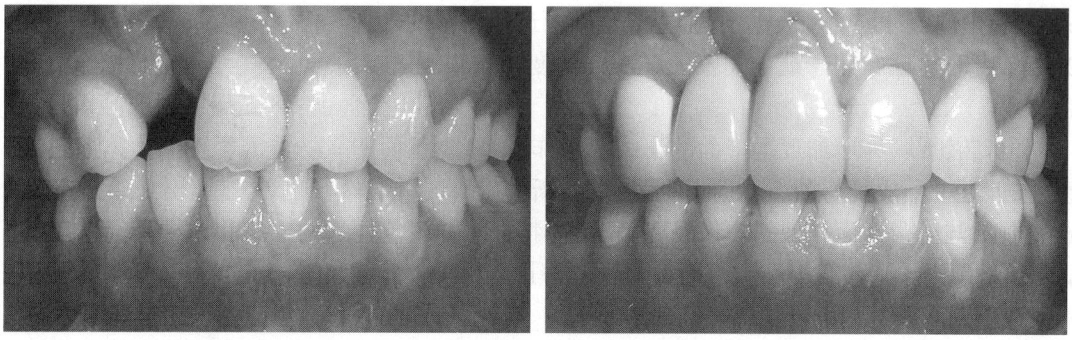

图 42-29　因腭裂造成左侧切牙缺失伴牙冠外形不美观，修复缺失牙 12 时调整各牙外形比例，11 用龈色瓷及磨改 12 切缘恢复美观

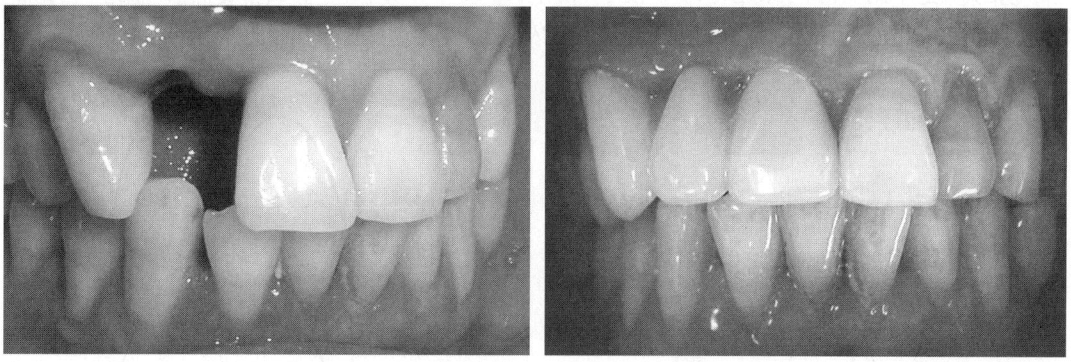

图 42-30　利用烤瓷修复重新改善覆殆关系和美观

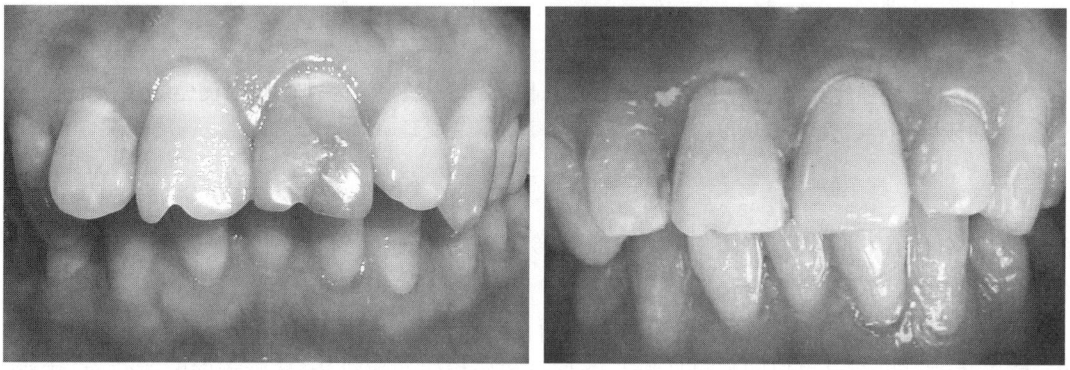

图 42-31　先行修改 11 牙冠外形，再进行 21 烤瓷修复，以增进美观

(六) 异常修复间隙可采用的措施

由于牙周病或长时间缺失牙没有及时修复造成修复间隙不理想，为了实现过大、过小的修复间隙的美观效果，常需要采取修饰方法，有时需要几种方法混合使用才能达到满意的效果。

1. 间隙过宽(space wider)　在临床上经常会遇到牙周病患者或长时间缺失两个牙而只能修复一个牙造成修复间隙过大等情况，为了实现美观修复效果，常可采用下述方法。

(1) 加宽邻接点，先用一个足够宽的修复体恢复缺隙，瓷层的唇舌向尽可能加厚，连接点尽量向舌侧，争取牙面近中唇颊侧的自然外观(图 42-32)。此种方法可用于缺牙间隙大于实际宽度 2mm 以内的任何牙位。

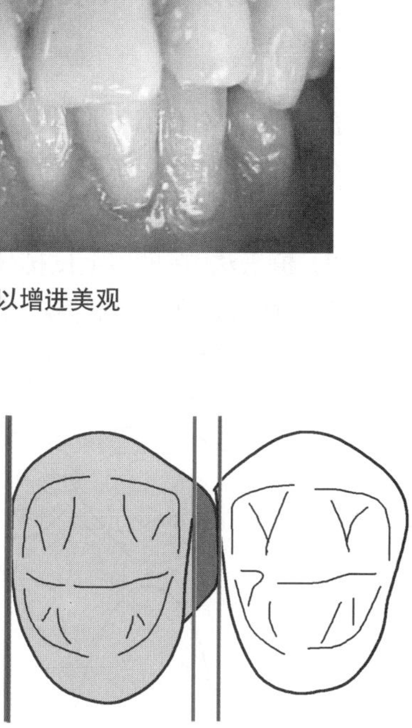

图 42-32　缺隙偏宽的处理：加宽远中邻接点(褐色)

红线间为正常宽度，蓝线间为缺牙间隙过宽

(2) 加宽远中面，在修复牙的唇面通过磨改外展隙处的牙面增加

轴面的突度，主要是牙唇面磨改远中面，造成近中面近似正常的外观（图 42-33）。此种方法常用于缺牙间隙大于实际宽度 3mm 以内的尖牙以后的牙。

（3）竖行装饰线，为增加近远中面的光线折射作用，减少正面的宽度感，在近远中形成竖行的弧形面，在形成这些新的轮廓时，同样应注意复制出与余留牙面相似的影像反光嵴、窝等特征。并不需要刻意做出，而是根据牙上沟窝反光显出其个性特征（图 42-34）。此种方法常用于强化可视区牙的增长感。

（4）染色，上釉时，近远中磨改处用较深的色彩染色，以便与邻牙相称（图 42-35）。唇面形成的嵴应是隐约可见、界限不清地逐渐淡出。较深色的修复体比实际间隙显得外形较小、较窄，形成与邻牙相和谐的修复效果。此种方法常用于可视区过宽牙的处理。

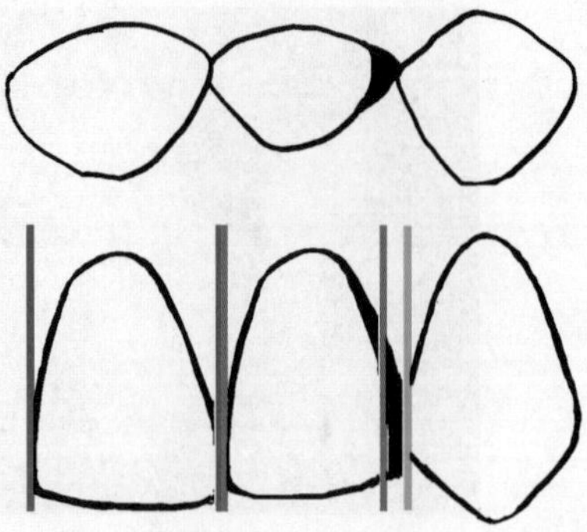

42-33　缺隙偏宽的处理：加宽远中面
上图：黑色加宽处；下图：红线 - 绿线间为过宽间隙，蓝线 - 绿线间黑色为加宽的远中邻面

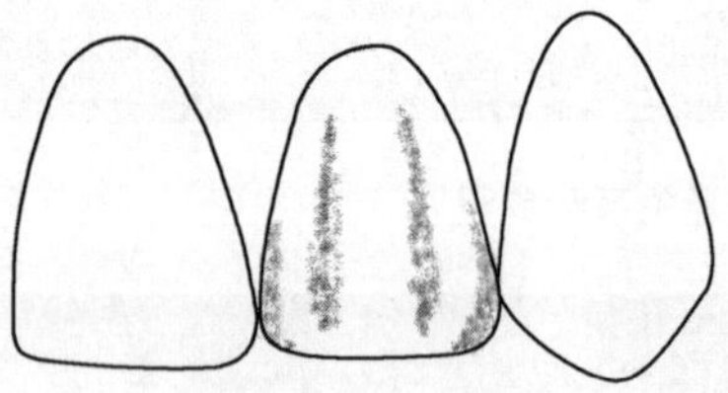

图 42-34　缺隙偏宽的处理：过宽的侧切牙用竖行装饰线降低宽度感

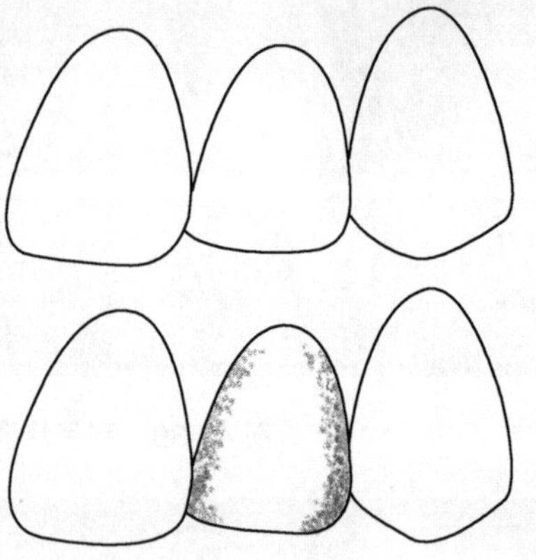

图 42-35　缺隙偏宽的处理：唇侧外展隙采用较深的染色处理
上图：染色前；下图：染色后减少宽度的视觉效果

2. 间隙偏窄（space narrow）　由于牙长期缺失，邻牙向缺牙侧倾斜，造成缺失牙余留间隙过窄。为了争取对称的美观效果，可单独或综合运用如下方法：

（1）磨改邻牙法，可以磨改余留中切牙的近中面，使修复牙面增宽（图 42-36）。

（2）覆盖法，在模型上试排牙时，可选择一个与余留牙相似的塑料牙，从唇舌向磨改邻面，注意尽可能不要损伤唇面轮廓，直到与缺牙间隙吻合，并时刻注意唇面的光反射问题。患者满意后再正式制作冠桥。采用部分覆盖余留牙的近中或远中面的方法，虽然有排列不整齐感，但可获得更自然外观（图 42-37）。

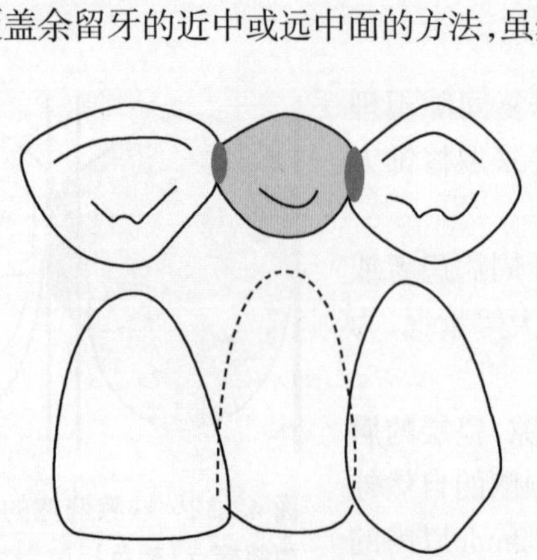

图 42-36　缺隙偏窄的处理：磨改邻牙法
磨除邻牙邻面加宽缺牙间隙(22 褐色部分)

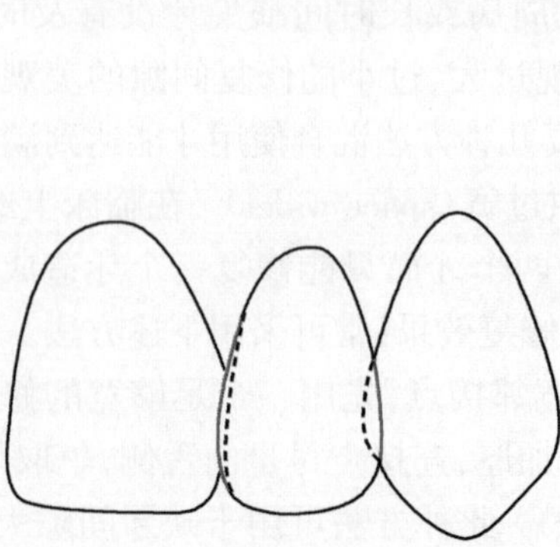

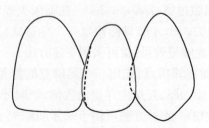

图 42-37　缺隙偏窄的处理：覆盖法
（红线为覆盖后的外观）

(3) 减少唇面突度法，磨改唇侧牙面，使突度降低，增加平行反光。借以增加宽度感（图 42-38）。

(4) 增加水平装饰线，强化宽度感（图 42-39）。

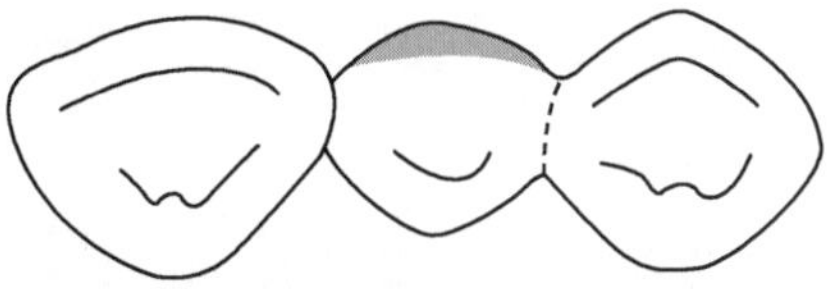

图 42-38　缺隙偏窄的处理：减少唇面突度法（褐线区为磨改后突度降低）

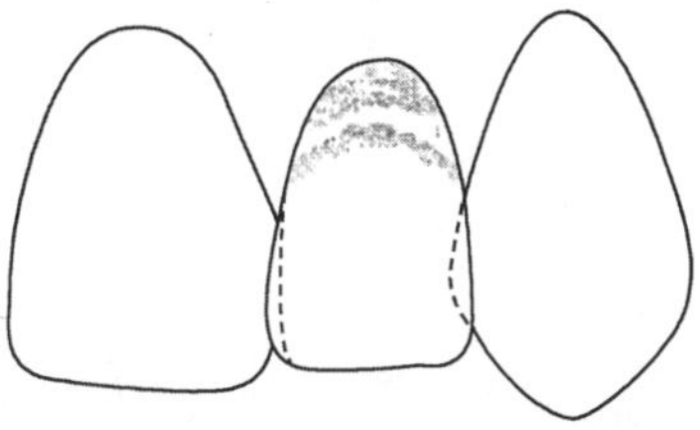

图 42-39　缺隙偏窄的处理：修复牙颈部增加水平装饰线，切缘平直处理，增加修复间隙的宽度

3. 间隙偏长（space longer）　多见于中老年患者和牙周病伸长牙，由于牙槽嵴的过度吸收使得缺牙间隙切龈径比余留牙冠长。可在前牙单独或综合运用如下方法：

(1) 磨改过长牙冠法，尽可能磨改出与余留牙相似的唇面形状，并处于牙弓上的正确位置，改变前牙的大小和比例（图 42-40）。对于过长的牙冠，还可以在唇侧磨出一个非常明确的牙骨质 - 牙釉质结合线（图 42-41）。

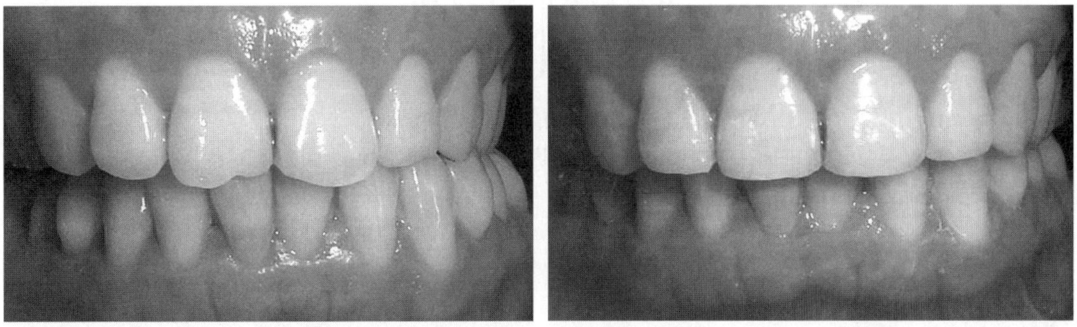

图 42-40　缺隙偏长的处理：磨改过长的牙冠，前牙形成正常牙冠长度和比例

(2) 装饰线法，可在窄长的牙冠上做出横行线条，必要时加用龈色瓷以增加宽度感（图 42-41）。

(3) 染色法，上釉时加染黄色模仿牙龈区牙根的颜色。发挥想象，牙骨质 - 牙釉质结合界线明确，而向着根尖方向模糊的颜色取决于牙根的外形，在牙冠颈部超出邻牙龈缘线的部分加用粉红色的龈瓷以模仿和谐的龈组织颜色（图 42-42）。

(4) 近中面对称法，如果缺失的牙间隙较小，桥体过窄，可以磨改所选择的桥体，从近中颊面到颊面外形高度都与第一前磨牙颊侧外形相近似。而远中的一半远远小于近中的一半，通常，前磨牙的远中面不会被看见，所以效果较理想（图 42-43）。

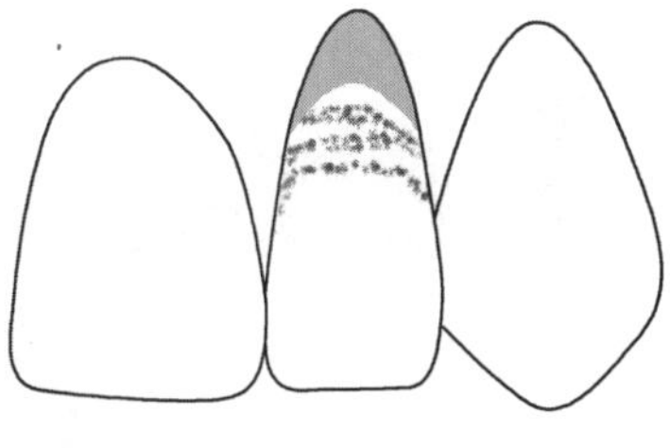

图 42-41　缺隙偏长的处理：窄小的牙冠颈部磨改出牙根外形（褐色），牙冠降低突度，增加水平的装饰线，必要时加用龈色瓷有助于增加修复间隙的宽度

4. 间隙偏短（space shorter）　由于缺牙区存在骨突、骨质增生或拔牙后软组织瘢痕，先天畸形、埋伏牙，以及对侧同名牙龈组织退缩等原因造成，往往影响与余留牙的对称美。

对于牙冠偏短时，可试采用常规办法改善牙冠的对称性。在于牙冠过短明显，在使用牙冠唇面增长感的常规措施无法达到要求时，首选方案应为外科手术修整牙槽突或软组织瘢痕切除术，余留牙牙龈成形术。在临床上经常使用的方法是高频电刀龈切术（图 42-44）。如果牙冠稍微偏短，又不能用外科方法矫正者，可考虑做人工牙唇面视幻觉方法处理以改善美观。

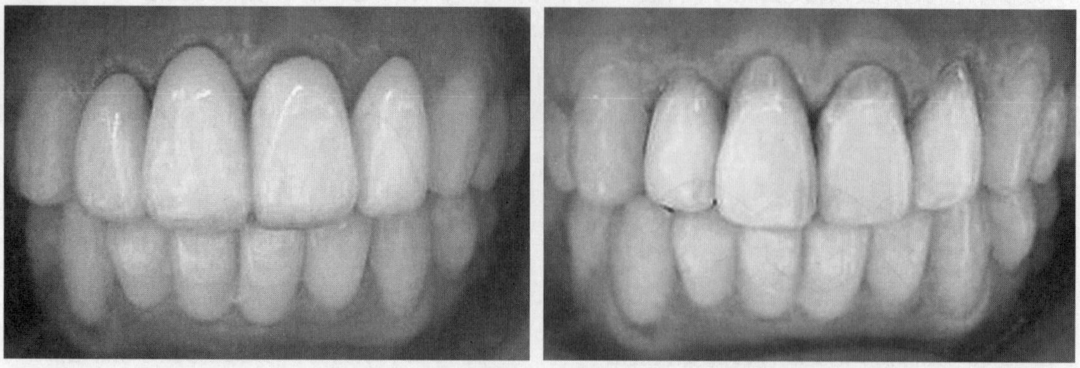

图 42-42 缺隙偏长的处理:磨改成牙根状,并配合龈瓷染色法减少牙冠过长

左图:磨改前;右图:12-22 磨改及染色后改善美观

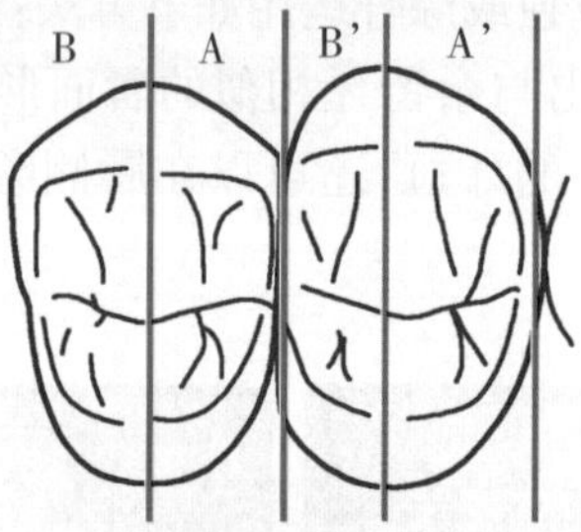

图 42-43 缺隙偏长的处理:近中面对称法

修复牙的近中面 A'≈前磨牙近中面正常宽度 A;修复牙的远中面 B'<前磨牙远中面正常宽度 B

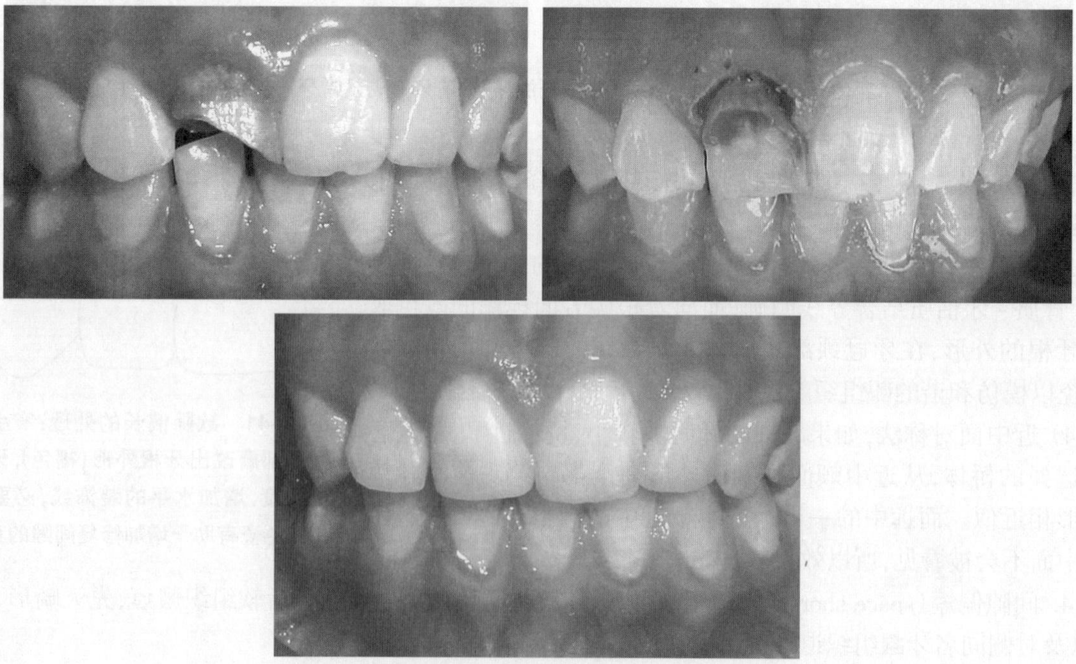

图 42-44 缺隙偏短的处理

利用修复前龈切术改善修复后的对称性

上左图:修复前两中切牙龈外形不对称;上右图:龈切术后;下图:临时冠戴牙后

上述方法可以灵活变通地用于口腔里各种情景，以达到打破客观修复条件的制约，最大限度地实现美观效果。

注意事项

1. 美牙减法磨改属于不可逆治疗，因此在进行磨改时，以不损伤牙本质引起过敏，如果患者的牙体扭转较大，需要较深的磨改，或因牙釉质发育不良造成牙本质暴露，应事先向患者讲明治疗后果，并进行脱敏处理。

2. 遵循渐进性的原则，边磨改，边观察，养成良好的美学修养，恰当运用视幻觉原理等美学方法，调整过长、过短，过宽，过窄的邻牙或修复间隙，加上减少排牙或增加排牙等措施，保证可视区的对称感。避免因单纯追求外形完美，或完全消除色斑而磨改过度造成开骀(图 42-45)；或因修复间隙的制约而影响美观。

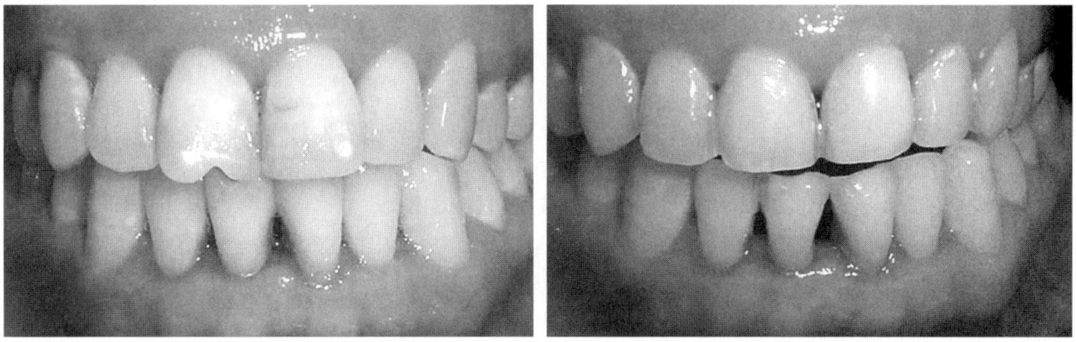

图 42-45　磨改过度造成小开骀

3. 应对磨改处做抛光处理，防止形成粗涩面，特别是邻面，外展隙处，避免术后影响自洁，形成菌斑等。

4. 对于染色较深的色素斑块，不追求完全消除，达到改善美观即可。而对于要求高的深染色患者，应选择其他修复方法，如全瓷冠、贴面等。

5. 术后应制订复查计划，严密观察治疗效果。

6. 防止片面性，一味追求完美而不顾客观条件的限制，是患者和医生都要防止的错误倾向。因此，术前充分地达成共识是避免术后意见分歧的良药。

7. 制订修复计划时应考虑到缺失牙的间隙，统筹修复牙的排列等美观因素(图 42-46)，防止出现中切牙小牙缝冻结性修复设计而影响美观(图 42-47)。

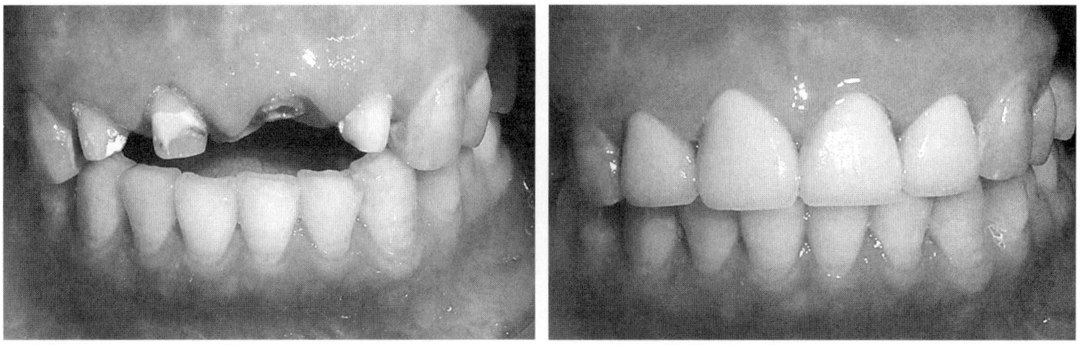

图 42-46　制订计划时要考虑到缺牙间隙的排列

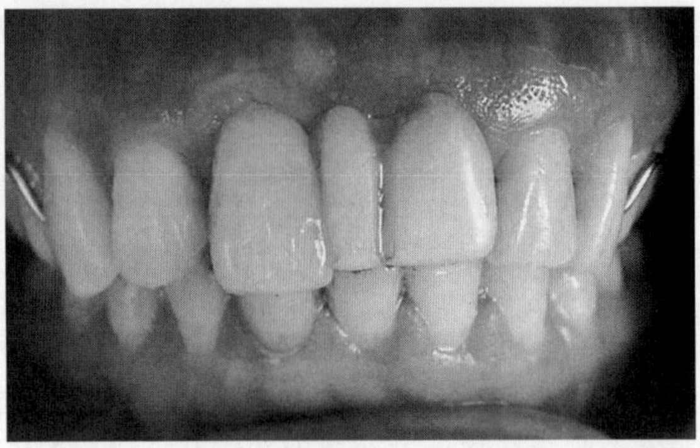

图 42-47 中切牙小牙缝的冻结修复设计而影响美观

（马轩祥）

参 考 文 献

1. Josef Schmidseder. 美容牙科学彩色图谱．章魁华，译．北京：中国医药科技出版社，2003：85-162，205-224
2. 马轩祥．口腔修复学．第 5 版．北京：人民卫生出版社，2003：460-464
3. 孙少宣．口腔医学美学．合肥：安徽科学技术出版社，1994：1-12，88-215
4. 赵计林，陈扬熙，鲍朗，等．中国先天性缺失牙患者 PAX9 基因的新突变．中华口腔医学杂志，2005，40（4）：266
5. Ronald E Goldstesin.Change Your Smile.3rd ed.Chicago：Quintessence Publishing Co，Inc，1996：1-36，279-306
6. 赵云风．现代固定修复学．北京：人民军医出版社，2007，427-429
7. 施长溪．临床美容牙科学．西安：第四军医大学出版社，2010：9-10
8. Claude R Rufenacht.Fundamentals of Esthetics.Chicago：Quintessence Pub. Co.，1992：15-58，223-262

第四十三章

冠桥修复的并发症

“并发症（complications）又称合并症，一种疾病在发展过程中引起另一种疾病或症状的发生，后者即为前者的并发症”——《词海》。冠桥修复的并发症（complications of crowns and bridges restoration）是指在冠桥修复牙体缺损、缺失或牙列缺损疾病的过程中或修复后由修复本身引起的疾病（如继发龋病，过敏）、意外伤害（如牙髓损伤、修复体误吞）、修复使用过程中出现的问题（如瓷裂、基牙疼痛、感染）等引起的非责任性问题。尽管从概率上讲，从事修复专业的人士总会遇到一定程度的这样那样的并发症，但好医师的修复工作引起的并发症总是很少，并且处理及时、得当。

冠桥修复并发症从防范的角度出发，可以分为：①可防范的，如交叉感染，意外的口腔软组织切割损伤，修复体误吞；②半可防范的，如继发龋，牙体、牙髓损伤，瓷裂，桥体断裂，基牙折断，基牙疼痛，颞下颌关节继发损伤；③不易防范的，如特异体质的过敏、难于预测的损害等。应该说，凡是严格、谨慎、执业作风好的医护人员，发挥好人的主观能动性，尽心尽职，总会把各类并发症降低到最小。

一、感染

感染分为一般感染（infection）和交叉感染（intercross infection），前者是自身炎症现象，就医方而言应严格执行有关感染的各项制度，严格防范、控制感染现象，确保将此种现象降低到最低。后者是指感染物在临床环境中患者与医生，患者与患者，医护人员与医护人员之间的相互传播。传播方式有人与人的直接接触；污染器械、物品之间传播；污物与人员间接传播；通过空气的间接传播等途径。

感染的几率是评价医疗行为或医疗单位的一个重要指标，从理想化的角度要求医疗行为中应尽量将感染降到零，但实际上感染关系到医疗管理、观念、医疗场所的条件、器械的消毒与使用以及患者自身的许多因素。

感染从范围上可分为环境感染和局部炎症。这里重点介绍冠桥修复环境感染与个人防护。

（一）环境感染来源

感染性疾病的患者；感染性疾病潜伏期的病原微生物携带者；致病菌的健康带菌者以及未经严格灭菌的器械、污物或污染过的医生所携带的病原。

通常，最危险的感染源为处于感染潜伏期的就诊患者，其唾液和血液具有传染性而又不易发觉。例如无症状的乙型肝炎患者，或者处于恢复期或无症状的乙型肝炎病毒携带者。因此，应把所有患者当作是疑似感染源采取预防措施。此外，按照中医学的观念，“中气存内，邪不可干”，受感染者，不一定发病，因而，自身抵抗力是关键因素之一。

（二）传播途径和疾病的关系

有资料显示，牙科工作环境中的重度污染半径为 1m，轻度污染的半径为 2m，这意味着在工作单元中均可能受到污染。

1. 血液性感染疾病　主要为乙型肝炎，丙型肝炎和艾滋病。这三种疾病都是由病原体携带者的血液进入被感染者体内所造成的，三者传播途径很相似，而预防措施也基本相同，即应竭力避免接触感染的血液,并积极注射疫苗。因此,凡是涉及血液、体液的操作,如牙体预备中手机溅射出的飞沫,印模中残留的血液、唾液等,均应认真防护和处理。

2. 水源性感染 主要是由于牙科治疗机用水水质未达标而造成细菌感染,使患者在接受牙科治疗时遭受细菌感染。预防措施根据美国牙医学会(ADA)的规定,牙科非手术用水的微生物含量不应超过200CFUs/ml,同时采用水道化学灭菌,水道过滤系统等,并在每天使用手机前将手机的水管冲洗3~5秒,以去除夜间生长堆积的细菌。在牙科治疗中使用防回吸装置的手机是行之有效的措施。

3. 空气源性感染 主要是结核分枝杆菌、流感等病者在牙科治疗过程中引起交叉感染。作为一种空气传染疾病,结核分枝杆菌、流感病毒可从患者呼吸道直接呼出到空气中,空气中传染的微生物以感染气雾的形式被吸入而引发疾病。因此,应强调临床工作间的适当通风换气,紫外线空气消毒,诊室所有表面进行常规消毒等都是十分重要的。

(三) 口腔医护人员防护

1. 全身防护——着装 为提高自我保护意识,作好个人防护,进入工作区更换上工作服,有条件的单位应让工作人员身着工作衣帽和鞋袜(图 43-1)。

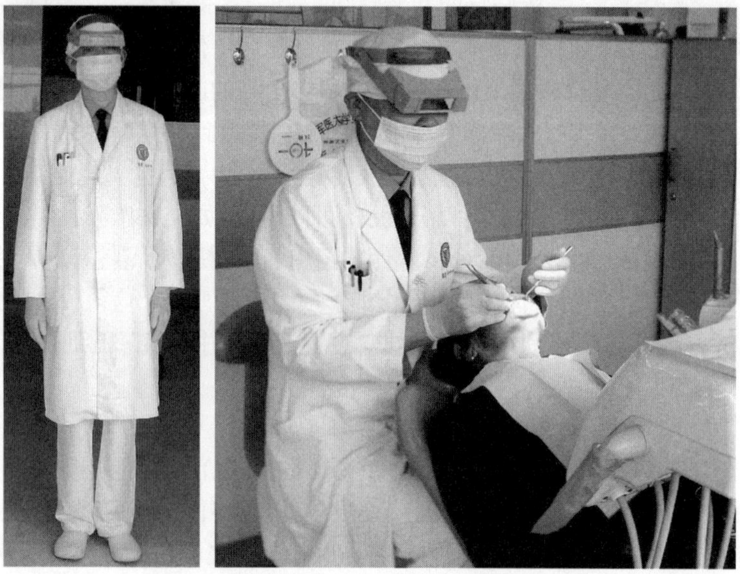

图 43-1 个人防护——着装

2. 诊室防护——隔离措施 接诊前常规做好防止交叉感染,凡是接触到椅位的部位,均应用塑料保护套实施隔离(图 43-2),并做到一人一套。另外,接诊时应询问患者的传染病史。对患有传染病的患者,应及时采取相应的隔离措施。确诊的传染病患者应在传染病科治愈后再行修复治疗。不得已时,在专设传染病患者椅位上就诊,并按照传染病防护要求实施隔离消毒等。

3. 面部防护——面罩 使用高速手机、超声洁治、磨光抛光设备造成的污染半可达1~3米。飞出的血液、唾液、雾滴、残屑等污染物可进入呼吸道或溅入眼结膜。因此,工作时应戴眼罩和多层的医用口罩。纸口罩有效性差,而多层棉纱、玻璃纤维和多聚丙烯的专用口罩能有效地防止疾病传播。一般认为,戴口罩的有效时间为30~60分钟,特别是口罩湿的时候有效时间更短。另外,用过的口罩应及时处理,非一次性的口罩应当天彻底清洗干净,最好定期消毒。现在多主张使用一次性医用口罩。使用一些保护屏障如手套、口罩和防护性眼罩、面罩等(图 43-3,4)。在进行牙体预备时,利用头镜(head loupe)不但增加隔离措施(图 43-5),还可以在放大镜下进行手术操作。

4. 手的防护——手套 手套可有效地隔绝病原微生物,防止皮肤与唾液、血液及黏膜的直接接触。口腔医护人员在工作中应戴一次性手套,做到接诊前及时更换,一个人一副,不得重复使用。

5. 手术野的防护——橡皮障隔离 有条件时尽可能使用橡皮障(图 43-6),以减少唾液及血液污染的气雾,并且可以防止对口腔内软组织创伤和继发出血。另外有效的吸引器和通风设备亦可减少气雾的污染。

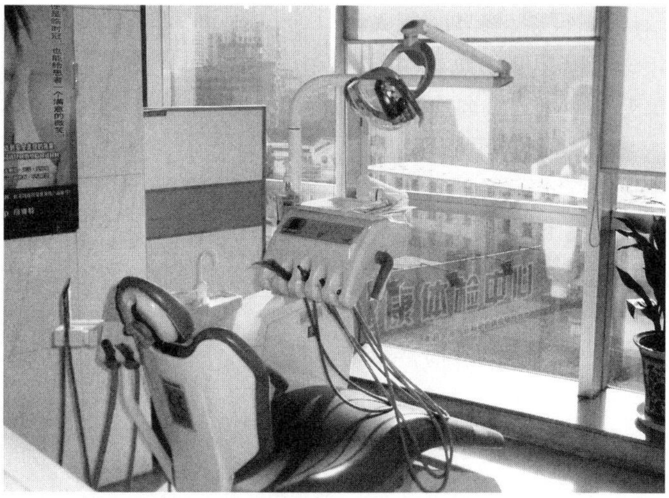

图 43-2 诊断室的防护隔离——公用把手上放置隔离塑料薄膜

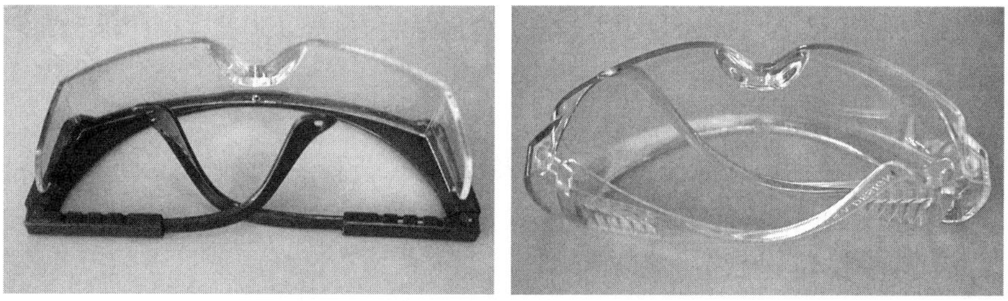

图 43-3 个人防护——眼罩

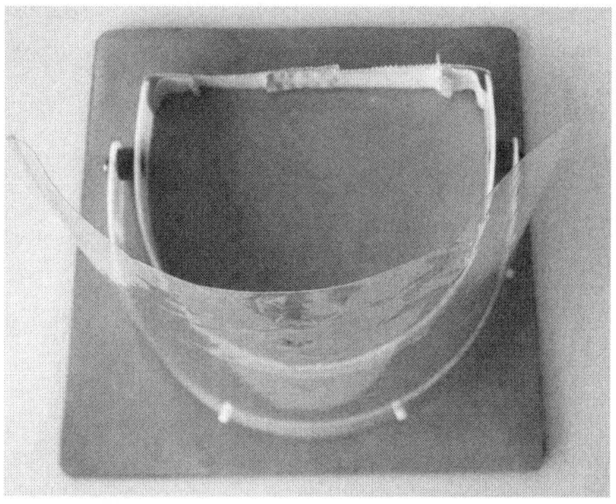

图 43-4 个人防护——面罩

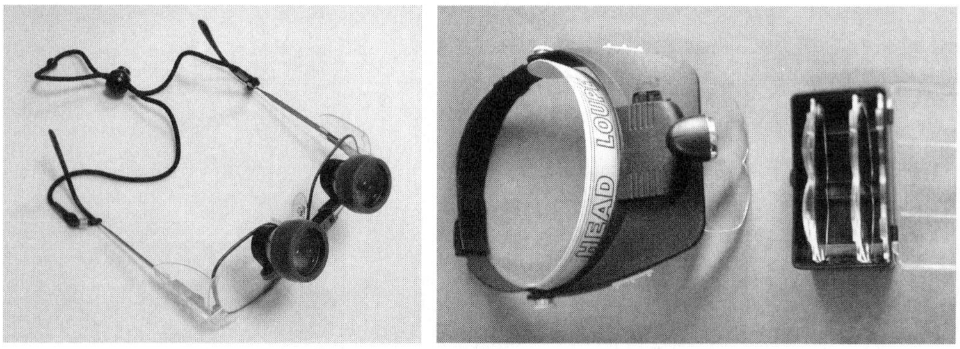

图 43-5 个人防护——头镜

左图:带目镜可调眶距的头镜;右图:带不同屈光度镜片和光源的头镜

6. 防止意外损伤　有资料证明，修复时每人受损伤的机会是 2 次 / 年。所以在使用锐缘的器械，如车针、探针、注射针头、手术刀片、各类磨头等用具，应注意被刺伤。养成准确轻柔的手法。一旦损伤自己或患者的皮肤、黏膜，应及时用碘酒、酒精消毒。

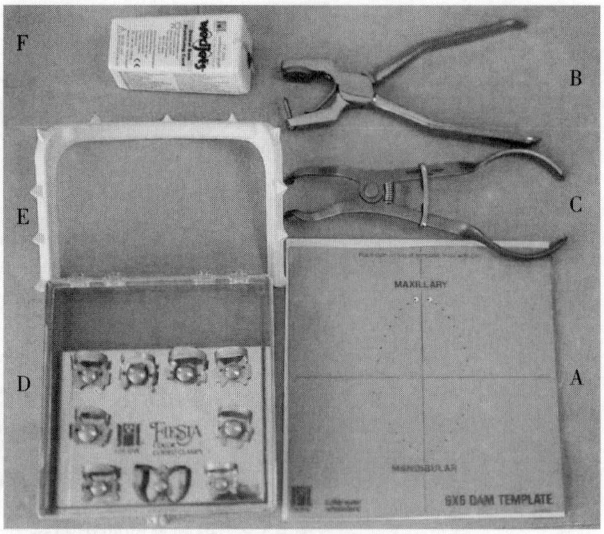

图 43-6　牙科橡皮障

A：橡皮障橡皮膜；B：打孔钳；C：橡皮障夹扩张钳；D：橡皮障夹；E：橡皮障支架；F：固定用的橡皮筋

(四) 控制感染的方法

为了避免用过的器械与灭菌的器械的交叉感染，治疗区已使用所有的物品均应去除，并应严格遵守处理流程。

1. 工作单元的消毒　每个工作单元应每天下班后常规用紫外线消毒灯照射。椅位、治疗托盘、椅位调节把手或按钮应及时擦洗，每日消毒、灯的调节把手使用率高，最好用一次性塑料套罩住，一人一换。

2. 隔离措施　有条件时应争取设置传染病专用隔离诊室和专用椅位，用于接待传染病患者。

3. 手机消毒　在用牙科手机作牙体预备，调磨及抛光时，会有患者的血液、唾液、龋坏的牙体组织及修复材料喷射出来，也有可能滞留在车针及手机内。因此，在治疗每一个患者之后应合理灭菌。高压蒸汽灭菌效果较好，但有些手机不宜采用此法灭菌。因此灭菌方法选择应从最强的灭菌效果及对手机的保护两方面因素来考虑。尽力做到"一人、一机、一清洗、一消毒。"椅位的手机管道应定期用椅位配制的过氧化氢溶液或弱消毒剂灌注，并在送水管道内留置一夜，进行清洗消毒。

4. 车针消毒　实行个人专用车针能较好而方便地控制感染，如重复使用车针，可用放置车针的车针架(使每一车针独立放置)进行灭菌。干热灭菌及戊二醛灭菌对车针损害较小，也可采用化学蒸汽压力灭菌。另外，临床治疗中取车针可能污染其他处，因此，车针座也应灭菌消毒。

5. 小器械消毒　用于患者治疗盘内的磨石、测量尺、去冠器、蜡刀、充填器、标记铅笔等小件器材，最好采用热压消毒或熏蒸或浸泡消毒。不得使用未经消毒的工具。

争取使用一次性调和板，但如果是玻璃调和板则应灭菌处理。特别是根管治疗的充填物应经过灭菌处理，充填物应在消毒的玻璃板上调拌。

6. 印模和印模托盘　对所取的印模应用流水冲洗，冲掉残留的血液和唾液。实验证明，藻酸盐印模可使用碘伏喷雾消毒，然后密闭于塑料袋中 10 分钟，再拿出来冲洗，灌制石膏模型。也可用 1.5∶1000 稀释的次氯酸钠喷雾，包装消毒 25 分钟。硅橡胶印模同样可选用上述消毒方法。浸泡消毒要防止托盘与印模分离。

7. 用品消毒　咬合蜡、𬌗堤、模型、𬌗架应定时消毒。可采用碘伏采取喷雾的方法进行消毒，石膏模型应采用专门消毒柜消毒(图 43-7)。其他一些耐高温的器械如面弓、𬌗叉、𬌗平面板、开口器可采用浸泡

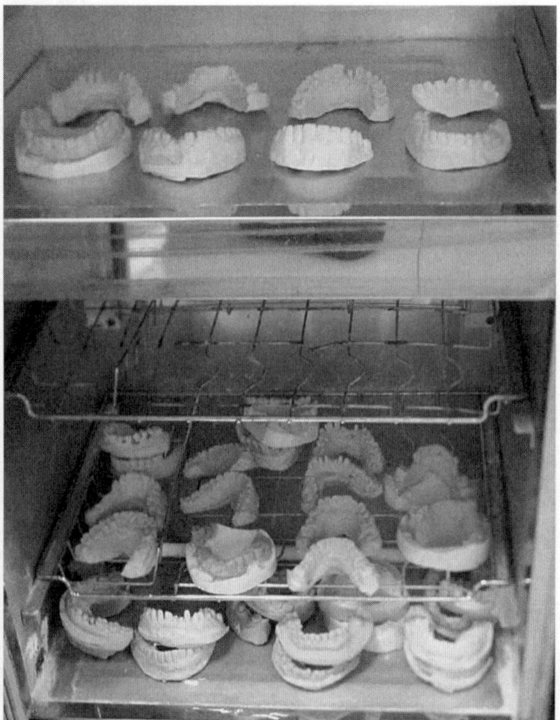
图 43-7　石膏模型使用消毒柜消毒

消毒(图 43-8)。金属托盘等器材在消毒后应统一无菌摆放。凡与口腔有接触者均需灭菌处理。一些不进入患者口腔的修复器材如𬌗架、橡皮碗、比色板等也应定期清洁、消毒。

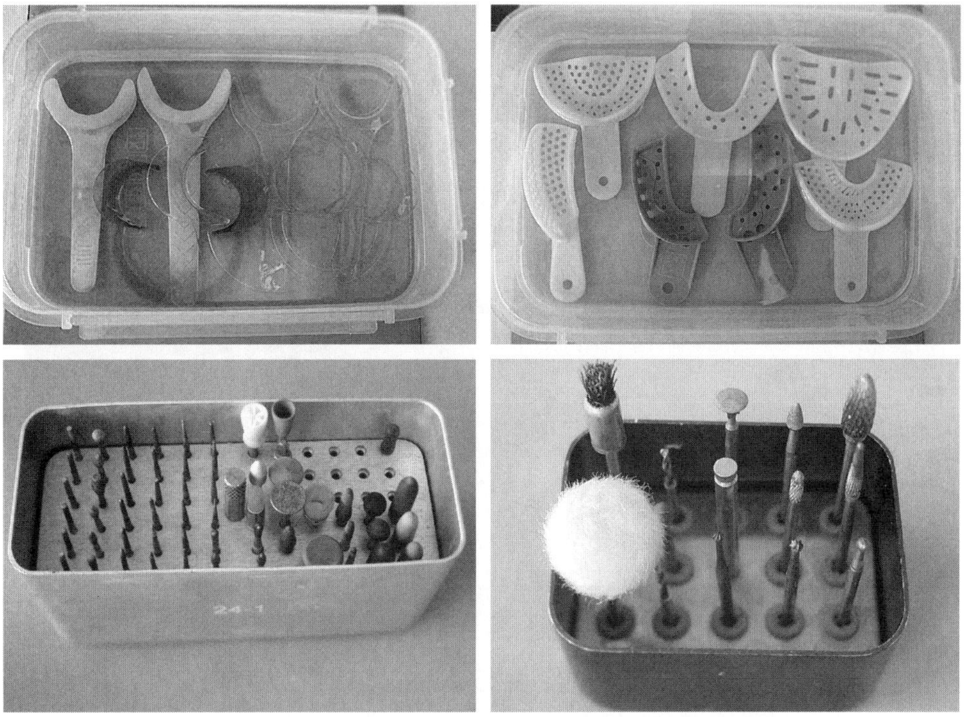

图 43-8　常用小器械的浸泡消毒

8. 修复体消毒　用 2% 的碱性戊二醛可进行塑料类义齿及固定合金修复体的消毒,为避免戊二醛对组织刺激,修复体应在流水下冲洗。修复体也可用碘伏消毒,刺激性较小,但也需清水冲洗后再戴入口腔内。从患者口内取出的修复体在消毒前,要用水冲干净。

9. 磨光、抛光器材的消毒　布轮及抛光剂应争取一人一套(图 43-9)。或坚持冲洗、更换,采用煮沸或消毒剂消毒。对使用的各种磨头及时更换,下班时统一清洗,熏蒸消毒或热压消毒,但如此处理后的修复体应将残留在修复体上抛光粉冲洗干净,再仔细清洗、消毒。

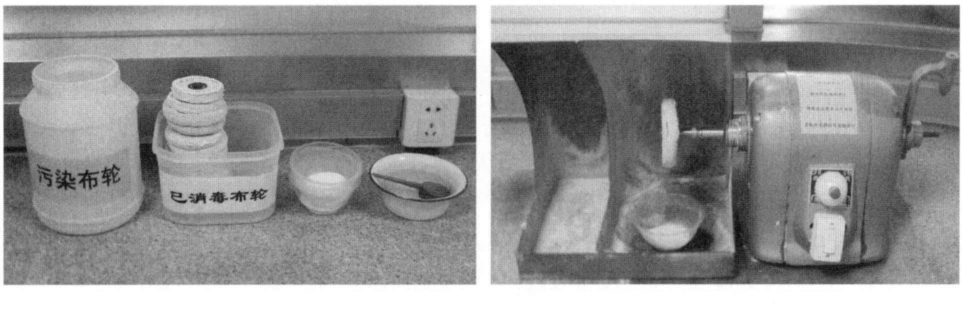

图 43-9　磨光、抛光剂的消毒

另外,对于试戴的修复体再送回制作室,如烤瓷冠桥重新上釉等,也应事前将修复体充分消毒。此外,技工室也应将设备,工作台面及暴露的器械进行定期照射或用消毒剂擦洗消毒,防止形成传染源。

总之,控制感染涉及多个场所和多方个环节,需要全体有关人员树立消毒、防护措施,建立健全完善的制度,养成良好的习惯,这样才能在修复治疗的全程杜绝交叉感染,保证医患双方的安全。

二、牙龈损伤及预防处理

牙龈损伤(gingival injury)是指在修复治疗过程中由于技术操作或修复体对牙龈造成的损害。它是冠桥修复中常容易出现而又容易被忽视的并发症。

(一) 龈损伤原因

若冠、桥的龈边缘设计不当,或制作不良,或临床操作不规范,如基牙预备的技术操作粗疏,在义齿修复时或义齿戴粘固后造成的牙龈损伤。

1. 牙体预备不当,在牙体预备过程中操作粗疏,车针可能损伤龈缘结合上皮(图 43-10)而出现结合上皮向根尖方向迁移,导致牙龈萎缩。

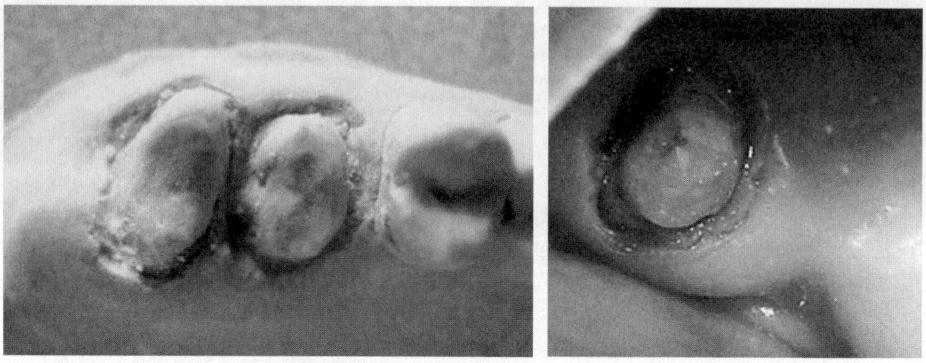

图 43-10

左图:模型上见 14,15 广泛牙龈损伤;右图:口内见龈缘损伤

2. 人造冠龈边缘有悬突,龈边缘不密合,修复体龈缘过长。

3. 人造冠的轴面突度过大,自洁作用差或卡环就位不良,或突度过小,影响固位体固位或牙龈正常按摩作用(图 43-11)。

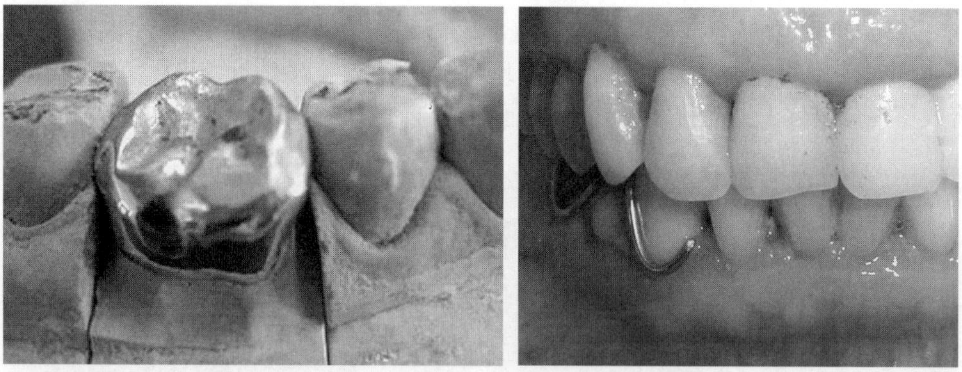

图 43-11

左图:46 人造冠轴壁突度过大;右图:43 冠的轴壁突度过小影响卡环固位

4. 修复体与邻牙的邻面接触不良(图 43-12)。

5. 暂时冠桥龈缘形态制作粗糙,自凝塑料凝固时产热及单体刺激牙龈(图 43-13)。

6. 修复体粘固过程中多余粘结剂残留于龈沟及邻间隙内未及时清除。

(二) 龈损伤的预防及处理

1. 基牙预备 ①熟悉使用的器材和设计方案;②向患者讲明如何配合口腔操作的注意事项;③夹紧上臂和手指选好在牙上的支点,手法要稳;④在龈缘预备时,选用直径合适的车针,或专用龈缘预备车针;⑤对龈沟深的患者,在龈缘预备前采用牙龈收缩线收缩牙龈后再作龈缘的预备。

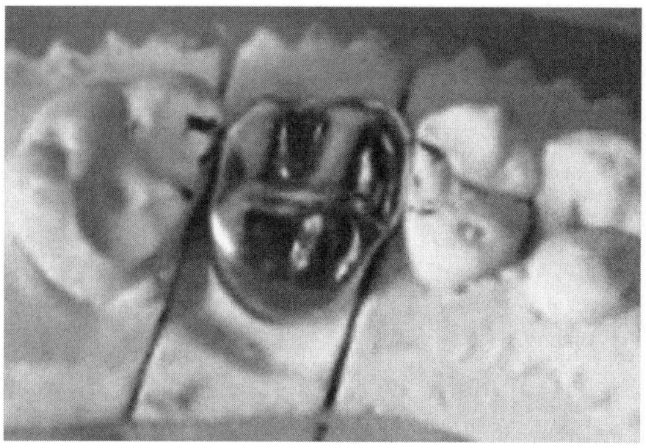
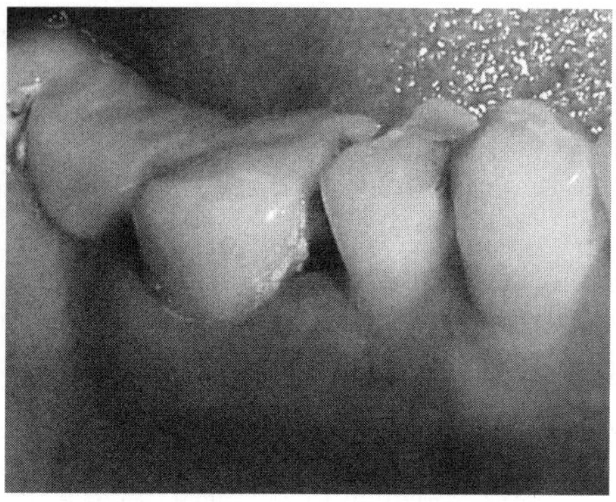

图 43-12　修复体的邻接不良

左图：16 金属全冠远中邻接丧失；右图：46 近中邻接不良造成食物嵌塞

如龈组织有轻微损伤，可用温热盐水漱口，或用消炎糊剂等药物有助于创伤愈合。若创伤较大，可暂缓取模，牙龈处上些碘甘油，暂时冠桥粘固后观察几天，待红肿炎症消退后再取模。

2. 人造冠龈缘的设计　针对患者牙龈沟的深度及固位需要，确定人造冠边缘的位置，并贯彻到龈边缘预备过程中。从各个环节保证冠边缘与基牙肩台的适合性、冠边缘的正确位置和冠边缘形态。

3. 正确恢复牙冠的外形突度　以保证食物流对龈组织的生理按摩作用。

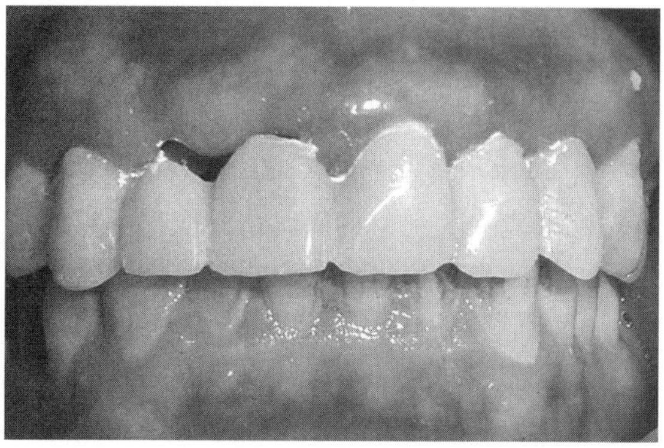

图 43-13　13-22 暂时冠边缘粗糙及不密合

4. 防止食物嵌塞　正确制备出外展隙及颊舌沟，恢复正常的邻接关系，防止食物嵌塞引起的牙间乳突炎。

5. 冠边缘的修改　试冠时，注意检查冠的边缘，如有压迫龈缘的症状，即牙龈边缘发白，应进行磨改，直至解除压迫症状。

6. 避免塑料刺激　在用自凝塑料直接法口内成形时，防止因产生聚合热．残留单体对龈组织等有不良刺激。并尽量避免塑料类粘固剂直接接触软组织。

7. 粘固　冠桥粘固后仔细清除龈里的粘固剂，避免形成粘固剂悬突，必要时用抛光钻抛光颈缘。并在冠桥龈边缘涂擦碘合剂。

8. 维护　指导患者保持口腔卫生，学会使用口腔保健用品，认真对义齿清洗，并定期复查，以保护口腔组织的健康。

三、修复时异物误吞、误吸

修复时异物误吞、误吸（foreign object accidental ingurgitation or inspiring）包括修复体、小器材或印模料被患者意外吞入食管或吸入气管的现象。轻则使医患双方造成精神紧张、修复体返工，重者可能需要食管、气管取异物，特别是重金属或带尖锐结构的修复体，会给患者带来严重的损害。还会引起医患纠纷。该并发症在临床上较为少见，但如不小心防范，仍会发生。

（一）可能发生误吞的情况

1. 试冠时误吞　多见于后牙金属全冠，因修复体小而光滑，加之椅位过于低平，修复体脱手滑到舌根或进入口咽部，特别是患者在饥饿的情况下易发生吞咽反射，造成修复体误吞。

2. 松动的小型修复体误吞　已在口内粘固的小型修复体，如嵌体、单冠、桩冠、贴面或小跨度的固定桥等，因固位不良或粘固剂溶解造成修复体松动脱落，患者在进食黏性食物时，不慎与食物团一并吞下。

误吞义齿后的危害视其修复体体积大小、重量和有无尖锐结构，如冠钉等而造成后果不同。有的可卡在咽腔及食管，也可能刺伤上、中消化道。贵金属冠因其比重大，甚者可引起胃肠穿孔，表现为损伤部位的疼痛、不适，甚至腹腔感染等病症。

3. 小器材误吞 在口腔内进行技术操作时，不慎落入口咽部，引起患者咽反射造成吞入或吸入。

4. 印模料吸入 在取印模时，由于印模料过多，或患者发生呛咳后的深呼吸，误将口咽部的印模料吸入气管。

（二）预防措施

1. 试戴小型修复体时，调整椅位，使患者成坐位，避免口咽低位。

2. 精力集中，谨慎操作。做到手不离修复体，防止意外滑落。为此，如有可能，还可将一根细牙线栓住修复体。使用去冠器时，让去冠器的喙与手指掌稳人造冠，防止滑落。

3. 有条件时使用橡皮障是行之有效的方法。

4. 告知患者给予配合，共同防范，近中午或晚饭时候的饥饿患者，建议其进食些简易食品后再来戴牙。

（三）处理方法

1. 初步措施 保持镇静，先仔细观察误吞物是否停留在咽腔。如发现异物卡在咽弓，可让患者取头低位，试用力咳出，或试用钳镊夹紧异物，轻柔地取出。如有困难，积极采取下面的措施。

2. 尽快拍摄X线片 了解误吞物（修复体）的位置。如自行处理有困难，请专科医生协助并及时请耳鼻喉科等有关科室的医师协助取出修复体或误吞入的异物。严重者应及时入院观察，必要不失时机地采取进一步的救治措施。

3. 促进误吞物的排泄 嘱咐患者保持镇静，鼓励患者口服香油1~2两，或口服润肠药物与食品。有人主张让患者进食韭菜等纤维素多的食品，帮助修复体排出。但有肠胃疼痛者，不宜进食太多，并密切观察。修复体误吞后一般经12~24小时后会由体内自行排出，若有明显的胃痛腹痛等症状出现者应及时去医院就诊，以免发生意外。

四、继发龋及预防

继发龋（secondary caries）是指各种修复体在口内戴用后在其周围出现的龋变。该并发症的发生率很高，并危及修复体使用寿命，因此，冠桥修复作为永久性修复体，更应该高度重视，预防和及时治疗。

（一）继发龋原因及好发部位

继发龋的形成原因主要是局部因素加上遗传因素。为了减少冠桥修复的继发龋发生率，应积采取预防措施。

1. 因为基牙预备、印模、制作、粘固等原因造成修复体边缘与牙体不密合，粘固剂被溶解而产生缝隙（图43-14）。

2. 因设计、牙体预备、制作质量等原因形成的固位体松动，破坏了修复体的边缘封闭。上述原因造成的继发龋多出现冠边缘（图43-15）。

3. 因修复体𬌗面过薄磨损穿孔（图43-16），或铸造缺陷破坏了冠的封闭性，这种继发龋多出现在𬌗面。

4. 因邻接、形态问题造成的食物嵌塞，使局部菌丛聚集和牙体组织脱矿。继发龋多出现在邻面。

5. 因口腔卫生不良，修复体自洁作用不良等。继发龋常出现在冠桥的边缘处。

6. 牙体预备时龋变组织未清除干净。继发龋常出现在原来的窝洞处。这种龋坏由于在修复体内的基牙上，又有牙龈覆盖，早期龋坏一般较浅，患者很难觉察到。

7. 基牙粘固前未严格做防龋处理，如粘结面未涂粘结剂，形成界面的微漏。

由于上述原因，造成菌斑聚集而不易清洁，细菌的生长繁殖，再加上基牙预备后缺乏牙釉质保护而引起基牙继发龋发生。

（二）检查

患者定期随访可以早发现、早处理，终止龋病发展。

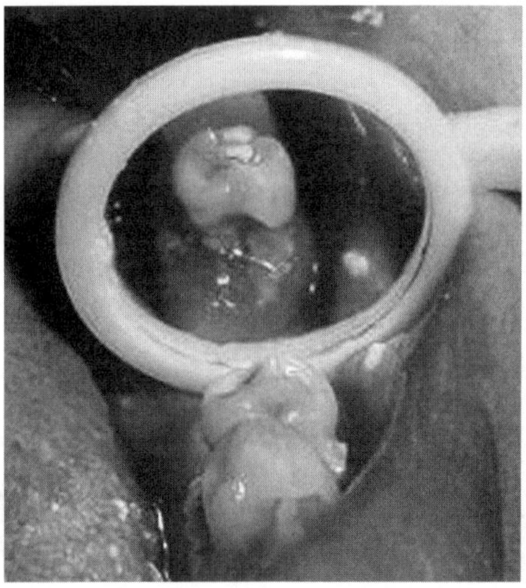

图 43-14　固定修复继发龋好发部位——颈缘及邻面

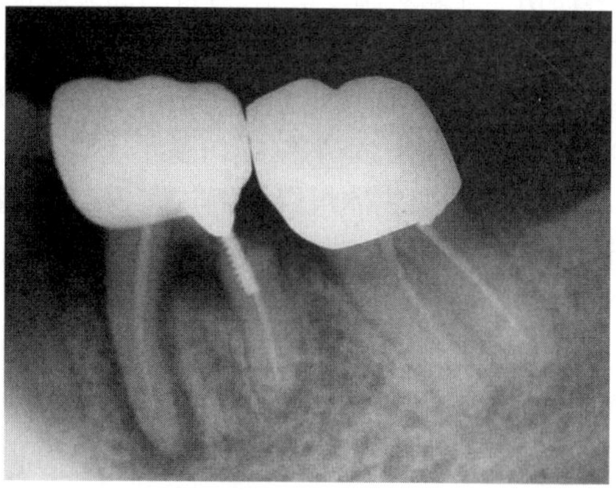

图 43-15　X 线片示第一磨牙远中根根面继发龋造成修复体与根面透射区

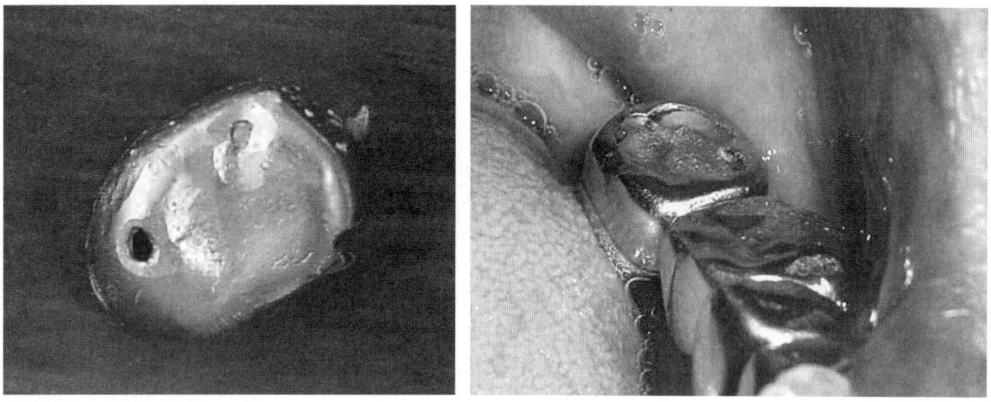

图 43-16　金属全冠咬合面的磨损穿孔

1. 用探针对修复体边缘及牙面进行视诊和探诊，必要时拍 X 线片辅助诊断，特别注意发现邻面龋。

2. 结合症状判断，如患者对酸、甜及温度刺激敏感，或持续出现口腔异味。

3. 由于继发龋造成粘结失败，常常是修复体存在微漏或轻微松动。可嘱患者作咬合运动，如有微漏可见修复体边缘有液体溢出或冒气泡现象。

（三）继发龋的处理

1. 消除继发龋形成的条件，凡发现有修复体粘结失败、𬌗面穿孔的修复体应拆除。作进一步检查，判断基牙有无继发龋及龋坏程度。认真分析固位体松动的原因，必要时改变设计。𬌗面磨损穿孔的牙在重做时加大𬌗面预备量。修复体拆除后，根据继发龋的状况完成龋损部位的治疗。

2. 对于有易患龋病的患者，尤其是以往在修复体周围有进行性龋病病史者，除了进行基牙涂氟、粘结剂保护外，嘱患者作好口腔清洁，使用含氟牙膏，氟化钠中性漱口液，以及氟化钠糊剂或凝胶药物其他一些预防性措施。

3. 修复治疗前正确掌握适应证，合理地设计修复体，精细加工制作，修复后良好的口腔卫生维护及定期复诊，可使固定修复后基牙继发龋发生降到最低水平。

五、牙髓损伤及处理

牙髓损伤（pulp injury）是指由于修复设计不合理，磨切工具使用不正确，技术操作不当，初戴及粘固前后处理有误等原因所引起的牙髓损伤。牙髓损伤可分为在修复过程中造成的直接损伤和修复体戴入口腔后的继发损害。牙髓损伤往往造成修复治疗失败，给患者带来痛苦与损失。

(一) 牙髓损伤的原因

1. 热损伤 牙髓对温度敏感，短暂的高温就能造成永久损害。①在固定修复牙体预备过程中忽视牙髓防护措施，磨具速度过快，局部产热过高，或手机喷水量不足，近髓处切割时间过长。②作暂时冠桥时未正确操作，自凝塑料凝固产热，损伤基牙牙髓。

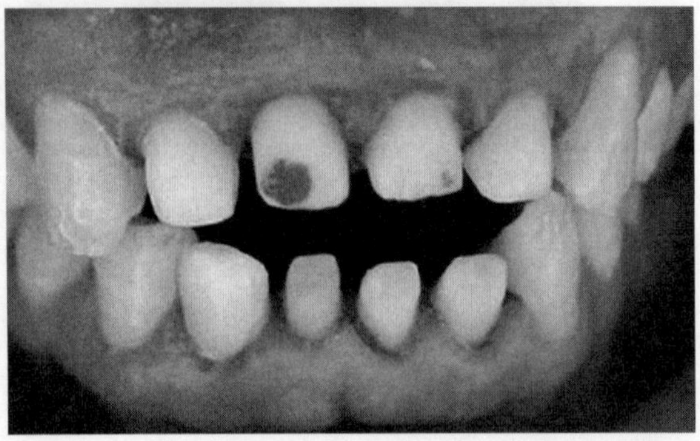

图 43-17 11,21 牙体组织切割过多造成唇面牙髓穿髓

2. 机械损伤 ①牙体组织切割过多，接近牙髓腔，甚至造成露髓(图 43-17)。②牙体预备时制备钉洞或沟的辅助固位形时造成穿髓。

3. 化学性损伤 ①在修复体制作过程中，对牙体、牙髓未作暂时修复体或涂膜保护，使被切割的活髓牙长时间暴露在口腔内。②采用磷酸锌水门汀作活髓牙粘固，因游离酸的刺激也会引起牙髓损伤。③固定修复体粘固前牙体消毒剂使用不当，或粘固方法不正确，也可引起牙髓过敏，甚至牙髓炎或牙髓坏死。

4. 继发龋导致牙髓损伤 ①由于修复前龋变组织未去净；②消毒不彻底；③冠边缘不密合等引起继发龋，进而在修复体戴用一段时间后出现牙髓病变。

(二) 牙髓损伤的预防

绝大多数人为的牙髓损伤可以设法避免。

1. 工具及手法方面 ①当牙预备进入牙本质层时选用直径小(线速度小)切割工具；②接近牙颈部时，手机的速度不宜过大，防止牙本质小管的负压损伤；③车针对牙体合理施压(30~60g)，并采用间隙性切割方法；④切割时采用水雾有效冷却，不宜采用空气冷却方法。

2. 解剖学方面 ①年轻患者的牙髓腔较大或畸形牙髓腔(图 43-18,19)，因此在牙体预备时应格外小心，对牙体解剖应做到心中有数。对年轻患者应严格掌握适应证，必要时与患者说明需拔髓后才能做牙体预备。②活髓牙在局麻下作牙体预备时，由于患者不能对牙髓刺激作出反应，操作时亦应注意保护牙髓。③对牙周病及老年患者的伸长、漂移牙、移位扭转牙(图 43-20)等，要事先估计磨切量，拍照 X 线牙片，正确判断牙髓腔的位置，做到心中有数。

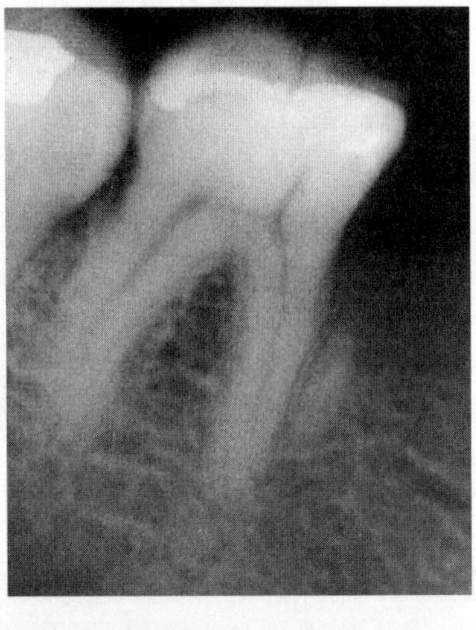

图 43-18 第二磨牙远中牙髓腔畸形容易穿髓

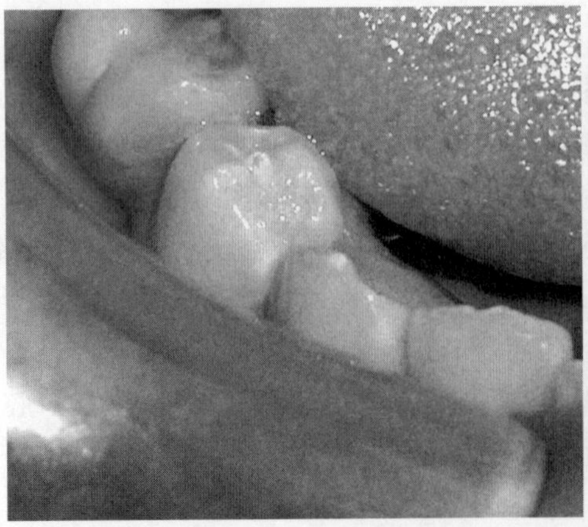

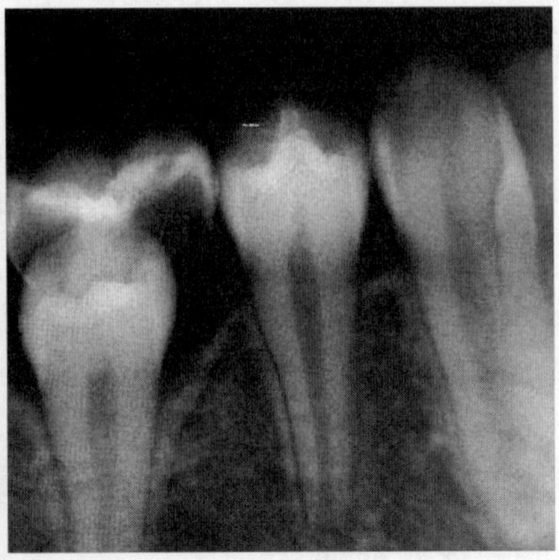

图 43-19 畸形中央尖

左图：口内示 44 畸形中央尖；右图：X 线牙片示 44 畸形中央尖

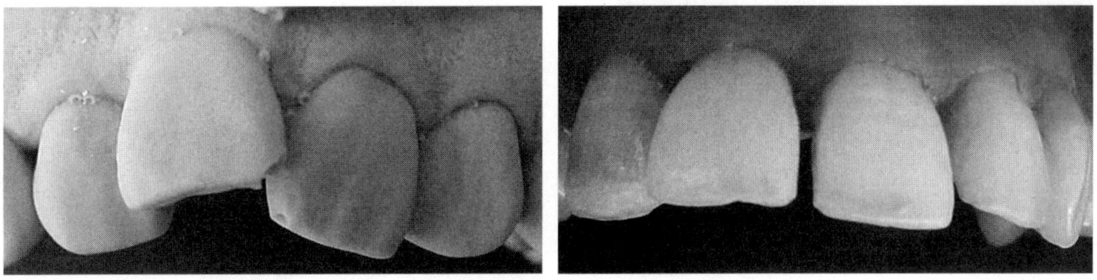

图 43-20　移位牙牙体预备时容易穿髓

左图：模型上示 11 牙体扭转及唇向位；右图：口内示 11 唇向位

3. 减少刺激机会和强度　①牙体预备要一次完成，减少对牙髓的刺激。②在取模前对预牙体预备涂布脱敏剂，然后吹干，再取模。③采用间接法制作自凝塑料修复体。直接法做暂时冠桥时，使用不产热的自凝塑料。④暂时冠桥粘固时应采用对牙髓刺激小的并有安抚作用的丁香油氧化锌糊剂。⑤使用温和消毒剂。一般采用75%酒精消毒。若预牙体预备有过敏症状，粘固前在基牙表面涂布氢氧化钙溶液，以中和粘固剂的酸性。⑥选用生物相容性较好的粘固剂如聚羧酸锌粘固剂、玻璃离子粘固剂等。

4. 注重修复质量　①牙体预备时将龋变组织去尽。②修复体初戴及粘固后仔细做咬合检查，消除𬌗干扰。③固定修复体的边缘线要短，位于自洁区，边缘应与牙体组织密合。④牙体预备有一定固位形和抗力形等合理设计，以避免造成继发龋从而引起牙髓受损。

（三）牙髓损伤处理

1. 对于牙列不齐或个别牙严重扭转错位的患者，在满足修复体恢复正常牙位及形态的前提下尽量不失活牙髓（图 43-20）。不得已时，向患者讲明，考虑采用局麻下拔除牙髓，一次性根充的方法进行治疗。

2. 对于在牙体预备时发生意外局部小穿髓，可用氢氧化钙盖髓剂直接盖髓治疗，保护牙髓免受污染，防止牙髓坏死。

3. 在牙体预备后，戴暂时修复体时直到复诊戴冠桥时仍有牙髓症状，可适当延长戴暂时冠的时间，并再做牙髓的安抚处理，直致症状消失，再做永久粘固。

4. 对于修复后因𬌗干扰等原因造成牙髓损伤，往往伴有牙周症状，应首先调𬌗，如牙髓疼痛未见好转，感染症状加剧，则需牙髓治疗。

对于修复体完好者，可用保守法进行牙髓治疗，即在前牙舌面或后牙𬌗面修复体上开洞，完成牙髓治疗。然后在开洞部位用银汞或复合树脂充填。如同时伴有修复体松动或烤瓷牙的瓷崩裂，则应拆除修复体，待牙髓治疗完成后重新修复。

六、牙体折裂

牙体折裂（tooth fracture）简称牙折，是修复失败的可能原因之一。由于外伤、龋损治疗时的窝洞预备，削弱了牙体的抗力，加之自身的脆性和在正常或过大𬌗力作用下，容易造成牙体折裂。牙体折裂包括冠折和根折。牙折是硬组织连续性的断离，牙裂为连续性的部分断离，又分别称为隐裂或微裂（图 43-21）。自然牙常出现隐裂，而且是做冠修复体的原因，戴冠以后，也会进一步出现牙折。为了及时发现隐裂，可以用咬合法、碘酒检查法（图 43-22）。处理方法应首先拍摄 RVG 牙片，对于早期轻度隐裂，可先降低咬合观察，对于可探查的隐裂，通常应做牙髓治疗，然后再做冠保护。具体方法详见牙折一章。

（一）牙折的原因

1. 因适应证选择、设计或技术操作不当等均可能造成基牙折裂。牙体预备时切割量过大，常影响牙体组织的抗力形，以致承受𬌗力的能力降低。

2. 大部面积充填物，如缺乏核桩或螺纹钉增加固位和抗力。

3. 修复体过大咬合面和过大的牙尖斜度，特别是有咬合早接触，常常是意外咬到硬物时引起牙折的原因。

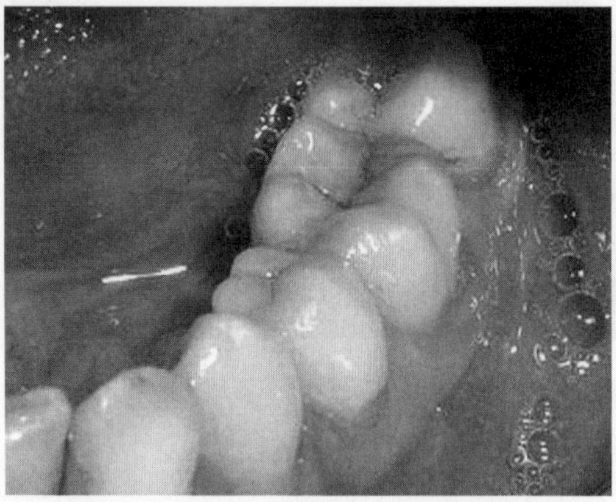

图 43-21　36 近远中向牙冠隐裂

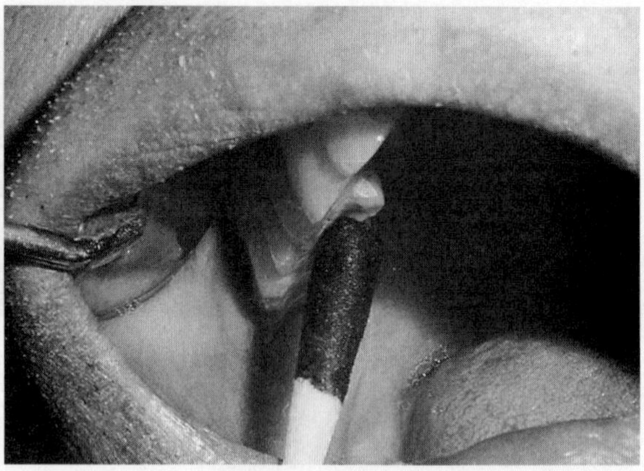

图 43-22　隐裂及碘酒法检查

4. 牙体自身强度低如死髓牙、畸形等。

5. 病理性骨吸收或根吸收等。

6. 修复前有牙根隐裂或微裂。

(二) 牙折的表现

带有修复体的牙折有冠折与根折，折裂及隐裂的不同表现。

牙冠部折裂常见于做过嵌体修复或牙体充填的患牙。表现为：①冠折，如牙冠横断、纵折、斜折和牙尖折断。②根折，隐性根折，错位根折。凡是涉及牙周膜的折裂多表现出咀嚼痛，涉及活髓牙牙髓者有牙髓刺激症状。

嵌体修复的患牙或充填牙的冠折比较容易发现，一般可见到折裂线，也可能只有在暗视野下透照才能发现的微裂。冠修复后的冠折很少见，多是修复前就存在的隐裂，或因继发龋造成的冠折，这种冠不容易发现，常因牙冠横折，修复体与牙冠一同脱落。轻微的牙冠折裂仍能使修复体有足够固位，仅在边缘产生细微的裂隙，这种情况主要发生在嵌体或部分冠的边缘线。

(三) 牙折的处理

1. 嵌体周围的纵折裂　应尽早结扎，如不超过三天者效果较好。首先检查牙折线，如属隐裂或裂缝很细能够完全复位，消毒后以结扎丝结扎(图 43-23)。如果牙折时间超过 4 天或更长，且裂隙较大、裂隙内存在食物残渣，应做过氧化氢、生理盐水冲洗，再结扎复位，经过完善的牙髓治疗后，再以全冠修复。还可通过钉固位形加强固位，若折裂导致露髓，则需先作根管治疗，然后再以全冠或桩核冠修复。

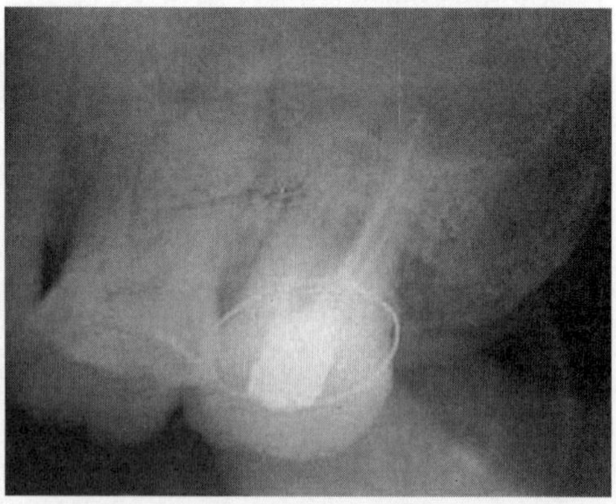

图 43-23　牙体隐裂的钢丝结扎

2. 全冠修复颈缘的水平折断　通常只剩残根或很少的牙冠组织。如果残留牙根仍保持完整，牙周膜正常，并有正常颈缘线，则仍可保留该牙，经完善根管治疗后，以桩核冠修复。如遇全冠松动伴牙冠充填物脱落或斜折，根据残冠牙体组织的固位形和抗力形，重新以树脂充填，加钉加固，重新做冠修复。如缺损涉及牙髓，应常规做根管治疗，视情况做桩核冠修复，参见第十六、十七、四十六章。

3. 根折裂　常见于桩冠或桩核冠修复。由于根管壁过薄，咬合创伤，根桩选择不当，以及桩的强制性就位等，都可造成根折。根折线如到达牙槽嵴下，影响到牙根支持与固位者则拔除，然后以固定桥修复。如根折线终止于牙槽嵴顶处，可通过电切术暴露根面，5~7 天后再做桩核冠修复。

修复后的牙体折裂只要做到早发现，早治疗，设计合理，注意无菌操作，一般保存修复的效果较好。

七、瓷裂

瓷折裂（porcelain fracture）简称瓷裂或崩瓷，是指瓷层的断裂、隐裂或剥脱（脱瓷），是烤瓷熔附金属冠和全瓷冠常见的并发症（图 43-24，25）之一。Coomaert J 和 Libby G 等人认为金属烤瓷修复体使用 10 年后的瓷裂发生率为 5%~10%。发生瓷裂的病例中，男性患者占 57%，女性患者为 43%。57% 发生于固定桥的固位体，43% 发生在单冠。而 86% 发生在前牙，62% 的瓷裂出现于切端和唇面，34% 发生于唇面颈部。瓷裂出现三种情况：即：瓷层内；混合型；金属界面。

瓷崩裂的原因很多，涉及临床技术、义齿设计制作、患者维护和设备材料等多个方面。

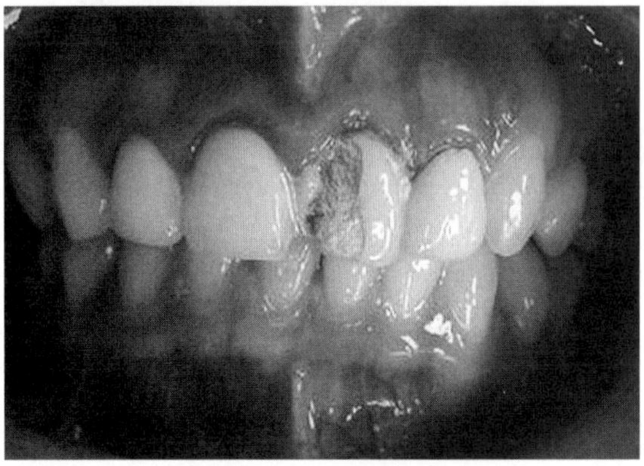

图 43-24　瓷裂 - 瓷层折裂

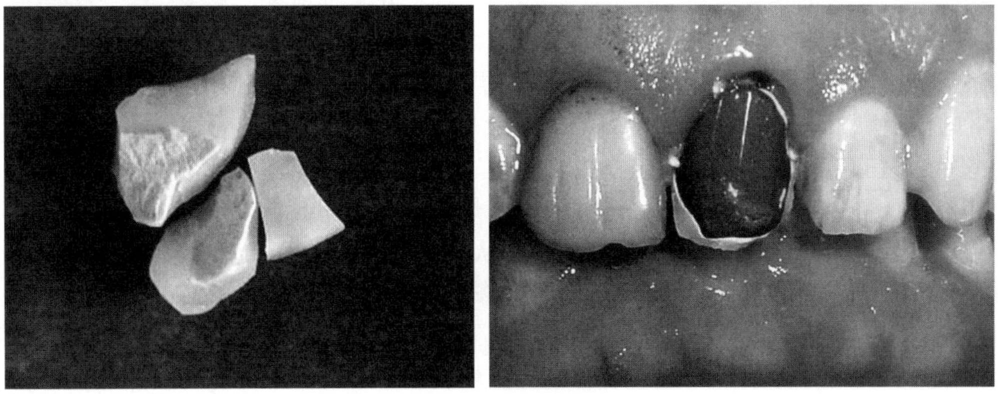

图 43-25　瓷层剥脱

左图：剥脱的瓷块；右图：烤瓷冠唇面在金属界面上瓷层剥脱

（一）瓷裂的原因

1. 设计、制作问题　①金属烤瓷冠或冠桥支架结构不合理；②金属基底冠表面形成尖锐棱角或粗糙面，造成应力集中点，导致瓷层裂纹传播；③金属铸件过薄不足以支持瓷层，可能造成瓷层崩裂；④金瓷衔接部与对𬌗牙有咬合接触；⑤瓷层过厚而无金属支持，如前牙烤瓷桥体切端瓷层无金属支持引起瓷的崩裂。

2. 金属 - 瓷界面问题　①由于金属 - 瓷界面被手接触或打磨工具的结合剂造成的污染；②除气、预氧化处理不当造成氧化层过厚形成气孔（图 43-26）。

3. 烤瓷烧结问题　①由于修改烤瓷形态反复烧结引起金瓷的理化性能改变，在金瓷界面产生了残余应力；②瓷粉与金属热膨胀系数不匹配；③缺牙间隙较长时金属材料强度不足，造成桥体承受𬌗力时下沉而致瓷裂；④烤瓷烧结时，不当的冷却速度使金瓷界面残余应力明显增大，炉温不精确等均可使瓷烧结不全而引起崩瓷。

4. 咬合问题　①切端、𬌗面瓷层有咬合早接触点，特别是前伸、侧咬合时有早接触点（图 43-27）；②𬌗曲线异常，常见于纵𬌗曲线过大引起的咬合创伤；③咬合紧、𬌗力大（图 43-28），如有夜磨牙症、不良习惯如咬铅笔、烟嘴等，也易使切端的瓷层崩裂。

5. 临床操作问题　①牙体预备时𬌗面牙体的磨除量过少，造成瓷层过薄。由于调整咬合或使用中造成金属基底暴露（图 43-29）；②牙体缺

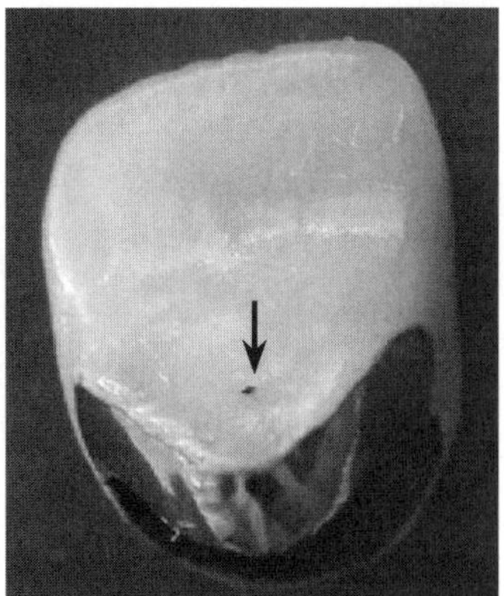

图 43-26　瓷层气泡

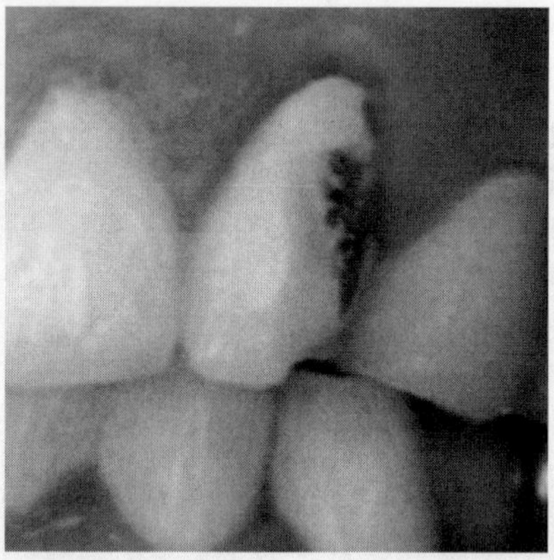

图 43-27 侧方咬合有早接触点引起的瓷裂

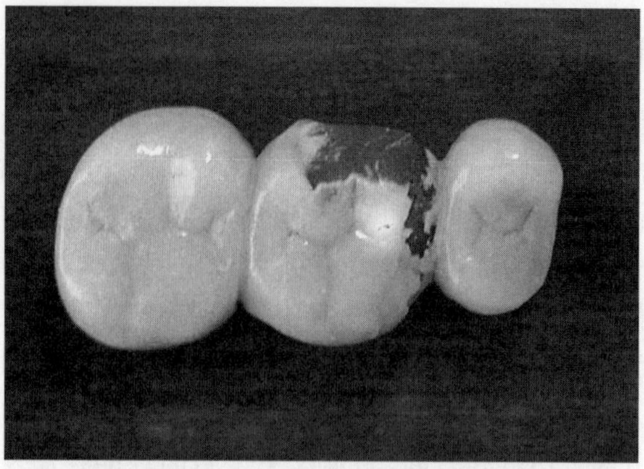

图 43-28 瓷层过薄因咬合力引起的脱瓷

损未充填造成瓷层厚度不均匀造成瓷裂；③牙体预备后轴壁存在倒凹，以至于修复体强行就位时引发瓷层裂纹；④颈缘处理不当，取模时颈缘线不准，修复体颈缘制作不到位，在试戴或粘固时用力过大或使用小木槌敲击等都可能引起崩瓷；⑤瓷层打磨失当，引起瓷层微裂，造成日后在𬌗力作用下的瓷裂。

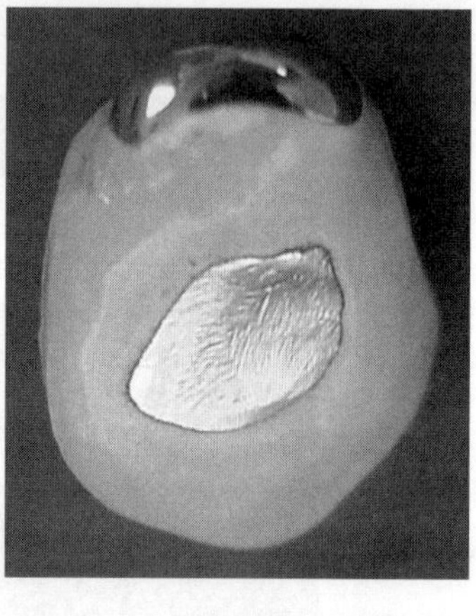

图 43-29 瓷层穿孔，暴露金属

（二）瓷裂修理的适应证

瓷裂的修理（repair of porcelain fracture）指金属 - 烤瓷修复体瓷层崩裂后的外形恢复或处理。金 - 瓷修复体崩瓷后很难从口腔中完整取出，有些情况下仅做保守的口内修理，有时不得已要将修复体强行卸下，甚至破坏重新修复。

口内修理方法简单易行，因此一些金瓷修复体瓷崩裂后多采用保守的口内修理方法。它的适应证是：

1. 前牙烤瓷冠、桥切角处小范围的瓷裂、瓷层脱落。
2. 前后牙颈缘小范围瓷裂。
3. 不影响美观的部分遮色瓷与体瓷界面的脱落。

4 颊舌面或非功能尖的后牙金属 - 遮色瓷界面的瓷层脱落。

（三）瓷裂修理方法的选择

1. 磨光法 适合后牙颊、舌尖非功能斜面小范围（2~3mm）的瓷层断裂。仔细检查断面，排除牙冠其他瓷面折断的可能，用瓷层专用磨头磨平缺损的瓷面，并用瓷磨光轮、磨光锥、磨光尖磨光断面。

2. 脱落裂的瓷片粘结法 如脱落瓷片断缝在瓷层，瓷片完整且无裂纹，复位良好者，可用粘结法重新粘固。

3. 复合树脂修复法 可见光固化复合树脂有多种颜色可选择，操作简便效果好，常被选为瓷裂的修补材料（图 43-30），尤其适用于脱落瓷面不光整的小范围缺损，目前应用较广泛。

4. 瓷饰片粘结法 如瓷层崩裂为几个碎片或吻合后有缺损，难以符合直接粘固修理的要求者，可用制作瓷饰片弥补上述不足，但制作工序复杂，精度要求高，需技术室配合才能完成，一般多用于桥体瓷折裂的修复。

5. 拆除重做 前牙大面积瓷层破碎，金瓷界面全层剥脱，或保守修理方法失败后，保守修理方法影响美观与效果，以及患者强烈反对保守修理者。将残留的烤瓷修复体拆除，清除粘固剂，根据重新做牙体预备，常规进行修复。

（四）瓷裂修理的主要步骤

1. 瓷层折裂面处理 ①将断裂面彻底清洁，去除附着软垢或菌斑等污染；②在瓷层的断裂缝处预备肩台；③用喷砂法（有人主张瓷层表面先用氧化铝喷砂），或砂石进行粗化处理；④用 5%~10% 氢氟酸

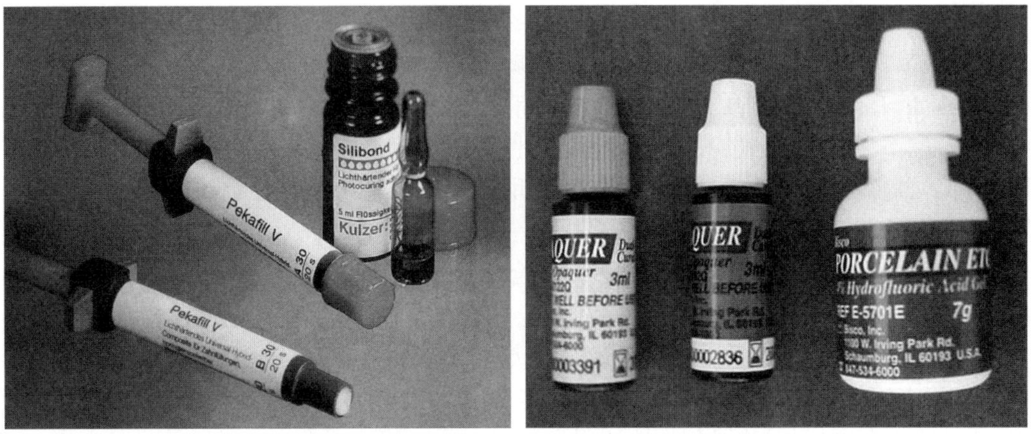

图 43-30　修复瓷裂用的复合树脂及遮色剂、酸蚀剂

将断裂面酸蚀 40~60 秒，用清水洗净；⑤气枪吹风干燥；⑥涂布硅烷偶联剂，然后在其表面涂一薄层粘结剂，吹干；⑦选择颜色合适的光固化复合树脂，堆塑成形，光照固化；⑧完成形态修整，抛光，上光剂涂覆，完成修理（图 43-31）。

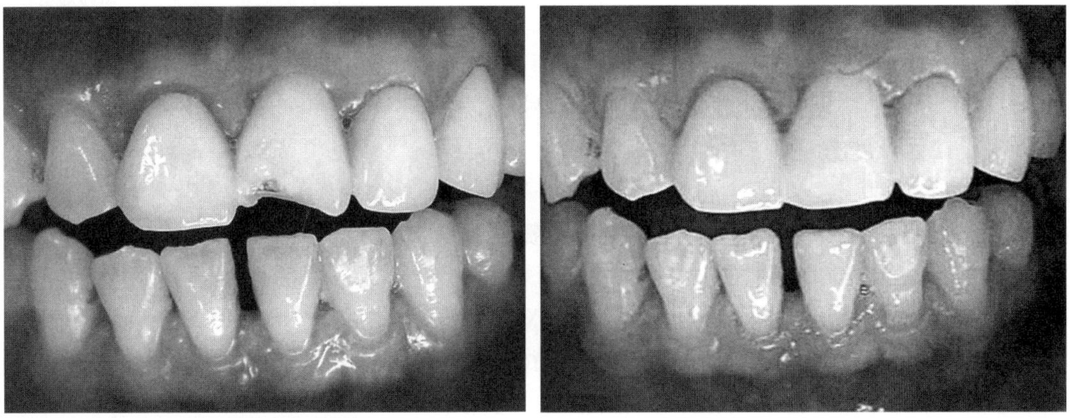

图 43-31　瓷裂的修补

2. 金属断面的处理　①常规将断裂面彻底清洁，去除附着软垢或菌斑等污染；②在暴露的金属表面磨出沟、倒凹等固位形；③以笔式喷砂机用氧化铝喷砂粗化；④涂布偶联剂，以增加树脂与金属或烤瓷的粘结作用，使其表面硅烷化；⑤涂布粘结剂，待偶联剂干燥后涂布一薄层粘结剂；⑥选择颜色合适的光固化复合树脂堆塑成形，光照固化；⑦完成形态修整，抛光，上光剂涂覆，完成修理。

八、固定桥的并发症——基牙问题

基牙疼痛（abutment ache）是指固定桥粘固时或粘固后基牙出现的疼痛症状或并发症。常因固定修复的设计、调𬌗及基牙自身问题引起过敏性疼痛、咬合痛以及自发性疼痛等。

（一）过敏性疼痛

1. 修复体戴入时疼痛　特点是激惹性、非自发性疼痛。当活髓牙预备后暴露的牙本质受到修复体就位时的机械刺激、冷热刺激以及机械牵张作用引起的过敏性疼痛。特别是牙体预备后，轴壁粗糙，或牙髓处于充血状态时疼痛更明显。

2. 粘固时疼痛　当修复体粘固时，由于消毒药物刺激、粘固剂的冷刺激，粘固剂结固前游离酸刺激等都会引起过敏性疼痛，待粘固剂凝固后，疼痛一般可自行消失。

3. 戴暂时冠桥期间的冷、热刺激疼痛　多因牙体组织切割过多，或因基牙预备后未戴用暂时桥所致。如试冠时疼痛明显，可先将固定桥暂时性粘固观察，待症状消失后，再恒久性粘固。

4. 戴牙后疼痛　分为戴牙后近期疼痛和远期疼痛。前者发生在进食时的冷热刺激不适，一般持续1~2周，长者，可持续3个月，激惹性疼痛程度逐渐减轻，等待再生牙本质生成后疼痛自行消失。远期疼痛发生的可能原因有：①粘固剂质量差，或冠边缘有缝隙，牙本质暴露；②牙周创伤或牙龈退缩；③固位体适合性差，固位不良，桥松动；④粘固剂溶解，基牙产生继发龋等原因。如因粘固失败者，可不破坏固定桥重新粘固。如基牙或修复体质量有问题，需要拆除固定桥，患牙治疗后重新修复。

(二) 咬合痛

1. 固定桥粘固后短期内出现咬合痛　多为咬合早接触引起的创伤性牙周膜炎，一般经过调𬌗处理后，疼痛会很快消失。若未及时调𬌗，因负荷过重会因创伤而引起急性牙周膜炎，疼痛加剧。通常在固定桥正常复诊时，通过减轻咬合力一般都能解除症状。

2. 固定桥使用一段时期后出现咬合痛　检查修复体的咬合和基牙松动度，并用X线牙片观察基牙牙周状况，确定是否存在根折，或是创伤性牙周炎或根尖周炎等。通常先通过调𬌗减轻症状。若疼痛持续，出现牙周炎或牙髓炎，可试在固位体上钻孔做根管治疗，或拆除固定桥做根管治疗。因根折或牙槽嵴严重吸收，固定修复出现明显松动时，可考虑拆除修复体，重新设计修复失牙。

3. 基牙负荷过重　多见于长跨度、曲度大的固定桥，或因桥体过宽，或牙尖斜度过大，或对𬌗牙为自然牙，咬合力大，或接触点不均造成了大的侧向力，使牙周膜损伤。配合拍摄X线牙片了解基牙根周状况(图43-32)。保守处理办法是先行调整咬合，或针对原因处理，如减轻桥体承受的咬合力，观察1~2周，多数情况下通过保守处理可解决问题。确系设计问题，或常规保守处理失败后，再拆除原修复体重做，或改变设计后修复。

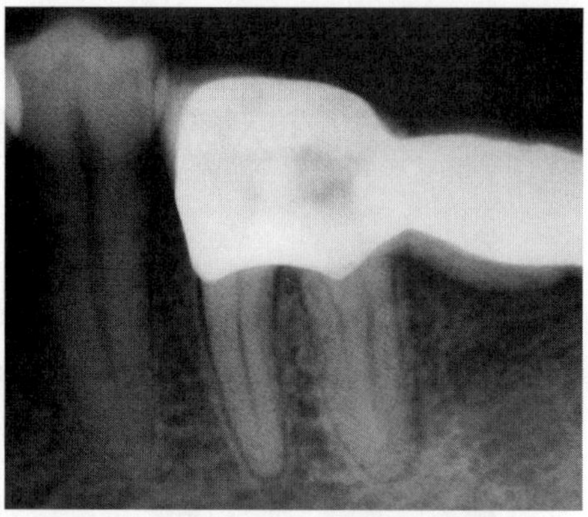

图43-32　固定桥基牙负重反应：牙周膜增宽

(三) 自发性疼痛

冠桥粘固后出现的自发性疼痛，可能是由于牙髓炎、根尖周炎、牙周炎或异种金属修复体之间产生的微电流引起。应根据疼痛特征与上述疾病的关系，结合口腔检查和X线牙片，确定诊断。如果是牙髓炎，确定患牙后，开髓行牙髓治疗。如是牙周炎，首先调𬌗，或做牙髓牙周治疗。如果发生异种金属导致的电流刺激痛，应拆除其中一种有问题或简单的修复体，更换成同种金属材料或塑料。

(四) 基牙负重造成的骨吸收

基牙负重过度是临床常见的现象，尤其是老年、牙周病患者，当咬合力大于牙周膜的承受能力时，轻则容易出现骨吸收(图43-33)，出现修复体松动，重则出现根折。通常拍摄X线牙片确定骨吸收程度，当基牙根部骨吸收超过根长1/2，修复体明显松动，或根折时，需要拆除修复体做进一步治疗，然后再根据具体情况进行修复。

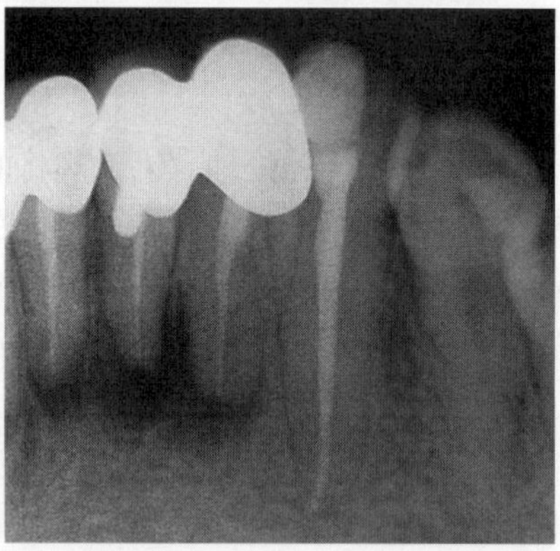

图43-33　联冠基牙负重反应，牙槽骨吸收

(五) 基牙松动

固定桥基牙松动(abutment looseness)是指固定桥粘固后由于受到有害的因素导致基牙出现可见的动度。其可能原因如下：

1. 基牙本身的支持能力差，或桥体跨度过大，基牙负荷过大。
2. 设计缺陷，如基牙数量不足，中间基牙负荷过大。
3. 修复体𬌗面过宽或牙尖斜度过大，恢复的𬌗力过大。
4. 咬合不良，接触点不平衡使基牙遭受𬌗创伤。
5. 牙折、根折。
6. 新患的牙周炎。

7. 全身疾病，如骨质疏松等系统性疾病，表现为全口牙松动。

对松动不严重的基牙可先采取保守治疗，如调𬌗减轻基牙负担，积极治疗牙周炎症等处理。如果牙周组织损伤严重，且经常引起炎症而产生疼痛，一般应拆除固定桥，治疗患牙，然后改变设计，重新修复失牙。

（六）瘘管

在根管预备，根管处理，消毒，干燥，粘固中应严格无菌操作，避免在粘固后出现瘘管（图 43-34）。通常在完善的根管治疗后才能做桩核冠修复。粘固前，除做根管酸蚀处理外，应彻底用 75% 酒精小棉签消毒，无水酒精干燥，热空气吹干，粘固剂应在无菌的调拌纸上进行，所有输送器材均应消毒，以保证无菌。

一旦根周感染，患者往往出现唇侧瘘管，根部不适，扪痛，局部反复起脓包等症状。应常规拍摄 X 线牙片，了解根周状况。对于陈旧性闭合瘘管，唇侧只有白点者（图 43-35），可先采取姑息抗菌治疗；对于基牙反复出现的瘘管，X 线牙片证实有根尖周局部暗影者，应进行常规根管治疗；对于局限在根尖区的感染，也可采取根尖切除术。

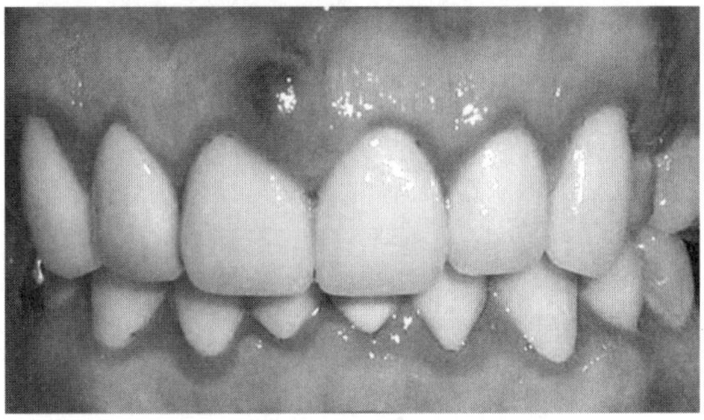

图 43-34　烤瓷冠粘固一段时间后出现唇侧瘘管及龈缘刺激症状

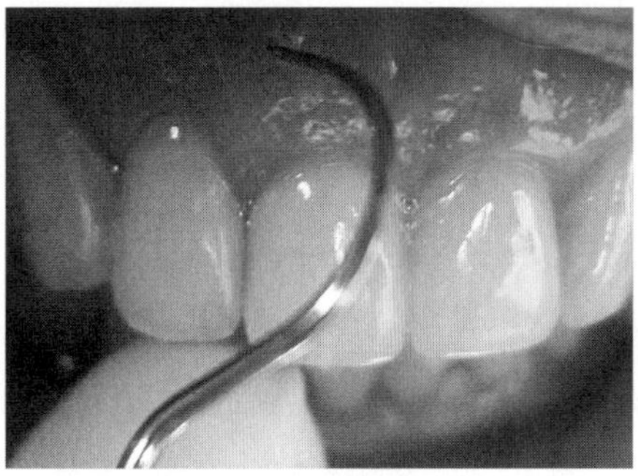

图 43-35　唇侧闭合瘘管

基牙的根管治疗一般应将固定修复体拆除后进行。如果修复体完好，也可采取舌侧或者𬌗面的修复体上开孔（图 43-36），保证根管治疗的通路，待瘘管消除后，观察 2 周，无任何症状时，再以复合树脂充填。这样既可保证治疗，又可保留原来的修复体，避免了拆除、修复过程。

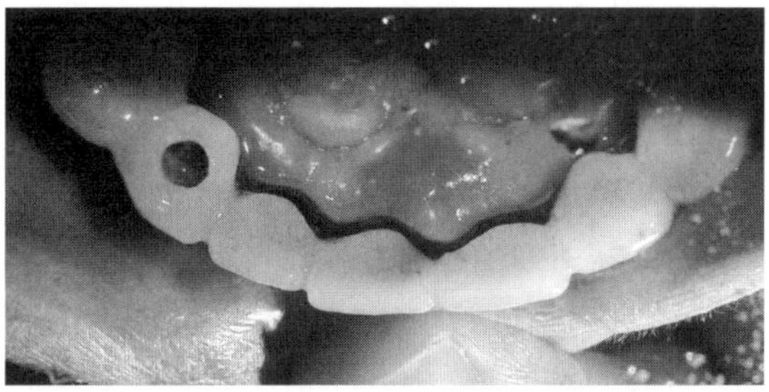

图 43-36　13 修复体舌侧开孔，行根管治疗

九、龈缘炎、桥体下炎症

龈缘炎（marginal gingivitis）和桥体下软组织炎症（underpontic mucitis）是不良固定修复的常见并发症。

1. 冠桥粘固近期出现龈缘炎或桥体下牙槽嵴黏膜发炎可能的原因是：

（1）龈沟内或桥体下的多余粘固剂未去除干净。

（2）过长的固位体边缘造成的刺激，或边缘不密合（图 43-37，38）。

（3）修复体粘固前未进行高度抛光（图 43-39），有悬突，食物残渣和菌斑集聚所致。

（4）固位体和桥体的轴面外形恢复不良，食物的冲击所致。

（5）因邻接不良引起的食物嵌塞进而压迫刺激牙龈。

（6）桥体不密合，或桥体压迫牙槽嵴，加速牙槽嵴吸收而出现间隙（图 43-40），以及龈端抛光不足，食物残渣停滞和菌斑附着。

（7）塑料桥体或桩核刺激牙龈。

（8）口腔卫生不良，牙结石、菌斑刺激所致。

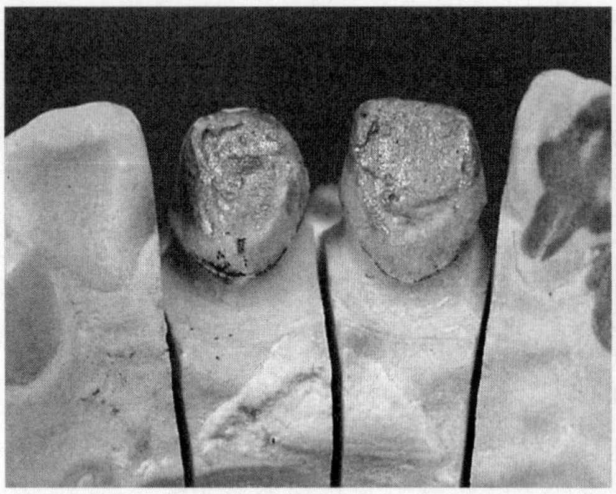
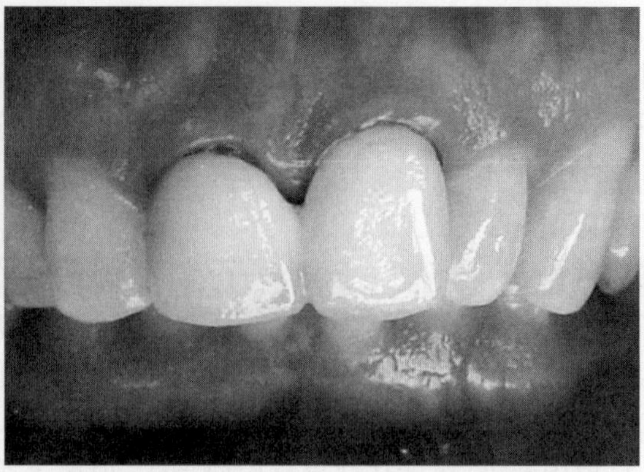

图 43-37 修复体边缘不密合

左图:模型上颈缘不恰当地涂布石膏;右图:11 金属烤瓷颈缘不密合

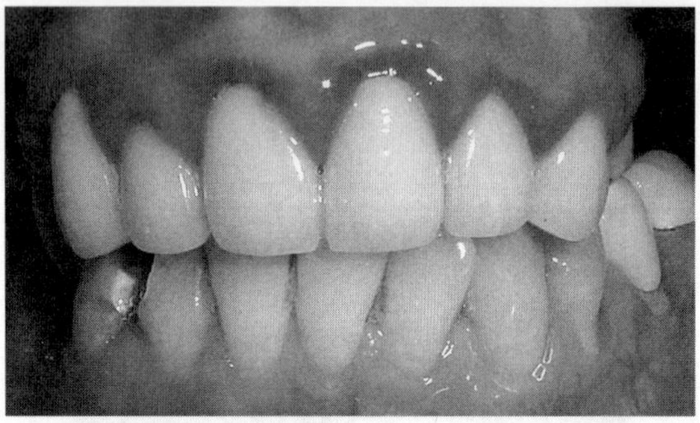

图 43-38 金属烤瓷修复体龈缘刺激

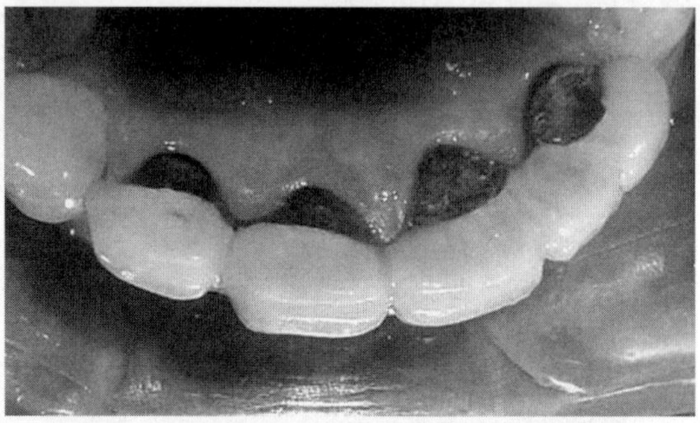

图 43-39 金属烤瓷修复体舌侧抛光问题

2. 冠桥粘固后远期出现龈缘炎或桥体下牙槽嵴黏膜发炎可能的原因是：

(1) 牙槽骨吸收导致的桥体不密合,由于食物残渣和菌斑聚集所致炎症。

(2) 牙龈边缘或邻接区以下的继发龋。

(3) 新出现的牙周病、糖尿病、艾滋病等病症口腔的表现。

针对病因进行治疗:可去净多余的粘固剂,局部用药消除炎症,通过调磨修改,尽可能消除或减少致病因素,积极治疗原发病。必要时应拆除固定桥重做。

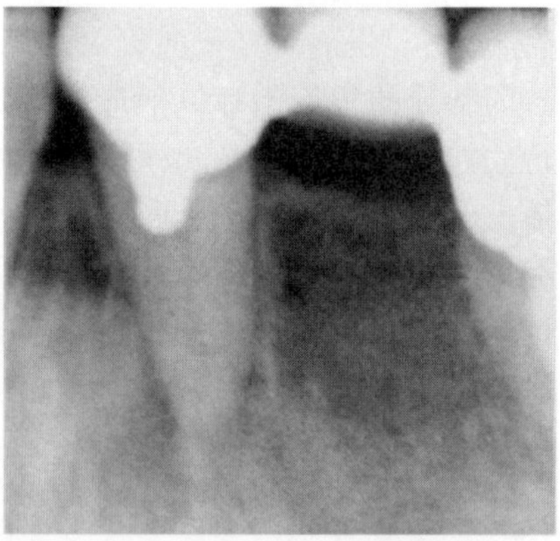

图 43-40 桥体下因为骨吸收造成修复体与黏膜不密合

十、固定桥松动、脱落

固定桥松动、脱落(looseness and deciduous of bridge)是指固定桥粘固后出现的与基牙的相对运动或脱离基牙造成修复失败。它涉及设计、技术操作、材料、口腔卫生情况等多个方面。固定桥松动、脱落可以表现为修复体从基牙上脱落,或连同基牙一起松动、脱落。后者是更严重的并发症。

1. 固定桥两端基牙的支持力或固位力相差悬殊,弱的一端的基牙受到整体运动的影响,久之则出现固定桥松动、脱落。

2. 基牙牙体条件差或预备不当,使其固位体固位力不足。如轴面聚合度过大,殆龈距太短,或 3/4 冠固位体的邻面轴沟的长度、深度不足等。

3. 就位道不尽一致,行使功能后造成固位体和基牙不密合,降低了固位体的固位力,试戴时,有轻微翘动又未被察觉。

4. 金属材料机械强度不足，桥架变形，或耐磨性差，固位体穿孔，使得粘固剂溶解，或桥架设计不当，引起桥体弯曲变形或桥体折断。

5. 基牙产生了继发龋。

6. 粘固剂质量差或粘固操作不当等。

7. 基牙自身的问题，如严重的骨吸收、牙周炎、牙折等。

不管固定桥哪种类型的松动脱落，都属于修复失败，并尽快拆除。在仔细检查并找出原因后，针对原因作相应处理。

如桥基预备体固位力不足或两端固位力相差大，应重新设计、重新修复。

如存在两端基牙支持力过于悬殊，弱基牙一侧应增加基牙数目。

如因金属桥架制作中的缺陷或材料问题，应重做或更换材料重做。

如基牙产生继发龋，应拆除固定桥，治疗充填患牙后重新设计制作。

如因粘固剂质量差或粘固操作有误，需选用合格材料重新粘固。

如基牙连同修复体一起脱落，视情况改变设计，重新修复缺失牙。

十一、固定修复体损坏

固定修复体损坏（breakage of fixed restoration）是指修复体使用一段时间后出现的殆面磨损穿孔，结构断裂，桥体变形下沉等损坏。

（一）损坏的表现及原因

1. 固位体殆面穿孔　主要因为殆面牙体预备不足，调殆过度，材料的耐磨性差，铸造缺陷等。

2. 焊接桥体弯曲下沉　多见于焊接桥体，因金属桥架殆龈径小、材料的机械强度差，或桥体跨度长，殆力大者未采用增强桥架强度的措施等。

3. 连接体折断　桥体与固位体间的焊接出现假焊、焊接面过小，或焊料强度低，焊缝过宽等。另外，整铸桥架的连接体过窄、过小，或铸造缺陷等。

4. 桥架薄弱　如果贵金属桥过长，或为了少使用材料而使结构薄弱，或者使用了冠合金Ⅲ型合金制作长桥（应为Ⅳ型合金）等。

5. 金-塑桥体磨损、变色、脱落　采用金属-复合树脂结构的固定桥，塑料部分易磨损，造成低殆；金-塑界面分离、折断；塑料变色、染色，边缘现微漏等。

6. 烤瓷固定桥的瓷裂

(1) 固位体瓷裂，常见表现及原因同烤瓷冠。而且由于它要常年感受额外的力，故较单个烤瓷冠更容易出现颈缘瓷裂。

(2) 桥体脱瓷，由于设计或制作质量问题，长桥容易出现桥架变形及瓷裂。连接体处外展隙过浅影响美观，过深影响连接强度和自洁。

(3) 瓷层过厚、过薄，都会降低金-瓷结合强度。

(4) 金属桥架表面处理不当，如打磨不当造成的污染及对瓷层的损伤等，会降低金瓷结合强度。

(5) 塑瓷或烧结中的问题，如瓷浆瓷粒缩聚不够；入炉或出炉过快；或反复烧结等。

(6) 创伤殆、殆力过大等引起的瓷裂、瓷剥脱。

(7) 基牙牙周疾患引起的松动、导致固定桥的运动不平衡，引起的固位体边缘瓷裂等。

（二）处理方法

1. 固定桥出现异常的松动，应仔细检查有无破损，并分析原因。铸造或烤瓷固定桥出现结构破坏者，需拆除后重做。

2. 对于金-塑固定桥，如果树脂变色、磨损，可直接修理，严重破损者，如脱焊等损坏均应拆除重做。

3. 烤瓷固定桥局部小的瓷裂，在完整摘除固定桥有一定难度时，可在口内用光固化复合树脂直接修补或更换桥体树脂牙面。

4. 如瓷层折断而未暴露金属基底，可采用瓷修补的专用光固化复合树脂材料直接在口内修补。

5. 断裂的瓷片小而完整者，可用粘结材料直接粘固复位。

6. 若瓷折脱而暴露金属者，可在口内喷砂粗化金属表面，涂覆偶联剂，再涂遮色剂，然用光固化复合树脂修补。

十二、设计问题

固定桥的设计不当可造成临床并发症，如体设计结构，强度轻微曲度过大而断裂，或外形不流畅影响舌体运动（图 43-41）。正确的设计应参考基牙和牙弓的走向，并兼顾到桥体的受力和舌体的位置。

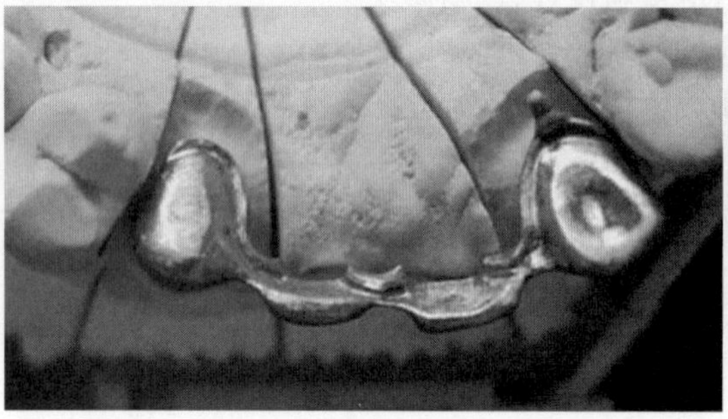

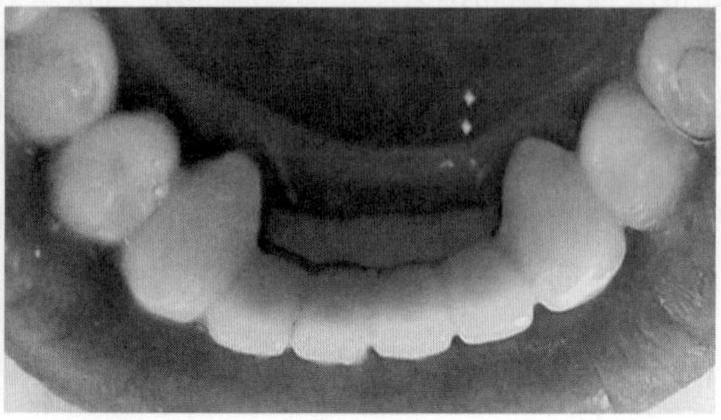

图 43-41　桥体排列外形设计

左图：桥架的结构过向唇侧；右图：下前牙固定桥舌侧外形不流畅

在金属基底的颈缘设计中，应考虑到前牙的金属染色、透色问题。若选择非贵金属，应在牙体预备时充分留够瓷的修复间隙，粘固前应彻底清楚龈缘的金属氧化物，粘固时保证颈缘的密合性，防止因氧化变色等都是防止龈染（图 43-42）的有效措施。

在牙冠外形及邻接设计中，应防止出现因颈部收缩过大而形成的黑三角（图 43-43）。在设计和临时冠试戴时应结合龄隙大小，恰当处理颈缘外形，必要时将修复范围扩大到邻牙，或通过邻面加瓷，或适当延长邻面接触面积来消除颈缘空隙。

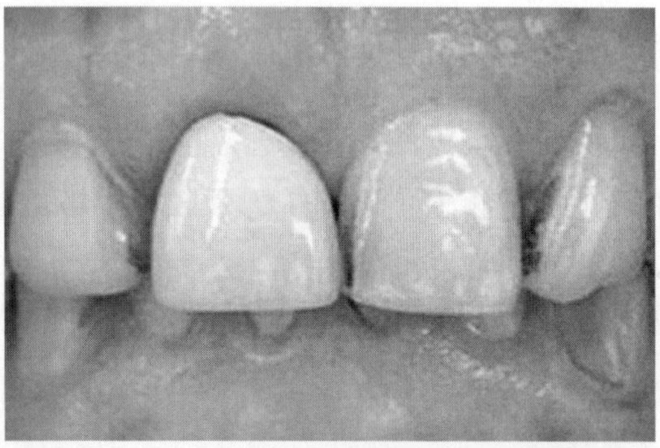

图 43-42　11 金属烤瓷冠颈缘的金属氧化物渗透及外露造成龈染

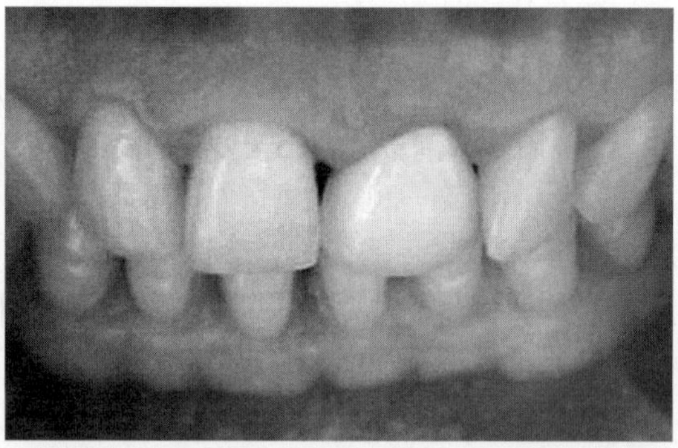

图 43-43　因修复间隙过大，颈部处理不当造成的"黑三角"

十三、发音问题

戴冠时，注意舌隆突外形，特别是舌体过大，牙弓偏小，患者原来基牙的舌隆突平坦，如果舌隆突过突、过大，不但有异物感，还会影响到唇齿音的音质（图 43-44）。对于上述情况，暂时冠桥的试戴反应非常重要，必要时将患者的反应反馈到义齿加工者。

十四、比色问题

金属烤瓷修复的比色问题经常在临床遇到，其原因在于患者的牙色远比色标种类多；比色环境干扰

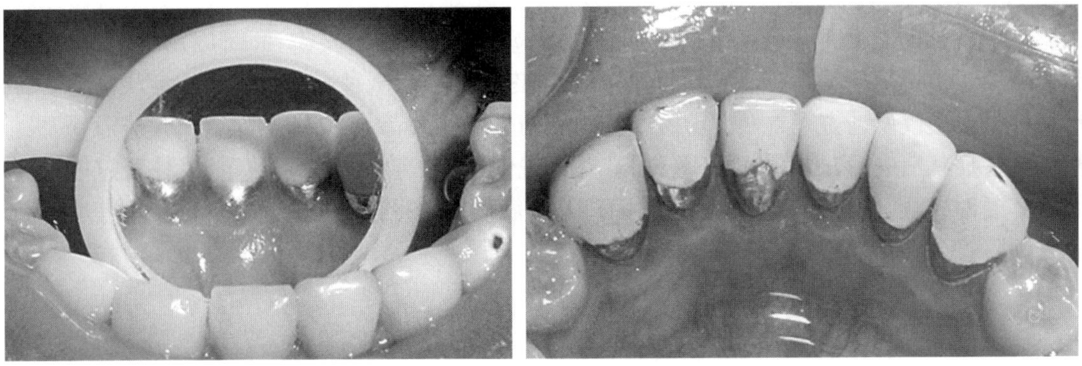

图 43-44　舌隆突外形与发音问题

左图：金属烤瓷修复体舌侧正常外形；右图：舌隆突金属部分过突

因素使准确比色存在客观困难；在烤瓷加工后与预期的色别有微细差别等。可是在临床上常因色泽差别过大（图 43-45）而引起医患纠纷。

克服的办法是除严格遵守烤瓷比色的要求外，对特殊病例应尽量采用利用更客观的比色措施，如电子比色仪，数码图像传输，采用内插法铸瓷，减少本质瓷的色彩差距，必要时用表面色彩修饰染色来弥补。最后一关是征求患者意见后再粘固，充分尊重并尽量满足患者对色彩的意见。

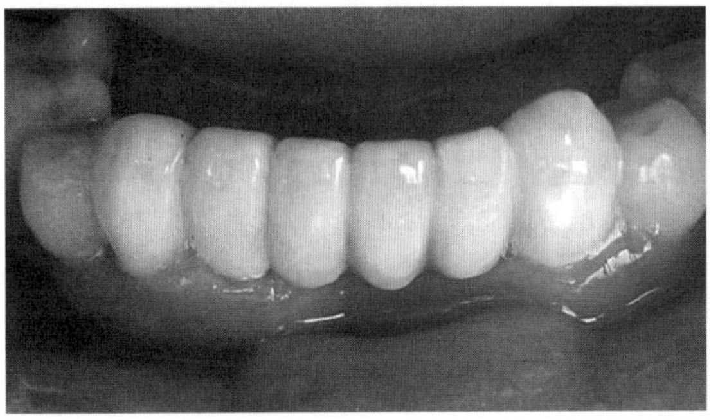

图 43-45　下前牙形态及比色问题

十五、修复体过敏反应

修复体过敏（hypersensitive to restorative material）是指患者接触修复材料如基托材料、合金等引起的过敏。这种过敏发生的几率很少，而且诊断过程非常困难，做出过敏反应也需十分谨慎（参见金属材料过敏问题一节）。过敏反应则包括材料的过敏和因龈边缘制作质量问题的刺激。前者主要发生于戴有活动义齿、全口义齿或树脂类材料直接修复体的患者，在义齿基托相关区域或黏膜上出现局限性非特异性炎症。而在临床上所见到的多为固定修复体的龈缘粗糙引起刺激性过敏反应。

1. 塑料过敏　主要表现是患者戴义齿后，接触区域黏膜充血，形成鲜红色弥散的红斑。严重者可出现与基托接触的黏膜局部水肿，甚至基托周围出现水疱，上颌义齿基托后缘线腭部黏膜呈锯齿状，病变区与正常区之间边界清晰。树脂基托中残留的单体是致敏物质。可直接诱发组织炎症反应。

2. 金属过敏　对合金过敏的患者很少，且症状不像塑料过敏那样明显。过敏源可以是镍铬合金或其他金属元素。表现为接触金属冠边缘的龈缘出现充血、水肿（图 43-46），可有局部烧灼感，重者有全身不适。患者往往是过敏体质者，所以术前问诊非常重要。

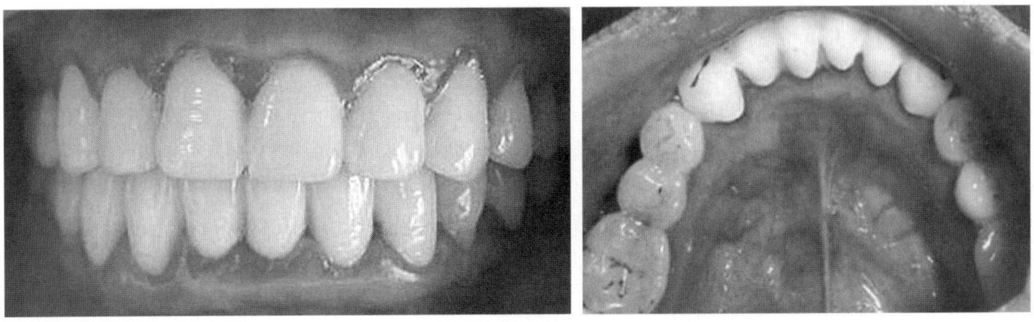

图 43-46　接触修复材料处出现龈缘炎

3. 处理 ①通常检查过敏区、分析患者的发病状况不难作出诊断，疑难者可以为患者做皮肤、黏膜接触试验以明确诊断。②凡怀疑患者过敏或确诊后应立即停戴塑料义齿，同时应及时进行局部针对性治疗和全身给予抗过敏药物，以减轻局部黏膜水肿与疼痛和控制全身过敏反应。待症状消退后，再考虑更换材料种类或更改设计方案重做义齿。③凡确诊为金属过敏者，应立即拆除金属人造冠，积极治疗过敏症状。等待症状消失后，改用其他修复材料，并事先做过敏试验。④为了慎重，凡怀疑过敏者，应采取正式修复体暂时粘固，经过观察后再正式粘固。⑤过敏修复治疗前询问患者的病史，凡有过敏倾向者，最好事先预防。

十六、修复性颞下颌关节损伤

修复性颞下颌关节损伤（injury of temporomandibular joint due to restoration）是指由于戴用修复体后所造成或诱发的颞下颌关节的损伤。

1. 症状 这种并发症在临床上并不常见，但在有些医生的患者群内不难发现。主要表现为戴固定修复体的1~30天突发或逐渐加重颞下颌关节弹响，耳颞部闷痛、胀痛，耳鸣，咀嚼痛，烦躁不安等局部或全身症状。

该并发症常见于前牙内倾性深覆𬌗，前牙超𬌗小的固定修复，或因磨损垂直距离过低行咬合加高的患者，个别𬌗垫及复杂的可摘局部义齿和全口义齿也偶有发生。

2. 病因 ①垂直距离陡然加高过高（3mm以上），未做过渡性修复；②加高的距离超出颞下颌关节允许的范围，患者不能适应；③前牙修复体内倾、舌侧过厚，形成的切道斜度与后牙牙尖斜面斜度不和谐，干扰闭合道或前伸𬌗；④正中𬌗、前伸𬌗存在早接触点；⑤患者原来存在颞下颌关节疾病；⑥患者原来存在的隐性颞下颌关节病，即处于发病的临界点上，咬合稍加高即诱发所致。如果患者存在上述病因又有心理障碍者，主客观症状会更加严重，治疗也更加困难。

3. 处理方法 ①详细了解患者治疗经过和病史，常规口腔检查，确定现有修复体有无咬合高点或颌运干扰。症状较轻时，试调𬌗观察。②必要时取印模，制备研究模，或上架观察咬合状况。③症状严重时，拍摄X线颞下颌关节片，立即摘下咬合板，或卸下或拆除固定修复体，再拍摄颞下颌关节片做戴牙前后的关节位置的比较。观察3~7天，通过症状的变化进一步确定病因。④如果患者戴咬合板后症状不很严重者，根据病情适当降低垂直高度，必要时分次进行。⑤辅助治疗措施，包括局部热敷，按摩，局部封闭，磁疗，针刺等，帮助缓解症状。⑥全身治疗包括镇静剂、止痛剂的使用。⑦重新修复，待症状完全消失，根据患者口腔条件重新确定咬合高度和重新修复。咬合加高超过3mm者，或者患者原有颞下颌关节症状者，应经过过渡性咬合板治疗、确定合适的加高的垂直距离后，再做永久性冠桥修复。详见有关颞下颌关节部分。

（马轩祥）

参考文献

1. 词海编辑委员会．词海．上海：上海辞书出版社，1980：283
2. 马轩祥．口腔修复学．第5版．北京：人民卫生出版社，2003：506-513
3. 马轩祥．口腔医学实用技术口腔修复学．沈阳：辽宁科学技术出版社，1999：366-387
4. 邵永新，江山．现代口腔烤瓷修复术．北京：科学技术出版社，1998：56-57
5. Lesile C Howe，George F Kantorowicz，Adrian C Shortall，et al.Inlay，Crowns and bridges，A clinical Handbook.5th ed.RH Services，Welwyn，1993：188-198
6. Pauline C Anderson，Alice E Pendleton.The Dental Assistant.7th ed. USA：Inc. Thomson Learning，2001：273-318
7. 陈吉华，森修一，永野清司．现代临床金属烤瓷修复学．西安：陕西科学技术出版社，1998
8. 田村胜美．金属-烤瓷桥．陈吉华，译．西安：陕西科学技术出版社，1997
9. 四川大学华西口腔医学院牙体牙髓病科．根管治疗难度系数临床评估标准．华西口腔医学杂志，2004，22(5)：381
10. 张成飞，王嘉德．根管充填的方法、问题和对策．中华口腔医学杂志，2004，39(3)：254

第四十四章

冠桥拆除、重做与修理

冠桥拆除重做与修理(dismantling and remarking of crown and bridge)是将失败的或存在严重质量问题的固定修复体从口腔内卸下或破坏,重新修复。

人造冠和固定桥是相对意义上的"永久性修复",但无论是从材料学的使用极限和口腔生理的增龄性变化,"正式修复体"在口腔内服役的时间都是有限的。有资料显示常规固定桥的使用寿命平均在9年左右。加之临床情况千变万化,如余留牙可能需要拔除,或进行性牙周疾病需要进行"动态设计";有些修复体需要设计成"有限使用时间"的过渡性修复;因为设计、制作、使用不当而影响冠桥继续使用;还有些出于基牙或桥覆盖区的骨吸收或软组织治疗的目的,需要将修复体拆除或卸下。当然还有些暂时性修复体需要卸下重新粘固、重新制作或进行修理等。上述情况都需要将修复体卸下或拆除。有些在卸下后进行修理,然后再重新粘固;有些则需要破坏性拆除。

一、固定桥的完整卸下

(一) 冠桥完整卸下的指征

下列情况需要将冠桥卸下:

1. 暂时粘固的冠桥,在观察到一定时间后需要卸下正式粘固。
2. 冠桥粘结失败、出现松动需要卸下重新粘固。
3. 附着体义齿基牙上的固位体使用一段时间后需要卸下修理。
4. 烤瓷冠桥瓷层大面积脱瓷或瓷裂需要卸下修理。

(二) 去冠器拆卸法

1. 去冠器 常规手动去冠器如图44-1所示,有直头和弯头两种工作端。去冠器由可卸下的喙头、滑杆和滑动锤三部分组成。喙头为着力部分,用于钩挂住人造冠或桥体的边缘或桥体龈底;滑动杆为传力部分,传导滑动锤的撞击力于修复体上;滑动锤为加力部分,产生瞬间撞击力。常用于试冠、桥架试戴、松动冠桥的卸下重新粘固。

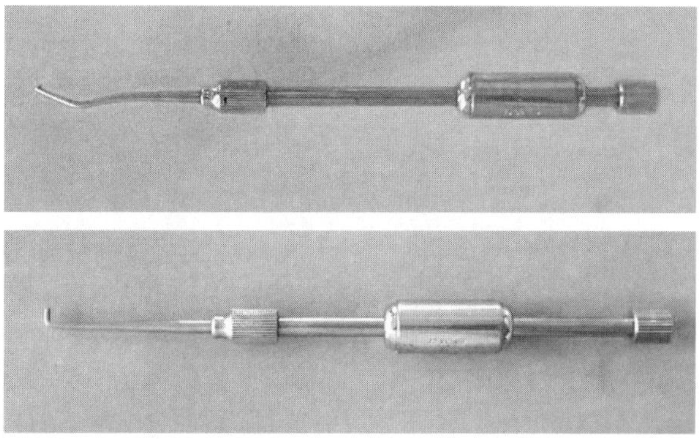

图44-1 手动去冠器

上图:用于后牙的去冠器;下图:用于前牙的去冠器

直头去冠器的喙头为一成直角的喙,与滑动杆延续,并以螺丝与去冠器的滑动杆相连。主要用于前牙区。

弯头去冠器的喙有两个齿形尖端,与喙柄呈问号形,以便传力而又绕开牙冠的阻挡。滑动杆和滑动锤与直角型卸冠器相同。主要用于后牙,也可用于前牙。

2. 使用方法 选择合适的消毒好的去冠器,将滑动锤置于近喙端,喙头钩住待卸下冠边缘的舌侧或唇侧(图 44-2)。卸金属烤瓷冠时,喙头钩住舌侧金属颈环,以免破坏颈部瓷边缘。后牙金属冠可以作用在颊侧冠边缘。以左手持喙头,选好支点,保持喙头在正确位置上,右手持滑动锤迅速向去冠器的尾端滑动,以轻柔的爆发力向喙头施力。同时密切观察冠边缘的位移情况。必要时重复加力,直至冠松动脱位。

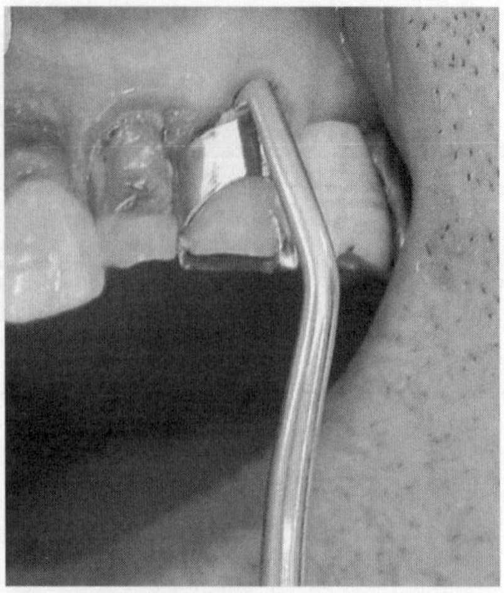

图 44-2 以手动去冠器去除前牙旧修复体

需要注意的是:去冠器的脱位力不能过大。有人提出沿着牙冠的长轴以 24.59kg(±5.98kg)的力较为合适。并使用柔和的爆发力,既防止拖泥带水,又要避免用力过大,预防冠折、根折;还要防止喙头滑脱损伤口腔组织或损伤牙龈。

对于多单位长跨度固定桥的卸除,可以采用专门设计的卸桥器(图 44-3)。振动自动卸桥器包括钢丝环、钢丝杆、传力杆和加力杆。基本原理与去冠器一样,不同的是把它连接在牙科椅的慢速手机接头上(图 44-4),启动脚动开关前先将工作端放置于待拆的修复体上,启动开关后工作头振动,根据需要调整振动杆上的频率,

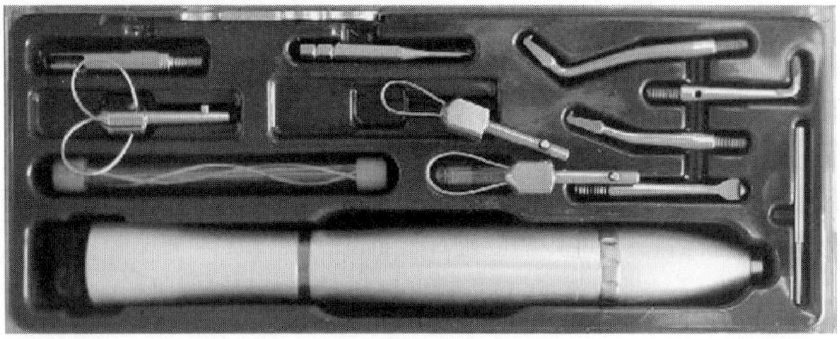

图 44-3 振动式自动卸桥器

借振动破坏粘固料,卸下被拆除的修复体。使用时根据需要可选择配件工作头(图 44-5)。拆除前牙单冠或小单位固定桥时,可用直角工作头(图 44-6)。拆除后牙联冠或长桥时可选用两个钢丝环穿过邻间隙,钢丝环的另一端固定于钢丝杆上(图 44-7),调整好振动频率,以专用扳手连接振动杆与传动杆,并将工作端旋转连接于传动杆,启动脚控开关,借振动产生平行于固位体长轴的振动,使长桥的近远中同时受力,克服制锁角的作用,比较容易卸下长固定桥(图 44-8)。如一次不成功,可

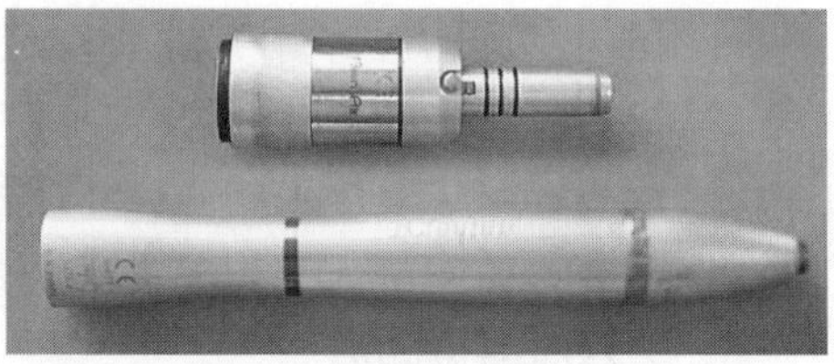

图 44-4

上图:牙椅上慢速手机连接头;下图:自动卸桥器振动杆

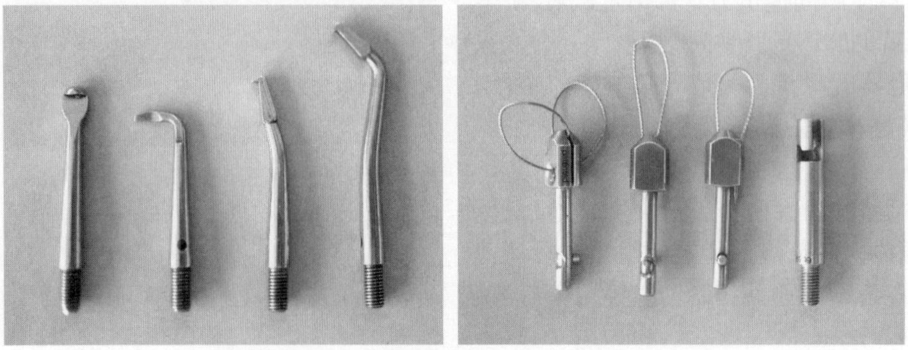

图 44-5 自动卸桥器与配套工作头及传动杆

左图:用于前牙、前磨牙的卸冠器;右图:用于卸桥的钢丝环工作头及传动杆(最右侧)

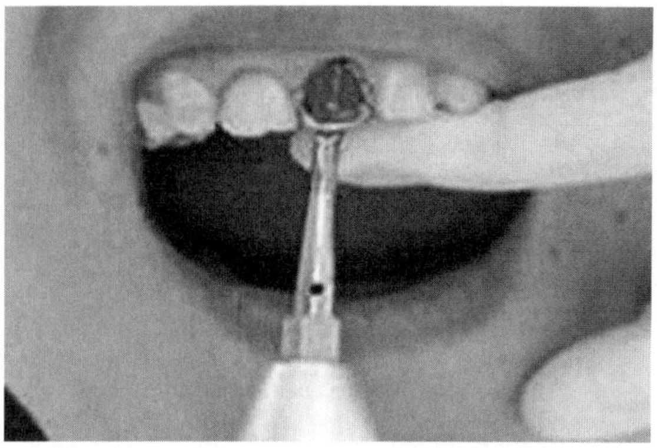

图 44-6 自动卸桥器卸除前牙单冠

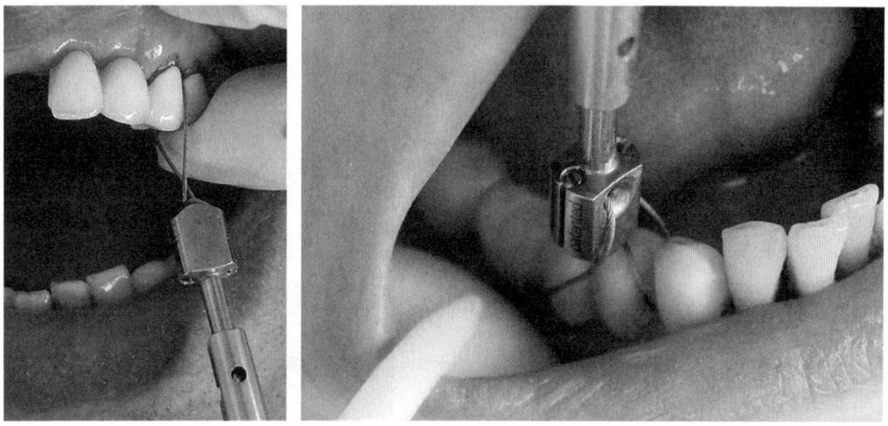

图 44-7

左图：自动卸桥器传动杆以其单头钢丝环放于前牙联冠连接体处卸除；右图：自动卸桥器传动杆以其双头钢丝环放置于连接体处以卸除后牙固定桥

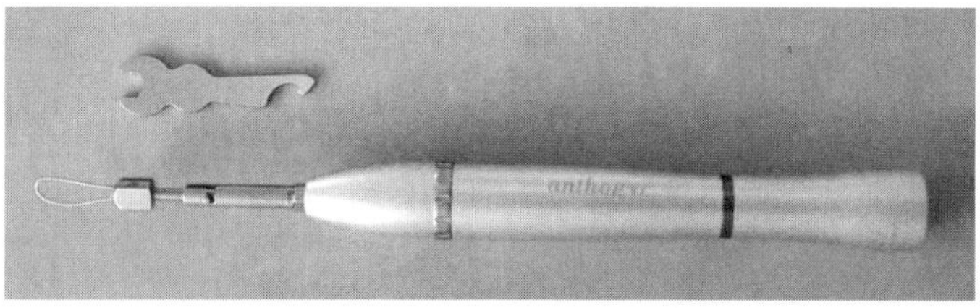

图 44-8 以专用扳手连接振动杆与传动杆

反复多次，直到成功卸下。它的优点是可利用椅位上的气源快捷、完整地拆除旧修复体。

二、冠桥的破坏性拆除

对冠桥破坏性拆除或保护性卸下修理、重新使用的判断非常重要。要结合患者的主诉、病史及临床口腔检查与辅助检查，决定对修复体采取的方法。

(一) 冠桥破坏性拆除的指征

下列情况需要将冠桥破坏性拆除：

1. 金属、塑料等修复体咬合面磨损造成穿孔(图 44-9)。
2. 正常或异常情况下的人造冠修复体或固位体、桥体疲劳发生基底桥架断裂及瓷裂(图 44-10)。
3. 龈炎、牙槽骨吸收、牙龈退缩，导致人造冠边缘不合适(图 44-11)。
4. 因余留牙需要拔除，改变原来的设计。

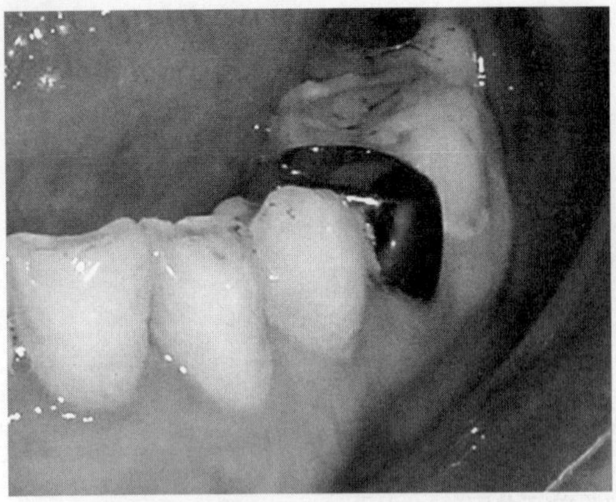

图 44-9　36 金属全冠咬合面穿孔

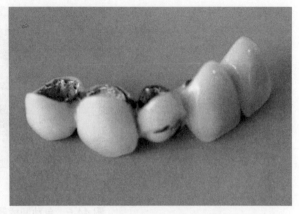

图 44-10　固定桥桥体因挠曲引起桥体变形、颈缘不密合及瓷裂

5. 基牙折断、骨吸收造成支持力下降，需要重新设计制作。

6. 冠、桥设计、制作不当，如轴壁突度过大、过小引起固位不良或边缘嵴外形不良造成反复食物嵌塞者，需要拆除重做（图 44-12）。

7. 基牙牙髓炎、根管内感染、继发龋等需要将冠桥拆除后行基牙牙体或软组织治疗者，如伴有修复体颈缘不密合的基牙根尖周感染，出现唇侧瘘管（图 44-13），或冠边缘或桥体下软组织增生，需要进一步牙髓、桥体龈底治疗的部分病例。

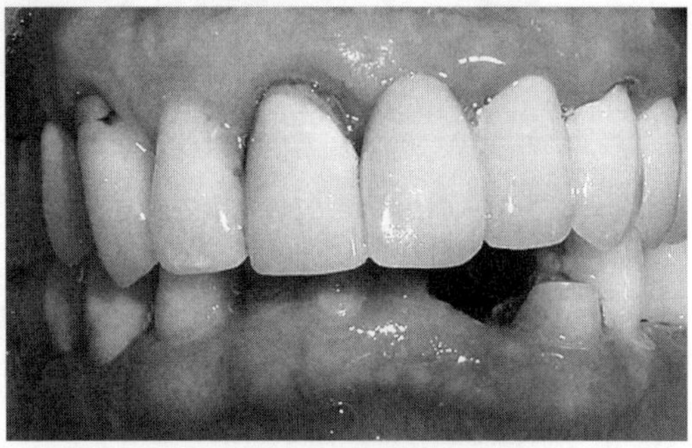

图 44-11　固定桥固位体的龈缘炎引起的龈退缩

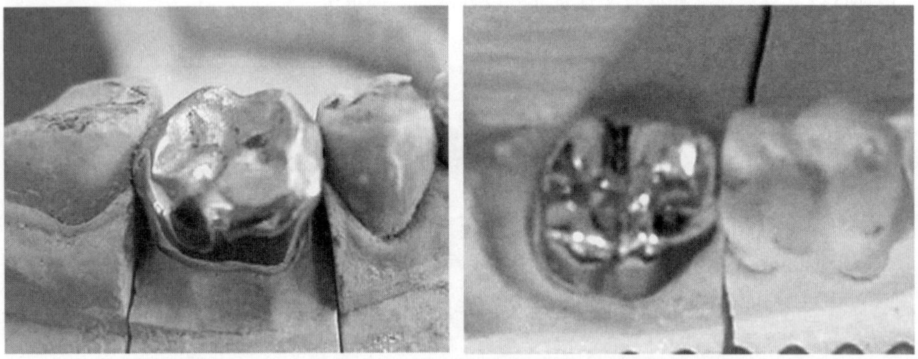

图 44-12

左图：牙冠突度过大及邻接食物嵌塞；右图：牙冠突度过小及邻接形态不良

8. 设计形式陈旧，比色有明显误差，患者希望改善结构和美观者，如更换金属材料，前磨牙陈旧性修复改成烤瓷冠等（图 44-14）。

（二）破冠器拆除法

破冠器有钳式破冠器、有柄梃式破冠器（图 44-15），使用方法如下。

1. 钳式破冠器拆除　常使用钳式破冠器由钳喙、钳关节和钳把组成。钳喙分为两部分，厚度 1.0~1.2mm，宽度约 6 mm。破冠器钳把分开后，喙缘成一字形嵌入磨开的金属冠沟槽内，握紧破冠器钳把，喙缘逐渐分开向喙缘两侧产生撑开的力量，借以扩开金属冠（图 44-16）。

常用于破损的锤造、铸造金属全冠的拆除。金属全冠破损常见于锤造冠戴用时间长，𬌗面磨损穿孔，

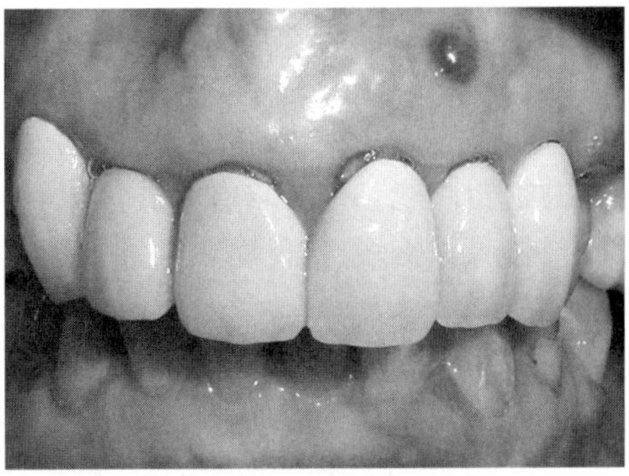

图 44-13　固定桥的 22 固位体因牙髓感染出现唇侧瘘管且颈缘不密合

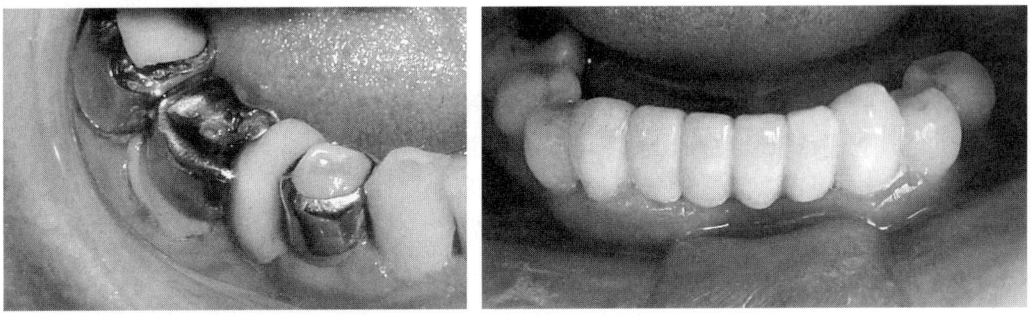

图 44-14

左图：设计形式陈旧；右图：比色有明显误差

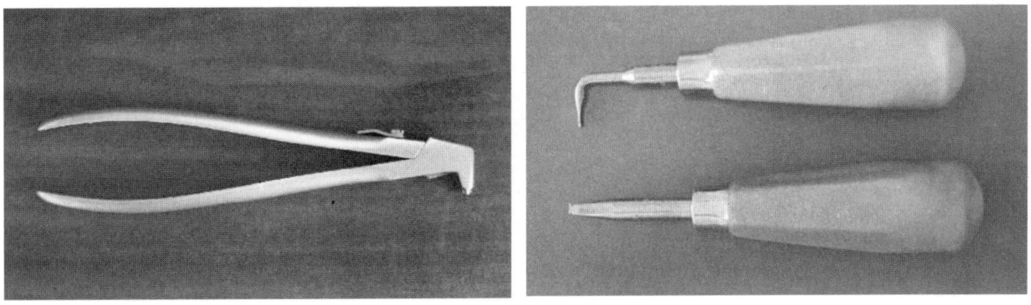

图 44-15　常用破冠器

左图：钳式破冠器；右图：带把手的梃式破冠器

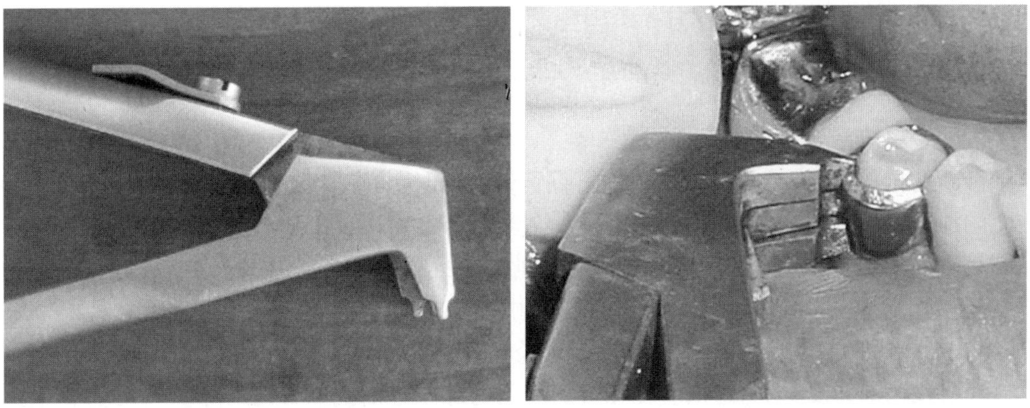

图 44-16

左图：破冠器的喙缘（张开后）；右图：破冠器的喙缘成一字形嵌入磨开的沟槽内

或因牙体预备不足调𬌗时造成的𬌗面穿孔，以及牙龈退缩、颈部暴露，牙本质过敏，继发龋等需要拆除的全冠。

2. 有柄梃式破冠器 拆除金属冠时先以直径 1.0mm 的柱形金刚砂车针，在人造冠的唇颊侧沿牙冠长轴磨切出一条贯通金属冠厚度的规则的沟槽，以放得进破冠钳喙缘为度。将有柄破冠钳喙缘放入金属全冠磨开的沟槽内，左手持钳喙，右手握紧钳把顺时针旋转，喙缘慢慢挺开，对人造冠加力，待人造冠受力破坏粘结剂的粘结力后，改为去冠器拆除。

注意事项：①沿人造冠轴壁的切割沟要贯穿冠壁的全层，但不要损伤基牙；②沟壁应清晰规整，以便破冠钳喙放入加力；③破冠时不可用力过大，防止人造冠过度张开破坏邻牙；④如磨出的一条破冠沟不足以破坏人造冠的粘结，可在颊侧或舌侧增加另一条沟。

（三）磨除 - 挺除法

也可采用车针磨除 - 挺除法。即从人造冠的近颊轴面角开始磨穿人造冠，进而磨穿𬌗面，并与近颊轴面角处的沟贯通。以尖锐小器械沿冠边缘挺松粘固剂，再用去冠器拆除。还有一种有柄张开去冠器，使用时，先用金刚车针在冠的唇颊磨出一条贯穿金属冠全层的沟，宽度约 1.5mm，将张开去冠器的喙嵌入磨开的槽内，手持钳柄顺时针旋转，使磨开的裂痕逐渐张开，即使冠边缘被张开，破坏粘结。再用去冠器拆除。

还可利用直梃式小骨凿或直梃深入到固位体上磨开的沟槽内，以直梃将其卸下（图 44-17），必要时可用牛角锤敲打直梃末端，借以从基牙上剥离修复体。

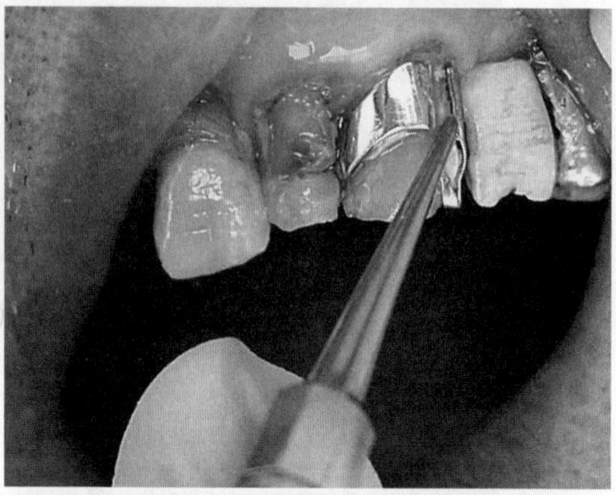

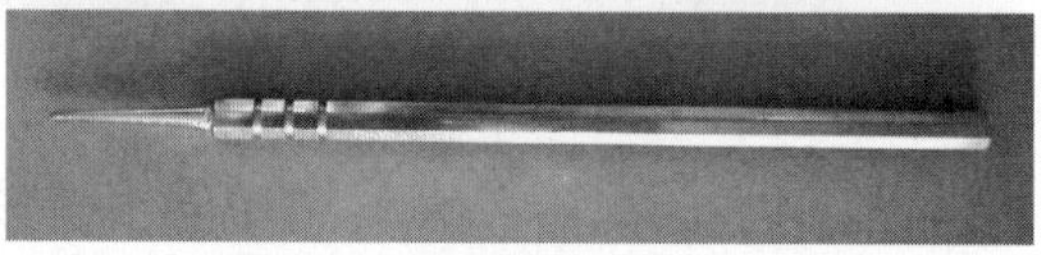

图 44-17

上图：修复体唇侧磨出沟槽然后用直梃拆除；下图：直梃

三、桩钉的利用、拆除及更换

（一）根管内旧冠钉的利用

保留根管内原来冠钉的指征：

1. 钉在根内的长度与根长比例符合固位要求。
2. 牙周膜正常。
3. 无根内感染、无瘘管。
4. 龈缘正常，无盲袋、无软组织增生。
5. 钉的根外段有固位力，与桩核树脂材料结合牢固，密合性好。
6. 保留的根桩不存在异常的咬合关系问题。

如以上条件得不到满足，需要拔除旧冠钉，重新设计、植入新核桩，按照基牙预备进行新的修复体制作。

（二）旧冠钉的去除法

由于折断的桩核冠，拍牙片证实牙根尚可保留者，或过去许多年来根内桩钉的设计、制作、使用材料等多方面的原因，用现代的观念和要求去衡量，许多冠钉不能保证高质量修复的需要，需要拆除。决定陈旧冠桩是否需要拔除，应检查冠修复体的动度，咬合关系、拍摄 X 线牙片，判断桩钉在根内的长度，必要时做 RVG 测量。在不能满足固位、排牙、美观、耐久性、龈边缘健康时，桩钉应拔除。

1. 磨除法 对于纤维桩或断端较深、根管直径较大且桩钉尚牢固，根内残留桩不长者，可采用此法。先去除根外段残留的修复材料，选用直径相等的专门磨除车针沿桩的方向磨除。

2. 磨除 - 拔除法 对于桩钉尚牢固，树脂冠已经脱落或不完整者，去除根外段残留的修复材料，以细锥状金刚车针沿桩钉的一侧，紧贴金属桩将粘固料磨除，尽量向根尖方向延伸，以不损坏根管壁为度。

然后用一只细凿插入根管内，挺松桩钉。然后以小蚊式钳夹持住桩钉的根外段将其拔除（图 44-18）。此种方法需要根径较大，磨除时需要尽可能减少对根管壁的破坏，否则会造成残留牙根抗力差。

3. 拔除法　适用于桩钉在根内已经松动、或粘固料强度不高，断端暴露于根端外较多，可以夹持住者。拔除时，先清理冠桩根面的树脂，暴露出桩钉，用持针器或有齿蚊式钳夹住暴露的桩钉，徐徐旋转加力残留冠钉，缓缓将根管内的桩钉拔除（图 44-18）。若是螺纹桩，应逆时针方向旋转，徐徐将其旋转出来。

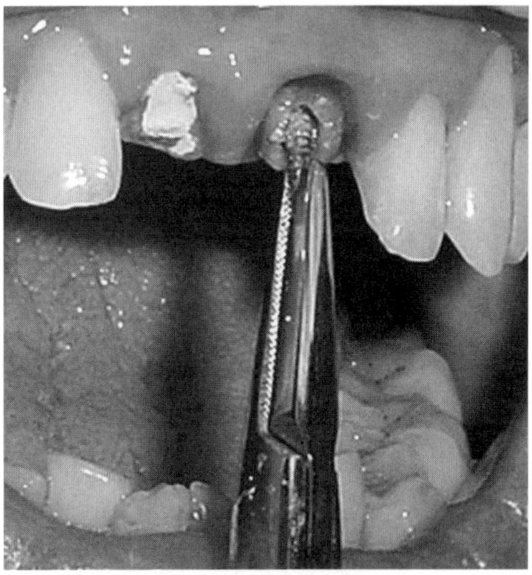

图 44-18　以蚊式钳或持针器夹持住桩钉的根外段将其拔除

（三）用旧桩钉重新做桩核修复

1. 利用旧桩冠做桩核冠　如果桩钉符合保留要求，根外段的树脂材料又牢固而且与根面密合者，长期以来没有固位、根管内感染及软组织问题，可以利用原来的前牙树脂桩冠作为桩核冠的桩核。具体方法是：把桩冠当作自然牙冠看待，进行人造冠的牙体预备。条件是将来的冠边缘应能建立在牙体组织上，即根面龈缘处应有坚实的牙体组织，切龈缘健康。

2. 利用旧桩钉做新的桩核冠　对于陈旧性根管应进行完善的根管治疗后再进行桩核冠修复（图 44-19）。如原来的桩钉符合保留的条件，单根外段树脂材料存在缺损、不密合、结合不牢固等，可保留桩钉，但要把根面残留的树脂清除，进行酸蚀处理，采用粘结技术，用桩核材料（化学固化树脂核材料、加银强化核材料、光固化材料）完成冠桥（图 44-20）。

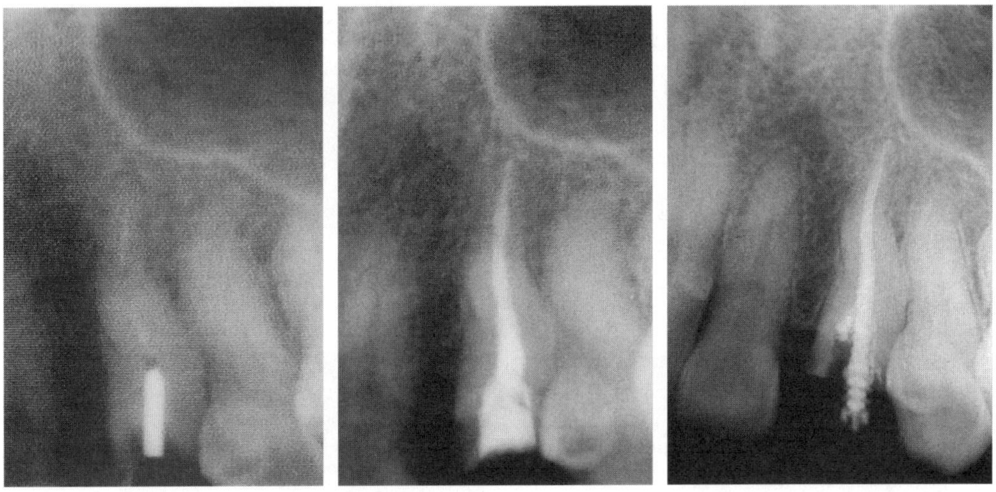

图 44-19　残根的利用

左图：术前 X 线牙片示根内断桩；中图：经过完善根管治疗；右图：根内植入金属螺纹桩

（四）保留原修复体——更换新桩方法

此种方法适合于预成螺纹桩核冠如金属烤瓷冠连同桩核一起脱落，而 X 线片检查无牙根异常，原来的金属烤瓷冠可完好复位。此种情况只需重新更换新桩、粘固，一次门诊即可解除患者疾苦。

具体操作方法是：

(1) 拍摄 X 线牙片，及口腔残留牙根的检查，无异常者且原来金属烤瓷冠可完好复位。

(2) 清理根管内残留粘固料。

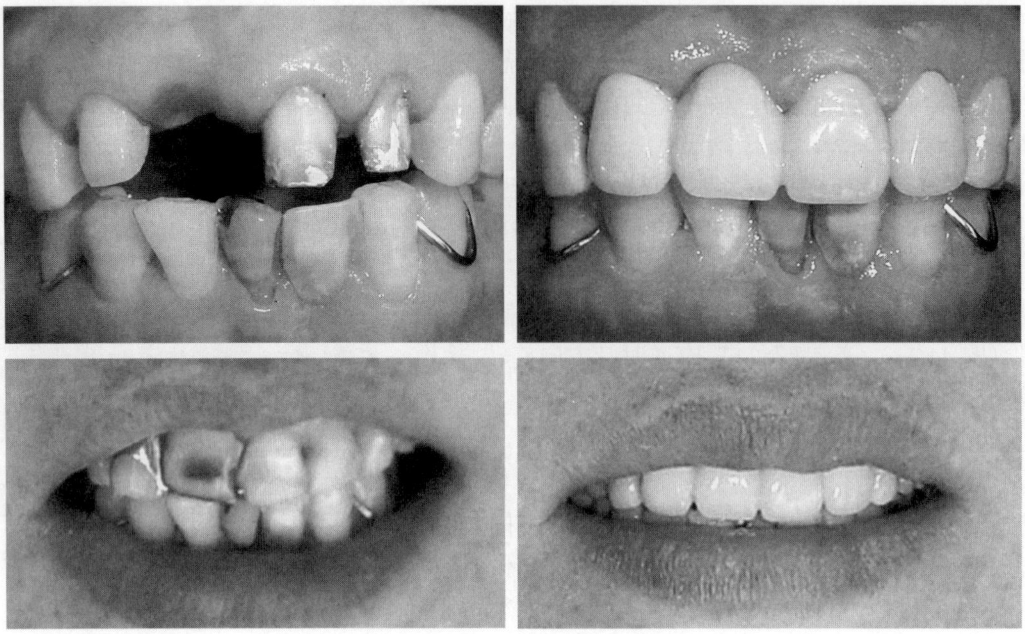

图 44-20 利用旧桩冠做烤瓷桥

上图：修复前、后的牙列像；下图：修复前、后的唇面观

(3) 去除金属烤瓷冠内的原桩核及粘固料，粘固面做喷砂处理（图 44-21）。

(4) 为了固位重新更换大一号的预成金属新桩，并按照新桩核进行根管预备（图 44-22）。

(5) 新桩在根管内就位，并把原金属烤瓷冠试就位，检查新桩核与原金属烤瓷冠与就位矛盾，保证正常边缘及邻接，否则磨改金属桩核直至就位准确。

(6) 常规消毒、干燥根管，以树脂粘固剂粘固新桩核，并在根面放置核材料，同时在金属烤瓷冠内注满核材料，在根面准确就位（图 44-23）。5 分钟后，去除多余核材料，抛光颈缘，并检查咬合完成修复（图 44-24）。

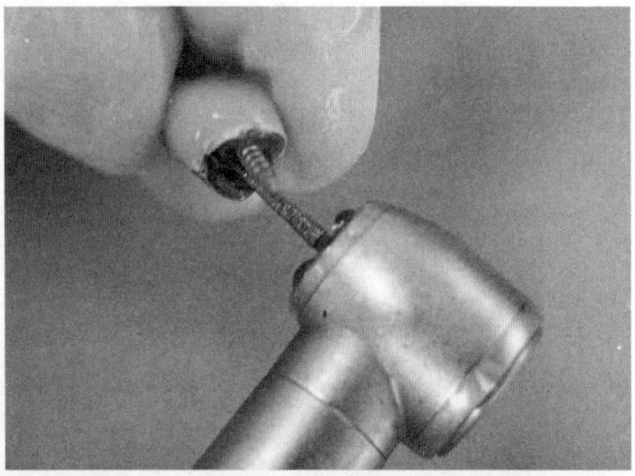

图 44-21 去除金属烤瓷冠内的原桩核及粘固料

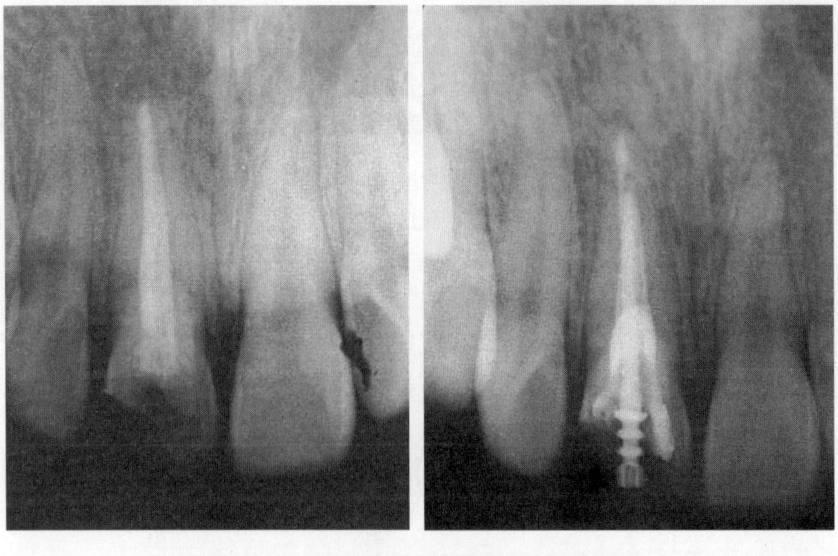

图 44-22 重新更换大一号的预成金属新桩

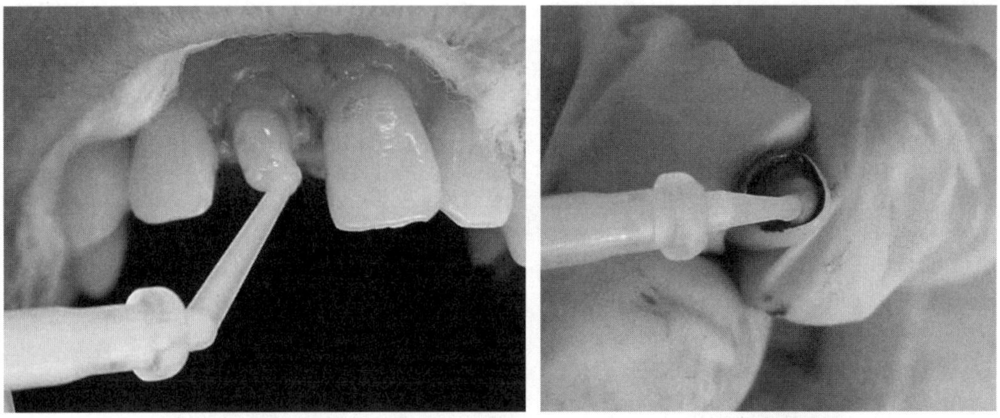

图 44-23　在根面放置核材料，同时在金属烤瓷冠内注满核材料

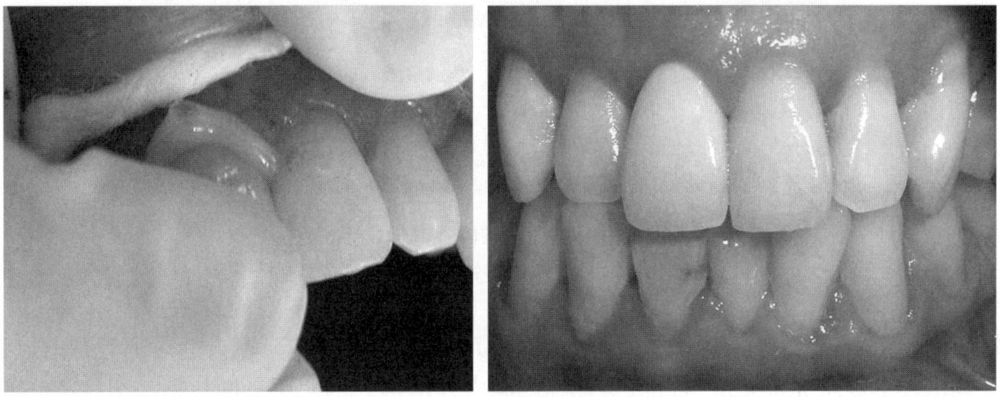

图 44-24　完成新桩核的更换

四、人造冠修复后的牙髓治疗与相应处置

需要强调的是：所采用的对人造冠、桥处置方法，应是在保证修复治疗质量的前提下所采用的保守措施。如果保守处理措施影响医疗质量，或者患者不愿意接受保守处理者，应严格遵守技术规范，拆除有问题的修复体，进行后续的相应治疗和修复。

（一）拆除法

一般情况下，应将修复体拆除后进行牙体、牙髓治疗。具体方法见本章有关内容。

（二）保守法——修复后需要的牙体治疗或基牙的根管治疗

人造冠或固定桥修复体粘固后，出现牙体组织继发龋、根管内感染、根尖周炎症甚至根部瘘管，常常需要做相应的牙体、牙髓治疗。

1. 修复体保留条件下的治疗　有些病例，如年老体弱患者或特殊情况，可以考虑在保留修复体的同时，做牙体、牙髓、牙周治疗。这样既可以免去拆除冠桥之苦，又能降低患者的费用。可以考虑保存修复体的情况是：

(1) 修复体本身符合质量要求，只是根管感染、尖周病的原因。

(2) 保留下的修复体经过处理能保证牙体、牙髓治疗。

(3) 无明显的近远期后遗症。

2. 殆面开洞创造牙体牙髓治疗条件

(1) 修复后近期牙髓炎，可由于下列原因引起：①牙体预备时牙体组织切割过度；②物理降温不够；③牙颈部预备时车针转速过高；④牙体预备接近髓室；⑤牙体预备后护髓措施不力；⑥试冠、粘固过程中的冷水、机械刺激；⑦消毒剂、粘结剂对牙髓的刺激；⑧牙体原来的缺损诱发的慢性牙髓炎急性发作等。

首先应确定诊断，如需牙髓治疗而冠桥修复体的质量又很满意，可以试用专门的金属磨切车针（图44-25）在殆面开洞，为牙髓治疗提供条件。具体方法是：以直径为1.0mm的球形车针，在人造冠的殆面中央窝处垂直向髓室打开一个小洞，然后再以直径1.2mm的柱状车针扩大洞径，直至满足牙髓治疗的视野的需要。如患者疼痛明显，可在局麻下进行。打开人造冠及揭开髓室后即可开始牙髓治疗。

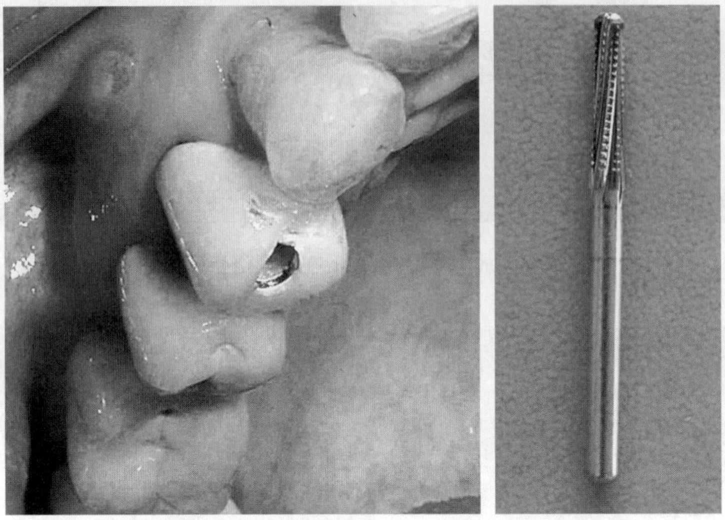

图44-25 使用破冠车针在修复体殆面磨孔

左图：14金属烤瓷冠咬合面以破冠车针开孔；右图：破冠车针

完成牙体牙髓治疗后，观察1~2周，无任何尖周症状后，可以开始充填人造冠上打开的洞口。方法是：按照牙髓治疗的要求完成垫底，仔细进行除湿、洞内外消毒，干燥，用光固化粘结剂涂覆一薄层，固化20秒，再以光固化复合树脂充填金属或金属烤瓷冠上打开的洞。

需要注意的是：彻底除湿条件下充填；充填的复合树脂的厚度应不少于2.0mm；充填前一定采用高质量的粘结剂（或护洞剂），做防渗漏处理，减少继发龋的发生；定期复查；金属冠上的充填材料尽量不用汞合金，防止出现异种金属的电流或电离腐蚀作用。

(2) 修复后远期根部瘘管，常由于：①修复前的牙体龋蚀组织清除不尽；②牙体继发龋变；③原来的牙髓治疗不彻底，感染复发；④牙髓变性、坏死；⑤逆行感染等所致。

治疗时，首先应确定是否需要破坏或有无必要打开修复体。如瘘管接近龈缘，多为逆行感染，不需殆面打开修复体，采用根管外科手术即可治疗。

打开殆面及充填修复体洞口的方法如前所述。

五、桥修复后的卸下修理

（一）需要卸下修理的指征

1. 瓷崩、瓷裂。
2. 低殆。
3. 龈底不密合桥体缩松、缩孔。
4. 非金属牙面变色。
5. 龈染色。
6. 轴壁突度过大或过小。
7. 牙尖斜度问题。
8. 外展隙问题。

（二）冠桥卸下修理的原则

1. 首先应对不符合质量标准的修复体评价，当前存在的问题是否可以通过修理进行弥补，否则拆除重做。

2. 修理后不影响修复质量。

3. 能够完好地卸下。

4. 修理后可以重新完好粘固。

(三) 修理方法

1. 烤瓷冠桥的修理　对于瓷裂、瓷剥脱，咬合低、轴面突度不够，外形不良，龈底接触不紧密，外展隙过大、过小，金属外露，色彩、透明度差、瓷隐裂等修复体。如能完好卸下，可去除瓷层后重新铸瓷，具体方法参见有关章节和专著。

2. 金属冠桥修复体　对于金属冠桥的咬合低、牙尖斜度过小、过大，轴面突度过大，外形不良，龈底接触不紧密，外展隙过大、过小等问题，可在完整卸下修复体的前提下进行修理。通过加焊、磨改外形等送技术室修理。具体方法参见有关章节和专著。

需要注意的是此类修复体在拆除时需要保护冠边缘，放置取下时引起冠边缘瓷裂或颈缘破坏。

（马轩祥）

参考文献

1. 马轩祥．口腔修复学．第 5 版．北京：人民卫生出版社，2003：178-181

2. 马轩祥．口腔医学实用技术．口腔修复学．沈阳：辽宁科学技术出版社，1999：366-387

3. 徐君伍．口腔修复理论与临床．北京：人民卫生出版社，1999：269-277，519-530

4. 赵云凤．现代固定修复学．北京：人民军医出版社，2007：115-124，194-197，274-275

5. 王翰章．中华口腔科学．北京：人民卫生出版社，2001：2423-2426，2455-2457

6. 赵铱民．口腔修复学．北京：人民卫生出版社，2008：121-127，177-178

7. 徐侃，董正杰，王宇华，等．应用牙科 X 线机探测口腔金属修复体的内在缺陷．上海口腔医学，2006，15(3)：298

8. 中华口腔医学会牙体牙髓专业委员会．全国根管治疗技术规范和质量控制标准．华西口腔医学杂志，2004，22(5)：379

第四十五章

食物嵌塞的修复治疗

食物嵌塞(food impaction)是指食物在咀嚼过程中受外力作用而嵌入或滞留于两牙邻面之间的现象。出现食物嵌塞轻则引起胀、痛不适,重则形成牙龈炎、继发龋或牙槽骨吸收。它是危害人类牙颌健康的一种常见病、多发病,特别是在中老年人中较为普遍。在某种意义上这也属于𬌗病(pathologic occlusion)的一种。

一、症状及分型

(一)症状

食物嵌塞的主要症状表现为:

1. 嵌塞区挤压痛,当患牙邻接正常时,当纤维性食物受咬合力作用被挤压到邻接区,造成牙周膜被压迫,挤压力量超过一定限度时,表现为持续性挤压痛(图45-1)。

2. 胀感,当患牙邻接不良时,食物垂直填塞到邻间隙,挤压力不大所致。

3. 持续性跳痛,多见于下颌磨牙,由于大量食物嵌塞于邻间隙,发生冠周炎等可出现此类疼痛。

4. 影响美观(图45-2),带色素的食物嵌塞于前牙区时,可表现异样颜色。

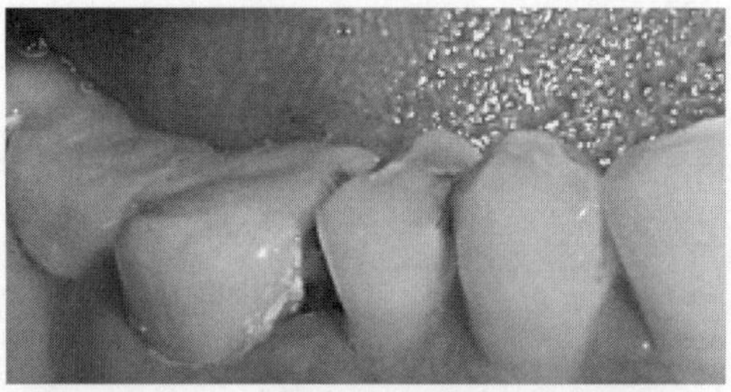

图45-1　44-45,45-46邻接区食物嵌塞

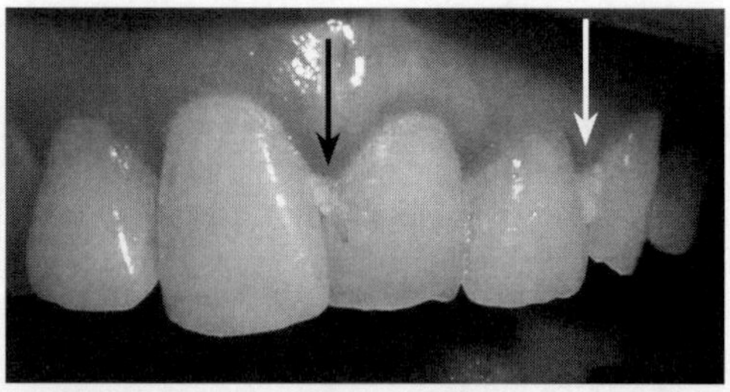

图45-2　前牙食物嵌塞11-21,22-23间食物嵌塞

5. 异味,嵌塞食物滞留后发酵引起口腔异味,如口臭等。

(二)类型

1. 按食物嵌入方向分型

(1) 垂直型:食物从𬌗外展隙垂直向下嵌入邻间隙(图45-3)。

(2) 水平型:食物从颊或舌横向进入龈外展隙(图45-3)。

2. 按嵌入原因分型

(1) 充填型:由于患牙邻接异常,或𬌗外展隙形态不合理,加之对𬌗牙周磨耗形成大斜度牙尖(图45-4),食物不能正常排溢,被挤压形成充填式食物嵌塞。

(2) 间隙型:由于患牙间邻接不紧或存在小缝隙(0.1~1.2mm),食物被压进间隙(图45-5)而滞留在邻面。

(3) 斜导型:由于相邻两牙的𬌗面不在正常纵𬌗曲线上,或患牙外展隙处有大斜面(图45-6,7),食物

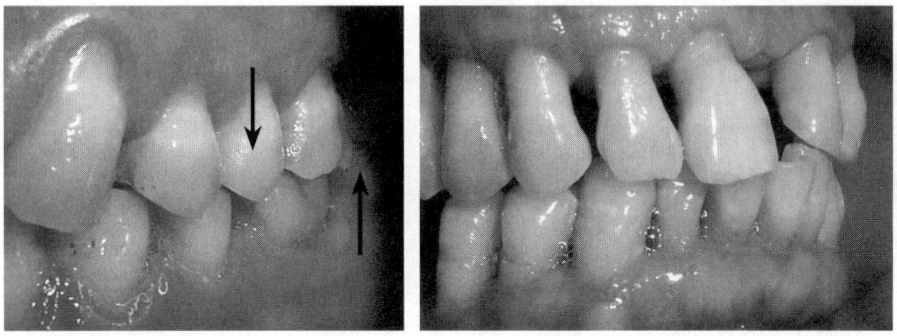

图 45-3　食物嵌塞的大分类

左图：垂直型（黑箭头）；右图：水平型（牙周病引起的龈退缩形成黑三角）

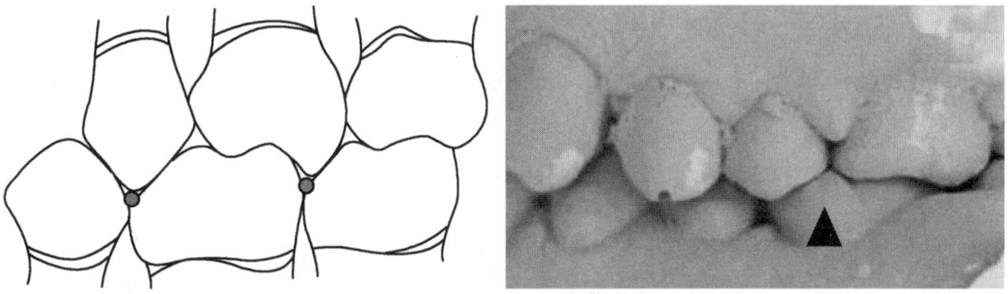

图 45-4　食物嵌塞——充填型（颊面观）

左图：35-36，36-37 间存在凹陷，对𬌗牙 25，26 有尖锐牙尖；右图：25-26 间凹陷，对𬌗牙 36 近中颊尖有尖锐牙尖

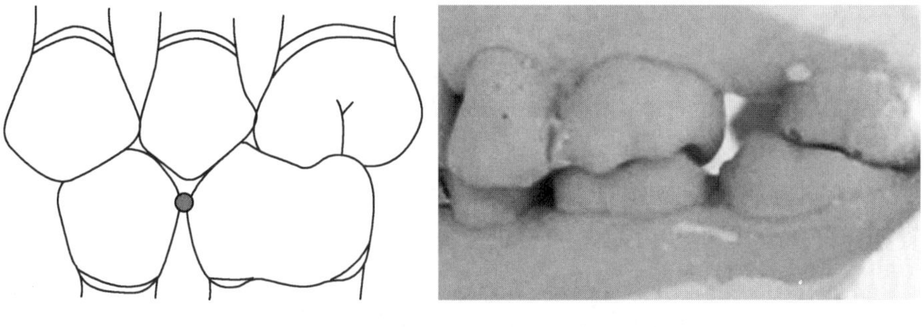

图 45-5　食物嵌塞——间隙型（颊面观）

35-36 间邻接丧失，存在小间隙

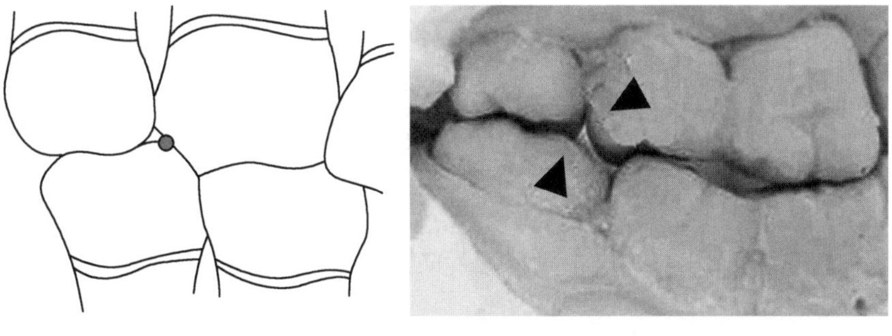

图 45-6　食物嵌塞——斜导型（颊面观、单斜面）

左图：16 远中形成单个斜面；右图：17 远中形成单个斜面

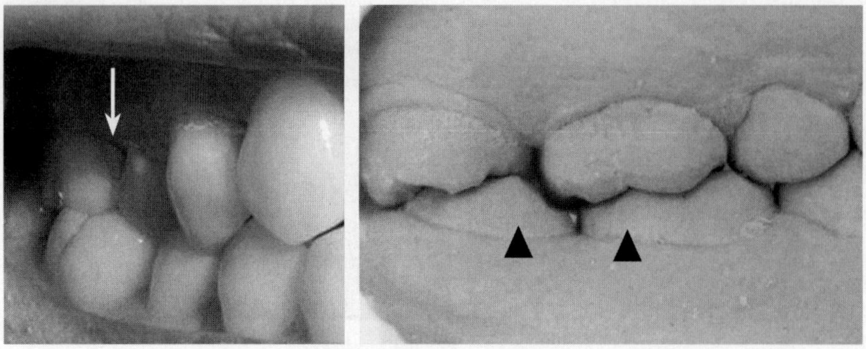

图 45-7 食物嵌塞——斜导型(颊面观、双斜面)
左图:15-16 间形成两个斜面;右图:46-47 间形成两个斜面

沿斜面滑入邻间隙。

(4) 封闭型:因磨耗造成𬌗面正常解剖形态的改变,如牙尖低平,𬌗外展隙过小,颊、舌外展隙丧失,而四周边缘嵴过锐(图 45-8),形成以邻接区为最低处的"低洼区",使食物不能有效分流,淤滞于𬌗面。由于"食物流压力"(food current pressure)过大而迫使食物进入邻间隙。

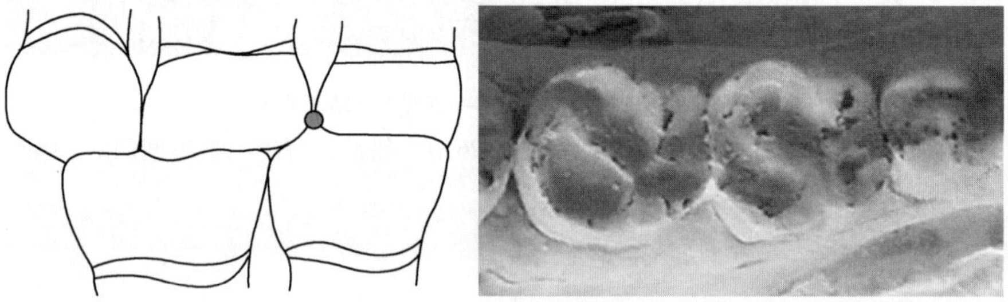

图 45-8
左图:食物嵌塞——封闭型,牙尖低平,邻接区食物排溢困难(颊面观);右图:26-27 咬合面边缘嵴过锐,食物排溢困难造成食物嵌塞

(5) 缺损型:患牙邻接区以上缺损(图 45-9),如龋洞、牙折等原因造成𬌗外展隙形态改变,或充填物形态不良,使食物滞留在缺损区。

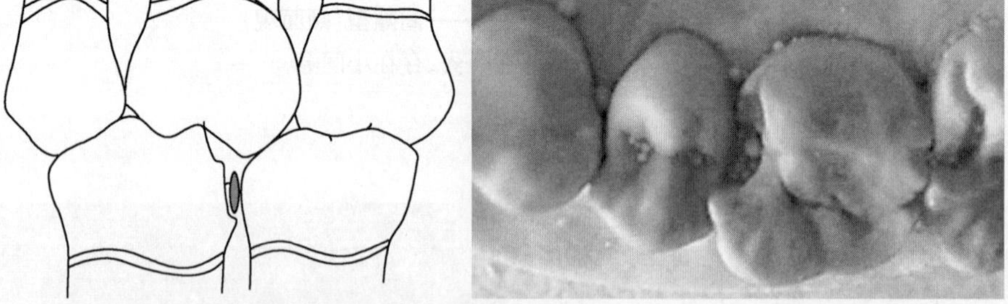

图 45-9
左图:36 食物嵌塞——缺损型(颊面观);右图:16 近中咬合面缺损造成食物嵌塞

(6) 错位型:因牙列拥挤(图 45-10),个别牙颊舌向错位,患牙轴面间形成漏斗状(图 45-11)造成的食物嵌塞。

(7) 不良修复型:不良的义齿设计,如𬌗平面不在一个平面上(图 45-12);牙体预备不当,如基牙邻牙的倒凹过大;人造冠外形不良,如𬌗外展隙过大等原因造成的食物嵌塞。

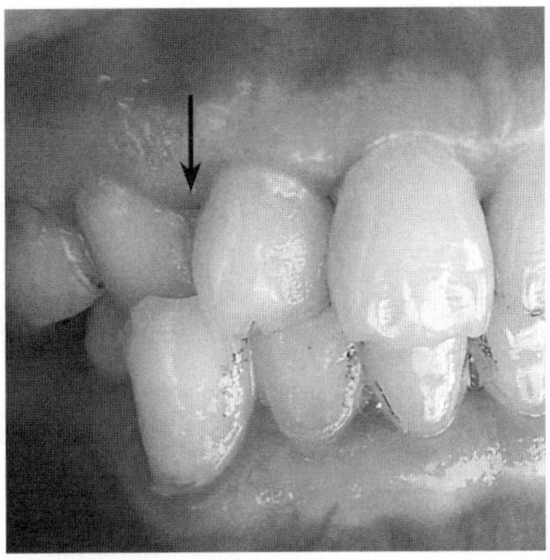

图 45-10　食物嵌塞——错位型，13 错位，反咬合，12-13 间食物嵌塞

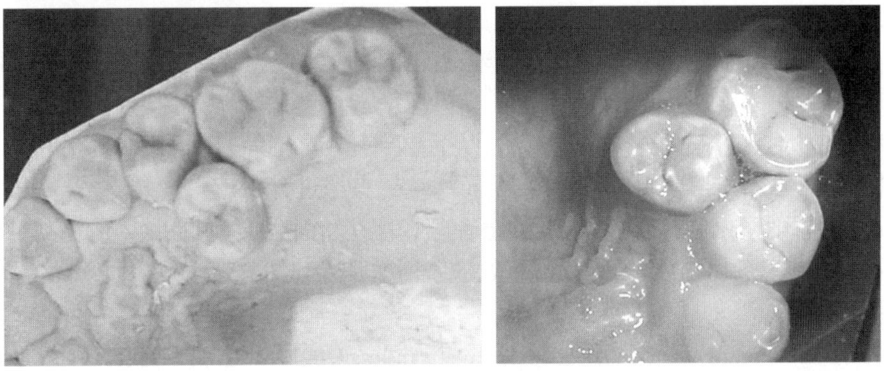

图 45-11　食物嵌塞——漏斗型，25 腭向位，与邻牙形成漏斗

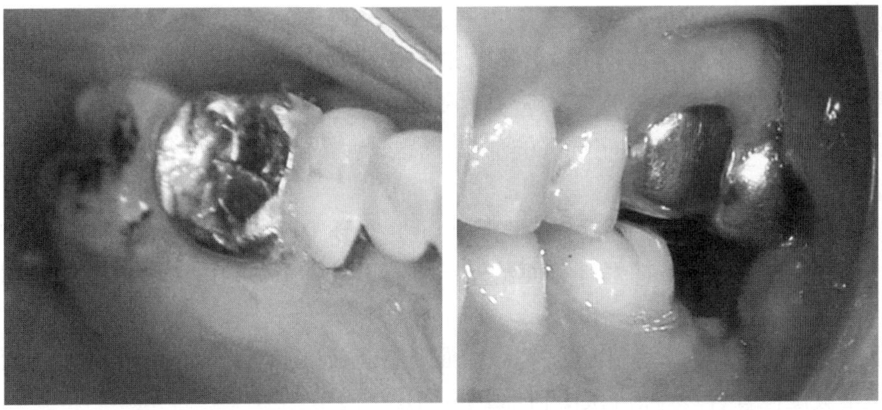

图 45-12　修复体建立的咬合平面与邻牙形成阶梯，造成食物嵌塞

左图：16-17 间咬合平面不一致；右图：25-26 间建立咬合平面不一致

二、食物嵌塞的原因

(一) 邻接区形态破坏

因龋病、牙折、牙冠发育畸形造成邻接区及其周围牙体组织形态改变，改变食物流向所致（图 45-9）。

(二) 斜面引导作用

正常的殆外展隙有利于食物分流排溢。若因磨损、缺损或修复体外形不良等原因造成异常斜面会出现斜面导向作用（inclined guide），食物流受斜面导向作用被导入或挤入邻面（图 45-6，7）。

(三) 局部咬合压力过高

殆外展隙处食物流压力过高可造成食物嵌塞。出现压力过高的原因可能是殆面近远中边缘嵴低平

(图 45-8);对船牙有充填式牙尖;颊、舌外展隙过小;修复体牙尖低平,尖嵴不明显;或因为船面磨损造成边缘嵴过锐等原因,均可引起食物排溢不畅,出现局部食物流淤滞,引起局部压力过高,迫使食物嵌入邻面。

(四) 淤滞的食物不能自洁

因老年性咬合面磨损不均、咬合面错乱(图 45-13),牙周萎缩、牙槽骨吸收,龈外展隙过大或形态不适当,冠修复体颈部过分收缩。

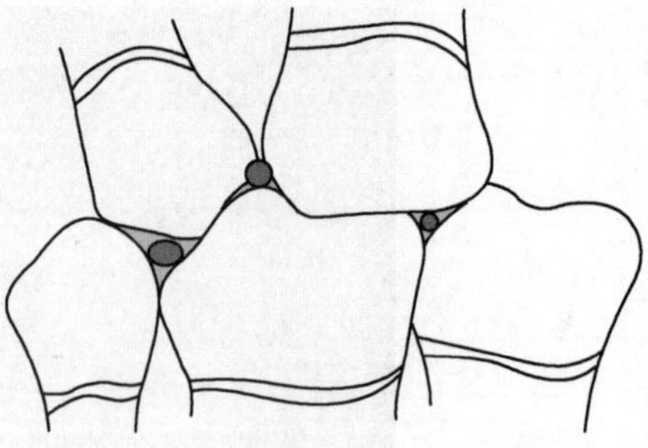

图 45-13 咬合面磨损不均引起的食物嵌塞(颊面观)

三、食物嵌塞的治疗

(一) 治疗原则

食物嵌塞的治疗原则是:

1. 简便有效的原则 针对病因选择适合于患者的最简便、有效的治疗方案,必要时取研究模以利诊断。

2. 渐进性原则 治疗方案的选择循序渐进,从简单到复杂,不得已时再用修复治疗。

3. 系统性原则 从船学出发,将上下牙列的船病统一考虑进行治疗。

4. 减少损伤的原则 调船时,特别是老龄患者已经存在船面磨损,调船时尽量在满足治疗要求的前提下,少切割牙本质。一旦切割牙本质引起过敏,应及时采取脱敏处理。

(二) 调船

调船(occlusal adjustment)又称选磨法(selective grinding),实际上也属于牙冠成形,是通过磨改牙冠外形,消除牙颌疾病的一种方法。临床经验证明,多数食物嵌塞治疗的病例可通过调船加以消除。

调船通常靠磨改牙冠外形完成,因牙体组织磨改为非可逆性,因此应特别慎重。术前应仔细检查食物嵌塞的原因,按照不同类型选择调船方法,以达到恢复牙冠合理的外形、消除食物嵌塞病因的目的。

1. 调船前准备 ①调船前应仔细检查患者患牙区及整个牙列情况,明确病因。②必要时取印模,制作研究模,口外观察牙冠外形及咬合关系。复杂的调船应转移颌位关系至船架上,在模型上确定调船方案。③用咬合纸或软蜡片法进一步确定选磨的部位,磨改的量及范围。④准备好必要的各类金刚石车针、磨光、抛光等磨具和抛光糊剂。

2. 重塑牙冠生理外形 根据船面磨损情况磨出牙尖外形,因水平性磨耗致牙尖低平者,适当磨出颊舌沟外形,修出每个牙尖的斜面,特别是邻面船外展隙的正常外形,可用小刃状或锥形金刚砂车针磨改(图 45-14)。

3. 重塑牙冠轴壁外形 牙冠水平性磨耗致船面增宽者,适当磨改船边缘嵴处外形,牙尖的颊、舌斜面,牙冠轴面正常突度位置,以增加机械便利(图 45-15)。

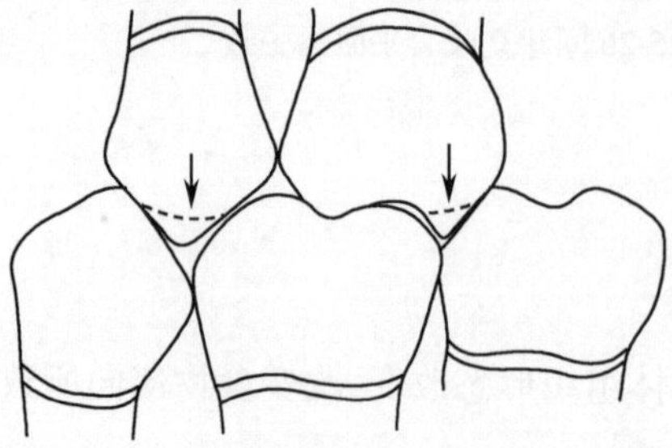

图 45-14 磨改出牙尖正常外形(颊面观)

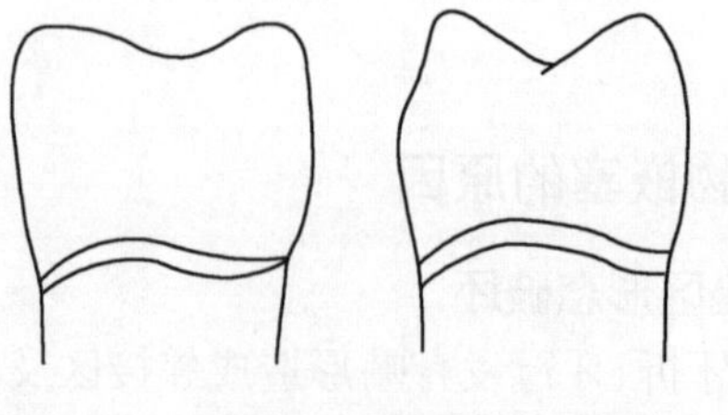

图 45-15 重塑牙冠轴壁外形(邻面观)

左图:磨损的牙冠外形;右图:重塑牙冠外形

4. 修改对船牙充填式牙尖 将患牙对船牙的邻面船外展隙处的尖锐或过长的牙尖适当降低牙尖斜度、修圆过锐的牙尖嵴(图 45-16)。

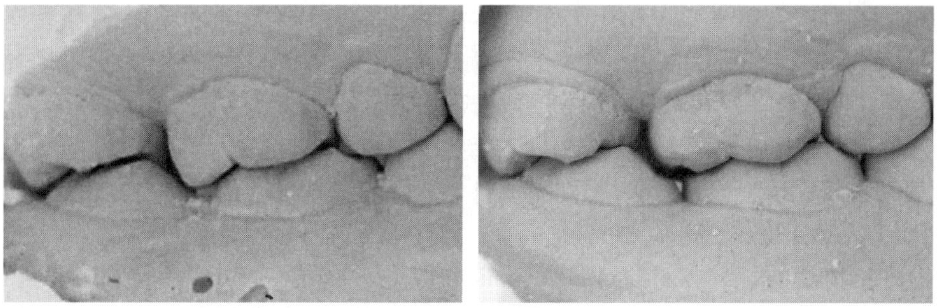

图 45-16　适当磨改充填牙尖

左图：磨改前模型；右图：16，17，47，46 磨改后模型

5. 磨改过锐边缘嵴　因磨耗不均，造成边缘过锐，不但容易引起牙折，也常常是食物嵌塞的原因。应适当磨改出正常牙尖的近远中颊舌向斜面（图 45-17）。

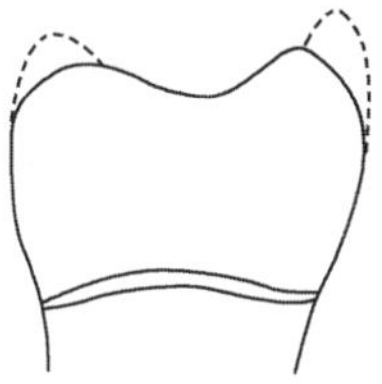

图 45-17　磨改过锐的颊舌侧边缘嵴（邻面观）

6. 磨出食物溢出沟　用细锥状金刚砂车针或小刀边石在颊舌沟、殆面近远中边缘嵴处及远舌、颊牙尖的远中斜面，近舌、颊尖的近中斜面处磨出深 0.2~0.4mm 八字形浅沟（图 45-18），并用磨光车针修整，以便食物排溢和自洁。

7. 磨出导向肩台　因磨损、牙尖缺损或牙移位，出现殆外展隙处的牙尖大斜面，单靠溢出沟不足以防止食物沿斜面挤入邻接区者，可使用磨去锐边的刃状石沿患牙食嵌处的牙尖斜面磨出 2~3 条底平的分流肩台，肩台宽 1.0~2.0mm，以终止食物滑向邻面，改变受力性质与方向（图 45-19）。

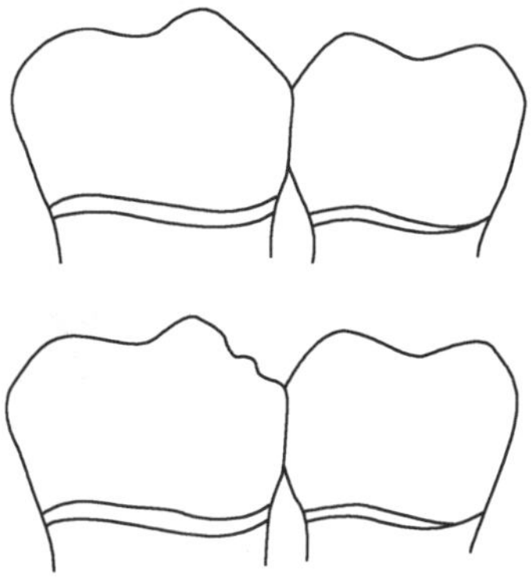

图 45-18　磨出食物溢出沟（侧面观）

上图：磨改前；下图：将大斜面磨出两个水平性溢出沟

8. 注意事项

（1）调殆前应认真作好设计，防止盲目磨改。

（2）任何磨改最后应仔细磨光、抛光处理，防止继发龋，必要时还要作脱敏处理。

（3）选磨时不得降低功能尖，特别是区域性或全牙列性选磨时尤应注意。

（4）广泛、大量的调殆应分次进行，一次不可磨得过多。

（三）充填治疗

食物嵌塞的充填治疗适用于间隙型、缺损型，如患牙邻接丧失，邻面存在小间隙，或因牙折、龋坏改变了正常邻接关系等。

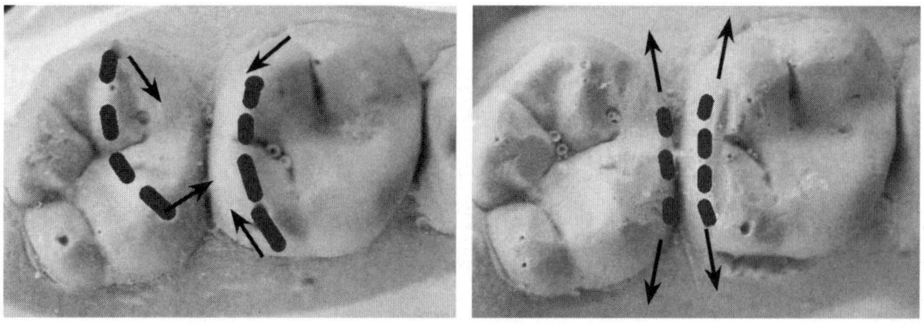

图 45-19　大斜面牙尖磨出分流肩台

左图：磨改前咬合面两线间食物向邻接面嵌塞（黑箭头）；右图：磨改后消除大斜面，食物嵌塞的可能性大大降低

充填治疗的窝洞预备，充填等技术规范同口腔内科学。需要特别注意的是：

1. 适应证　邻间隙大于1.5mm以上或局部缺损较大，充填料及牙体组织抗力形不足者不宜选用。

2. 充填　注意恢复牙体正常解剖外形，防止出现大斜面。

3. 两个牙邻面同时作Ⅱ类洞充填　应在放置型片前提下分别完成充填，不得为防止食物嵌塞而将银汞合金、复合树脂等充填料连在一起，否则充填料与牙体组织界面将会因牙的生理运动而破坏充填料界面，出现隙漏（leakage）及继发龋。

4. 用酸蚀粘结技术（etching and bonding technique）　用该技术治疗小间隙型食物嵌塞时，应严格选择适应证，严格遵照粘结技术的原理，并要定期复查。2mm以内小间隙可采用单个邻面粘结；大于2mm以上间隙，可采用平分间隙法，完成牙冠成形消除间隙（图45-20）。粘结的复合树脂以成形片分别成形，完成一侧患牙后再完成另一侧患牙，且不得相互粘连，保持成形而高度光洁。

（四）嵌体、全冠修复

1. 适应证及方法　对于充填治疗有困难的间隙型、缺损型食物嵌塞，如有牙冠缺损，在兼顾残留牙体组织抗力形的前提下可考虑以嵌体或者全冠的形式恢复牙冠的正常外形及邻接，必要时可将邻牙颈部过大间隙做复合树脂成形（图45-21）。嵌体、全冠的优点是修复体抗力性能较银汞合金、复合树脂强，邻面易成形和抛光。

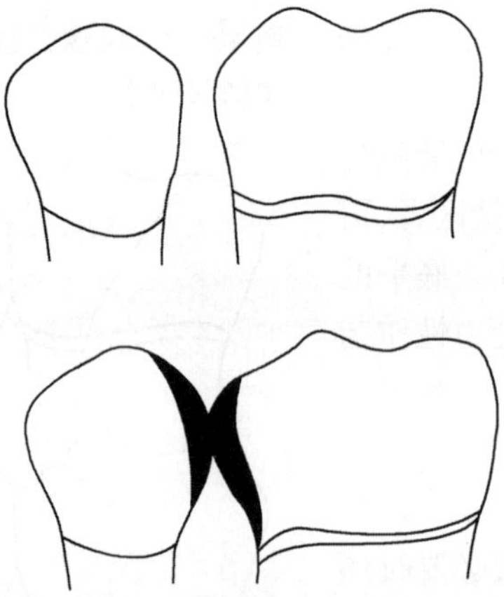

图45-20　小间隙采用平分间隙法的复合树脂牙冠成形（颊面观）

上图：树脂充填前，两邻牙小间隙；下图：以酸蚀-复合树脂技术完成两个邻面塑形，并恢复邻接

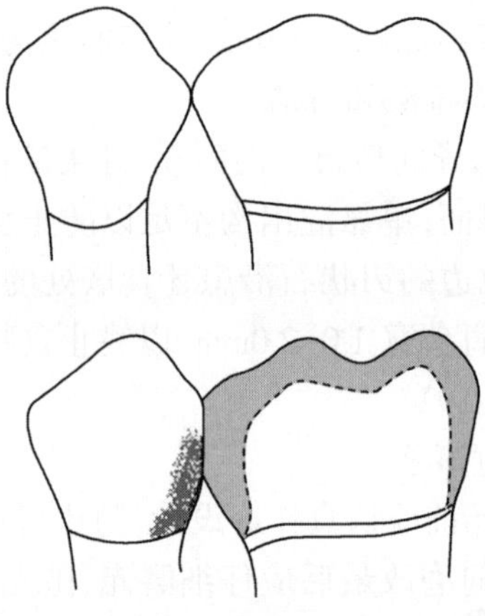

图45-21　修复体制作时适当扩大邻接面积（颊面观）

上图：修复前；下图：修复的同时，必要时以复合树脂技术消除邻牙颈部过大间隙

2. 注意事项　嵌体的设计，牙体预备，修复体制作，试戴、粘固等均同一般修复体。需注意的是：

(1) 邻面、𬌗面外形塑形时，注意与邻牙、对𬌗牙的关系。

(2) 较大间隙行单个牙嵌体修复，邻面不得有悬突，𬌗面不得遮盖邻牙。两个牙邻面同时作嵌体时不得连成一体。

(3) 龋患率高的患者，尤其应注意嵌体的边缘位置应达自洁区，必要时设计全冠修复。

(4) 必要时适当磨改邻牙，适当增加接触区面积，减小𬌗外展隙。

(5) 为获得长久疗效，嵌体制作材料以高含金量的金合金为宜。

(6) 食物嵌塞处患牙邻𬌗面有缺损者，应采用嵌体分别修复，不允许用嵌体将两个邻牙连接在一起，否则很容易因牙生理动度而破坏粘结面封闭性，造成继发龋变。

（五）联冠修复

1. 适应证及方法　①对于邻面缺损或存在较大间隙的两个邻牙做冠修复时（图45-22）；②上颌磨牙有移位倾向时；③反复发生食物嵌塞且具有做全冠的指征；④支持力较差、固位力不足需要全冠修复（图45-23）；⑤需要矫正反咬合者（图45-24）；⑥需要牙周夹板修复者。

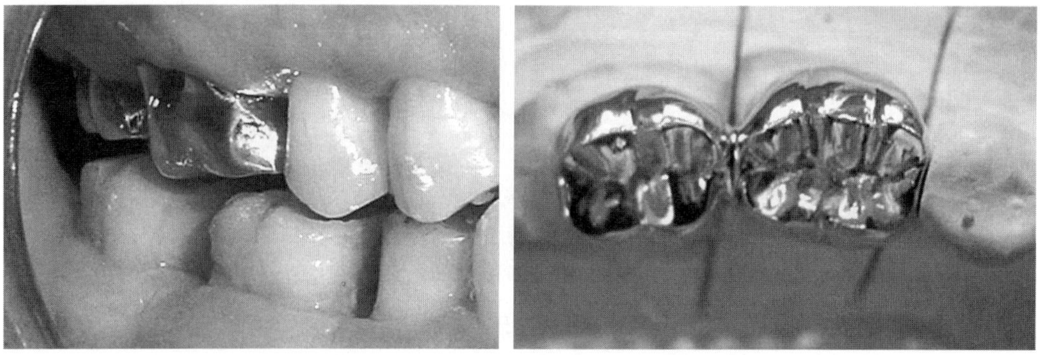

图 45-22　后牙金属联冠防嵌器

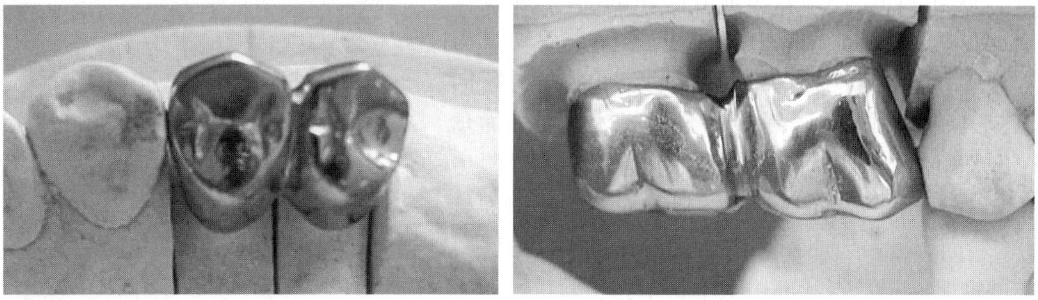

图 45-23　牙周支持力较差情况下联冠兼具防嵌功能

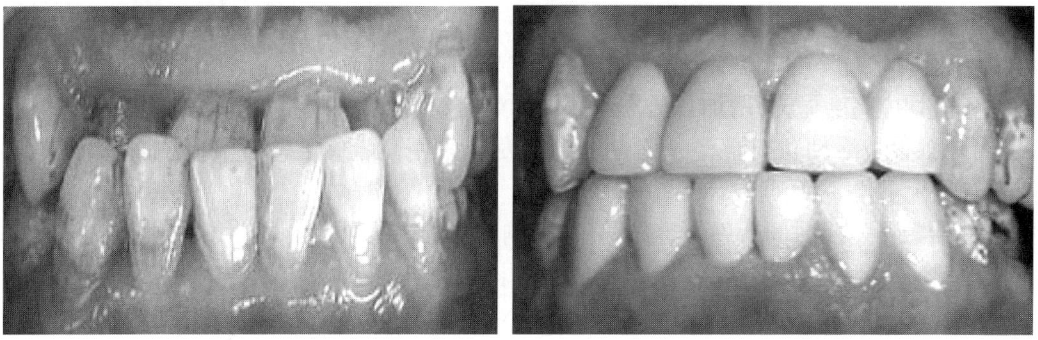

图 45-24　反咬合矫正性修复兼具防止食物滞留作用

对上述患牙常规进行牙体预备，取印模，作暂时修复，复诊戴冠。

2. 注意事项　①牙体预备前对缺损较大者应作患牙的充填或加固治疗；②设计时要考虑到联冠的固位形、抗力形与就位道，特别是作为基牙的联冠的外形（图 45-25）；③应谨慎设计牙体完整者的全冠防嵌器，应在磨改调整咬合失败后进行；④注意联冠作为支持基牙的外形，如轴壁突度、咬合面支托凹等；⑤对于反复发生食物嵌塞且有龈缘炎症状时，宜先行消除炎症，再进行联冠修复。

（六）活动防嵌器

活动防嵌器（removable appliance for treatment of food impaction）指患者可以自行取戴的用于治疗食物嵌塞的修复体或装置。它可以是单独增加防嵌装置如防嵌用的邻间钩（interproximal rest），殆面宽支托及套筒冠（telescope crown）等。

活动防嵌装置适用于单个或多个牙邻接丧失，邻间隙较大（1mm 以上）的中、老年患者，特别是伴有牙列缺损，需要行活动义齿修复者，在设计时可一并设计出防嵌装置。

1. 邻间钩防嵌设计　在活动义齿上设计邻间钩既可作为固位、稳定装置，也可用于矫治食物嵌塞（图 45-26）。它适用于邻面隙在 3mm 以下的食物嵌塞。

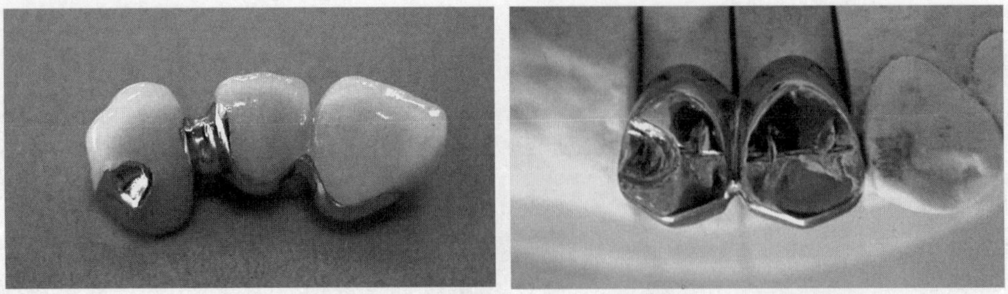

图 45-25 作为基牙上的联冠外形

安放邻间钩的牙冠应作适当牙体预备。其目的是为了开辟安放邻间钩的空间，保证邻间钩的固位、就位及足够强度，防止患牙移位。邻间钩连接体位于活动义齿基托内，垂直部紧接患牙舌侧非导凹区，呈流线型转向越𬌗部，然后转向颊面，并适当扩展至两邻牙的邻轴面角处，但不进入颊面侧凹区。正常情况下越𬌗部覆盖两患牙𬌗面各 1~2mm，并与𬌗面呈水平性接触而不是呈斜面接触。邻间沟𬌗面厚度一般应不小于 0.8mm。若遇牙体缺损，可适当加厚恢复缺损。越𬌗部边缘不得呈刀刃状。

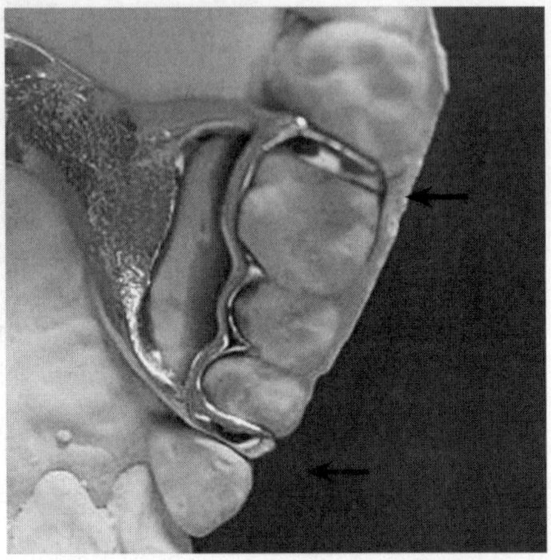

图 45-26 邻间钩固位及防嵌设计

若患牙邻间隙较宽、倒凹较大者，可作适当牙体预备，减小邻面倒凹深度，邻间钩可进入邻间隙，起到修复充填间隙的作用。但应注意就位道，特别是牙列缺损部位多或多个邻间钩的设计情况下，应该用导线测绘仪标定导凹区。邻间钩各面均应高度抛光，增加自洁作用。在牙列完整情况下，个别或少数牙因邻接丧失造成的食物嵌塞，也可单独设计活动防嵌器。一般情况下，应尽量采用固定修复体矫治食物嵌塞，无法进行固定修复体矫治等情况下，才采用此设计。

这类防嵌器戴用一段时间后患牙容易移位，影响防嵌器密合性，因此慎用此类设计。其固位体、基托等设计同活动义齿，防嵌部分的结构要求同邻间钩。

特别需要注意的是：①活动防嵌器体积不能过小；②固位力要强，以防止误吞；③细作牙体预备，防止牙列远中末端患牙受远中向的推力。

2. 宽𬌗支托防嵌设计　此类设计适用于活动义齿安放支托的基牙有缺损或形态异常，因用常规𬌗支托会引起支托颊、舌侧与人造牙之间食物嵌塞，故可在铸造舌、腭侧基板上设计出越𬌗部宽支托，起到防嵌作用(图 45-27)。

宽𬌗支托颊舌向应达患牙自洁区，近远中向不少于牙冠近远中径的 1/2，𬌗面缺损、磨损者可覆盖整个𬌗面。牙体预备时，应预备出𬌗支托的边界线，防止边缘呈刃状，𬌗支托厚度应不小于 0.5mm。

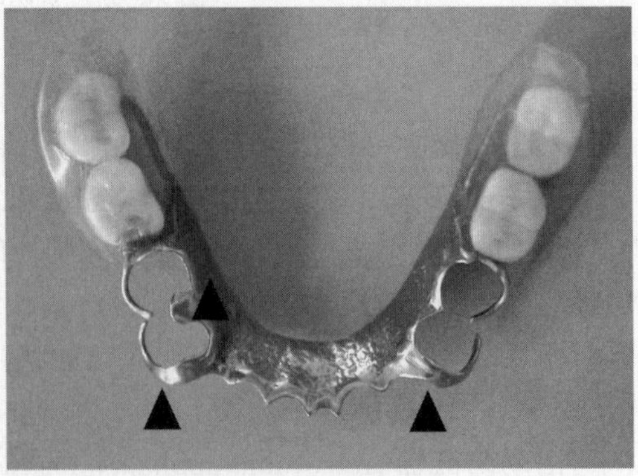

图 45-27 活动义齿的防嵌功能(黑三角处)

3. 套筒冠固位体防嵌设计　作为活动义齿的基牙，若因牙冠缺损、畸形过小牙、釉质发育不全等伴有食物嵌塞，可考虑以套筒冠的形式制作固位体，同时恢复正常外形，矫正食物嵌塞。其设计、牙体预备、基底冠(内层冠)及套筒冠的制作均同套筒冠。

(七) 𬌗改建或𬌗重建

1. 适应证　𬌗改建或𬌗重建(occlusal reconstruction or occlusal rehabilitation)既是矫治𬌗紊乱、修复𬌗磨损的修复矫治方法，也是治疗食物嵌塞的有效方法之一。

对于因𬌗重度磨损、牙列缺损后对𬌗牙伸长、牙位异常等造成的邻接丧失，出现垂直型、斜导型、漏斗、充填型食物嵌塞可采用𬌗改建或𬌗重建的方法进行治疗。

𬌗重建的范围视𬌗紊乱涉及的范围而定，可以是几个牙、一个牙区、单颌或全颌𬌗重建。可以采用全冠、部分冠、桩冠等固定修复方法，也可采用𬌗板。

2. 矫治步骤

(1) 系统检查口颌系统，包括牙列、食嵌部位及原因，𬌗曲线，关节和咀嚼肌状况，必要时拍 X 线片，取研究模上𬌗架，确定治疗方案。

(2) 暂时性𬌗垫矫治牙列紊乱及颞下颌关节综合征，至少戴𬌗板 3 个月以上，症状消失或明显好转后再确定咬合加高的厚度或𬌗曲线曲度。

(3) 拔除错位牙或对𬌗向伸长过度的牙先失活，然后进行截冠处理。

(4) 按照总体设计方案进行牙体预备，根据人造冠修复原理完成修复体。

(八) 龈垫矫治水平性食物嵌塞

龈垫(gum pad)，又称假牙龈，是用人工软性高分子材料制成的软垫，用以治疗老年患者牙龈退缩引起的不美观，发音问题，及患者的水平性食物嵌塞(图 45-28)。

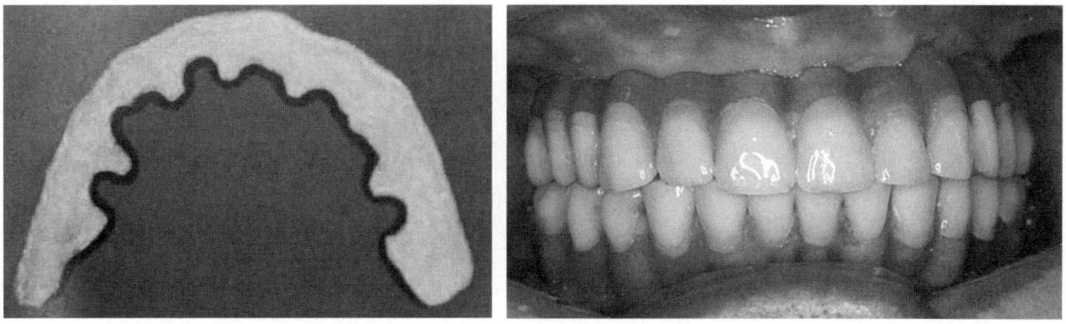

图 45-28　以人工牙龈消除过大的邻间隙防止食物水平性嵌塞

矫治修复过程是：

(1) 取印模，制作石膏工作模，按照模型情况设计修复范围。

(2) 以红蜡片制作龈垫外形，龈垫伸展范围为唇颊侧𬌗向至牙冠解剖外形的颈缘。

(3) 以人工牙龈材料填塞，热处理，修剪外形初步完成龈垫，然后口内试戴，最终完成修复体。嘱患者饭后摘下清洗。龈垫可有效防止食物水平性嵌塞。

(九) 拔牙矫治食物嵌塞

下列原因造成的食物嵌塞可考虑拔牙矫治：①前倾阻生；②无对𬌗牙、𬌗向伸长的第三磨牙；③不能作保存治疗的松动牙且牙冠畸形或缺损造成食物嵌塞者；④造成漏斗状食物嵌塞的跨𬌗错位牙。

(十) 正畸矫治

正畸矫治(orthodontic treatment)可用于因错位牙、牙间缝隙、伸长牙等引起的食物嵌塞的矫治。以各类正畸矫治器对𬌗紊乱进行矫正，如使用固定矫治器，或活动矫治器排列错位牙，关闭牙间缝隙，恢复正常邻接关系，压低伸长牙等，达到治疗食物嵌塞的目的。

(十一) 龈成形手术

龈成形术(gingival plasty)包括牙龈延伸术(gingival extension procedures)、牙龈移植术(gingival graft)，组织诱导成形(guided tissue regeneration，GTR)等手术都可用于因老年性龈退缩、骨吸收或骨缺损造成的水平性食物嵌塞。根据缺损大小和区域，选用上述手术方法，使龈外展隙以外的异常缝隙得以恢复正常，防止食物滞留。这些都是近年来国内外主张应用的方法。特别是膜再生技术，采用骨缺损部位的植骨，用颌骨唇侧皮质骨或人工骨，加上骨诱导膜，配合龈组织转瓣成形术，可获得美观有效的矫治效果。

四、食物嵌塞并发症及处理

食物嵌塞症状严重者，可出现急性牙周炎，局部牙周脓肿，牙槽骨吸收，继发龋变等并发症。

并发症的处理，主要针对出现的症状及病因进行治疗。首先解除食嵌才能缓解造成的胀痛感，消除对牙周的侧向力。以探针等器械剔除或冲洗出滞留食物，以 2%H_2O_2、生理盐水冲洗病变区的牙龈，局部上 10% 碘合剂，或在冠周放入牙周炎药膜。必要时对症全身用药。

对于反复出现的食物嵌塞，待症状缓解后，积极针对食物嵌塞的原因做相应的治疗。

（马轩祥）

参考文献

1. 徐君伍. 口腔修复理论与临床. 北京：人民卫生出版社，1999：674-685
2. 马轩祥. 口腔修复学. 北京：人民卫生出版社，1999：129-137
3. 姜元川，史俊南. 口腔内科学. 西安：第四军医大学出版社，1978
4. 四川医学院. 口腔内科学. 北京：人民卫生出版社，1980
5. 史俊南，韩桃娟. 口腔内科学. 第 2 版. 西安：第四军医大学出版社，1987
6. 张举之. 口腔内科学. 第 3 版. 北京：人民卫生出版社，1980
7. 李旭东，张杰. 第三磨牙拔除后第一、二磨牙间出现间隙 1 例. 口腔医学，2006，269（3）：225

第四十六章

牙折的保存修复

牙折(tooth fracture)是指牙冠或牙体完整性破坏,出现缝隙或折断。牙折是中老年的常见病,可以发生于任何部位的牙,多发生在磨牙,下颌又较上颌发病率高。牙折表现为完全断裂或隐形裂缝(隐裂)。牙折的可能原因很多,常见到中老年的牙冠磨损不均,如上颌颊尖、下颌舌尖及边缘嵴处出现高尖、陡坡造成的牙折(图 46-1);牙冠形成窝洞后的牙体组织抗力形减弱造成病理性牙折(图 46-2);各类龋病继发龋引起的牙体组织损害(图 46-3);多发生于青少年的外伤(图 46-4)。患者常常有啃咬硬物的病史,而咬合病及夜磨牙症等咬合创伤是常见的诱因。

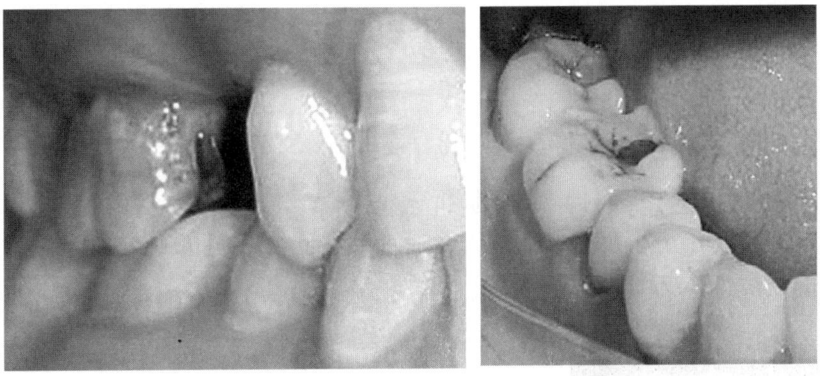

图 46-1　牙折的原因——高尖陡坡

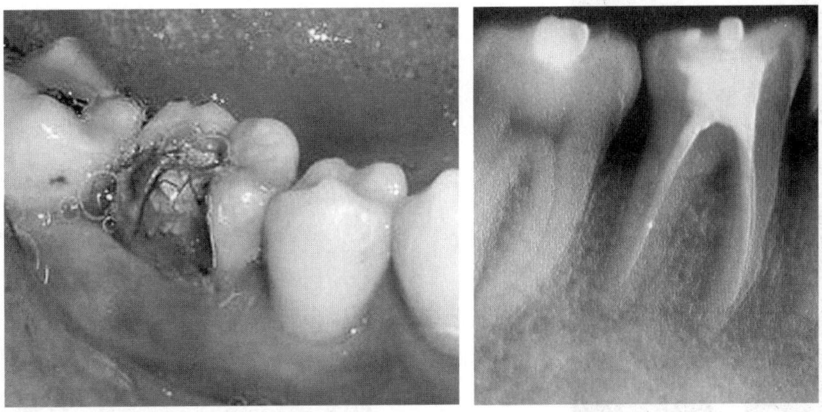

图 46-2　牙折的原因——牙体组织薄弱

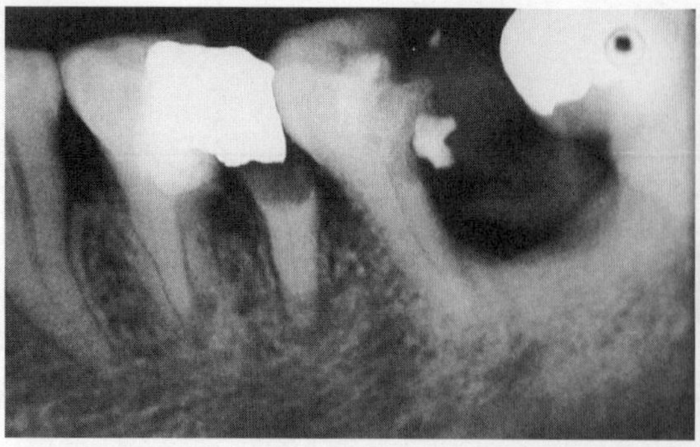

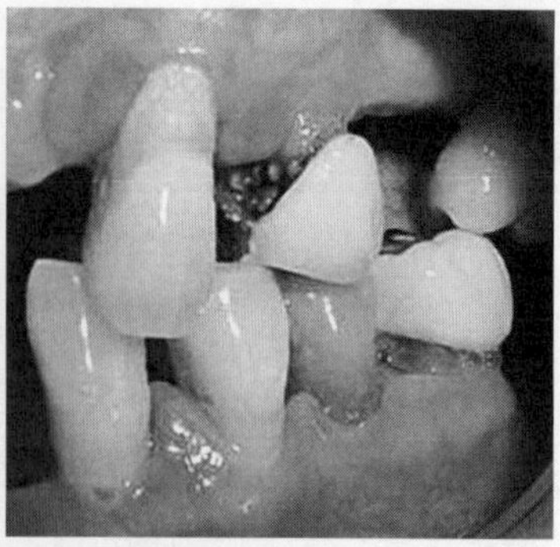

图 46-3　牙折的原因——龋损或继发龋的损害

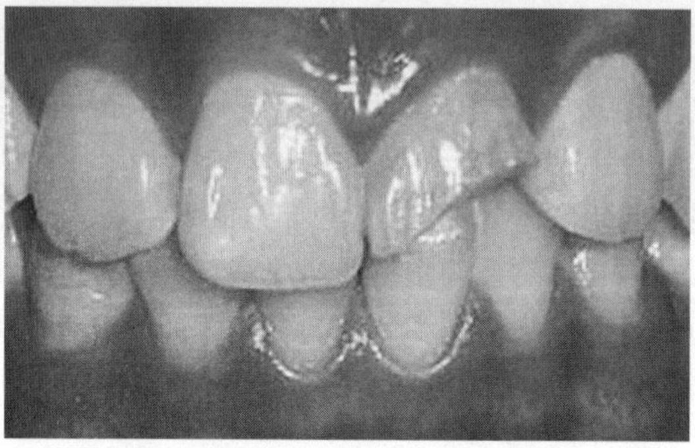

图 46-4　牙折的原因——外伤

一、牙折的分类

根据断裂线的走向，大体上有斜折、纵折、横折三种类型。

根据牙折发生的部位可分为切缘局部牙折，牙冠 1/2 牙折，牙冠斜折，牙冠颈部牙折，龈下斜折，根部 1/2 根折，根尖根折等七种形式（图 46-5~14）。

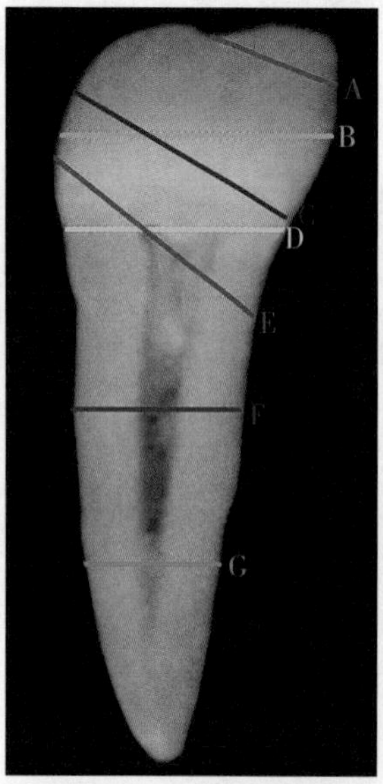

图 46-5　牙折的类型

A. 切缘局部牙折；B. 牙冠 1/2 折；C. 牙冠斜折；D. 牙冠颈部折；E. 龈下斜折；F. 根部 1/2 根折；G. 根尖根折

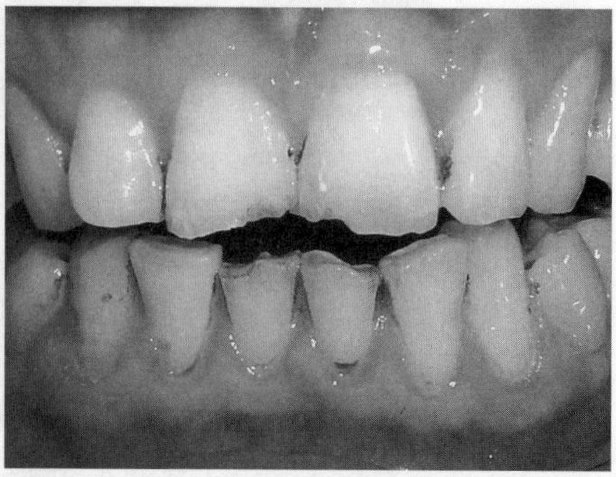

图 46-6　切缘折断（A）

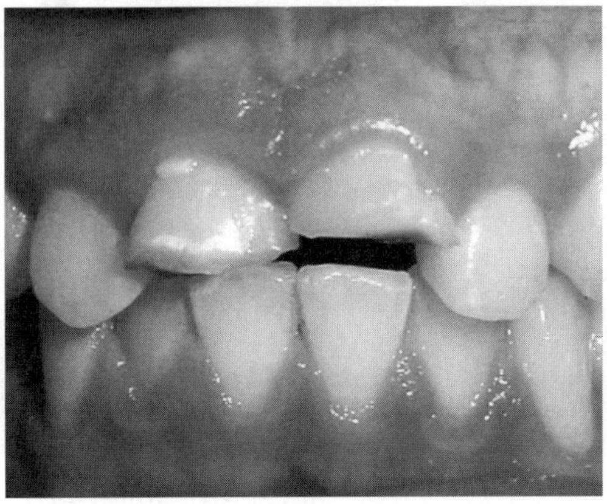

图 46-7 牙冠 1/2 牙折(B)

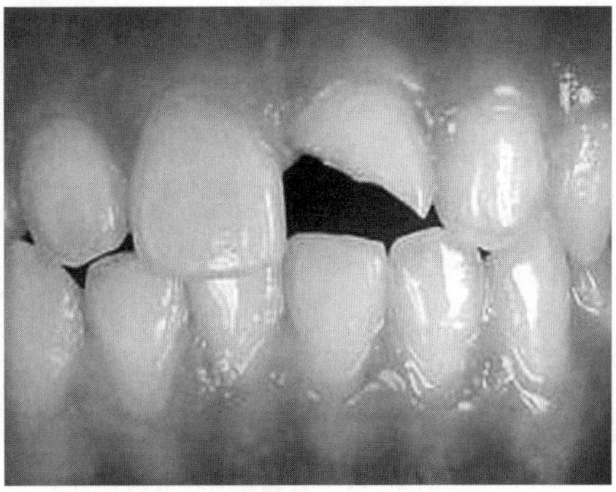

图 46-8 牙冠斜折(C)

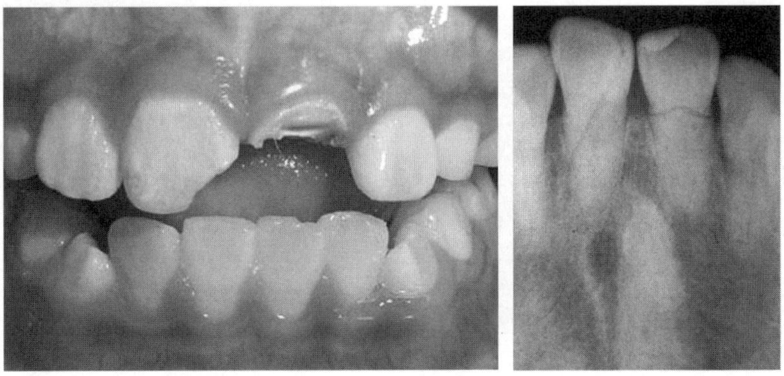

图 46-9

左图:21 牙冠颈部折(D),11 近中切角折(A);右图:龈下冠折

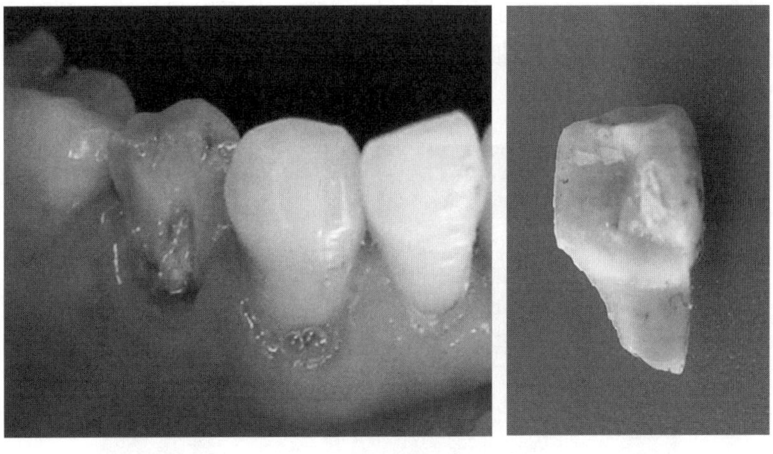

图 46-10 龈下斜折(E)

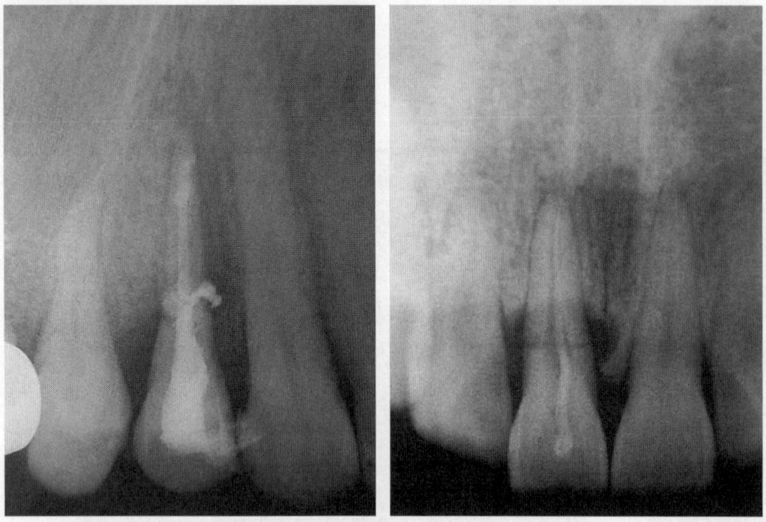

图 46-11 牙根部 2/3 处根折(F)

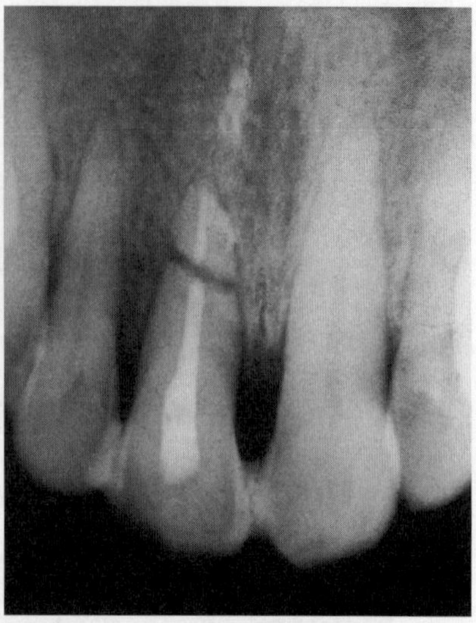

图 46-12 根尖根折(G)

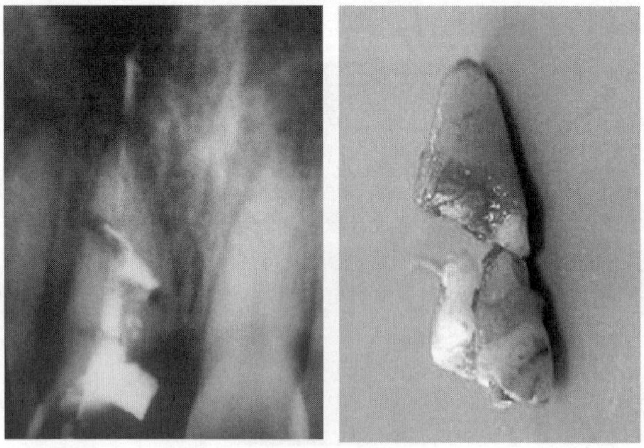

图 46-13 多发性根折

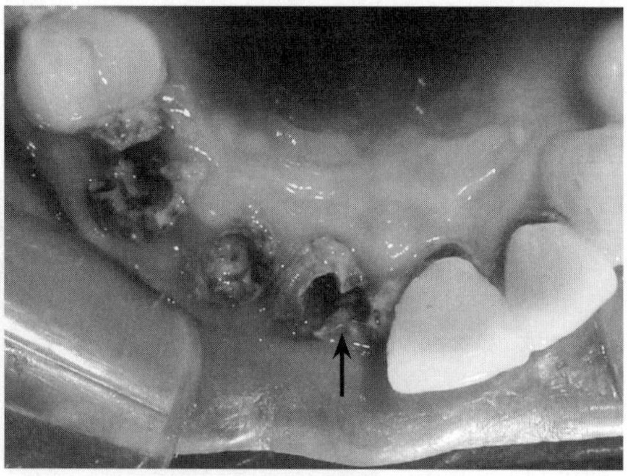

图 46-14 纵折:11 纵行根折

按照折裂线的性质可有断缝裂开的开放性牙折和断缝未裂开的隐裂之分(图 46-15)。

断裂线通常与牙冠的长轴有一定夹角,可以涉及牙髓腔,也可以只发生在牙釉质牙本质全层,常表现为牙尖折断。而后者断裂线与牙冠长轴近似平行,往往穿过牙髓腔。此外,临床上可粗分为冠折(牙冠折断)与根折(牙根部折断)。

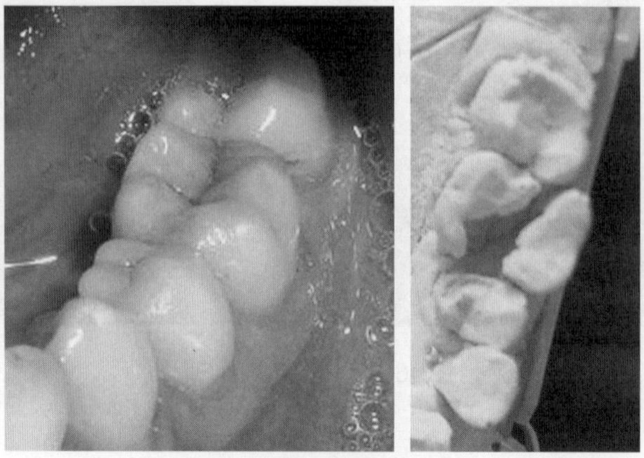

图 46-15

左图:隐裂;右图:开放(裂开)性牙折

下面通用的分类是：

1. 斜折　按照断裂线向下延伸的位置不同，斜折可分为：Ⅰ型斜折，即牙折线只累及牙冠的1~2个牙尖，断裂线不超过牙冠的1/2。Ⅱ型斜折，即牙折线延伸到龈缘线下2mm以内。Ⅲ型斜折，即斜形折裂线向下延伸超过龈缘线2mm。

2. 纵折　按照断裂线的位置不同，纵折可分为：Ⅰ型纵折，即断裂线将牙根完全分开。Ⅱ型纵折，断裂线穿过髓室及牙根。

3. 横折　按照横行折裂线的不同，分为牙颈部横折和根折。而根折可以表现为近颈部根折、根1/2根折及根尖部。

4. 隐裂　按照断裂缝隙的状况，牙折还可以分为Ⅰ隐裂型，Ⅱ断裂型。以及Ⅲ感染型，即按照断裂后牙髓、牙周感染程度不同，可分为轻型感染与重度尖周炎症型。

5. 根折　即为发生于根部的牙折。患者往往有外伤史或咬硬物的病史，轻则表现为局部隐痛或轻度松动，重则有明显疼痛、松动，疼痛的程度随根折的严重程度和根折的时间长短有关，有感染者，口内可见脓肿(图46-16)，X线牙片显示断片间有距离，根尖周有暗影。

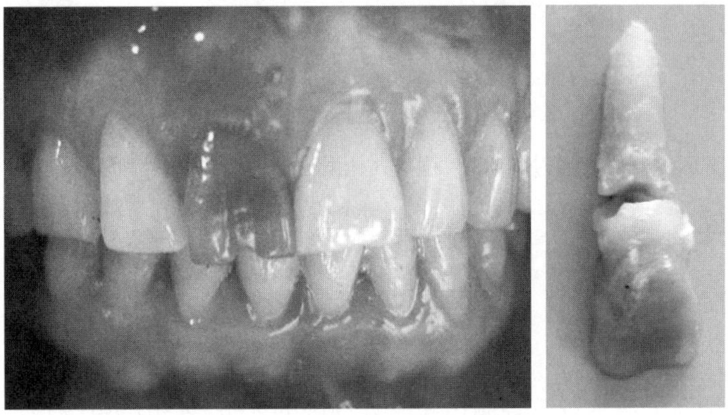

图46-16　口内可见根折牙唇侧脓肿

二、牙折的发现方法

患者常有突发性咬合疼痛，活髓牙的冷热刺激痛。主诉有意外咬硬物致牙折史。隐裂性牙折常伴有咀嚼隐痛或酸软不适感，陈旧性隐裂可能出现牙周感染。显性纵折或斜折可有一定程度的松动，并可见断裂缝隙，甚者，裂缝内存留食物残渣。

显性牙折的诊断比较容易，隐裂的诊断可借助下述方法：①视诊法，直接观察发现或侧光暗视野透照观察；②染色法，在可疑断裂的咬合面涂覆龋变组织诊断液，隐裂处可能有线状着色(图46-17)；③温

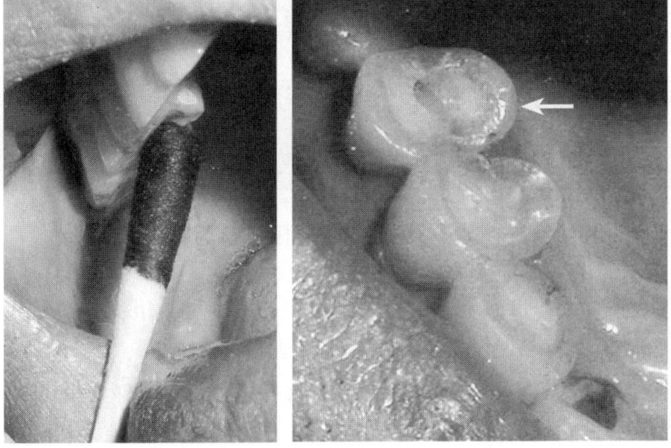

图46-17　隐裂的发现(碘酒法)

度冷刺激法，适用于活髓牙，用酒精棉球或热水棉球放在患牙牙面上，确定是否为患牙；④探诊/触诊法，用尖细的探针尖感觉是否有裂缝存在，或用牙科镊确定是否有断片的移动；⑤X线牙片法，有些牙折可借助牙片或RVG数字化牙片帮助诊断，通常在断裂缝处的牙周膜可见不连续的中断现象，如果断裂缝正对着投射方向，可能在牙片上发现细的透射线，也可借助调整灰度对比度等强化显像方式（图46-18），或借助牙科锥状CT片来发现隐裂。如果是陈旧性隐裂伴牙周感染，可能在断缝处发现牙周膜不完整、折断处局灶性透射区，或充填的牙胶发生吸收（图46-19）。

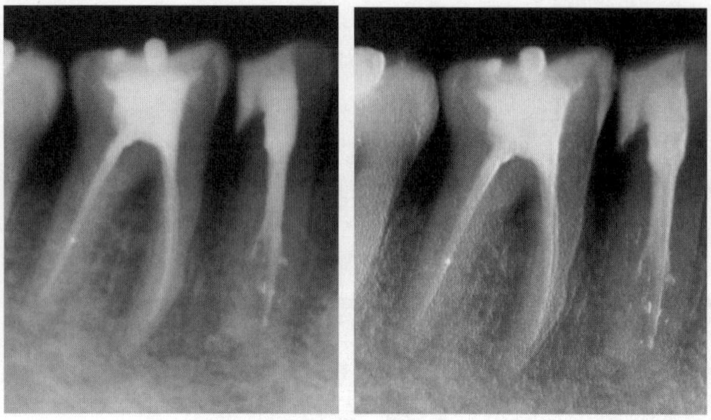

图46-18 在牙科计算机上通过RVG片强化对比发现隐裂

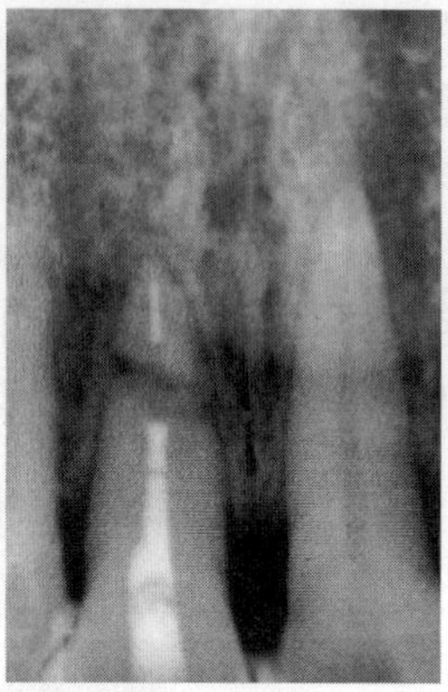

图46-19 牙折断缝处的局灶性牙周膜感染和牙胶吸收

三、牙折的保守治疗

1. 磨光处理 该方法适合于前牙切缘或后牙边缘嵴的小范围折断（图46-20）。局限性牙尖折断多见于中壮年患者，往往是高尖或尖锐咬合面边缘嵴处局限的牙折，牙折的范围很局限，深度约2mm，折裂线在釉质内或在釉牙本质界。牙折常发生于成年，往往因咬合紊乱、不均匀磨损的前磨牙及第一二磨牙。有资料显示下颌牙牙折发生率多于上颌。这类患者一般无明显或只有轻微牙本质过敏症状。局限性浅层牙尖折，常用磨光法，并在磨光时，尽量磨出合理的牙冠外形。方法是首先用磨头或金刚车针将尖锐边缘磨平滑，继以磨光车针磨光，再以磨光橡皮杯用加氟磨光膏抛光。断裂深达釉-牙本质层的活髓牙，可在抛光前做脱敏处理。

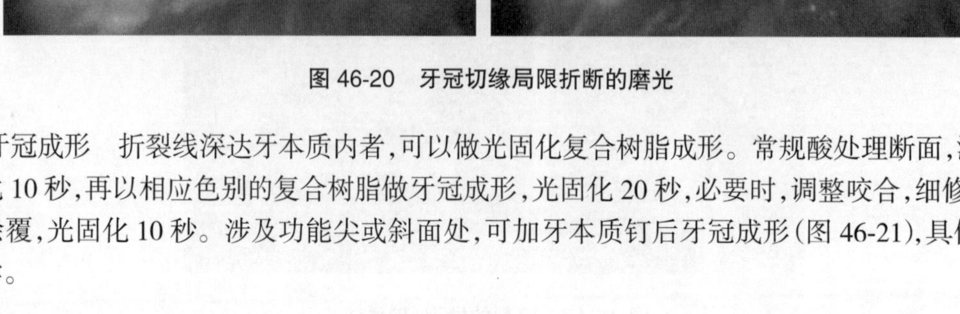

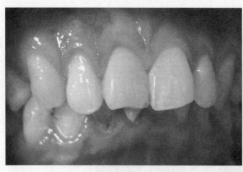

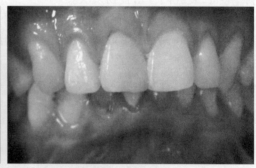

图46-20 牙冠切缘局限折断的磨光

2. 牙冠成形 折裂线深达牙本质内者，可以做光固化复合树脂成形。常规酸处理断面，涂布粘结剂并光固化10秒，再以相应色别的复合树脂做牙冠成形，光固化20秒，必要时，调整咬合，细修形态后，以上光剂涂覆，光固化10秒。涉及功能尖或斜面处，可加牙本质钉后牙冠成形（图46-21），具体方法见口腔内科学。

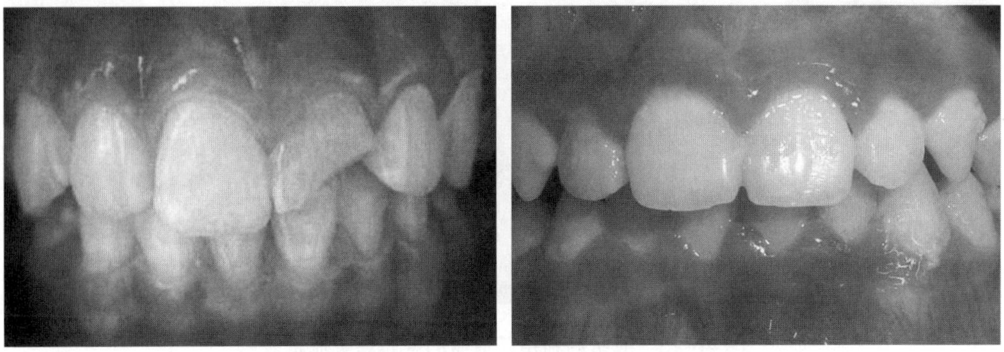

图 46-21 牙折的加钉光固化树脂牙冠成形

四、牙折后的处理——结扎

牙折的结扎适用于纵型隐裂，新出现的纵折，或牙折有裂缝但可保存，或陈旧性牙折其裂缝内存留的异物可以通过冲洗清除，通过结扎可复位，在根管治疗前需要进行结扎。

结扎前，如果存在缝隙，或缝隙内有食物残渣等异物，可用注射器以过氧化氢溶液冲洗、生理盐水加压冲洗，将缝隙内异物清洗干净，力求断缝完全复位。然后对患牙进行结扎。

结扎的方法：取一段牙用细结扎不锈钢丝，将一端用弯丝钳弯成小环，以持针器夹持近小环处的结扎丝，从患牙的颊侧远中邻间隙处向舌侧送入，再从舌侧的近中邻间隙引出，再重复从远中颊侧向舌侧穿入，再从舌侧穿出，在患牙的近中打结，拧成麻花状，以钢丝剪在近结扎起点 5mm 处剪断，以持针器将剪断的一头向邻间隙处打弯（图 46-22）。

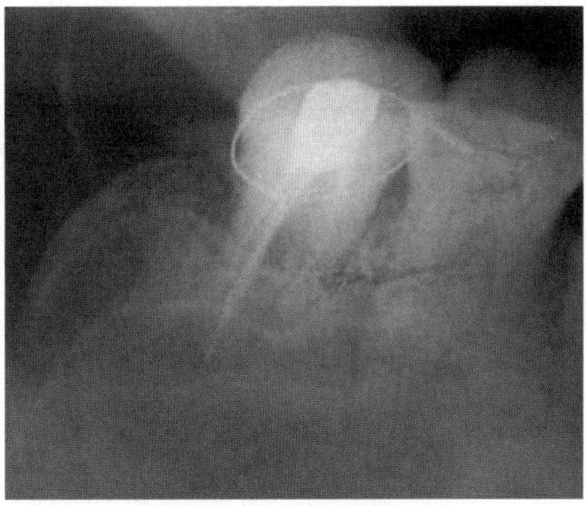

图 46-22 牙折的钢丝结扎

按照常规进行牙髓治疗，以复合树脂或银汞合金充填。视情况观察 2 周，待根尖周没有症状后，并复查 X 线牙片，尖周正常时，再进行全冠修复。

按照全冠修复要求，进行牙体预备，唯在进行颈部肩台预备时，先磨断并去除结扎丝，再进行颈部牙体预备。常规进行排龈、取印模，然后以 75% 酒精棉球消毒，以暂时粘固剂粘固暂时冠。

全冠修复形式，后牙最好选用金属全冠或金属烤瓷全冠，可视区以金属烤瓷冠或瓷全冠修复。咬合面尽量减少面积，减轻咬合力。冠边缘涂布碘合剂，必要时术后给予抗生素 3~7 天预防感染，并要求患者定期复查。

五、牙折的修复治疗

1. 冠折的金属烤瓷冠修复 对于能保证冠修复体固位形的冠折，按照全冠牙体预备的要求，常规进行技术操作，完成暂时修复和正式全冠修复（图 46-23）。对于未成年人的冠折修复时，需要暂时制作过渡性修复体，按照儿童修复的要求，以不妨碍齿槽发育为原则，适当空开邻接区（图 46-24），并要求患者定期复查，必要时及时更换 / 修改修复形态。

2. 残冠残根的桩核冠修复 对于无法利用残冠固位的牙折，如折裂线在牙冠 1/2 以上涉及牙髓者，应在局部麻醉下，做根管治疗，一周后无根尖周症状后再进行桩核冠修复（图 46-25）。

3. 嵌体修复 牙折累及功能尖且范围大，深达牙本质内者，可以考虑以嵌体或高嵌体修复，其具体方法详见第十五章。

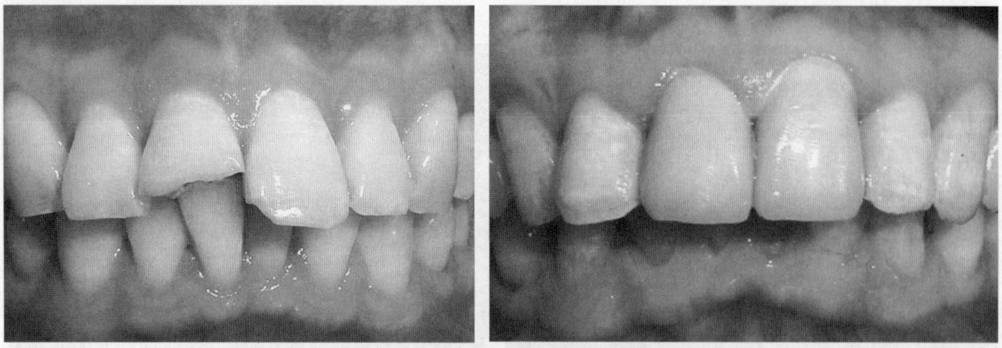

图 46-23 冠折后利用牙冠做的金属烤瓷冠修复

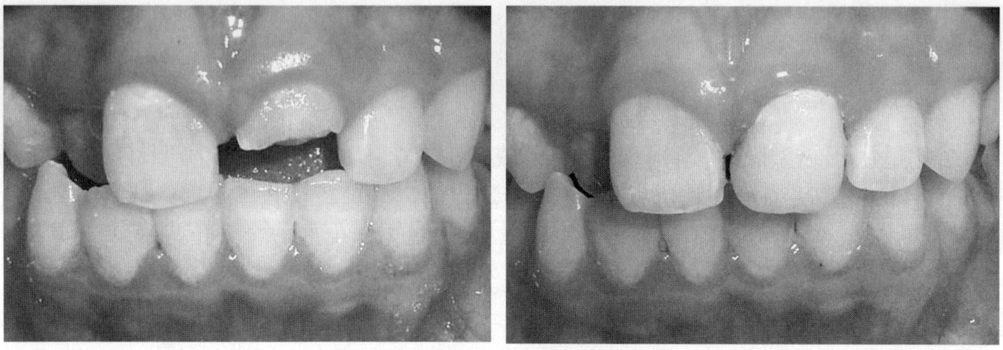

图 46-24 儿童牙折后的修复

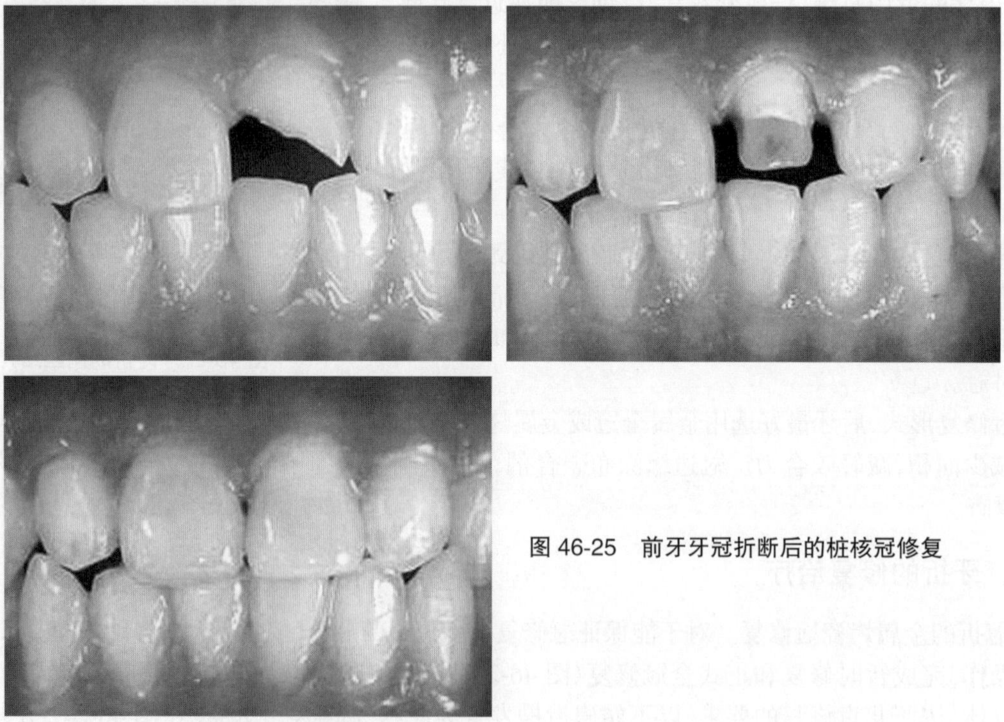

图 46-25 前牙牙冠折断后的桩核冠修复

六、磨牙纵折的保存修复——磨牙半切术

磨牙半切术是指从磨牙根分叉部位将患牙切成两半，拔除发生病变的一半，利用保留的一半作为基牙进行固定修复(图 46-26,27)。它是纵折磨牙和磨牙病变尚未累及牙根的保存方法，赵皿、邢惠周等观

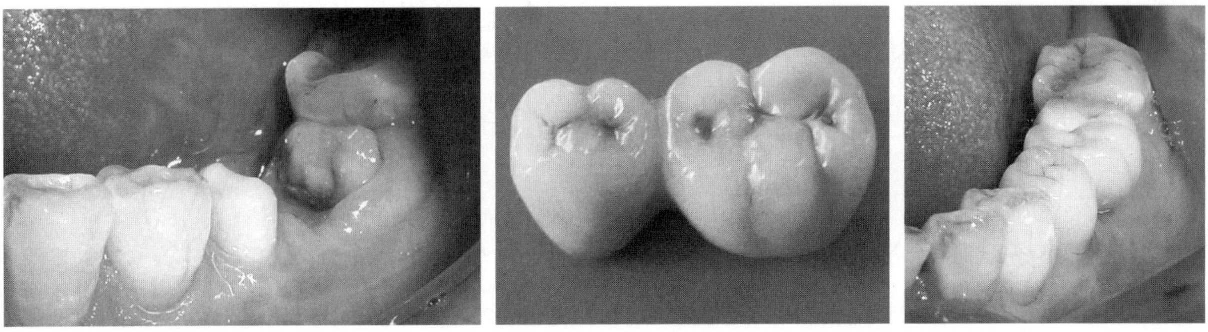

图 46-26　磨牙半切术与修复

察 40 例磨牙半切术后修复 1~13 年，多数（31/40）患者获得满意疗效。

1. 适应证　①磨牙纵折或根折，有一个牙根尚可保存作为基牙者；②牙槽骨单侧吸收，另一侧牙槽骨完好者；③髓室底穿孔久治不愈其中一侧是健根者；④严重龋病变累及根柱，一个牙根需要拔除，而另外的牙根可保存者；⑤因磨牙一个牙根根管钙化，弯根、旁穿、断针等原因不能保存，而其余的牙根尚可保存者。

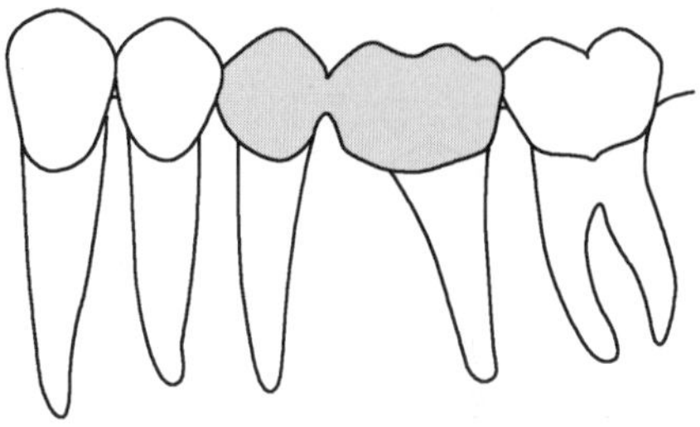

图 46-27　第一磨牙的近中根半切的固定桥式修复

上述情况患者愿意治疗并能够承担治疗时，可进行磨牙半切术。但遇有牙根骨吸收超过根尖 1/3，根尖周久治后仍然存在明显病灶，或细根、弯根断根以及存在不宜作为基牙的咬合关系或过大咬合力者，不宜做磨牙半切术。

2. 治疗方法及程序

（1）术前常规拍摄 X 线牙片。结合临床检查和设计方案，正确判断是否是适应证。

（2）完善的根管治疗。如新出现的牙折，根管治疗前可先行拔除患根，拔牙时，将髓室的根管口以牙胶封闭，伤愈后再进行根管治疗。如已经完成根管治疗的根折，可常规将患根拔除，待拔牙创的骨质愈合（2~3 个月）后，再进行修复。

（3）修复设计。通常在初诊时就应订出修复治疗计划。保存的牙根可作为：单冠、联冠、固定桥、附着体的基牙，也可作为覆盖义齿的基牙使用。

单冠修复：适合于上、下颌第一、二磨牙一个牙根的保存修复，且牙冠近远中径不大，有邻牙且邻接正常，可借助邻面传导咬合力，而对殆牙咬合力不大者。设计时，尽量减少咬合面积，减轻非支持侧的咬合接触，降低牙尖角度。牙体预备时，为加强固位力，适当将冠边缘向下延伸，制作时，适当扩大邻接面积，戴冠时，使用强度大的粘固剂。

联冠修复：适合于上、下颌第一、二磨牙一个牙根的保存修复，但牙冠的近远中径较大，远中或近中没有邻牙或邻接面不大；或邻牙牙周虚弱；而对殆牙为自然牙，咬合力较大；或邻牙有牙体缺损，同时需要修复，如下颌第一磨牙远中根半切，与下颌第二磨牙的联冠修复（图 46-28），两个牙冠外形制作成正常牙冠形态。但缺失牙根侧的龈组织面需要像桥体一样的要求，密合而无压迫，尽量减少与牙龈的接触面积，高度光滑等。牙冠的形态与患牙解剖外形一致。

固定桥式修复：适合于上、下颌第一磨牙一个牙根的保存修复。如是近中根保留，可与第二磨牙构成固定桥，如是远中根保留，可与第二前磨牙构成固定桥。第一磨牙牙冠的形态修复成两个前磨牙外形（图 46-29）。对于临床牙冠长的患牙，也可征得患者同意，设计成卫生桥。

固定桥基牙：适合于上、下颌第一、二磨牙一个牙根的保存修复，如果同时存在一个邻牙缺失，如第一磨牙近中根保留的磨牙半切术，同时有第二前磨牙缺失，一般情况下保守的方案，可设计成以尖牙、第一前磨牙为近基牙、以第二磨牙和第一磨牙的保留牙根为基牙的固定桥修复（图 46-30）。如第二磨牙行

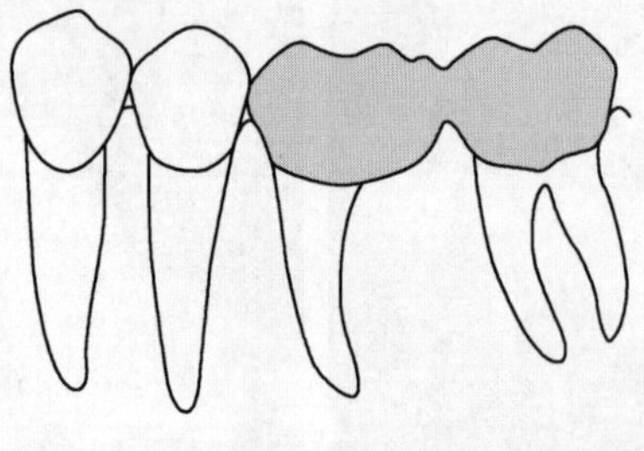

图 46-28 第一磨牙远中根牙折的联冠修复

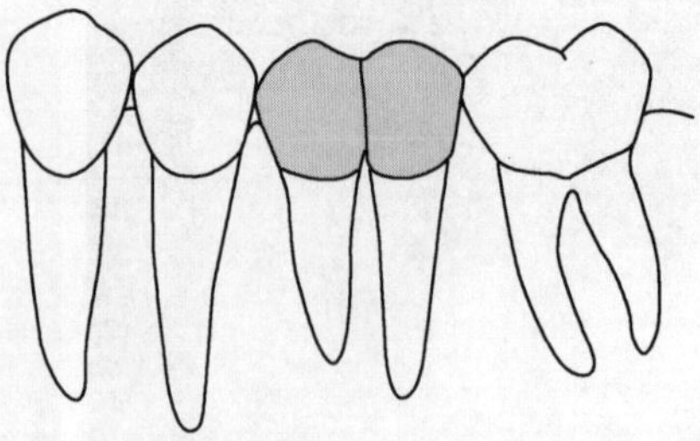

图 46-29 第一磨牙的形状修复成两个前磨牙

半切术伴第一磨牙缺失，一般情况下可考虑以第二磨牙的保留牙根作为远基牙，以第一、二前磨牙为近基牙的固定桥（图 46-31）。

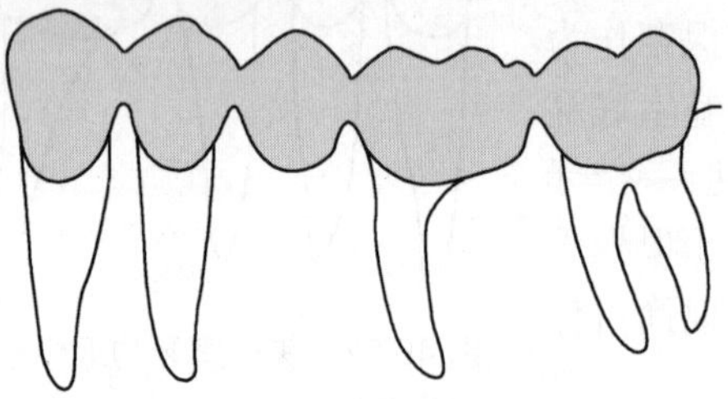

图 46-30 第一磨牙的远中根半切术伴第二前磨牙缺失的固定桥式修复

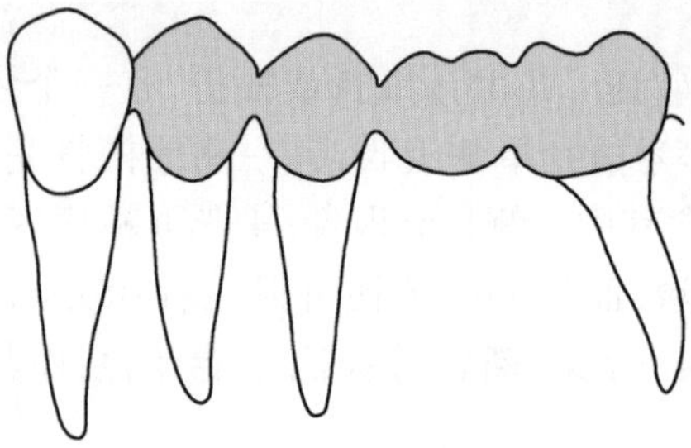

图 46-31 第二磨牙近中根行半切术伴第一磨牙缺失的固定桥修复

覆盖义齿基牙：适合于上、下颌第一、二磨牙各有一个牙根半切术，而保留牙根侧的牙冠为广泛缺损，仅能以平龈牙根保存，且伴有较多牙缺失的只能做局部可摘义齿修复的患者。

可摘义齿基牙：适合于上、下颌第一、二磨牙的牙根半切术，伴有邻牙缺失及其他部位的牙缺失，基牙数目很少，不得已要利用半切术后的患牙放置卡环或殆支托。患牙上的修复体制作，可根据具体情况设计成单冠、联冠或固定桥。

七、磨牙分根修复术

如果磨牙已经行根管治疗，只是根分叉处发生病变者，可通过分根术去除该区的病变组织；如果是患牙尚未行根管治疗，可在根充时进行分根术，并根据牙列缺失情况设计（图 46-32）。

有些磨牙深龋破坏了髓室底，根分叉处严重感染，难以有效控制炎症时，可采取分根术，将磨牙的牙根从髓室底以车针磨切分开，分别做根管治疗，并将残冠的髓室部分充填，观察 1~2 周，待牙周正常后，再分别以前磨牙的形式修复，其近远中保持正常的外展隙。

以高速裂钻从根分叉对应的咬合面向根分叉处切割，直至将根近远中牙根完全分开，并保持至少 2mm 的空间，以便进行管修复时有正常的外展隙。切开后，以酸蚀 - 复合树脂技术将髓室充填。然后按照常规进行全冠修复的牙体预备。必要时进行根分叉处的软组织成形（如去除病变的牙龈组织，清除累及的根间骨隔或用植骨方法恢复严重的固吸收等），待伤愈后再进行牙体预备，取印模，完成冠桥修复。

八、根折的内固定

新发生的闭合性根折，在牙体组织抗力形好，无明显根尖感染，并可完好复位，X 线下见断端复位准确，根尖周正常的情况下，做保守的保存断根治疗。

方法是采用酸蚀复合树脂夹板或钢丝尼龙夹板固定牙断牙，并积极做完善的根管治疗。对于完全断开的断面，可在根管治疗后，经过酸蚀、冲洗、彻底干燥后用根管内粘结剂将断端粘固，必要时试加金

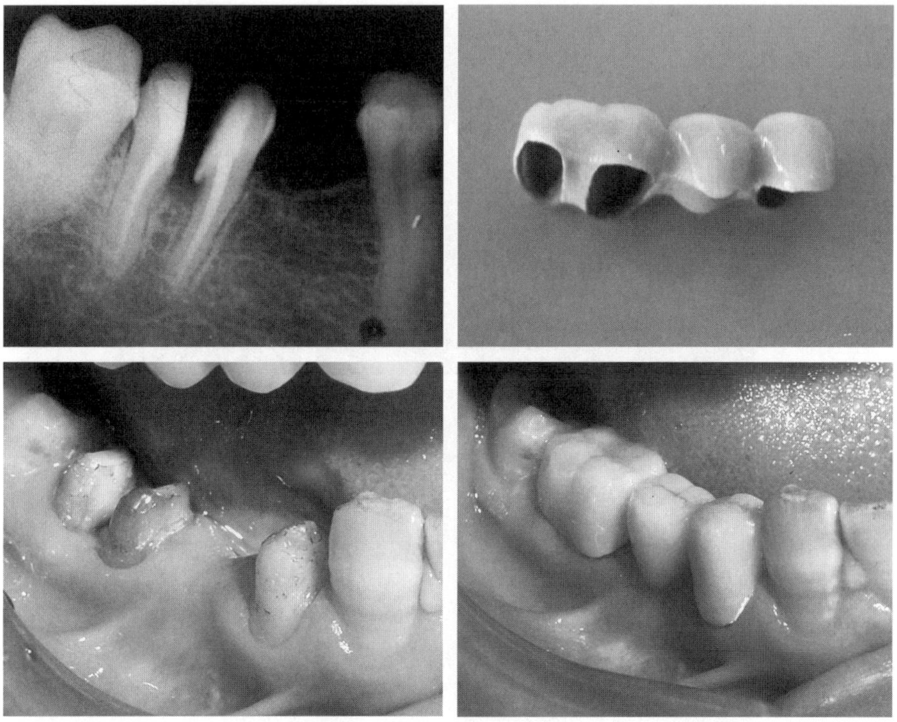

图 46-32 分根术修复前后

左上图：X 线牙片；右上图：修复体；下图：右下颌第一磨牙分根术前后

属桩固定以便观察松动情况（图 46-33）。完成断根的保存修复后，适当降低咬合，让患者勿用患牙啃咬物品。并制订随访计划。临床经验证明，发生于根 1/2 处的根折，如及时进行治疗，准确复位，及时夹板固定，有效控制感染，加上患者积极的配合，尤其术后 3~6 个月减少患牙的使用，可获得满意的效果。

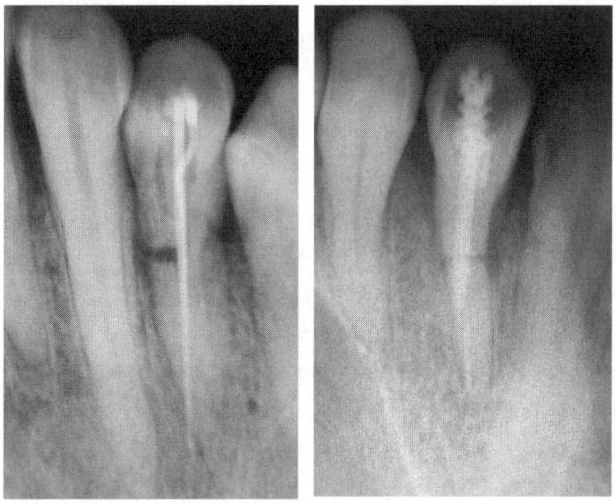

图 46-33 根折的根内固定

九、根折的龈切与修复

根折后首先应判断根折发生的部位。若残留牙根牙周健康，能满足固定修复的固位要求，如冠根比例接近 1∶1，骨内残留牙根在 7mm 以上，根管壁可提供桩核的固位要求，根斜折最低处在龈缘下一般不超过 3mm，保证龈切术后的修复体自洁作用等基本条件（图 46-34）。

在确定根折保守治疗后，在局部麻醉下，做牙龈切除术，以暴露健康牙体组织为准，以高频电刀围绕

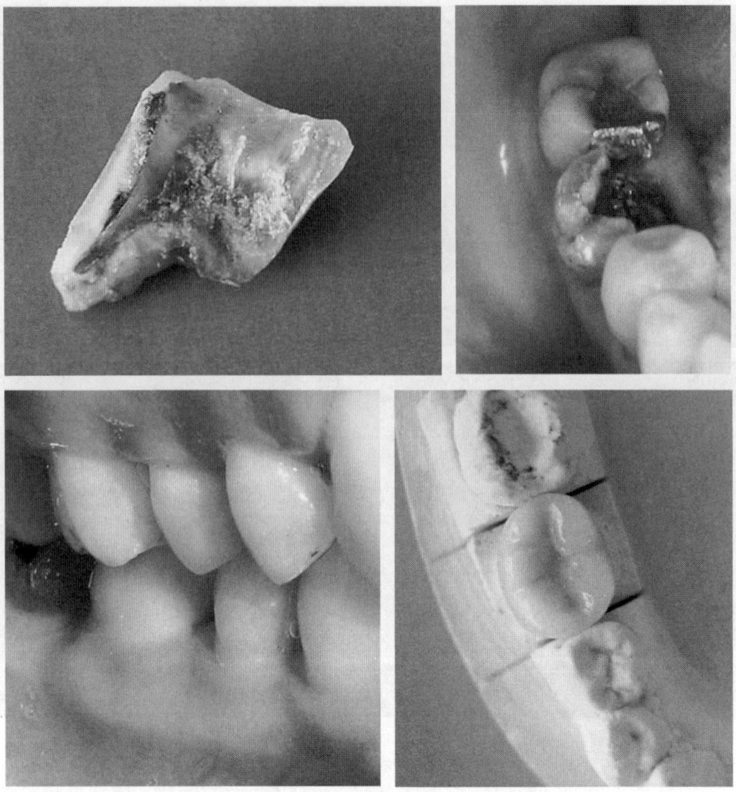

图 46-34 龈切后消除盲袋以便冠修复体自洁

上左图:拔除的折裂片;上右图:实施因切除术后行完善的根管治疗,并于一周后植入金属螺纹桩;下图:完成冠修复

着根折处的牙龈做龈瓣切除(参见牙周龈切术有关章节)。然后上牙周辅料,观察一周,去除牙周辅料后,常规进行牙体预备、根管桩核植入,完成人造冠桥修复。为了保证炎症的有效控制,局部涂用碘合剂,必要时,全身使用抗生素 3~5 天。

(马轩祥)

参 考 文 献

1. 徐君伍 . 后牙纵折的研究:附 110 例报告 . 中华口腔科杂志,1980 (2):74
2. 史俊南 . 现代口腔内科学 . 北京:北京教育出版社,2000:147-148
3. 徐君伍 . 口腔修复学 . 西安:第四军医大学出版社,1987:168
4. 徐君伍 . 口腔修复学 . 西安:第四军医大学出版社,1981:152-187
5. 徐君伍 . 口腔修复理论与临床 . 北京:人民卫生出版社,1999:348-376
6. 徐君伍 . 现代口腔修复学 . 北京:北京教育出版社,2002:111-119
7. 赵云凤 . 现代固定修复学 . 北京:人民军医出版社,2007:194-197
8. 郑麟蕃,张震康,俞光岩 . 实用口腔科学 . 第 2 版 . 北京:人民卫生出版社,2000:41-44
9. Shilling HY.Fundamentals of Fixed Prosthodontics.3rd ed. Chicago:The Ovid Bell Press,Fulton MO;Quintessence Publishing Co,Inc,1997:73-82,181-209

第四十七章

牙 面 装 饰

牙饰(tooth accessorize,牙冠的修饰)是指在牙面上进行的艺术美化性装饰,属于诸如头饰、首饰、服饰等人类饰品(decorations;ornament)的一个组成部分(图 47-1)。它包括牙画、牙饰和特需要的艺术装饰。以达到某种美学效果。近年来,伴随着生活水平的提高和人们对个性美的追求,不少青少年和从事艺术、社交的人士特别是女士,逐渐开始把饰物从头部、颈部、手部、鼻饰和耳部扩展到牙上。在一些经济发达国家或地区的女士们,从“文身”、“文胸”到“文指”,再过渡到“文牙”。部分人希望把钻石、水晶也装饰在引以为豪的牙面上,供装饰牙面的水晶或钻石有大中小不同规格和不同颜色(图 47-2)。为了满足公众审美需求,本章主要叙述旨在美化面部特色效果的生活性牙面装饰(图 47-3)。

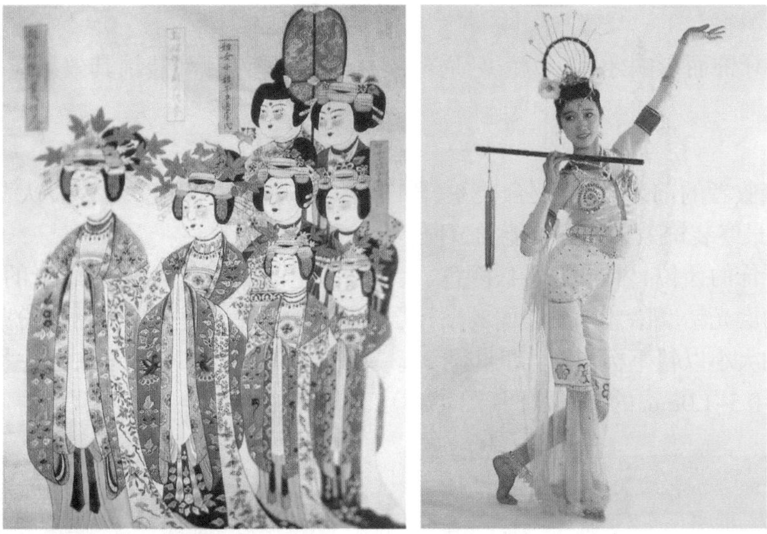

图 47-1　头饰与装饰

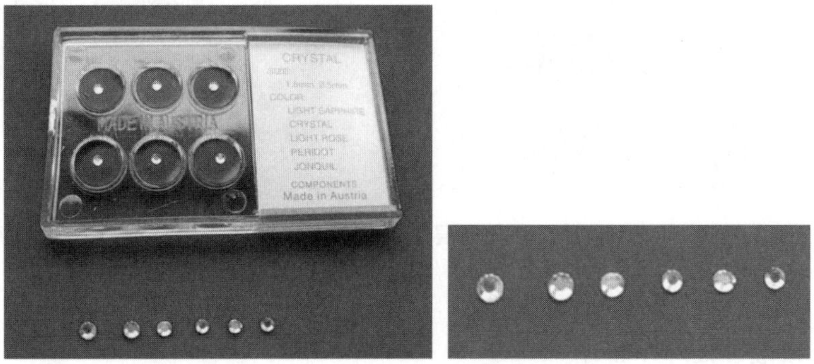

图 47-2　牙饰——不同规格水晶件

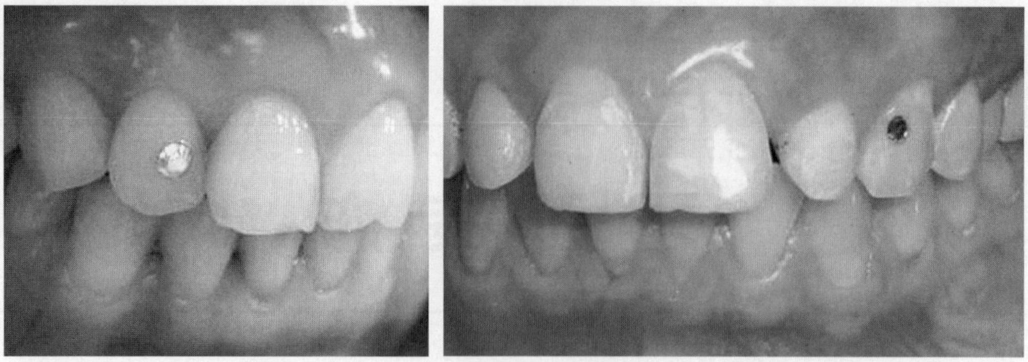

图 47-3 接受不同牙位的牙饰

牙饰是社会需求，是社会进步的表现，是与口腔医学相关的医疗行为，因而口腔医学工作者亦应关注、满足这些人群的美学要求，从事美化装点人类的牙、进而美化社会。

牙饰可分为牙画和钻石或水晶装饰。本章仅简要介绍镶嵌水晶、钻石牙的有关内容。

（一）适应证与禁忌证

1. 接受者有对牙饰的正确认识和主观要求与需求。
2. 能保证口腔卫生并配合医疗行为者。
3. 有合适的牙体组织和𬌗关系，保证与饰品的结合强度和耐久性。
4. 心理、精神正常，具有承受此项服务可能带来的心理变化的能力。

凡不符合上述任何一个条件者，特异体质患者对粘结剂或饰品过敏者均属牙饰的禁忌证。

（二）原则

不得因为接受牙饰而影响牙体、牙髓、牙周健康；经过合理设计和装饰其效果应能满足接受服务者对美观的心理要求。

（三）方法

1. 仔细检查接收者的前牙排列、咬合关系、牙面组织、口腔周围软组织状况，认真与患者交流，了解其对牙饰的认识与最终装饰效果的评价能力，评价其心理状态。
2. 选定待置牙饰的牙位、牙饰的数目、颜色、大小及固定的方位，并征得接收者的认可。
3. 以细粒度的磨光钻磨除牙釉质表面的玷污层和无基釉，并以磨光杯加浮石粉抛光牙面（图 47-4）。
4. 根据牙饰的大小以铅笔标出牙饰的位置，选一只直径 1.0~1.2mm 的平头圆柱状金刚车针，在预定的牙面上预备出深 0.5~1.0mm 的圆形浅凹（图 47-5）。

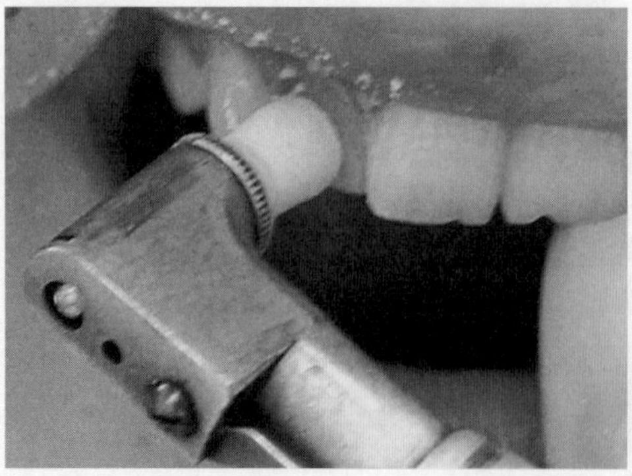

图 47-4 牙面用倒锥钻匀磨除一薄层无釉质层并用浮石粉磨光

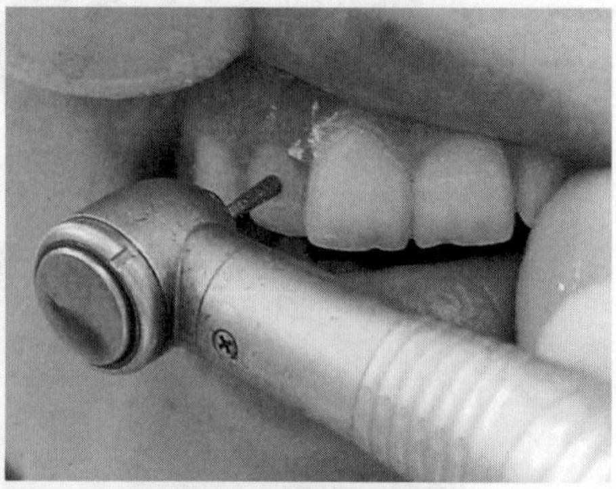

图 47-5 牙面用倒锥磨出直径略大于水晶直径的浅凹

5. 粘结技术常规酸蚀处理牙面（图 47-6）。
6. 清洁牙饰粘结面，消毒、干燥备用。

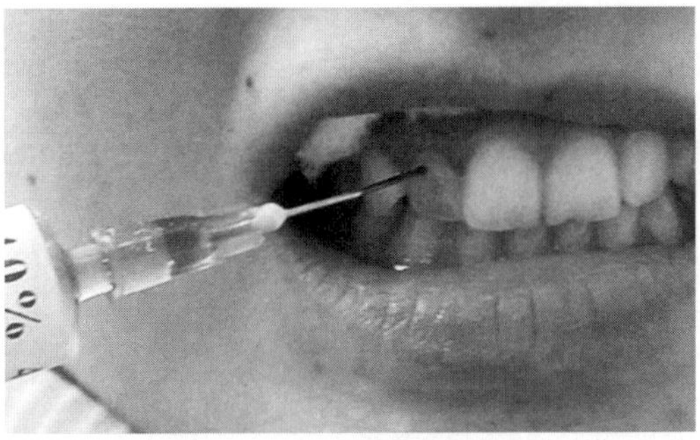

图 47-6　牙面以磷酸酸蚀

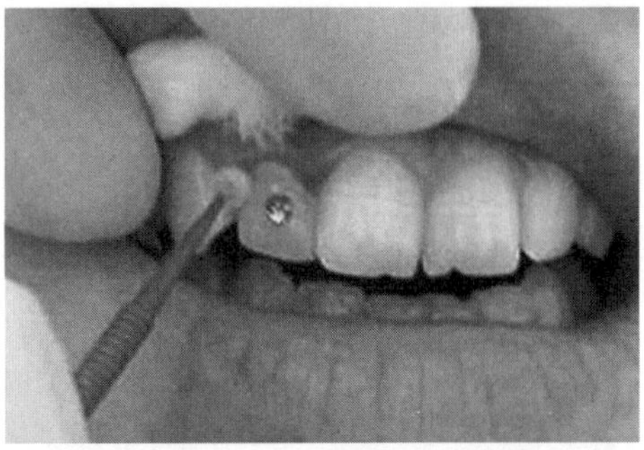

图 47-7　牙饰底层涂布粘结剂，牙饰水晶件就位，表面及牙面再涂一层粘结剂

7. 选粘结力强的牙用粘结剂涂一薄层在牙面和牙饰粘结面，迅速将牙饰固定在牙面上（图 47-7），并确保在准确的位置上。

8. 待粘结树脂固化后，以磨光钻修除多余的粘结材料，然后再以光固化粘结剂适当扩大到牙饰周围涂覆一薄层，常规光固化完成粘结（图 47-8）。

完成时，如有牙冠形态问题，同时矫正形态，改进美观（图 47-9，10）。完成后的牙饰者露出满意的微笑（图 47-11）。

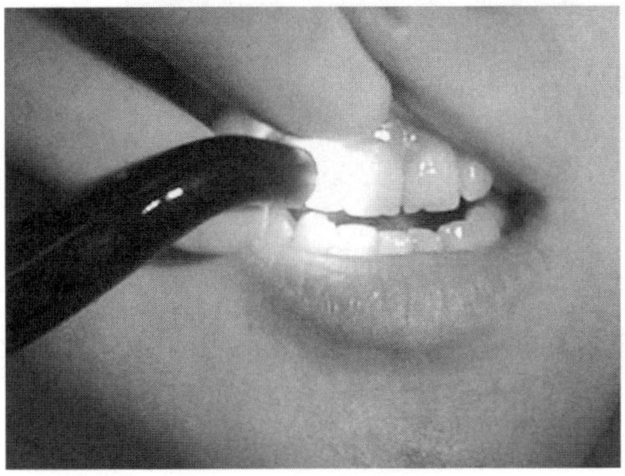

图 47-8　表面光固化

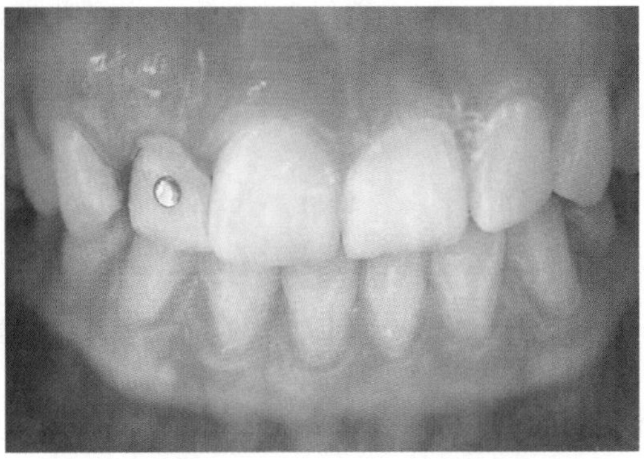

图 47-9　侧切牙表面完成水晶牙饰

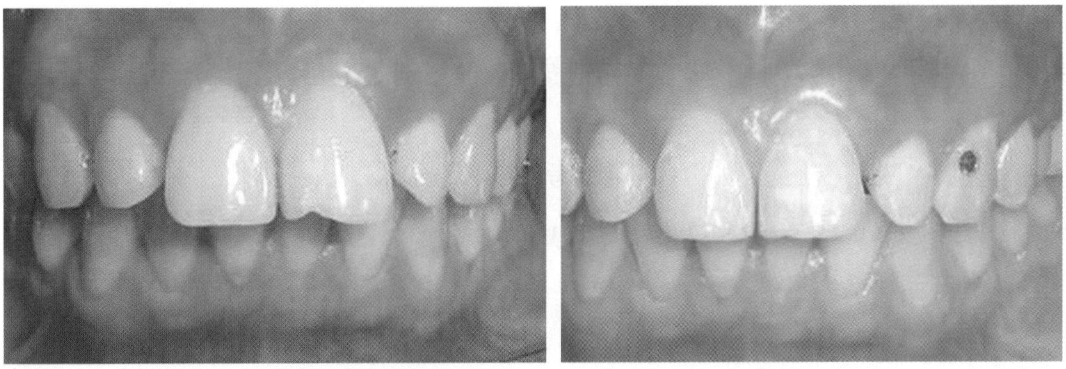

图 47-10　做水晶牙饰的同时矫正形态，改进美观

（四）注意事项

1. 首先应向接受者充分协商，以获得充分合作与认可。

2. 嘱咐接收者注意保护牙饰，最好不要用装饰牙啃咬过硬的食物，避免让装饰件受到剪切力，并保持口腔卫生。

3. 定期随访、观察，必要时再以粘结剂重新覆盖、加固饰物，防止脱落。

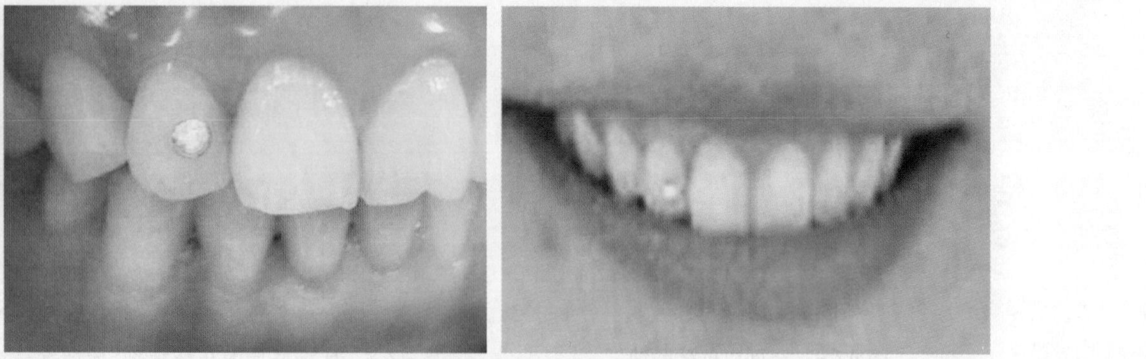

图 47-11 完成后的牙饰及口形

4. 遇到脱落的牙饰者，可采取在原粘结处磨除粘结剂，重新酸蚀后，将选择的水晶装饰件粘回，表面以上光剂涂覆两层，光固化固定、上光完成。

5. 根据装饰者的爱好、牙色、肤色等因素选择合适颜色的水晶（图 47-12）。

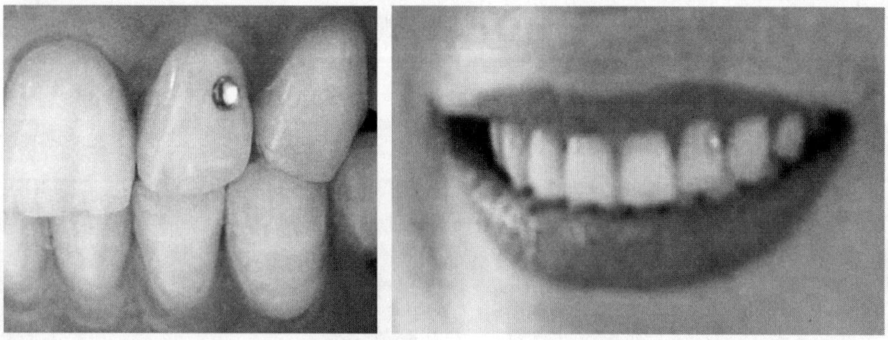

图 47-12 根据装饰者的意愿和肤色选择合适颜色的牙饰

（五）常用粘结剂

可用于牙饰粘结的粘结剂种类很多，可根据个人的爱好、操作习惯和粘结剂的固化类型选择（参考第五十一章）。如使用方便自混合型多用途粘结剂，化学固化与光固化的双固化型粘结剂，用于基底和表面上光的上光剂，黏稠度较为稀薄的 Prime & Bond NT，使用纳米釉质粘结剂作为"三明治"法粘结剂，也可以使用粘结瓷层的釉质粘结剂作为牙饰粘结剂等。

（马轩祥）

参考文献

马轩祥．口腔修复学．第 5 版．北京：人民卫生出版社，2003：400-413

第四十八章

计算机在冠桥修复中的应用

在最近20年间，信息技术(IT)的突飞发展，为修复学打开了一条通往广阔天地的神奇之路。其中，计算机的应用，采用二进位的最简单方法将复杂的问题简单化，将繁重的重复性劳动由计算机代劳，将许多定性的、概念的、经验的、模糊的信息或知识由最科学的表达方法——数学化——科学化。回顾口腔修复学过去主要的研究成果，有许许多多都以数字化、数学化的概念表达出来，有助于使口腔修复这门传统而又经验性、技巧性的职业成为一门科学。

计算机在口腔医学领域里的实际应用包括义齿设计的专家系统，人工智能化的诊疗仪器体系，口腔知识、技能训练的多媒体教学系统，医患交流或病案讨论的人工虚拟现实系统，人造冠的计算机辅助设计与制作系统，计算机比色和信息传输系统，患者管理系统，面向患者咨询和导医的服务系统等。在现代化口腔医疗工作中，计算机的应用越来越深入、广泛。

一、CAD/CAM技术的应用概况及原理

电子计算机技术是20世纪人类社会最伟大的成就之一，它既快速又可智能地帮助人类完成许多繁重的劳动，其中工业上CAD/CAM技术就是一个典型的范例。20世纪70年代初，法国学者Francois Duret开创性地把工业上的计算机辅助设计与计算机辅助制造(computer aided design and computer aided manufacture，CAD/CAM)移植到口腔修复学的冠桥修复体设计与制作中。经过许多人的努力，至今，已经从设计制作金属或瓷嵌体、单个瓷冠、瓷贴面，到三个单位的金属或瓷固定桥、多个单位瓷固定桥。

用于口腔修复的CAD/CAM系统在世界范围内陆续有Duret或Sypha，CEREC，Minnesota或Denticad，Celay，Procera，Dux或itan，Cicero，Japan，Dens，Krupp等，现在得到公认的有Cerec 3、Procera、Everst、Cercon、DCS、Dux、Digident、Etkon、Prefactory、GNI、Xawex等十多种系统(图48-1，2)。它们可用于纯钛金属、可切削陶瓷如硅酸盐陶瓷，氧化铝及软硬质锆瓷的加工，制作嵌体、贴面，全冠和固定桥的制作。其中多数因体积小，可放在门诊的工作室内，如Cerec 3，有些则主要用于技术室加工如Everst、Procera系统。

基本原理是：用测量手段获取工作模或预备后的牙体表面的数据(通常是“采集光学印模”)，通过计算机专门软件将数据认定、修改(即制备“视频模型”及“计算机蜡型”)，通过比色，确定色别选择瓷块(图48-3)，再通过计算机指令用微型铣床将固定于加工微型车床上的瓷块加工成修复体初形，然后再经过人工修改、调𬌗，如是瓷修复体，还要进行染色、上釉等，最后完成修复体制作。

CAD/CAM冠修复的优点：

1. 方便、快捷，一次门诊即可完成修复。
2. 劳动强度降低，修复技术操作的科技水平高。
3. 实现修复体虚拟图像，便于修改设计和与患者及时交流。

缺点：

1. 设备、材料及患者承担的修复费用高。
2. 技术敏感性强，需要熟练的高水平技术人员操作。

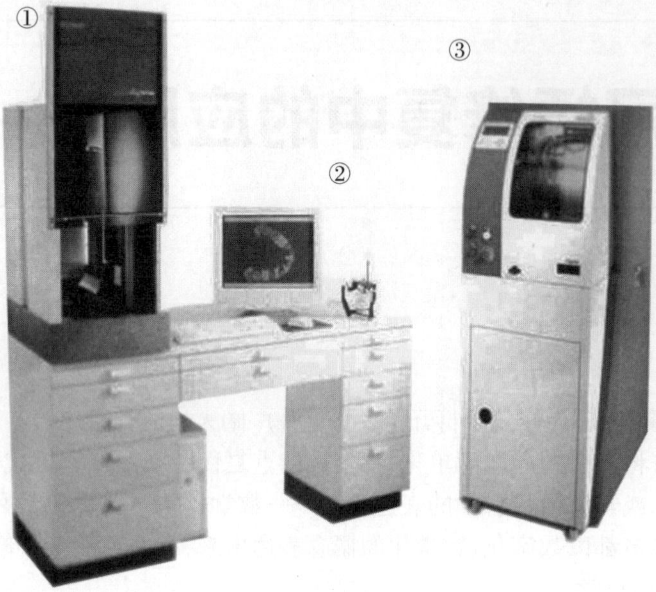

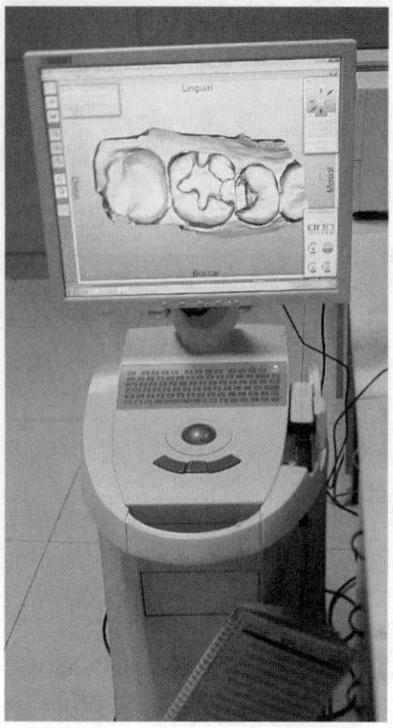

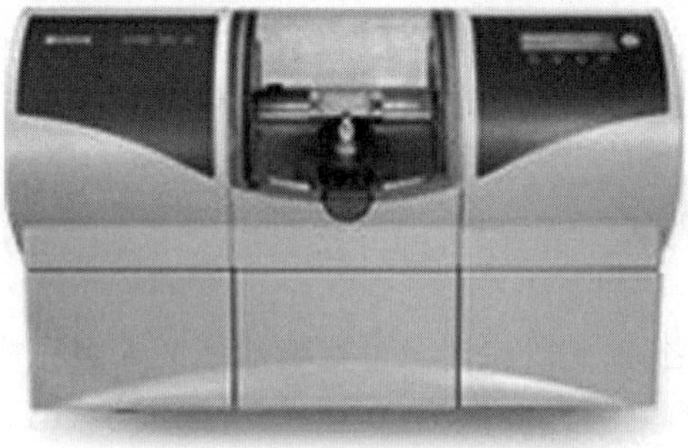

图 48-1
上左图:CEREC-2 系统;上右图:Cerec 3,CAD;下图:Cerec.AC,CAM 系统

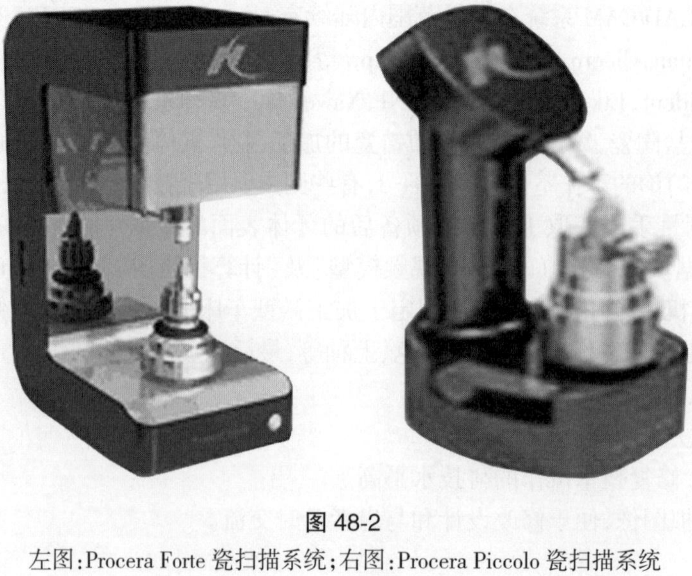

图 48-2
左图:Procera Forte 瓷扫描系统;右图:Procera Piccolo 瓷扫描系统

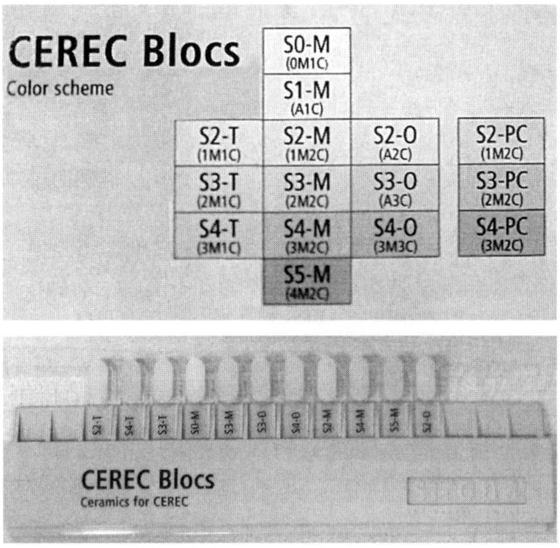

图 48-3
上图：瓷块色别；下图：比色板

3. 铣床刀具经常校准与更换方可满足精度的要求。

二、CAD/CAM 全瓷冠

（一）适应证

1. 前牙牙体体积大的变色牙、氟斑牙、四环素染色牙。

2. 前牙牙体缺损，但固位形、抗力形能满足修复要求。

3. 残根、残冠经过完善的根管治疗后，桩核的龈边缘存留有 1.5mm 以上的坚实牙体组织，能保证固位形、抗力形者。

4. 患者咬合关系正常，或前牙小开殆。

5. 患者能配合修复，不啃咬坚硬食物或它物。爱惜使用修复体。

6. 有接受全瓷冠的要求及响应能力并且身心健康者。

（二）禁忌证

1. 青少年，牙体发育尚未完成，或牙髓腔过大者。

2. 患者牙体小或缺损牙的剩余牙体组织不能提供足够的固位形和抗力形者。

3. 身心不健康或无力承受该项修复治疗者。

（三）修复过程

由于不同的 CAD/CAM 系统有各自的制作要求，本章介绍的修复过程仅以使用率最高的 CEREC-Ⅱ系统为例。

1. 修复前准备　常规的口腔检查与修复前一般处理，确定修复方案。

2. 选色　在牙体预备前选色，参照烤瓷修复。

3. 牙体预备　基本要求类似全瓷冠，不同点是殆面不要预备出尖沟窝嵴，以减少扫描误差；肩台预备成凹面形；轴壁聚合角控制在 2°，不得过小或过大，以免影响就位、造成冠折或固位不良；所有牙体预备面应仔细磨光。

4. 牙体表面处理　牙体预备后将牙面仔细清洁干净，除湿、干燥，喷涂一薄层去光学印模的专用粉剂，以便测量时，反光均匀，提高光学印模的质量。

可用直接法在喷粉的基牙上直接扫描（图 48-4），也可采用间接法采取光学印模，可常规取预备过患牙的硅橡胶印模，灌注人造石工作模。在模型上喷涂一薄层去光学印模的专用粉剂，然后摄取光学印模（图 48-5）。

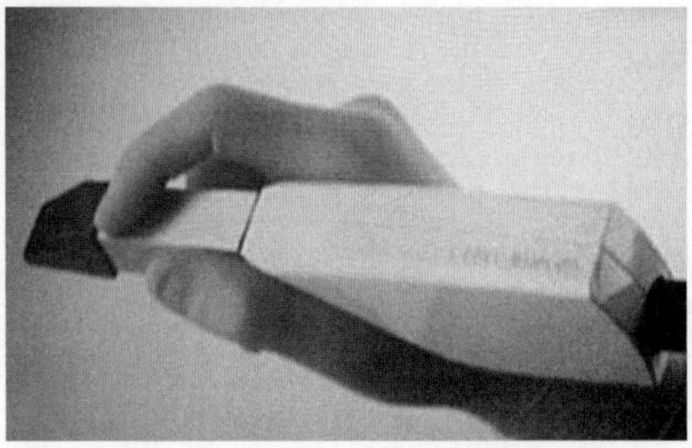

图 48-4 直接法——手持扫描装置

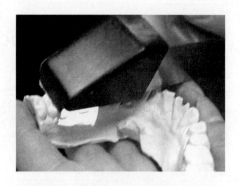

图 48-5 间接法——在模型上扫描

5. 制取光学印模 通过光电传感器摄像镜头将预备过的牙体表面的三维图像转换成数字化数据，输入计算机。事先使 CAD/CAM 系统的传感镜头处于工作状态，手持传感器镜头，在患者口内，按照一定顺序分别摄取待修复牙的颊侧、近中邻面、舌侧、远中邻面、𬌗面及对𬌗牙𬌗面三维图像，注意不断把焦距调整到最佳距离，同时踩下脚踏开关，记录下清晰的图像。把调整后的基牙颈缘线修整清晰（图 48-6）。如图像不满意，可重新摄取图像并画线矫正（图 48-7）。

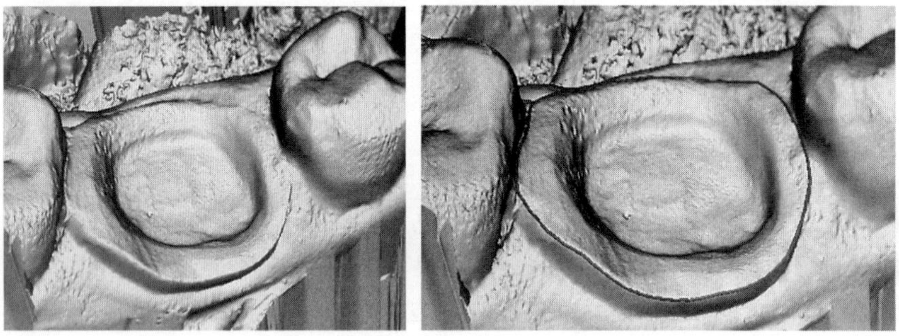

图 48-6

左图：形成光学印模，屏幕上修整修复体外形；右图：确定边缘完成线

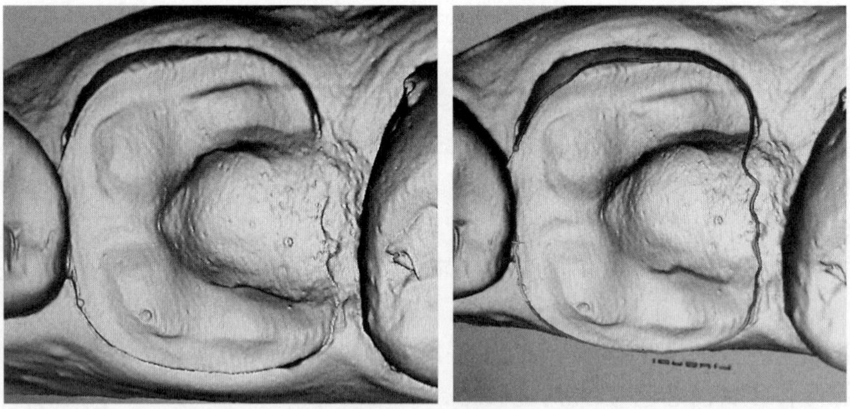

图 48-7 边缘图像修整

左图：图像的远中龈边缘不清晰；右图：重新摄取并做龈边缘划线

6. 记录颌位 将咀嚼仪的工作膜片置于患者咬合面，让患者做正中𬌗位或牙尖交错位的咬合，此时记录下患者的咬合状况并在计算机上做图像的上下拟合（图 48-8）。然后再记录患牙邻面情况调节邻接关系（图 48-9）、根据对𬌗牙咬合面数据（图 48-10）以及患牙 - 对𬌗牙𬌗面间隙数据进一步拟合，确定患牙咬合面（图 48-11）。

7. 检查初步形成视频模型 图像摄取完成后，计算机可自动转换成三维图像数据，并可在高分辨

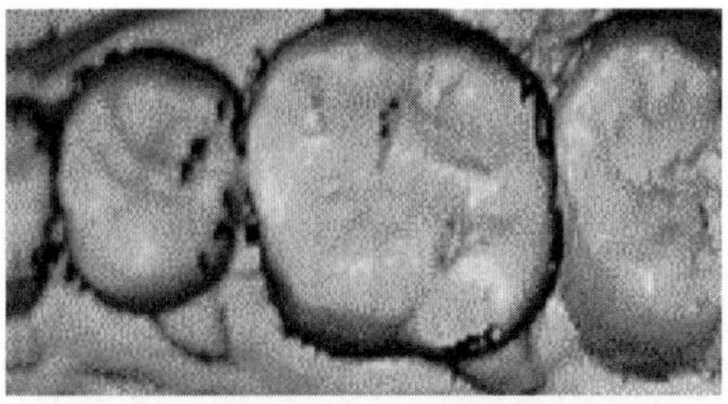

图 48-8 将下颌及对殆模录入并上下拟合

左图：上颌图像；下左图：下颌图像；下右图：上下颌拟合图像

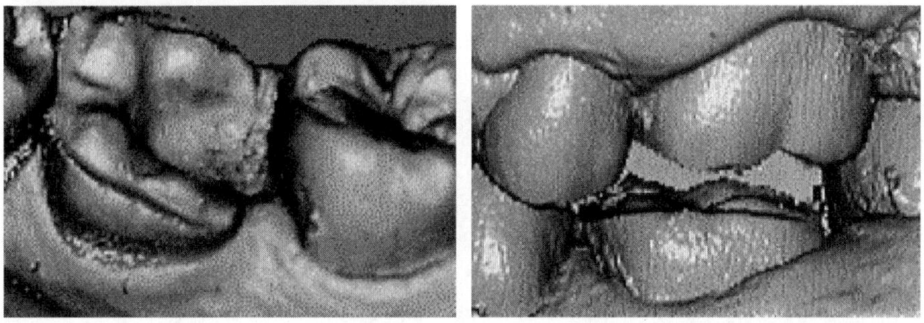

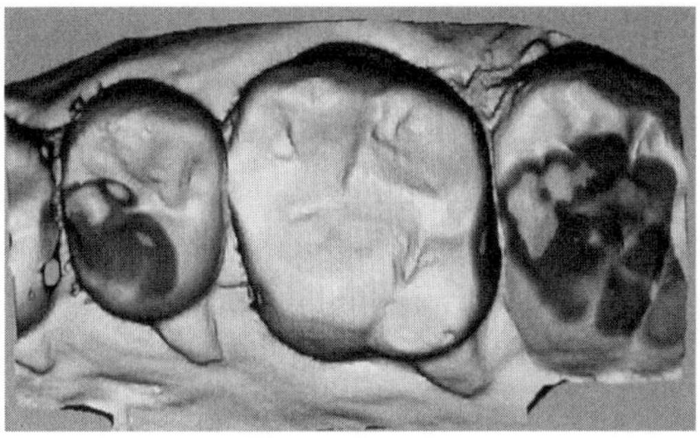

图 48-9 调整邻接关系

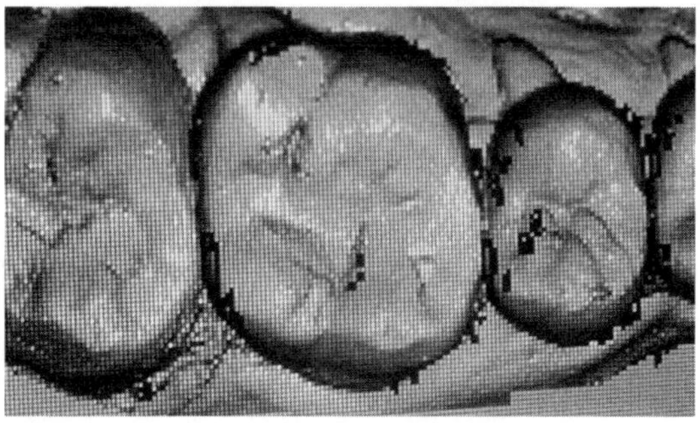

图 48-10 记录对殆牙殆面间隙数据

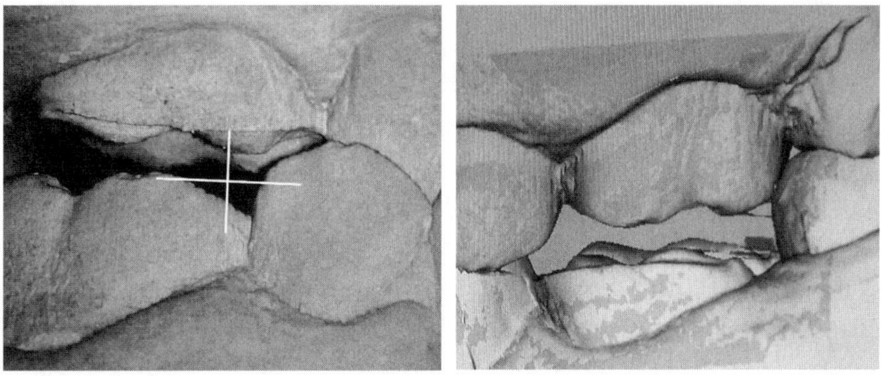

图 48-11 确定患牙 - 对殆牙殆面间隙数据

率的显示器上显示整个患牙牙冠图像。根据需要可用鼠标点出牙体预备的边缘线，形成初步的“视频模型”，也就是后续设计的“虚拟模型”。

8. “虚拟模型”设计 显示计算机形成的人造冠“虚拟模型”，操作者结合临床及设计要求，对人造冠不同部位的虚拟模型进行修改，即计算机虚拟模型设计。

其具体操作步骤是：

(1) 冠内设计：显示人造冠的粘固面，改变不同的角度，结合牙体预备外形，对人造冠的轮廓进行微细修改，如外形有误或缺陷，可利用鼠标进行细微修改。图像满意后，还要通过外形修改预留出粘固剂的间隙。

(2) 冠的轴面设计：先根据患牙的牙位和形态，从计算机牙冠形态库中调出牙冠外形，通过程序实现初步理想形态的轮廓，并按照颊、舌面解剖标志，如曲度、颈嵴、颊舌沟和邻面接触区的形态参照口腔情况进行修正。操作者还可根据设计要求在屏幕上做牙冠形态的调整。这一步骤类似于做蜡型修整。

(3) 𬌗面设计：按照“咀嚼仪”工作膜片记录的𬌗关系，调用该系统“𬌗架”程序，在模拟患者的咬合关系和对𬌗牙的接触关系，修整人造冠咬合状态下的𬌗面形态，使人造冠的𬌗面尖、沟、窝、嵴与对𬌗牙面相适应(图 48-12)，并在不同颌位下，通过修改虚拟模型，磨改早接触点，做咬合面的精细调整，实现平衡𬌗(图 48-13，14)。

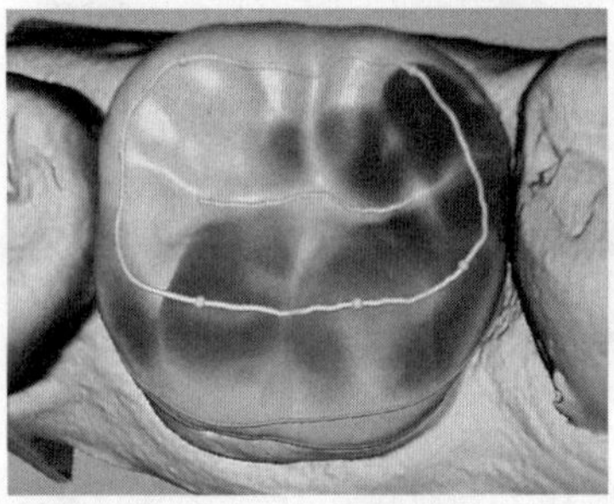

图 48-12 调整咬合面中央沟及边缘嵴形态

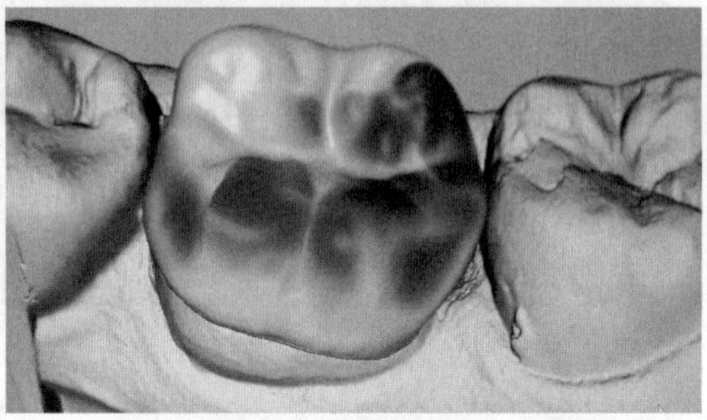

图 48-13 模拟咬合接触区

通过修改虚拟模型，磨改早接触点，实现平衡𬌗

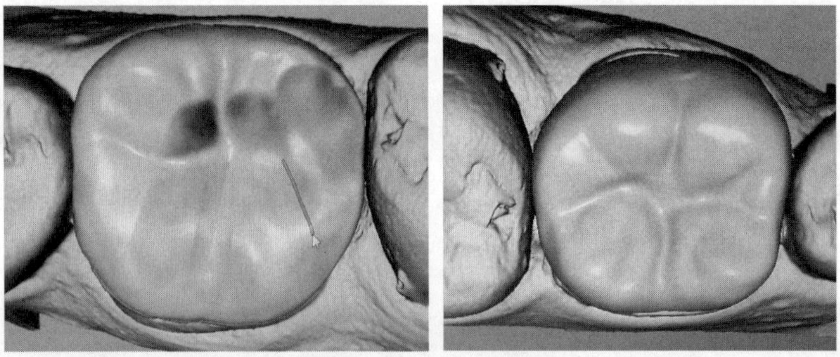

图 48-14 进一步确定咬合高点区并精细调整咬合面窝沟

(4) 龈边缘的修整：根据需要，可对龈边缘不清晰处或根据临床经验做边缘的调整(图 48-15)。

(5) 牙冠轴壁的修整：可根据咬合关系和对𬌗牙的超覆𬌗关系对修复体轴壁的突度做适当的调整(图 48-15)。

9. 修改完成虚拟模型 从整体上再衡量牙冠的轮廓大小、边界外形、解剖形态，咬合、邻接关系等。如发现不满意处，还可进一步修定，至此，完成了计算机的 CAD 阶段。

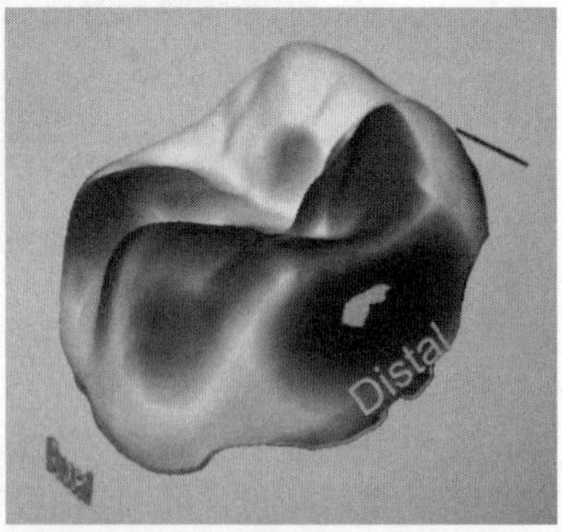

图 48-15 牙冠龈缘及轴壁修整

10. 修复体的铣削加工 该系统自配有数控精密四轴微型铣床。检查或更换切削刀具。根据比色结果，选择色泽、型号合适的瓷块，放置于铣床的材料夹具上，待患牙形态的计算机设计完成后，启动切削加工程序，计算机即可发出指令，铣床即自动进行切削(图 48-16 左图)。在冷却剂的冷却下，铣床逐步完成人造冠的加工。最后打开机盖，去除残屑，从夹具上卸下人造冠，以金刚砂车针切割冠两侧的夹持柄，准备修形、着色。

11. 人造冠的精加工和着色 用细金刚砂车针将人造冠精修，并在工作模上试戴，必要时对𬌗面、轴壁外形、冠边缘进行仔细调整。然后，根据患者邻牙、余留牙色泽，用釉瓷加着色瓷进行调色、染色，常规

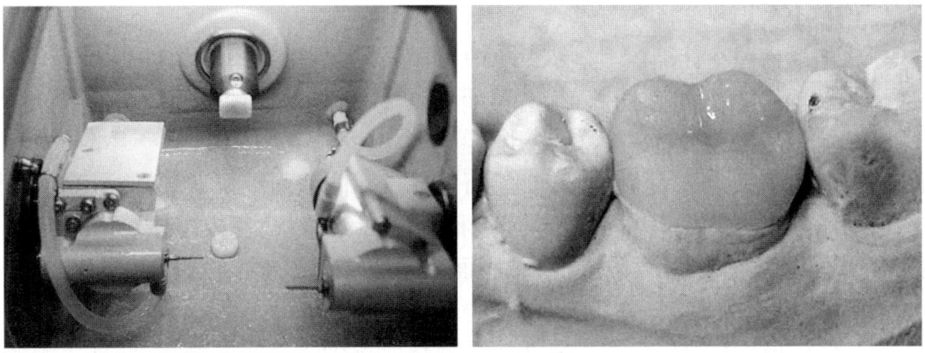

图 48-16
左图：CAD/CAM 瓷块固定在微车床夹具上；右图：全瓷部分冠完成后

在烤瓷炉内上釉，完成瓷冠的制作。

12. 粘固完成　根据瓷冠的色泽，选择与之匹配的粘结剂，常规试冠，检查并磨除就位阻力点或可能造成应力集中的区域。常规清洁患牙牙面，除湿，干燥粘固面、调拌粘固剂，完成全瓷冠的粘固（图 48-16 右图）。

（四）注意事项

1. 严格掌握适应证，不能保证爱惜全瓷冠修复者，或啃咬硬物者不得修复 CAD/CAM 全瓷冠。
2. 患牙的牙体切割量大，注意适应证的选择和牙髓保护措施。
3. 预备要求高，肩台清晰、平滑、有均匀厚度，预备前对牙体缺损应做高质量的充填。
4. 制取光学印模时，力求焦距准确，图像清晰，计算机上图形处理应细致准确，仔细参照患者口腔患牙及对殆牙、邻牙情况做相应微细调整。
5. 从加工到试冠、粘固、调殆均应防止对瓷冠造成任何损伤。
6. 对瓷块、粘固粉的选择以及着色、上釉等技术环节要非常仔细，力求色泽自然逼真。
7. 修复前与患者充分沟通，增加理解和配合。定期复查，特别是次日复查与调殆。
8. CAD/CAM 全瓷冠如果是在外单位进行加工，应采用硅橡胶印模材料制备精印模，便于长途传送。如能采用数据传输系统，如 Procera，则更方便快捷。

三、CAD/CAM 嵌体

CAD/CAM 嵌体具有制作快捷、美观等优点，患者一次门诊即可完成修复。既可用 Cerac Ⅱ，也可使用 Cerac Ⅲ专用设备完成制作。具体临床操作步骤同嵌体修复，CAD/CAM 步骤和方法参见上述操作过程。

（一）适应证

1. 牙体缺损，能为Ⅰ类瓷嵌体提供足够的抗力形与固位形者。
2. 牙体缺损能为各类洞形的修复体提供足够的抗力形与固位形者。
3. 患者咬合关系基本正常。
4. 患者能配合修复，不啃咬硬物，爱惜使用修复体。
5. 具有接受该修复治疗的能力且身心健康者。

（二）禁忌证

同 CAD/CAM 瓷全冠。牙体缺损，剩余的牙体组织抗力形、固位形不能保证嵌体修复长期效果者不得设计嵌体修复。

（三）修复过程

1. 牙体预备　嵌体、复面嵌体和高嵌体的设计及牙体预备同常规嵌体修复的要求。

2. 取光学印模 其基本步骤同CAD/CAM全冠。可以直接法在口内的患牙上采取光学印模，也可用间接法，即在工作模上采取光学印模。

3. “虚拟模型”的设计 在计算机上显示并修改形成嵌体的“虚拟模型”。

如是Ⅰ类洞形的单面嵌体，可参照邻牙、对殆牙和该牙的理想殆面外形，将缺损部位洞缘的边界线连接起来，即可完成虚拟模型的设计。

如是复面嵌体，殆面设计与单面嵌体相同，邻面设计从不同截面上参照邻牙画出轮廓线，将不同截面的轮廓线连接起来，获得嵌体邻面的形态，再连接殆面、龈壁边缘线，完成虚拟模型的设计。

如是高嵌体，殆面设计与单面嵌体相同。粘固面则按照从牙体或工作模上采取的关学印模数据形成虚拟模型。

4. 计算机上精修 最后结合临床经验和患者的具体情况做进一步的修正，同样要预留出粘固剂的空隙，完成嵌体的CAD过程。

5. CAM加工 其过程同CAD/CAM全瓷冠。

6. 嵌体的完成 嵌体的修形、染色、上釉、粘固完成等步骤同CAD/CAM全瓷冠和常规嵌体者。

(四) 注意事项

同CAD/CAM全瓷冠。

四、CAD/CAM瓷贴面

瓷贴面(ceramic veneer or porcelain laminate)具有美观、耐磨等优点，采用CAD/CAM加工技术制作的贴面，具有快捷的优点。

(一) 适应证、禁忌证

适应证同常规瓷贴面修复。禁忌证同常规瓷贴面和CAD/CAM全瓷冠。

(二) 修复过程

1. 牙体预备 同传统烤瓷贴面。

2. 采取的光学印模 根据操作者的习惯和爱好，可用直接法或间接法进行。在计算机上生成虚拟模型，结合口腔患牙牙面、排列、咬合、上唇组织张力等实际情况，在计算机上修改切端、近远中边界线以及龈缘肩台线，根据邻牙和对殆牙确定唇面不同部位的厚度，通常将牙面纵向分成四区段，近远中分成三个区段，设定36个控制点。各点间通过函数拟合形成唇面轮廓线。邻面边界线根据光学印模的数据形成，参照口内情况修正，完成贴面的CAD过程。

3. CAM加工 基本同CAM全瓷冠。

4. 完成CAM贴面 对初步加工完成的贴面修出唇面发育沟或特征形态，按照传统瓷贴面的程序完成修形、染色、上釉，粘固完成。

(三) 注意事项

1. 牙体预备要严格按照瓷贴面的要求，各部位的边界厚度不得小于0.8mm。
2. 校准刀具，防止出现过大的误差，防止振动引起瓷裂。
3. 手工修改形态时，注意选择磨改工具，减少振动。
4. 严格控制烤瓷炉烧结温度，防止变形。
5. 选择颜色匹配的粘结剂，力求色彩自然。
6. 仔细调殆，定期复查。

其余同CAD/CAM全瓷冠者。

五、CAD/CAM固定桥

近年来，有文献报道，采用CAD/CAM系统可以制作三个、四个、五个单位的固定桥。特别是全瓷材料固定桥会受到修复材料自身的限制，有待研制更高挠曲强度、更高韧性的切削瓷材料，以增加安全性和扩大适应证。

(一) 适应证

1. 小跨度的前牙全瓷固定桥，基牙稳定、支持、固位条件好，唇舌径大，能够保证有足够瓷层厚度者。
2. 患者咬合关系正常，无不良咬合习惯者。
3. 身心健康，积极配合全瓷修复，能够做到定期复诊随访，且有能力承受该类修复者。

(二) 禁忌证

1. 目前材料前提下，前牙不超过四个单位的前牙固定桥；后牙不超过三个单位的后牙固定桥。
2. 良好的基牙条件者，如固位、支持力不足，牙体组织无法接受全瓷固位体者。
3. 其余同 CAD/CAM 全瓷冠的禁忌证。

(三) CADCAM 固定桥的加工

1. 常规进行基牙预备，取硅橡胶印模。
2. 修整模型，采集光学印模。
3. 计算机调用并修整固定桥固位体和桥体的边缘、颈缘、咬合及邻面。
4. 根据比色结果选择合适的瓷块，在计算机微型车床上固定瓷块。
5. 指挥计算机微型车床加工 CAD-CAM 全瓷桥基底(图 48-17)。
6. 把固定桥基底在𬌗架工作模上就位。
7. 根据比色选择相应颜色饰面瓷粉，常规涂塑饰面瓷外形，并在烤瓷炉内完成烧结。
8. 常规将完成的 CAD-CAM 固定桥在模型试合，并作咬合、邻接调整(图 48-18)。

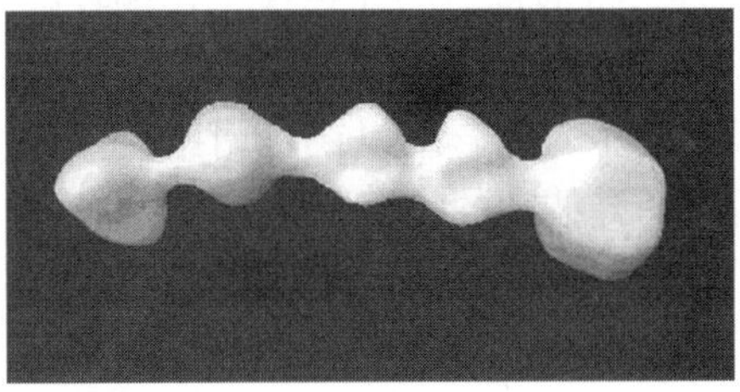
图 48-17　CAD/CAM 固定桥瓷基底

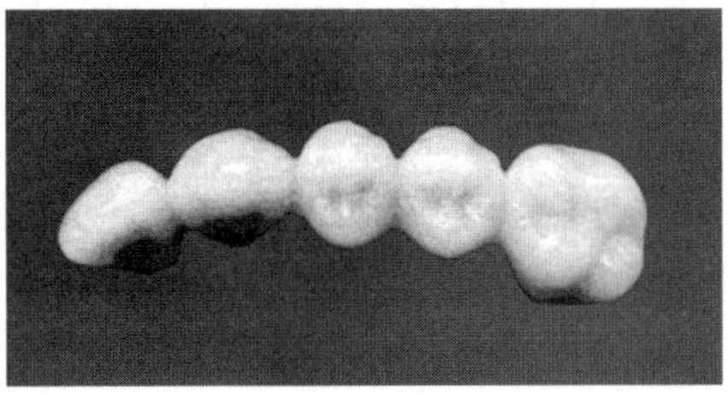
图 48-18　完成的固定桥瓷饰面

(四) 修复过程及注意事项

1. 固定桥的 CAD/CA 技术难度更大，其牙体预备、光学印模制备，虚拟模型的生成、计算机设计与微细调整，CAM 加工、手工修形、配色、上釉、粘固完成等技术环节基本同 CAD/CAM 瓷全冠修复。

2. 需要摄取缺牙区牙槽嵴的图像，建立桥体的虚拟模型，确定连接体的形态。其中每项技术精度要求更高，测量更精细，虚拟模型修定更慎重。

3. 牙体预备应作到绝对不应有大范围的倒凹，聚合角适当加大。

4. 试戴时不应施加过大主动就位力，避免引起瓷裂。

其具体技术操作及注意事项同 CAD/CAM 瓷全冠。

六、比色与信息传输

比色在各类修复体如烤瓷选色、成品树脂牙选牙、𬌗面赝复体配色、牙科修复材料研制，以及人类牙色、肤色的研究均需要准确、定量记录色彩的性质。单凭人的裸眼判断，往往会不可避免地造成许多误差。计算机比色系统的研制和应用，为牙科色彩学的研究和应用开辟了新的途径。近年来推出较为成功电脑比色系统 ShadeEye-NCC，如图 48-19、48-20 所示，可实现电脑精确比色。

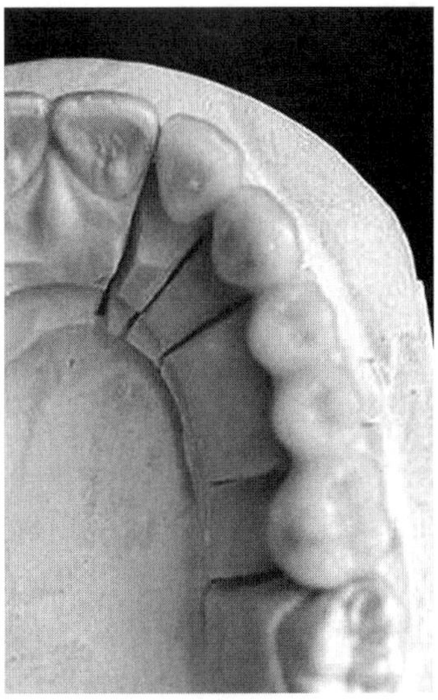
图 48-19　在模型上就位的固定桥

该系统是由美能达公司与上本真技师合作研制的用于临床的电脑比色仪。它包括标准投射光源，色光反射接受辨认分析系统，液晶显示屏，控制键及打印机。该系统的工作端可直接接触被比色的牙面，减少

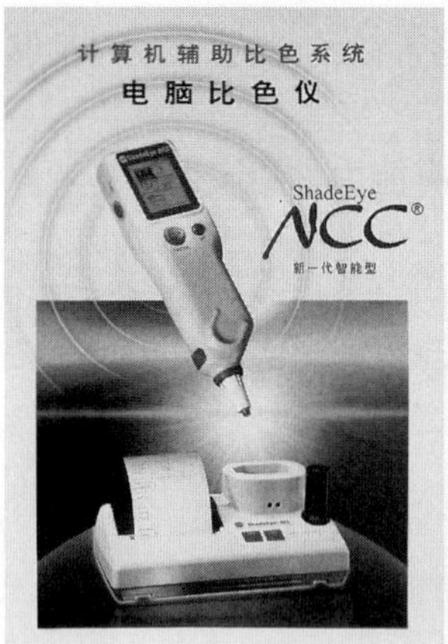

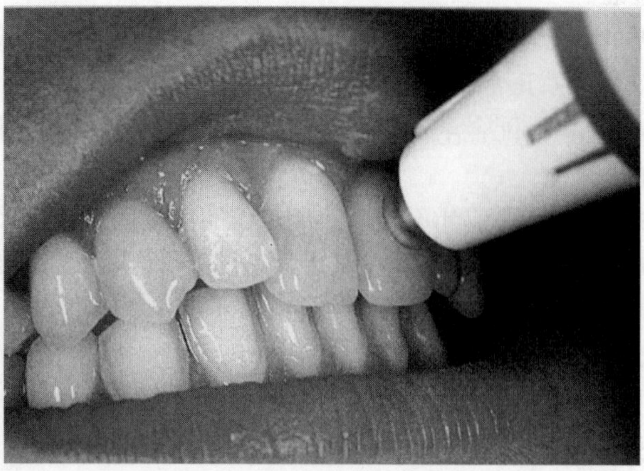

图 48-20 Shade Eye-NCC 比色系统

了环境的干扰。第一次将比色由定性变为定量，由计算机程序化分析色彩各要素的量化指标，从而准确测量牙的三维颜色，使临床比色更容易、更准确，不受比色者技巧的影响。

比色时，先清洁待比色的牙面，必要时做常规牙体洁治，或用磨光糊剂将牙面沾染的色素清除，并以棉球擦干。打开比色仪，输入被比色的牙位，选择比色的项目，将消毒后的比色仪工作端轻触牙面唇侧，启动比色开关，记录不同部位的比色结果。显示屏上可显示颜色的色别、彩度和明度值。启动打印机，将比色结果打印后连同工作模一起送义齿加工部门。烤瓷制作的色彩结果还可用比色仪定量测量，不断调整色彩的彩度、明度和饱和度。该比色仪还可用于矫正烤瓷技师的铸瓷配色技巧。

该系统如在工作端的外形设计、软件的分析功能、临床与义齿加工单位的信息传递和再现的准确性，以及价格等方面做改进，将会得到广泛应用。

七、虚拟训练系统与医患交流系统

1. 计算机虚拟现实（virtual reality，VR） 是由计算机图形技术、计算机仿真技术、传感技术以及显示技术等多种技术相互结合发展起来的一门崭新的计算机信息技术。在 20 世纪末，该技术最初用于训练空军战斗机驾驶员，在地面的虚拟驾驶训练舱内模拟各种飞行状态进行实际驾机前的训练。后来被延伸到其他领域。1996 年日本京都大学研制出用于训练牙科学生进行牙体预备的 VR 系统，利用头盔式立体显示器（（HMD）、三维鼠标及操纵杆进行虚拟情况下的牙体预备。同期以色列和美国共同研制牙科教学的 Dentsium 系统，瑞典 Uppsala 大学研究开发口腔种植体虚拟现实系统。

这个时期，第四军医大学口腔医学院也先后研制出国内第一套在普通计算机上实现的《烤瓷修复》、《种植义齿修复》等多媒体教学系统（图 48-21）。

标准的虚拟现实系统包括：计算机软、硬件，一台运算能力及图像处理能力较强的计算机，及其专门的支持软件，用于处理和生成图像；头盔式立体显示器，用于眼、鼻和耳等感觉器官体察虚拟世界的动感画面和声、气味等；操作工具，如操纵杆、数据手套及数据服装或鼠标，用于“人机对话”，操纵和感受虚拟场景反馈的感觉，如力、纹理、质地等；外围配套设备，环境条件发生器如模拟声音的音响，模拟气味的专门装置等。

2. 口腔患者的咨询系统 为加强医患交流，用于医院咨询服务的多种规格的计算机导医软件被开发出来，并迅速用于各大医疗场所。

3. 用于医患交流的系统 计算机担负人机交流的对话的处理；触摸屏，显示人机对话的内容即供患者选择对话内容和看到咨询结果；专门软件，根据各类医疗项目和专业特点，研制相应的软件，包括有支持程序；咨询专家资料库（图 48-22）。

4. 口内数码成像交流系统 随着医患关系的变化，本着对患者治疗决定权的尊重，为了在医患双

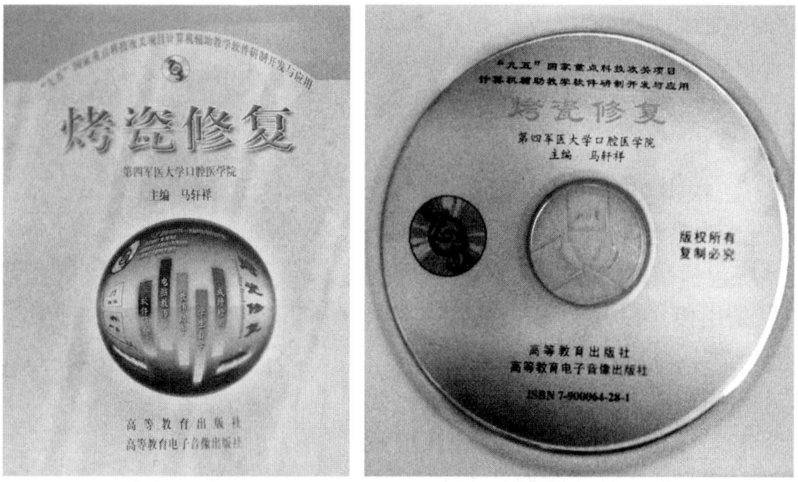

图 48-21　烤瓷修复教学光盘

方都十分清楚的情况下共同讨论治疗修复方案，微型口内影像系统应运而生，且发展迅速。它通常包括微型数码照相机，自备照明光源，液晶显示和记存器（图 48-23）。微型照相机和光源固定于类似于手机的手柄内，为了方便与患者共同观看口内形貌照片，图像可在显示器上显示。为了防止交叉感染，类似手机大小的工作端（手柄）外面被有一次性的隔离包膜。使用时打开电源开关，手持口腔内照相手柄对准被摄像的部位，稳定、保持一定距离，相机可自动调焦，图像的清晰和视野满意后，按动手柄上的拍摄开关或脚踏开关，图像可被记录在储存条上。对不满意的图像还可用删除键消除。储存条通常可记存 640×480 的图像数十幅至数百幅，也可与 PC 机相连，寄存于计算机硬盘或刻制光盘。

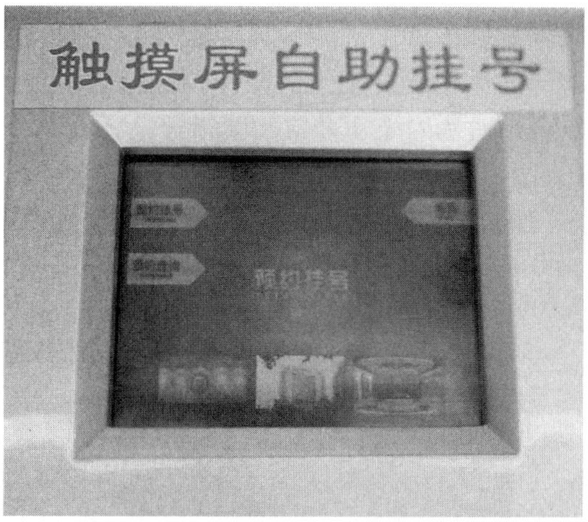

图 48-22　供患者查询的计算机挂号系统

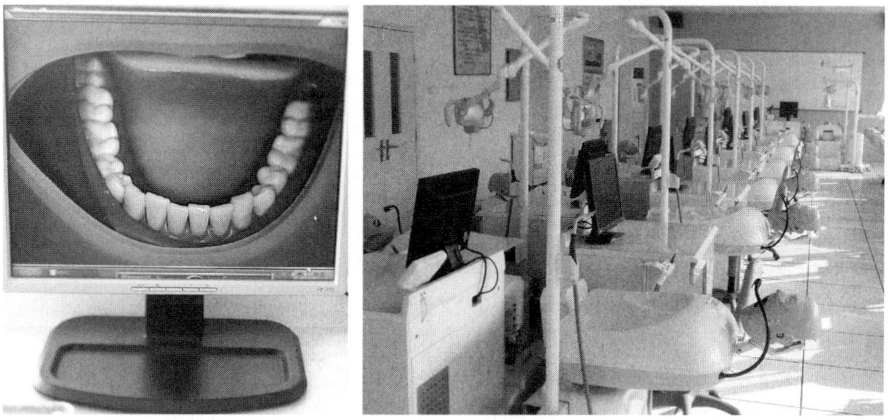

图 48-23　用于教学的口腔内镜虚拟实景训练系统

目前，比较成熟的产品有美国 DENTAMERICA 的 CAMREX 191，日本 Belmont 的 RAPPORT，台湾 APOZA ENTERPRISE CO，LTD 的 TOP CAM—Camera，法国 SOPRO 集团的 SOPRO 595，此外还有 Anthos 牙科成像系统等多家产品。

5. 口腔内镜技术　为加强椅旁的医患沟通，研制的口腔内镜系统，对于患者口腔的窝洞内、根管内、后牙区远中面等处的清晰图像用传统方法很难看清。通过内镜技术可实现直接观察,也可以传输到计算机视屏上。它可以直接靠近手术区,用于鉴别接近龋坏区牙体组织的细微变化,观察根管壁或髓室的形态,发现副根管,根折、冠折的裂缝,根尖切除术断端形态,牙周袋内的组织状况,可以直接观察形态学变化等。

现代口腔内镜系统包括微型数码相机、高度可调光源、内镜及辅助配件,采用模块设计。牙科内镜的应用越来越受到重视,应用范围也越来越大。

6. 教学系统　为了提高实验室教学的规范和效率,仅10年来研发了专门用于实验式教学的计算机系统(图48-24)。借助该系统可实现全实验室集中有大课教员加重示教,全体学生操作的反馈及个别辅导(图48-25),还可对每位学生实行操作合格与否或操作技术流程的质量评价,根据优劣对每个学生打分。做到个别辅导时不影响其他人的操作,对具有代表性的问题,操纵台可改为对全实验室共同辅导、演示。

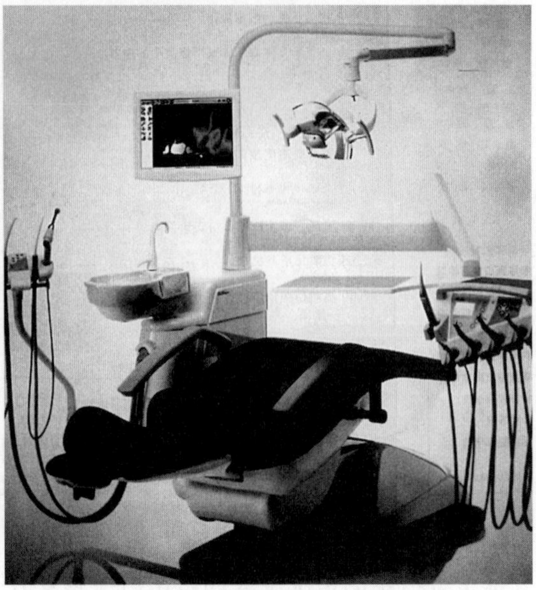

图48-24　安装与椅位的内镜系统

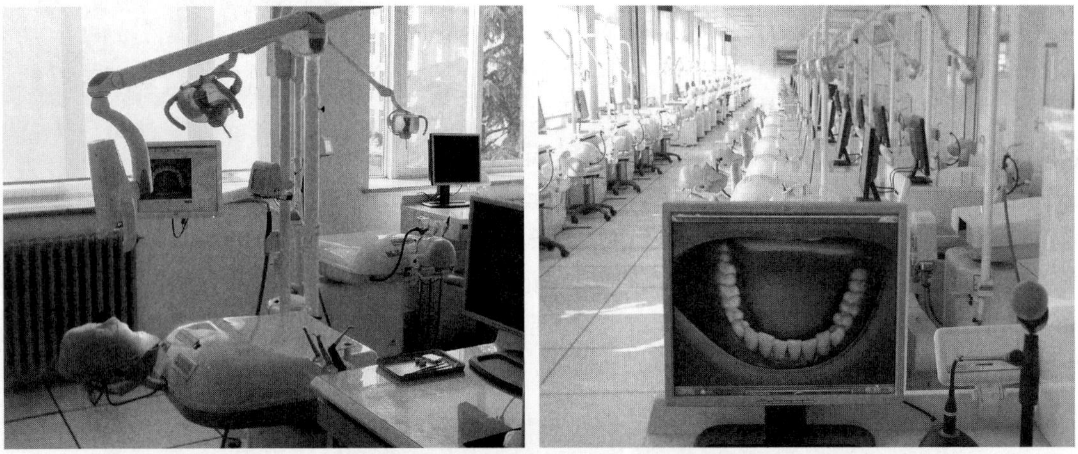

图48-25　实验室训练系统

(马轩祥)

参考文献

1. Josef Schmidseder. 美容牙科学彩色图谱. 章魁华,译. 北京:中国医药科技出版社,2003:85-162,18-34
2. 徐君伍. 口腔修复理论与临床. 北京:人民卫生出版社,1999:139-156
3. 张富强. 口腔修复基础与临床. 上海:上海科学技术文献出版社,2004:92-127
4. 马轩祥. 口腔修复学. 第5版. 北京:人民卫生出版社,2003:497-503
5. 田彬,高平,宋雅莉,等.CAD/CAM系统牙颌数据库的建立. 口腔颌面修复学杂志,2005,699(1):74
6. 孙玉春,吕培军,王勇. 烤瓷固定基底桥CAD系统标准桥体数据库的研究. 实用口腔医学杂志,2006,22(5):620
7. 江冰,张苹,刘宏伟,等. 数字化评估系统在固定修复前期教学中的初步应用. 现代口腔医学杂志,2006,20(5):473
8. 王远勤,王震,吕杰,等. 三维重建技术在口腔虚拟种植导航定位中应用的方法学研究. 中国口腔种植学杂志,2005,10(3):114
9. 田力丽,李凌,谢秋菲,等. 逆向工程技术法构建牙体缺损修复的三维有限元模型. 实用口腔医学杂志,2006,22(4):502
10. 李明勇,李斌,马轩祥,等. 模型转化法构建牙齿的三维有限元模型. 实用口腔医学杂志,2003,19(2):151

第四十九章

牙冠漂白治疗

牙冠漂白治疗（bleaching treatment）即使用不同类型的脱色剂让变色的牙体组织颜色减退，使之接近或达到正常牙体组织颜色。漂白术主要适用于程度较轻的变色牙，或希望保守治疗变色牙的患者。对于较重的变色牙，也可在贴面治疗前，使用漂白的方法减轻着色，便于其后贴面修复的配色和遮盖。

牙冠漂白已有100余年的历史，1898年就有了牙冠漂白的报道。在随后的时间里，漂白技术不断发展和改进，新的漂白方法和与之配套的漂白产品不断涌现，已被越来越多的医生和患者所接受。根据患牙活力的有无，可将漂白术分为死髓牙漂白术和活髓牙漂白术。

死髓牙漂白常采用内漂白（coronal bleaching）的方法。牙冠经根管治疗后，在髓室中置漂白剂直接漂白牙本质。内漂白法是将漂白剂棉球置于髓室内，根管口用磷酸锌水门汀衬垫，防止漂白剂渗入根颈部（否则，可能引起牙根吸收），洞口用锌汀暂封。

活髓牙漂白从牙冠表面进行，漂白剂通过与釉质接触进而与变色的牙体组织发生作用。经过多年的发展，目前活髓牙漂白术主要采用以下两种方法：①诊室漂白；②家庭漂白，又称家庭漂白技术（in home bleaching）。

1937年，Armes报道了应用强氧化剂和加热漂白牙冠的方法，又称诊室漂白技术。其基本步骤为：保护牙龈、涂漂白剂、加热。加热的目的是为了促进氧化剂的作用，其方法包括热工具、强光光源如冷光。近年来，激光逐渐代替传统加热的方法，缩短了光照的时间，降低了产生牙冠过热的可能性。

1989年，Haywood等介绍了一种新的漂白技术：即家庭漂白，又称活髓牙夜间脱色技术（nightguard vital bleaching，NGVB）。该技术的核心在于应用刺激性较弱的过氧化物漂白剂，为每位患者制作个别托盘，患者可以自己给药，从而为患者自行家庭漂白提供了可能性。并且在医生指导下可以保证其安全性，减少患者的就诊次数，方便而有效地进行，因而越来越受到医患双方的广泛欢迎。

一、死髓牙漂白术——内漂白法

内漂白法主要用于前牙无髓牙，根管充填后，用球钻去除髓室充填物，并将根管口下1~2mm充填料一并去除，将强氧化剂封入经过完善根管治疗后变色牙髓室内。

（一）适应证与禁忌证

主要适用个别变色死髓牙，及较重的四环素牙着色（即先去除牙髓，经根管治疗后作髓室内漂白，可取得较好效果，但对四环素着色牙采用此法绝大多数患者难以接受）。

对漂白剂过敏者，重度变色牙且对颜色/透明度要求过高者，以及心理异常者视为禁忌证，孕妇慎用漂白法。

（二）临床操作方法

1. 对严重变色牙进行完善根管治疗。

2. 为使漂白效果明显，同时防止牙根吸收，应将根管充填物降低至根管口以下2mm左右，并用磷酸锌水门汀或玻璃离子水门汀封闭根管口。

3. 将内漂白液浸入小棉球置于髓室内，漂白液一般为 30% 过氧化氢，或 30% 过氧化氢液与硼酸调成糊剂，直接置于髓室内，并用锌汀封闭洞口。

4. 每 3~5 天更换一次漂白剂，直到取得满意的临床效果。必要时，用颜色相匹配的光固化树脂或玻璃离子修复缺失的牙体组织。

(三) 注意事项

采用橡皮障隔离组织或用撑口器、棉球严格隔湿，由于漂白剂为强氧化剂，必须严格限制漂白剂的区域，不能接触黏膜、皮肤，否则可引起烧伤。

二、四环素牙的处理——活髓牙漂白术

活髓牙漂白术即诊室漂白，是用脱色剂作用于牙体表面，脱去表层变色成分，这种方法对着色牙也有较好的治疗作用。

诊室漂白目前常用方法为冷光牙冠漂白，是将波长介于 480~520λm 之间的高强度蓝光，经由 12 000 多根、总长度超过一英里的光纤传导，再通过两片经 30 多次镀膜处理的光学镜片，隔除了一切有害的紫外光与红外线，照射到涂抹在牙冠上的特殊美白剂上，在最短的时间内使美白剂透过牙本质小管与沉积在牙冠表面及深层的色素产生氧化还原作用，使牙冠回到未经染色前的洁白。这种美白技术不仅对长期以来因为抽烟、喝咖啡等饮料的牙冠染色产生美白的作用，对于药物引起的牙冠变色（四环素牙、氟斑牙）、老年或遗传性黄牙都有很好的效果。

(一) 适应证与禁忌证

适应证：抽烟、喝咖啡等的牙冠染色，老年或遗传性黄牙，药物引起的轻、中度的牙冠变色。

禁忌证：16 岁以下人士、孕妇与严重的牙周病患者，烤瓷牙或贴面以及做过根管治疗的牙冠，釉质严重发育不全的患者。

(二) 临床操作方法

1. 操作开始之前，牙医先进行口腔检查，并与美白患者交流，16 岁以下人士、孕妇与严重的牙周病患者将不适合这类牙冠美白。

2. 比对并记录美白前牙冠的颜色（图 49-1），可照相存档。

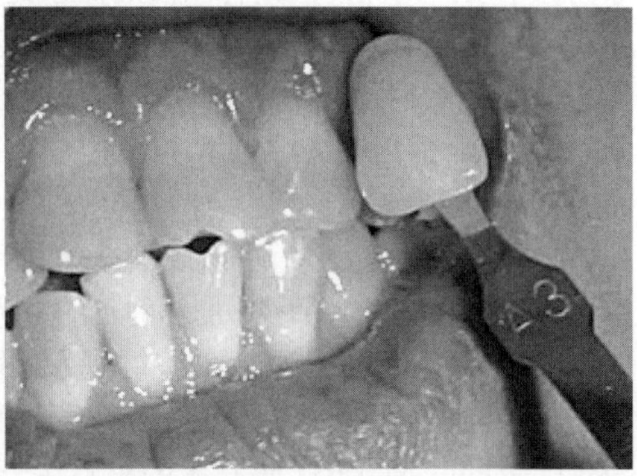

图 49-1 术前比色

为了配合美白治疗更好地进行比色，需要按将 VITA 比色板按照图 49-2 的方法重新排列。

1	2	3	4	5	6	7	8	9	10	11	12	13	14	15	16
B_1	A_1	B_2	D_2	A_2	C_1	C_2	D_3	A_3	D_4	B_3	$A_{3.5}$	B_4	C_3	A_4	C_4

图 49-2 VITA 比色板标记的重新排列

3. 给美白患者以及操作人员戴上护目镜。

4. 将抛光沙加少量水调和，对牙冠表面进行简单处理。处理完毕，让患者漱口之后，务必将牙冠表面吹干。

5. 将开口器放入患者口内，确定患者无不适感。

6. 将隔湿棉条放入唇内侧，涂抹护唇油，戴好遮盖面纸做好防护（图 49-3）。

7. 将光固化树脂涂在牙龈上（图 49-4），并遮盖到龈下 0.5mm，用光固化灯照射约 3 秒钟。

8. 将过氧化氢跟美白粉调成糊状（注意：稠度以用毛刷挑起美白剂不滴落为准，不宜太稠），将调好的美白剂涂抹在已吹干的上下共 16 颗或更多的牙冠表面，涂抹厚度约 2~3mm（图 49-5）。

9. 调整冷光仪灯头，灯头应与牙冠表面呈 90°（图 49-6），刚好接触开口器。

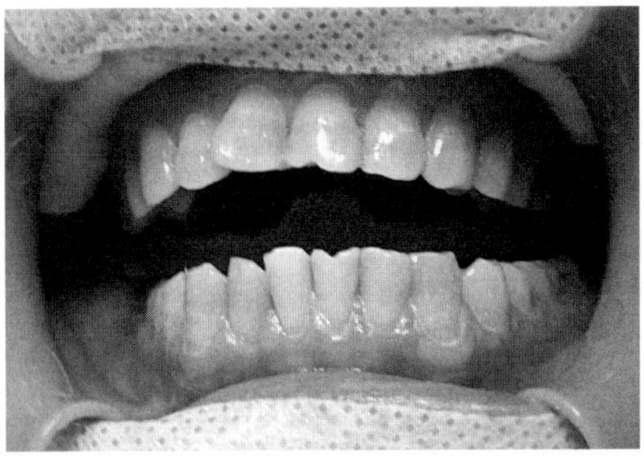

图 49-3　患者口周铺面巾纸，做好防护

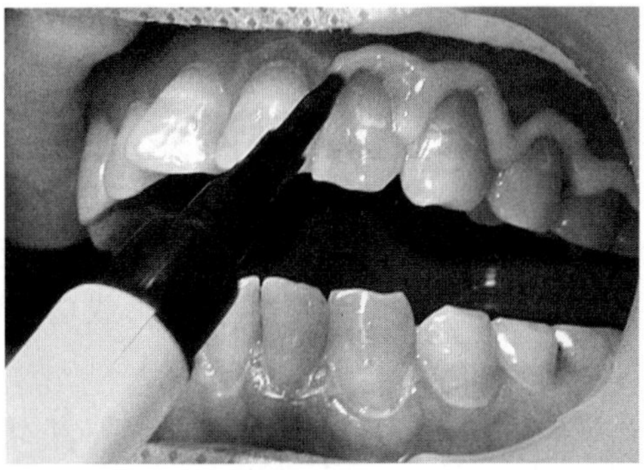

图 49-4　将光固化树脂涂在牙龈上，并遮盖到龈下 0.5mm 以便防护

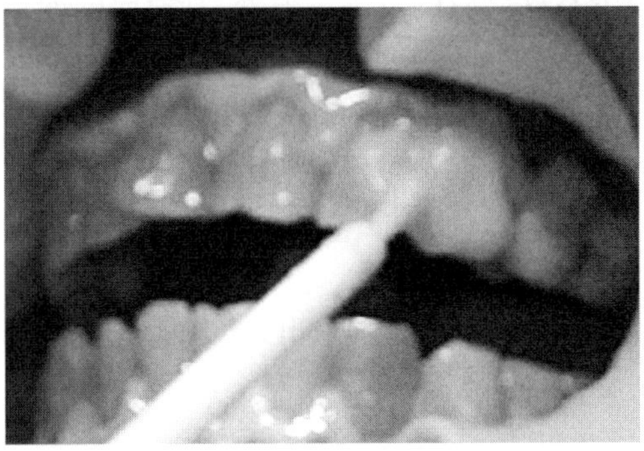

图 49-5　将调好的美白剂涂抹在牙冠表面

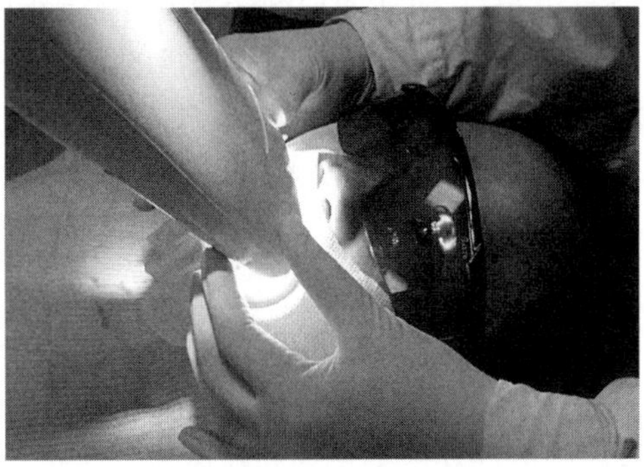

图 49-6　冷光仪灯头与牙冠表面呈 90° 放置

10. 按下开始键，开始第一个 8 分钟的疗程，结束后机器会自动停止，然后用强吸管吸掉牙面的美白剂，如需要可用干棉球擦拭牙冠上残留的美白剂，此时不要用水冲洗。

11. 重复步骤 8~10 两次，进行第二及第三次 8 分钟的疗程。

12. 如患者反映牙冠敏感或疼痛，应停止美白操作。

13. 通常两个 8 分钟的疗程即可见到明显的效果，但我们建议做完 3 个疗程，以达到最理想的效果。

14. 美白完成后，吸掉美白剂，小心地取下光固化树脂及棉条，用水冲洗牙冠及牙缝，取下开口器及护目镜。

15. 做美白后的牙冠比色，可照相存档。

（三）注意事项

治疗后 24 小时之内，牙冠很容易再染上有色物质，必须避免饮用茶、咖啡、可乐、红酒、莓果类饮料、避免使用有色牙膏和漱口水，以及食用深色食物，尽量避免吸烟。

美白前后牙冠拍照：多数患者不记得美白前牙冠的颜色。

美白剂中含有脱敏成分：推荐术前和术后口服镇痛药。

因药物引起的重度变色牙：建议一次以上的美白治疗。

氟斑牙不是冷光美白治疗的首选适应证。

激光漂白牙冠是借助激光进行的一种诊室漂白，是将以过氧化物为主要成分的漂白药物涂布于染色牙冠表面，再给予激光照射，从而漂白牙冠的一种方法。激光漂白牙冠是牙冠美白中的一个热点，氩离子激光是其中最常使用的激光。在临床促进活髓牙及外伤死髓牙的漂白治疗中激光显示出良好的应用前景，但其确切的作用机制、长期美白效果、应用的安全性有待于进一步研究。

三、家庭漂白

家庭漂白的原理：变色牙脱色的具体机制目前还不清楚。普遍的观点认为，漂白剂中的过氧化物自由基可穿透过牙釉质，与牙本质中的色素集团发生化学反应，并可将大的色素分子降解成小的分子，发散出牙冠表面，从而改变牙本质的颜色达到漂白的目的。Haywood 等研究发现，不与漂白剂接触的牙冠部位也可变白，说明漂白剂在牙冠间确实存在着扩散运动。另一种观点认为漂白剂并不能透过釉质作用到牙本质内，所谓的漂白不过是使釉质脱水或呈白垩色，降低了釉质原有的透明度，造成脱色的假象所致。

家庭漂白常规操作过程：患者临床取模后，医生制作乙烯材料的个别托盘。患者在医生的指导下，将漂白剂带回家中，夜间配戴 6~8 小时，或白天使用 1~2 次，每次 0.5~2 小时，一般持续 2 周，必要时可延长治疗。

家庭漂白的药物：家庭漂白剂的主要成分为过氧化物，常用的为过氧化氢（hydrogen peroxide，HP）和过氧化脲（carbamide peroxide，CP）。

CP 分解产生过氧化氢、尿素，后者可进一步分解成二氧化碳和氨。10% 的过氧化脲大致与 3% 的过氧化氢相当。CP 包含羧基多亚甲基复合物（carboxypoly-methylene polymer，CPP）可以使漂白剂增稠，缓慢释放自由基，从而使漂白剂药效发挥较长时间和减少不良反应的发生。另外，其释放的尿素具有一定的抗龋作用，可提高牙冠表面和托盘的 pH 值。

1%~10% 的 HP 可用于家庭漂白，30%~35% 的 HP 常用于诊室漂白。10%CP 是家庭漂白最常用的药物，且已经美国牙医学会（ADA）认证。目前，家庭漂白剂使用的浓度有增高趋势，12%~35% 的 CP 出现在家庭漂白市场上。

（一）适应证和禁忌证

1. 最适宜接受牙漂白的患者是牙冠染上黄、棕、橙色污渍或因年龄、吸烟以及其他外在因素导致牙冠变黄的患者。

2. 轻、中度四环素染色牙和氟斑牙。

3. 需要进行美容修复的患者。

4. 孕妇和哺乳期妇女不应使用此法。

（二）临床操作

1. 漂白前的准备

(1) 将漂白材料和托盘交给患者时，先拍下术前照片，然后向患者展示类似的术前 Vita(R) 色泽。在患者的病历卡上记录上述资料。

(2) 讲述漂白过程，帮助患者尝试在托盘其中个别槽位注上漂白胶，然后将托盘装于口内，作示范用，对患者的有关使用方法的提问应耐心讲解，务必使患者完全掌握使用方法。

(3) 告诉患者在使用过程中若出现任何问题，应停止疗程并及时通知医生。

(4) 预约患者在 2~3 天后随访检查治疗情况，发现问题及时解决。

(5) 预约患者两星期或完成疗程后随访，以检查漂白效果。在这次随访中，拍下术后照片，并记录漂白后的 Vita 比色结果。告诉患者在初期可能觉得牙冠漂白过度，但最终色泽稳定之后会逐渐接近正常。

(6) 告诉患者每隔 4~6 个月进行修补漂白，每次维持一晚或两晚。

2. 操作步骤

(1) 准确取出全口印模，用人造石翻制全牙列模型，注意不要灌注太多的人造石，以免底座太厚。

(2) 修整模型，使底座超过龈缘 3~4mm。

(3) 让模型在数小时内自行干燥，然后在人造石模型需要漂白的牙冠唇颊面上均匀、完整地涂上厚度约 0.5mm 的空隙维护剂（也可用不同于模型颜色的有色人造石代替），见图 49-7。

(4) 如使用空隙维护剂，应将模型放在光凝盒内两分钟，或者

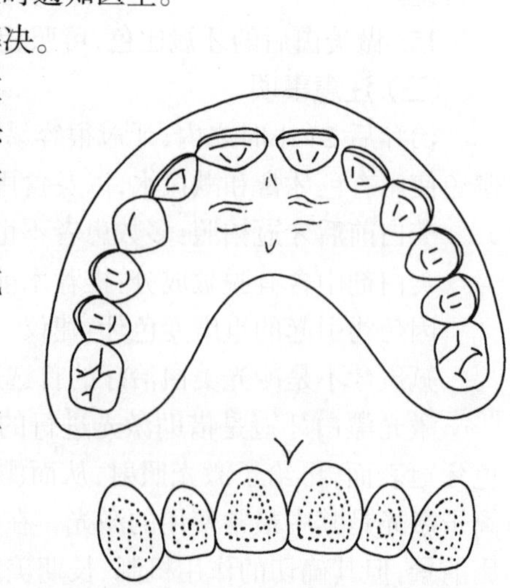

图 49-7 在人造石模型需要漂白的牙冠唇颊面上均匀、完整地涂上厚度约 0.5mm 的空隙维护剂

以人手用任何复合材料凝固器为每颗牙冠凝固 20 秒或至其硬化。在表面保留一层未凝固的薄膜，作为抗氧层。

(5) 以真空成形器灼热 1mm 厚的乙烯片，直至其下陷约 2.5mm，迅速将乙烯片放在模型上，用指蘸些冷水为其造型（图 49-8）。

(6) 托盘一旦冷却，先切去多余部分，然后以细小的尖嘴剪刀准确修整托盘，使之距牙龈仅 1mm。剪时应连续剪割，使修剪后的边缘完整、连续（图 49-9），以免粗糙尖锐的边缘戴入后刺激口腔黏膜。

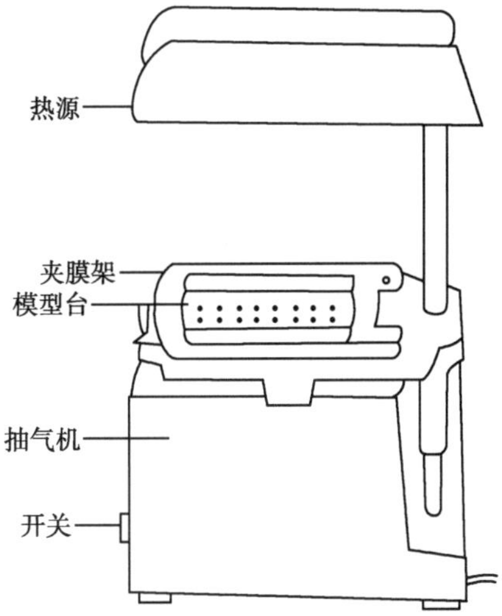

图 49-8 在真空成形器上形成漂白托盘模

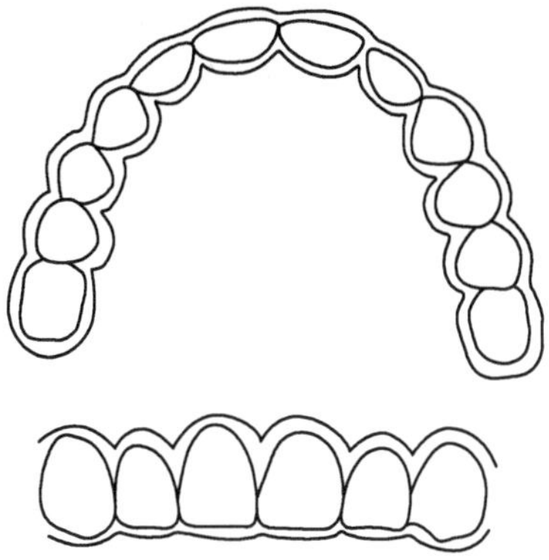

图 49-9 修整好漂白模托盘

(7) 将托盘放在原来的模型上，重新检查牙龈的高度。

(8) 在模型唇颊面涂一层薄的石油膏，然后以小型喷灯慢火微烤托盘，重新修整边缘使之配合模型。每次应烤软 5~6 颗牙冠，然后在托盘冷却时夹牢数秒后固定。

(9) 所有边缘修整完善后，可再切去过多的材料。如有的部位太短，或者意外地刺穿托盘，可再灼烤托盘，待材料伸展时将之挤向需修补的部位。

(10) 用凉的肥皂水清洗托盘，然后进行冷灭菌。

(11) 将胶状过氧化脲放入牙列托盘内需漂白牙相应的唇颊面部位，放入量应适中，不能有明显的溢出。将托盘准确地戴入口内。

(12) 患者回去后每晚睡前刷牙后带上入睡，次日早晨取下，清洗干净后放入凉的自来水杯中备用。2~4 周为 1 疗程。

（三）注意事项

1. 对漂白凝胶成分过敏者不能使用此法。

2. 尽管到目前为止还没有报道过氧化脲对胎儿及婴儿有何不良影响，但孕妇及授乳期的妇女不提倡使用此法。

3. 套内凝胶不能放置过量，因为漂白剂溢到牙颈部位会引起牙体过敏反应。

4. 少数患者一开始对托盘戴入不适应，坚持戴一段时间后大多会慢慢适应。

5. 托盘清洗不能用温度高的水，这样易使托盘变形，不能合适地戴入。

6. 氟牙症的脱色漂白比四环素牙显著。四环素变色牙在漂白后虽然也有一些改善，但根据报道只有约 25% 的患者呈现较佳效果，50% 的患者有良好效果，而其余 25% 患者的漂白效果不佳。

7. 需要进行美容修复的患者在漂白牙冠后，至少必须等待两星期，让漂白后的牙色泽基本稳定之后，才可修复相邻的牙冠。

8. 开始疗程前，先检查患者有无龋齿、牙石及外源性污染物质。龋病应及时治疗，牙石应去除，外源性污染应控制。所有修复体均须完好无损，或者以充足的临时材料妥为封闭。

9. 若患者因牙周退缩或牙周病导致骨质外露而出现敏感症状，应修整托盘触及釉牙骨质界部位，且过氧化脲软膏的灌入量应合适，最好不要在戴入后溢出至牙颈部。

（王 辉）

参考文献

1. Haywood VB, Haymann HO. Nightguard vita bleaching. Quintessence Int, 1989, 20(9): 173
2. 马轩祥 . 口腔修复学 . 沈阳：辽宁科学技术出版社，1999：307-308
3. 孙少宣，郭天文 . 美容牙科学 . 南昌：江西高校出版社，2000：107-109
4. 程立 . 激光漂白牙冠的研究进展 . 国外医学口腔医学分册，2006，5 (3)：213
5. PascalMagne, Urs Belser. 前牙瓷粘结性仿生修复 . 王新知，译 . 北京：人民军医出版社，2008：77-84
6. 施长溪 . 临床美容牙科学 . 西安：第四军医大学出版社，2010：11-14
7. 王翰章 . 中华口腔科学 . 北京：人民卫生出版社，2001：1709-1714
8. 刘峰 . 口腔美学修复·临床实战 . 北京：人民卫生出版社，2007：174-184

第五部分

相关粘固材料篇

第五十章

冠、桥用树脂

冠、桥用树脂(resin materials for crown and bridge)是指专门用于冠桥修复的树脂材料。包括直接用于修复使用的添加了辅助填料的复合树脂材料(composite resin),和修复过程中间接使用的未添加辅助填料的冠桥专用单一树脂,主要指粘结剂,另外还有暂时冠桥用的树脂材料。

近年来,复合树脂已成为义齿修复治疗必不可少的重要材料。临床实践证明,树脂材料可以单独在口内直接做牙冠成形修复,也可做铸造金属-树脂结合的固定桥,如马里兰桥。相对烤瓷修复而言,树脂修复材料和粘结技术更具成本低、制作简单、修复方便,以及不磨损对𬌗牙等优点。随着树脂材料的不断改进,许多性能优良、方便使用的新材料、新剂型不断出现,大大方便了临床操作,其实用性、经济效益和简便治疗方法成为牙医和患者乐以选择的理由,其应用前景较广泛。

一、冠桥用的树脂的种类

口腔常用的树脂基质主要为丙烯酸树脂。根据不同的配方、用途、剂型和固化方式有不同的类别。

1. 常用的修复树脂按照功能分类

(1) 口内直接修复成形树脂,如光固化复合树脂 PekaFill(图 50-1)等材料。

(2) 间接法制作的单一组分的双甲基丙烯酸树脂,如室温固化型自凝树脂(图 50-2)。

2. 按照成分是否加入了无机填料分类

(1) 复合树脂:为了增强树脂材料性能,在树脂中加入了 70% 左右的 SiO_2 等填料的复合树脂,如前后牙充填用树脂和 DMG 的 LuxaCore(Smartmix Dual)核材料等(图 50-3)。

(2) 单一树脂:没有加入填料的树脂,如为了增加托盘与印模料间的结合强度,以及上光兼具粘结性能的 Luxa Temp(图 50-4,5)。

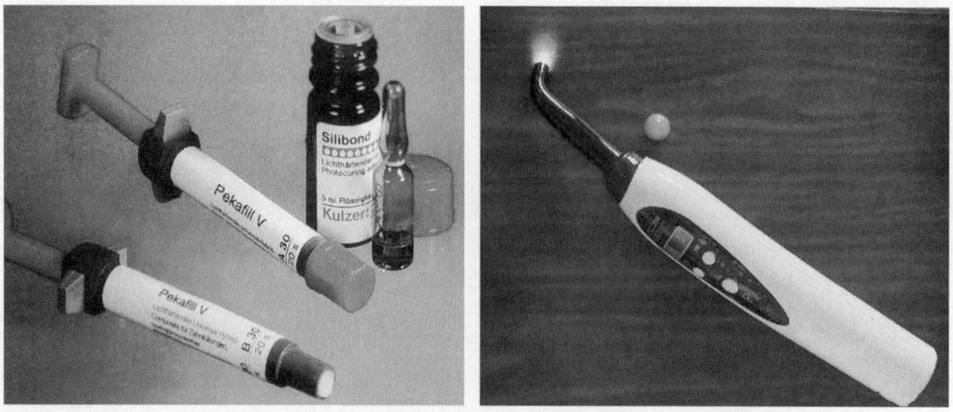

图 50-1
左图:光固化复合树脂;右图:光固化灯

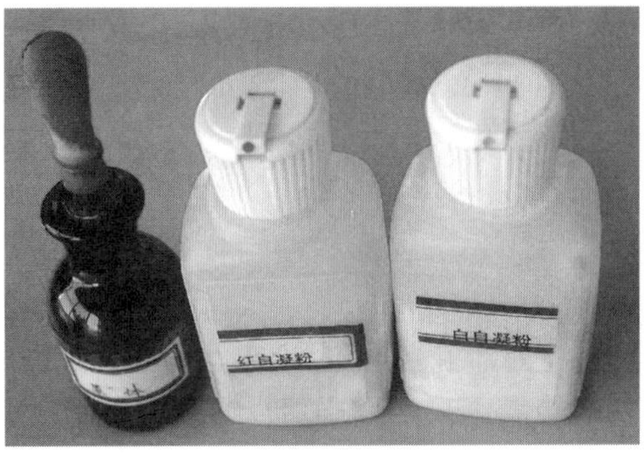

图 50-2　单一树脂——自凝塑料

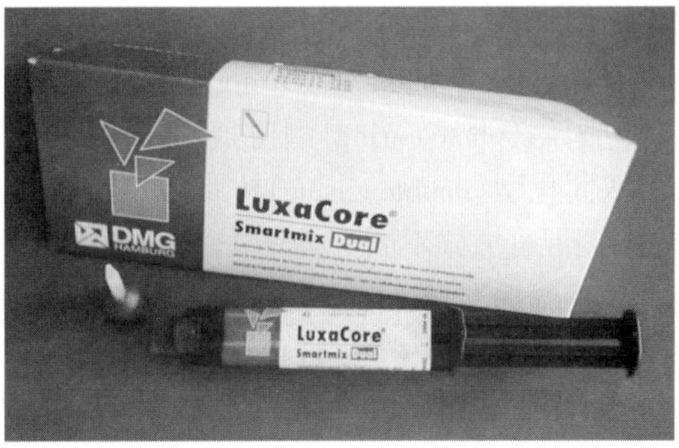

图 50-3　双固化型桩核材料自混合式树脂

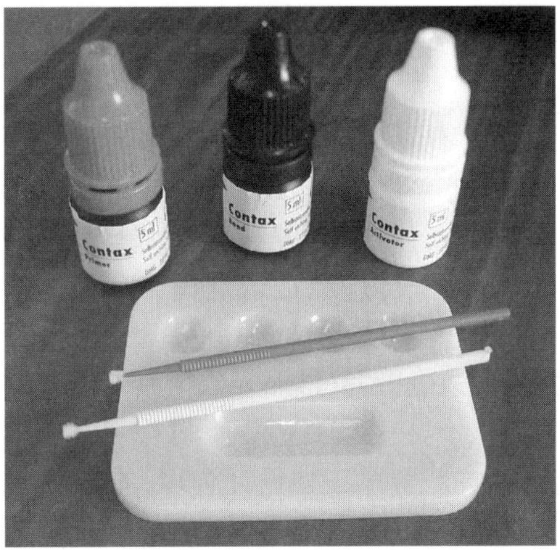

图 50-4　化学固化型单一树脂

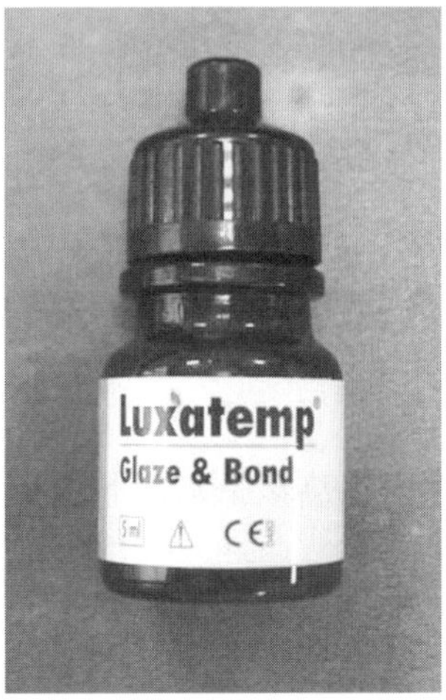

图 50-5　上光兼具粘结性能的 Luxa Temp 单一树脂

3. 根据包装剂型不同分类

(1) 粉、液型义齿树脂,由甲基丙烯酸甲酯珠状聚合体和单体组成。可用于制作个别托盘和义齿基托。双甲基丙烯酸树脂是用高分子双甲基丙烯酸单体代替甲基丙烯酸,这种单体是具有高沸点、双功能,在高温下交联聚合成耐磨的树脂,常用的基托树脂和造牙树脂。

(2) 双糊剂型复合树脂,由双甲基丙烯酸单体、基质树脂(Bis-GMA)、双甲基丙烯酸酯和无机填料组成,如 PermaCem 粘结冠桥的树脂粘结剂(图 50-6)。以及专门研制用于冠桥的树脂(图 50-7)。

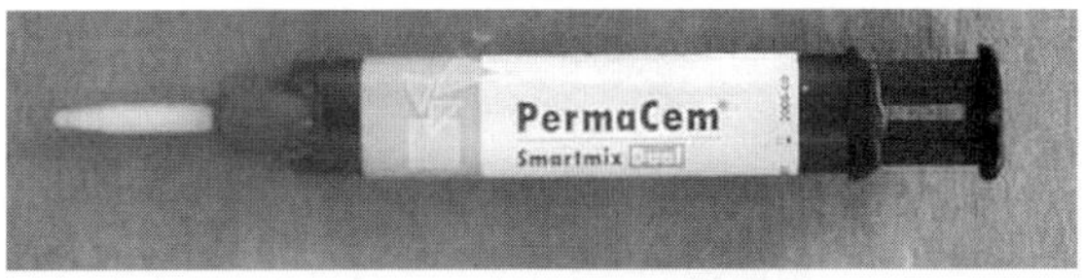

图 50-6　PermaCem 粘结冠桥的树脂粘结剂

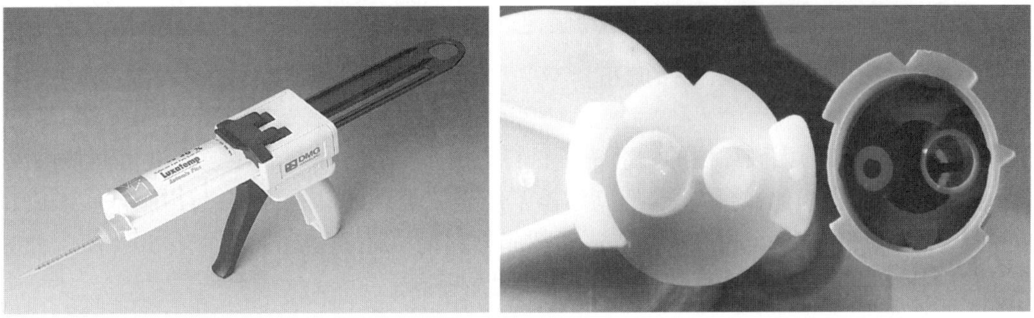

图 50-7　左图:注射式暂时冠桥树脂;右图:注射式输送头接口

4. 根据固化的方式不同分类

(1) 有化学固化(chemical curing)型树脂,如自凝树脂 ANSI/ADA 系列。

(2) 光固化(photo curing)型树脂,如 Dura Fill。

(3) 双固化型(double curing)树脂,如 PermaCem-Dual 双固化复合体粘结剂。

5. 按照混合方式不同分类

(1) 手工调和型复合树脂,如 EB 粘结剂,手工调和型粘结剂,如 Contax。

(2) 自混合型复合树脂,如 LuxaCore(Smartmix Dual,采用注射器混合)(图 50-3)。

6. Steven Duke 常用的分类 Ⅰ型,丙烯酸树脂;Ⅱ型,双甲基丙烯酸树脂;Ⅲ型,复合树脂。但该方法随着树脂材料的进展已经不能够反映树脂材料的实际现状。

二、树脂的性能

牙科树脂的临床性能包括耐磨性、变色、吸水率、热膨胀系数、硬度、抗压强度、抗张强度等。不同的使用目的,对树脂性能有不同的要求。

如果使用者没有掌握树脂的临床和物理性能,就不能为患者选择材料提供指导。无疑,早期的牙科树脂材料机械强度较低、吸水率高、硬度低、热膨胀系数大,出现一些临床问题。因此,材料研制者不断对树脂基质、配方、固化方式等进行了临床研究,希望改进耐磨性、颜色稳定性和强度。临床使用结果如图 50-8 所示,早期的单一树脂材料磨耗较快,经常遇到树脂牙面磨损,或金属支架暴露。

树脂和金属支架热膨胀系数不匹配,粘结力不足,边缘微漏,继而导致树脂变色和非贵金属铸造合金腐蚀。

低弹性模量和比例极限与树脂贴面材料密切相关。金属支架设计合理,才能在行使功能的同时预防树脂变形。树脂聚合过程中出现微孔可导致其老化,由于表面粗糙,出现不透明、菌斑聚集、组织发炎。

总之,传统树脂的缺陷是显而易见的,因而烤瓷作为美容修复首选颇为流行。但不幸的是,一般的烤瓷牙面可能磨损对殆天然牙和某些修复材料。应尽量避免修复后的瓷切缘与对殆牙直接接触。如图 50-9 所示,一个戴金属烤瓷冠的患者在多年后对殆自然牙出现严重磨损。

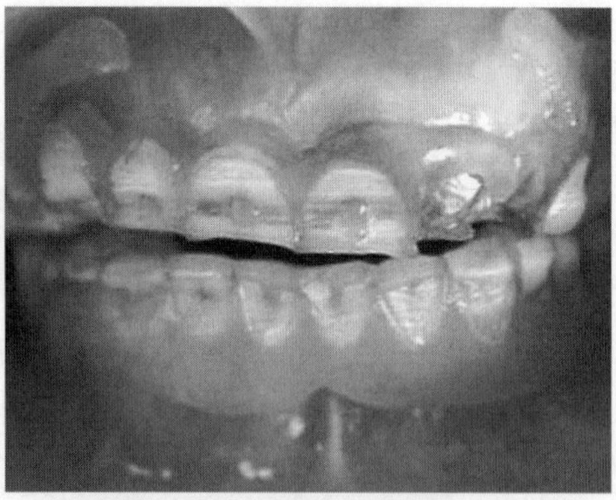

图 50-8 单一树脂牙的磨损

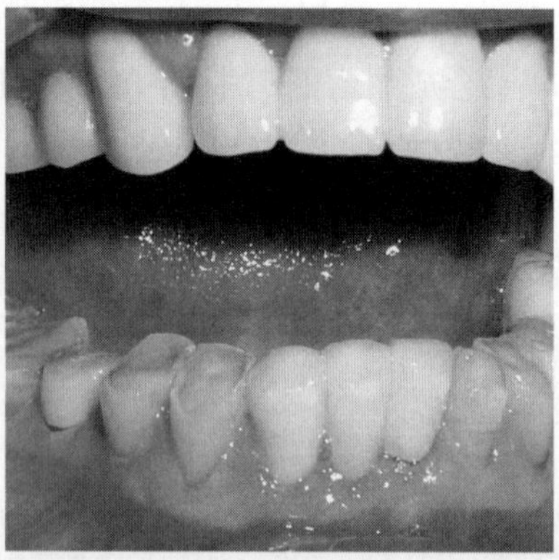

图 50-9 金属烤瓷冠对自然牙的磨损

因此,临床需要美观的无破坏性的耐磨树脂材料。由于复合充填材料工艺先进,新型树脂贴面应用更加广泛,与丙烯酸树脂相比,这种复合树脂增添了经硅烷处理的硅石微粒,与树脂基质形成超微填料复合物。与早期树脂相比,复合树脂大大提高了树脂材料的机械和物理性能。表 50-1 所示商品树脂实验室测试结果。四种复合树脂的物理性能及耐磨性明显提高。

表 50-1 修复树脂的性能

	压缩强度 MPa	径向抗张强度 MPa	硬度 KHN	弹性模量 MPa	抗磨性能 Vol.loss/mm²	非有机填料含量 Weight%
Biolon	55	14	16	2206	2.8	6.7
Dentacolor	331	32	20	2414	0.8	51.8
Isosit-N	310	37	14	1862	1.1	30.7
Visio-Gem	338	30	21	2483	1.0	39.2

(引自 Schelb E，et al.1987）

另外，为了方便临床操作，各种树脂聚合系统不断涌现。目前，除了传统的热固化外，有化学固化体系，可见光激活体系，激光固化体系，微波固化方式以及光固化与化学固化，光固化与热压固化、与热真空联合应用的多种固化方式。现在临床上比较接受或实用的是双固化型的树脂材料，在临床情况下更能保证固化的充分性。

三、树脂的使用

(一) 单一树脂

1. 丙烯酸树脂预成贴面　可用作美容修复，随着近年来新型高强度树脂的出现，其应用在逐渐减少。常用于暂时性修复和过渡性义齿。使用时，选择合适的颜色和大小的预成树脂牙面，以慢速手机装上合金磨头，将外形和组织面修整合适，舌侧可做倒凹固位形。以单体溶胀牙面的粘结面。调拌自凝树脂，在树脂呈丝状期时加在树脂牙面和基牙上，以玻璃纸衬在舌侧，拇指和示指分别在唇舌侧轻压，等待树脂固化前，取下，热水内固化数分钟。然后打磨，抛光，完成树脂冠。

2. 自凝树脂在金属基底上成形修复　在喷砂处理后的铸造金属粗糙面上，用一种特殊的单体湿润多聚体，并使其暴露在 135℃下 8 分钟，可直接聚合。操作方法先用较深色树脂从牙颈部到切端再用浅色树脂从切端到颈部，各层之间相互混合，分层固化。在修复物制作过程中用特殊的固化炉控制温度和距离，最后对贴面进行精修和抛光。

3. 树脂粘结剂的使用　树脂类粘结剂不但粘结力强，耐水性能好，而且自身强度高，常用于残根残冠的修复以及固位力不良的冠桥。树脂类的粘结剂较多，可根据其性能选用，使用时按照其使用说明操作。全瓷冠桥出现之后，又研发出专门的树脂类粘结剂，总的趋势是方便、可靠、快捷。混合方式有枪式自混合式（图 50-6，7），机械混合式（图 50-10）。具体使用方法参见全瓷修复及粘结剂一章。

4. 弹性义齿材料　为了缩短无牙期，在拔牙后常使用弹性义齿作为过渡（图 50-11）。可利用单一树脂材料制作弹性义齿材料。因为该材料抛光困难，所以在制作时应强调抛光质量，尽量避免戴牙时磨改。万一在戴牙时做了边缘修改或者调整咬合后，抛光时，应尽量用布轮蘸浮石粉轻磨，避免用力形成白色毛刺。

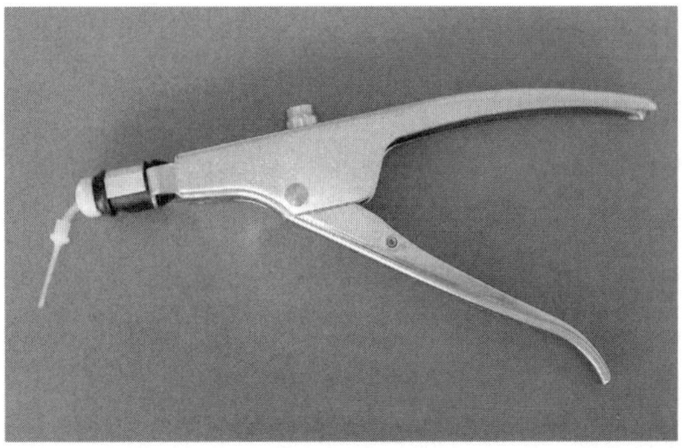

图 50-10　机械混合式全瓷粘结树脂及加压输送器

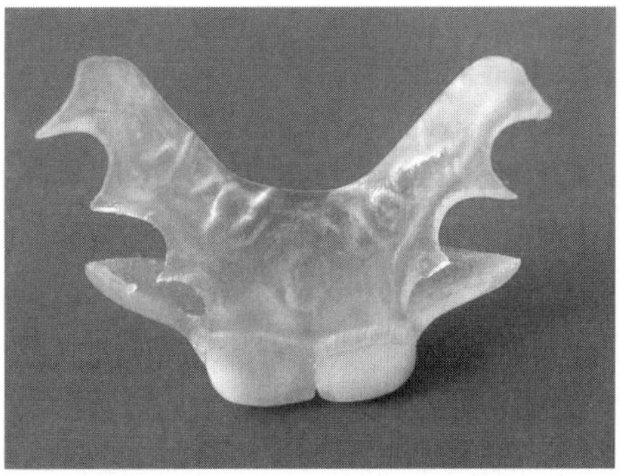

图 50-11　弹性义齿的树脂材料

5. 托盘材料 为了家庭牙漂白，或者作为方便舒适的正畸固定矫治后的保持器，可利用单一树脂薄膜材料，利用模型上和塑模机上制作托盘或正畸保持器(图 50-12)。该材料透明，戴入后舒适美观，这种托盘制作简单，方便患者。具体方法参见第四十九章。

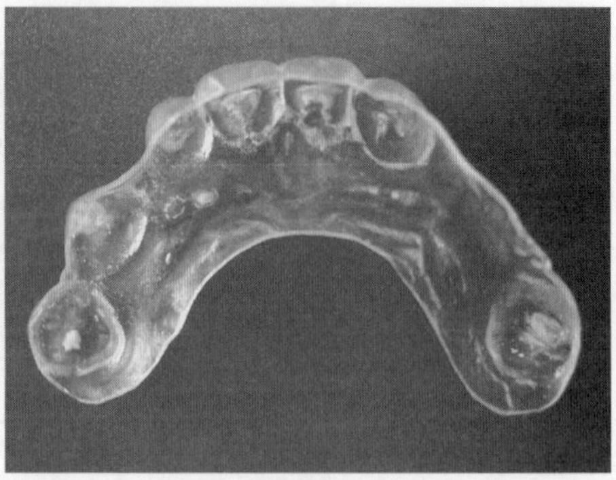

图 50-12 单一树脂材料用于正畸保持器及漂白保持托盘

(二) 复合树脂

1. 化学固化复合树脂 最早用于贴面、冠及固定义齿的复合树脂是化学固化树脂，这种树脂在使用前胶囊应置于阴凉地方避光保存。贴面在面团期放置在气压聚合器中，120℃，6bar压力下，5分钟压塑成形。由于操作繁琐，聚合质量不恒定，现在已基本不用。

2. 光敏固化复合树脂 主要由可见光引发聚合，一般为含光敏体系的单一糊剂。这个体系包含二酮、樟脑醌、还原剂和 N,N- 甲胺基甲基丙烯酸甲酯。当这种材料暴露在波长大约在 470mm 的可见光中，二酮活化，结合还原剂形成复合物。

复合树脂暴露在空气中，氧弥散入树脂表层，出现厌氧层而固化不全。如隔离空气，在真空条件下可进一步光固化。实验证明，修复体小突起暴露在 α 光下 5 秒，然后在真空条件下，β 光 15 分钟固化。有的材料在模型上制作后，室温或高温下用可见光固化。

关于光固化树脂的临床应用，详见第三十章。

3. 复合树脂的填料 为了加强复合树脂的强度和稳定性，如在桩核材料里加入银粉(图 50-13)，为了增加填料的比例和增加光洁性能，把填料的粒度降低，增加了纳米级填料的比例(图 50-14，15)，借以提升材料的强度、光洁度、亮度等项性能。

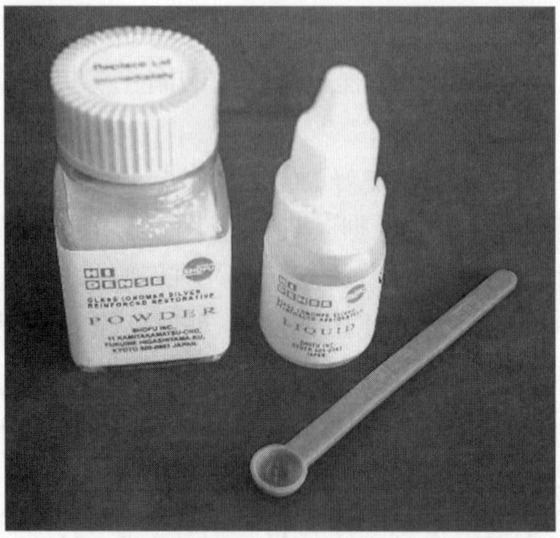

图 50-13 加银粉的核材料

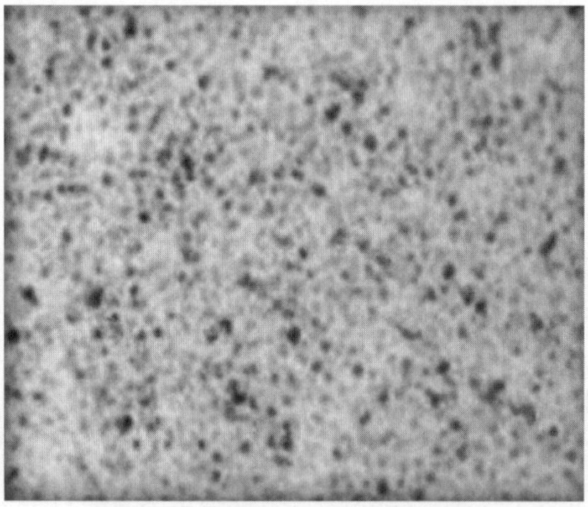

图 50-14 纳米超硬复合树脂(TEM)

(三) 树脂与金属的结合

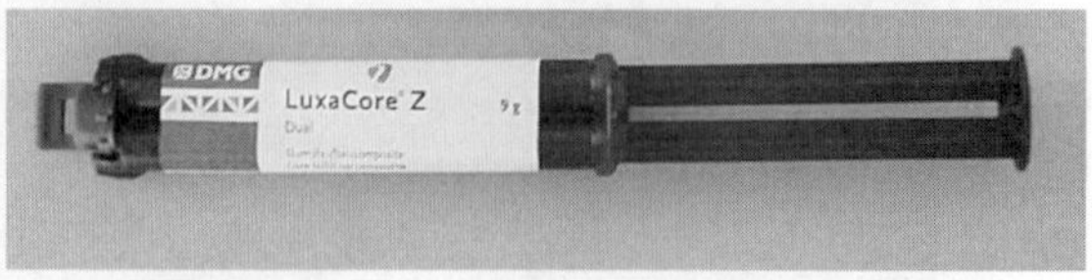

图 50-15 加入氧化锆超微填料的复合树脂

树脂与金属底层修复体的固位是通过中间的粘结剂和机械固位装置实现的，自 1940 年丙烯酸树脂用于制作贴面以来，固位装置有固位珠(微球)、固位环、针形或失晶凹陷等固位形(图 50-16~18)。在不影响金属支架强度和美观舒适的前提下，必须有足够的机械固位。临床修复时为了遮盖金属颜色，需要遮色层，应用材料遮色层不能完全遮挡固位形，而要使遮色层成为与固位形紧密衔接的材料。失败是因为遮色层树脂表面粘结力不足。如果树脂最终能进入固位形，那么将会取得很好的固位效果。

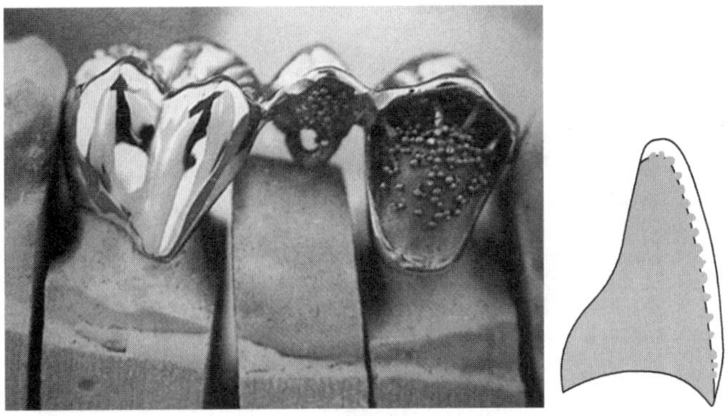

图 50-16
左图：增加金 - 塑机械结合强度的固位珠；右图：金属基底表面微珠形突起示意

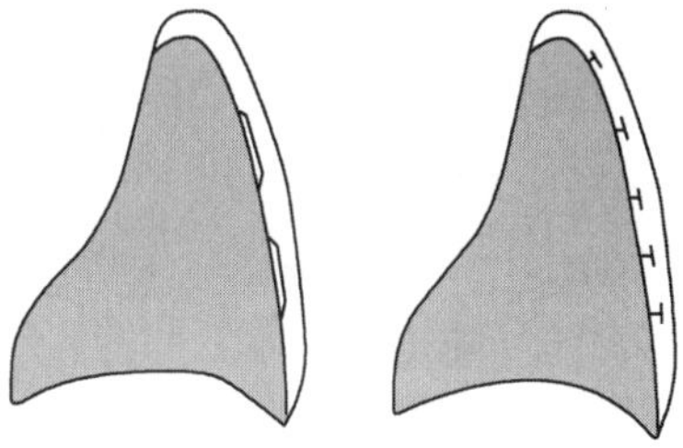

图 50-17
左图：增加金 - 塑机械结合强度的固位环；右图：增加金 - 塑机械结合强度的固位钉

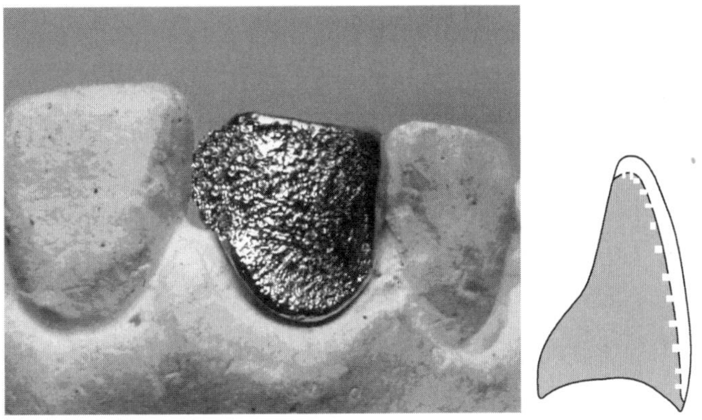

图 50-18
左图：增加金 - 塑机械结合强度的失晶凹陷固位形；右图：金属表面凹陷示意

为了增加金属 - 树脂结合强度，常采用喷砂处理，即使用 40-80 目的氧化铝，在 2.2bar 压力下，喷 30~40 秒，在金属表面形成粗糙面（图 50-19）。有资料证明，金属表面用氧化铝或氧化锆喷砂，可明显地提高金属 - 树脂的结合强度。

另一种固位形式是非贵金属的电解蚀刻，形成微小凹陷的粗糙固位面（图 50-20），从而达到提高粘结强度的目的。

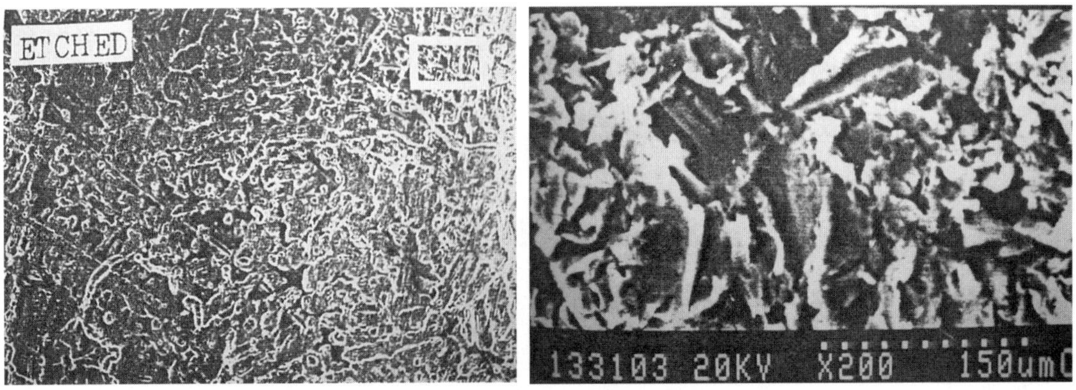

图 50-19　增加金 - 塑机械结合强度的金属表面喷砂（扫描电镜照片）
左图：低倍视野下；右图：高倍视野下

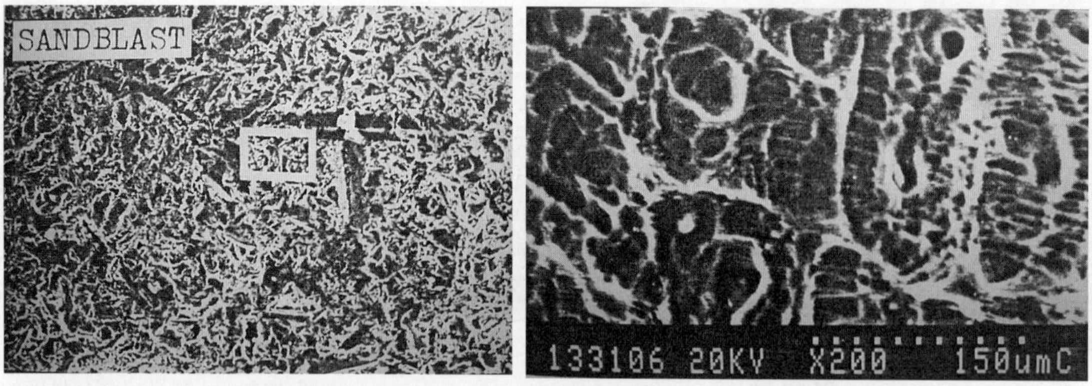

图 50-20 增加金-塑机械结合强度的非贵金属表面电解蚀刻(扫描电镜照片)
左图:低倍视野下;右图:高倍视野下

上述金属表面处理技术的优点是增加了粘结面、固位力强、能更多的保存、减少成本、增加美感。但在金属表面的遮色层是个薄弱部位,仍需要在粘结树脂边缘需要增加辅助机械固位。

目前树脂的另一个主要用途是用做粘结剂。有资料表明,获得的粘结固位强度与常规固位方法相近。参考有关章节。

四、使用树脂时值得注意的问题

(一) 关于粘结相容性

近年来,有人提出树脂与树脂的结合存在粘结相容性(bonding compatibility)问题。临床粘结修复时,发现尽管操作规范,但有些树脂间结合很好,有些则失败。仔细分析后发现,由于树脂基质不同和固化后树脂表面物的酸碱性(pH 值)的不同,造成不同类别的树脂之间存在结合问题(Byoung Suh,2004)。如 BisBlock All-Bond 2\One-Step 粘结系统相容性好,但不能和强酸性粘结剂 OptiBond Soloj 及 Prime-Bond NT 合用。因此在使用时,应注意各家产品的说明书上关于匹配(许多产品还没有意识到,也没有标明)说明或酸碱性的提示。以保证粘结质量。

(二) 关于自凝树脂固化问题

1. 临床上常见的错误操作

(1) 调拌自凝树脂时,先放粉剂,后加单体,容易形成气泡。

(2) 调拌刀过多搅动,裹进气泡。

(3) 调拌杯不加盖,任单体挥发,影响粉液比例及聚合。

(4) 过早使用,使树脂单体大量挥发,产生微小气泡,影响颜色。

(5) 口内成形时,没有使用玻璃纸隔断空气,单体挥发,降低聚合质量。

(6) 口内成形时,没有适当加压,致使边缘不密合。

(7) 暂时冠取出过早,较薄的部位,特别是冠边缘收缩,使冠不能就位。

(8) 间接法制作树脂修复体时,模型没有用水充分浸湿,石膏吸收单体,影响粉液比例,造成聚合后全层细小气泡。

(9) 在旧义齿上加树脂时,没有事先把原来的树脂充分溶胀,造成结合部分层或结合强度低,树脂牙脱落。

(10) 在旧义齿上加树脂时,没有事先把边界处磨成直角,造成油饼状分层。

(11) 添加树脂面团时,没有依次一次性放入,追加时,裹进气泡,或树脂面团变硬,没有及时加单体,消除分界线。

(12) 树脂聚合时没有浸入温水浴中,单体聚合前继续挥发,聚合后树脂发白(图 50-21)。

(13) 树脂聚合时突然浸入温度超过 60℃的水浴,使单体急剧挥发,形成全层细小气泡。

(14) 树脂聚合时没有浸入温水浴,修复体聚合前受压变形。

(15) 树脂结固后,打磨时局部过热,烫伤树脂引起变形或颜色异常。

(16) 金属 - 树脂混合桥的树脂桥体龈底形成后粗糙、微小气孔。

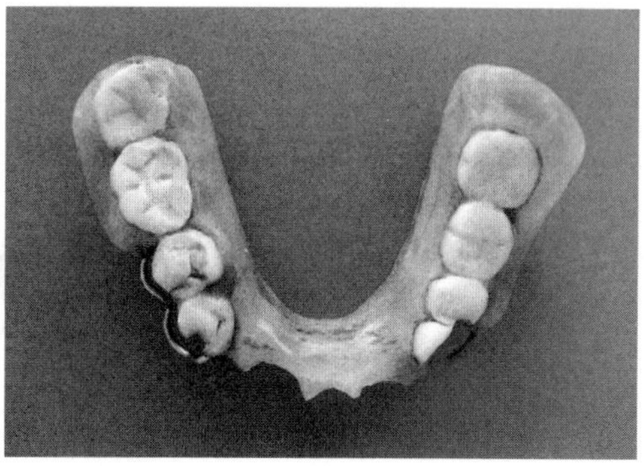

图 50-21 基托颜色不均匀

2. 正确方法

(1) 应先加单体,后加粉剂,用单体量控制粉剂使用的量,这样不易产生气泡。

(2) 调拌刀稍做来回拉动,注意排出气泡。

(3) 调拌后杯上及时加盖,或用玻璃纸裹住杯口。

(4) 树脂进入面团期时,以玻璃纸裹成条状,分段取用。

(5) 口内成形时,使用玻璃纸隔断空气,防止单体挥发

(6) 口内成形时,适当加压,保证边缘与牙体或修复体密合。

(7) 暂时冠在橡皮期的中、后期取出,取出前来回取戴数次,消除可能的倒凹所致的阻力。

(8) 间接法制作树脂修复体时,模型用水充分浸湿,防止石膏吸收单体。

(9) 在旧义齿上加树脂时,有事先把原来的树脂充分溶胀。

(10) 在旧义齿上加树脂时,事先把边界处磨成直角,把要加的树脂成品牙盖嵴部磨去一层,并做单体溶胀。

(11) 添加树脂面团时,应依次一次性放入,追加时,先在界面上放一滴单体,增加结合强度。

(12) 树脂聚合时浸入 60℃左右的温水浴中,最好是先从室温水逐渐升温,并维持 10 分钟。

(13) 最好使用压力锅聚合好,也应从室温逐渐升到预定温度,在压力下聚合,会增加树脂的密度和强度。

(14) 树脂聚合时浸入温水浴时,注意待聚合的部位不要受压以免变形。

(15) 打磨树脂时采用间歇手法,注意降温,避免局部过热烫伤树脂。

(16) 金属 - 树脂混合桥的树脂桥体龈底形成后高度抛光,并用单一树脂上光剂处理,形成光洁面,封闭细小气孔。

(蔚庆玲 马轩祥)

参考文献

1. Malone WFP, Koth DA. Tylman's Theory and Practice of Fixed Prosthodontics. 8th ed. America: Inc. St.Louis ,1994:385-392
2. Herbert T. Shillingburg, Sumiya Hobo, Lowell D. Whitsett, et al.Fundamentals of Fixed prosthodontics.3rd ed. Chicago: Quintessence Publishing Co., 1997:225-256
3. 陈志清 . 最新口腔材料学 . 成都:四川科学技术出版社,1989:61-83,348-400,428-450
4. 吴景轮 . 口腔修复使用技术 . 济南:山东科学技术出版社,1993:122-145
5. Robert G. Graig, John M.Powers. 牙科修复材料学 . 第 11 版 . 赵信义,易超,译 . 西安:世界图书出版社,2006:136,150-185
6. 王翰章 . 中华口腔科学 . 北京:人民卫生出版社,2001:935-950,1015-1022
7. 郑麟蕃,张震康,俞光岩 . 实用口腔科学 . 第 2 版 . 北京:人民卫生出版社,2000:1369-1370

第五十一章

水门汀及树脂型粘固剂

水门汀(cementing)又称牙科水泥，是一类用于窝洞垫底、充填、修复体粘固的材料。该材料在口腔医学中的应用已有170多年的历史。从1832年Ostermann介绍了磷酸锌水门汀的配方，Weston于1880年介绍了不能溶解于水的水门汀开始，牙科水门汀依然没有发生多少变化，直到近年来才有一些改进。

今天，牙科用于粘结修复体的水门汀主要有五种类型，即：磷酸锌水门汀；聚羧酸锌水门汀；玻璃离子水门汀；丁香油氧化锌和树脂类，它们分别适用于不同材料修复体的粘固。

修复体的固位靠水门汀进入修复体内表面和预备的牙体不规则的表面所产生的机械嵌合作用(interlocking)。在机械嵌合作用的基础上，聚羧酸锌和玻璃离子水门汀直接粘结到牙体组织与钙离子产生化学结合力(chemical attraction)。它降低了牙与修复体之间的微漏(microleakage)。

对牙科水门汀总的要求是，自身强度高，能与铸造修复体或瓷材料高度密合，减少暴露于口腔唾液中的溶解度和降低粘固剂的被膜厚度。然而，在临床上往往不可能真正把冠边缘封闭性做得十分完美，因而，较强而有效的粘结力和溶解性较少的水门汀，可以部分降低由于修复体密合性不足所带来的风险。

另外修复前，在接近牙髓的深洞底部使用刺激性小、隔热绝缘的水门汀衬垫材料做垫底，减少充填材料对牙髓的刺激，也减少温度变化和修复材料对牙髓的刺激。

本章主要讨论在固定修复时水门汀的使用和垫底技术。

一、磷酸锌水门汀

磷酸锌水门汀(zinc phosphate cement)(图51-1)是使用时间最长、长期成功率较高、经过大量临床考验、并被牙医习惯使用的水门汀。

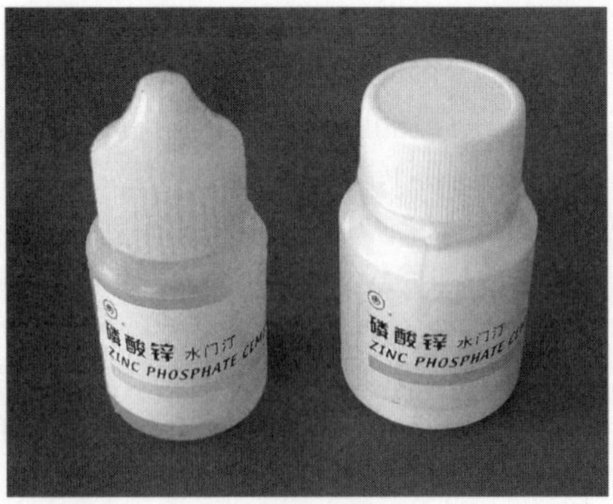

图51-1 磷酸锌水门汀

1. 组成 磷酸锌水门汀由粉剂和调和液体组成(表51-1)。混合后的水门汀形成不溶于水的磷酸锌盐坚硬的固体，并产生体积收缩(线收缩率为0.05%~2%)，放出反应热。

2. 性能 其抗张强度为720psi，抗压缩强度高达9000~20 000psi，因加入粉剂不同而有所变化，平均为13 000psi。Gibson TD(1970)等人确定铸造修复体需要的最低压缩强度为8000psi，但临床上的实际情况更复杂，因设计和牙体预备的不同，而对固位体的最低压缩强度要求会更高。

3. 调拌的粉液比例 按照3g粉，1 ml液体的方法控制粉液比例。有些厂商配有专门的取粉勺和滴管，按照规定的勺与滴的数目非常准确而方便。一般固化时间为4~10分钟，视环境温度和实际的粉液比例而定。实验证明在一定比例范围内，适当增加粉剂会增加水门汀的强度，但过多时反而会降低其强度。适当增加粉液比例会加速固化，减少工作时间。

表 51-1　磷酸锌水门汀的组成

成　　分	粉剂 W%	液体 W%
氧化锌	75~90	2~10
氧化镁	<2	
氧化铋	<5	
氧化硅	<5	
氧化铝		2~10
磷酸水溶液		33

（引自陈志清）

4. 调拌方法　在玻璃板上分放粉剂和液体，用调拌刀分次将粉加入液体里，在玻璃板的一端以调拌刀在 1.3~2mm 的范围做圆周运动混合粉和液（图 51-2）。作为粘结剂使用时，材料应调拌成中等稀稠度，调拌刀挑起时，水门汀呈下垂的线条状（图 51-3）；作为充填材料使用时，呈软面团状。

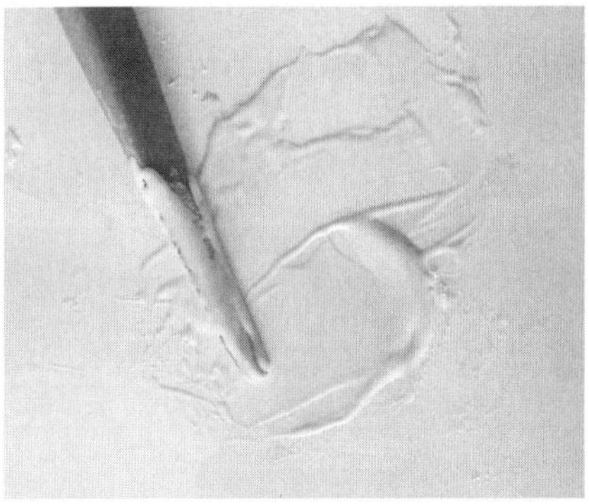

图 51-2　调拌刀做圆周运动混合粉和液

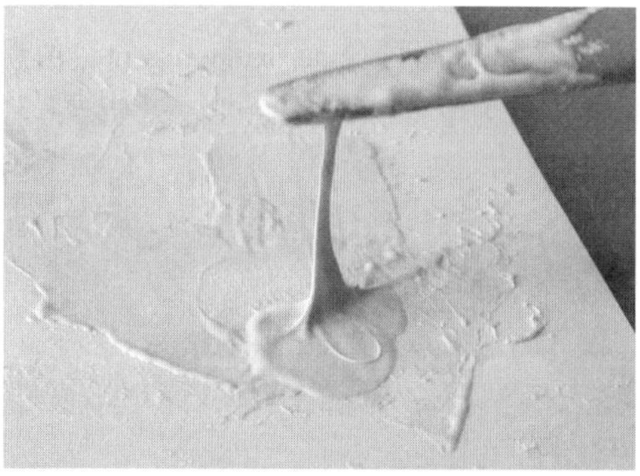

图 51-3　作为粘固剂使用时，呈下垂的线条状

5. 存在问题　磷酸锌水门汀的两个缺点是对牙髓的刺激和溶解性。有些人认为磷酸锌水门汀粘固时对牙髓有较大的刺激。但也有相反的研究报道认为，对牙髓的刺激主要是牙体预备留下的残屑携带的细菌以及粘固剂牙体间封闭不良形成的缝隙，粘固剂产热引起的反应。牙医和患者发现在没有麻醉情况下粘固修复体会引起即刻疼痛。然而，长时间的临床应用并没有证明它对牙髓的刺激性。磷酸锌水门汀距今已使用了 100 余年，临床实践证明牙医并不反对继续使用，只要能排除粘固时的疼痛和粘固后长期的牙髓损害的缺点，将会受到专业人员的欢迎。磷酸锌水门汀的溶解性是个值得注意的问题（Norman RD，1969）。尽管磷酸锌水门汀存在一些不足，但因为它实际应用的有效性，所以每出现一个新的粘固剂都会与它做对照。

二、聚羧酸锌水门汀

聚羧酸锌（zinc polycarboxylate）主要由氧化锌和 50% 聚羧酸水溶液组成（图 51-4）。自 1968 年被介绍以来，它的使用逐渐被普遍接受，而且它的特性被大量的科学证据证实。虽然其抗压强度是磷酸锌水门汀的一半，而抗张强度及水溶解性与磷酸锌水门汀相近。适当混合后的被膜厚度与磷酸锌水门汀一样，最低可为 20μm 左右。

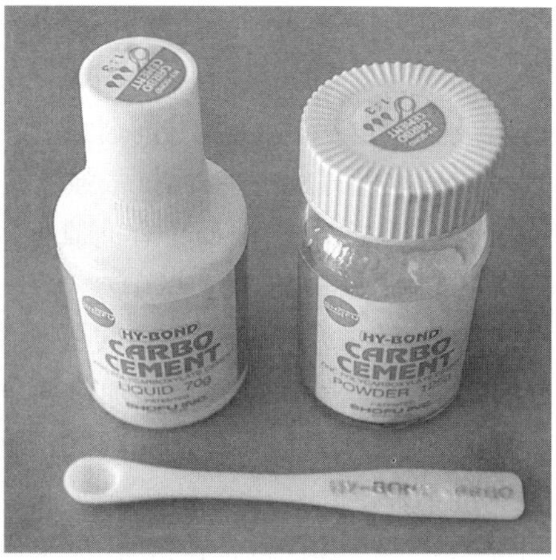

图 51-4　聚羧酸锌水门汀

1. 两个突出的优点

(1) 不刺激牙髓，它已经被证明在其聚合时产生的 H^+ 相对较低，对牙髓没有病理学的刺激性。牙医们从临床角度喜欢使用它，因为在没有麻醉的情况下它基本不会引起牙髓刺激痛。

(2) 对牙体组织结合性强，尽管对修复体的粘固力并不高于磷酸锌水门汀，但由于可与牙体组织的 Ca^{2+} 产生化学键，封闭性好。临床上的粘固失败多发生于粘固剂与金属界面而不是在粘固剂与牙体组织界面和粘固剂本身。因而常将金属表面用空气喷砂处理，以增加修复体的固位力。

2. 缺点 按照厂商介绍的调拌方法，调拌后有橡皮样的黏稠，而且其液体黏稠增加了调拌时间。为此，建议使用量具取粉液有助于控制被膜厚度，要避免调拌得过稠或过稀（图 51-5）。

3. 调拌方法 建议使用像上述介绍过的磷酸锌水门汀调拌方法。聚羧酸锌水门汀调拌好后，调拌刀迅速抬起 2cm 时水门汀跟着挂线的稀稠度。因为聚羧酸锌的反应与磷酸锌水门汀不同，调拌速度要比磷酸锌水门汀快，工作时间为 2~3 分钟。所以用聚羧酸锌水门汀粘固长跨度固定桥时，牙医与助手要动作协调而有效。只有当聚羧酸锌水门汀按照介绍方法仔细操作的时候才会体现出它的优越性。

现在有许多商品化的聚羧酸锌水门汀，如 Oxicap，Durelon，Poly-F，Hy-Bond，Boxyl 和 Carbost，Bonnal 等可供选用。使用时应严格遵守要求以达到理论质量。

三、氧化锌丁香油水门汀

氧化锌丁香油水门汀（zinc oxide-eugenol）由粉剂和液体组成（图 51-6）。粉剂包括氧化锌、硬脂酸锌和松香；液体主要为丁香油和橄榄油。

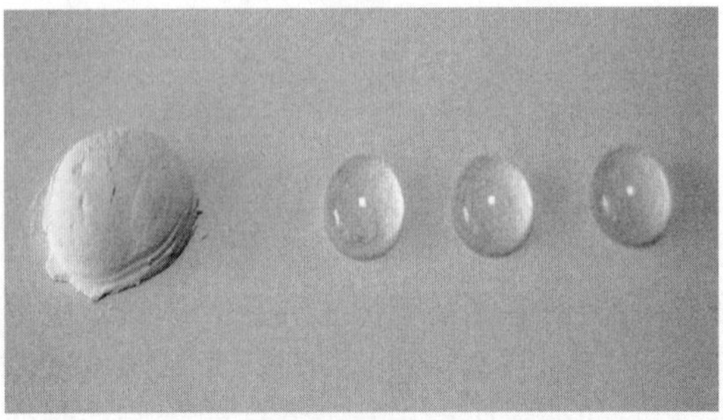

图 51-5 使用量具可准确控制水粉比例

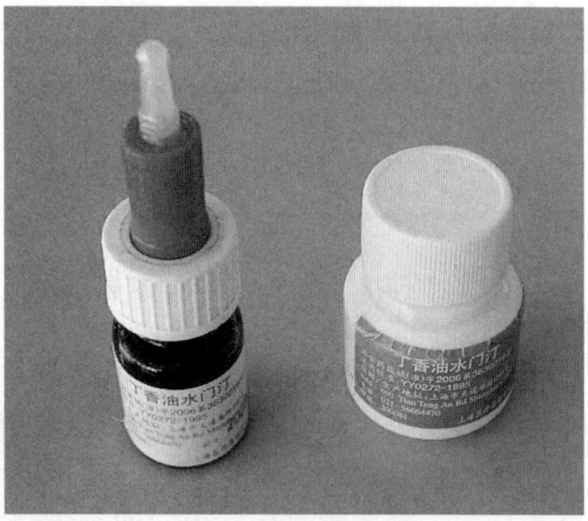

图 51-6 丁香油水门汀

1. 优点 它不刺激牙髓；粘固暂时冠后容易去除残留的粘固料；在湿环境下容易放置。

2. 缺点 其强度有限，调拌时为出水结固反应。但改进后的配方加入了聚合物及固定在混合物里的石英和氧化铝，增强了粘固剂强度，可以作为专门的粘固剂。增强型丁香油氧化锌的压缩强度平均达到磷酸锌水门汀的一半，而抗张强度接近于磷酸锌水门汀，该值类似于聚羧酸锌水门汀。

有报道指出，增强型丁香油氧化锌水门汀的溶解性类似于磷酸锌水门汀的范围。然而长期的微漏还存在问题（Wilson AD，1970）。

3. 调拌方法 基本同磷酸锌水门汀，但由于在调拌时为出水反应，应适当多加粉剂。根据用途不同，可将其调拌成奶油状（粘固用）和面团状垫底用。

近年来，为配合全瓷粘结，研发出不含丁香油的水门汀（图 51-7），其优点是自混合，无基牙表面的丁香油污染，因而保证了粘结层的粘结强度(参见全瓷修复章)。

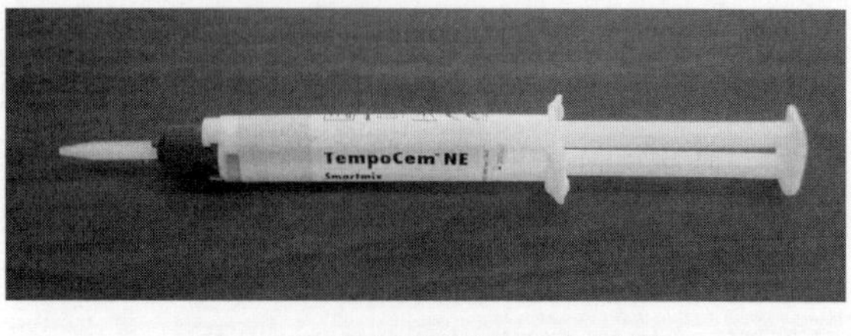

图 51-7 不含丁香油的粘固剂

四、玻璃离子粘固剂

玻璃离子粘固剂(glass ionomer cements)由 Wilson 在一个半世纪前研究成功并在临床应用(图 51-8)。玻璃离子粘固剂的强度与硅酸盐粘固剂相似,但它的耐酸性较强,与聚羧酸盐粘固剂相似。而且对牙髓组织的刺激很小,并具有很好的半透明性。

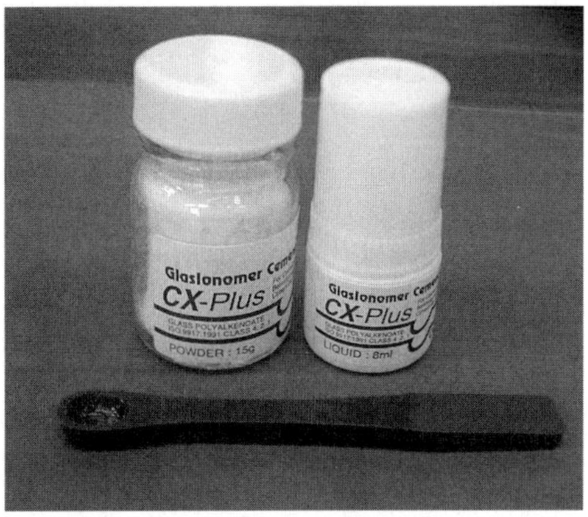

图 51-8　玻璃离子粘固剂

玻璃离子和聚羧酸盐粘固剂对牙釉质和牙本质的粘固是通过电极和离子(polar and ionic)黏附于基质上(物理化学吸附)。这些是基于玻璃中可析出离子(ion-leachable)和丙烯酸均聚物或共聚物水溶液间的硬化反应。加入酒石酸可促进其固化。混合这两种组分,液体中析出水合质子(hydrated protons)渗透进入个粒的表面层。阳离子铝和钙被置换,硅酸铝网络结构被降解变为水合硅凝胶。螯合的氟化物阳离子迁移进入粘固剂的水合相,在带电荷的聚羧酸盐离子的长链之间形成金属盐桥,然后形成交联结构,引发水合相转化为胶体继而凝固。

玻璃离子可黏附于润湿的牙本质上,是因为它们是极化的聚合物,可与水竞争极化的牙釉质表面。玻璃离子是一种高离子聚合物,含有复杂的—COOH 基团可形成大量的氢与牙釉质的磷灰石结合。聚丙烯酸钠溶液可将磷酸和钙离子从合成的磷灰石中析出,在牙釉质和固化的粘固剂之间形成一层磷酸钙 - 聚丙烯酸晶状结构的界面。

玻璃离子粘固剂具有很好的抗压强度(140~200MPa),但它的抗弯强度较差(10~40MPa)。黏附时,可析出氟离子,具抑龋的功能。玻璃离子粘固剂的基质含有氟化钙小被囊,硬固后的粘固剂也可不断释放氟离子。粘固剂是通过离子和极化粘结于牙釉质和牙本质上的,分子间的紧密接触促进了周围牙釉质中磷灰石中氟离子和羟基离子的交换。如玻璃离子置放在牙本质上,它对牙髓具有很好的生物相容性。但在很深的龋坏区域或与牙髓直接接触的部位,玻璃离子具有一定的刺激性。

临床应用:

1. 暂时性充填修复　如患者的龋坏处于活跃期,为了控制龋损,可将玻璃离子用做暂时性的充填修复。这种粘固剂不断释放的氟离子对于龋损具有显著的抑制作用。

2. 窝洞的衬垫　在复合树脂的充填中,玻璃离子也开始用做其底层的衬垫材料,或Ⅰ和Ⅱ类洞的充填。因为它的粘结特性,既可与牙釉质牙本质粘结,又能与复合树脂粘结,可增强整个修复体与牙的粘结。

牙体酸蚀后,用玻璃离子作衬垫的复合树脂充填比传统的复合树脂充填微渗漏率低。如果使用的粘固剂衬垫太薄、因上层的树脂收缩也达不到防微漏的效果。另外,玻璃离子不断释放的氟离子还可减小继发龋的发生。使用玻璃离子作为衬垫,在酸蚀牙釉质时,还可阻止酸蚀剂到达牙本质。

复合树脂充填如需用玻璃离子垫底,用量要够,然后酸蚀 30 秒。粉:液比为 1:1 调和。最理想的效果是,玻璃离子刚好完全覆盖住牙本质。

3. 金 - 瓷修复体的边缘修补　玻璃离子粘固剂曾用来修补金 - 瓷修复体的破损。如微渗漏还未伸展到修复体的深处,边缘彻底清洁后,可采用玻璃离子粘固剂封闭缺损边缘。通常,采用尖锐的探针结合 X 线牙片来检查预牙体预备体的内表面。将粘固剂紧紧地压入缝隙区域,用颈部材料覆盖。待材料凝固后,按常规方法用锐利的器械修整,注意避免龈下出血污染刚凝固的粘固剂。完成修整后,在玻璃离子表面涂一层光固化复合树脂的粘结剂,以防止表面被唾液污染。

4. 冠和桥的粘结剂　玻璃离子被用做冠和固定桥的粘结剂,特别是跨度大的长桥。它还可在儿童牙病中用来粘结不锈钢冠,以及在正畸治疗中用来粘结不锈钢带环。用玻璃离子粘结铸金修复体发生继发龋的几率远远小于磷酸锌粘固剂。

5. 根面的封闭 牙已作根管治疗且准备行覆盖义齿修复,含银玻璃离子粘固剂用来封闭根面非常适合。在牙根内打入辅助钉,这种方法对口腔卫生情况差,口内龋坏多的患者效果好,因为玻璃离子粘固剂可不断释放氟离子,抑制龋病的发生发展。

五、树脂型粘结剂

树脂型粘结剂(resin bonding agent)是由高分子聚合物组成的粘结冠桥修复体用的粘结材料(图51-9)。

1. 优点 树脂型的水门汀具有在口腔唾液里不溶解,强度也超过其他水门汀,而且容易操作等优点。另外,树脂型水门汀改善了对牙髓的刺激、减少了吸水性、降低膨胀率和收缩性,实现对牙体组织的分子结合,因而,它的使用会逐渐增加。

2. 缺点 ①当树脂型水门汀在玻璃离子水门汀垫底层上面粘固瓷嵌体时,术后会引起牙本质过敏症状。②多余的水门汀去除不彻底会引发许多潜在的问题。③树脂型水门汀的被膜厚度经常超过ADA规定的标准,但是由于它不溶解,弥补了其缺陷。

3. 用法 根据剂型的不同,有粉液型,调拌方法同磷酸锌水门汀。自混合型遵照产品的说明使用,根据被粘结部位的需要,使用混合头枪式注射式混合输送。如树脂粘结桩核,可选用不同规格的输送头(图51-10)。结固前,注意彻底清除多余的粘固料。结固后注意检查龈缘、邻间隙、轴壁或桥体龈底,防止残留的粘固料刺激软组织或造成粗涩感。

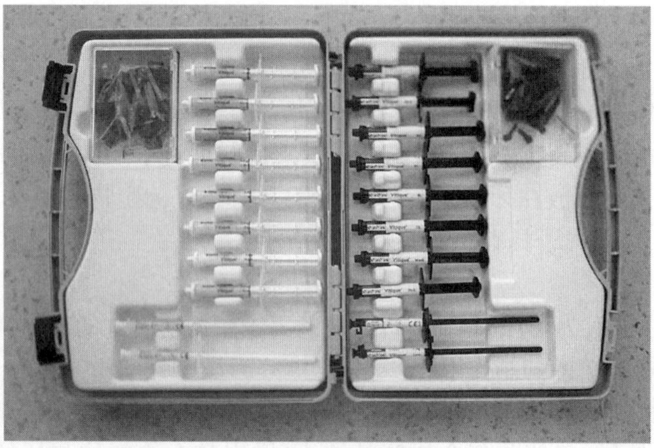

图51-9 树脂粘结剂

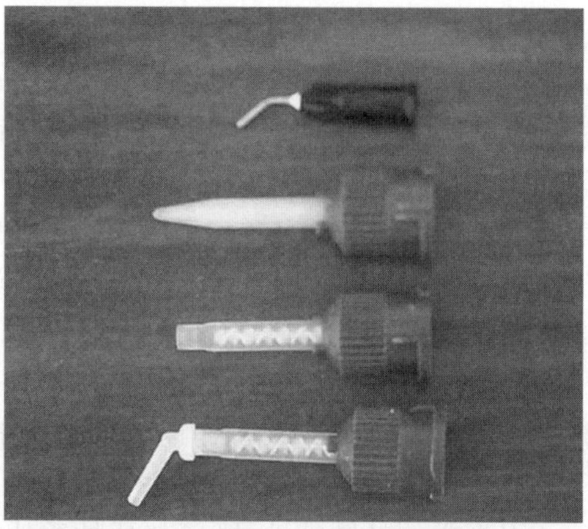

图51-10 树脂材料混合输送头

六、不同种类粘固剂的比较

目前,常用的五种牙科水门汀,都存在不同程度的缺点,使用时,可根据临床不同的使用目的结合水门汀各自的特性选择,会大大降低修复后的并发症,提高粘结成功率(表51-2)。

表51-2 与其他使用的水门汀的比较

性 质	磷酸锌	玻璃离子	聚羧酸锌	树 脂	丁香油氧化锌
压缩强度	+++	+++++	++	++++	++
抗张强度	–	–	–	+	–
弹性模量	+++	+++	+++	++++	+
被膜厚度	+++	+++	+++	–	+
早期溶解性	中等	高	低	无	非常低

续表

性　质	磷酸锌	玻璃离子	聚羧酸锌	树　脂	丁香油氧化锌
结固溶解性	低	非常低	低	无	中低
流动性	+++	++++	++	+–	+++
牙髓反应	中等	无(使用得当)	无	大	无
结固时间	中等 *	快	中等	可变	慢
方便使用	+++	+	+++	+++	+(较乱)
与牙色匹配	+++(多种)	+	+	++++	–(白色)
应用率	中等	中等	中等	少(渐增)	很少
主要优点	组织学	防龋	低牙髓刺激	配色好	湿环境应用
主要缺点	牙髓刺激	偶尔过敏	触变性 被膜厚	牙髓刺激	溶解性

注:+++++(good-excellent),++++(excellent),+++(good),++(fair good),+(fair),+–(poor fair),–(poor)

七、粘固剂的临床应用

(一) 单个牙修复体和三单位固定桥的粘固

首选聚羧酸锌水门汀,它对牙髓刺激小、粘固后一般不会出现牙本质过敏。使用不过期水门汀材料和训练有素的调拌是其强制性要求。磷酸锌水门汀、玻璃离子水门汀或强化的丁香油氧化锌水门汀也可用于日常粘结单冠或小跨度的固定桥。

(二) 长桥的粘固

磷酸锌水门汀和玻璃离子水门汀被推荐用于长跨度固定桥的粘固(long-span FPDs)。玻璃离子水门汀也需要加快调拌,因为其结固时间也较短。而聚羧酸水门汀的结固时间很短,使得粘固长跨度固定桥较为困难。而且聚羧酸锌水门汀和强化的丁香油水门汀的强度均低于磷酸锌水门汀,所以尽量不使用。

(三) 粘固时的过敏

为防止铸造修复体粘固后牙本质过敏(sensitive teeth receiving cast restorations),可选用聚羧酸水门汀和强化的丁香油氧化锌水门汀。这些材料柔和的性质已经为临床以及研究报告中所证实。

(四) 活跃龋患者的粘固

含有氟离子的玻璃离子水门汀是用于龋活跃患者修复体粘固(cast restoration in extremely caries-active)的理想材料。粘结后的牙本质过敏是其问题。要密切注意玻璃离子水门汀的使用要点。

(五) 瓷贴面和瓷嵌体的粘固

因为树脂型水门汀具有较高的强度,容易进入酸蚀后的牙釉质内,以及良好的配色等优点,所以它是粘结瓷贴面和瓷嵌体的优良的粘固材料。但是在暴露牙本质的情况下需要垫底或进行牙本质脱敏处理。

(六) 全瓷冠桥的粘固

由于树脂型水门汀有较高的强度和配色容易,是这类修复体的首选粘固材料。然而,对牙髓的刺激性方面,宜选用改进后新型的刺激性小的、颜色品种齐全的树脂型水门汀材料。选择粘固剂时应按照比色的结果,特别是透明度高的全瓷粘固时,应选择相应的粘固剂,或为了稳妥起见,事先用试粘结剂试粘结,患者满意后再用相应的粘结剂正式粘固修复体。

(七) 核的粘固

首选玻璃离子水门汀,因为它具备较高的强度、防龋能力(cariostatic activity)以及有较好的流动性。如质量可靠,一个稀薄的树脂型水门汀是理想的,它可以提供较高的自身强度,实现桩核与牙体间的紧密结合(contiguous bond)。参见第五十章、二十八章。

(八) 松动修复体的粘固

临床有时会发现使用多年后修复体松动(continually dislodged castings),但是仍然在行使功能,此时,需要树脂型的高强度粘结剂重新粘固。树脂对牙髓无刺激条件下可以用于深洞,但活跃龋患者仍然需要选用玻璃离子水门汀。

(九) 湿环境下的粘固

临床条件下,有些患者口腔除湿困难,粘固修复体时,可考虑选用在湿环境下粘结(castings cemented in a wet field)强化的丁香油氧化锌水门汀,以及湿性粘结树脂材料,如 ONE-STEP PLUS 等。

八、固定桥修复的衬垫

在口腔医学里垫底处理被常规使用,在固定桥修复时垫底主要是修复体接触靠近牙髓的牙本质,或患者有瓷类修复体需要树脂型水门汀的粘固时。两个主要产品可以选用:化学或光固化的氢氧化钙及玻璃离子水门汀。

(一) 氢氧化钙的衬垫

当牙体预备接近牙髓小于或等于 0.5mm 时,欧美等国家常使用 Dycal(L.D. Caulk)进行垫底。固定修复时,建议在氢氧化钙垫底材料(图 51-11)上覆盖其他材料并作出一定形状,防止取印模时氢氧化钙脱落。光固化型氢氧化钙垫底材料比化学固化型(VLC Dycal,L.D.Caulk)有较强的强度和低的水溶性。

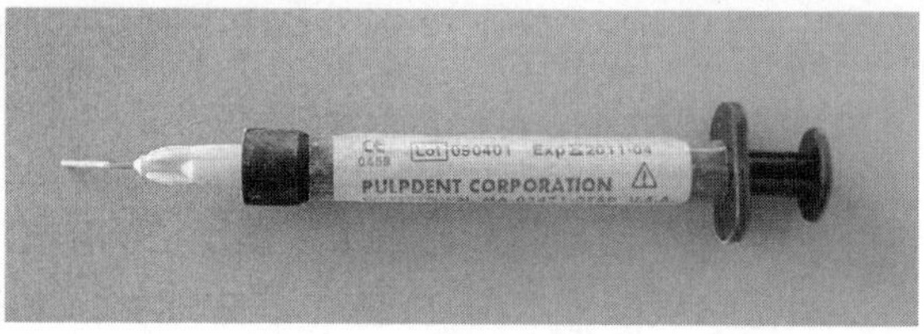

图 51-11 氢氧化钙盖髓剂

(二) 玻璃离子水门汀的衬垫

需要粘结瓷嵌体或高嵌体时,建议在牙体预备后的牙本质面上覆盖一薄层玻璃离子水门汀(0.5mm)垫底材料。衬垫材料调拌 10 秒,稀稠度控制在从调拌纸向上呈一条约 2cm 的细线为度。衬垫后,采用标准的磷酸液酸蚀处理玻璃离子水门汀表面,以增加与树脂水门汀的结合。粘固 24 小时后,这些衬垫材料与牙体组织实现分子结合,但牙体预备时需要注意,防止嵌体牙体预备时造成垫底层的松动移位。

(三) 固定桥修复前的基础修复

固定修复时采用钉固位作基础以便增加修复体的强度和安全性,这一过程被称为基础修复(bases in fixed prosthodontics)。如果在牙体预备时存在旧的修复材料,应尽可能去除牙体上的修复材料,重新进行基础修复。

表 51-3 列出了当前牙科常用的冠桥修复前的牙体四种基础修复(Christensen GJ,1983),其中以复合树脂或玻璃离子水门汀与金属钉桩加强结构较为流行。尽管汞合金也很常用,但由于几个小时内强度不够而需要第二次就诊。

表 51-3 固定修复的基础修复

性能	汞合金	铸件	复合树脂	玻璃离子水门汀和银粉填料
使用复杂性	+	+-*	++++	+++
但制作精良另计				
价格	++	-	++	++
防龋能力	++~+++	-	-	++
对牙的粘结力	-	+-	+++	++
自身强度	++++	++++	++	++
阻射性	++++	++++	++	++
经验时间	++++	++++	++	+
年限	50+ 年	50+ 年	20+ 年	5+ 年

续表

性能	汞合金	铸件	复合树脂	玻璃离子水门汀和银粉填料
生物相容性	+~++*	++*	++	++
		有些品牌有问题		视材料定
显著性能	强度大	强度好	方便使用	方便使用
防龋			防龋	
经用时间长	时间长	省时	省时	
便宜		便宜	便宜	
缺点	使用困难	使用困难	不防龋	经验时间短
费时	价贵	稍费时		
生物相容性低	技术复杂			
可以引起过敏				
使用几率	中等	低	高	低但是正在增长

（主要参考 Christensen GJ 等 1983）

四种基础修复方法中任何一个都可提供足够的基础修复，但是，玻璃离子水门汀是龋活跃患者的适应证，而复合树脂则适用于那些需要即刻强度的病例。未来的冠边缘应超过复合树脂和牙体组织的边界 1.5mm。在复合树脂广泛应用前，应进一步研究腐蚀对强度的影响。

在日常的口腔医疗中粘固剂、衬底材料和垫底被常规使用，并且个体变化很大。磷酸锌水门汀、聚羧酸锌水门汀和玻璃离子水门汀的使用几率相当。树脂型水门汀被常规用于瓷修复、固位体和核。随着修复制作精度和材料使用寿命的提高，水门汀粘固材料就成为最为关键的因素，如何改善其性能，使用时更方便、更安全是今后的研究方向。

近年来，研制出玻璃离子 - 复合树脂类的修复材料（图 51-12），在进行牙体预备时，如遇到牙体表面的补料脱落，或出现继发龋，清除后的窝洞，如未穿髓，可使用 Ionosit 光固化材料进行修复。它的好处是既不刺激牙髓，又及时修复，一次门诊即可取印模。具体方法是，常规清除牙体表面的龋，隔离、除湿，干燥后，即可向洞内注入修复材料，以探针摊平后，即可光照 20 秒。必要时以磨光钻磨光其表面，然后完成牙体预备（图 51-13），常规取印模。

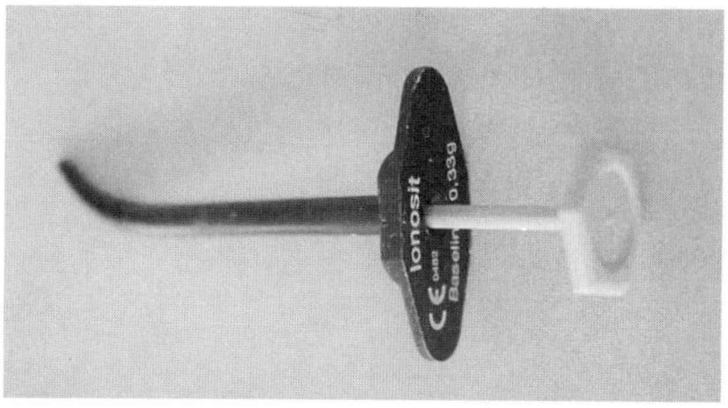

图 51-12 玻璃离子 - 复合树脂充填材料（Ionosit）

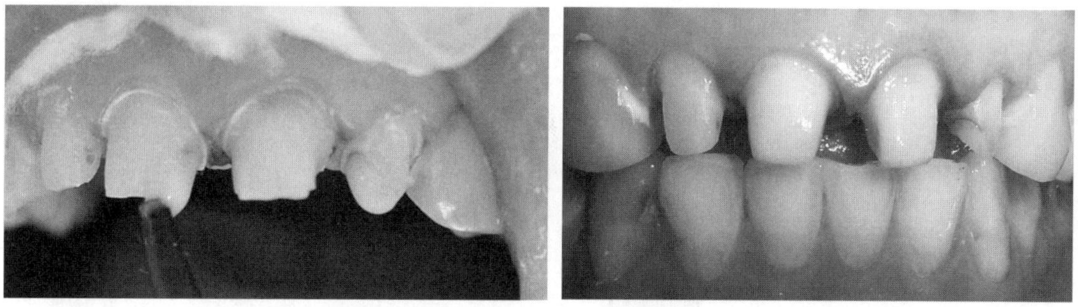

图 51-13 Ionosit 基牙基础修复前后

（马轩祥 辛海涛）

参 考 文 献

1. Malone WFP, Koth DA. Tylman's Theory and Practice of Fixed Prosthodontics. 8th ed. America: Inc. St.Louis ,1994:345-355
2. 陈志清.最新口腔材料学.成都:四川科学技术出版社,1993:428-450
3. Button G L, Barnes RF, Moon PC.Surface preparation and shar strength of the casting-cement interface.J Prosthet Dent, 1985, 53 :334-338
4. Christensen GJ, Christensen RP. Porcelain inlays and onlays, resin-bonded, Clin Res Assoc.Newsletter, 1986, 10 :1-2
5. Christensen GJ, Christensen RP. Tooth build-up materials and techniques, Clin Res Assoc.Newsletter, 1983, 7 :1-3
6. Malone WFP, Koth DA. Tylman's Theory and Practice of Fixed Prosthodontics. 8th ed. America: Inc. St.Louis ,1994:393-404
7. 陈志清.最新口腔材料学.成都:四川科学技术出版社,1989:61-83,348-400
8. 郑麟蕃,张震康,俞光岩.实用口腔科学.第2版.北京:人民卫生出版社,2000:1367-1370
9. 王翰章.中华口腔科学.北京:人民卫生出版社,2001:1009-1014
10. Robert G Graig, John M Powers. 牙科修复材料学.第11版.赵信义,易超,译.西安:世界图书出版社,2006:383-408

第六部分

辅助技能篇

第五十二章

口腔修复接诊条件与要求

口腔诊室的工作是以团队的形式工作(team work)。四只手操作(four-hand)是国内外大量临床实践证明了一套高效、高标准的工作模式。椅旁助手(dental assistant)或口腔卫生士是工作团队中不可或缺的组成人员。一个优秀的助手加上一个优秀的医师等于一个高标准的口腔服务组合,相对一个牙医单独工作而言,可以起到1+1≥3的作用。依法行医,以人为本,让患者享受口腔医疗服务,让口腔医务人员享受工作,既是当前口腔医疗工作新的目标,也是口腔医学发展的必然。

第一节　口腔修复诊疗条件和接诊要求

一、诊室准备

准备诊室是一项十分重要而细致的工作。要遵守行业规定和国家法规,严格按照原则与标准行事。否则,就会违背职业道德和医疗法规,在治疗区域就可能导致交叉感染。诊室的护士、保健士或助手上岗前应认真阅读有关技术规范文件,如"全国口腔医院感染管理标准"等。诊室的所有医疗人员应牢记"己所不欲,毋施于人"的道德训诫,在准备诊室时应从患者的角度考虑问题,做到严格消毒,严格遵守感染控制的尺度。一句话,让患者看放心病。

(一)准备诊室物品

除建立一套基本能满足口腔修复治疗所需的器材,如牙科椅、医师椅、可利用的相关辅助器材,如取印模器材、磨光器材、模型器材以及公共医疗场所紫外线消毒灯之外,应准备好下列基本物品(图52-1)。

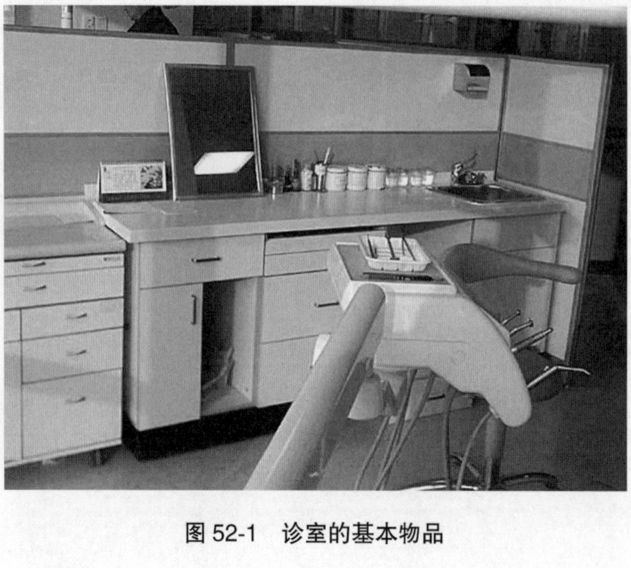

图52-1　诊室的基本物品

1. 包装消毒好的套装口腔治疗器械(含口腔镜、牙科镊、牙科探针等)
2. 装入 75% 的酒精棉球的磨口瓶
3. 装入 1% 碘酒的磨口瓶
4. 装入碘合剂的磨口滴管
5. 口腔用干棉球
6. 已消毒的毛巾或一次性纸巾
7. 医用手套及椅位把手隔离套
8. 表面擦洗消毒剂(如碘伏等消毒剂)
9. 纱布
10. 肥皂或洗手液
11. 用于隔离传染病患者或盖设备用的封罩
12. 小器械消毒杯,放置敷料镊、小牙刷
13. 大、中、小规格的棉签
14. 漱口杯/液
15. 酒精灯
16. 火柴或打火机
17. 患者预约登记本
18. 比色用的镜框
19. 液状石蜡
20. 各类蜡片等

此外,随着诊室要求和功能的提高,还应不断地增加设备,如实现“ALL IN ONE”的计算机联网,将影像资料、图像资料在信息科、影像科、义齿加工单位及时传递;用于医患交流的内镜系统;用于患者宣教的闭路电视及计算机操作键盘、显示屏等(图 52-2)。

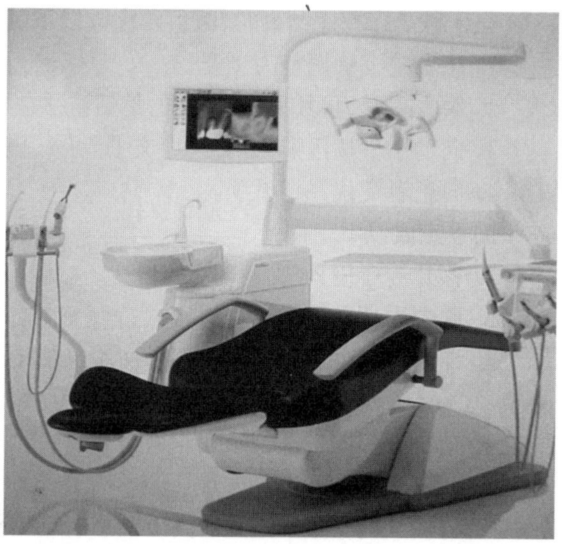

图 52-2 注重医患交流及信息传递的牙科诊室

(二)诊室及器械消毒

准备诊室时,需要对所有的工作台面和工作器具进行消毒处理,或选用合适的遮盖工具将它们覆盖起来。不能遮盖的表面应使用碘伏等消毒剂进行消毒处理。每天常规清理和消毒工作区,然后用遮盖工具将它们覆盖。建议在每天工作前和工作结束后使用表面消毒剂对治疗椅、牙科治疗台和器具柜进行喷洒消毒处理。推荐在消毒时使用喷洒—擦干—喷洒的方法。使用这种消毒方法时,必须十分小心以免将消毒剂喷洒在牙科综合治疗台的控制键和投照灯上。如果消毒剂接触了电子设备,将会对电子设备造成持久的破坏,所以在消毒时要避免这种情况发生。

使用喷洒—擦干—喷洒消毒方式时,应遵循以下原则:

1. 戴上医用手套。
2. 用抗菌肥皂和冷水洗手 15 秒以上,冲洗、擦干。
3. 用合适的表面消毒剂对所有能耐受消毒处理的表面进行消毒。首先在表面上喷洒消毒剂,然后用纱布或消毒毛巾将其擦干。再次喷洒消毒剂,并将消毒的表面晾 10 分钟直至干燥。
4. 消毒完器具和工作表面后,清洗并干燥多用途手套。
5. 用消毒剂喷洒手套的外表面并将其悬挂晾干。

6. 用冷水洗手并擦干双手。

(三) 保护套的更换

对每个患者的治疗结束后,常规喷洒—擦干—喷洒消毒的使用程序与遮盖工具的使用多少有关。使用遮盖工具有助于节省消毒时间。

可供使用的遮盖工具多种多样,如可消毒的塑料封罩、塑料袋、具有自粘贴性的塑料薄膜或铝箔等。遮盖工具应具有防潮和抗微生物侵蚀的能力。

以下分类介绍各种设备的遮盖方法:

1. 牙科治疗椅　用一张大小合适的、已消毒的塑料封罩将其完全封盖起来。患者治疗结束后更换。

2. 牙科治疗台　对涡轮机进行高压消毒,并用塑料封套把涡轮机的接头线管封套起来。

3. 气-水-雾三用枪　对枪头进行高压消毒,或擦洗消毒。若枪头是一次性的,用后将其丢弃;用已消毒的塑料封罩把三用枪的手柄和线管封套起来。

4. 口腔吸唾器　高压消毒吸引头,若吸引头是一次性的,使用完将其按照指定器皿丢弃;用塑料封套把吸唾器的接头线管封套起来。

5. 牙科投照灯　用塑料袋或塑料膜封罩治疗灯的手柄和开关。

6. 治疗盘　更换一套高压消毒后的治疗盘或一次性治疗盘。

7. 托架式器械盘　用已消毒的盘罩覆盖托架式器械盘;用塑料膜覆盖器械和器械盘,待使用时再去除塑料膜。所有的金属和塑料器械盘在使用后都要进行消毒处理。

8. X线机　用塑料膜或塑料袋覆盖X线机的机械柄和投射头;用已消毒的管状塑料袋封套X线机的按键和手柄;用管状塑料袋封套锥体或圆锥体部件。

(四) 治疗完成后

当牙科治疗程序结束时,医生要完成以下工作:

1. 患者的姿势调整为坐姿。
2. 脱去手套,将其丢入垃圾桶,然后洗手。
3. 向助手下达医嘱,签署医疗文书。
4. 向患者交代注意事项。

助手完成以下工作:

1. 移开治疗用具。
2. 脱去手套后洗手。
3. 详细地书写病历记录。如果使用电脑记录病历,要在键盘上覆盖塑料薄膜,待到再次使用时将其更换。
4. 把所有的医嘱都记录在病历上。
5. 摘除患者的胸巾并放置一旁。
6. 将治疗椅调整到适宜的高度使患者能方便地离开椅位。
7. 升起治疗椅的扶手并帮患者离开椅位,检查并确认患者没有遗留个人物品。
8. 完成患者复诊预约及指导患者办理结账手续等。

(五) 清理诊室

当结束一个患者的治疗程序,待患者离开后,助手即可除去各种保护套,并对需要消毒的表面进行消毒处理。然后更换并重新铺盖遮盖物。

在此过程中,助手要完成以下工作有:

1. 戴上污物处置手套。
2. 揭除所有的保护套并将其丢入垃圾箱。将有血液或唾液污染的物品丢入标有“生物危险”标签的垃圾箱内。
3. 把治疗器械送至消毒室进行消毒处理。
4. 在未覆盖的表面上喷洒消毒剂并用纱布或纸巾擦干。

5. 一旦消毒完毕，脱去手套，清洗并擦干双手。用合适的消毒剂喷洒手套，并悬挂晾干。

6. 新铺置保护套以备下一个患者使用。

二、引导患者入座

(一) 物品准备

1. 患者的病历、模型、义齿等资料。
2. 记录笔。
3. 胸巾。
4. 已消毒的口腔吸唾器。
5. 已消毒的涡轮机。
6. 听诊器 / 无液压力器。
7. 器械盘。
8. 医、患保护镜。
9. 口罩。
10. 消毒的手套 / 工作衣。
11. 消毒的医用手套。
12. 检查盘及相关小器械。

(二) 接待患者

1. 引导患者入座　在患者进入诊室之前，口腔医生和助手的个人着装、保护器具、椅位及器械应准备妥当。患者在助手的陪同下从预约台进入治疗室。当患者到达诊室时，助手要完成以下工作。

(1) 妥善安排患者的个人物品，应该在患者的视野内留出一块区域用于放置，以免干扰治疗操作或让患者分心。

(2) 拉开椅位右侧扶手，降低椅位高度，引导患者坐入椅位(图 52-3)。

(3) 调整椅位高度及头枕位置，先让患者眼睛与医师坐下后居于等高水平。

(4) 让患者采取坐姿并为其戴上胸巾，让患者保持坐姿等待医师就座。

(5) 然后浏览病历记录以了解患者的健康状况，并将需要强调的重点标记在病历上。

(6) 用抗菌肥皂和冷水洗手 15 秒，并冲洗干净，然后用纸巾擦干双手。戴上手套，将消毒过的器具如吸唾器、三用枪等摆放好，将消毒过的涡轮机与接线管连接在一起。

(7) 根据需要选用合适的消毒器械和器械盘。将消毒过的口镜、探针、牙周探针和镊子放入治疗盘，并按照规律摆好顺序。

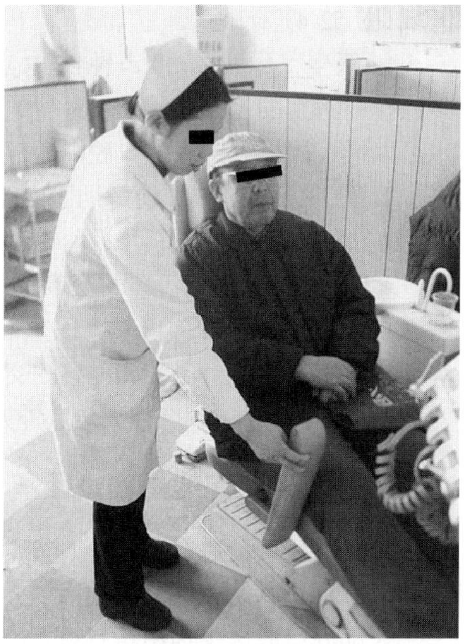

图 52-3　椅旁助手及护理

2. 医生接诊　一旦患者入座并且助手将器械准备完毕后，医生应完成以下工作：

(1) 进入诊室后问候患者。

(2) 浏览患者病例，并留意助手在上面做的重点标记。

(3) 讨论治疗方案。

(4) 洗手并擦干双手。

(5) 戴保护镜、口罩、手套等保护器具。

(6) 调整自己的椅位，保持正确的坐姿。

(7) 将患者调整到仰卧位。患者的口腔中心高度与医生肘部同高。使医生能操控器械进入患者的口腔并具有良好的视野以便于治疗操作。

(8) 一旦患者、医生和助手均正确地坐入座位,打开投射灯。先使光束照在患者胸部上,然后移动光束至患者口腔内。避免光线直射患者眼睛。

3. 调整患者的姿势　治疗前医生通常将患者的姿势调整为仰卧位。如果突然调整牙科椅时,有可能惊吓患者。因此,建议患者在椅位调整好后再慢慢地躺到仰卧位,或者事先告知患者,使之有所心理准备。仰卧时,患者的头部和腿部应在同一高度,而腰部处于微弯的舒适位。不提倡过长时间地使用腿部高于头部这种姿势,这样有可能导致患者的腿部麻木。

4. 医生和助手各自就位,告知患者即将开始治疗工作。

第二节　牙科治疗中操作者和患者的位置与姿势

牙科治疗过程中,工作人员与患者位于合适的位置有助于提高器械交换的速度。医生、助手和患者三者间合适的位置关系对提高工作效率至关重要。牙科治疗采用坐姿四手操作,有助于医生和助手协调地、有序地工作。在这种治疗方式中,患者仰卧在牙科治疗椅上,医生和助手分别位于患者的两侧。

一、位置区域

用钟点方向分区法可以清楚地说明医生和助手的工作区域。假设仰卧在治疗椅上的患者的口腔位于一个钟面的正中央,则可以根据时针的方向确定医生和助手的位置。根据时针的方向把钟面分为四个区域(图 52-4)。

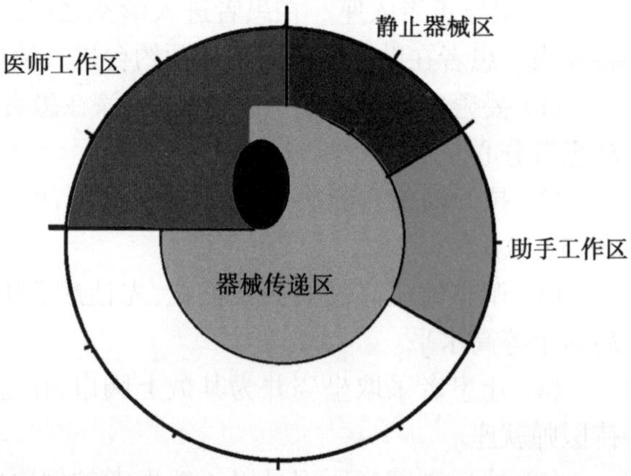

图 52-4　医生和助手的位置(分为四个区域:医生区,器械区,助手区,传递区)

1. 医生工作区域　9 点钟到 12 点钟方向是用右手操作的医生的工作区域。在医生的工作区域内,医生可以操控器械到达患者口腔内的任何部位。

2. 助手工作区域　椅旁助手的工作是 2 点钟到 4 点钟方向的区域内操作。

3. 器材交换区域　器材交换主要位于 12 点钟到 9 点钟的顺时针方向区域。医生和助手围绕患者头部在此区域内进行器械和材料的交换。

4. 静止区域　12 点钟到 2 点钟方向的区域被看做不存在动作的区域,可用于放置器械盘的推车。

二、器械传递的基本途径

可分为三个传递途径。

(一) 患者头胸前的传递途径

大部分口腔医生选用跨越患者胸前传递方式进行器械交换。通常这种传递方式用于有机械臂连接器械台的牙科综合治疗台,如牙科手机等(图 52-5)。

跨越患者胸前传递途径在设备放置和器械交换方面具有高度的灵活性。器械可经由患者胸部上方或患者身体侧方进行传递。这种传递方式既适用于双手操作也适用于四手操作,并且这种传递方式在操作者采用站姿或坐姿时均适用。采用这种传递方式时,器械在整个交换过程中都位于患者的视野之内。

1. 患者胸前传递途径的优点

(1) 医生和助手能够合理地交换器械并利于使用合适的器械进行操作。

(2) 适用于双手操作也适用于四手操作，并对站姿和坐姿均适用。

(3) 便于医生操控器械到达口内较深的区域。

(4) 减少了治疗过程中的身体移动。

(5) 由于医生不用频繁调节眼睛的焦距，减小了医生眼睛的疲劳程度。

(6) 减小了设备所占的地面空间。

2. 跨越患者上方的传递途径的缺点

(1) 不便于助手操作位于医生那侧治疗椅控制键。

(2) 牙科治疗过程中连接涡轮机与综合治疗台的线管要经过患者的胸部。

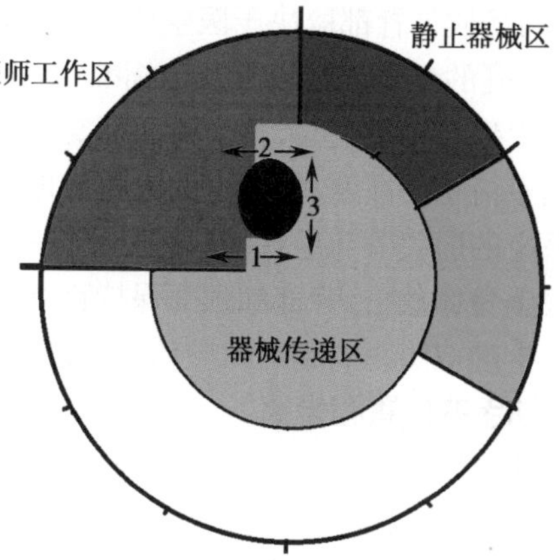

图 52-5 器械传递途径

1:患者胸前传递;2:患者背方传递;3:患者侧方传递

(二) 患者背方传递途径

在患者背方传递途径中，器械被置于患者椅背的后方。可以使用器械推车，柜式或壁挂式治疗设备以及注射器等可能对患者造成不良刺激的器械。器械位于患者椅背的后方并位于患者视野之外。此种传递方式在采用坐势四手操作时工作效率最高，见图 52-5。

1. 患者背方传递途径的优点

(1) 器械位于患者视野之外。

(2) 利于助手接近操作器械。

(3) 当使用两用器械车或两用器械柜时，给助手提供了一个稳定的工作台。

(4) 便于患者坐入椅位，并利于医生和助手在工作区域内高效地移动。

(5) 需要的操作空间小。

2. 患者背方传递途径的缺点　仅适用于坐势牙科治疗。

(三) 患者侧方传递途径

患者侧方传递途径适用于坐势四手操作。采用这种传递方式时，医生和助手使用分离式器械推车可以取得良好的器械传递效率。另外医生可以使用壁挂式或柜式牙科治疗仪与助手的器械推车相配合。使用患者侧方传递方式时，器械传递位于患者视野之外，见图 52-5。

1. 患者侧方传递途径的优点

(1) 利于医生和助手在采取坐姿时观察患者口腔情况。

(2) 使操作者的位置和器械的放置位置具有高度的灵活性。

(3) 使用器械推车和可移动的挂式装备使治疗途径能够移动，以便于医生和助手自由地移动。

(4) 连接涡轮机与综合治疗台的线管有直型和弯曲型两种类型。弯曲型线管不易经过患者的身体，也不易对治疗造成干扰。

(5) 便于医生和助手靠近患者和牙科治疗椅。

(6) 器械在患者的视野之外，减少了对患者情绪的影响。

(7) 如果使用壁挂式设备，可以节省地面空间。

2. 患者侧方传递途径的缺点

(1) 使用分离式设备时，需要占用较多的地面空间。

(2) 固定的线管装置可能影响医生和助手在工作区域内自由地移动。

三、医生和助手的位置和坐姿

(一) 医生的位置和坐姿

医生的位置是牙科治疗团队所处的固定环境中的关键。整个治疗体系建立在治疗过程中操作者所处位置的基础之上。操作者应坐在理想的位置上以便进行流畅、高效的治疗。患者的位置、助手的位置以及设备的摆放位置都取决于医生所处的位置。

医生正确的坐姿包括以下几个标准：

1. 医生坐在椅子上时，整个椅面都要参与支承医生的体重。
2. 调整椅子的高度，使医生的大腿与地面及踩在地上的双脚平行。
3. 医生的肘关节与患者的口腔处于同一高度，并靠近患者的身体。
4. 医生身体放松，背部和颈部保持直立，双肩连线与地面平行。
5. 医生的双眼距离患者口腔约 35~45cm。

(二) 助手的位置和坐姿

在牙科治疗过程中，助手应易于看清并操控器械进入患者的口腔。如果医生和患者都坐在合适的位置上，就很容易取得这种效果。

助手要进行高效的工作就应遵循以下原则：

1. 右利手的助手坐在 3 点钟方向，左利手的助手坐在 9 点钟方向。
2. 助手的椅子高度应比医生的椅子高度高 10~15cm，以利于助手能够更清楚地看到患者的口腔情况。
3. 助手的椅子应尽量靠近患者的治疗椅。
4. 助手应靠在椅背上，合理地调节椅子的背靠，以获得所需的背部支持。
5. 保持背部直立。
6. 助手的大腿与患者椅位平行。
7. 助手的双脚应踩在所坐椅子的脚踏上。

第三节 器械交换

在牙科治疗过程中，医生与助手间的器械交换方式多种多样。在采用坐势四手操作方式时，最常用的器械交换方式是助手把器械传递到医生手中，并从医生手中回收不用的器械。

医生与助手间的器械交换在靠近患者下巴的交换区域内进行。医生手和眼的协调对器械交换的效率起决定性作用。助手能够预先明白医生的需要是进行流畅的器械交换的前提。

为了便于助手进行器械传递，我们对手指进行编号。大拇指的编号为 T，示指的编号为 1，中指的编号为 2，无名指的编号为 3，小拇指的编号为 4（图 52-6）。

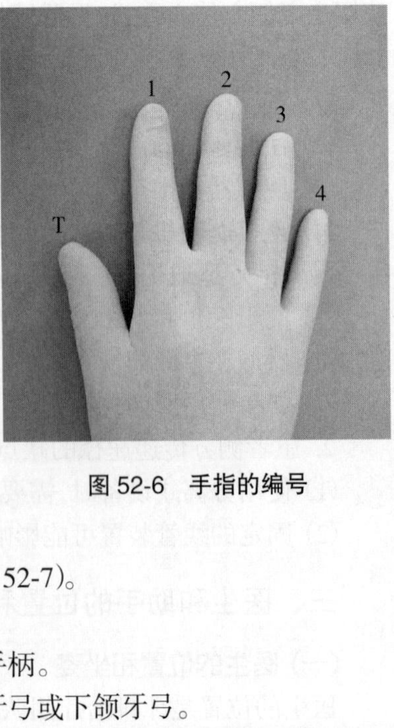

图 52-6 手指的编号

如果医生是习惯右手操作，则助手用左手进行器械传递，以便用右手操控吸唾器；如果医生习惯左手操作，那么助手用右手进行器械传递，用左手操控吸唾器。

在器械交换过程中，助手选择备用的器械，并用合适的手指将其握住，以便与医生进行交换。然后助手从医生手中接过不用的器械，并将备用器械递到医生手中。

大拇指（T）、示指（1）、中指（2）用于传递器械，无名指（3）和小拇指（4）用于从医生手中回接器械。

一、器械交换的基本规则

1. 椅旁助手操作时以大拇指（T）、示指（1）和中指（2）握住器械（图 52-7）。
2. 握持部位要远离备用器械的工作端。
3. 医生诊治疾病时应用正确的握持姿势握住靠近器械工作端的手柄。
4. 器械的工作端手柄或涡轮机上的车针应直接朝向患者的上颌牙弓或下颌牙弓。

助手握持的备用器械要与医生握着的用过的器械平行，两者要尽量靠近，但要避免互相干扰。

二、器械交换的程序

器械交换包含以下动作：医生和助手握持器械相互靠近，助手接过已用器械并将备用器械传递到医生手中。

1. 相互靠近　助手用大拇指（T）、示指（1）和中指（2）握持住远离器械工作端的柄部（图 52-8）。

2. 接过已用器械　助手用无名指（3）和小拇指（4）绕握住已用过的器械，当器械柄离开医生的手指时，助手调整备用器械的位置，将备用器械置于医生手部上方（图 52-9）。

3. 传递备用器械　助手放低备用器械到医生的手指上，当医生用手指握住备用器械时，器械交换就完成了。注意，当需要再次传递用过的器械时，助手应迅速将此器械的握持方式由小拇指（4）握持调整为传递时的握持姿势。手用器械、牙科涡轮机和三用枪的传递多采用单手传递的方式。传递三用枪时，助手握住三用枪的头部将三用枪的柄部送入医生手中。

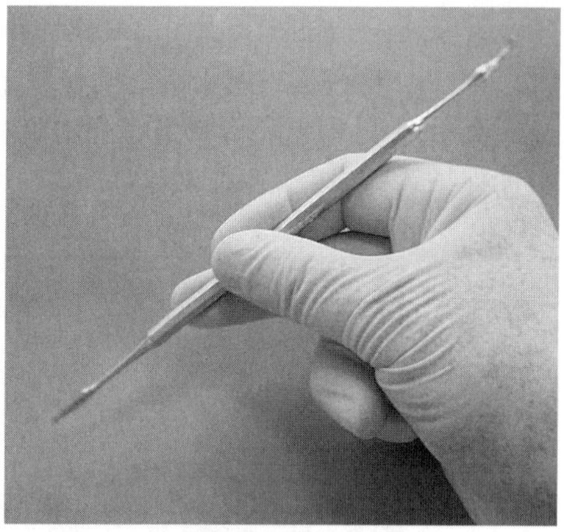

图 52-7　用大拇指（T）、示指（1）和中指（2）握住器械

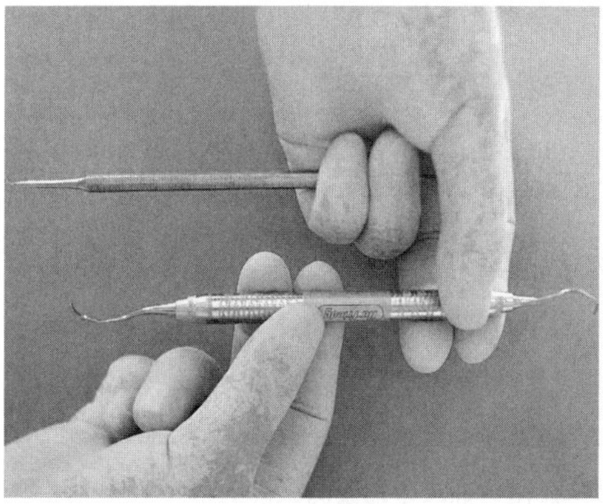

图 52-8　助手握持住远离器械工作端的柄部

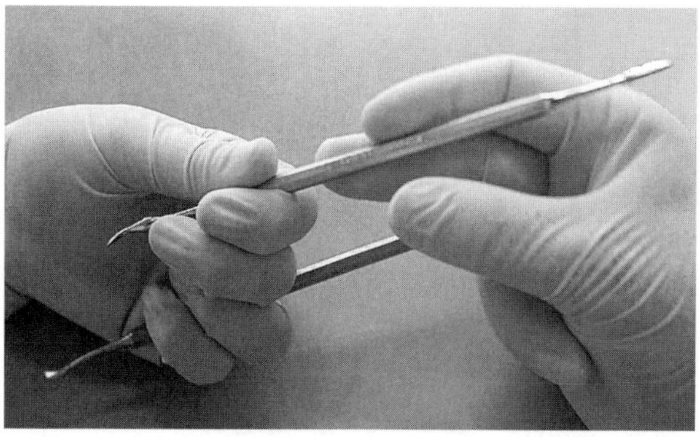

图 52-9　将备用器械置于医生手部上方完成器械交换

三、器械的握持

进行口腔治疗时，要掌握正确的器械握姿。首先要用手指在牙面上找支点，为其他手指提供支持，以便于操作者可以操控器械做移动或旋转动作。通常是将无名指（3）放在同颌牙面上做支点，并且尽量靠近被治疗牙（图 52-10）。

正确使用手指作支点，可以稳定地操控器械并避免误伤患者的其他口腔组织。

较常用的器械握姿包括改良握笔式、掌握式和拇指—掌握式。

1. 改良握笔式　握笔式是改良握笔式的基础。握笔式是用大拇指（T）、示指（1）和中指（2）握笔，改良握笔式同样是用这三个手指。不同的是用中指（2）垫在器械柄处，无名指（3）用于提供支点和引导操作（图 52-11）。

2. 掌握式　用手掌握住器械柄，用手指抓住器械柄（图 52-12）。掌握式用于握外科钳或其他类型的钳子。

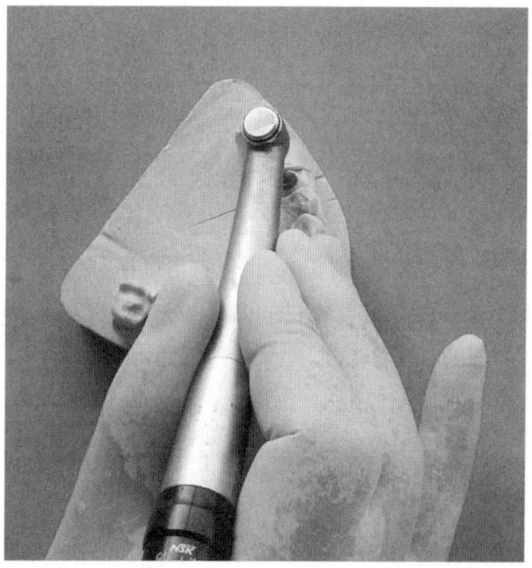

图 52-10　同颌牙面上做支点

3. 拇指一掌握式 用手掌紧握器械柄部，用四个手指抓住器械柄，而大拇指(T)向上伸展离开手掌(图 52-13)。这种握式用于有直柄和刀片的器械，如直凿等器械。

4. 助手可根据需要将掌握强力吸唾器，放置在医师工作区的旁边，注意既不要遮挡医师的视线，又帮助保护舌体或颊部(图 52-14)。

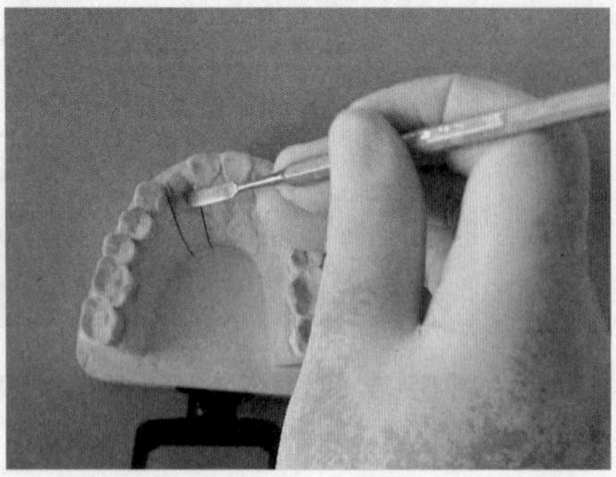

图 52-11 改良握笔式

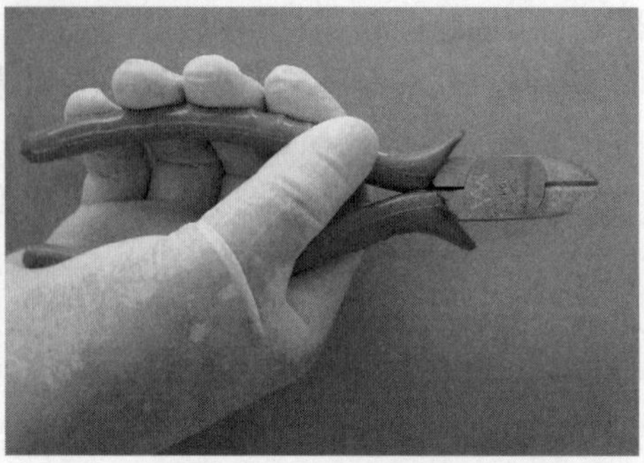

图 52-12 掌握式

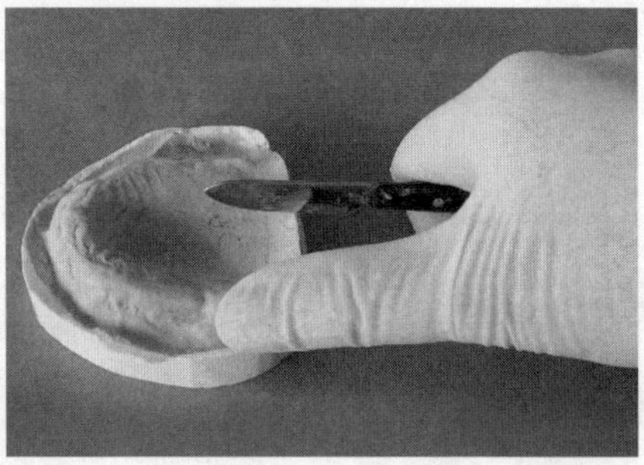

图 52-13 指一掌握式

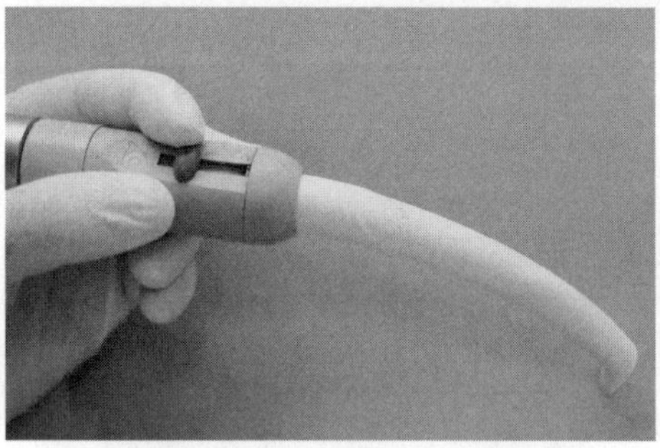

图 52-14 助手掌握吸唾器的姿势

(张 恒 马轩祥)

参 考 文 献

1. Pauline C Anderson, Alice E Pendleton.The Dental Assistant.7th ed.USA: Inc. Thomson Learning, 2001: 273-318
2. G Humphris, MS Ling. 口腔行为学 . 宋光保，译 . 北京：人民卫生出版社，2004:6-34
3. 马轩祥. 口腔修复学. 第 5 版. 北京：人民卫生出版社，2003: 13-32
4. 赵铱民. 口腔修复学. 第 6 版. 北京：人民卫生出版社，2008: 8-28
5. 欧尧 . 牙科诊所手册. 广东：世界图书出版社，2004: 25-62
6. J.Ralph Grundy, John Glyn Jones.A Colour Atlas of Clinical Operative Dentistry Crowns and Bridges. 2nd ed.England: Wolfe Publishing Ltd, 1992: 7-8
7. 王勤涛 . 从丹麦牙科医疗保健体系看我国私人牙科诊所的现状和发展. 实用口腔医学杂志，2003, 19(1): 87
8. 洪炜 . 医学心理学. 北京：北京医科大学 - 中国协和医科大学联合出版社，1996
9. Robin Wright, MA.Tough Questions, Great Answers, Chicago: Quintessence Publishing Co, Inc, 1997: 2-11

第五十三章

临床信息资料

《中华人民共和国国家医师法》的公布与实施以及与之相配套的《口腔医疗操作规范》和《口腔诊疗技术指南》是指导、约束、规范一切口腔医疗行为的立法和法规。加之医疗行业的执业道德规范的潜在伦理要求，使每项口腔冠、桥修复，既是个通常意义上的病例，又是个法律意义上的“医患相互承诺的合作项目”。事实上，也是在口腔冠、桥修复中实施的一个“系统工程”。因而，医疗行为过程中的每一步、每个环节都会对最后的修复结果和长期使用效果产生影响，甚至是成败的关键。

在诸多的成败关键因素中，在涉及医 - 患交流、医 - 技交流、医 - 医、医 - 护合作等团队合作过程中，病案的书写、管理和利用，修复卡的设计与填写，修复医师和口腔修复技师间关于患者相关信息的准确、有效的传递是其中重要的一环。

如何设计、填写、保管和使用修复医疗文书，不但是牵涉伦理、道德、法律层面上的问题，还具体体现在医疗单位或个人的技术管理、技术实现、技术约束与反馈，循证医学与科学行医以及体现出修复科学工作者的自身价值。

当前许多医患纠纷的处理上，需要医方进行举证，而医方往往拿不出足够的医疗文书证据证明自己的医疗行为“无过失”；医技矛盾中发现临床与技术室有不少信息脱节的地方；医 - 医、护间的会诊、配合、理解上出现不应有的缺陷。最终影响医疗质量、患者权益、医方效益和尊严和团队形象与合作关系。

冠桥修复涉及的管理、人员、技术、设备材料等方面的问题，修复过程繁复，参加人员多，相互配合多，尤其应在多个层面上作好信息的采集、保管使用工作。

本章包括初诊病案的设计与书写，复诊病案的记录与保管，修复卡的设计与填写，临床资料的收集和整理，患者修复信息的记录与传递，信息利用等方面的内容。

一、建立规范的初诊患者病历

(一) 内容

初诊病历的建立是项严肃的、不可缺少和至关要紧的事项。它直接涉及医疗安全和医疗单位的可信度与执业水准。正规的大型医院都建立有一定规模的信息中心，专司信息的采集、整理、管理，分送、分析研究等。患者的病案包括挂号卡、书面病历，电子病历，影像资料、研究记录模型、特殊检查结果等。

(二) 建立初诊病历的样式

初诊病历表有不同样式，国际上较为公认的规范的样式如下。其优点是严谨、规范、方便、快捷，另外可供查阅和随访，可有效地利用病源资源。

此样式需要：相对恒定的医患关系；应配有专门的信息人员及初诊接待人员；建立合适的病案资料库或联通计算机网络及一定量的存储设备；配备传送、储存、复印等服务体系。目前国内实施尚有一定困难，但应朝着此方向不懈地努力。

表 53-1 为国际上正式的初诊病历样本：

表 53-1 病历表

健康病历(Medical History Form)日期(date)____月(month)____日(day)________年(year):

姓(Last)__________名(First)__________,性别(Sex)男(M) 女(F)

家庭或手机电话(home phone or cell phone):______________________________

地址(Address)_____________________工作电话(business phone):____________

城市(City)____________省(state)____________邮编(Zip Code):_______________

职业(Occupation)____________社会保险号(Social Security No.)________________

出生日期(Date of Birth)日____月______年______

身高(Hight)______体重(weight)______单身(Single)______结婚(Married)______

配偶姓名(Name of Spouse)______最近的人(Closest Relative________________

其电话是(Phone):________________

假如你为别人填此表,你和他 / 她是何关系?____________________________________

(If you are completing this form for another person, what is your relationship to that person?)

咨询人(Referred by)____

对下列咨询的问题作出是或否的选择。请注意,在你第一次初诊时你将被问及调查表里的一些问题和另外一些关于你健康的问题,你的回答仅是作为我们的记录并被保密。

1. 你是健康的吗(Are you in good health)?

2. 在过去一年里你的总的健康状况有何变化(Has there been any change in your general health within the past year)?

3. 我进行最近的体检 / 就诊时间是在__________________________________。

(My last physical examination or visiting doctor was on______________________________)。

4. 你现在是否正在看内科医师? 如果是,治疗情况如何(Are you now under the care of a physician? If so, what is the condition being treated)?

5. 我的医生的姓名和地址是____。

(The name and address of my physician(s)____________________________)。

6. 你是否患有严重的疾病,做过手术或在过去五年中住过医院? 如果有,是何疾病和问题(Have you had any serious illness, operation, or been hospitalized in the past 5 years)?

7. 是否正在服药,包括非处方药? 如果是,是何药物(Are you taking any medicine(s) including non-prescription medicine)?

8. 你患有或者曾经有过下列疾病或问题(Do you have or have you had any of the following diseases or problems)?

(1) 心脏瓣膜损伤或人工瓣膜,包括心脏杂音和风湿性心脏疾病(Damaged heart valves or artificial heart valves, including heart murmur or rheumatic heart disease)。

(2) 冠状血管病(心脏问题,心脏病发作,心绞痛,冠状血管供血不足,冠状动脉闭锁,高血压,动脉硬化,心脏电击)(Cardiovascular discase, heart trouble, heart attack, angina, coronary insufficiency, coronary occlusion, high blood pressure, arteriosclerosis, stroke)。

① 运动时有无胸痛(Do you have chest pain upon exertion)?

② 中等运动量或卧下后有无呼吸短促(Are you ever short of breath after mild exercise or when lying down)?

③ 有无踝关节肿胀(Do your ankles swell)?

④ 有无先天心脏缺损(Do you have inborn heart defect)?

⑤ 有无心脏起搏器(Do you have a cardiac pacemaker)?

(3) 过敏(Allergy)。

(4) 鼻窦疾患(Sinus trouble)。

续表

(5) 哮喘或枯草热(Asthma or hay fever)。

(6) 一时性昏厥或癫痫发作(Fainting spells or seizures)。

(7) 持续性腹泻或新近体重丧失(Persistent diarrhea or recent weight loss)。

(8) 糖尿病(Diabetes)。

(9) 肝炎、黄疸或肝病(Hepatitis, jaundice or liver disease)。

(10) 艾滋病或艾滋病毒(HIV)感染(AIDS or HIV infection)。

(11) 甲状腺病(Thyroid problems)。

(12) 呼吸疾病,肺气肿或支气管炎等(Respiratory problems, emphysema, bronchitis, etc.)。

(13) 关节炎或关节肿痛(Arthritis or painful swollen joints)。

(14) 胃溃疡或胃酸过多(Stomach ulcer or hyperacidity)。

(15) 肾病(Kidney trouble)。

(16) 肺结核(Tuberculosis)。

(17) 持续性咳嗽或咯血(Persistent cough or cough that produces blood)。

(18) 持续性颈部腺体肿胀(Persistent swollen lands in neck)。

(19) 低血压(Low blood pressure)。

(20) 性遗传性疾病(Sexually transmitted disease)。

(21) 癫痫症或其他神经疾病(Epilepsy or other neurological disease)。

(22) 精神病(Problems with mental health)。

(23) 癌症(Cancer)。

(24) 免疫性疾病(Problems of the immune system)。

(三) 项目式书写病历的严密性

多年前国内许多医疗单位都采用门诊书写式病历,按照大病历模式管理,设计有规范的病历首页,续页,要求每次门诊有正规的病历记录(图 53-1,2),用后由中心病案室统一收回管理。近年来,使用门诊小病历的单位居多。这与有关法律、法规、规范的要求有距离。更重要的是对病历无法实施科学的管理和使用有效病源,使许多宝贵的医疗资源白白浪费掉。尤其是遇到医患法律纠纷时,使医院处于被动的地位,也难于进行大样本病案的总结、随访等临床科研工作。另外,也缺乏严密性,医护人员往往无法按照固定项目记录式进行病历填写,容易遗漏,随意性大,进行病历的系统整理、利用较为困难。

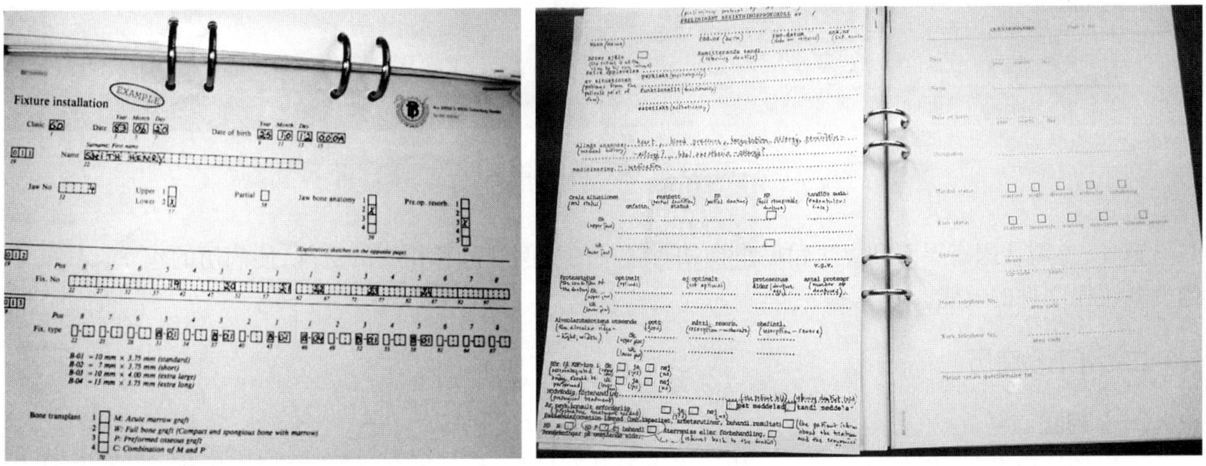

图 53-1 大病历(举例)

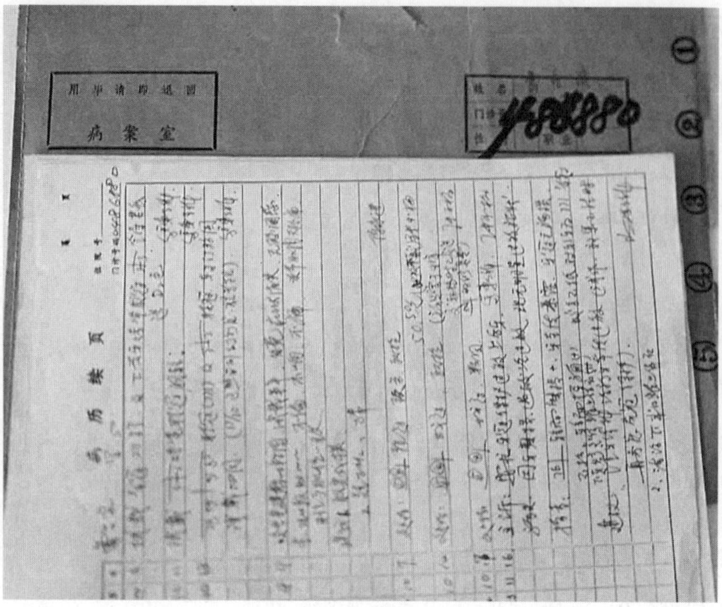

图 53-2 门诊病历（病案袋及病历续页举例）

(四) 电子病历

随着计算机在口腔修复门诊的使用，越来越多的单位采用计算机记录病历（图 53-3）。通过制式表格或采用人机对话的方式，方便、规范、快捷地记录患者的病历，便于保存、调用、统计分析。各类专用、通用、统一的、有法律意义的软件有待开发，而且各家使用的软件模式，病历格式、书写方式、使用方法也大不一样。

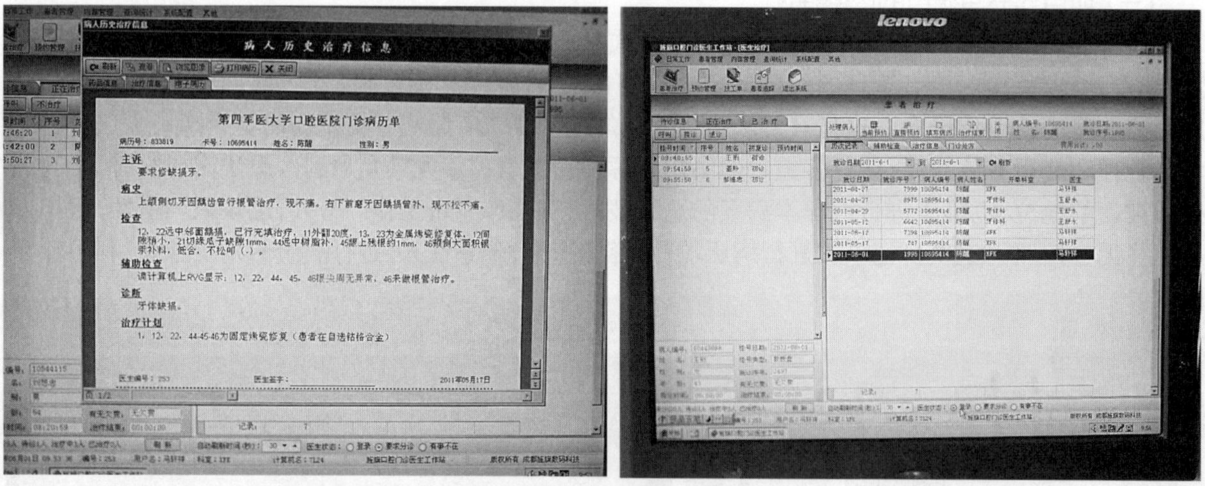

图 53-3 电子病历（举例）

另外，急需从国家层面和立法角度出台相对统一的病例规范和相应的法规，使病历的建立、保管、使用具备法律文件的效能。

二、门诊病历

(一) 封面

一份病历应有封面和续页，前者应涵盖患者的基本信息，包括姓名、性别、年龄、民族、籍贯、住址及通信地址、联系方式及就诊日期，药物 / 材料过敏等。上述内容还应与就诊卡一致。

(二) 病历首页

正规的病历应有病历首页,内容包括患者姓名,性别,出生地,出生日期,家庭地址,家庭电话,工作电话,居住城市(如省市自治区),邮编,职业,社会保险号,身高,体重,婚姻,配偶姓名,联系人的姓名及电话。首次就诊建立病历的日期等(图 53-4)。

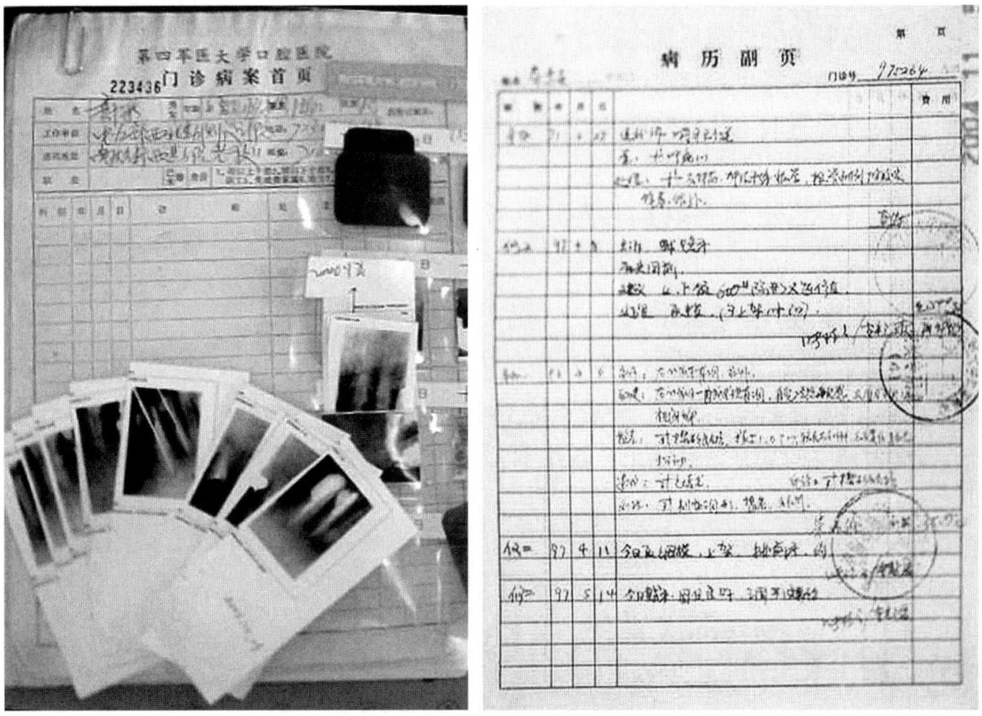

图 53-4 门诊病历首页与续页

左图:病历首页及借阅牙片;右图:病历续页

(三) 病历续页(图 53–4)

1. 主诉 患者就诊的主要目的和要求,应简明扼要。

2. 现病史 与主诉有关的疾病发生情况,包括自觉症状、治疗经过及疗效等。

3. 既往史 包括过去健康状况,曾患疾病,治疗情况及生活习惯等。特别是应记录患者的过敏史。

4. 家族史 与患者疾病有关的家族情况,必要时进行询问。

5. 检查 按前述检查内容和检查方法,根据患者疾病的具体情况,全面而有重点地将检查结果记录在病历上。

6. 诊断 根据检查所得的资料,经过分析和判断,对疾病作出符合客观实际的结论,称为诊断。如对疾病不能作出诊断,以可疑初步诊断或印象代替。

7. 治疗计划和修复设计 根据病情结合患者要求,制订出治疗计划和修复体的具体设计,可用加工单绘图(图 53-5)、表格及文字等形式表示。

8. 治疗过程记录 记录患者在修复治疗过程中所做的具体项目及效果,患者反应,下次复诊预计要进行

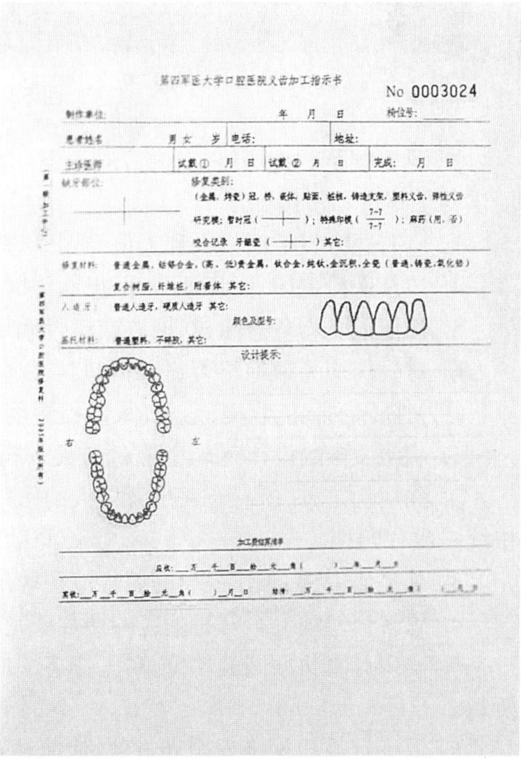

图 53-5 修复加工单上的图示

的工作。

(四) 简化病历续页

为了简便门诊病历的的需要，目前对上述病历续页的项目也有如下简化：

1. 主诉 患者本次就诊的主要目的和要求。

2. 病史 包括与主诉相关的现病史、过去史和家族史。特别是过去义齿修复、使用及相关治疗经过。

3. 检查 与主诉有关的口颌系统的检查。

4. 建议 对患者主诉提出治疗建议，包括辅助检查、转科治疗等。

5. 处理 本次对患者的治疗或处置经过，以及医嘱。

(五) 复诊记录

应记录本次复诊的要求，特殊感受，如戴暂时冠桥后的反应，本次治疗处置经过，如戴牙经过，对修复效果的评价，患者的认可记录，如患者对修复体满意等，以及重要医嘱等记录。

三、病历的收集、整理与使用

(一) 病历的建立、使用、保管原则

1. 有专门的病历管理的规章制度，患者首次就诊就应建立病历，并做到一人一卡，一个统一编号，一份病历(图 53-6)，以便查阅和复诊时调用。病历书写应严肃、翔实，使之具有法律效力。

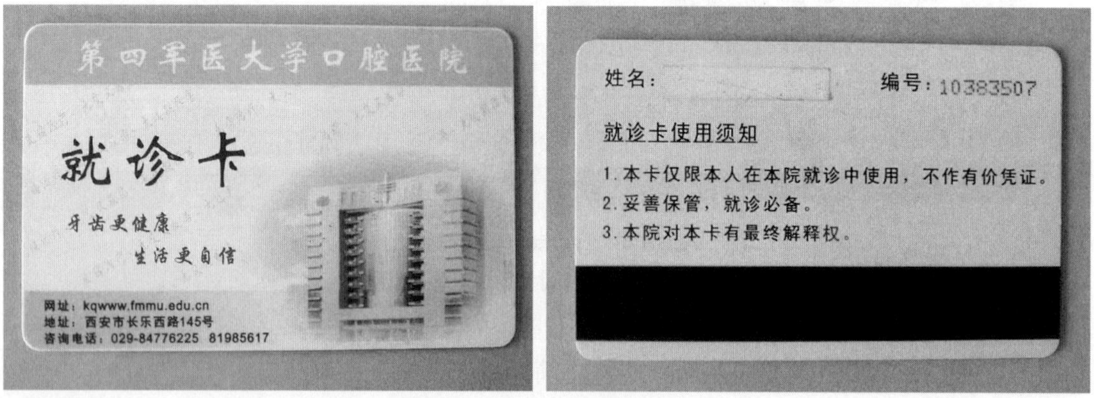

图 53-6 电子就诊卡(举例)

2. 建立规范的病历格式，内容应全面、有效，书写表达简明，符合专业术语要求和国家有关规定，以便供科学整理和使用。

3. 应有医方设专门机构和人员专司管理，不得由患者自行携带、保管正式病历原件。

4. 涉及医疗保险、医疗证明、医患纠纷时需要使用时，应按照一定程序调用、复制。

5. 任何人不得任意涂改、抽取或销毁病历，用后应及时归档。

6. 对病历应有效地整理、分析和归类以供临床科学地、便捷地使用。

(二) 临床资料的收集、汇总、保管和使用

1. 病历文本的设计应本着规范、方便书写，易于保存、传送、查阅和调用，耐磨损、抗虫蛀或霉变毁坏。

2. 除病历之外，所有有关患者个人的医疗文书包括化验、放射报告，病理报告，相关会诊记录等应尽快统一收存归档。

3. 凡是研究模、工作模型的编号应在病历上有记录。研究模尽量统一编号保管，或拍照存储。

4. 患者修复前后最好有相应的照片或记录模型，无条件时应有文字描述。

5. 实现计算机联网的单位，对工作终端应设定不同的使用权限，终端不能随意修改已经确认存储的资料。

6. 保证计算机网络安全和方便、快捷地存储、整理和使用病历资料。软件设计应方便使用、整理和存储。

四、修复医师与技师的交流

口腔修复医师与口腔修复技师两组人员良好的合作至关重要。除了加强日常交流沟通，逐渐建立信任、共识达成许许多多默契外，有三条主要途径实现医技之间的个性交流：①设计好、填写好修复设计卡，尽可能将患者的有关信息，特别是设计要点书写详细。②输送一副合格的高质量的工作模，并建立模型验收制度，对不合格的模型拒收。③加强信息交流，利用现代信息手段——计算机网上及时传递修复体设计、色彩和形态等重要信息。对戴牙中出现的问题应及时反馈，建立义齿评价单是个有效办法（图 53-7）。

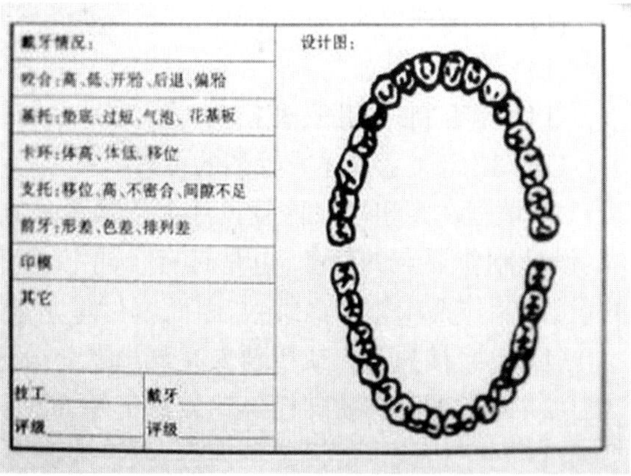

图 53-7　义齿戴牙反馈单

（一）修复设计卡

1. 修复设计卡涵盖要素

（1）一般项目

患者姓名，性别，年龄，职业，家庭住址，联系方式。

临床责任人（接诊医生、助手、护士）。

取印模、送件日期。

计划完成日期。

义齿加工方的模型接受人、制作责任人。有些国家和义齿加工单位在义齿或加工单上表明义齿制作技师的代码或条码（图 53-8），以示质量保证。

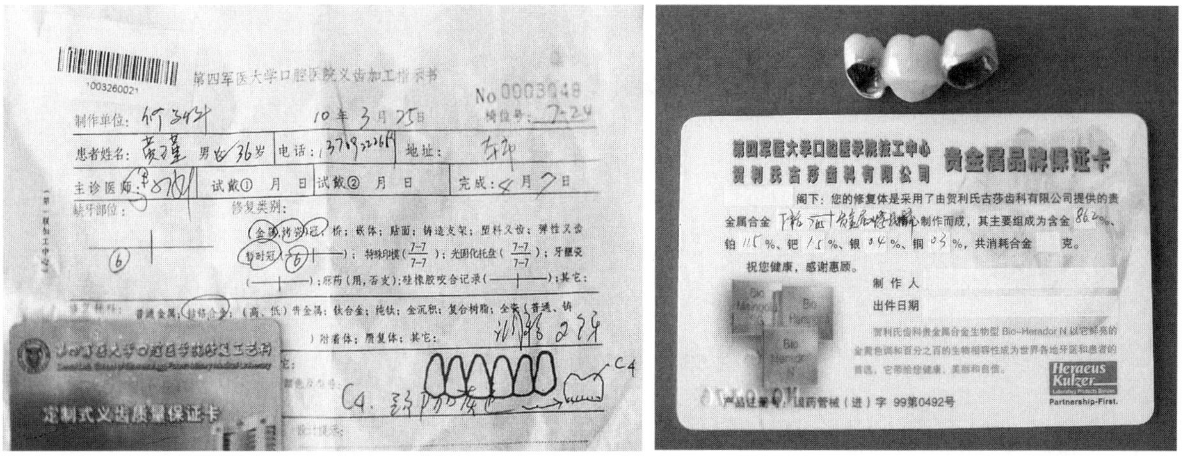

图 53-8　义齿加工单上的条码与质保卡

左图：义齿加工上的条码；右图：义齿加工的质量保证卡

（2）牙位与修复体类型。

（3）修复体结构位置。

（4）桥体类型与龈底。

（5）材料。

（6）色彩。

（7）形态要求。

（8）咬合力。

（9）特色与特点标注。

(10) 临床责任人。

(11) 技术室质量责任人。

(12) 质量评价及反馈意见。

(13) 价格核算。

(14) 印有制式的图、表。

(15) 留出文字描述或绘图的位置。

2. 填写注意事项　修复设计卡是联系临床医师与技工室技师的主要载体，担负着传递信息、技术要求、设计制作要点的任务，也是具有合同书、责任书同等效力的书面信物。特别是各类冠和固定桥修复的设计、制作要求繁杂而细致，因而填写时尤其应高度重视。其要求如下：

(1) 由直接执行人或责任人在与患者充分讨论，并达成一致认同的前提下认真填写。

(2) 除长期合作伙伴已经达成默契外，原则上应逐项仔细填写。

(3) 对于格式未能涵盖的内容，或特殊要求，应以文字做简明描述，必要时绘图标明。

(4) 实事求是，完整、简明、准确。

(5) 修复设计卡连同模型一起传递。

3. 义齿加工单　修复设计单应尽量向加工技师提供详尽的信息，现把加工单举例如下(图 53-9)。

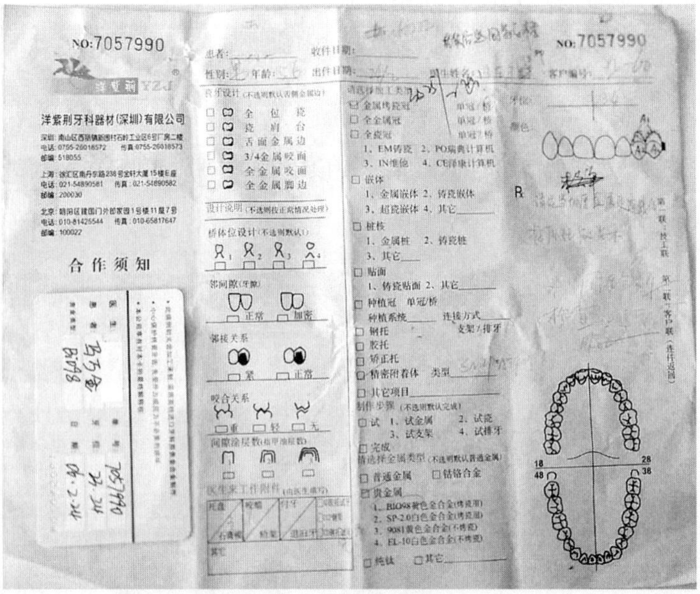

图 53-9　技工指示书(举例)

(二) 送出模型的信息传递

送出加工义齿的模型既是口腔修复技师工作的前提，也是设计制作修复体有关信息的载体。因而，凡是送出的模型应达到基本的质量要求，必须有专人对工作模型进行验收、整理和模型设计，这一环节不能省略。

1. 工作模型的整理　工作模应使用人造石或超硬石膏灌注，牙体预备后的牙体各个标志及表面外形应完整、光洁、清晰，无气泡、无石膏瘤，无残留印模料、无划伤，无灌注不全和粗糙面，无牙折。牙列中所有咬合面不得有影响对𬌗位关系的任何石膏瘤等，并画出模型对合线(图 53-10)。

模型硬固后，先肉眼观察，以工作刀去除明显的石膏瘤。再在放大镜下仔细观察，将预备的牙体表面、颈缘、𬌗缘嵴、中央沟窝等处的石膏瘤或细小粗涩面修平滑。检查、修平滑对𬌗模型，将上下颌模型按照口内的颌位关系对合好。如果上、下颌牙列对合良好，可以细铅笔在牙列两侧的前磨牙及磨牙区的颊侧画线，以备上𬌗架用。如上下颌石膏模型对合不稳定，可利用咬蜡或硅橡胶记录𬌗关系，再上𬌗架(图 53-11，12)。

2. 工作模的设计　结合患者口腔情况，对冠边缘的位置、轴壁突度、𬌗面、牙尖斜度、龈、𬌗外展隙、桥体龈底形状，龈底覆盖材料、连接体的位置及尺寸等信息，在模型上相应的部位作出设计标记，必要

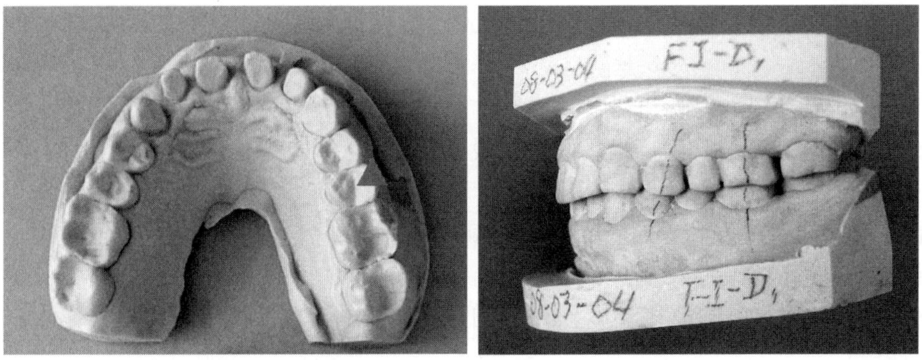

图 53-10　工作模型的整理

左图：红三角处为修除的石膏瘤；右图：画出上下石膏模型对合线

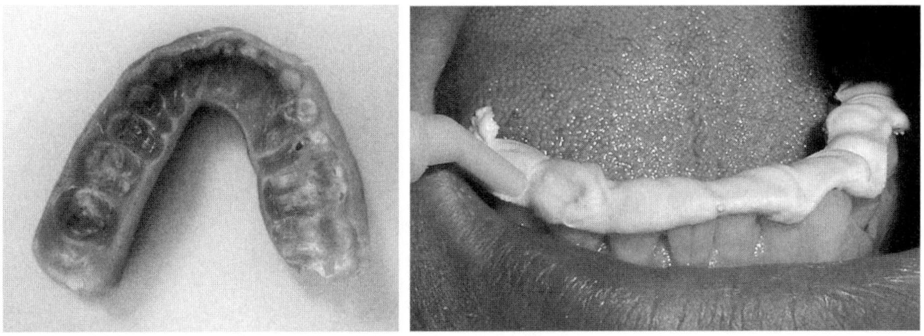

图 53-11　𬌗记录

左图：蜡咬合记录；右图：𬌗面放置硅橡胶咬合记录材料

时进行牙弓的试排牙并征求患者的意见(图 53-13)，最好结合设计卡的文字或图示，以便指导技师蜡型制作。

3. 附加信息　对特殊情况可结合设计卡在模型上标出附加标记，如缺牙间隙过宽或过窄的特殊设计，牙体长轴方向的矫正，𬌗面间隙过大过小的蜡型调整，颈缘外形的控制等，金瓷结合部走向的特殊要求等，可在模型上作标记(图 53-14)，也可把患者的照片等相关资料附加模型，一并送入义齿加工单位。

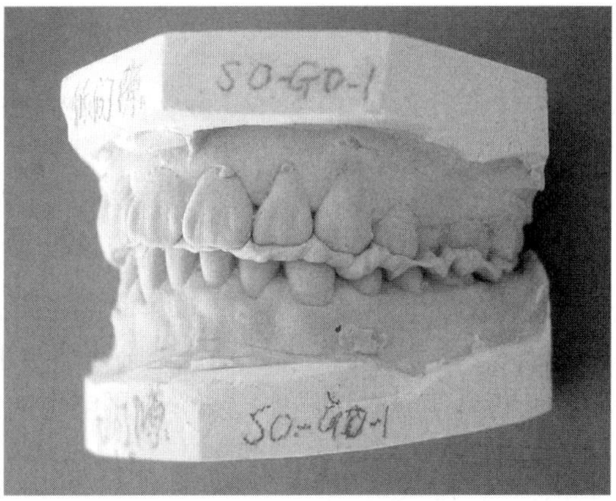

图 53-12　利用硅橡胶咬合记录模型复位

(三) 网上信息传递

在有条件的单位或地区，可实现跨区、跨单位传送患者设计信息。有利用数码相机拍摄患者的面部、牙列的照片，通过网上传送到义齿加工中心，以便为口腔修复技师进行更符合患者实际情况的个性化设计、个性化制作，提供更多、更详细的信息。特别是前牙修复体的加工，烤瓷冠、桥的配色、修形，上釉、调色矫正等，更体现出网上信息传递的优势。

网上信息传递应注意迅速、准确，最好以程序化的预成方案机 - 机的传送交流。色彩信息传递应特别注意色彩的再现与校正。

五、临床信息资料的使用

临床资料是最为宝贵的医疗信息资源，日常临床资料的积累应受到高度重视。无论是大的教学科研单位，或是个体行医者，都有必要和义务做国家医疗资源的保护、积累和维护工作，当然也有权利按照循证医学的原则，利用这些资料进行归纳、总结经验(教训)，指导医疗实践，推动本专业的发展。

1. 建立规范的诊疗病案体系和有关制度，养成自觉的习惯。

2. 认真书写、记录、整理、保管和利用。

3. 临床资料包括门诊、住院、急诊病历；修复设计卡，计算机相关资料库；科室工作量（修复体分类统计等）定期统计；质量分析统计；技术问题分析会议记录；疑难病例的专题研讨会或会诊记录等。

4. 按照统计学的要求，定期（按年度）整理、归纳，分析积累的信息资料。

5. 建立资料库和相关软件、卡片，供检索、调用及研究用。

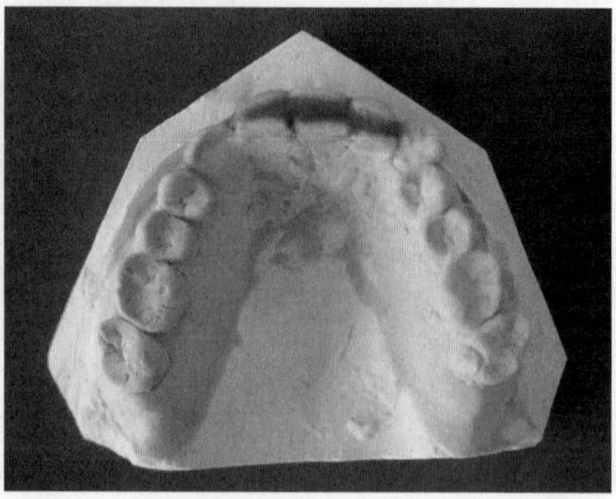

图 53-13 工作模的设计

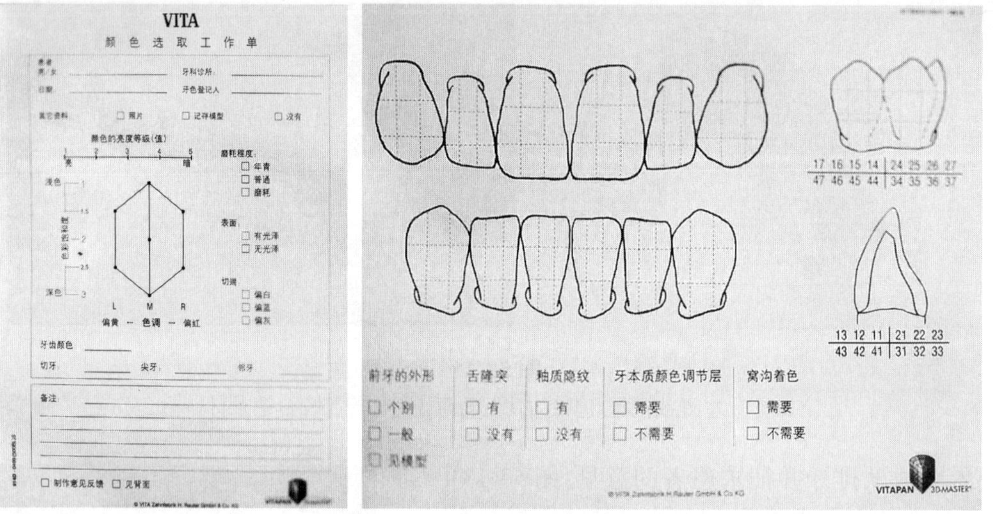

图 53-14 修复卡附加义齿比色及特征信息描述与记录（引自 VITA 义齿加工单）

6. 建立分层次的检索系统，将信息库存的资料激活，能够在一定条件下方便整理、调用、信息分享。

7. 建立自己的资料或获取对自己有参考价值的资料库，以便归纳、总结、写作或进行交流等。

8. 为出具医疗证明、医疗保险证据等提供方便。

总之，每个人都应该高度认识临床信息准确积累、整理、保管、使用的重要性，自觉、科学合理地把这项工作落到实处。这样才能充分利用宝贵的医疗资源，不断地提高整体医疗水准。

（马轩祥）

参 考 文 献

1. 马轩祥．口腔修复学．第 5 版．北京：人民卫生出版社，2003：13-32
2. 徐君伍．口腔修复理论与临床．北京：人民卫生出版社，1999：135-138
3. 于秦曦，张震康．社区口腔诊所开设和经营管理．北京：人民卫生出版社，2002：187-197
4. 朱希涛．口腔修复学．第 2 版．北京：人民卫生出版社，1990
5. 郑麟蕃，张震康，俞光岩．实用口腔科学．第 2 版．北京：人民卫生出版社，2000：1-6，784-802
6. 王翰章．中华口腔科学．北京：人民卫生出版社，2001：1487-1534
7. 赵铱民．口腔修复学．第 6 版．北京：人民卫生出版社，2008：11-28
8. 欧尧．牙科诊所手册．广东：世界图书出版社，2004：25-62
9. Pauline C Anderson，Alice E Pendleton.The Dental Assistant.7th ed.USA：Inc. Thomson Learning，2001：1-76
10. 张丽芳综述，林新平审校．全景片在口腔正畸临床上的应用．现代口腔医学杂志，2006，20(5)：536

后　记

需要感谢的有：第四军医大学口腔医院及修复教研室为本书编写提供一个平台；徐君伍教授和王惠芸教授提供了写作的原动力，正是他们的培养和教育，为本书的编写提供了基础；吴景轮老师为此书的编写提供动力及很好的建议；感谢陈吉华教授的一幅照片；书内使用了梁照医师的一幅电子照片；科室里的同事吴国锋为咬合架的转移提供了部分的照片；叶晓兰、张春丽、舒文菊、张晓林、朱甲等护师为患者安排和获取照片提供了帮助，此外，孔杰、孙艳燕、袁孝峰、马晓雨等医生支持或参与了拍摄部分照片；院电教中心和牙体科 CAD-CAM 室李怡为拍摄照片提供了方便。感谢人民卫生出版社编辑部图像处理给予理解和技术帮助，感谢编辑对于文字的处理，以及对马涛等人为计算机提供技术帮助一并表示谢意。

中英文名词对照索引

D

H

K

M

N

R

S

T

W

X

Y

Z

06